**Formulário
Médico-Farmacêutico**
6ª edição

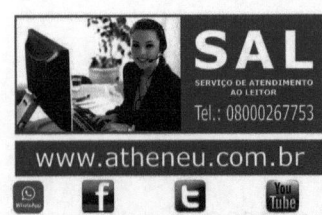

Formulário Médico-Farmacêutico

6ª edição

José Antonio de Oliveira Batistuzzo

Masayuki Itaya

Yukiko Eto

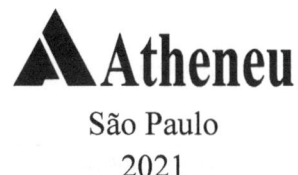

São Paulo
2021

EDITORA ATHENEU	São Paulo —	Rua Maria Paula, 123, 13º andar
		Conjuntos 133 e 134
		Tel.: (11) 2858-8750
		E-mail: atheneu@atheneu.com.br
	Rio de Janeiro —	Rua Bambina, 74
		Tel.: (21) 3094-1295
		E-mail: atheneu@atheneu.com.br

CAPA: Equipe Atheneu

Correspondência com os autores: e-mail: batistuzzo@gmail.com

CIP-BRASIL. CATALOGAÇÃO NA PUBLICAÇÃO
SINDICATO NACIONAL DOS EDITORES DE LIVROS, RJ

B337f
6. ed.

    Batistuzzo, José Antonio de Oliveira
     Formulário médico-farmacêutico / José Antonio de Oliveira Batistuzzo, Masayki Itaya, Yukiko Eto ; colaboração Acácio Alves de Souza Lima Filho ... [et al.]. - 6. ed. - Rio de Janeiro : Atheneu, 2021.
    865 p.

    Inclui bibliografia e índice
    ISBN 978-65-5586-145-7

    1. Farmacopeia. 2. Medicina - Fórmulas e receitas. 3. Medicamentos - Dosagem. 4. Terapêutica. I. Itaya, Masayki. II. Eto, Yukiko. III. Lima Filho, Acácio de Souza. IV. Título.

20-68147   CDD: 615.11
                              CDU: 615.11

Leandra Felix da Cruz Candido - Bibliotecária - CRB-7/6135

10/12/2020   15/12/2020

BATISTUZZO, J. A. O.; ITAYA, M.; ETO, Y.
Formulário Médico-Farmacêutico – 6ª edição

© Direitos reservados à EDITORA ATHENEU – São Paulo, Rio de Janeiro, 2021.

Autores

José Antonio de Oliveira Batistuzzo

Farmacêutico Bioquímico pela Faculdade de Ciências Farmacêuticas
da Universidade de São Paulo.
Especialista em Manipulação Magistral Alopática pela Anfarmag.
Membro do Comitê de Produtos Magistrais e Oficinas da Farmacopeia Brasileira.
Membro Titular da Academia de Ciências Farmacêuticas do Brasil/Academia Nacional de
Farmácia.

Masayuki Itaya

Farmacêutico Bioquímico pela Faculdade de Ciências Farmacêuticas
da Universidade de São Paulo.
Especialista em Manipulação Magistral Alopática pela Anfarmag.
Proprietário da Farmácia Biofórmula.

Yukiko Eto

Farmacêutica Bioquímica pela Faculdade de Ciências Farmacêuticas
da Universidade de São Paulo.
Especialista em Manipulação Magistral Alopática pela Anfarmag.
MBA em Gestão Empresarial pela Fundação Getulio Vargas.
Proprietária da Farmácia Byofórmula.

Colaboradores

Acácio Alves de Souza Lima Filho

Farmacêutico Bioquímico pela Faculdade de Ciências Farmacêuticas da Universidade de São Paulo. Especialista em Manipulação Magistral Alopática pela Anfarmag. Doutor em Ciências Visuais e Chefe do Setor de Farmacologia Ocular do Departamento de Oftalmologia da Escola Paulista de Medicina da Universidade Federal de São Paulo. Proprietário da Ophthalmos Indústria e Farmácia Magistral. Membro Titular da Academia de Ciências Farmacêuticas do Brasil/Academia Nacional de Farmácia.

Ana Paula Fachini Maia

Farmacêutica Industrial pela Faculdade de Ciências Farmacêuticas da Pontifícia Universidade Católica de Campinas. Especialista em Manipulação Magistral Alopática pela Anfarmag.

Eliza Yaeko Yamamoto

Farmacêutica Bioquímica pela Faculdade de Ciências Farmacêuticas da Universidade de São Paulo. Farmacêutica Encarregada do Setor de Manipulação da Divisão de Farmácia do Hospital das Clínicas da Faculdade de Medicina da Universidade de São Paulo.

Maria Aparecida Trindade Batistuzzo

Médica Assistente do Hospital das Clínicas da Faculdade de Medicina da Universidade de São Paulo.

Maria de los Angeles Rodenas Garcia

Farmacêutica Bioquímica pela Faculdade de Ciências Farmacêuticas da Universidade de São Paulo. Mestre em Hidráulica e Saneamento pela Faculdade de Engenharia Civil de São Carlos da Universidade de São Paulo (com atuação na área de meio ambiente).

Nádia Ruscinc

Farmacêutica Industrial pelas Faculdades Oswaldo Cruz. Pós-Graduação em Cosmetologia pela Universidade Estadual Paulista Júlio de Mesquita Filho. Mestre em Ciências pela Faculdade de Ciências Farmacêuticas da Universidade de São Paulo. Doutoranda em Fármacos e Medicamentos pela Faculdade de Ciências Farmacêuticas da Universidade de São Paulo. Professora e Coordenadora do Curso de Pós-Graduação em Farmácia Magistral – IEPG – Universidade de Uberaba (MG).

Sanae Taziri Itaya

Farmacêutica Bioquímica pela Faculdade de Ciências Farmacêuticas da Universidade Estadual Paulista – Araraquara.

Agradecimentos

A Maria Aparecida Trindade Batistuzzo, pela colaboração na redação e revisão dos originais e pelas valiosas sugestões para atualização deste livro.

A Maria de los Angeles Rodenas Garcia, pela colaboração técnica na revisão deste livro.

A Nádia Ruscinc, por sua valiosa colaboração, particularmente nos capítulos de Produtos Cosméticos e de Bases e Excipientes para Produtos Cosméticos e Dermatológicos.

Aos Farmacêuticos das farmácias Biofórmula, Byofórmula, Empório Magistral e Ophthalmos.

Prefácio à Sexta Edição

A arte de formular medicamentos continua evoluindo com o surgimento de novos fármacos e o desenvolvimento da tecnologia farmacêutica. Na preparação de medicamentos, não basta colocar princípios ativos em quantidades exatas. É preciso que a formulação permita o alcance dos fármacos à *biofase*, sem a interferência de processos de interações recíprocas e nas suas formas ativas, para exercerem atividade terapêutica com o mínimo de efeitos adversos.

A escolha de princípios ativos, dentre centenas de substâncias testadas e comprovadas farmacologicamente, assim como a utilização de técnicas modernas de formulação, constitui a base da terapêutica racional.

O *Formulário Médico-Farmacêutico* foi elaborado pelos farmacêuticos José Antonio de Oliveira Batistuzzo, Masayuki Itaya e Yukiko Eto, portadores de longa experiência na arte de formular, com a colaboração de um grupo de especialistas de renome. A obra é bastante abrangente e expõe, de forma clara e didática, diferentes princípios ativos de medicamentos e produtos cosméticos e cosmiátricos, seguidos pelos exemplos de suas formulações.

Hoje, em sua sexta edição, o *Formulário Médico-Farmacêutico* é indispensável para as farmácias magistrais. Portanto, felicito os autores pela dedicação constante à pesquisa e, sobretudo, por sua contribuição para a difusão de novos conhecimentos junto aos profissionais da área da saúde.

Seizi Oga
Professor Livre-Docente em Farmacologia
Professor Titular de Toxicologia
Ex-Diretor da Faculdade de Ciências
Farmacêuticas da Universidade de São Paulo

Advertência

As informações contidas neste livro são frutos de pesquisas respaldadas por referências e informações técnicas já descritas, bem como da experiência profissional dos autores.

Os autores não se responsabilizam por quaisquer erros, omissões ou por aplicação indevida das informações aqui descritas no seu total ou em partes.

Sumário

Introdução 19

I. Princípios Ativos que Atuam no Sistema Nervoso Central 21
    1. Ansiolíticos..21
    2. Ansiolíticos Fitoterápicos..24
    3. Anticonvulsivantes 28
    4. Antidepressivos 32
    5. Antienxaquecas..38
    6. Antiparkinsonianos 45
    7. Antivertiginosos e Anticinetóticos..48
    8. Estimulantes do SNC e Nootrópicos 50
    9. Hipnóticos...58
    10. Neurolépticos 60
    11. Suplementos Nutricionais e Outras Substâncias com ação no SNC 64

II. Princípios Ativos que Atuam no Aparelho Circulatório..........................73
    1. Antiagregantes Plaquetários 73
    2. Antiarrítmicos...74
    3. Anti-Hipertensivos..76
    4. Beta Bloqueadores 82
    5. Cardiotônicos 84
    6. Diuréticos e Suplemento de Potássio..85
    7. Hipertensores 89
    8. Hipocolesterolêmicos..90
    9. Fitoterápicos e Suplementos Nutricionais 97
    10. Vasodilatadores Cerebrais e Periféricos 101
    11. Vasodilatadores Coronarianos 105

III. Princípios Ativos que Atuam no Aparelho Respiratório........................107
    1. Antitussígenos 107
    2. Broncodilatadores e Antiasmáticos 108
    3. Expectorantes..109
    4. Mucolíticos 111
    5. Profilaxia da Asma..112

IV. Princípios Ativos que Atuam no Aparelho Digestivo 115
    1. Antiácidos...115
    2. Antidiarreicos 115
    3. Prebióticos 116
    4. Probióticos 117
    5. Antieméticos 119

6. Antiespasmódicos 122
7. Antiflatulentos 125
8. Antiulcerosos 126
9. Coleréticos 130
10. Hepatoprotetores 133
11. Laxantes 134
12. Fibras e Mucilagens 139
13. Substitutos da Secreção Gástrica e Enzimas Digestivas 144
14. Outros Princípios Ativos 146
15. Produtos para Diagnóstico 149

V. Princípios Ativos que Atuam no Metabolismo e na Nutrição 151
1. Anorexígenos 151
2. Antidepressivos usados em Obesidade 153
3. Outros Princípios Ativos Antiobesidade 155
4. Suplementos Nutricionais Antiobesidade 157
5. Fitoterápicos Antiobesidade 159
6. Antianêmicos 164
7. Orexígenos e Anabolizantes 167
8. Tônicos e Estimulantes 169
9. Vitaminas, Aminoácidos e Minerais 172
    Formulações com Vitaminas 174
    Formulações com Aminoácidos 176
    Formulações com Minerais 177
    Formulações com Cálcio e Vitamina D para Osteoporose 180
    Formulações com Fluoreto de Sódio 181
    Formulações com Vitaminas e Minerais 181
    Formulações para Imunoestimulação 183
    Informações sobre Vitaminas, Aminoácidos e Minerais 184
10. Outros Suplementos Nutricionais 195
11. Antirradicais Livres 202
12. Formulações Usadas em Medicina Esportiva 210
13. Suplementos de Fibras e Grãos 215

VI. Princípios Ativos que Atuam no Sistema Endócrino 219
1. Hormônios Tireoidianos 219
2. Antitiroidianos 220
3. Antidiabéticos, Hipoglicemiantes Orais 222
4. Mucilagens usadas em Diabetes 225
5. Suplementos Nutricionais para o Diabetes 226
6. Adoçantes 228

VII. Princípios Ativos para uso em Urologia e Nefrologia 229
A. Uso Oral 229
1. Alcalinizantes Urinários e Repositores Eletrolíticos 229
2. Antifibróticos 231
3. Antissépticos Urinários 233
4. Hormônios Masculinos 234
5. Precursores Hormonais 235
6. Inibidor da Aromatase 237
7. Disfunção Erétil 238

8. Ejaculação Precoce 240
   9. Incontinência Urinária 242
   10. Prevenção da Formação de Cálculos Renais 245
   11. Profilaxia de Infecções Urinárias..246
   12. Retenção Urinária 246
   13. Suplementos Nutricionais...247
   14. Terapêutica Prostática...249

   B. Uso Tópico 252
   1. Antifibróticos 252
   2. Condiloma Acuminato 253
   3. Disfunção Erétil..254
   4. Fimose 254

VIII. Controle da Dor 255
   1. Analgésicos...255
   2. Analgésicos Tópicos 260
   3. Miorrelaxantes 261
   4. Anti-Inflamatórios não Hormonais (AINH) 264
   5. Anti-Inflamatórios não Hormonais (AINH) - Uso Tópico 270
   6. Princípios Ativos para Neuropatias - Uso Oral 274
   7. Princípios Ativos para Neuropatias - Uso Tópico 277

IX. Anti-Infecciosos, Antimicóticos e Antiparasitários 283
   1. Antibacterianos...283
      Penicilinas Semissintéticas...283
      Cefalosporinas 283
      Tetraciclinas..284
      Macrolídeos 285
      Lincosamidas 286
      Quinolonas..287
      Outros Antibacterianos 288
      Sulfonamidas 290
      Antimicobacterianos 291
   2. Antivirais 292
   3. Antimicóticos..293
   4. Antiprotozoários...296
   5. Anti-Helmínticos 299

X. Outros Princípios Ativos 301
   1. Antialérgicos e Antipruriginosos 301
   2. Antifibróticos 305
   3. Antigotosos...305
   4. Anti-Hemorrágicos 306
   5. Anti-Inflamatórios Hormonais (Glicocorticoides)..................................307
   6. Antirreumáticos e Antiartrósicos 310
   7. Antirreumáticos Tópicos 320
   8. Antivaricosos 322
   9. Antivaricosos, Antiflebíticos e Antitrombóticos Tópicos 325
   10. Diuréticos Fitoterápicos..328
   11. Eutróficos do Tecido Conjuntivo 330
   12. Imunoestimuladores..331

13. Imunossupressores e Citostáticos 333
14. Metabolismo do Cálcio (Bifosfonatos)..336
15. Mineralocorticoides 338
16. Quelantes 340
17. Reidratação Oral 340
18. Outros Princípios Ativos...341

XI. Princípios Ativos para Uso em Ginecologia 345
1. Hormônios Femininos (uso oral)..345
2. Hormônios Femininos (uso tópico)..348
3. Fitoterápicos com ação Hormonal..351
4. Precursores Hormonais (uso oral) 353
5. Precursor Hormonal (uso tópico) 355
6. Andrógenos (uso oral) 355
7. Andrógenos (uso tópico) 356
8. Antiandrógenos..357
9. Suplementos Nutricionais..358
10. Outros Princípios Ativos para Uso Oral 363
11. Princípios Ativos para Uso Local 366
12. Antissépticos e Acidificantes Vaginais 370
13. Cervicites...372
14. Contraceptivo..373
15. Fissuras dos Mamilos 373
16. Prevenção de Fissuras dos Mamilos 374
17. Fissuras do Períneo..375
18. Prurido Vulvar Essencial 376
19. Vulvovaginites..376
    Formulações com Antibióticos 376
    Formulações com Antimicóticos 377
    Formulações com Antiprotozoários...378
    Associações de Princípios Ativos 379
20. Produtos para Uso em Consultório de Ginecologia..................................379

XII. Princípios Ativos para Uso em Otorrinolaringologia 383
1. Gotas Auriculares 383
2. Afecções Orofaríngeas 388
3. Formulações para Halitose 393
4. Formulação Hemostática para uso Pós-Cirúrgico 394
5. Formulações para Xerostomia 394
6. Formulações para Sialorreia 396
7. Gotas Nasais 397
8. Irrigação Nasal...400
9. Inalantes..400
10. Formulações para Uso Oral 401
11. Formulação para Uso Transdérmico..403

XIII. Princípios Ativos para Uso em Proctologia 405
1. Formulações para Hemorroidas..405
2. Fissuras Anais 407
3. Prurido Anal...408
4. Enemas..409

  5. Soluções Orais para Preparo Intestinal 410
  6. Outros Produtos 411

XIV. Princípios Ativos para Uso em Oftalmologia 413
  Introdução 413
  Estrutura Laboratorial 413
  Cuidados Farmacotécnicos na Manipulação de Produtos Oftálmicos 416
  Passos da Produção 417
  Esterilização 417
  Princípios Gerais em Farmacologia Ocular 418
  Características dos Produtos Oftalmológicos 418
  Orientações para os Pacientes 420
  Padrões de Cores para os Colírios 422
  Preservativos 422
  1. Agentes Hiperosmóticos 425
  2. Anestésicos Locais 426
  3. Antifúngicos 426
  4. Antiglaucomatosos 430
  5. Anti-Infecciosos Tópicos (antibacterianos) 433
  6. Anti-Inflamatórios Hormonais 441
  7. Anti-Inflamatórios não Hormonais 443
  8. Antiparasitários (*Demodex folliculorum*) 444
  9. Antiprotozoários 446
  10. Antissépticos 447
  11. Antivirais 449
  12. Associações para Banho Ocular 451
  13. Descongestionantes e Antialérgicos 451
  14. Lágrimas Artificiais 454
  15. Lubrificantes Oculares 454
  16. Midriáticos e Cicloplégicos 455
  17. Produtos para Blefarites 458
  18. Produtos para Catarata 460
  19. Produtos para Diagnóstico 460
  20. Produtos para Próteses Oculares 463
  21. Produtos com Vitaminas 464
  22. Outros Produtos para Uso Tópico 465
    Queimaduras Oculares 465
    Olho Seco 466
    Citostáticos 468
    Outros Produtos 469
  23. Produtos para Uso Oral 473

XV. Princípios Ativos para Uso em Dermatologia 477
  1. Acne e Rosácea 477
    Uso Oral 477
    Uso Tópico 482
  2. Alopecias 494
    Uso Oral 494
    Uso Tópico 497
  3. Anestésicos Locais 506
  4. Antibacterianos Tópicos 507

5. Anti-Inflamatórios Hormonais Tópicos (Corticosteroides) 509
6. Anti-Inflamatórios e Descongestionantes Cutâneos 512
7. Antimicóticos Tópicos 513
8. Antiparasitários 517
9. Antipruriginosos 521
10. Antisseborreicos 524
11. Antissépticos e Antiexsudativos 527
12. Antivirais 531
13. Cáusticos 536
14. Cicatrizantes, Escaras e Úlceras 540
15. Dermatite Atópica 549
    Uso Oral 549
    Uso Tópico 552
16. Discromias 556
    Hipercromias 556
    Hipocromias 565
17. Eczemas 570
18. Fotoprotetores 573
    Radiação Ultravioleta e a Pele 573
    Filtros Solares 574
    Radiação Infravermelha 576
    Fator de Proteção Solar (FPS e FPUVA) 577
    Características das Formulações 579
    Fotoprotetores UV-B 580
    Fotoprotetores (UV-A + UV-B) 580
    Antioxidantes Tópicos 581
    Bronzeadores e Aceleradores do Bronzeamento 582
    Fotoprotetores Labiais 584
    Fotoprotetores Orais 584
    Produtos para Uso Pós-Solar 585
19. Foliculite da Barba 586
20. Hemangiomas 586
21. Hidroses 587
22. Hiperqueratose, Ictiose 591
23. Hirsutismo 594
24. Língua Nigra Vilosa 596
25. Onicopatias 596
26. *Peelings* Químicos (Esfoliantes Químicos) 602
    Formulações Pré-*Peelings* 606
    Formulações Pós-*Peelings* 607
27. Pênfigo 610
28. Psoríase 610
    Uso Oral 610
    Uso Tópico 613
29. Ptiríase Alba 621
30. Púrpuras 622
31. Queloides e Atenuação de Cicatrizes 623
32. Queratose Actínica 624
33. Repelentes de Insetos 626
34. Formulações para Picadas de Insetos 627

35. Higienização de Ambientes 627

XVI. Princípios Ativos para Produtos Cosméticos e Cosmiátricos 629
    1. Adstringentes 629
    2. Anti-Inflamatórios e Descongestionantes Cutâneos 629
    3. Antirradicais Livres 629
    4. Cicatrizantes 629
    5. Emolientes 630
    6. Esfoliantes e Abrasivos 630
    7. Estimulantes e Regeneradores Tissulares 630
    8. Fatores de Crescimento 631
    9. Formadores de Filme 631
    10. Tensores 631
    11. Hidratantes 631
    12. Nutrientes 631
    13. Princípios Ativos para a Área dos Olhos 632
    14. Princípios Ativos Cosmiátricos para Acne 632
    15. Princípios Ativos Despigmentantes 632
    16. Princípios Ativos Usados em Tratamentos Capilares 633
    17. Princípios Ativos Usados no Tratamento da Celulite 633

Formulações de Produtos Cosméticos e Cosmiátricos 634
    1. Formulações para Limpeza da Pele 634
    2. Formulações para Tonificação Facial 635
    3. Hidratantes Faciais 635
    4. Máscaras Faciais e Tensores 636
    5. Formulações Nutritivas para o Rosto 638
    6. Formulações Antienvelhecimento 639
    7. Formulações Antirrugas 641
    8. Formulações para a Área dos Olhos 642
    9. Formulações com DMAE 645
    10. Formulações Antirradicais Livres 646
    11. Formulações Cosmiátricas para Acne 646
    12. Formulações Cosmiátricas para Hipercromias 647
    13. Hidratantes Corporais 648
    14. Formulações para Flacidez 650
    15. Formulações Coadjuvantes ao Tratamento da Celulite 650
    16. Formulações para Prevenção de Estrias 654
    17. Formulações para as Mãos 656
    18. Formulações para os Lábios 656
    19. Formulações para os Cabelos 657
    20. Produtos para Bebês 660
    21. Sabonetes 661
    22. Produtos após Barba 662
    23. Desodorantes 662

XVII. Bases e Veículos para Produtos Farmacêuticos e Cosméticos 663
    1. Géis 663
    2. Géis Transdérmicos 673
        Farmacotécnica do Gel de PLO (*Pluronic® Lecithin Organogel*) 675
    3. Cremes 676

4. Loções...........689
5. Pomadas...........695
6. Pastas e Máscaras...........698
7. Xampus...........699
8. Condicionadores...........709
9. Mousse Capilar...........714
10. Sabonetes, Espumas e Óleos para Banho...........715
11. Formulações Orabase...........721
12. Formulações para Higiene Bucal...........722
13. Talco Líquido...........723
14. Veículos para Uso Interno...........724
15. Bases para Supositórios...........724
16. Bases para Óvulos...........725

XVIII. Informações Sobre Princípios Ativos de Uso Tópico...........727
XIX. Bibliografia...........791
XX. Índice Remissivo...........795

Introdução

Antes do aparecimento e desenvolvimento das indústrias farmacêuticas no século XX, a manipulação de medicamentos estava restrita às farmácias magistrais. Essas farmácias, ou "boticas", tinham grande importância porque produziam desde os insumos farmacêuticos até os medicamentos propriamente ditos.

As dificuldades, entretanto, eram muitas. No que diz respeito a publicações técnicas e científicas, havia pouca literatura disponível no Brasil. O "Formulário e Guia Médico" de Pedro Luiz Napoleão Chernovitz, editado em Paris em 1888, era uma dessas poucas publicações em língua portuguesa. Já no século XX, alguns trabalhos pioneiros de grande importância foram desenvolvidos no Brasil como a publicação da "Farmacopeia dos Estados Unidos do Brasil", em 1926, escrita pelo farmacêutico Rodolpho Albino Dias da Silva, e o "Formulário Médico-Farmacêutico Brasileiro", de Virgílio Lucas, na década de 1950.

Com o desenvolvimento das indústrias farmacêuticas no Brasil, após a Segunda Guerra Mundial, houve o declínio das farmácias magistrais. A manipulação de fórmulas sobreviveu em algumas farmácias e hospitais. O ressurgimento das farmácias magistrais ocorreu no Brasil a partir da década de 1970, aliando as modernas técnicas desenvolvidas pelas indústrias farmacêuticas com a personalização das prescrições que sempre caracterizou a formulação magistral.

Esse ressurgimento preencheu inúmeras lacunas deixadas pelas indústrias farmacêuticas. As farmácias magistrais oferecem maior diversidade de princípios ativos, dosagens e formas farmacêuticas diferentes das padronizadas pelas indústrias e a associação de princípios ativos na mesma formulação, facilitando a posologia e atendendo às necessidades individuais dos pacientes.

Nesse período, diversas farmácias produziram seus próprios formulários, utilizando-os para divulgação médica. A primeira edição deste formulário, em julho de 2000, foi um exemplo. Tratou-se de uma síntese de 20 anos de pesquisa bibliográfica realizada nas farmácias Biofórmula, em São Paulo, e Byofórmula, em São José dos Campos e outras cidades do vale do rio Paraíba, e de 15 anos na Farmácia Ophthalmos, em São Paulo.

Neste trabalho, procuramos abordar as formulações mais frequentemente utilizadas, com algumas informações sobre as indicações e a posologia. Incluímos na parte final uma série de pequenas monografias com informações sobre alguns princípios ativos de uso tópico, principalmente os menos conhecidos, menos usuais ou com algum interesse especial.

Para facilitar a consulta neste formulário, elaboramos um índice remissivo, onde a primeira referência nos remete a uma pequena monografia do princípio ativo e as seguintes às patologias, grupos farmacológicos ou formulações em que este é mencionado.

Nesta edição, acrescentamos diversas formulações, clássicas e contemporâneas, que enriquecem o arsenal terapêutico disponível para a classe médica. Acrescentamos também informações farmacológicas em diversos capítulos, com o objetivo de colaborar para o uso racional dos medicamentos.

Para finalizar, agradecemos o sucesso obtido com as edições anteriores deste livro e as críticas e sugestões que nos foram enviadas. Contribuíram imensamente para esta edição. Continuamos contando com elas para aprimorar as futuras edições.

Os Autores

I. Princípios Ativos que Atuam no Sistema Nervoso Central

1. Ansiolíticos
faixa de dosagem diária usual

Alprazolam *	0,5 - 3 mg
Bromazepam *	1,5 - 6 mg
Clobazam *	10 - 30 mg
Clorazepato Dipotássico *	15 - 60 mg
Clordiazepóxido *	5 - 30 mg
Cloridrato de Buspirona **	15 - 60 mg
Cloxazolam *	1 - 6 mg
Diazepam *	5 - 30 mg
Lorazepam *	1 - 4 mg
Medazepam *	5 - 30 mg
Oxazepam *	5 - 30 mg

* Princípios Ativos controlados pela Portaria 344 lista B-1 (SVS-MS) com Notificação de Receita azul.
** Princípio Ativo controlado pela Portaria 344 lista C-1 (SVS-MS), com receituário de controle especial em duas vias.

Os ansiolíticos são usados no tratamento sintomático da ansiedade e tensão resultantes do *stress* e dos fatores emocionais, e em estados psiconeuróticos caracterizados por tensão, ansiedade, apreensão, fadiga e sintomas de agitação. No tratamento da obesidade, sua indicação a pacientes ansiosos e sem depressão pode ter utilidade bloqueando a ansiedade deglutória à fome inconsciente. É interessante diagnosticar se a ansiedade é causa ou decorrência da obesidade, pois esse diagnóstico permite melhor adaptação e dosificação dos ansiolíticos.

Atuam principalmente no sistema límbico, onde promovem uma intensa inibição e consequente diminuição da atividade. A maioria dos ansiolíticos diminui as concentrações de catecolaminas ou antagonizam os seus efeitos. Em geral tem marcada influência na atividade cerebral de vigília e sono. Alguns apresentam também propriedade miorrelaxante e anticonvulsivante.

O pico plasmático e a meia-vida dos ansiolíticos variam de um para outro. As meias-vidas são aumentadas em pacientes com distúrbios hepáticos ou renais. Deve-se ter cautela em pacientes debilitados, com arteriosclerose ou com disfunção respiratória. Os benzodiazepínicos atravessam a barreira placentária e são excretados no leite.

De um modo geral, os efeitos colaterais de outras drogas psicoativas aumentam de intensidade e frequência quando usadas simultaneamente aos benzodiazepínicos. Isto ocorre particularmente com o álcool, barbitúricos, fenotiazínicos, antidepressivos tricíclicos e inibidores da MAO.

Os efeitos colaterais mais comuns incluem sonolência, tontura, fadiga e ataxia. Pouco frequentes são: visão turva, cefaleia, náuseas, distúrbios gastrointestinais, soluços e mudanças na salivação. Podem ocorrer ainda neutropenia, icterícia e erupções da pele, em pacientes sensíveis. Por precaução, recomenda-se evitar trabalhos com máquinas que exigem atenção bem como dirigir veículos. Os derivados benzodiazepínicos podem levar, raramente, a efeitos do tipo paradoxal como a insônia, hiperexcitabilidade, agitação e hostilidade.

Os ansiolíticos estão contraindicados em pacientes com histórico de abuso de drogas, na insuficiência renal ou hepática, na gravidez e na amamentação, em doenças neurológicas com sintomas de incoordenação motora e/ou ataxia, nos estados de coma ou intoxicações agudas por outras drogas depressoras do SNC, miastenia grave, insuficiência vascular cerebral, história de agranulocitose e hipersensibilidade conhecida.

Exemplos de Fórmulas:

1. Alprazolam

Alprazolam	0,25 mg
Excipiente qsp	1 cápsula

Mande.....cápsulas

Posologia: 1 a 2 cápsulas 3 vezes ao dia. Também pode ser formulado em suspensão com 1 mg/ml.

Obs.: tem efeito ansiolítico, pouco sedativo e diferentemente de outros benzodiazepínicos, manifesta também ação antidepressiva. É rapidamente absorvido por via oral, alcançando o pico de concentração plasmática 1 a 2 horas após a administração. Sua meia-vida é de 12 a 15 horas.

2. Bromazepam

Bromazepam	1,5 mg
Excipiente qsp	1 cápsula

Mande.....cápsulas

Posologia: 1 cápsula 2 vezes ao dia. Também pode ser formulado em xarope com 1,5 a 3 mg/5 ml.

Obs.: é um ansiolítico e sedativo com ação mais acentuada que o do alprazolam, porém menos acentuado que o do diazepam. Seu pico plasmático é alcançado em 1 a 2 horas após a administração oral e a sua meia-vida é de 10 a 20 horas.

3. Clobazam

Clobazam	10 mg
Excipiente qsp	1 cápsula

Mande.....cápsulas

Posologia: 1 cápsula 2 a 3 vezes ao dia.

Obs.: é considerado ansiolítico puro, destituído de efeito sedativo e hipnótico direto, nas doses preconizadas. O seu pico de concentração plasmática ocorre em 1 a 3 horas após administração oral e a sua meia-vida é de 20 horas.

4. Clorazepato

Clorazepato Dipotássico	5 mg
Excipiente qsp	1 cápsula

Mande.....cápsulas

Posologia: 1 cápsula 3 vezes ao dia.

Obs.: tem ação ansiolítica e miorrelaxante, sem apresentar efeito sedativo pronunciado. O seu pico plasmático ocorre 45 minutos após administração oral e a sua meia-vida é de 30 horas.

5. Clordiazepóxido

Clordiazepóxido	10 mg
Excipiente qsp	1 cápsula

Mande.....cápsulas

Posologia: 1 cápsula 2 vezes ao dia.

Obs.: tem ação ansiolítica e sedativa. É indicado também para o tratamento da síndrome de abstinência ao álcool, controlando os sintomas de agitação aguda e tremores, e prevenindo o "delirium tremens" e as alucinações. O seu pico plasmático ocorre em 1 a 4 horas após administração oral e a sua meia-vida é de 5 a 30 horas.

6. Cloxazolam

Cloxazolam	1 mg
Excipiente qsp	1 cápsula

Mande.....cápsulas

Posologia: 1 cápsula 2 vezes ao dia.

Obs.: tem ação ansiolítica, sedativa e anticonvulsivante. Seu pico plasmático é alcançado em 2 a 3 horas após administração oral, seu efeito perdura por 8 horas e sua meia-vida é de 3 dias.

7. Diazepam

Diazepam	5 mg
Excipiente qsp	1 cápsula
Mande.....cápsulas	

Posologia: 1 cápsula 2 a 3 vezes ao dia.

8. Diazepam (xarope)

Diazepam	2 a 5 mg
Xarope Aromatizado qsp	5 ml
Mande em frasco com 100 ml	

Posologia: 1 medida de 5 ml 2 vezes ao dia.

Obs.: tem ação ansiolítica, sedativa, anticonvulsivante e relaxante muscular. É usado também em procedimentos como endoscopia, no controle dos espasmos musculares e no tratamento da síndrome de abstinência ao álcool. Seu pico plasmático ocorre em 30 a 90 minutos após administração oral e sua meia-vida é de 1 a 2 dias.

9. Diazepam Gotas Sublinguais

Diazepam	5 mg
Veículo qsp	1 ml
Mande em frasco com.....ml	

Posologia: 1 ml (20 gotas) por via sublingual.

Ref.: Ke-zhen B, Ming-hui W. Treatment of infantile convulsion by sublingual administration of diazepam solution. *Medical Journal of West China*. 2006-05.

10. Diazepam Supositórios

Diazepam	2 a 5 mg
Base para Supositórios qsp	1 supositório
Mande.....supositórios	

Modo de Usar: aplicar por via retal, a critério médico (prevenção de crises convulsivas febris).

Ref.: Hirabayashi Y *et al*. Efficacy of a diazepam suppository at preventing febrile seizure recurrence during a single febrile illness. *Brain Dev*. 2009 Jun; 31(6):414-8.

Obs.: o diazepam também pode ser manipulado em solução retal nas concentrações de 2 a 10 mg/2,5 ml.

11. Lorazepam

Lorazepam	1 mg
Excipiente qsp	1 cápsula
Mande.....cápsulas	

Posologia: 1 cápsula 2 vezes ao dia.

Obs.: tem ação ansiolítica e anticonvulsivante, porém pouco sedativa e miorrelaxante. Seu pico plasmático ocorre entre 2 e 3 horas após administração oral e sua meia-vida é de 10 a 20 horas.

12. Medazepam

Medazepam	5 mg
Excipiente qsp	1 cápsula
Mande.....cápsulas	

Posologia: 1 cápsula 3 vezes ao dia.

Obs.: é um ansiolítico com ação similar ao diazepam, porém menos sedativa. Seu pico plasmático ocorre entre 1 e 3 horas após administração oral e a sua meia-vida é de 10 horas a 3 dias.

13. Oxazepam

Oxazepam	10 mg
Excipiente qsp	1 cápsula
Mande.....cápsulas	

Posologia: 1 cápsula 2 vezes ao dia.

14. Buspirona

Buspirona	5 mg
Excipiente qsp	1 cápsula
Mande.....cápsulas	

Posologia: 1 cápsula 3 vezes ao dia.

Obs.: oxazepam é um ansiolítico com ação similar ao diazepam, do qual é metabólito. Seu pico plasmático ocorre em cerca de 2 horas e meia, e a sua meia-vida é de 6 a 20 horas. Buspirona é um ansiolítico não benzodiazepínico, com propriedade dopaminérgica e anti-serotoninérgica, destituído de ação sedativa, anticonvulsivante e relaxante muscular. Seu pico de concentração plasmática ocorre entre 60 e 90 minutos após administração oral e sua meia-vida é de 2 a 3 horas.

15. Ansiolítico e Antidepressivo

Clordiazepóxido	5 mg
Cloridrato de Amitriptilina	12,5 mg
Excipiente qsp	1 cápsula
Mande.....cápsulas	

Posologia: 2 a 6 cápsulas ao dia divididas em duas tomadas, de manhã e à noite.

16. Ansiolítico com Sulpirida

Bromazepam	1 mg
Sulpirida	25 mg
Excipiente qsp	1 cápsula
Mande.....cápsulas	

Posologia: dose inicial - 1 cápsula 3 vezes ao dia; manutenção - 1 a 2 cápsulas ao dia.

2. Ansiolíticos Fitoterápicos

faixa de dosagem diária usual

Camomila, *Matricaria chamomilla*
- Extrato Seco .... 50 - 100 mg
- Pó .... 1 - 5 g
- Extrato Fluido .... 2 - 6 ml
- Tintura .... 10 - 30 ml

Crataegus, *Crataegus oxycantha*, Espinheiro Alvar
- Extrato Seco .... 30 - 60 mg
- Pó .... 1 - 2 g
- Extrato Fluido .... 2 - 4 ml
- Tintura .... 10 - 20 ml

Erva Cidreira, *Melissa officinalis*
- Extrato Seco .... 500 - 1.000 mg
- Extrato Fluido .... 2 - 10 ml

Kava-Kava, *Piper methysticum* Extrato Seco (70 % de kavalactonas) .... 100 - 600 mg

Maracujá, Passiflora, *Passiflora incarnata*
- Extrato Seco .... 50 - 200 mg
- Pó .... 0,5 - 2 g
- Extrato Fluido .... 0,5 - 2 ml
- Tintura .... 2 - 10 ml

Mulungu, *Erythrina mulungu*
- Extrato Seco .... 50 - 200 mg
- Extrato Fluido .... 1 - 4 ml
- Tintura .... 5 - 20 ml

L-Theanina .... 50 - 300 mg

Valeriana, *Valeriana officinalis*
- Extrato Seco .... 100 - 400 mg
- Pó .... 2 - 10 g
- Extrato Fluido .... 2 - 10 ml
- Tintura .... 10 - 20 ml

Exemplos de Fórmulas:

1. Kava-Kava

Kava-Kava	100 mg
Excipiente qsp	1 cápsula
Mande.....cápsulas	

Posologia: 1 cápsula 3 vezes ao dia.

Indicações: ansiedade, tensão nervosa, dificuldade de concentração, problemas cardíacos e circulatórios de origem nervosa, desequilíbrio emocional.

2. Kava-Kava e *Hypericum*

Kava-Kava	200 mg
Hypericum	100 mg
Excipiente qsp	1 cápsula
Mande.....cápsulas	

Posologia: 1 cápsula 2 a 3 vezes ao dia.

Indicações: estados depressivos, distúrbios psicovegetativos acompanhados de ansiedade.

Obs.: Hypericum - ver antidepressivos.

Obs.: o extrato de kava-kava é obtido dos rizomas de *Piper methysticum* (Piperaceae), uma planta originária de ilhas da Oceania como Fidji, Tonga, Havaí e Samoa. Contém pironas (kavapironas) como a cavaína, metisticina e yangonina. Inicialmente usada nas ilhas do pacífico sul, para produzir uma bebida destinada a festas, rituais e estados de convalescença, tem sido usado atualmente no tratamento da ansiedade e de distúrbios relacionados ao stress.

Tem ação relaxante muscular central, comparável à dos benzodiazepínicos, e ação sedativa sem produzir, no entanto, efeito narcótico ou hipnótico. Em diversos ensaios clínicos verificaram-se indícios positivos de melhora da atenção e do rendimento cerebral, e também uma melhora na qualidade do sono.

Devem ser tomadas precauções principalmente em tratamentos prolongados com kava-kava, em virtude dos relatos de hepatotoxicidade. Pode interagir com diversos princípios ativos como levodopa, benzodiazepínicos, antiplaquetários, inibidores da MAO, agentes potencialmente hepatotóxicos e fitoterápicos com ação sedativa. O seu uso é contraindicado em pacientes com Parkinson, por sua ação antidopaminérgica, em gestantes e em lactantes.

3. Erva Cidreira

Melissa officinalis Ext. Seco	300 a 500 mg
Excipiente qsp	1 cápsula
Mande.....cápsulas	

Posologia: 1 cápsula 2 vezes ao dia.

4. Água de Melissa

Melissa officinalis Ext. Fluido	0,5 ml
Veículo Hidroalcoólico qsp	1 ml
Mande em Frasco com.....ml	

Posologia: 2 a 3 ml diluídos em água, 2 a 3 vezes ao dia.

Obs.: os extratos são obtidos das folhas de *Melissa officinalis* (Labiatae) e contêm flavonoides, ácido cafeico, ácido clorogênico, ácido rosmarínico, óleos essenciais (citral, citronelal, citronelol, linalol e geraniol), entre outros princípios ativos. Tem ação sedativa, eupéptica e espasmolítica e é usada na forma de extrato seco em cápsulas, e de extrato fluido (1:1) na tradicional Água de Melissa, nome usado também para designar algumas associações aquosas de *Melissa officinalis* com outros fitoterápicos.

Ref.: 1. Kennedy DO, Scholey AB. Attenuation of laboratory-induced stress in humans after acute administration of *Melissa officinalis* (Lemon Balm). *Psychosom Med.* 2004 Jul/Aug; 66(4):607-13. 2. Santos-Neto LL. The use of herbal medicine in Alzheimer's disease - a systematic review. *Evid. Based Complement. Alternat Med.* 2006 Dec; 3(4):441-5.

5. L-Theanina

L-Theanina 200 mg
Excipiente qsp 1 cápsula
Mande.....cápsulas

Posologia: 1 cápsula ao dia.

Indicações: ansiedade.

Obs.: a L-theanina é um aminoácido derivado do ácido glutâmico (gama etilamino L-ácido glutâmico) presente nas folhas do chá verde, *Camellia sinensis* (Theaceae), que aumenta a produção cerebral de serotonina e de dopamina. Tem ação relaxante sem produzir sonolência, ação nootrópica e imunomoduladora. Também tem sido utilizada em medicina esportiva para diminuir as alterações que ocorrem no sistema imune após exercícios intensos (aumento de neutrófilos e redução de linfócitos).

Ref.: Lu K *et al*. The acute effects of L-theanine in comparison with alprazolam on anticipatory anxiety in humans. *Hum Psychopharmacol*. 2004 Oct; 19(7):457-65.

6. Valeriana

Valeriana officinalis Ext. Seco 50 mg
Excipiente qsp 1 cápsula
Mande.....cápsulas

Posologia: dose inicial (3 semanas) - 1 a 2 cápsulas 3 vezes ao dia; manutenção - 1 cápsula 2 vezes ao dia.

Obs.: os extratos são obtidos das raízes e rizomas de *Valeriana officinalis* (Valerianaceae) e contêm óleos essenciais (0,5 a 1%) monoterpênicos (alfa-pineno, canfeno, limoneno e beta-mirceno), sesquiterpênicos (guaiazuleno, cariofileno, valeno), cetonas sesquiterpênicas (valerenona e valeranona), álcoois terpênicos (borneol e mirtenol), iridoides (valepotriatos - 0,5 a 2%), ésteres do borneol e 0,8 a 1% de derivados do ácido valeriânico (isovalerianatos de bornila e mirtenila). Tem também em sua composição os valepotriatos, com ação sedativa sobre o sistema nervoso central e antiespasmódica.

É usada frequentemente em associação a outros sedativos, na neurastenia, angústia, histeria, irritabilidade, insônia de fundo nervoso, palpitações nervosas e distúrbios da menopausa. Também é usada em associação a antiespasmódicos como a beladona e a papaverina, nas gastralgias de origem nervosa.

7. Ansiolítico Fitoterápico (cápsulas)

E. Seco de *Passiflora incarnata* 100 mg
E. Seco de *Crataegus oxycantha* 30 mg
E. Seco de *Erithrina mulungu* 50 mg
Excipiente qsp 1 cápsula
Mande.....cápsulas

8. Ansiolítico Fitoterápico (líquido)

Ext. Fl. de *Passiflora incarnata* 0,5 ml
Ext. Fl. de *Crataegus oxycantha* 0,3 ml
Ext. Fl. de *Erithrina mulungu* 0,5 ml
Veículo qsp 5 ml
Mande em frasco com 100 ml

Posologia: adultos - 1 a 2 cápsulas ao dia; adolescentes - 1 cápsula ao dia; crianças maiores de 5 anos - 1 colher medida (5 ml) 1 a 2 vezes ao dia; crianças menores de 5 anos - 1/2 colher medida (2,5 ml) 1 a 2 vezes ao dia.

Indicações: distúrbios neurovegetativos, ansiedade, insônia, hipertensão leve, distúrbios comportamentais e do sono em crianças, enurese de origem não orgânica.

Obs.[1]: maracujá - os extratos são obtidos das folhas de *Passiflora incarnata* (Passifloraceae) e contêm alcaloides (harmana, harmina e harmol) e flavonoides. Tem ação sedativa e antiespasmódica. É usado como sedativo e hipnótico na excitação nervosa, nevralgias, neurastenia e perturbações nervosas da menopausa.

Obs.[2]: crataegus, espinheiro alvar - os extratos são obtidos das flores, frutos e folhas secas de *Crataegus oxycantha* (Rosaceae) e contêm triterpenoides e flavonoides (quercetina, vitexina), entre outras substâncias. Os extratos são padronizado para ter pelo menos 2% de vitexina. É usado principalmente como sedativo em casos de irritabilidade, insônia, angústia, sensação de vertigem, cefaleias e distúrbios da menopausa, nas doses de 30 a 60 mg ao dia, geralmente em associações. Também tem ação hipotensora (produz vasodilatação) e tônica cardíaca (hepta-hidróxi-flavonobiosídeo), em doses maiores (100 a 900 mg ao dia). Esta ação sobre o sistema cardiocirculatório promove o equilíbrio entre a pressão sanguínea e os batimentos cardíacos. A administração deve ser feita ao deitar, se usado como sedativo, ou dividida em 3 tomadas antes das refeições, se usado como hipotensor.

Obs.[3]: mulungu - os extratos são obtidos da casca de *Erithrina mulungu* (Leguminosae) e contêm alcaloides (eretrina) e esteroides. Tem ação sedativa sobre o sistema nervoso central e relaxante da musculatura lisa. É usado como calmante na agitação nervosa e insônia, e também como coadjuvante em dores de origem reumática ou nevrálgica.

9. Ansiolítico Fitoterápico (cápsulas)

Ext. Seco de Maracujá	100 mg
Ext. Seco de Mulungu	50 mg
Ext. Seco de Camomila	50 mg
Excipiente qsp	1 cápsula
Mande.....cápsulas	

10. Ansiolítico Fitoterápico (líquido)

Ext. Fluido de Maracujá	1 ml
Ext. Fluido de Mulungu	0,5 ml
Ext. Fluido de Camomila	0,5 ml
Veículo qsp	5 ml
Mande em frasco com 100 ml	

Posologia: adultos - 1 cápsula 2 vezes ao dia ou 1 colher de chá (5 ml) em meio copo d'água 2 vezes ao dia; crianças até 10 anos, meia dose.

Indicações: distúrbios neurovegetativos, insônia, tensão nervosa.

Obs.: camomila - os extratos são obtidos dos capítulos florais de *Matricaria chamomilla* (Compositae) e contêm azuleno, alfa-bisabolol, cumarinas (umbeliferona e metilumbeliferona) e flavonoides (apigenol, luteolina e quercetina), entre outras substâncias. É usada em formulações para uso interno, por sua ação antiespasmódica, carminativa e calmante suave.

11. Ansiolítico Fitoterápico (cápsulas)

E. Seco de *Valeriana officinalis*	200 mg
E. Seco de *Passiflora incarnata*	100 mg
E. Seco de *Erithrina mulungu*	100 mg
Excipiente qsp	1 cápsula
Mande.....cápsulas	

Posologia: 1 cápsula 2 vezes ao dia.

Indicações: insônia, tensão nervosa, distúrbios neurovegetativos.

12. Ansiolítico Fitoterápico (líquido)

Tintura de Crataegus	2 ml
Tintura de Valeriana	2 ml
Tintura de Beladona	2 ml
Tintura de Passiflora	2 ml
Xarope de Flores de Laranjeira	40 ml
Água de Melissa	60 ml

Posologia: 1 colher de café 3 vezes ao dia.

Indicações: insônia, tensão nervosa, distúrbios neurovegetativos.

28 Formulário Médico-Farmacêutico

3. Anticonvulsivantes

faixa de dosagem diária usual

Carbamazepina **	100 - 1.200 mg
Clonazepam *	0,5 - 8 mg
Difenil-hidantoína **, Fenitoína **	100 - 600 mg
Fenobarbital **	50 - 200 mg
Gabapentina **	300 - 1.800 mg
Lamotrigina **	25 - 200 mg
Oxcarbazepina **	300 - 1.200 mg
Pregabalina **	150 - 600 mg
Primidona **	125 - 1.500 mg
Topiramato **	25 - 400 mg
Valproato de Sódio **	300 - 2.500 mg

* Princípio Ativo controlado pela Portaria 344 lista B-1 (SVS-MS) com Notificação de Receita azul.
** Princípios Ativos controlados pela Portaria 344 lista C-1 (SVS-MS), com receituário de controle especial em duas vias.

Obs.: carbamazepina, fenitoína, oxcarbazepina, primidona e valproato de sódio - princípios ativos incluídos na RDC nº 354, de 18 de dezembro de 2003 (substâncias de baixo índice terapêutico).

Os anticonvulsivantes são substâncias utilizadas na prevenção de crises epilépticas. A convulsão é definida como uma contração involuntária dos músculos, que pode ser de origem tóxica, febril, anóxica, ou por epilepsia. As manifestações neurológicas da epilepsia são variáveis e dependem das áreas comprometidas, podendo ir desde uma falta de atenção (ausência, "pequeno mal") até perda de consciência acompanhada de movimentos tônico-clônicos generalizados ou focais. Algumas substâncias como a fenitoína e o fenobarbital podem ser monitoradas por dosagens séricas seriadas.

Exemplos de Fórmulas:

1. Carbamazepina (cápsulas)

Carbamazepina	100 a 200 mg
Excipiente qsp	1 cápsula
Mande.....cápsulas	

Posologia: dose inicial - 100 a 200 mg 1 a 2 vezes ao dia; manutenção - 400 mg 2 a 3 vezes ao dia.

2. Carbamazepina (suspensão)

Carbamazepina	20 mg
Suspensão Oral qsp	1 ml
Mande em frasco com 100 ml	
Fornecer seringa dosadora ou copo com 10 ml	

Posologia: crianças acima de 4 anos - iniciar com 100 mg/dia, aumentando 100 mg a cada semana; dose de manutenção - 10 a 20 mg/kg/dia, divididos em 2 a 3 tomadas.

Obs.: a carbamazepina é indicada no tratamento de convulsões tônico-clônicas generalizadas ou focais. Também é indicada no tratamento de nevralgias, neuropatia diabética, síndrome de abstinência alcoólica, distúrbios maníaco-depressivos e soluços. Pode acarretar pancitopenia periférica, hepatite, insuficiência renal e arritmias cardíacas.

3. Clonazepam (cápsulas)

Clonazepam	0,5 a 2 mg
Excipiente qsp	1 cápsula
Mande.....cápsulas	

4. Clonazepam (gotas)

Clonazepam	2,5 mg
Veículo qsp	1 ml
Mande em frasco com 20 ml	

Posologia: adultos - 1 mg à noite durante 4 dias com aumento gradual a cada 2 semanas podendo chegar à dose máxima de 8 mg ao dia, divididos em 3 tomadas; crianças até 10 anos ou 30 kg - dose inicial de 0,01 a 0,03 mg/kg/dia divididos em 2 ou 3 tomadas; manutenção - 0,1 a 0,2 mg/kg/dia.

Obs.: o clonazepam é indicado no tratamento de convulsões mioclônicas e no "pequeno mal". Também é utilizado no tratamento da síndrome do pânico (dose inicial - 0,25 mg 2 vezes ao dia; manutenção - 1 a 2 mg ao deitar). Pode acarretar letargia e alterações da função hepática.

5. Fenitoína (cápsulas)

Fenitoína	100 mg
Excipiente qsp	1 cápsula
Mande.....cápsulas	

Posologia: dose inicial - 1 cápsula 3 vezes ao dia; manutenção - 1 cápsula 3 a 4 vezes ao dia.

6. Fenitoína (suspensão)

Fenitoína	100 mg
Suspensão Oral qsp	5 ml
Mande em frasco com.....ml	

Posologia (crianças): dose inicial - 5 mg/kg/ dia divididos em 2 ou 3 tomadas iguais, até o máximo de 300 mg/dia; manutenção - 4 a 8 mg/kg/dia.

Obs.: é utilizada no tratamento de convulsões tônico-clônicas generalizadas ou parciais. Pode ocorrer cefaleia, diplopia, hiperplasia gengival, hirsutismo e hepatite tóxica. A concentração plasmática para resposta adequada é de 40 a 80 µmol/litro. Devem-se tomar precauções quando alternar o tratamento entre o sal sódico e a forma ácida livre ou vice-versa. Nesses casos, podem ser necessários ajustes na dosagem e monitorização dos níveis séricos. Equivalência: 100 mg de fenitoína são aproximadamente equivalentes a 109 mg de fenitoína sódica.

7. Fenobarbital (cápsulas)

Fenobarbital	50 a 200 mg
Excipiente qsp	1 cápsula
Mande.....cápsulas	

Posologia: 50 a 200 mg ao deitar.

8. Fenobarbital (gotas)

Fenobarbital	10 a 40 mg
Veículo qsp	1 ml
Mande em frasco com.....ml	

Posologia: 8 mg/kg/dia, divididos em 2 tomadas.

Obs.: o seu uso é indicado no tratamento de convulsões tônico-clônicas generalizadas ou focais e não deve ser utilizado no "pequeno mal". A concentração plasmática adequada varia de 65 a 170 µmol/l. Pode causar sedação, excitação paradoxal em crianças e anemia megaloblástica.

9. Associação de Fenitoína com Fenobarbital (cápsulas)

Fenitoína	50 mg
Fenobarbital	50 mg
Excipiente qsp	1 cápsula
Mande.....cápsulas	

Posologia: 1 cápsula 2 a 3 vezes ao dia.

10. Associação de Fenitoína com Fenobarbital (xarope)

Fenitoína	50 mg
Fenobarbital	50 mg
Xarope Aromatizado qsp	5 ml
Mande em frasco com 100 ml	

Posologia: 1 medida de 5 ml 2 a 3 vezes ao dia.

11. Gabapentina (cápsulas)

Gabapentina	300 a 600 mg
Excipiente qsp	1 cápsula
Mande.....cápsulas	

12. Gabapentina (suspensão)

Gabapentina	300 mg
Suspensão Oral qsp	5 ml
Mande em frasco com.....ml	

Posologia: adultos e crianças acima de 12 anos - 300 mg uma vez ao dia no 1º dia, 300 mg duas vezes ao dia no 2º dia e 300 mg três vezes ao dia no 3º dia. A dose pode ser aumentada, quando necessário, em incrementos de 300 mg a cada três dias até o máximo de 1.800 mg, dividindo a dose total em 3 tomadas diárias. São ainda encontradas na literatura doses de até 3.600 mg ao dia, sempre dividindo a dose total em 3 tomadas, durante curtos períodos de tempo. Crianças de 3 a 12 anos - dose inicial de 10 a 15 mg/kg ao dia divididos em 3 tomadas; manutenção de 20 a 40 mg/kg ao dia divididos em 3 tomadas.

Obs.: a é eficaz no tratamento de crises focais e é usada como coadjuvante em pacientes que não respondem ao tratamento convencional. Não é eficaz no tratamento do "pequeno mal". Pode acarretar sonolência, náuseas, ataxia e astenia.

13. Lamotrigina (cápsulas)

Lamotrigina	25 a 100 mg
Excipiente qsp	1 cápsula
Mande.....cápsulas	

14. Lamotrigina (suspensão)

Lamotrigina	1 a 5 mg
Xarope Aromatizado qsp	1 ml
Mande em frasco com.....ml	

Posologia (como monoterapia): adultos e crianças maiores de 12 anos - dose inicial de 25 mg ao dia durante 2 semanas, seguida de 50 mg ao dia durante 2 semanas e manutenção de 100 a 200 mg ao dia em uma ou duas tomadas; crianças de 2 a 12 anos - dose inicial de 0,5 mg/kg ao dia durante 2 semanas, seguida de 1 mg/kg ao dia durante 2 semanas e manutenção de 2 a 10 mg/kg em uma ou duas tomadas. Quando associada a outros antiepilépticos, outros esquemas posológicos têm sido utilizados, dependendo da associação.

Obs.: a lamotrigina é um bloqueador de canais de sódio neuronais que inibe a condução de descargas elétricas repetitivas. Inibe também a liberação pré-sináptica de glutamato e aspartato, aminoácidos excitatórios no sistema nervoso central. O seu uso é indicado no tratamento de crises parciais ou tônico-clônicas generalizadas, como monoterapia ou como fármaco complementar a outros antiepilépticos. Deve ser usada com cautela em pacientes com insuficiência renal ou hepática.

15. Oxcarbazepina (cápsulas)

Oxcarbazepina	300 mg
Excipiente qsp	1 cápsula
Mande.....cápsulas	

Posologia: dose inicial - 300 mg ao dia; manutenção - 600 a 1.200 mg ao dia, divididos em 3 tomadas, após as refeições.

16. Oxcarbazepina (suspensão)

Oxcarbazepina	60 mg
Veículo qsp	1 ml
Mande em frasco com 100 ml	

Posologia: dose inicial - 10 mg/kg/dia; manutenção - 30 mg/kg/dia, divididos em 3 tomadas, após as refeições.

Obs.: a oxcarbazepina é um derivado da carbamazepina, com as mesmas indicações. Apresenta os mesmos efeitos adversos além da possibilidade de ocorrência de hiponatremia severa, sendo necessário monitorização periódica dos níveis séricos de sódio.

Sistema Nervoso Central 31

17. Pregabalina (cápsulas)

Pregabalina 75 - 150 mg
Excipiente qsp 1 cápsula
Mande.....cápsulas

18. Pregabalina (solução oral)

Pregabalina 75 mg
Veículo qsp 5 ml
Mande em frasco com.....ml

Posologia: dose inicial - 75 mg duas vezes ao dia, podendo ser aumentada para 150 mg duas vezes ao dia após uma semana, conforme a resposta e tolerabilidade do paciente. A dose máxima é de 300 mg duas vezes ao dia.

Obs.: a pregabalina é um antiepiléptico usado como adjuvante no tratamento de crises parciais, com ou sem generalização secundária. Também é usada no tratamento do transtorno de ansiedade generalizada, dor neuropática e fibromialgia. As doses devem ser reduzidas em pacientes com insuficiência renal.

19. Primidona (cápsulas)

Primidona 125 a 250 mg
Excipiente qsp 1 cápsula
Mande.....cápsulas

20. Primidona (xarope)

Primidona 125 a 250 mg
Xarope qsp 5 ml
Mande em frasco com.....ml

Posologia: adultos - iniciar com 125 mg à noite e aumentar 125 mg a cada 3 dias. A dose máxima é 1.500 mg ao dia (a partir de 500 mg, a dose deverá ser dividida em 2 tomadas); manutenção em crianças - até 2 anos - 250 a 500 mg ao dia, de 2 a 5 anos - 500 a 750 mg ao dia, de 6 a 9 anos - 750 a 1.000 mg ao dia.

Obs.: a primidona é indicada no tratamento de convulsões tônico-clônicas generalizadas ou focais. É metabolizada em fenobarbital e doses elevadas levam à depressão do SNC. Os efeitos adversos incluem náuseas, sonolência e anemia megaloblástica, que responde à vitamina B12 e ácido fólico.

21. Topiramato (cápsulas)

Topiramato 25 a 100 mg
Excipiente qsp 1 cápsula
Mande.....cápsulas

22. Topiramato (suspensão)

Topiramato 6 mg
Hidroxipropilmetilcelulose 1 % 0,1 ml
Xarope Aromatizado qsp 1 ml
Mande em frasco com.....ml

Posologia: adultos - a dose inicial é de 25 mg ao dia durante uma semana, com aumentos de 25 a 50 mg em intervalos de 1 a 2 semanas, até a dose usual de 200 a 400 mg ao dia, divididos em 2 tomadas; crianças (2 a 16 anos) - a dose inicial é de 25 mg ao deitar, durante uma semana, com aumentos de 1 a 3 mg/kg ao dia em intervalos de 1 a 2 semanas até as doses de 5 a 9 mg/kg ao dia, divididos em 2 tomadas.

Obs.: o topiramato é um antiepiléptico indicado no tratamento coadjuvante de crises parciais resistentes, crises tônico-clônicas generalizadas e nas convulsões associadas à síndrome de Lennox-Gastaud em adultos. Como outros antiepilépticos, a suspensão do tratamento deve ser gradativa. Também é utilizado na profilaxia da enxaqueca. Deve ser utilizado com cautela na insuficiência renal ou hepática e os pacientes devem receber hidratação adequada para diminuir o risco de litíase renal.

23. Valproato de Sódio (cápsulas)

Valproato de Sódio 300 mg
Excipiente qsp 1 cápsula
Mande.....cápsulas

24. Valproato de Sódio (xarope)

Valproato de Sódio 300 mg
Xarope qsp 5 ml
Mande em frasco com.....ml

Posologia: adultos - 300 mg 2 vezes ao dia como dose inicial aumentando 200 mg por dia a cada 3 dias até o máximo de 2,5 g ao dia, divididos em 3 tomadas; crianças - dose inicial de 20 mg/kg/dia com aumento gradual até 30 mg/kg/dia.

Obs.: o valproato de sódio é indicado no tratamento de convulsões tônico-clônicas e ausência ("pequeno mal"). Pode acarretar náuseas, ataxia e alopecia. É potencialmente hepatotóxico e nefrotóxico e pode levar a pancitopenia periférica. Doses superiores a 40 mg/kg/dia exigem monitorização hepática, renal e hematológica.

4. Antidepressivos   faixa de dosagem diária usual

Antidepressivos Tricíclicos

Cloridrato de Amitriptilina ** .... 30 - 150 mg
Cloridrato de Clomipramina **, Cloridrato de Clorimipramina ** .... 10 - 150 mg
Cloridrato de Desipramina ** .... 25 - 150 mg
Cloridrato de Imipramina ** .... 10 - 75 mg
Doxepina ** [1] .... 10 - 75 mg
Nortriptilina ** [2] .... 30 - 100 mg

Antidepressivos Tetracíclicos

Cloridrato de Maprotilina ** .... 30 - 75 mg
Cloridrato de Mianserina ** .... 30 - 90 mg

Inibidores Seletivos da Recaptação de Serotonina (ISRS)

Citalopram ** [3] .... 10 - 40 mg
Escitalopram ** [4] .... 5 - 20 mg
Fluoxetina ** [5] .... 20 - 60 mg
Maleato de Fluvoxamina ** .... 25 - 100 mg
Paroxetina ** [6] .... 10 - 40 mg
Sertralina ** [7] .... 25 - 200 mg

Outros Antidepressivos

Cloridrato de Bupropiona ** .... 100 - 200 mg
Cloridrato de Nefazodona ** .... 100 - 400 mg
Cloridrato de Trazodona ** .... 50 - 150 mg
Desvenlafaxina** [8] .... 50 - 200 mg
Duloxetina ** [9] .... 20 - 60 mg
Mirtazapina ** .... 15 - 45 mg
Reboxetina ** [10] .... 4 - 8 mg
Venlafaxina ** [11] .... 50 - 150 mg

Inibidores da MAO

Cloridrato de Selegilina, Deprenyl ** .... 5 - 10 mg
Moclobemida ** .... 100 - 300 mg
Tranilcipromina ** [12] .... 10 - 20 mg

Antimania

Carbonato de Lítio ** .... 200 - 1.200 mg

Antidepressivo Fitoterápico

Hypericum perforatum Extrato Seco, Erva de São João, Jarsin® .... 300 - 900 mg

** Princípios Ativos controlados pela Portaria 344 lista C-1 (SVS-MS), com receituário de controle especial em duas vias.

Obs.: carbonato de lítio - princípio ativo incluído na RDC nº 354, de 18 de dezembro de 2003 (substâncias de baixo índice terapêutico).

[1] Doxepina: administrada na forma de cloridrato, em doses equivalentes à base (28,26 mg de cloridrato de doxepina são aproximadamente equivalentes a 25 mg de doxepina base, FEq=1,13).

[2] Nortriptilina: administrada na forma de cloridrato, em doses equivalentes à base (28,5 mg de cloridrato de nortriptilina são aproximadamente equivalentes a 25 mg de nortriptilina base, FEq=1,14).

[3] Citalopram: administrado na forma de bromidrato ou cloridrato, em doses equivalentes à base (25 mg de bromidrato de citalopram são aproximadamente equivalentes a 20 mg de citalopram base, FEq=1,25, e 22,2 mg de cloridrato de citalopram são aproximadamente equivalentes a 20 mg de citalopram base, FEq=1,11).

[4] Escitalopram: administrado na forma de oxalato em doses equivalentes à base (12,8 mg de oxalato de escitalopram são aproximadamente equivalentes a 10 mg de escitalopram base, FEq=1,28).

[5] Fluoxetina: administrada na forma de cloridrato, em doses equivalentes à base (22,35 mg de cloridrato de fluoxetina são aproximadamente equivalentes a 20 mg de fluoxetina base, FEq=1,12).

[6] Paroxetina: administrada na forma de cloridrato, em doses equivalentes à base (22,21 mg de cloridrato de paroxetina são aproximadamente equivalentes a 20 mg de paroxetina base, FEq=1,11) ou na forma de cloridrato hemi-hidratado, em doses equivalentes à base, FEq=1,14.

[7] Sertralina: administrada na forma de cloridrato, em doses equivalentes à base (55,95 mg de cloridrato de sertralina são aproximadamente equivalentes a 50 mg de sertralina base, FEq=1,12).

[8] Desvenlafaxina: administrada na forma de succinato monoidratado, em doses equivalentes à base (75,87 mg de succinato monoidratado de desvenlafaxina são aproximadamente equivalentes a 50 mg de desvenlafaxina base, FEq = 1,52).

[9] Duloxetina: administrada na forma de cloridrato, em doses equivalentes à base (22,5 mg de cloridrato de duloxetina são aproximadamente equivalentes a 20 mg de duloxetina base, FEq=1,12).

[10] Reboxetina: administrada na forma de mesilato, em doses equivalentes à base (5,23 mg de mesilato de reboxetina são aproximadamente equivalentes a 4 mg de reboxetina base, FEq=1,31).

[11] Venlafaxina: administrada na forma de cloridrato, em doses equivalentes à base (28,25 mg de cloridrato de venlafaxina são aproximadamente equivalentes a 25 mg de venlafaxina base, FEq=1,13).

[12] Tranilcipromina: administrada na forma de sulfato, em doses equivalentes à base (13,68 mg de sulfato de tranilcipromina são aproximadamente equivalentes a 10 mg de tranilcipromina base, FEq=1,37).

O emprego de antidepressivos baseia-se na teoria de que a depressão está relacionada com a redução da transmissão de impulsos cerebrais que regulam o humor, mediados por neurotransmissores (noradrenalina, dopamina ou serotonina). Pertencem a diversas classes como os tricíclicos, tetracíclicos, inibidores da recaptação de serotonina (ISRS) e inibidores da MAO, entre outros.

Os tricíclicos e tetracíclicos são mais eficazes na depressão profunda, enquanto que os ISRS estão indicados para formas moderadas. Os inibidores da MAO têm ação semelhante aos tricíclicos, mas apresentam ação mais prolongada. A adesão ao tratamento está relacionada principalmente aos efeitos colaterais. Os tricíclicos e tetracíclicos apresentam efeitos anticolinérgicos, alterações cognitivas, hipotensão e sedação. Os ISRS podem estar relacionados a distúrbios do sono, náuseas, palpitações e, frequentemente, diminuição da libido e anorgasmia. Os inibidores na MAO favorecem ganho de peso e podem causar estimulação excessiva do SNC.

Os fármacos estimuladores da liberação de serotonina e noradrenalina, como é o caso de anorexígenos, não devem ser associados aos antidepressivos, pois podem induzir a síndrome serotoninérgica. A mirtazapina, antagonista dos receptores pré-sinápticos de noradrenalina e serotonina, pode agravar quadros de insuficiência coronariana e, em epilépticos, diminuir o umbral convulsivo. Os inibidores da

MAO potencializam os efeitos simpatomiméticos da tiramina (laticínios e vinhos tintos) e da feniletilamina (chocolate).

Exemplos de Fórmulas:

Antidepressivos Tricíclicos

1. Amitriptilina

Cloridrato de Amitriptilina .... 10 a 25 mg
Excipiente qsp .... 1 cápsula
Mande.....cápsulas

Posologia: 25 mg 3 vezes ao dia, podendo aumentar a dose gradativamente até 50 mg 3 vezes ao dia. Em adolescentes e pacientes idosos a dose usual é de 30 a 75 mg ao dia, divididos em 3 tomadas ou em dose única ao deitar. Também pode ser formulado em xarope ou suspensão oral com 1 a 10 mg/ml.

2. Clomipramina

Cloridrato de Clomipramina .... 10 a 25 mg
Excipiente qsp .... 1 cápsula
Mande.....cápsulas

Posologia: 10 a 25 mg 1 vez ao dia inicialmente, podendo aumentar a dose até 30 a 75 mg ao dia, divididos em 3 tomadas. Em pacientes idosos a dose usual é de 10 mg ao dia inicialmente, podendo aumentar até 30 mg ao dia, divididos em 3 tomadas.

3. Desipramina

Cloridrato de Desipramina .... 25 a 50 mg
Excipiente qsp .... 1 cápsula
Mande.....cápsulas

Posologia: 25 mg 3 vezes ao dia, podendo aumentar a dose até 50 mg 3 vezes ao dia. Em pacientes idosos e adolescentes a dose usual é de 25 a 100 mg ao dia.

4. Doxepina

Doxepina .... 10 a 25 mg
Excipiente qsp .... 1 cápsula
Mande.....cápsulas

Posologia: 25 mg 3 vezes ao dia. Muitos pacientes respondem a doses menores como 25 a 50 mg ao dia. A dose usual para idosos é de 10 a 50 mg ao dia.

5. Imipramina

Cloridrato de Imipramina .... 10 a 25 mg
Excipiente qsp .... 1 cápsula
Mande.....cápsulas

Posologia: 25 mg 3 vezes ao dia. A dose usual para idosos e adolescentes é de 10 mg 1 a 3 vezes ao dia.

6. Nortriptilina

Nortriptilina .... 10 a 25 mg
Excipiente qsp .... 1 cápsula
Mande.....cápsulas

Posologia: 25 mg 3 a 4 vezes ao dia. A dose usual para idosos e adolescentes é de 10 mg 3 a 4 vezes ao dia.

Obs.: as prescrições de 75 mg de imipramina (dose única diária) referem-se ao pamoato de imipramina e não ao cloridrato de imipramina, entretanto, as doses são equivalentes ao cloridrato de imipramina (112,5 mg de pamoato de imipramina equivalem a 75 mg de cloridrato de imipramina, FEq=1,5).

Antidepressivos Tetracíclicos

1. Maprotilina

Cloridrato de Maprotilina	10 a 25 mg
Excipiente qsp	1 cápsula
Mande.....cápsulas	

Posologia: 25 mg 3 vezes ao dia. A dose usual para idosos é de 10 mg 3 vezes ao dia ou 30 mg ao deitar.

2. Mianserina

Cloridrato de Mianserina	15 a 30 mg
Excipiente qsp	1 cápsula
Mande.....cápsulas	

Posologia: 15 mg 2 vezes ao dia ou 30 mg em dose única ao deitar, aumentando gradativamente até 90 mg ao dia, se necessário.

Inibidores Seletivos da Recaptação de Serotonina (ISRS)

1. Citalopram

Citalopram	10 a 20 mg
Excipiente qsp	1 cápsula
Mande.....cápsulas	

Posologia: a dose usual é de 20 mg podendo ser aumentada até 40 mg ao dia, dependendo da resposta individual do paciente. Em pacientes idosos, nefropatas ou hepatopatas a dose usual é de 10 a 30 mg ao dia.

2. Escitalopram

Escitalopram	5 a 10 mg
Excipiente qsp	1 cápsula
Mande.....cápsulas	

Posologia: a dose inicial é de 5 mg na primeira semana, aumentando para 10 mg ao dia. Doses de 20 mg são eventualmente usadas, dependendo da resposta individual do paciente. Em idosos, nefropatas e hepatopatas a dose usual deve ser reduzida à metade.

3. Fluoxetina (cápsulas)

Fluoxetina	10 a 20 mg
Excipiente qsp	1 cápsula
Mande.....cápsulas	

Posologia: 10 a 20 mg pela manhã. Também pode ser formulada em solução oral com 10 a 20 mg por 5 ml.

4. Fluvoxamina

Maleato de Fluvoxamina	25 a 50 mg
Excipiente qsp	1 cápsula
Mande.....cápsulas	

Posologia: 50 mg ao dia podendo aumentar a dose para 50 mg 2 vezes ao dia; crianças com mais de 8 anos, 25 mg 1 vez ao dia.

5. Paroxetina

Paroxetina	10 a 20 mg
Excipiente qsp	1 cápsula
Mande.....cápsulas	

Posologia: 20 mg ao dia, juntamente com alimentos. A dose usual para pacientes com insuficiência hepática ou renal é de 10 mg ao dia.

6. Sertralina

Sertralina	25 a 50 mg
Excipiente qsp	1 cápsula
Mande.....cápsulas	

Posologia: 25 a 50 mg pela manhã ou à noite. A dose usual para crianças entre 6 e 12 anos é de 25 mg ao dia.

Outros Antidepressivos

1. Bupropiona

Cloridrato de Bupropiona	100 a 150 mg
Hidroxipropilmetilcelulose	140 mg
Celulose Microcristalina qsp	1 cápsula
Mande.....cápsulas	

Posologia: tabagismo - 100 mg 2 vezes ao dia, podendo ser aumentada a dose até 150 mg 2 vezes ao dia. Iniciar uma semana antes da tentativa de deixar de fumar e continuar durante 7 a 12 semanas.

2. Desvenlafaxina

Desvenlafaxina	50 a 100 mg
Excipiente qsp	1 cápsula
Mande.....cápsulas	

Posologia: uma cápsula ao dia. Essa dosagem pode ser aumentada a intervalos de uma semana, até o máximo de 200 mg ao dia. As doses devem ser reduzidas em pacientes com insuficiência renal ou hepática.

3. Duloxetina

Duloxetina	30 a 60 mg
Excipiente qsp	1 cápsula
Mande.....cápsulas	

Posologia: dose inicial - 30 mg ao dia; manutenção - 60 mg ao dia. Não deve ser usada na insuficiência hepática ou renal grave.

4. Mirtazapina

Mirtazapina	15 a 30 mg
Excipiente qsp	1 cápsula
Mande.....cápsulas	

Posologia: 15 mg ao deitar, podendo aumentar a dose para 30 mg após 1 ou 2 semanas, até o máximo de 45 mg.

5. Nefazodona

Cloridrato de Nefazodona	50 a 100 mg
Excipiente qsp	1 cápsula
Mande.....cápsulas	

Posologia: 50 mg 2 vezes ao dia; manutenção - 100 a 200 mg 2 vezes ao dia.

6. Reboxetina

Reboxetina	2 a 4 mg
Excipiente qsp	1 cápsula
Mande.....cápsulas	

Posologia: 4 mg 2 vezes ao dia. A dose usual para pacientes com insuficiência renal ou hepática é de 2 mg 2 vezes ao dia.

7. Trazodona

Cloridrato de Trazodona	25 a 75 mg
Excipiente qsp	1 cápsula
Mande.....cápsulas	

Posologia: 150 mg ao dia, divididos em 2 ou 3 tomadas ou em dose única ao deitar. A dose inicial para idosos e adolescentes é de 25 a 50 mg ao dia, podendo aumentar até 100 mg ao dia em doses divididas.

8. Venlafaxina

Venlafaxina	25 mg
Excipiente qsp	1 cápsula
Mande.....cápsulas	

Posologia: 1 cápsula 3 vezes ao dia. A dose para pacientes com insuficiência renal ou hepática moderadas deve ser reduzida à metade e administrada em uma única tomada (37,5 mg).

Inibidores da MAO

1. Selegilina (Deprenyl)

Cloridrato de Selegilina	5 mg
Excipiente qsp	1 cápsula
Mande.....cápsulas	

Posologia: 1 cápsula pela manhã (depressão unipolar).

2. Selegilina e Fenilalanina

Cloridrato de Selegilina	5 mg
Fenilalanina	250 mg
Excipiente qsp	1 cápsula
Mande.....cápsulas	

Posologia: 1 cápsula pela manhã (depressão unipolar).

3. Tranilcipromina

Tranilcipromina	10 mg
Excipiente qsp	1 cápsula
Mande.....cápsulas	

Posologia: dose inicial - 10 mg 2 vezes ao dia; manutenção - 10 a 20 mg ao dia.

4. Tranilcipromina Assoc.

Tranilcipromina	10 mg
Trifluoperazina	1 mg
Excipiente qsp	1 cápsula
Mande.....cápsulas	

Posologia: 1 cápsula 2 vezes ao dia.

5. Moclobemida

Moclobemida	50 a 100 mg
Excipiente qsp	1 cápsula
Mande.....cápsulas	

Posologia: 100 mg 3 vezes ao dia. A manutenção pode ser feita em muitos casos com uma dose de 150 mg ao dia, divididos em 3 tomadas.

Antimania

1. Carbonato de Lítio

Carbonato de Lítio	300 mg
Excipiente qsp	1 cápsula
Mande.....cápsulas	

Posologia: antimania - 2 a 6 cápsulas ao dia, em doses divididas. A dosagem sorológica de lítio, acompanhada, no mínimo, uma vez por semana, deverá estar entre 0,6 e 1,2 mmol/litro.

Antidepressivo Fitoterápico

1. *Hypericum*, Erva de São João

Hypericum perforatum Ext. Seco	300 mg
Excipiente qsp	1 cápsula
Mande.....cápsulas	

Posologia: 1 cápsula 2 a 3 vezes ao dia, após as refeições.

Obs.: os extratos são obtidos das flores e sumidades floridas de *Hypericum perforatum* (Hypericaceae) e contêm um pigmento vermelho fotossensibilizante, a hipericina, principal responsável por suas ações farmacológicas (300 mg de extrato seco contêm 300 mcg de hipericina) e diversos princípios ativos como flavonoides e óleos essenciais.

O seu uso é indicado no tratamento de estados depressivos e de distúrbios psicovegetativos acompanhados de ansiedade. É utilizado também em problemas vegetativos relacionados à depressão, como melancolia, distúrbios do sono, dores musculares e cefaleias. Devem-se tomar precauções com o uso deste extrato, pois pode aumentar a sensibilidade à luz solar, principalmente em pacientes com a pele clara.

5. Antienxaquecas

O tratamento da enxaqueca está baseado nos conhecimentos experimentais do sistema trigêmeo-vascular. Um estímulo qualquer (nicotina, hipoglicemia, alteração estrogênica etc.) promove uma descarga neuronal que leva a hiperatividade serotoninérgica e noradrenérgica, com subsequente vasoconstrição das artérias intracerebrais e hipoperfusão. Em resposta, há liberação de mediadores vasodilatadores (neuropeptídeos, histamina, serotonina e prostaglandinas), vasodilatação das artérias extracerebrais, inflamação e extravasamento de plasma, com resposta dolorosa intermediada pelo trigêmeo.

Tratamento da Crise   faixa de dosagem diária usual

Derivados do Ergot

Mesilato de Di-hidroergotamina .... 1 - 10 mg
Tartarato de Ergotamina .... 1 - 6 mg

Triptanos

Naratriptana [1] .... 1 - 5 mg
Rizatriptana [2] .... 5 - 30 mg
Sumatriptana [3] .... 100 - 300 mg
Zolmitriptana .... 2,5 - 10 mg

[1] Naratriptana: administrada na forma de cloridrato de naratriptana, em doses equivalentes à base (2,78 mg de cloridrato de naratriptana são aproximadamente equivalentes a 2,5 mg de naratriptana base, FEq=1,11).
[2] Rizatriptana: administrada na forma de benzoato de rizatriptana, em doses equivalentes à base (7,27 mg de benzoato de rizatriptana são aproximadamente equivalentes a 5 mg de rizatriptana base, FEq=1,45).
[3] Sumatriptana: administrada na forma de succinato de sumatriptana, em doses equivalentes à base (70 mg de succinato de sumatriptana são aproximadamente equivalentes a 50 mg de sumatriptana base, FEq=1,4).

O tratamento da crise é feito com agentes específicos vasoconstritores, agonistas 5-HT1 da serotonina como os derivados do ergot e os triptanos, e com analgésicos e anti-inflamatórios não hormonais. Os triptanos são agonistas seletivos dos receptores 5-HT1 e, portanto, vasoconstritores cerebrais. Apresentam poucos efeitos adversos.

O valor da ergotamina no tratamento da enxaqueca é limitado por sua dificuldade de absorção e por seus efeitos colaterais. Tem efeito vasoconstritor, age em receptores não seletivos (serotonina, dopamina e noradrenalina). Pode causar diarreia, vômitos, dor abdominal, cãibras musculares, hipertensão arterial e quadros isquêmicos. As doses de ergotamina não devem ser excedidas e o tratamento não deve ser repetido em intervalos menores que 4 dias. Para evitar o hábito, a frequência da administração da ergotamina deve ser limitada a não mais de duas vezes ao mês. Não deve ser usada na profilaxia da enxaqueca.

Exemplos de Fórmulas:

Triptanos

Não devem ser utilizados junto com derivados do ergot, inclusive metisergida, pelo risco de reações vasoespásticas (aguardar um intervalo de pelo menos 24 horas). O seu uso deve ser evitado em crianças, idosos e durante a gravidez ou lactação.

1. Naratriptana

Naratriptana	1 a 2,5 mg
Excipiente qsp	1 cápsula
Mande.....cápsulas	

Posologia: 1 cápsula no início da crise. Deve-se aguardar um intervalo de 4 horas para repetir a dose, que não deve ultrapassar 5 mg ao dia. Também pode ser formulada em suspensão oral com 0,5 mg/ml.

2. Rizatriptana

Rizatriptana	5 a 10 mg
Excipiente qsp	1 cápsula
Mande.....cápsulas	

Posologia: 1 cápsula no início da crise. Deve-se aguardar um intervalo de pelo menos 2 horas para repetir a dose, que não deve ultrapassar 30 mg ao dia. Pacientes em uso de beta bloqueadores devem reduzir a dose para 5 mg por tomada e máximo de 15 mg ao dia.

3. Sumatriptana (cápsulas)

Sumatriptana	50 a 100 mg
Excipiente qsp	1 cápsula
Mande.....cápsulas	

Posologia: 1 cápsula no início da crise.

4. Sumatriptana (supositórios)

Sumatriptana	25 mg
Base para Supositórios qsp	1 supositório
Mande.....supositórios	

Modo de Usar: 1 supositório no início da crise.

Obs.: a dose pode ser repetida após 2 horas, se necessário, mas não deve ultrapassar 300 mg ao dia.

Ref.: Allen Jr LV (editor). Formulations - Sumatriptan 25 mg Suppository. *International Journal of Pharmaceutical Compounding*. 2004 May/Jun; 8(3):221.

5. Sumatriptana e Naproxeno

Sumatriptana	100 mg
Naproxeno	500 mg
Excipiente qsp	1 cápsula
Mande.....cápsulas	

Posologia: 1 cápsula no início da crise.

Ref.: Krymchantowski AV. Naproxen sodium decreases migraine recurrence when administered with sumatriptan. *Arq Neuropsiquiatr*. 2000 Jun; 58(2B):428-30.

6. Sumatriptana e Metoclopramida

Sumatriptana	50 mg
Metoclopramida	10 mg
Excipiente qsp	1 cápsula
Mande.....cápsulas	

Posologia: 1 cápsula no início da crise.

Ref.: Schulman EA, Dermott KF. Sumatriptan plus metoclopramide in triptan-nonresponsive migraineurs. *Headache*. 2003 Jul/Aug; 43(7):729-33.

7. Zolmitriptana cápsulas

Zolmitriptana	1,25 a 2,5 mg
Excipiente qsp	1 cápsula
Mande.....cápsulas	

Posologia: 1 cápsula no início da crise. A dose pode ser repetida após 2 horas, se necessário, mas não deve ultrapassar 10 mg ao dia.

Derivados do Ergot

Não se deve ultrapassar a dose máxima de ergotamina, que é de 6 mg ao dia ou 10 mg por semana.

1. Di-hidroergotamina (gotas)

Mesilato de Di-hidroergotamina	2 mg
Veículo qsp	1 ml
Mande em frasco com.....ml	

Posologia: 10 a 20 gotas até 3 vezes ao dia (1 ml = 20 gotas).

2. Di-hidroergotamina e Acetaminofeno

Mesilato de Di-hidroergotamina	1 mg
Acetaminofeno	250 mg
Metoclopramida	5 mg
Cafeína	100 mg
Excipiente qsp	1 cápsula
Mande.....cápsulas	

3. Di-hidroergotamina e Dipirona

Mesilato de Di-hidroergotamina	1 mg
Dipirona	250 mg
Metoclopramida	5 mg
Cafeína	100 mg
Excipiente qsp	1 cápsula
Mande.....cápsulas	

Posologia: 1 a 2 cápsulas no início da crise. A dose pode ser repetida, se necessário após um intervalo de 2 horas.

4. Ergotamina Assoc.

Tartarato de Ergotamina	1 mg
Dipirona	200 mg
Fenobarbital	10 mg
Cafeína	100 mg
Excipiente qsp	1 cápsula
Mande.....cápsulas	

5. Ergotamina Assoc.

Tartarato de Ergotamina	1 mg
Metoclopramida	5 mg
Acetaminofeno	200 mg
Cafeína	100 mg
Excipiente qsp	1 cápsula
Mande.....cápsulas	

6. Ergotamina Assoc.

Tartarato de Ergotamina	1 mg
Metilbrometo de Homatropina	1,2 mg
Ácido Acetilsalicílico	350 mg
Cafeína	100 mg
Excipiente qsp	1 cápsula
Mande.....cápsulas	

7. Ergotamina Assoc.

Tartarato de Ergotamina	1 mg
Acetaminofeno	300 mg
Cafeína	100 mg
Excipiente qsp	1 cápsula
Mande.....cápsulas	

Posologia (formulações com ergotamina): 1 a 2 cápsulas no início da crise, seguidas de 1 cápsula de meia em meia hora, até o desaparecimento dos sintomas. Máximo de 6 cápsulas ao dia ou 10 cápsulas por semana. O ácido acetilsalicílico não deverá ser utilizado em suspeita ou quadro de Dengue.

8. Ergotamina Assoc. (supositórios pediátricos)

Tartarato de Ergotamina	0,5 mg
Acetaminofeno	200 mg
Cafeína	100 mg
Metoclopramida	5 mg
Base para Supositórios qsp	1 supositório
Mande.....supositórios	

Modo de Usar: crianças maiores de 6 anos - aplicar 1 a 2 supositórios por via retal, ao dia.

9. Ergotamina Assoc. (supositórios para adultos)

Tartarato de Ergotamina	1 mg
Dipirona	300 mg
Cafeína	100 mg
Metoclopramida	10 mg
Base para Supositórios qsp	1 supositório
Mande.....supositórios	

Modo de Usar: aplicar 1 a 2 supositórios por via retal, ao dia.

Obs.: base para supositórios: PEG 1.500 - 70%, PEG 4.000 - 10%, PEG 400 - 20%.

10. Ergotamina, Naproxeno, Cafeína e Metoclopramida

Tartarato de Ergotamina	1 mg
Naproxeno	250 mg
Metoclopramida	5 mg
Cafeína	100 mg
Excipiente qsp	1 cápsula
Mande.....cápsulas	

Posologia: 1 a 2 cápsulas no início da crise. A dose pode ser repetida, se necessário após um intervalo de 2 horas.

Outras Formulações

1. Metoclopramida e Ácido Acetilsalicílico

Metoclopramida	5 mg
Ácido Acetilsalicílico	450 mg
Excipiente qsp	1 cápsula
Mande.....cápsulas	

Posologia: 1 a 2 cápsulas no início da crise.

2. Cetoprofeno Assoc.

Cetoprofeno	50 mg
Metoclopramida	5 mg
Cafeína	100 mg
Riboflavina	70 mg
Excipiente qsp	1 cápsula
Mande.....cápsulas	

Posologia: 2 cápsulas no início da crise e depois, 1 cápsula 2 vezes ao dia.

Obs.: ácido acetilsalicílico não deverá ser utilizado em suspeita ou quadro de Dengue.

Ref.: 1. Azzopardi MD, Brooks NA. Oral Metoclopramide as an Adjunct to Analgesics for the Outpatient Treatment of Acute Migraine. *Ann Pharmacother*. 2008; 42:397-402. 2. Geraud G *et al*. Zolmitriptan versus a combination of acetylsalicylic acid and metoclopramide in the acute oral treatment of migraine: a double-blind, randomised, three-attack study. *Eur Neurol*. 2002; 47(2):88-98.

Prevenção da Crise faixa de dosagem diária usual

    Atenolol .... 50 - 100 mg
    Cloridrato de Amitriptilina ** .... 30 - 75 mg
    Cloridrato de Ciproeptadina [1] .... 4 - 20 mg
    Cloridrato de Propranolol .... 80 - 160 mg
    Dicloridrato de Buclizina .... 12,5 - 25 mg
    Feverfew, *Tanacetum parthenium* .... 60 - 120 mg
    Flunarizina [2] .... 5 - 10 mg
    Gabapentina** .... 400 - 1.200 mg
    Metisergida [3] .... 2 - 6 mg
    Pizotifeno [4] .... 0,5 - 3 mg
    Tartarato de Metoprolol .... 100 - 200 mg
    Topiramato .... 25 - 100 mg
    Vitamina B2, Riboflavina .... 400 mg

** Princípios Ativos controlados pela Portaria 344 lista C-1 (SVS-MS), com receituário de controle especial em duas vias.

[1] Ciproeptadina: administrada na forma de cloridrato sesqui-hidratado, em doses equivalentes à base (10,8 mg de cloridrato sesqui-hidratado de ciproeptadina são aproximadamente equivalentes a 10 mg de ciproeptadina base, FEq=1,08).

[2] Flunarizina: administrada na forma de dicloridrato, em doses equivalentes à base (11,8 mg de dicloridrato de flunarizina são aproximadamente equivalentes a 10 mg de flunarizina base, FEq=1,18).

[3] Metisergida: administrada na forma de maleato de metisergida, em doses equivalentes à base (1,33 mg de maleato de metisergida são aproximadamente equivalentes a 1 mg de metisergida base, FEq=1,33).

[4] Pizotifeno: administrado na forma de malato, em doses equivalentes à base (0,73 mg de malato de pizotifeno é aproximadamente equivalente a 0,5 mg de pizotifeno base, FEq=1,45).

O tratamento profilático da enxaqueca visa combater a excitabilidade neuronal, prevenir a vasoconstrição inicial, bloquear os receptores serotoninérgicos frente à serotonina liberada (antagonismo 5-HT2) e/ou reforçar a inibição gabaérgica.

Os antidepressivos tricíclicos interagem com os receptores serotoninérgicos 5-HT2 inibindo a recaptação da serotonina. Os efeitos colaterais decorrem de sua atividade anticolinérgica e podem ocorrer até mesmo em doses mais baixas que as indicadas para o tratamento da depressão.

Os beta bloqueadores sem atividade simpatomimética intrínseca (ASI) são os mais utilizados pela eficácia e baixo índice de efeitos colaterais, pois as doses são inferiores àquelas para doenças cardiovasculares. Estão contraindicados em asma, bradicardia e insuficiência cardíaca. Impedem o espasmo arterial por bloqueio beta-adrenérgico e diminuem a excitabilidade neuronal.

A flunarizina inibe o vasoespasmo induzido por serotonina e prostaglandinas. Tem efeito anti-histamínico e bloqueador dos canais de cálcio que resulta em vasodilatação por relaxamento da musculatura lisa arteriolar. Os efeitos adversos mais comuns são sedação e ganho ponderal. Podem ocorrer reações extrapiramidais. O seu uso é contraindicado em insuficiência cardíaca congestiva, bradicardia, hipotensão e fibrilação atrial.

A ciproeptadina, pizotifeno e buclizina são anti-histamínicos, anticolinérgicos e antagonistas dos receptores 5-HT2 da serotonina. Previnem a vasoconstrição inicial e a inflamação perivascular. Os efeitos anticolinérgicos das ciproeptadina e da buclizina são menores que os do pizotifeno e por isto são mais utilizados em crianças. Os efeitos colaterais mais comuns são sedação, ganho ponderal, taquicardia, retenção urinária e constipação intestinal. Há contraindicação formal em casos de glaucoma de ângulo fechado e hipertrofia prostática.

O feverfew inibe a liberação plaquetária de serotonina e até 200 mg ao dia não provoca efeitos colaterais. A gabapentina, análogo estrutural do GABA, age em decorrência de sua capacidade de penetrar a barreira hematoencefálica. Promove estabilização neuronal através da modulação dos canais gabaérgicos.

A metisergida é um alcaloide semissintético do ergot e é utilizada na prevenção da enxaqueca devido a sua ação anti-serotonina e anti-histamina. Não deve ser administrada por mais de 3 meses pois pode levar à fibrose em tecidos pleuro-pulmonares, retroperitoniais e cardíacos.

1. Atenolol

Atenolol	50 a 100 mg
Excipiente qsp	1 cápsula
Mande.....cápsulas	

Posologia: 1 cápsula ao dia.

2. Propranolol

Cloridrato de Propranolol	40 mg
Excipiente qsp	1 cápsula
Mande.....cápsulas	

Posologia: 1 cápsula 2 a 3 vezes ao dia, podendo-se aumentar a dose em intervalos semanais até 160 mg ao dia.

3. Metoprolol

Tartarato de Metoprolol	50 a 100 mg
Excipiente qsp	1 cápsula
Mande.....cápsulas	

Posologia: 1 cápsula 2 vezes ao dia.

4. Amitriptilina

Cloridrato de Amitriptilina	10 a 25 mg
Excipiente qsp	1 cápsula
Mande.....cápsulas	

Posologia: 1 cápsula 3 vezes ao dia.

5. Gabapentina

Gabapentina	400 mg
Excipiente qsp	1 cápsula
Mande.....cápsulas	

Posologia: 1 cápsula ao dia nos primeiros 3 dias, 1 cápsula 2 vezes ao dia nos 3 dias seguintes e finalmente 1 cápsula 3 vezes ao dia após 1 semana.

Ref.: 1. Di Trapani G *et al*. Gabapentin in the prophylaxis of migraine: a double-blind randomized placebo-controlled study. *Clin Ter*. 2000; 151:145-8. 2. Mathew NT *et al*. Efficacy of gabapentin in migraine prophylaxis. *Headache*. 2001; 41:119-28.

6. Topiramato (cápsulas)

Topiramato	15 a 50 mg
Excipiente qsp	1 cápsula
Mande.....cápsulas	

7. Topiramato (suspensão)

Topiramato	3 mg
Hidroxipropilmetilcelulose 1 %	0,1 ml
Xarope Aromatizado qsp	1 ml
Mande em frasco com.....ml	

Posologia: adultos - 50 mg 2 vezes ao dia; crianças - a dose inicial é de 15 mg ao dia aumentando gradativamente até 2 mg/kg ao dia, divididos em duas tomadas.

Obs.: a suspensão do tratamento com topiramato deve ser gradativa. Deve ser utilizado com cautela na insuficiência renal ou hepática e os pacientes devem receber hidratação adequada para diminuir o risco de litíase renal.

Ref.: 1. Winner P *et al*. Topiramate for Migraine Prevention in Children: A Randomized, Double-Blind, Placebo-Controlled Trial. *Headache* 2005; 45:1304-1312. 2. Freitag FG *et al*. Analysis of pooled data from two pivotal controlled trials on the efficacy of topiramate in the prevention of migraine. *J Am Osteopath Assoc.* 2007 Jul; 107(7):251-8.

8. Buclizina

Dicloridrato de Buclizina	6,25 a 12,5 mg
Excipiente qsp	1 cápsula
Mande.....cápsulas	

Posologia: 6,25 mg 2 a 4 vezes ao dia. Também é usada na dose de 12,5 mg no início da crise, para abortá-la.

9. Pizotifeno

Pizotifeno	0,5 mg
Excipiente qsp	1 cápsula
Mande.....cápsulas	

Posologia: dose inicial - 0,5 mg ao dia, aumentando gradativamente até 1,5 mg ao dia, em doses divididas ou em dose única ao deitar.

10. Ciproeptadina

Cloridrato de Ciproeptadina	2 a 4 mg
Excipiente qsp	1 cápsula
Mande.....cápsulas	
ou Xarope qsp	5 ml
Mande em frasco com.....ml	

Posologia: adultos - 4 mg 3 a 4 vezes ao dia; crianças 7 a 14 anos - 2 mg 2 a 3 vezes ao dia.

Ref.: Fernández RD. Actitud Diagnóstico-Terapéutica ante un Niño con Cefaleas. *Canaria Pediátrica*. 2001; 25(1).

11. Flunarizina

Flunarizina	5 a 10 mg
Excipiente qsp	1 cápsula
Mande.....cápsulas	
ou Xarope qsp	5 ml
Mande em frasco com.....ml	

Posologia: 5 a 10 mg ao deitar.

Ref.: Ciancarelli I *et al*. Flunarizine effects on oxidative stress in migraine patients. *Cephalalgia*. 2004; 24(7):528-532.

12. Metisergida

Metisergida	1 mg
Excipiente qsp	1 cápsula
Mande.....cápsulas	

Posologia: iniciar com 1 mg ao deitar, aumentando gradativamente até 2 a 6 mg ao dia, em doses divididas, no intervalo de 2 semanas. Deve-se usar a menor dose eficaz, por um período não superior a 3 meses. Sua suspensão também deve ser feita de forma gradativa.

13. Feverfew

Feverfew	60 mg
Excipiente qsp	1 cápsula
Mande.....cápsulas	

14. Feverfew e *Ginkgo biloba*

Feverfew	60 mg
Ginkgo biloba Ext. Seco	60 mg
Excipiente qsp	1 cápsula
Mande.....cápsulas	

Posologia: 1 cápsula 2 vezes ao dia, às refeições. A duração do tratamento deve ser de 3 meses, renovável se o efeito for positivo.

Obs.: o extrato é obtido das folhas de *Tanacetum parthenium* (=*Chrysanthemum parthenium*, Asteraceae/Compositae), coletadas quando a planta está florida, e usado para o tratamento profilático da enxaqueca. Originária do Cáucaso, esta planta era usada na idade média, em mosteiros beneditinos, como febrífugo. Seu efeito é atribuído às lactonas sesquiterpênicas que contêm em sua composição, particularmente a partenolida (0,2 a 0,4%), que atua sobre a resposta plaquetária ao estresse, inibindo a liberação de serotonina e tromboxano. A partenolida inibe também a síntese de prostaglandinas e histamina.

É encontrado comercialmente no exterior, em diferentes dosagens e concentrações de partenolida, com os seguintes nomes comerciais: MygraFew® (feverfew extract - 0,4% partenolida), Partenelle® e Tanacet®.

Ref.: 1. Johnson ES *et al*. Efficacy of feverfew as prophylactic treatment of migraine. *B Med J*. 1985; 291:569-73. 2. Murphy JJ *et al*. Randomised double-blind placebo-controlled trial of feverfew migraine prevention. *Lancet*. 1988; 23:189-192.

15. Riboflavina

Riboflavina	400 mg
Excipiente qsp	1 cápsula
Mande.....cápsulas	

Posologia: 1 cápsula ao dia.

Obs.: o uso da riboflavina em pacientes com enxaqueca baseia-se no fato de que esses pacientes apresentam redução do potencial de fosforilação no cérebro. A riboflavina é um precursor de duas coenzimas, flavina mononucleotídeo e flavina adenina dinucleotídeo, envolvidas na transferência de elétrons nas reações de oxirredução. O estudo abaixo mostrou diminuição na frequência das crises e redução da quantidade necessária de medicamentos para abortar as crises.

Ref.: Boehnke C *et al.* High-dose riboflavin treatment is efficacious in migraine prophylaxis: an open study in a tertiary care centre. *Eur J Neurol*. 2004 Jul; 11(7):475-7.

6. Antiparkinsonianos
faixa de dosagem diária usual

Benserazida [1]	50 - 150 mg
Bromocriptina [2]	1 - 40 mg
Carbidopa [3]	25 - 100 mg
Cloridrato de Amantadina **	100 - 200 mg
Cloridrato de Biperideno **	2 - 12 mg
Cloridrato de Selegilina **, Deprenyl **	5 - 10 mg
Levodopa	200 - 4.000 mg

Coadjuvante no Tratamento do Mal de Parkinson

Bromidrato de Dextrometorfano	60 - 120 mg

** Princípios Ativos controlados pela Portaria 344 lista C-1 (SVS-MS), com receituário de controle especial em duas vias.

[1] Benserazida: administrada na forma de cloridrato, em doses equivalentes à base (57 mg de cloridrato de benserazida são aproximadamente equivalentes a 50 mg de benserazida base, FEq=1,14).
[2] Bromocriptina: administrada da forma de mesilato, em doses equivalentes à base (1,15 mg de mesilato de bromocriptina é aproximadamente equivalente a 1 mg de bromocriptina base, FEq=1,15).

[3] Carbidopa: administrada na forma monoidratada em doses de carbidopa anidra (27 mg de carbidopa monoidratada são aproximadamente equivalentes a 25 mg de carbidopa anidra, FEq=1,08).

O mal de Parkinson está relacionado a alterações neuroquímicas caracterizadas pela deficiência de dopamina, consequentes à degeneração de neurônios dopaminérgicos, acompanhadas de alterações de outros neurotransmissores (GABA, serotonina, histamina e acetilcolina). O déficit dopaminérgico dá lugar à hiperatividade colinérgica relativa no sistema extrapiramidal.

O tratamento visa restabelecer o equilíbrio entre o sistema dopaminérgico (deficitário) e colinérgico (excessivo), isto é, aumentar a neurotransmissão com dopamina e/ou inibir a neurotransmissão colinérgica. A dopamina não cruza a barreira hematoencefálica e por isto não pode ser utilizada.

Os principais fármacos utilizados têm os seguintes mecanismos de ação: inibição da hiperatividade colinérgica central - biperideno; incremento da função dopaminérgica central - levodopa (precursor da dopamina), amantadina (incremento da síntese e liberação da dopamina), bromocriptina (agonista dos receptores dopaminérgicos), selegilina (inibidor da degradação de dopamina, IMAO-B), carbidopa e benserazida (inibidores periféricos da dopa-descarboxilase).

O biperideno apresenta efeitos adversos decorrentes de sua atividade anticolinérgica central e periférica como retenção urinária, constipação intestinal, boca seca e taquicardia, entre outros. Também podem ocorrer alucinações, principalmente em pacientes idosos. Os fármacos dopaminérgicos podem acarretar euforia, alucinações, náuseas, taquiarritmias e alterações da pressão arterial.

Exemplos de Fórmulas:

1. Amantadina

Cloridrato de Amantadina   100 mg
Excipiente qsp   1 cápsula
Mande.....cápsulas

Posologia: dose inicial - 1 cápsula ao dia por 1 a 2 semanas; manutenção - 1 cápsula 2 vezes ao dia. Também pode ser formulada em xarope a 50 mg/5 ml.

2. Biperideno

Cloridrato de Biperideno   1 a 2 mg
Excipiente qsp   1 cápsula
Mande.....cápsulas

Posologia: 1 cápsula 2 vezes ao dia, aumentando gradualmente até a dose de manutenção (2 a 12 mg ao dia).

3. Bromocriptina

Bromocriptina   1 a 1,25 mg
Excipiente qsp   1 cápsula
Mande.....cápsulas

Posologia: 1 a 1,25 mg ao deitar na 1ª semana, aumentando para 2 a 2,5 mg ao deitar na 2ª semana, 2,5 mg 2 vezes ao dia na 3ª semana, 2,5 mg 3 vezes ao dia na 4ª semana, e em acréscimos gradativos de 2,5 mg até a dose ideal (10 a 30 mg ao dia).

4. Levodopa

Levodopa   500 mg
Excipiente qsp   1 cápsula
Mande.....cápsulas

Posologia: iniciar com 500 mg ao dia (cápsulas com 125 mg 4 vezes ao dia), aumentando progressivamente até atingir a dose ideal (3 a 4 g ao dia), dividida em 3 a 4 tomadas.

5. Levodopa e Carbidopa

Levodopa	125 a 250 mg
Carbidopa	12,5 a 25 mg
Excipiente qsp	1 cápsula
Mande.....cápsulas	

Posologia: iniciar com 125 mg de levodopa + 12,5 mg de carbidopa 2 vezes ao dia, aumentando gradativamente até 250 mg de levodopa + 25 mg de carbidopa 2 a 3 vezes ao dia.

6. Levodopa e Benserazida

Levodopa	100 a 200 mg
Benserazida	25 a 50 mg
Excipiente qsp	1 cápsula
Mande.....cápsulas	

Posologia: iniciar com 100 mg de levodopa + 25 mg de benserazida 2 vezes ao dia, aumentando progressivamente até 200 mg de levodopa + 50 mg de benserazida, 2 a 3 vezes ao dia.

7. Selegilina

Cloridrato de Selegilina	5 a 10 mg
Excipiente qsp	1 cápsula
Mande.....cápsulas	

Posologia: 1 cápsula pela manhã. A dosagem de levodopa deve ser reduzida à metade quando for administrada concomitantemente à selegilina.

8. Selegilina, Levodopa

Cloridrato de Selegilina	2,5 mg
Levodopa	125 mg
Excipiente qsp	1 cápsula
Mande.....cápsulas	

Posologia: 1 cápsula 2 vezes ao dia, aumentando, se necessário, até 4 cápsulas ao dia.

Obs.: a selegilina é um inibidor especifico tipo B da monoaminoxidase, enzima envolvida na degradação da dopamina no cérebro. É um antiparkinsoniano utilizado principalmente associado à levodopa, por prolongar os efeitos desta. Como inibidor seletivo da MAO, inibe a degradação da dopamina, sem interagir com a tiramina dos alimentos, pois sua especificidade permite a atividade da MAO-A intestinal e hepática, responsável pela degradação da tiramina.

Os efeitos adversos relatados, frequentemente atribuídos à administração concomitante de levodopa, são: hipotensão, náuseas, confusão mental, agitação, discinesia e depressão. Nenhuma reação severa (incluindo hipotensão grave) foi relatada. Recomenda-se evitar dieta rica em tiramina, apesar da especificidade de ação do medicamento.

9. Selegilina Transdérmica

Cloridrato de Selegilina	10 mg
Gel Transdérmico PLO qsp	1 ml

Mande.....seringas calibradas com 10 ml ou em....sachês monodose ou em frasco dosador calibrado (1 ml) com.....ml.

Modo de Usar: aplicar 1 ml ao dia, na pele seca e lisa, sempre no mesmo horário.

Obs.: o gel transdérmico PLO tem propriedade gelificante termorreversa e se liquefaz quando resfriado em geladeira (guardar em temperatura ambiente).

Ref.: 1. Barrett JS *et al*. Pharmacokinetics and Safety of a Selegiline Transdermal System Relative to Single-Dose Oral Administration in the Elderly. *Am J Ther.* 1996 Oct; 3(10):688-698. 2. Allen Jr LV (editor). Formulations - Selegiline Hydrochloride 10 mg/mL in Pluronic Lecithin Organogel. *International Journal of Pharmaceutical Compounding*. 2004 Jan/Feb; 8(1):59.

Coadjuvante no Tratamento do Mal de Parkinson

1. Dextrometorfano

Bromidrato de Dextrometorfano	15 a 30 mg
Excipiente qsp	1 cápsula
Mande.....cápsulas	

Posologia: 15 a 30 mg 4 vezes ao dia.

Obs.: os efeitos do dextrometorfano, um antagonista não competitivo n-metil-d-aspartato (NMDA), em discinesias e flutuações motoras associadas à levodopa foram estudados em pacientes com doença de Parkinson avançada. Embora o índice terapêutico estreito do dextrometorfano limite sua utilização clínica, esses estudos suportam a visão de que drogas com esse mecanismo de ação podem melhorar complicações motoras associadas à levodopa.

Ref.: 1. Verhagen ML *et al*. A trial of dextromethorphan in parkinsonian patients with motor response complications. *Mov Disord*. 1998 May; 13(3):414-7. 2. Montastruc JL *et al*. Glutamate antagonists and Parkinson's disease: a review of clinical data. *Neurosci Biobehav Rev*. 1997 Jul; 21(4):477-80.

7. Antivertiginosos e Anticinetóticos

faixa de dosagem diária usual

Bromidrato de Escopolamina	0,25 - 0,5 mg
Cinarizina	25 - 250 mg
Cloridrato de Quinina	100 - 300 mg
Dicloridrato de Buclizina	50 - 150 mg
Difenidol [1]	25 - 200 mg
Dimenidrinato, Teoclato de Difenidramina	100 - 300 mg
Flunarizina [2]	10 - 20 mg

[1] Difenidol: administrado na forma de cloridrato, em doses equivalentes à base (27,95 mg de cloridrato de difenidol são aproximadamente equivalentes a 25 mg de difenidol base, FEq=1,12).
[2] Flunarizina: administrada na forma de dicloridrato, em doses equivalentes à base (11,8 mg de dicloridrato de flunarizina são aproximadamente equivalentes a 10 mg de flunarizina base, FEq=1,18).

Exemplos de Fórmulas:

1. Cinarizina

Cinarizina	25 mg
Excipiente qsp	1 cápsula
Mande.....cápsulas	

Posologia: distúrbios da circulação cerebral, distúrbios do equilíbrio - 25 mg 3 vezes ao dia; distúrbios da circulação periférica - 75 mg 2 a 3 vezes ao dia; prevenção de enjoos de movimento - 25 mg meia ou uma hora antes de iniciar a viagem e repetir a cada 6 horas.

Obs.: a cinarizina é um anti-histamínico com ação vasodilatadora por inibição dos canais de cálcio. Age na musculatura das arteríolas e nas células sensoriais do ouvido interno. Tem indicação nas labirintopatias e na prevenção da cinetose. Pode causar sonolência, náuseas, depressão e, em doses elevadas, fenômenos extrapiramidais. Deve ser evitada em pacientes idosos e é contraindicada nas porfirias.

2. Flunarizina (cápsulas)

Flunarizina	10 mg
Excipiente qsp	1 cápsula
Mande.....cápsulas	

3. Flunarizina (gotas)

Flunarizina	5 mg
Veículo qsp	1 ml
Mande em frasco com.....ml	

Posologia: 10 mg ao deitar; pacientes com mais de 65 anos - 5 mg ao deitar.

Indicações: distúrbios da circulação cerebral, distúrbios do equilíbrio.

Obs.: a flunarizina é um derivado da cinarizina e, como esta, é um anti-histamínico que apresenta a propriedade de bloqueio seletivo dos canais de cálcio. Tem as mesmas indicações e restrições, incluindo a possibilidade de causar sintomas extrapiramidais (parkinsonismo).

4. Buclizina

Dicloridrato de Buclizina	50 mg
Excipiente qsp	1 cápsula
Mande.....cápsulas	

Posologia: prevenção de enjoos de movimento - 1 cápsula 30 minutos antes de viajar, repetindo, se necessário, após 4 a 6 horas, até 3 cápsulas ao dia.

Obs.: é um antialérgico de primeira geração, derivado da piperazina, com ação antiemética, antienxaqueca e estimulante do apetite. O efeito anticolinérgico da buclizina é menor que de outros anti-histamínicos e, por isso, pode ser utilizada em crianças.

5. Difenidol

Difenidol	25 a 50 mg
Excipiente qsp	1 cápsula
Mande.....cápsulas	

Posologia: 25 a 50 mg 4 vezes ao dia.

Indicações: cinetose, enjoos, náuseas, vômitos, síndromes vertiginosas, labirintite.

Obs.: é um anticinetótico, antivertiginoso e antiemético, com ação no sistema vestibular e na zona do gatilho, quimiorreceptora no SNC.

6. Dimenidrinato

Dimenidrinato	50 mg
Vitamina B6	10 mg
Excipiente qsp	1 cápsula
Mande.....cápsulas	

Posologia: 1 cápsula de 4 em 4 horas.

Indicações: vertigem, profilaxia e tratamento da cinetose, náuseas e vômitos.

Obs.: o dimenidrinato (teoclato de difenidramina) é um derivado da monoetanolamina, antagonista H1 de histamina e anticolinérgico central, com ação antivertiginosa, anticinetótica e antiemética.

7. Quinina e Papaverina

Cloridrato de Quinina	100 mg
Cloridrato de Papaverina	40 mg
Excipiente qsp	1 cápsula
Mande.....cápsulas	

8. Quinina, Papaverina e Vitamina B6

Cloridrato de Quinina	100 mg
Cloridrato de Papaverina	40 mg
Vitamina B6	40 mg
Excipiente qsp	1 cápsula
Mande.....cápsulas	

Posologia: dose inicial - 1 cápsula 3 vezes ao dia; manutenção - 1 a 2 cápsulas ao dia.

Indicações: antivertiginoso.

Obs.: a papaverina é um depressor da musculatura lisa por inibição da fosfodiesterase, também com ação vasodilatadora na circulação periférica e cerebral. A quinina é usada nesta formulação por sua ação antiespasmódica muscular.

9. Escopolamina Transdérmica

Bromidrato de Escopolamina	0,25 mg
Solução Tampão pH 5	2,5 %
Gel Transdérmico PLO qsp	0,1 ml
Mande.....seringas calibradas "tipo insulina" com 1 ml	

Modo de Usar: aplicar 0,1 ml 4 horas antes da viagem, no pulso ou atrás da orelha. Reaplicar, se necessário, 6 horas após aplicação inicial.

Indicações: náuseas decorrentes de viagens.

Obs.: o gel transdérmico PLO tem propriedade gelificante termorreversa e se liquefaz quando resfriado em geladeira (guardar em temperatura ambiente). A solução tampão pH 5 é obtida misturando uma solução 0,1 M de ácido cítrico com uma solução 0,2 M de fosfato dissódico na proporção de 1:1.

Ref.: Allen Jr LV (editor). Formulations - Scopolamine Hydrobromide 0.25 mg/0.1 mL Topical Gel. *International Journal of Pharmaceutical Compounding*. 1997 Jan/Feb; 1(1):38.

8. Estimulantes do SNC e Nootrópicos

faixa de dosagem diária usual

Cafeína	100 - 400 mg
Cloridrato de Donepezila**	5 - 10 mg
Cloridrato de Memantina	5 - 20 mg
Deanol, DMAE, Dimetilaminoetanol	250 - 500 mg
GABA, Ácido Gama-Aminobutírico	500 - 3.000 mg
Piracetam	400 - 2.400 mg
Rivastigmina[1] **	3 - 12 mg
Vimpocetina	15 - 30 mg
Vincamina	30 - 60 mg

** Princípios Ativos controlados pela Portaria 344 lista C-1 (SVS-MS), com receituário de controle especial em duas vias.

[1] Rivastigmina: administrada na forma de bitartarato, em doses equivalentes à base (4,8 mg de bitartarato de rivastigmina são aproximadamente equivalentes a 3 mg de rivastigmina base, FEq=1,60).

Fitoterápicos e Derivados

Ginkgo biloba Extrato Seco (24 %) .... 80 - 240 mg
Ginseng Coreano Extrato Seco, *Panax ginseng* Extrato Seco .... 100 - 300 mg
Ginseng Coreano Pó, *Panax ginseng* Pó .... 1 - 2 g
Ginseng do Brasil, *Pfaffia paniculata* Pó .... 200 - 1.000 mg
Ginseng Siberiano Pó .... 200 - 1.000 mg
Guaraná, *Paullinia cupana* Extrato Seco .... 500 - 1.500 mg
Guaraná, *Paullinia cupana* Pó .... 2 - 10 g
Huperzia serrata Extrato Seco .... 10 - 40 mg
Inositohexafosfato de Ca e Mg, Fitina .... 500 - 1.000 mg
L-Theanina .... 50 - 300 mg
Polypodium leucotomos .... 360 mg
Rhodiola rosea .... 200 - 600 mg

Exemplos de Fórmulas:

1. Cafeína (cápsulas)

Cafeína   100 mg
Excipiente qsp   1 cápsula
Mande.....cápsulas

Posologia: 1 cápsula 3 vezes ao dia.

2. Cafeína (xarope)

Cafeína   100 mg
Xarope Simples qsp   5 ml
Mande em frasco com.....ml

Posologia: 1 medida de 5 ml 3 vezes ao dia.

3. Citrato de Cafeína em Solução Oral para Prematuros

Citrato de Cafeína   10 a 20 mg
Água Destilada qsp   1 ml
Mande em frasco com.....ml

Posologia: a dose inicial de citrato de cafeína é de 20 mg/kg, equivalente a 10 mg/kg de cafeína, seguida por uma dose de manutenção de 5 mg/kg/dia, equivalente a 2,5 mg/kg de cafeína (10 mg de citrato de cafeína correspondem a 5 mg de cafeína).

Obs.: a cafeína tem ação estimulante do SNC (não anfetamínica) e estimulante respiratória, sendo por isso usada no tratamento da apneia da prematuridade.

Ref.: 1. Eremberg A *et al*. Caffeine citrate for the treatment of apnea of prematurity: a double-blind, placebo-controlled study. *Pharmacotherapy*. 2000 Jun; 20(6):644-52. 2. Schmidt B *et al*. Caffeine therapy for apnea of prematurity. *N Engl J Med*. 2006 May; 354(20):2112-21.

4. Deanol, DMAE, Dimetilaminoetanol

Deanol   250 a 500 mg
Excipiente qsp   1 cápsula
Mande.....cápsulas

5. Deanol (xarope)

Deanol   100 mg
Xarope Simples qsp   5 ml
Mande em frasco com.....ml

Posologia: a dose usual é de 500 mg ao dia, durante 3 meses. Se os resultados forem satisfatórios, poderá ser utilizada uma dosagem de manutenção, de 250 mg por mais um período de 3 meses. O deanol deve ser administrado nas primeiras horas da manhã, para evitar insônia.

Indicações: é um precursor da colina e da acetilcolina, usado como estimulante do SNC em crianças hiperativas, com problemas de comportamento e dificuldades no aprendizado, no atraso do desenvolvimento neuropsicomotor, coordenação motora deficiente e dificuldades na leitura e da fala. Mais recentemente, tem sido utilizado no tratamento do mal de Alzheimer.

Obs.: é usado na forma da base, sais ou ésteres, como o acetamidobenzoato e o tartarato, e as dosagens devem ser corrigidas em termos da base. Os efeitos colaterais são geralmente leves: superestimulação, dores de cabeça, constipação, insônia, dores e tensão musculares, e raras hipotensões posturais. A administração prolongada em crianças pode causar perdas temporárias de peso e/ou dos padrões de crescimento. O seu uso é contraindicado na epilepsia. Ao contrário das anfetaminas, não diminui o apetite nem causa prostração. Entretanto, ainda não são conhecidas totalmente suas contraindicações.

6. Donepezila cápsulas

Cloridrato de Donepezila	5 a 10 mg
Excipiente qsp	1 cápsula
Mande.....cápsulas	

Posologia: dose inicial - 5 mg uma vez ao dia, antes de deitar; manutenção - a dose inicial pode ser aumentada até 10 mg ao dia, após 4 a 6 semanas de tratamento.

Indicações: doença de Alzheimer de intensidade leve a moderada.

Obs.: é um inibidor reversível da acetilcolinesterase, seletivo para o SNC.

Ref.: Calhoun A *et al*. An evaluation of memantine ER + donepezil for the treatment of Alzheimer's disease. *Expert Opin Pharmacother*. 2018 Oct;19(15):1711-1717.

7. GABA (cápsulas)

GABA	500 mg
Excipiente qsp	1 cápsula
Mande.....cápsulas	

Posologia: 2 cápsulas 3 vezes ao dia, às refeições.

8. GABA (xarope)

GABA	1.000 mg
Xarope Simples qsp	5 ml
Mande em frasco com 100 ml	

Posologia: até 3 anos - 2,5 ml 2 a 4 vezes ao dia; de 4 a 6 anos - 5 ml 2 a 3 vezes ao dia; acima de 7 anos - 5 ml 3 vezes ao dia.

Indicações: como ativador do metabolismo cerebral no déficit de memória e na dificuldade de atenção e concentração, nos acidentes do sistema nervoso central e suas sequelas, nos estados convulsivos e na epilepsia.

9. Memantina

Cloridrato de Memantina	5 a 10 mg
Excipiente qsp	1 cápsula
Mande.....cápsulas	

Posologia: dose inicial - 5 mg ao dia, manutenção 10 a 20 mg ao dia (doses maiores que 10 mg devem ser administradas em duas tomadas).

Indicações: transtornos neurocognitivos, doenças neurodegenerativas como a doença de Alzheimer.

Obs.: a memantina é um antagonista específico e não competitivo do receptor N-metil-D-aspartato (NMDA), com ação neuroprotetora (impede a entrada excessiva de cálcio nos neurônios). A ativação persistente dos receptores NMDA do Sistema Nervoso Central pelo glutamato tem sido relacionada como fator contribuinte na sintomatologia da doença de Alzheimer.

Ref.: 1. Allgaier M, Allgaier C. An update on drug treatment options of Alzheimer's disease. *Front Biosci (Landmark Ed)*. 2014 Jun; 19:1345-54. 2. Kitamura S *et al*. Tolerability and efficacy of the long-term administration of memantine hydrochloride (Memary®) in patients with moderate to severe Alzheimer's disease. *Nihon Ronen Igakkai Zasshi*. 2014; 51(1):74-84.

10. Piracetam (cápsulas)

Piracetam	400 mg
Excipiente qsp	1 cápsula
Mande.....cápsulas	

Posologia: dose inicial - 2 cápsulas 3 vezes ao dia; manutenção - 1 cápsula 3 vezes ao dia.

11. Piracetam (solução oral)

Piracetam	60 mg
Veículo qsp	1 ml
Mande em frasco com.....ml	

Posologia: dose inicial - 60 mg/kg/dia, divididos em 3 tomadas; manutenção - 30 mg/kg/dia, divididos em 3 tomadas.

Indicações: é utilizado como ativador do metabolismo neuronal em distúrbios cerebrovasculares e cognitivos, desvios de comportamento e dificuldade de adaptação, alcoolismo e toxicomanias, sequelas neurológicas de origem traumática ou infecciosa e transtornos da aprendizagem. Também é usado no tratamento do autismo, associado à risperidona, nas doses de 200 a 400 mg duas vezes ao dia.

Ref.: Akhondzadeh S *et al*. A Double-blind Placebo Controlled Trial of Piracetam Added to Risperidone in Patients with Autistic Disorder. *Child Psychiatry Hum Dev*. 2008 Sep; 39(3):237-45.

12. Piracetam Assoc.

Piracetam	400 mg
Di-hidroergocristina	3 mg
Excipiente qsp	1 cápsula
Mande.....cápsulas	

Posologia: 1 cápsula 2 vezes ao dia.

Indicações: é utilizado como ativador do metabolismo neuronal em distúrbios cerebrovasculares e cognitivos.

13. Rivastigmina cápsulas

Rivastigmina	1,5 a 6 mg
Excipiente qsp	1 cápsula
Mande.....cápsulas	

14. Rivastigmina solução oral 2 mg/ml

Rivastigmina	2 mg
Veículo qsp	1 ml
Mande em Frasco com.....ml	

Posologia: dose inicial - 1,5 mg 2 vezes ao dia; manutenção - 1,5 a 6 mg 2 vezes ao dia (máximo - 12 mg ao dia). Os aumentos na dose devem ser gradativos, de acordo com a resposta e tolerância.

Indicações: distúrbios de memória, demência leve a moderadamente grave na doença de Alzheimer e na doença de Parkinson. É um inibidor reversível da acetilcolinesterase, do tipo carbamato. Também inibe a butirilcolinesterase e é seletiva para o SNC.

Ref.: 1. Kandiah N *et al*. Rivastigmine: the advantages of dual inhibition of acetylcholinesterase and butyrylcholinesterase and its role in subcortical vascular dementia and Parkinson's disease dementia. *Clin Interv Aging*. 2017 Apr 18;12:697-707. 2. Birks JS, Grimley EJ. Rivastigmine for Alzheimer's disease. *Cochrane Database Syst Rev*. 2015 Apr 10;(4):CD001191.

15. Vincamina

Vincamina	15 a 30 mg
Excipiente AP qsp	1 cápsula
Mande.....cápsulas	

Posologia: 15 a 30 mg pela manhã e à noite.

16. Vimpocetina

Vimpocetina	5 a 10 mg
Excipiente qsp	1 cápsula
Mande.....cápsulas	

Posologia: 5 a 10 mg 3 vezes ao dia, às refeições.

Indicações: insuficiência cerebrovascular, deficiências cognitivas como memória e atenção, proteção dos tecidos cerebrais aos danos causados pela isquemia.

Obs.: a vimpocetina (apovincaminato de etila) é um derivado semissintético da vincamina, um alcaloide obtido da *Vinca minor* (Apocynaceae), com ação estimulante do metabolismo cerebral. Aumenta a utilização da glicose e do oxigênio nos tecidos cerebrais, eleva a tolerância à hipóxia, inibe a agregação plaquetária e melhora o fluxo sanguíneo cerebral.

Sua ação neuroprotetora é devida a diversos mecanismos bioquímicos como inibição da recaptação celular de adenosina e inibição dos canais de Na^+ e Ca^{++}. A vimpocetina estimula a síntese de dopamina e noradrenalina, moduladores das funções cognitivas de atenção e de memória, e inibe a fosfodiesterase cíclica, responsável pela liberação de noradrenalina e pela excitabilidade neuronal. A vimpocetina reduz ainda a formação de espécies reativas de oxigênio e inibe a peroxidação lipídica, protegendo as membranas celulares nos distúrbios cerebrovasculares.

É rapidamente absorvida no trato gastrointestinal, tem meia vida de 1 a 2 horas, sofre metabolização hepática produzindo metabólitos inativos excretados na urina. A meia vida pode ser alterada em pacientes idosos ou com disfunção renal. O seu uso é contraindicado durante a gravidez e a lactação, e também em pacientes com hemorragia cerebral recente ou com aumento da pressão intracraniana. O seu uso deve ser cauteloso em pacientes com arritmias cardíacas, hipertensão ou insuficiência hepática. Podem ocorrer interações medicamentosas com anti-hipertensivos, antiarrítmicos e anticoagulantes. A capacidade de dirigir veículos e/ou operar máquinas pode estar prejudicada, sobretudo nos casos de ingestão com álcool.

Ref.: 1. Pereira C *et al*. Estratégias de Neuroprotecção - Efeito da Vimpocetina em Modelos *in vitro* de Stresse Oxidativo. *Acta Médica Portuguesa*. 2003; 16:401-406. 2. Bereczki D, Fekete I. Vinpocetine for Acute Ischemic Stroke. *Stroke*. 2008; 39:2404-2405.

Fitoterápicos e Derivados

1. *Ginkgo biloba*

Ginkgo biloba Extrato Seco	40 a 80 mg
Excipiente qsp	1 cápsula
Mande.....cápsulas	

2. *Ginkgo biloba* e Fitina

Ginkgo biloba Extrato Seco	40 a 80 mg
Fitina qsp	1 cápsula
Mande.....cápsulas	

Posologia: 80 a 240 mg ao dia, divididos em 2 a 3 tomadas.

Indicações: tratamento de distúrbios psicocomportamentais da senilidade, vertigens, sequelas de acidentes vasculares cerebrais, alterações vasculares periféricas, distúrbios neurossensoriais de causa vascular em oftalmologia e otorrinolaringologia, e para antagonizar os efeitos da ativação dos neutrófilos (e portanto a liberação de radicais livres e leucotrienos) nos processos inflamatórios.

Obs.: o extrato seco é obtido das folhas de *Ginkgo biloba* (Ginkgoaceae) e padronizado para conter 24 % de glicosídeos flavonídicos e 6% de lactonas terpênicas (ginkgólidos e bilobálidos). Tem ação no sistema circulatório e no metabolismo celular. Suas ações farmacológicas se traduzem por aumento da irrigação tissular, ativação do metabolismo energético (melhor captação e utilização da glicose, normalização do consumo de oxigênio), diminuição do risco trombótico microcirculatório e ação antirradicais livres.

É possível associar o extrato de *Ginkgo biloba* a outras drogas como antianginosos, uricosúricos, anticoagulantes e hipoglicemiantes orais, sem que se modifique ou potencialize a ação das mesmas. Em pacientes hipertensos, o extrato de *Ginkgo biloba* deve ser usado apenas como adjuvante, e nunca como substituto da terapêutica com anti-hipertensivos.

3. Ginseng Coreano

Panax ginseng Extrato Seco	100 mg
Excipiente qsp	1 cápsula
Mande.....cápsulas	

Posologia: 1 cápsula 2 a 3 vezes ao dia.

Indicações: estimulante no tratamento de alterações da função cognitiva, stress e fadiga.

Obs.: os extratos são obtidos das raízes de *Panax ginseng* (Araliaceae) e ricos em saponinas (ginsenosídeos) e óleos essenciais. O extrato é padronizado em 4 a 5 % de ginsenosídeos. Tem ação estimulante do sistema nervoso central e é usado no tratamento de alterações da função cognitiva, stress e fadiga.

Ref.: Lee MS *et al*. Ginseng for cognitive function in Alzheimer's disease: a systematic review. *J Alzheimers Dis*. 2009; 18(2):339-44.

4. Ginseng do Brasil

Pfaffia paniculata Pó	200 mg
Excipiente qsp	1 cápsula
Mande.....cápsulas	

Posologia: 1 cápsula 3 vezes ao dia.

Indicações: como revitalizante e reconstituinte para a manutenção da função mental.

Obs.: é obtido das raízes de *Pfaffia paniculata* (Amarantaceae) e contém saponinas de núcleo triterpenoide (componentes ativos), ácido pfáfico, pfafásidos e alantoína. Tem ação tônica geral para o organismo, imunoestimulante, cicatrizante e anti-inflamatória. É usado como auxiliar no tratamento de distúrbios circulatórios, stress, astenia e como estimulante geral do organismo.

5. Ginseng Siberiano

Ginseng Siberiano Pó 250 mg
Excipiente qsp 1 cápsula
Mande.....cápsulas

Posologia: 1 cápsula 2 vezes ao dia.

Indicações: como revitalizante e reconstituinte para a manutenção da função mental.

Obs.: é obtido da casca da raiz de *Eleutherococcus senticosus* (Araliaceae) e contém saponinas (eleuterosídeos - 0,8%) e óleos essenciais, entre outras substâncias. Tem ação tônica geral para o organismo, particularmente sobre o sistema circulatório e imunológico. Como outras espécies de ginseng, é usado como auxiliar no tratamento de distúrbios circulatórios, *stress*, astenia e como estimulante geral do organismo.

6. Guaraná em Pó

Paullinia cupana 500 mg
Excipiente qsp 1 cápsula
Mande.....cápsulas

Posologia: 2 a 5 cápsulas, no café da manhã.

Indicações: tônico e estimulante do sistema nervoso central, usado em casos de esgotamento físico e intelectual. As formulações com guaraná em pó podem ser formuladas também em envelopes monodose, bastando, para isso, indicar a quantidade por envelope.

Obs.: é obtido das sementes de *Paullinia cupana* (Sapindaceae) e contém cafeína, teofilina e teobromina. Tem ação estimulante do SNC (antifadiga e estimulante da atividade mental), vasodilatadora coronariana, diurética e estimulante respiratória. É usado para combater a fadiga mental, astenia muscular, redução de edemas, angina (por sua ação vasodilatadora coronariana), cefaleias e dores musculares. Também é usado como extrato fluido (2 a 10 ml ao dia) e tintura (10 a 50 ml ao dia).

7. *Huperzia serrata* 20 mg

Huperzia serrata Extrato Seco 20 mg
Excipiente qsp 1 cápsula
Mande.....cápsulas

Posologia: 1 cápsula 2 vezes ao dia.

Indicações: como adjuvante no tratamento da doença de Alzheimer.

8. *Huperzia serrata* 5 mg

Huperzia serrata Extrato Seco 5 mg
Excipiente qsp 1 cápsula
Mande.....cápsulas

Posologia: 1 cápsula 2 vezes ao dia.

Indicações: como estimulante do sistema nervoso central e nootrópico.

Obs.: os extratos são obtidos de um licopódio originário da China (*Huperzia serrata*, *Lycopodium serratum*) e são padronizados a 1% de seu alcaloide, huperzina A. Tem ação inibidora da colinesterase, antioxidante e neuroprotetora. Tem sido usada tradicionalmente na medicina chinesa como estimulante da memória, particularmente em idosos. Mais recentemente, tem sido usada no tratamento da doença de Alzheimer.

É usada na forma de extrato seco a 1% nas doses de 20 mg 2 vezes ao dia, correspondentes a 0,2 mg de huperzina A, como adjuvante na doença de Alzheimer e nas doses de 5 mg 2 vezes ao dia, correspondentes a 0,05 mg de huperzina A, como nootrópico e estimulante do sistema nervoso central.

Ref.: 1. Xu SS *et al*. Efficacy of tablet huperzine-A on memory, cognition and behavior in Alzheimer's disease. *Zhongguo Yao Li Xue Bao*. 1995 Sep; 16(5):391-5. 2. Bai DL *et al*. Huperzine A - A Potential Therapeutic Agent for Treatment of Alzheimer's Disease. *Current Medicinal Chemistry*. 2000 Mar; 7(3):355-374. 3. *National Institute on Aging - Alzheimer's Disease Cooperative Study* In.: http://www.clinicaltrials.gov/show/NCT00083590 em 1 de junho de 2020.

9. L-Theanina

L-Theanina	50 mg
Excipiente qsp	1 cápsula
Mande.....cápsulas	

Posologia: 1 cápsula 2 vezes ao dia.

Indicações: stress, ansiedade, TPM.

Ref.: Nobre AC *et al*. L-theanine, a natural constituent in tea, and its effect on mental state. *Asia Pac J Clin Nutr*. 2008; 17 Suppl 1:167-8.

10. L-Theanina e Cafeína

L-Theanina	100 mg
Cafeína	50 mg
Excipiente qsp	1 cápsula
Mande.....cápsulas	

Posologia: 1 cápsula 2 vezes ao dia.

Indicações: para melhora da atenção e do aprendizado.

Ref.: Owen GN *et al*. The combined effects of L-theanine and caffeine on cognitive performance and mood. *Nutr Neurosci*. 2008 Aug; 11(4):193-8.

Obs.: a L-theanina é um aminoácido derivado do ácido glutâmico (gama etilamino L-ácido glutâmico) presente nas folhas do chá verde, *Camellia sinensis* (Theaceae), que aumenta a produção cerebral de serotonina e de dopamina. Tem ação relaxante sem produzir sonolência, ação nootrópica e imunomoduladora. Também tem sido utilizada em medicina esportiva para diminuir as alterações que ocorrem no sistema imune após exercícios intensos (aumento de neutrófilos e redução de linfócitos).

11. *Polypodium leucotomos*

Polypodium leucotomos ES	360 mg
Excipiente qsp	1 cápsula
Mande.....cápsulas	

Posologia: 1 cápsula pela manhã.

Indicações: como coadjuvante no tratamento da doença de Alzheimer.

Obs.: é um extrato seco obtido dos rizomas de uma espécie de samambaia, *Polypodium leucotomos* (Polipodiaceae) com atividade nootrópica, estimuladora dos linfócitos T supressores, anti-inflamatória, antioxidante. Parece atenuar o curso de enfermidades imunológicas de maneira favorável em processos como vitiligo, artrite reumatoide, psoríase, esclerose múltipla ou esclerodermias. Também é usado como fotoprotetor oral na erupção polimórfica à luz, nas fotodermatites idiopáticas e na prevenção do fotoenvelhecimento cutâneo. O seu uso é contraindicado no diabetes, pois pode induzir hiperglicemia nesses pacientes, e na úlcera gastroduodenal.

Ref.: 1. Cacabelos R *et al*. A pharmacogenomic approach to Alzheimer's disease. *Acta Neurol Scand Suppl*. 2000; 176:12-9.

12. *Rhodiola rosea*

Extrato Seco de *Rhodiola rosea*	200 mg
Excipiente qsp	1 cápsula
Mande.....cápsulas	

Posologia: 1 cápsula 2 vezes ao dia.

13. *Rhodiola rosea* e *Ginkgo biloba*

Extrato Seco de *Rhodiola rosea*	200 mg
Extrato Seco de *Ginkgo biloba*	80 mg
Excipiente qsp	1 cápsula
Mande.....cápsulas	

Posologia: 1 cápsula 2 vezes ao dia.

Indicações: como neuroprotetor, antifadiga, antidepressivo, ansiolítico e nootrópico.

Obs.: o extrato obtido das raízes de *Rhodiola rosea* (Crassulaceae) contém salidrosídeos, rosavina e polifenóis, responsáveis por sua ação adaptogênica. Vários estudos clínicos mostraram que a administração contínua de *Rhodiola rosea* exerce efeito antifadiga e aumenta o desempenho mental, particularmente a capacidade de concentração em indivíduos saudáveis. Resultados encorajadores foram obtidos com o uso de *Rhodiola* rosea na ansiedade ligeira e na depressão moderada. O seu uso também tem sido estudado em medicina esportiva, para estimular a utilização de ácidos graxos na produção de energia, aumentar a proteção antioxidante do organismo e melhorar o desempenho físico e a resistência do organismo.

Ref.: 1. Panossian A *et al*. Rosenroot (*Rhodiola rosea*): Traditional use, chemical composition, pharmacology and clinical efficacy. *Phytomedicine*. 2010 Jun; 17(7):481-93. 2. Darbinyan V *et al*. Clinical trial of *Rhodiola rosea* L. extract SHR-5 in the treatment of mild to moderate depression. *Nord J Psychiatry*. 2007; 61(5):343-8.

9. Hipnóticos

faixa de dosagem diária usual

Flunitrazepam *	0,5 - 2 mg
Flurazepam * [1]	15 - 30 mg
Hemitartarato de Zolpidem*	5 - 20 mg
Hidrato de Cloral **	25 - 50 mg/kg
Midazolam * [2]	7,5 - 15 mg
Nitrazepam *	2,5 - 10 mg

* Princípios Ativos controlados pela Portaria 344 lista B-1 (SVS-MS) com Notificação de Receita azul.
** Princípio Ativo controlado pela Portaria 344 lista C-2 (SVS-MS), com receituário de controle especial em duas vias.

[1] Flurazepam: administrado na forma de monocloridrato, em doses equivalentes à base (32,8 mg de monocloridrato de flurazepam são aproximadamente equivalentes a 30 mg de flurazepam base, FEq=1,09).

[2] Midazolam: administrado na forma de maleato, em doses equivalentes à base (10,2 mg de maleato de midazolam são aproximadamente equivalentes a 7,5 mg de midazolam base, FEq=1,36) ou na forma de cloridrato, em doses equivalentes à base (8,32 mg de cloridrato de midazolam são aproximadamente equivalentes a 7,5 mg de midazolam base, FEq=1,11).

Os hipnóticos são depressores do SNC destinados a induzir o sono. São classificados de acordo com a taxa de eliminação em rápida (midazolam, zolpidem), lenta (flurazepam) e intermediária (nitrazepam e flunitrazepam). Há contraindicação absoluta para o seu uso em apneia do sono, alcoolismo crônico e primeiro trimestre da gravidez. Podem causar síndrome de abstinência, por isto é recomendável redução gradativa e lenta.

Exemplos de Fórmulas:

1. Nitrazepam

Nitrazepam	5 mg
Excipiente qsp	1 cápsula
Mande.....cápsulas	

Posologia: 1 cápsula ao deitar.

2. Flunitrazepam

Flunitrazepam	0,5 mg
Excipiente qsp	1 cápsula
Mande.....cápsulas	

Posologia: 1 cápsula ao deitar.

3. Flurazepam

Flurazepam	15 a 30 mg
Excipiente qsp	1 cápsula
Mande.....cápsulas	

Posologia: 15 a 30 mg ao deitar. Pacientes idosos ou debilitados - 15 mg ao deitar.

4. Midazolam

Midazolam	7,5 a 15 mg
Excipiente qsp	1 cápsula
Mande.....cápsulas	

Posologia: 7,5 a 15 mg ao deitar. Também pode ser formulado em xarope 1 a 5 mg/ml.

5. Zolpidem

Hemitartarato de Zolpidem	5 a 10 mg
Excipiente qsp	1 cápsula
Mande.....cápsulas	

Posologia: adultos - 10 mg ao deitar; pacientes idosos ou debilitados - 5 mg ao deitar.

6. Hidrato de Cloral 10 %

Hidrato de Cloral	100 mg
Xarope qsp	1 ml
Mande em frasco com.....ml	

7. Hidrato de Cloral e Hidroxizina

Hidrato de Cloral	50 mg
Cloridrato de Hidroxizina	2 mg
Xarope qsp	1 ml
Mande em frasco com.....ml	

Posologia: dose infantil como hipnótico - 30 a 50 mg/kg até o máximo de 1 g; dose como sedativo para adultos - 8 mg/kg 3 vezes ao dia; dose como sedativo para crianças - 20 a 50 mg/kg 2 a 4 vezes ao dia até o máximo de 500 mg por dose; hidrato de cloral com hidroxizina - 50 mg/kg antes do procedimento.

Indicações: como hipnótico e sedativo, com propriedades similares às dos barbitúricos, com pequeno efeito sobre a respiração e a pressão sanguínea. É usado principalmente em crianças durante procedimentos médicos, odontológicos, ou realização de exames, como tomografia. Pode ocorrer irritação gástrica, depressão respiratória, delírio, taquiarritmia, hipotensão. Deve ser administrado com cautela em pacientes com insuficiência renal ou hepática.

Obs.: o hidrato de cloral é bem absorvido pelo trato gastrointestinal e rapidamente convertido em tricloroetanol. O início da ação se dá entre 10 e 20 minutos da administração, o pico de ação entre 30 e 60 minutos e a duração do efeito entre 1 e 2 horas, podendo ser prolongado na disfunção renal ou hepática. Os pacientes podem desenvolver tolerância com o uso por mais de 2 semanas. O seu uso é contraindicado em pacientes com doenças cardíacas severas e deve ser evitado na gravidez. Neonatos devem ser acompanhados com precaução, pois seu metabólito pode ser acumulado com o uso repetido. O efeito sedativo do hidrato de cloral é aumentado por depressores do SNC como álcool, barbitúricos, benzodiazepínicos e outros. Sofre interação com a warfarina, fenitoína, furosemida entre outros medicamentos.

Ref.: 1. Costa LRRS *et al*. A randomized double-blinded trial of chloral hydrate with or without hydroxyzine versus placebo for pediatric dental sedation. *Braz. Dent. J.* 2007 Rib. Preto; 18(4):334-40. 2. Martinbiancho JK. Uso de hidrato de cloral para sedação em unidade de tratamento intensivo pediátrica: indicações, efeitos adversos e fatores de risco associados. Dissertação de mestrado apresentada à Faculdade de Medicina da Universidade Federal do Rio Grande do Sul em 2008.

8. Enema com Hidrato de Cloral (5 a 10 %)

Hidrato de Cloral	5 a 10 %
Mucilagem de Goma Arábica a 10 % em solução fisiológica qsp	100 ml

Modo de Usar: como hipnótico - 25 a 50 mg/kg ou a razão de 1,5 g/m^2 de superfície corpórea (até 1 g por dose), ao deitar; como sedativo - 8 mg/kg ou 250 mg/m^2 de superfície corpórea (até 500 mg por dose), 30 a 60 minutos antes do procedimento ou 3 vezes ao dia, em casos de queimaduras.

Indicações: como hipnótico e sedativo em crianças, em casos de queimaduras e procedimentos.

Ref.: 1. *Guia Farmacoterapêutico HC*. Hospital das Clínicas da Faculdade de Medicina da USP. 4ª Ed, 2008 - 2010. 2. Atienza M, Martínez J, Marín R. *Formulación en Farmacia Pediátrica*. 3ª ed. Sevilla: Ed. ACF2, 2005.

10. Neurolépticos

faixa de dosagem diária usual

Aripiprazol**	10 - 30 mg
Cloridrato de Clorpromazina **	50 - 600 mg
Cloridrato de Flufenazina **	1 - 10 mg
Clozapina **	25 - 300 mg
Haloperidol **	1 - 10 mg
Levomepromazina **[1]	25 - 100 mg
Olanzapina**	5 - 20 mg
Propericiazina **	5 - 25 mg
Quetiapina **[2]	150 - 750 mg
Risperidona **	2 - 8 mg
Sulpirida **	100 - 800 mg
Tioridazina **	50 - 600 mg
Trifluoperazina **[3]	2 - 20 mg

** Princípios Ativos controlados pela Portaria 344 lista C-1 (SVS-MS), com receituário de controle especial em duas vias.

[1] Levomepromazina: administrada na forma de maleato, em doses equivalentes à base (33,84 mg de maleato de levomepromazina são aproximadamente equivalentes a 25 mg de levomepromazina base, FEq=1,35).
[2] Quetiapina: administrada na forma de fumarato, em doses equivalentes à base (28,8 mg de fumarato de quetiapina são aproximadamente equivalentes a 25 mg de quetiapina base, FEq=1.15).
[3] Trifluoperazina: administrada na forma de dicloridrato em doses equivalentes à base (1,18 mg de dicloridrato de trifluoperazina é aproximadamente equivalente a 1 mg de trifluoperazina base, FEq=1,18).

Obs.: clozapina - princípio ativo incluído na RDC nº 354, de 18 de dezembro de 2003 (substâncias de baixo índice terapêutico).

Os neurolépticos, também chamados fármacos antipsicóticos, são utilizados no tratamento da esquizofrenia, psicoses tóxicas, mania e também como antieméticos. A ação farmacológica baseia-se no bloqueio dos receptores dopaminérgicos. O bloqueio concomitante de outros receptores está relacionado aos efeitos adversos. O principal efeito colateral é a chamada "impregnação neuroléptica" onde o bloqueio dopaminérgico provoca hiperatividade colinérgica com sintomas extrapiramidais. Para prevenir estes sintomas alguns autores recomendam o uso concomitante de agentes antiparkinsonianos como o biperideno.

A ação antipsicótica decorre da inibição da dopamina nas áreas mesocorticais e mesolímbicas. Esta inibição, na via nigro-estriada leva a fenômenos extrapiramidais, na via hipofisária à galactorreia e na via bulbar, antiemese. O bloqueio alfa-adrenérgico leva à hipotensão arterial. O efeito anticolinérgico antagoniza os fenômenos extrapiramidais decorrentes da inibição dopaminérgica, mas é responsável por efeitos adversos como boca seca, constipação intestinal, aumento da pressão intraocular etc. O bloqueio dos receptores H-1 da histamina promove sedação.

Exemplos de Fórmulas:

1. Aripiprazol cápsulas

Aripiprazol	5 a 30 mg
Excipiente qsp	1 cápsula
Mande.....cápsulas	

2. Aripiprazol solução oral

Aripiprazol	5 mg
Veículo qsp	5 ml
Mande.....em vidro com.....ml	

Posologia: 10 a 15 mg 1 vez ao dia, que podem ser aumentados até 30 mg 1 vez ao dia, de acordo com a tolerância.

Indicações: esquizofrenia, mania associada a transtorno bipolar.

3. Clorpromazina

Cloridrato de Clorpromazina	25 mg
Excipiente qsp	1 cápsula
Mande.....cápsulas	

Posologia: adultos - 25 a 150 mg, 2 a 3 vezes ao dia; até 5 anos - 1 mg/kg/dia, divididos em 2 a 3 tomadas; crianças com mais de 5 anos - 1 terço ou metade da dose para adultos. Também pode ser formulado em gotas, nas concentrações de 20 a 40 mg/ml.

4. Clozapina

Clozapina	25 a 100 mg
Excipiente qsp	1 cápsula
Mande.....cápsulas	

Posologia: iniciar com 25 mg 1 a 2 vezes ao dia, aumentando gradativamente até a dose de manutenção, entre 150 e 300 mg ao dia.

5. Flufenazina

Cloridrato de Flufenazina	1 mg
Excipiente qsp	1 cápsula
Mande.....cápsulas	

Posologia: 0,5 a 2,5 mg 4 vezes ao dia, reduzindo-se gradualmente até a dose de manutenção de 1 a 5 mg ao dia, em doses divididas.

6. Levomepromazina

Levomepromazina	25 mg
Excipiente qsp	1 cápsula
Mande.....cápsulas	

Posologia: adultos - 1 cápsula 2 a 3 vezes ao dia; crianças - 0,25 mg/kg/dia divididos em 2 tomadas. Também pode ser formulada em gotas, nas concentrações de 1 a 4 %.

7. Haloperidol (cápsulas)

Haloperidol	0,5 a 2 mg
Excipiente qsp	1 cápsula
Mande.....cápsulas	

8. Haloperidol (solução oral)

Haloperidol	2 mg
Veículo qsp	1 ml
Mande em frasco com.....ml	

Posologia: adultos - dose inicial de 0,5 a 2 mg, 2 a 3 vezes ao dia; manutenção - 1 a 10 mg ao dia, em doses divididas; crianças maiores que 3 anos - dose inicial oral de 0,25 a 0,5 mg/dia, 2 a 3 vezes ao dia, aumentando de 0,25 a 0,5 mg/dia a cada semana; manutenção - 0,01 a 0,03 mg/kg/dia, dose máxima de 0,15 mg/kg/dia.

9. Olanzapina (cápsulas)

Olanzapina	5 a 20 mg
Excipiente qsp	1 cápsula
Mande.....cápsulas	

Posologia: dose inicial - 10 a 15 mg ao dia; manutenção - 5 a 20 mg, de acordo com a evolução dos sintomas. As doses devem ser diminuídas em pacientes idosos ou com disfunção hepática ou renal.

Indicações: esquizofrenia e transtornos relacionados, mania aguda associada a transtorno bipolar, prevenção de recorrência do transtorno bipolar.

Obs.: é um antipsicótico atípico, derivado tienobenzodiazepínico, com afinidade pelos receptores de serotonina, dopamina, muscarínicos de acetilcolina, histamina (H_1) e de adrenalina (α_1).

10. Propericiazina (cápsulas)

Propericiazina	5 a 10 mg
Excipiente qsp	1 cápsula
Mande.....cápsulas	

11. Propericiazina (gotas)

Propericiazina	10 a 40 mg
Veículo qsp	1 ml
Mande em frasco com.....ml	

Posologia: adultos - 5 mg ao dia nos primeiros 3 dias, aumentando gradativamente até 20 a 25 mg ao dia, divididos e 2 ou 3 tomadas; crianças - 1 mg/kg/dia, divididos em 2 a 3 tomadas; idosos - 2 mg ao dia nos primeiros 3 dias, aumentando gradativamente até 15 mg ao dia, divididos e 2 ou 3 tomadas.

12. Quetiapina (cápsulas)

Quetiapina	25 a 150 mg
Excipiente qsp	1 cápsula
Mande.....cápsulas	

Posologia: início - 50 mg no 1° dia, 100 mg no 2°, 200 mg no 3° e 300 mg no 4° dia, a partir do qual deve-se ajustar a dose até atingir a faixa considerada eficaz (entre 300 e 450 mg/dia). De acordo com a resposta clínica, essa faixa pode variar de 150 a 750 mg/dia. As doses podem ser fracionadas em 2 ou 3 tomadas. Idosos - 25 mg/dia de quetiapina, aumentando a dose diariamente em incrementos de 25 a 50 mg, até atingir a dose eficaz que provavelmente será menor que a dose para pacientes mais jovens.

Indicações: esquizofrenia, distúrbio bipolar.

Obs.: é um antipsicótico atípico, derivado dibenzotiazepínico, antagonista dos receptores de serotonina $5HT_1$ e $5HT_2$, dopamina D_1 e D_2, histamina H_1 e adrenalina α_1 e α_2. Quetiapina pode antagonizar a ação de dopaminérgicos como a levodopa.

13. Risperidona (cápsulas)

Risperidona	1 mg
Excipiente qsp	1 cápsula
Mande.....cápsulas	

14. Risperidona (solução oral)

Risperidona	1 mg
Veículo qsp	1 ml
Mande em frasco com.....ml	

Posologia: iniciar com 1 mg 2 vezes ao dia no primeiro dia, aumentar para 2 mg 2 vezes ao dia no segundo dia e 3 mg 2 vezes ao dia no terceiro dia; manutenção - 2 a 4 mg 2 vezes ao dia.

Indicações: autismo, problemas comportamentais graves em crianças, psicoses esquizofrênicas agudas e crônicas, distúrbios psicóticos e sintomas afetivos associados à esquizofrenia como depressão, sentimentos de culpa e ansiedade.

Ref.: McCracken JT et al. Risperidone in Children with Autism and Serious Behavioral Problems. *The New England Journal of Medicine*. 2002; 347(5):314-321.

15. Sulpirida

Sulpirida	50 mg
Excipiente qsp	1 cápsula
Mande.....cápsulas	

Posologia: estados neuróticos depressivos - 100 a 200 mg ao dia em 2 tomadas, pela manhã e à noite; síndrome vertiginosa - 150 a 300 mg ao dia, em 2 tomadas; esquizofrenia - 400 a 800 mg ao dia, em 2 tomadas.

16. Tioridazina

Tioridazina	25 a 50 mg
Excipiente qsp	1 cápsula
Mande.....cápsulas	

Posologia: adultos - 50 a 300 mg ao dia, divididos em 2 a 4 tomadas; crianças - 0,5 a 2 mg/kg/dia. Deve-se iniciar com as menores doses e aumentar gradativamente até a dose eficaz.

17. Trifluoperazina

Trifluoperazina	5 mg
Excipiente qsp	1 cápsula
Mande.....cápsulas	

Posologia: psicoses - 5 mg 2 vezes ao dia, aumentando-se gradativamente até 15 a 20 mg ao dia, em doses divididas; ansiedade e tensão - 1 a 2 mg 2 vezes ao dia (quando a terapia com benzodiazepínicos for ineficaz). Após o controle dos sintomas, em qualquer tratamento, as dosagens devem ser reduzidas gradativamente.

11. Suplementos Nutricionais e Outras Substâncias com Ação no SNC

Princípios Ativos

faixa de dosagem diária usual

Acetilcarnitina	500 - 2.000 mg
Ácido Fólico	400 - 1.000 mcg
Ácido Folínico	400 - 1.000 mcg
Carnosina	500 - 1.000 mg
Colina (Bitartarato, Citrato, Cloridrato)	100 - 600 mg
Dimetilglicina (DMG)	250 - 1.000 mg
Fosfatidilcolina	600 - 1.200 mg
Fosfatidilserina	200 - 600 mg
Griffonia simplicifolia	100 - 600 mg
Inositol	500 - 1.000 mg
Melatonina	1 - 10 mg
Metilfolato	1 - 15 mg
Nicotinamida Adenina Dinucleotídeo (NADH)	10 - 30 mg
Resveratrol	1 - 20 mg
Riboflavina, Vitamina B2	30 - 90 mg
S-Adenosilmetionina (SAMe)	400 - 1.200 mg
Sulbutiamina	200 - 600 mg
Triptofano	3 - 6 g
5-Hidróxi Triptofano, Oxitriptan	50 - 300 mg
Vitamina B12	100 mcg

Exemplos de Fórmulas:

1. Acetilcarnitina

Cloridrato de L-Acetilcarnitina	500 mg
Excipiente qsp	1 cápsula
Mande.....cápsulas	

Posologia: depressão e "mente senil" - 1 cápsula de 500 mg 2 vezes ao dia; mal de Alzheimer - 1 cápsula de 500 mg 3 vezes ao dia.

Obs.: é um derivado da carnitina, que pode transferir o grupo acetila para outros aceptores como colina (formando acetilcolina) e oxaloacetato (formando ácido cítrico). Exerce ação colinérgica no SNC, porém seu mecanismo de ação ainda é discutido. Alguns pesquisadores postulam uma ação nas sinapses, interferindo na transmissão nervosa, enquanto outros postulam um mecanismo endoneural, entrando em vias bioquímicas. Foi observado também o efeito da l-acetilcarnitina em sinapses serotoninérgicas.

Por suas propriedades colinomiméticas, a acetilcarnitina é usada no tratamento de doenças nervosas como "mente senil" (também identificado como arteriosclerose cerebral, síndrome cerebral involucional ou encefalopatia vascular crônica) e mal de Alzheimer. Devido a sua interferência nas sinapses serotoninérgicas, também foi estudada para o tratamento da depressão (devido ao papel da serotonina na patogenesia de várias formas de depressão, especialmente em idosos).

2. Ácido Fólico e Vitamina B12

Ácido Fólico	400 mcg
Vitamina B12	100 mcg
Excipiente qsp	1 cápsula
Mande.....cápsulas	

Posologia: 1 cápsula ao dia.

Indicações: deterioração da função cognitiva em idosos.

Obs.: o estudo abaixo, randomizado controlado por placebo, com 900 participantes que receberam 400 mcg de ácido fólico mais 100 mcg de Vitamina B12 por dia, foi realizado para determinar se a suplementação diminuía o declínio cognitivo em uma população idosa com sintomas depressivos. O estudo foi realizado durante dois anos, com indivíduos entre 60-74 anos de idade. Os resultados indicaram que a suplementação de ácido fólico e vitamina B12 melhorou significativamente a recuperação da memória em comparação com o grupo placebo. O estudo sugere que pode haver um papel para o ácido fólico e a vitamina B12, na redução do risco de declínio cognitivo.

Ref.: Walker JG et al. Oral folic acid and vitamin B-12 supplementation to prevent cognitive decline in community-dwelling older adults with depressive symptoms - the Beyond Ageing Project: a randomized control trial. *Am J Clin Nutr*. 95(1):194-203.

3. Metilfolato

L-Metilfolato	7,5 a 15 mg
Excipiente qsp	1 cápsula
Mande.....cápsulas	

Posologia: 1 cápsula ao dia.

Indicações: como adjuvante no tratamento da depressão e em distúrbios cognitivos em idosos.

Obs.: a administração de metilfolato evita o processo de redução antes de entrar no ciclo celular, bem como uma possível deficiência de atividade das enzimas que participam na redução do folato no epitélio do intestino.

Ref.: 1. Zajecka JM et al. Long-term efficacy, safety, and tolerability of L-methylfolate calcium 15 mg as adjunctive therapy with selective serotonin reuptake inhibitors: a 12-month, open-label study following a placebo-controlled acute study. *J Clin Psychiatry*. 2016 May; 77(5):654-60. 2. Ginsberg LD et al. L-methylfolate Plus SSRI or SNRI from Treatment Initiation Compared to SSRI or SNRI Monotherapy in a Major Depressive Episode. *Innov Clin Neurosci*. 2011; 8(1):19-28.

4. Carnosina

L-Carnosina	500 mg
Excipiente qsp	1 cápsula
Mande.....cápsulas	

Posologia: 1 cápsula 2 vezes ao dia.

Indicações: a L-carnosina é indicada como suplemento nutricional antioxidante em situações como déficit de memória, autismo, envelhecimento, doenças de Alzheimer e de Parkinson, doenças cardiovasculares e diabetes, entre outras. Também é utilizada em medicina esportiva, para melhorar o rendimento muscular.

Obs.: a L-carnosina (β-alanil-L-histidina) é um dipeptídeo de ocorrência natural, encontrado em grandes quantidades no cérebro, músculo esquelético, músculo cardíaco e rins. Embora o metabolismo da carnosina ainda não seja completamente esclarecido, diversos estudos sugerem propriedades benéficas em função da sua atividade antioxidante (a reação dos radicais livres com as estruturas celulares está relacionada com doenças neurodegenerativas).

Ref.: 1. Hipkiss AR. Carnosine, diabetes and Alzheimer's disease. *Expert Rev. Neurother.* 2009; 9(5):583-585. 2. Chez MG *et al*. Double-Blind, Placebo-Controlled Study of L-Carnosine Supplementation in Children with Autistic Spectrum. *J Child Neurol.* 2002; 17:833-837.

5. Suplemento de Colina para a Memória

Colina (Bitartarato) 300 mg
Inositol 150 mg
Excipiente qsp 1 cápsula
Mande.....cápsulas

Posologia: 1 cápsula 2 vezes ao dia, 1 hora antes das refeições, por 2 a 3 meses.

Obs.: a colina é um precursor da acetilcolina, usada em distúrbios da memória e na doença de Alzheimer. Também é usada como hepatoprotetora e lipotrópica, nas mesmas dosagens. A colina é usada nas formas de bitartarato, cloridrato e citrato.

6. Dimetilglicina (cápsulas ou xarope)

Dimetilglicina 125 a 250 mg
Excipiente qsp 1 cápsula
Mande.....cápsulas
ou Xarope Simples qsp 5 ml
Mande em frasco com.....ml

Posologia: crianças - 125 a 500 mg ao dia; adultos - 250 a 1.000 mg ao dia.

7. Dimetilglicina e Ácido Fólico

Dimetilglicina 125 a 250 mg
Ácido Fólico 800 mcg
Excipiente qsp 1 cápsula
Mande.....cápsulas

Posologia: 1 cápsula ao dia.

Indicações: autismo. Também é usada como suplemento nutricional em doenças cardiovasculares, sistema imunológico comprometido, processos inflamatórios, reumatismo e melhora do desempenho muscular.

Obs.: é um aminoácido doador de grupos metil, importante fator em processos bioquímicos do organismo. Alguns estudos realizados no Centro para o Estudo do Autismo, Salem, Oregon, demonstraram uma melhora significativa nos problemas de comportamento (maior concentração e interesse por jogos e brinquedos). Não foi constatado nenhum efeito colateral em longo prazo. Alguns pais, entretanto, relataram agitação e hiperatividade, que diminuía de frequência quando associada ao ácido fólico.

A dimetilglicina também é utilizada como suplemento nutricional para melhorar o desempenho do atleta. Mais recentemente foram realizados alguns experimentos demonstrando sua ação no sistema imunológico. Pesquisas recentes mostraram que a DMG estimula a produção de anticorpos pelos linfócitos B e ação dos linfócitos T e macrófagos. Esta estimulação é particularmente útil em pacientes com diabetes ou anemia falciforme, por serem mais susceptíveis a infecções por agentes oportunistas.

Ref.: Dimethylglycine (DMG), a Nontoxic Metabolite, and Autism. Autism Research Institute. In.: http://www.researchautism.net/publications/3873/dimethylglycine-(28dmg),-a-nontoxic-metabolite,-and-autism, em 1 de junho de 2020.

8. Fosfatidilcolina

Fosfatidilcolina   300 mg
Excipiente qsp   1 cápsula
Mande.....cápsulas

Posologia: 1 cápsula 2 a 3 vezes ao dia.

Indicações: diminuição da memória, discinesia tardia, distúrbios afetivos e outros distúrbios do SNC.

Obs.: a fosfatidilcolina é um fosfatídeo obtido da lecitina e usado como fonte de colina para o organismo.

Ref.: Serby MJ et al. A study of herbal remedies for memory complaints. *J Neuropsychiatry Clin Neurosci*. 2010; 22(3):345-7.

9. Fosfatidilserina

Fosfatidilserina   200 mg
Excipiente qsp   1 cápsula
Mande.....cápsulas

Posologia: 1 cápsula 2 vezes ao dia, às refeições.

Indicações: deterioração cognitiva pré-senil e senil, envelhecimento cerebral, distúrbios da memória, síndromes orgânicas psiquiátricas e mal de Alzheimer, onde proporciona melhora na atividade cognitiva, memória e comportamento.

Obs.: é um fosfolipídio, componente natural das membranas celulares, envolvido em muitos aspectos da transmissão transmembrana, essencial à função neuronal no SNC. Mais recentemente tem sido experimentada para o tratamento de síndromes orgânicas psiquiátricas e pesquisada sua função como adjuvante cognitivo. Doses acima das recomendadas podem provocar náuseas, que desaparecem com a redução da dose. O seu uso deve ser evitado na gravidez e amamentação, por falta de estudos sobre a segurança nessas situações.

Ref.: Croock TH et al. Effects of phosphatidylserine in aged associated memory impairment. *Neurology*. 1991; 41(5):644-699.

10. *Griffonia simplicifolia*

Griffonia simplicifolia   50 a 100 mg
Excipiente qsp   1 cápsula
Mande.....cápsulas

Posologia: depressão - 50 mg, 3 vezes ao dia, às refeições; insônia - 100 a 300 mg ao deitar; fibromialgia - 50 a 100 mg 3 vezes ao dia, às refeições.

Obs.: *Griffonia simplicifolia* (Fabaceae) é uma fonte natural de 5-hidróxi triptofano (5-HTP), precursor imediato da serotonina, utilizado como terapêutica complementar em distúrbios depressivos, fadiga crônica, insônia e fibromialgia.

Embora não tenham sido publicados trabalhos a respeito, é possível que a associação de 5-HTP com um inibidor seletivo de recaptação de serotonina (ISRS), possa favorecer o desenvolvimento da síndrome serotoninérgica. O 5-hidróxi triptofano também é associado à síndrome de eosinofilia - mialgia e, por isso, se recomenda que os pacientes sejam monitorados.

11. Melatonina cápsulas

Melatonina	2 mg
Excipiente qsp	1 cápsula
Mande.....cápsulas	

12. Melatonina gotas

Melatonina	2 mg
Veículo qsp	1 ml
Mande em frasco com.....ml	

Posologia: 1 cápsula ou 1 ml 1 a 2 horas após refeição antes de deitar.

Indicações: é usada como monoterapia no tratamento em curto prazo da insônia primária. Também tem sido relatado o seu uso para aliviar o *jet lag*, comum em passageiros de voos de longa duração, além de outras indicações.

Obs.: sua administração à noite pode avançar o ritmo circadiano, incluindo o horário de início do sono. As condições do indivíduo (temperatura, sonolência etc.) e do ambiente (luzes acesas, postura durante o sono etc.) no momento da administração parecem ser importantes e influenciam a eficácia, independentemente da dose. A administração em condições de baixa iluminação induz o sono mais rapidamente. Bulas de produtos europeus com melatonina trazem a recomendação de manter essa dose durante um máximo de treze semanas e em pacientes com 55 anos ou mais.

Ref.: 1. Sousa Neto JA, Castro BF. Melatonina, ritmos biológicos e sono - uma revisão da literatura. *Rev Bras Neurol*, 44 (1): 5-11. 2008. 2. van Maanen A *et al*. Effects of melatonin and bright light treatment in childhood chronic sleep onset insomnia with late melatonin onset: A randomised controlled study. *Sleep*, 40(2), 2017.

13. Metilcobalamina

Metilcobalamina	75 mcg/kg
Excipiente qsp	1 cápsula
Mande.....cápsulas	

Posologia: 1 cápsula 2 vezes por semana.

14. Ácido Folínico

Ácido Folínico	400 mcg
Excipiente qsp	1 cápsula
Mande.....cápsulas	

Posologia: 1 cápsula 2 vezes ao dia.

Indicações: autismo.

Obs.: no estudo abaixo, a suplementação de metilcobalamina foi feita simultaneamente com 400 mcg de ácido folínico, 2 vezes ao dia.

Ref.: James SJ *et al*. Efficacy of methylcobalamin and folinic acid treatment on glutathione redox status in children with autism. *Am J Clin Nutr*. 2009 Jan; 89(1):425-30.

15. Nicotinamida Adenina Dinucleotídeo

NADH	5 a 15 mg
Excipiente qsp	1 cápsula
Mande.....cápsulas	

Posologia: 5 a 15 mg 2 vezes ao dia.

Indicações: coadjuvante no tratamento das doenças de Parkinson e Alzheimer.

Obs.: a nicotinamida dinucleotídeo tem um papel ativo na produção de neurotransmissores como a acetilcolina, noradrenalina e dopamina, cuja deficiência está associada aos sintomas ligados às doenças de Parkinson e Alzheimer.

Ref.: 1. Birkmayer JG et al. Nicotinamide adenine dinucleotide (NADH) - a new therapeutic approach to Parkinson's disease. Comparison of oral and parenteral application. *Acta Neurol Scand*. 1993; 146:32-35. 2. Glasnapp A, Schaefer E. Nicotinamide-Adenine Dinucleotide (NADH) in Parkinson's Disease and Alzheimer's Disease. *International Journal of Pharmaceutical Compounding*. 2000 Jul/Aug; 4(4):276-279.

16. Resveratrol

Resveratrol	5 mg
Excipiente qsp	1 cápsula
Mande.....cápsulas	

Posologia: 1 a 2 cápsulas ao dia.

17. Resveratrol Assoc.

Resveratrol	10 mg
Selênio Aminoácido Complexo	30 mcg
Fosfatidilserina	100 mg
Excipiente qsp	1 cápsula
Mande.....cápsulas	

Posologia: 1 cápsula 2 vezes ao dia.

Indicações: prevenção de doenças degenerativas como Alzheimer. Também é usado como antioxidante na prevenção da aterosclerose e de neoplasias diversas, nas doses de 1 a 2 mg de resveratrol ao dia.

Obs.: resveratrol é um polifenol (3,5,4'-trihidroxiestilbeno) com ação antioxidante e anti-inflamatória. É encontrado em várias plantas e, comercialmente, na forma de extrato seco das raízes de *Polygonum cuspidatum* (Polygonaceae), que contém 8% de resveratrol. O resveratrol também está presente nas uvas e o consumo de vinho tinto está associado à prevenção de doenças cardiovasculares, mesmo em populações com dietas ricas em gorduras.

Seus benefícios cardiovasculares se dão através de uma maior produção de óxido nítrico, regulação dos peptídeos vasoativos, redução dos níveis de lipoproteínas de baixa densidade oxidada e inibição da cicloxigenase. O resveratrol previne ainda a agregação plaquetária e tem ação inibidora da lipoxigenase, enzima envolvida no metabolismo do ácido araquidônico e na formação de eicosanoides, como os leucotrienos. Tem possíveis benefícios sobre a doença de Alzheimer pela desagregação da placa amiloide e por efeito direto sobre tecidos neurais.

Como as doses preconizadas são de resveratrol (e não de extrato de Polygonum cuspidatum) e este se encontra diluído a aproximadamente 8% no extrato seco, é necessário fazer a correção do teor.

Ref.: 1. Anekonda TS. Resveratrol - A boon for treating Alzheimer's disease? *Brain Research Reviews*. 2006; 52:316-326. 2. Vingtdeux V et al. Therapeutic potential of resveratrol in Alzheimer's disease. *BMC Neuroscience*. 2008 Dec 3; 9 Suppl 2:S6.

18. Riboflavina

Riboflavina	30 mg
Excipiente qsp	1 cápsula
Mande.....cápsulas	

Posologia: 1 cápsula 3 vezes ao dia.

Indicações: como adjuvante no tratamento da doença de Parkinson.

Obs.: devem-se reduzir as quantidades de ferro na dieta (carne vermelha).

Ref.: Coimbra CG, Junqueira VBC. Altas doses de riboflavina e eliminação dietética de carne vermelha promovem a recuperação de alguma função motora em pacientes com doença de Parkinson. *Braz J Med Biol Res*. 2003; 36(10):1409-1417.

19. S-Adenosilmetionina (SAMe)

S-Adenosilmetionina   200 a 400 mg
Excipiente qsp   1 cápsula
Mande.....cápsulas

Posologia: dose inicial - 400 mg 2 a 3 vezes ao dia, por 15 a 30 dias; manutenção - 200 mg 2 a 3 vezes ao dia.

Indicações: como terapêutica complementar em distúrbios depressivos, fibromialgia e osteoartrites.

Obs.: é um suplemento alimentar utilizado como antidepressivo, nootrópico, antiartrítico, e também no tratamento da colestase, distúrbios hepáticos, enxaqueca e fibromialgia. Exerce um papel importante nos processos de metilação, como os que ocorrem com hormônios e neurotransmissores cerebrais, além de atuar na manutenção das membranas celulares. Estudos sugerem que as concentrações de SAMe diminuem com o envelhecimento, apesar da presença de uma enzima sintetizadora (metionina-adenosil-transferase). A atividade desta enzima está diminuída em pacientes com depressão e esquizofrenia, e elevada em pacientes com mania.

Ref.: 1. Fetrow CW, Ávila JR. Efficacy of the Dietary Supplement S-Adenosyl-L-Methionine. *The Annals of Pharmacotherapy*. 2001; 35(11):1414-25. 2. Mischoulon D, Fava M. Role of S-adenosyl-L-methionine in the treatment of depression: a review of the evidence. *Am J Clin Nutr*. 2002 Nov; 76(5):1158S-61S.

20. Sulbutiamina

Sulbutiamina   200 mg
Inositohexafosfato de Ca e Mg qsp   500 mg
Mande.....cápsulas

Posologia: 200 a 600 mg ao dia, pela manhã. A dose usual para adultos é de 400 mg.

Indicações: antiastênico e neurotrópico usado na astenia física, psíquica e intelectual, coadjuvante no tratamento da doença de Alzheimer.

Obs.: é um derivado sulfurado da vitamina B1, com alta afinidade pelos tecidos do Sistema Nervoso Central. Sua lipossolubilidade facilita a absorção e difusão através da barreira hematoencefálica. Tem neurotropismo específico para algumas áreas cerebrais, funcionando como nootrópico para astenias funcionais. Mais recentemente tem sido estudada como coadjuvante no tratamento de deteriorações cerebrais, como acontece nas demências e no mal de Alzheimer.

Ref.: 1. Ollat H *et al*. Effects of the association of sulbutiamine with an acetylcholinesterase inhibitor in early stage and moderate Alzheimer disease. *Encephale*. 2007 Mar/Apr; 33(2):211-5. 2. Lôo H *et al*. Effects of sulbutiamine (Arcalion 200) on psycho-behavioral inhibition in major depressive episodes. *Encephale*. 2000; 26(2):70-5.

21. Triptofano

Triptofano   500 mg
Mande.....cápsulas

Posologia: 2 a 4 cápsulas 3 vezes ao dia.

Indicações: como terapêutica complementar em distúrbios depressivos, insônia, fadiga crônica.

Obs.: é um aminoácido essencial usado como suplemento dietético e no tratamento do stress e hiperatividade (em crianças), na faixa de 100 a 300 mg ao dia. É usado também no tratamento da depressão e de distúrbios do sono, em doses de 3.000 a 6.000 mg ao dia. O triptofano é associado à síndrome de eosinofilia - mialgia e por isso se recomenda que os pacientes sejam monitorados.

22. 5-Hidróxi Triptofano

5-Hidróxi Triptofano	100 mg
Excipiente qsp	1 cápsula
Mande.....cápsulas	

Posologia: insônia e depressão - 1 cápsula ao deitar; fibromialgia - 1 cápsula 3 vezes ao dia, às refeições.

Indicações: como terapêutica complementar em distúrbios depressivos, fadiga crônica, insônia e fibromialgia.

Obs.: é um precursor imediato da serotonina, com ação antidepressiva. Tem algumas vantagens sobre o triptofano, como atravessar mais facilmente a barreira hematoencefálica, uma vez que não se liga à albumina plasmática (90% do triptofano plasmático estão ligados à albumina, tendo que competir com outros aminoácidos na barreira hematoencefálica). Além disso, o processo enzimático envolvido na hidroxilação do triptofano a 5-hidróxi triptofano não é especificamente limitado a esta reação e pode competir com outros processos metabólicos essenciais à biossíntese.

É usado na dose de 100 mg ao dia, na depressão e em outras síndromes neurológicas como Parkinson e epilepsia, em dose única ao deitar. Também é utilizado na fibromialgia, insônia, fadiga crônica, obesidade e diabetes melito, em doses de 100 a 300 mg ao dia. Ainda são relatadas na literatura, doses de 600 a 900 mg ao dia no tratamento da depressão. O 5-hidróxi triptofano também é associado à síndrome de eosinofilia - mialgia e, por isso, se recomenda que os pacientes sejam monitorados.

Ref.: 1. Weeks BS. Formulations of dietary supplements and herbal extracts for relaxation and anxiolytic action: Relarian. *Med Sci Monit*. 2009 Nov; 15(11):256-62. 2. Halford JC *et al*. Serotonin (5-HT) drugs: effects on appetite expression and use for the treatment of obesity. *Curr Drug Targets*. 2005 Mar; 6(2):201-13.

23. Suplemento Nutricional para a Insônia

Cálcio (CMG)	200 mg
Magnésio (Glicina)	100 mg
Zinco (Glicina)	15 mg
Triptofano	500 mg
Nicotinamida	100 mg
Vitamina B6	100 mg
Excipiente qsp	1 cápsula

Mande 30 doses em cápsulas ou em envelopes monodose.

24. Suplemento Nutricional para a Memória

Cálcio (CMG)	200 mg
Magnésio (Glicina)	100 mg
Zinco (Histidina)	15 mg
Manganês (Glicina)	10 mg
Colina (Bitartarato)	500 mg
Excipiente qsp	1 cápsula

Mande 30 doses em cápsulas ou em envelopes monodose.

Posologia: fracionar a dose em 2 a 3 tomadas ao dia, 1 hora antes das refeições, ou 1 envelope monodose pela manhã, por 2 a 3 meses.

25. Associação de Aminoácidos e Vitaminas para a Depressão, Stress e Insônia

Triptofano	250 mg
Fenilalanina	250 mg
Nicotinamida	10 mg
Ácido Pantotênico	10 mg
Excipiente qsp	1 cápsula
Mande.....cápsulas	

Posologia: 1 a 2 cápsulas à noite.

26. Suplemento Vitamínico e Mineral para o Alcoolismo

Magnésio (Glicina)	200 mg
Cálcio (CMG)	100 mg
Zinco (Glicina)	15 mg
Ferro (Glicina)	10 mg
Vitamina B1	100 mg
Excipiente qsp	1 cápsula
Mande.....cápsulas	

Posologia: 1 cápsula ao dia, pela manhã.

27. Suplemento Vitamínico e Mineral para o Stress, Irritabilidade e Tensão

Cálcio (CMG)	100 mg
Magnésio (Glicina)	200 mg
Zinco (Glicina)	35 mg
Cobre (Glicina)	1 mg
Selênio Aminoácido Complexo	50 mcg
Cromo (DG)	100 mcg
Vitamina E	400 mg
Vitamina B6	100 mg
Inositol	250 mg
Excipiente qsp	1 cápsula

Mande 30 doses em cápsulas ou em envelopes monodose.

Posologia: fracionar a dose em 2 a 3 tomadas ao dia, 1 hora antes das refeições, ou 1 envelope monodose pela manhã, por 2 a 3 meses.

II. Princípios Ativos que Atuam no Aparelho Circulatório

1. Antiagregantes Plaquetários

faixa de dosagem diária usual

Ácido Acetilsalicílico	100 - 300 mg
Cilostazol	100 - 200 mg
Clopidogrel[1]	75 mg
Dipiridamol	150 - 600 mg
Ticlopidina	250 - 500 mg

[1] Clopidrogrel: administrado na forma de bissulfato, em doses equivalentes à base (97,86 mg de bissulfato de clopidogrel são aproximadamente equivalentes a 75 mg de clopidogrel base, FEq=1,3).

Exemplos de Fórmulas:

1. Ácido Acetilsalicílico

Ácido Acetilsalicílico	100 a 300 mg
Excipiente qsp	1 cápsula
Mande.....cápsulas	

Posologia: angina pectoris - 100 a 300 mg ao dia; infarto agudo miocárdio - 100 a 160 mg ao dia; prevenção da trombose coronariana - 100 a 200 mg ao dia.

Obs.: o ácido acetilsalicílico altera a agregação plaquetária, mesmo em pequenas doses. A inibição da formação de tromboxano A2 é irreversível, por isso, em casos de cirurgias e procedimentos eletivos invasivos, precisa ser suspenso uma semana antes para que a coagulação se recomponha e não haja risco de hemorragias. Tem potencial agressor para a mucosa gástrica. O seu uso deve ser evitado no último trimestre de gravidez. Deve-se controlar a função hepática e a agregação plaquetária. Não deve ser usado na febre e dor causadas pela dengue, pois agrava as doenças que causam diminuição no índice de plaquetas.

2. Dipiridamol

Dipiridamol	75 mg
Excipiente qsp	1 cápsula
Mande.....cápsulas	

Posologia: 1 a 2 cápsulas 3 vezes ao dia.

3. Dipiridamol e Ácido Acetilsalicílico

Dipiridamol	75 mg
Ácido Acetilsalicílico	30 mg
Excipiente qsp	1 cápsula
Mande.....cápsulas	

Posologia: 1 cápsula 3 vezes ao dia.

Obs.: o dipiridamol é um antiagregante plaquetário usado na prevenção e tratamento de distúrbios tromboembólicos, que atua por inibição da recaptação de adenosina. O uso do dipiridamol deve ser suspenso antes de cirurgias, se possível, por aumentar a incidência de sangramentos. Na associação com ácido acetilsalicílico deve-se ficar atento à possibilidade de aumentar o tempo de sangramento.

4. Cilostazol

Cilostazol	100 mg
Excipiente qsp	1 cápsula
Mande.....cápsulas	

Posologia: 1 cápsula 2 vezes ao dia, 30 minutos antes ou 2 horas depois do café da manhã e do jantar.

Obs.: é um inibidor da fosfodiesterase, com ação antiagregante plaquetária e vasodilatadora, usado no tratamento de doença vascular periférica. Também é usado para redução do sintoma da claudicação intermitente e na prevenção da recorrência de acidente vascular cerebral (AVC). As doses devem ser reduzidas à metade em caso de uso simultâneo de fármacos inibidores do CYP3A4 (cetoconazol, eritromicina) ou do CYP2C19 (omeprazol).

5. Clopidogrel

Clopidogrel   75 mg
Excipiente qsp   1 cápsula
Mande.....cápsulas

Posologia: profilaxia de eventos tromboembólicos - 75 mg uma vez ao dia.

Obs.: é um análogo da ticlopidina, que atua inibindo a agregação plaquetária mediada pela adenosina difosfato. É usado como alternativa à aspirina em pacientes com aterosclerose, que estão em risco de doença tromboembólica como infarto do miocárdio, doença arterial periférica e acidente vascular cerebral.

6. Ticlopidina

Ticlopidina   250 mg
Excipiente qsp   1 cápsula
Mande.....cápsulas

Posologia: 1 cápsula 2 vezes ao dia, às refeições. É indicada na prevenção de acidente vascular cerebral como alternativa ao ácido acetilsalicílico. Pode causar neutropenia severa.

Obs.: é usada em distúrbios tromboembólicos por sua ação inibidora da agregação plaquetária, mediada pela adenosina difosfato. Também é usada profilaticamente como alternativa à aspirina em pacientes com risco de trombose, no manejo da claudicação intermitente e da isquemia cardíaca.

2. Antiarrítmicos   faixa de dosagem diária usual

Classe I - Bloqueadores do Canal de Sódio

Cloridrato de Procainamida * .... 1.800 - 3.600 mg
Disopiramida [1]** .... 300 - 800 mg
Sulfato de Quinidina [2].. 600 - 1.600 mg

Classe II - Betabloqueadores (ver item 4 neste capítulo)

Classe III - Bloqueadores do Canal de Potássio

Cloridrato de Amiodarona .... 200 - 600 mg

Classe IV - Bloqueadores do Canal de Cálcio

Cloridrato de Diltiazem .... 180 - 360 mg
Cloridrato de Verapamil .... 120 - 480 mg

[1] Disopiramida: usada tanto na forma da base como na forma de fosfato sendo as doses expressas em relação à base (129 mg de fosfato de disopiramida são aproximadamente equivalentes a 100 mg de disopiramida base, FEq=1,29).

² Quinidina: também pode ser administrada na forma de bissulfato de quinidina (222,5 mg de bissulfato de quinidina são aproximadamente equivalentes a 200 mg de sulfato de quinidina).

* A procainamida tem meia-vida menor que 4 horas, exigindo preparações de liberação prolongada, o que limita seu uso em tratamentos de manutenção.

** Princípio Ativo controlado pela Portaria 344 lista C-1 (SVS-MS), com receituário de controle especial em duas vias.

Obs.: disopiramida, procainamida, quinidina e verapamil - princípios ativos incluídos na RDC nº 354, de 18 de dezembro de 2003 (substâncias de baixo índice terapêutico).

Exemplos de Fórmulas:

Bloqueadores do Canal de Sódio

1. Disopiramida (cápsulas)

Disopiramida   100 a 150 mg
Excipiente qsp   1 cápsula
Mande.....cápsulas

Posologia: 100 a 150 mg 4 vezes ao dia.

Obs.: pode precipitar crises de glaucoma ou causar retenção urinária (efeitos colinérgicos).

2. Disopiramida (suspensão)

Disopiramida   1 a 10 mg
Veículo qsp   1 ml
Mande em frasco com.....ml

Posologia: crianças com menos de 1 ano - 10 a 30 mg/kg; de 1 a 4 anos - 10 a 20 mg/kg; de 4 a 12 anos - 10 a 15 mg/kg; de 12 a 18 anos - 6 a 15 mg/kg.

3. Quinidina

Sulfato de Quinidina   200 mg
Excipiente qsp   1 cápsula
Mande.....cápsulas

Posologia: 1 a 2 cápsulas 3 a 4 vezes ao dia (manutenção no tratamento de arritmias cardíacas).

Obs.: devido à frequência de seus efeitos colaterais, o tratamento pode ser descontinuado após a primeira dose, que é chamada "carga de prova". A dose deve ser ajustada de acordo com eletrocardiogramas seriados. A ocorrência de síncope, eventualmente fatal, está associada com prolongamento do potencial de ação e do período refratário (intervalo Q-T).

Bloqueadores do Canal de Potássio

1. Amiodarona

Cloridrato de Amiodarona   100 a 200 mg
Excipiente qsp   1 cápsula
Mande.....cápsulas

Posologia: dose de impregnação - 200 mg 3 vezes ao dia durante uma semana, seguida de 200 mg 2 vezes ao dia na segunda semana; manutenção - 100 a 400 mg ao dia em 1 ou 2 tomadas.

Obs.: o seu uso está indicado em arritmias graves, refratárias a outros antiarrítmicos, devido aos efeitos adversos potencialmente severos. O paciente deve ser orientado a usar protetor solar, pois a amiodarona pode causar hiperpigmentação por fotossensibilidade. A função tireoidiana deve ser monitorada por seu teor elevado de iodo.

Bloqueadores do Canal de Cálcio

1. Diltiazem

Cloridrato de Diltiazem   30 a 60 mg
Excipiente qsp   1 cápsula
Mande.....cápsulas

Posologia: dose inicial - 30 mg 4 vezes ao dia, antes das refeições e ao deitar; manutenção - 60 mg 3 a 4 vezes ao dia.

Obs.: além da ação vasodilatadora, promove depressão miocárdica e retardo na condução atrioventricular, podendo levar à redução do débito cardíaco e bradicardia. É recomendável o uso de preparações de ação lenta.

2. Verapamil

Cloridrato de Verapamil   80 a 120 mg
Excipiente qsp   1 cápsula
Mande.....cápsulas

Posologia: dose inicial - 240 mg divididos em 2 ou 3 tomadas; manutenção - 320 a 480 mg ao dia divididos em 3 ou 4 tomadas.

Obs.: o seu uso é indicado nas arritmias supraventriculares. Nas arritmias ventriculares, pode causar colapso circulatório. O seu uso é contraindicado formalmente quando o eletrocardiograma mostrar complexos QRS largos ou bloqueio atrioventricular de 2° ou 3° grau.

3. Anti-Hipertensivos   faixa de dosagem diária usual

Inibidores da ECA

Captopril	12,5 - 150 mg
Cloridrato de Benazepril	5 - 10 mg
Lisinopril [1]	2,5 - 20 mg
Maleato de Enalapril	2,5 - 20 mg
Ramipril	1,25 - 10 mg

Antagonistas dos Receptores de Angiotensina II

Losartana Potássica	25 - 100 mg
Olmesartana Medoxomila	10 - 40 mg
Valsartana	40 - 160 mg

Antagonistas de Canal de Cálcio

Anlodipino [2]	5 - 10 mg
Cloridrato de Diltiazem	120 - 240 mg
Felodipino	2,5 - 10 mg
Nifedipino *	20 - 40 mg
Nitrendipino	20 - 40 mg

Agonistas Alfa-Adrenérgicos de Ação Central

Cloridrato de Clonidina .... 100 - 200 mcg
Metildopa [3] .... 500 - 2.000 mg

Bloqueadores Alfa-Adrenérgicos de Ação Periférica

Doxazosina [4] .... 1 - 16 mg
Prazosina [5] .... 1 - 15 mg

Betabloqueadores (ver item 4 neste capítulo)

Vasodilatador Arterial de Ação Direta

Minoxidil [6] .... 5 - 50 mg

Depletor Periférico de Catecolaminas

Reserpina .... 0,1 - 0,25 mg

[1] Lisinopril: administrado na forma di-hidratada, em doses equivalentes à base (2,72 mg de di-hidrato de lisinopril são aproximadamente equivalentes a 2,5 mg de lisinopril base, FEq=1,09).
[2] Anlodipino: administrado na forma de besilato, em doses equivalentes à base (6,93 mg de besilato de anlodipino são aproximadamente equivalentes a 5 mg de anlodipino base, FEq=1,39).
[3] Metildopa: administrada na forma sesqui-hidratada, em doses equivalentes à base (563,9 mg de metildopa sesqui-hidratada são aproximadamente equivalentes a 500 mg de metildopa base, FEq=1,13).
[4] Doxazosina: administrada na forma de mesilato, em doses equivalentes à base (1,21 mg de mesilato de doxazosina são aproximadamente equivalentes a 1 mg de doxazosina base, FEq=1,21).
[5] Prazosina: administrada na forma de cloridrato, em doses equivalentes à base (1,09 mg de cloridrato de prazosina são aproximadamente equivalentes a 1 mg de prazosina base, FEq=1,09).
[6] Minoxidil: usado na forma da base para uso oral.

* Nifedipino - usado na forma de *Pellets* de ação prolongada (12 horas). Empregar fator de correção.

Obs.: clonidina, minoxidil e prazosina - princípios ativos incluídos na RDC n° 354, de 18 de dezembro de 2003 (substâncias de baixo índice terapêutico).

Exemplos de Fórmulas:

Inibidores da ECA

Os inibidores da ECA têm baixo índice de efeitos adversos, sendo a tosse seca noturna a ocorrência mais comum. Têm contraindicação formal em gestantes, podendo acarretar insuficiência renal severa em neonatos. O captopril deve ser reservado para o tratamento de crises hipertensivas, pois tem menor tempo de ação. Todos os outros inibidores da ECA têm ação prolongada e são, portanto, opções preferenciais para o tratamento de manutenção.

1. Benazepril (cápsulas)

Cloridrato de Benazepril	5 - 10 mg
Excipiente qsp	1 cápsula
Mande.....cápsulas	

2. Benazepril (suspensão)

Cloridrato de Benazepril	2 mg
Veículo qsp	1 ml
Mande em frasco com.....ml	

Posologia: 5 a 10 mg uma vez ao dia, ou divididos em duas doses.

3. Captopril (cápsulas)

Captopril	12,5 a 50 mg
Excipiente qsp	1 cápsula
Mande.....cápsulas	

4. Captopril (xarope)

Captopril	5 a 12,5 mg
Xarope Aromatizado qsp	5 ml
Mande em frasco com.....ml	

Posologia: adultos - 12,5 a 50 mg 2 a 3 vezes ao dia, antes das refeições; crianças até 10 anos - 0,5 a 1 mg/kg ao dia, divididos em 3 tomadas.

5. Enalapril (cápsulas)

Maleato de Enalapril	2,5 a 20 mg
Excipiente qsp	1 cápsula
Mande.....cápsulas	

6. Enalapril (solução oral)

Maleato de Enalapril	1 mg
Solução de Ácido Cítrico 25% qs	pH 3 - 4
Xarope Simples qsp	1 ml
Mande em frasco com.....ml	

Posologia: dose inicial para adultos - 5 mg ao deitar (2,5 em pacientes renais e idosos); manutenção para adultos - 10 a 20 mg ao dia, pela manhã ou em 2 tomadas, se necessário; crianças - 0,1 mg/kg ao dia até o máximo de 0,5 mg/kg ao dia após 2 semanas. As doses podem ser administradas em uma tomada ou divididas em duas tomadas.

Obs.: o maleato de enalapril (10 a 20 mg) pode ser associado à hidroclorotiazida (12,5 a 25 mg) em cápsulas, com a posologia de 1 cápsula pela manhã.

7. Lisinopril

Lisinopril	2,5 a 20 mg
Excipiente qsp	1 cápsula
Mande.....cápsulas	

8. Ramipril

Ramipril	1,25 a 5 mg
Excipiente qsp	1 cápsula
Mande.....cápsulas	

Posologia: dose inicial - 2,5 mg pela manhã; manutenção - 10 a 20 mg pela manhã, até o máximo de 40 mg/dia. Também pode ser formulado em xarope a 2 mg/ml.

Posologia: dose inicial - 1,25 mg pela manhã; manutenção - 2,5 a 5 mg pela manhã, até o máximo de 10 mg/dia. A dose de 1,25 mg diários é usual em pacientes com função renal diminuída ou depleção de íons sódio. Também pode ser formulado em xarope a 1 mg/ml.

9. Lisinopril e Hidroclorotiazida

Lisinopril	10 a 20 mg
Hidroclorotiazida	12,5 a 25 mg
Excipiente qsp	1 cápsula
Mande.....cápsulas	

10. Ramipril e Hidroclorotiazida

Ramipril	2,5 a 5 mg
Hidroclorotiazida	12,5 a 25 mg
Excipiente qsp	1 cápsula
Mande.....cápsulas	

Posologia: 1 cápsula ao dia.

Posologia: 1 cápsula pela manhã.

Antagonistas dos Receptores de Angiotensina II

Os antagonistas dos receptores de angiotensina II têm as mesmas ações e restrições dos inibidores da ECA, apresentando a vantagem de não produzir tosse por não ter ação na bradicinina.

1. Losartana

Losartana Potássica	25 a 100 mg
Excipiente qsp	1 cápsula
Mande.....cápsulas	

Posologia: dose inicial - 50 mg ao dia (25 mg em pacientes renais e idosos); manutenção - 50 mg ao dia (até 100 mg se necessário) em dose única ou em 2 tomadas.

2. Valsartana

Valsartana	40 a 160 mg
Excipiente qsp	1 cápsula
Mande.....cápsulas	

Posologia: dose inicial - 80 mg ao dia; manutenção - 80 a 160 mg ao dia; pacientes idosos ou com alterações renais ou hepáticas - 40 mg ao dia.

3. Losartana e Hidroclorotiazida

Losartana Potássica	50 mg
Hidroclorotiazida	12,5 mg
Excipiente qsp	1 cápsula
Mande.....cápsulas	

Posologia: dose inicial e de manutenção - 1 cápsula pela manhã.

4. Valsartana e Hidroclorotiazida

Valsartana	80 a 160 mg
Hidroclorotiazida	12,5 a 25 mg
Excipiente qsp	1 cápsula
Mande.....cápsulas	

Posologia: 1 cápsula pela manhã.

Ref.: Glezer MG, Saĭgitov RT. Effectiveness and safety of losartan and its combination with hydrochlorothiazide in patients with hypertension: in result study. *Kardiologiia*. 2012; 52(10):17-25.

5. Olmesartana

Olmesartana Medoxomila	10 a 20 mg
Excipiente qsp	1 cápsula
Mande.....cápsulas	

Posologia: 1 cápsula ao dia.

6. Olmesartana e Hidroclorotiazida

Olmesartana Medoxomila	20 mg
Hidroclorotiazida	12,5 mg
Excipiente qsp	1 cápsula
Mande.....cápsulas	

Posologia: 1 cápsula ao dia.

Obs.: a olmesartana é administrada como pró-fármaco, na forma de éster. Para pacientes com insuficiência renal ou hepática, as doses devem ser reduzidas à metade.

Antagonistas de Canal de Cálcio

1. Anlodipino

Anlodipino	5 a 10 mg
Excipiente qsp	1 cápsula
Mande.....cápsulas	

Posologia: 5 a 10 mg ao dia.

2. Anlodipino e Olmesartana

Anlodipino	5 a 10 mg
Olmesartana Medoxomila	20 a 40 mg
Excipiente qsp	1 cápsula
Mande.....cápsulas	

Posologia: 1 cápsula ao dia.

Obs.: anlodipino é uma di-hidropiridina que promove vasodilatação sem depressão miocárdica. Por ter ação lenta e duradoura apresenta menos efeitos adversos. Pode ocorrer edema de tornozelos, rubor facial, cefaleia e taquicardia reflexa. Também pode ser formulado em suspensão oral com 1 mg/ml.

Ref.: Derosa G *et al*. Effects of an olmesartan/amlodipine fixed dose on blood pressure control, some adipocytokines and interleukins levels compared with olmesartan or amlodipine monotherapies. *J Clin Pharm Ther*. 2013 Feb;38(1):48-55.

3. Anlodipino e Enalapril

Anlodipino	2,5 a 5 mg
Maleato de Enalapril	10 a 20 mg
Excipiente qsp	1 cápsula
Mande.....cápsulas	

Posologia: 1 cápsula ao dia.

4. Anlodipino e Ramipril

Anlodipino	5 mg
Ramipril	2,5 a 5 mg
Excipiente qsp	1 cápsula
Mande.....cápsulas	

Posologia: 1 cápsula ao dia.

5. Anlodipino e Losartana

Anlodipino	2,5 a 5 mg
Losartana Potássica	50 a 100 mg
Excipiente qsp	1 cápsula
Mande.....cápsulas	

Posologia: 1 cápsula ao dia.

6. Anlodipino, Valsartana e Hidroclotiazida

Anlodipino	5 a 10 mg
Valsartana	160 a 320 mg
Hidroclorotiazida	12,5 a 25 mg
Excipiente qsp	1 cápsula
Mande.....cápsulas	

Posologia: 1 cápsula ao dia.

Ref.: Calhoun DA *et al*. Effects of demographics on the antihypertensive efficacy of triple therapy with amlodipine, valsartan, and hydrochlorothiazide for moderate to severe hypertension. *Curr Med Res Opin*. 2013 Aug; 29(8):901-10.

7. Diltiazem

Cloridrato de Diltiazem	30 a 60 mg
Excipiente qsp	1 cápsula
Mande.....cápsulas	

Posologia: dose inicial - 30 mg 4 vezes ao dia, antes das refeições e ao deitar; manutenção - 60 mg 3 a 4 vezes ao dia. Doses maiores devem ser feitas em preparações *retard*.

8. Nitrendipino

Nitrendipino	10 a 20 mg
Excipiente qsp	1 cápsula
Mande.....cápsulas	

Posologia: 20 mg ao dia em dose única ou 10 mg duas vezes ao dia. A dose deve ser reduzida para 5 a 10 mg uma vez ao dia em pacientes com insuficiência hepática.

Obs. (diltiazem): além da ação vasodilatadora, promove depressão miocárdica e retardo na condução atrioventricular, podendo levar à redução do débito cardíaco e bradicardia. É recomendável o uso de preparações de ação lenta.

9. Felodipino

Felodipino	2,5 a 10 mg
Excipiente AP qsp	1 cápsula
Mande.....cápsulas de liberação prolongada	

Posologia: dose inicial - 5 mg ao dia, manutenção - 2,5 a 10 mg ao dia.

10. Nifedipino *Pellets*

Nifedipino *Pellets*	10 a 20 mg
Mande.....cápsulas	
Pellets para liberação em 12 horas	

Posologia: 10 a 20 mg 2 vezes ao dia.

Obs.: felodipino e nifedipino são di-hidropiridinas de ação rápida e seus efeitos adversos são mais frequentes e severos. No tratamento de manutenção da hipertensão arterial sistêmica é recomendável o uso de formulações de ação prolongada.

Agonistas Alfa-Adrenérgicos de Ação Central

1. Metildopa

Metildopa	250 a 500 mg
Excipiente qsp	1 cápsula
Mande.....cápsulas	

Posologia: dose inicial - 250 mg, 2 a 3 vezes ao dia; manutenção - 500 mg 2 a 3 vezes ao dia.

2. Metildopa Assoc.

Metildopa	250 mg
Hidroclorotiazida	25 mg
Excipiente qsp	1 cápsula
Mande.....cápsulas	

Posologia: 1 cápsula 2 vezes ao dia.

Obs.: a metildopa é preconizada para tratamento da hipertensão arterial sistêmica em gestantes, por não causar efeitos adversos no feto. Não é droga de escolha em outros casos de hipertensão, devido à incidência de efeitos colaterais. Icterícia é contraindicação formal do seu uso.

3. Clonidina

Cloridrato de Clonidina	100 mcg
Excipiente qsp	1 cápsula
Mande.....cápsulas	

Posologia: 1 cápsula ao deitar.

Obs.: não é droga de escolha devido aos riscos de efeitos adversos potencialmente fatais. Pode causar hipotensão, bradicardia e depressão do SNC. Não é recomendada como monoterapia. A suspensão abrupta pode levar à crise hipertensiva rebote, por elevação de catecolaminas no plasma. O seu uso como estimulante do crescimento é condenado em diversos países, incluindo o Brasil.

Bloqueadores Alfa-Adrenérgicos de Ação Periférica

1. Doxazosina

Doxazosina	1 mg
Excipiente qsp	1 cápsula
Mande.....cápsulas	

Posologia: dose inicial - 1 mg ao dia; manutenção - a dose poderá ser aumentada a cada 1 - 2 semanas para 2 mg, 4 mg, 8 mg, até o máximo de 16 mg ao dia. Também pode ser manipulada em suspensão oral com 1 mg/2 ml.

Obs.: é mais segura que seu análogo prazosina por ter ação lenta. Produz relaxamento do tônus muscular da bexiga e da próstata sendo também utilizada em hipertrofia prostática.

2. Prazosina

Prazosina	0,5 a 1 mg
Excipiente qsp	1 cápsula
Mande.....cápsulas	

Posologia: dose inicial - 0,5 a 1 mg à noite, durante 3 dias aumentando para 1 mg 2 vezes ao dia durante 3 a 7 dias; manutenção - 6 a 15 mg ao dia em doses divididas. Também pode ser manipulada em suspensão oral com 0,5 a 1 mg/2 ml.

Obs.: não é droga de 1ª linha devido à possibilidade de síncope no início do tratamento e indução de taquicardia reflexa.

Vasodilatador Arterial de Ação Direta

1. Minoxidil Base

Minoxidil Base	5 a 10 mg
Excipiente qsp	1 cápsula
Mande.....cápsulas	

Posologia: dose inicial de 5 mg ao dia, aumentada a cada 3 dias, até 40 a 50 mg ao dia.

Obs.: pode provocar retenção hidrossalina e taquicardia reflexa e, portanto, deve ser usado em associação com diurético e betabloqueador. Também pode ser formulado em xarope com 2 a 5 mg/ml.

Depletor Periférico de Catecolaminas

1. Reserpina

Reserpina	0,1 mg
Excipiente qsp	1 cápsula
Mande.....cápsulas	

Posologia: 1 cápsula ao dia.

2. Reserpina Assoc.

Reserpina	0,25 mg
Clortalidona	50 mg
Excipiente qsp	1 cápsula
Mande.....cápsulas	

Posologia: 1 cápsula 3 vezes por semana.

Obs.: a reserpina não deve ser utilizada como monoterapia devido à ocorrência de hipotensão postural severa, principalmente em idosos. A sedação e depressão mórbida são efeitos adversos consequentes da redução de noradrenalina no SNC.

4. Beta Bloqueadores

faixa de dosagem diária usual

Atenolol	25 - 200 mg
Carvedilol	12,5 - 25 mg
Cloridrato de Betaxolol [1]	5 - 40 mg
Cloridrato de Propranolol	40 - 320 mg
Hemifumarato de Bisoprolol	1,25 - 10 mg
Nadolol	40 - 160 mg
Pindolol	5 - 30 mg
Tartarato de Metoprolol	50 - 200 mg

[1] Usado na forma de cloridrato em doses de cloridrato de betaxolol. A equivalência é feita apenas para produtos de uso tópico.

Exemplos de Fórmulas:

1. Atenolol

Atenolol	25 a 100 mg
Excipiente qsp	1 cápsula
Mande.....cápsulas	

Posologia: hipertensão arterial e arritmias - 25 a 100 mg 1 vez ao dia; angina *pectoris* - 100 a 200 mg ao dia em dose única.

Obs.: o atenolol é um betabloqueador cardiosseletivo e o risco de broncoespasmo existe somente com doses elevadas ou em pacientes com asma severa. Não tem atividade simpaticomimética intrínseca (ASI) e, por isto, é contraindicado em bloqueio atrioventricular ou insuficiência cardíaca congestiva (ICC).

2. Atenolol e Anlodipino

Atenolol	25 a 50 mg
Anlodipino	5 mg
Excipiente qsp	1 cápsula
Mande.....cápsulas	

Posologia: 1 cápsula pela manhã.

3. Atenolol e Clortalidona

Atenolol	25 a 100 mg
Clortalidona	12,5 a 25 mg
Excipiente qsp	1 cápsula
Mande.....cápsulas	

Posologia: 1 cápsula pela manhã.

4. Betaxolol

Betaxolol	10 a 20 mg
Excipiente qsp	1 cápsula
Mande.....cápsulas	

Posologia: 10 a 20 mg em dose única diária, aumentando, se necessário, após 1 a 2 semanas, a 40 mg ao dia. Idosos e pacientes com disfunção renal grave - 5 a 10 mg/dia.

Obs.: é cardiosseletivo e não tem atividade simpaticomimética intrínseca (vide atenolol).

5. Bisoprolol

Hemifumarato de Bisoprolol	1,25 a 10 mg
Excipiente qsp	1 cápsula
Mande.....cápsulas	

Posologia: hipertensão ou angina - 5 a 10 mg em dose única diária; insuficiência cardíaca - dose inicial de 1,25 mg ao dia, aumentando gradualmente até a dose máxima tolerada, que não deve ultrapassar 10 mg.

Obs.: é cardiosseletivo e não tem atividade simpaticomimética intrínseca (vide atenolol).

6. Carvedilol

Carvedilol	6,25 a 12,5 mg
Excipiente qsp	1 cápsula
Mande.....cápsulas	

Posologia: dose inicial - 6,25 mg 2 vezes ao dia; manutenção - 6,25 a 12,5 mg 2 vezes ao dia.

Obs.: é um alfa-beta bloqueador, não cardiosseletivo e sem ASI (vide propranolol). Sua propriedade vasodilatadora, consequente ao bloqueio alfa-1, permite seu uso em ICC.

7. Metoprolol

Tartarato de Metoprolol	50 a 100 mg
Excipiente qsp	1 cápsula
Mande.....cápsulas	

8. Metoprolol e Hidroclorotiazida

Tartarato de Metoprolol	100 mg
Hidroclorotiazida	12,5 mg
Excipiente qsp	1 cápsula
Mande.....cápsulas	

Posologia: hipertensão - 50 a 100 mg ao dia, em dose única pela manhã ou divididos em 2 doses (manhã e noite); arritmias - 100 a 150 mg ao dia divididos em 2 doses; angina *pectoris* - 100 a 200 mg ao dia divididos em 2 doses; hipertiroidismo - 50 a 200 mg ao dia, divididos em 3 a 4 doses. A posologia da associação com hidroclorotiazida é de 1 cápsula 1 a 2 vezes ao dia.

Obs.: o metoprolol é cardiosseletivo e não tem atividade simpaticomimética intrínseca (vide atenolol).

9. Nadolol

Nadolol	40 a 160 mg
Excipiente qsp	1 cápsula
Mande.....cápsulas	

Posologia: hipertensão arterial e arritmias - 40 mg ao dia, podendo ser aumentada gradualmente; angina *pectoris* - 40 a 80 mg ao dia; profilaxia da enxaqueca - 40 a 160 mg ao dia; hipertiroidismo - 40 a 80 mg ao dia.

Obs.: não é cardiosseletivo e não tem atividade simpaticomimética intrínseca. Tem as mesmas indicações e restrições do propranolol, diferindo deste pela ação prolongada. Também pode ser formulado em suspensão com 10 mg/ml.

10. Pindolol

Pindolol	5 a 15 mg
Excipiente qsp	1 cápsula
Mande.....cápsulas	

Posologia: hipertensão arterial - 5 a 15 mg pela manhã; angina "pectoris" e arritmias cardíacas - 10 a 30 mg divididos em 2 a 3 tomadas.

Obs.: não é cardiosseletivo, tem ASI, portanto não produz bradicardia severa ou queda no débito cardíaco. Não altera os níveis de lipídios. É útil em hipertensão arterial na gravidez, após o 1º trimestre, por não induzir bradicardia fetal. É ineficaz na enxaqueca.

11. Propranolol

Cloridrato de Propranolol	40 a 80 mg
Excipiente qsp	1 cápsula
Mande.....cápsulas	

12. Propranolol e Hidroclorotiazida

Cloridrato de Propranolol	40 mg
Hidroclorotiazida	25 mg
Excipiente qsp	1 cápsula
Mande.....cápsulas	

Posologia: hipertensão arterial e arritmias cardíacas - 10 a 80 mg 3 a 4 vezes ao dia; angina *pectoris* - 10 a 20 mg 3 a 4 vezes ao dia; tireotoxicose - 10 a 40 mg 3 vezes ao dia. A partir de uma dose inicial, os aumentos devem ser gradativos até alcançar a dose efetiva. Associação com hidroclorotiazida - 1 cápsula 2 vezes ao dia.

Obs.: não é cardiosseletivo e, mesmo em doses baixas, pode provocar broncoespasmo em pacientes asmáticos. Não tem atividade simpaticomimética intrínseca (ASI), portanto apresenta ação inotrópica negativa plena, sendo contraindicado em insuficiência cardíaca congestiva (ICC) e bradicardias severas. Pode induzir hiperlipidemia e/ou causar hipoglicemia.

5. Cardiotônicos

faixa de dosagem diária usual

Digitoxina *	0,05 - 0,3 mg
Digoxina	0,125 - 0,25 mg

* A digitoxina tem as mesmas indicações da digoxina, mas seu uso foi praticamente abandonado em virtude de sua eliminação lenta (14 a 21 dias) o que dificulta o tratamento de eventual intoxicação digitálica.

Obs.: digitoxina e digoxina - princípios ativos incluídos na RDC nº 354, de 18 de dezembro de 2003 (substâncias de baixo índice terapêutico).

Exemplos de Fórmulas:

1. Digoxina

Digoxina	0,125 a 0,25 mg
Excipiente qsp	1 cápsula
Mande.....cápsulas	

Posologia: digitalização inicial - 0,25 mg 3 vezes ao dia durante 6 dias; manutenção - 0,25 mg 1 vez ao dia; idosos - 0,125 mg ao dia. Atualmente, o esquema de digitalização inicial é preconizado em casos de insuficiência cardíaca associada à taquiarritmias atriais.

Obs.: a digoxina, assim como todos os digitálicos, apresenta uma estreita margem entre as doses terapêutica e tóxica. Seu principal reservatório é o músculo esquelético, portanto sua dosagem deve basear-se na massa corpórea estimada. Está indicada em casos de insuficiência cardíaca refratária ao uso de inibidores de ECA, diuréticos ou vasodilatadores, e em taquiarritmias supraventriculares. Os sintomas de toxicidade incluem náuseas, vômitos, diarreia, confusão mental e arritmias. A hipopotassemia facilita a cardiotoxicidade e devem-se tomar precauções com o uso de diuréticos espoliadores de potássio.

6. Diuréticos e Suplemento de Potássio

faixa de dosagem diária usual

Diuréticos

Bendroflumetiazida	2,5 - 20 mg
Bumetanida	0,5 - 2 mg
Clortalidona	12,5 - 100 mg
Furosemida	20 - 80 mg
Hidroclorotiazida	25 - 100 mg
Indapamida	1,25 - 2,5 mg
Xipamida	10 - 20 mg

Diuréticos Poupadores de Potássio

Cloridrato de Amilorida [1]	5 - 10 mg
Espironolactona	25 - 100 mg
Triantereno	50 - 100 mg

[1] Cloridrato de Amilorida: é usado na forma di-hidratada em doses equivalentes ao cloridrato anidro (11,3 mg de cloridrato de amilorida di-hidratado são aproximadamente equivalentes a 10 mg de cloridrato de amilorida anidro, FEq=1,13).

Repositor de Potássio

Cloreto de Potássio	500 - 2.500 mg

Diuréticos são fármacos que promovem a excreção de água e eletrólitos pelos rins. Por esta razão são usados para a redução do edema em condições como a insuficiência cardíaca congestiva e em distúrbios renais, hepáticos ou pulmonares, em que há retenção de água e sais. Também são usados para tratamento da hipertensão arterial sistêmica (HAS) isoladamente ou associados a outros agentes anti-hipertensivos e na síndrome pré-menstrual.

A administração de sais de potássio pode se fazer necessária, principalmente no uso prolongado de diuréticos espoliadores desse íon. As perdas de potássio podem ser igualmente ocasionadas por diarreias, vômitos graves e pela corticoterapia. O uso de sais de potássio é contraindicado na insuficiência renal grave. Os efeitos adversos mais comuns destes sais são: irritação gástrica e gosto metálico na boca.

Exemplos de Fórmulas:

1. Bendroflumetiazida

Bendroflumetiazida	2,5 a 5 mg
Excipiente qsp	1 cápsula
Mande.....cápsulas	

Posologia: 1 cápsula pela manhã.

Obs.: é um diurético tiazídico com ações similares à hidroclorotiazida. Inibe a reabsorção tubular renal de eletrólitos como sódio, potássio e cloreto. O efeito diurético inicia após 2 horas da administração, alcança o máximo após 4 horas e perdura por 12 horas ou mais. Seus efeitos adversos, contraindicações e precauções são basicamente os mesmos da hidroclorotiazida. É usada na faixa de 2,5 a 20 mg ao dia.

Ref.: 1. Spencer CG *et al*. Effects of "newer" and "older" antihypertensive drugs on hemorrheological, platelet, and endothelial factors. A substudy of the Anglo-Scandinavian Cardiac Outcomes Trial. *Am J Hypertens*. 2007 Jun; 20(6):699-704. 2. Rasmussen S *et al*. Efficacy and safety of 24 weeks of therapy with bendroflumethiazide 1.25 mg/day or 2.5 mg/day and potassium chloride compared with enalapril 10 mg/day and amlodipine 5 mg/day in patients with mild to moderate primary hypertension: a multicentre, randomised, open study. *Clin Drug Investig*. 2006; 26(2):91-101.

2. Bumetanida

Bumetanida	1 mg
Excipiente qsp	1 cápsula
Mande.....cápsulas	

Posologia: 1 cápsula pela manhã.

Obs.: é um diurético de alça com ações similares às da furosemida, porém mais potente e mais imediata. A diurese começa entre 30 e 60 minutos após a administração oral e perdura por cerca de 4 horas. Seus efeitos adversos, contraindicações e precauções são basicamente os mesmos da furosemida. É usada na faixa de 0,5 a 1 mg ao dia, pela manhã.

3. Clortalidona

Clortalidona	12,5 a 50 mg
Excipiente qsp	1 cápsula
Mande.....cápsulas	

Posologia: 12,5 a 50 mg ao dia, pela manhã.

4. Clortalidona e Amilorida

Clortalidona	25 mg
Cloridrato de Amilorida	5 mg
Excipiente qsp	1 cápsula
Mande.....cápsulas	

Posologia: 1 cápsula pela manhã.

Obs.: a clortalidona é um diurético com ação similar à da hidroclorotiazida, somente que mais duradoura. A diurese começa 2 horas após administração oral e persiste por 48 horas ou mais, recomendando-se em muitos casos, por essa razão, a sua administração em dias alternados. Sua ação inibidora sobre a anidrase carbônica é fraca. Seus efeitos adversos são basicamente os mesmos da hidroclorotiazida.

A amilorida é um diurético poupador de potássio, com baixa potência, razão pela qual é quase sempre associada a outros diuréticos, como hidroclorotiazida e furosemida. Da mesma forma que a espironolactona, é empregada para redução do edema em pacientes com cirrose hepática. Não é antagonista da aldosterona. Sua ação se dá diretamente no transporte tubular renal, impedindo a entrada de sódio nas células do túbulo distal e coletor. Como consequência, diminui a excreção de potássio, tornando a urina levemente alcalina. Inicia sua ação 2 horas após administração oral, alcança o máximo em 6 horas e persiste por 24 horas. O seu uso é contraindicado em pacientes com hiperpotassemia ou insuficiência renal grave. Deve ser usado com cautela em pacientes com facilidade de desenvolver acidose, gota, diabetes mellitus e função hepática ou renal diminuídas. Os efeitos adversos mais frequentes são: náuseas, vômitos, dores abdominais, diarreia, parestesia, sede, tontura, dor de cabeça e hipotensão postural.

Ref.: 1. Fernandes LA *et al*. Chlorthalidone Plus Amiloride Reduces the Central Systolic Blood Pressure in Stage 1 Hypertension Patients. *Cardiol Res*. 2016 Dec; 7(6):196-201. 2. Fuchs SC *et al*. Effectiveness of Chlorthalidone Plus Amiloride for the Prevention of Hypertension: The PREVER-Prevention Randomized Clinical Trial. *J Am Heart Assoc*. 2016 Dec 13; 5(12).

5. Furosemida (cápsulas)

Furosemida	20 a 40 mg
Excipiente qsp	1 cápsula
Mande.....cápsulas	

Posologia: 20 a 40 mg 2 vezes ao dia.

6. Furosemida (solução oral)

Furosemida	2 a 10 mg
Veículo qsp	1 ml
Mande em frasco com.....ml	

Posologia: crianças - 1 a 6 mg/kg ao dia em doses divididas, a cada 6 - 12 horas.

Obs.: a furosemida age na alça de Henle produzindo diurese intensa e rápida contração de volume sanguíneo. Não é opção no tratamento da HAS a não ser em crises hipertensivas. Nos casos de edema severo a dose deve ser calculada considerando o volume intravascular, para evitar o risco de perfusão renal inadequada. Não deve ser utilizada em tratamentos prolongados pelo risco de desequilíbrio hidroeletrolítico; neste caso, pode ser utilizada em doses menores e associada a um tiazídico (efeito sinérgico).

Sua ação é bastante potente, começa a se manifestar 1 hora após administração oral e perdura por aproximadamente 6 horas. Os efeitos adversos mais comuns incluem depleção de potássio, hiperuricemia e hiperglicemia. Eventualmente, pode ocorrer fraqueza, visão turva, hipotensão postural, distúrbios gastrointestinais, discrasias sanguíneas (trombocitopenia, neutropenia) e reações alérgicas. O seu uso é contraindicado em pacientes com anúria, cirrose hepática, coma hepático, no pré-parto e em pacientes com sensibilidade conhecida à droga. Deve ser usada com precaução em pacientes com hipertrofia prostática.

7. Furosemida e Amilorida

Furosemida	20 a 40 mg
Cloridrato de Amilorida	5 a 10 mg
Excipiente qsp	1 cápsula
Mande.....cápsulas	

Posologia: 1 cápsula 1 a 2 vezes ao dia.

8. Furosemida e Trianterene

Furosemida	40 mg
Trianterene	50 mg
Excipiente qsp	1 cápsula
Mande.....cápsulas	

Posologia: 1 cápsula pela manhã.

Obs.: o trianterene é um diurético poupador de potássio, com baixa potência, razão pela qual é quase sempre associado a outros diuréticos como hidroclorotiazida e furosemida. Como a espironolactona, também é empregado para redução do edema em pacientes com cirrose hepática. Não é antagonista da aldosterona. Sua ação se dá diretamente no transporte tubular renal, impedindo a entrada de sódio nas células dos túbulos distal e coletor. Como consequência, diminui a excreção de potássio tornando a urina levemente alcalina.

Sua ação inicia em 30 a 60 minutos após administração oral, alcança o máximo em 2 horas e persiste por 12 horas. O seu uso é contraindicado em pacientes com hiperpotassemia ou insuficiência renal grave. Deve ser usado com cautela em pacientes com facilidade de desenvolver acidoses, diabetes mellitus, gota e função hepática ou renal diminuídas. Os efeitos adversos mais frequentes são: náuseas, vômitos, dores abdominais, diarreia, parestesia, sede, tontura, dor de cabeça, hipotensão postural e reações alérgicas e de fotossensibilidade.

9. Furosemida e Repositor de Potássio

Furosemida	20 mg
Cloreto de Potássio	200 mg
Excipiente qsp	1 cápsula
Mande.....cápsulas	

Posologia: 1 cápsula 2 vezes ao dia.

10. Hidroclorotiazida (cápsulas)

Hidroclorotiazida	25 a 50 mg
Excipiente qsp	1 cápsula
Mande.....cápsulas	

Posologia: 1 cápsula pela manhã.

11. Hidroclorotiazida (suspensão)

Hidroclorotiazida	2 a 5 mg
Hidroxipropilmetilcelulose	1 %
Xarope Simples qsp	1 ml
Mande em frasco com.....ml	

Posologia: crianças com mais de 6 meses - 2 a 4 mg/kg ao dia, divididos em 2 doses.

Obs.: a hidroclorotiazida é um diurético de potência moderada e baixa toxicidade, que atua reduzindo a reabsorção de eletrólitos, principalmente no túbulo distal, e inibindo a atividade da anidrase carbônica, quando usada em doses elevadas. É considerada droga de primeira linha no tratamento da HAS, com exceção da gravidez, na qual provoca riscos fetais em consequência da diminuição do volume sanguíneo. Tem particular eficácia em negros.

Sua ação inicia 2 horas após administração oral, atinge o máximo em 4 horas e persiste por aproximadamente 12 horas. De forma geral, é uma droga segura, sendo a hipopotassemia a única situação de risco, particularmente em pacientes digitalizados. Aumenta os níveis plasmáticos de ácido úrico, mas não provoca sintomas a não ser em pacientes predispostos geneticamente. Há contraindicação formal em casos de anúria. A associação com amilorida visa diminuir a espoliação de potássio e é vantajosa em casos de uso prolongado.

Os efeitos adversos mais comuns são hipopotassemia, hiperuricemia e, ocasionalmente, hiperglicemia. As discrasias sanguíneas e as reações de sensibilidade são raras. Eventualmente pode ocorrer fraqueza, hipotensão postural e distúrbios gastrointestinais. Paradoxalmente, possui efeito antidiurético em pacientes com diabetes insipidus.

12. Hidroclorotiazida e Amilorida

Hidroclorotiazida	25 a 50 mg
Cloridrato de Amilorida	2,5 a 5 mg
Excipiente qsp	1 cápsula
Mande.....cápsulas	

Posologia: 1 cápsula pela manhã.

13. Indapamida

Indapamida	1,25 mg
Excipiente qsp	1 cápsula
Mande.....cápsulas	

Posologia: 1 cápsula ao dia.

Obs.: a indapamida é um derivado sulfonamídico com as mesmas propriedades dos tiazídicos.

14. Xipamida

Xipamida	20 mg
Excipiente qsp	1 cápsula
Mande.....cápsulas	

Posologia: 1 cápsula pela manhã.

Obs.: tem ação similar à da hidroclorotiazida. A diurese começa em 1 a 2 horas após administração oral e persiste por cerca de 12 horas. Seus efeitos adversos são basicamente os mesmos da hidroclorotiazida. É usada na faixa de 10 a 20 mg ao dia.

15. Espironolactona (cápsulas)

Espironolactona	25 a 100 mg
Excipiente qsp	1 cápsula
Mande.....cápsulas	

Posologia: 25 a 100 mg ao dia, em dose única pela manhã ou fracionada em duas tomadas.

16. Espironolactona (suspensão)

Espironolactona	5 a 10 mg
Goma Xantana 10 %	0,2 ml
Xarope Simples qsp	1 ml
Mande em frasco com.....ml	

Posologia: crianças - 1,5 a 3,3 mg/kg ao dia ou 60 mg/m^2 ao dia em doses divididas; diagnóstico do aldosteronismo primário - 100 a 400 mg/m^2 ao dia, em doses divididas.

Obs.: a espironolactona é antagonista da aldosterona. Atua no túbulo distal promovendo eliminação de sódio, cloro e água, e reduzindo a excreção de potássio. Tem indicação em cardiopatias, nefropatias e hepatopatias acompanhadas de edema, HAS (como adjuvante, associado a diuréticos tiazídicos) e hiperaldosteronismo primário. Pode produzir estados de hiperpotassemia e efeitos antiandrogênicos em doses acima de 100 mg ao dia. Sua associação com inibidores de ECA facilita ocorrência de hiperpotassemia. Atravessa a barreira placentária e devem-se avaliar riscos para o feto durante a gravidez.

Sua ação é gradual e requer 4 a 5 dias para se atingir o máximo de efeito, que persiste por 2 a 3 dias após sua interrupção. O seu uso é contraindicado na insuficiência renal grave, anúria, hiperpotassemia e em pacientes digitalizados. Seus efeitos colaterais mais comuns incluem tontura, cefaleia, distúrbios gastrointestinais, urticária, confusão mental, febre, ataxia, ginecomastia e diminuição da libido em homens. A associação da espironolactona com os diuréticos de alça e os tiazídicos é vantajosa no sentido de diminuir a espoliação de potássio e a alcalose.

17. Espironolactona e Hidroclorotiazida

Espironolactona	50 mg
Hidroclorotiazida	25 mg
Excipiente qsp	1 cápsula
Mande.....cápsulas	

Posologia: 1 cápsula pela manhã.

18. Repositor de Potássio (xarope)

Cloreto de Potássio	500 mg
Xarope Aromatizado qsp	10 ml
Mande em frasco com.....ml	

Posologia: 1 medida de 10 ml antes do almoço e do jantar.

7. Hipertensores

faixa de dosagem diária usual

Cloridrato de Etilefrina, Cloridrato de Etiladrianol .... 10 - 30 mg

Exemplo de Fórmula:

1. Etilefrina (cápsulas)

Cloridrato de Etilefrina   5 mg
Excipiente qsp   1 cápsula
Mande.....cápsulas

Posologia: 1 cápsula 2 a 3 vezes ao dia.

2. Etilefrina (gotas)

Cloridrato de Etilefrina   10 mg
Veículo qsp   1 ml
Mande em frasco com.....ml

Posologia: 10 gotas 2 a 3 vezes ao dia.

Obs.: tem ação simpaticomimética e não deve ser utilizada em pacientes sensíveis aos efeitos cardiovasculares (doenças coronarianas, arritmias cardíacas, hipertiroidismo etc.). O tratamento atual da hipotensão prioriza a correção da causa subjacente e/ou administração de líquidos, havendo pouquíssimas situações para seu uso devido aos riscos de efeitos adversos.

8. Hipocolesterolêmicos

faixa de dosagem diária usual

Estatinas

Atorvastatina [1] .... 10 - 80 mg
Lovastatina .... 10 - 40 mg
Pravastatina Sódica... 10 - 40 mg
Rosuvastatina [2] .... 5 - 40 mg
Sinvastatina... 10 - 40 mg

Fibratos

Bezafibrato .... 200 - 600 mg
Ciprofibrato .... 50 - 100 mg
Clofibrato [3] .... *1 - 2 g*
Fenofibrato .... 200 - 400 mg
Genfibrozila... 900 - 1.500 mg

Outros

Ácido Nicotínico .... 100 - 500 mg
Chitosan... 1,5 - 3 g
Colestiramina... 12 - 24 g
Dextrotiroxina Sódica [4] .... *1 - 4 mg*
Ezetimiba... 5 - 10 mg
Nicotinato de Inositol .... 1 - 3 g
Policosanol .... 5 - 20 mg

[1] Atorvastatina: administrada na forma de atorvastatina cálcica tri-hidratada, em doses equivalentes à base (10,8 mg de Atorvastatina cálcica tri-hidratada são aproximadamente equivalentes a 10 mg de atorvastatina base, FEq=1,08).
[2] Rosuvastatina: administrada na forma cálcica, em doses equivalentes à base (10,4 mg de rosuvastatina cálcica são aproximadamente equivalentes a 10 mg de rosuvastatina base, FEq=1,04).
[3] O clofibrato foi inicialmente utilizado a partir da década de 60 e se constitui no protótipo da classe dos fibratos. Devido aos severos efeitos adversos o seu uso é preterido em favor de análogos mais modernos.
[4] A dextrotiroxina é o isômero dextrógiro da tiroxina e foi outrora utilizada como agente antilipêmico, mas seu uso foi abandonado devido a sua cardiotoxicidade.

Exemplos de Fórmulas:

Estatinas

1. Atorvastatina

Atorvastatina	10 a 20 mg
Excipiente qsp	1 cápsula
Mande.....cápsulas	

Posologia: a dose inicial usual é de 10 a 20 mg ao dia, em uma única tomada (preferencialmente à noite), que pode ser ajustada em intervalos de 4 semanas até o máximo de 80 mg ao dia.

Obs.: é uma vastatina obtida por síntese, com ação inibidora da enzima hidroximetilglutaril coenzima A redutase - HMG-CoA redutase. É usada para redução do LDL-colesterol, apolipoproteína B e triglicérides, com aumento do HDL-colesterol, no tratamento de hiperlipidemias e na profilaxia de doenças cardiovasculares. É rapidamente absorvida após administração oral, porém tem baixa biodisponibilidade, em torno de 12%. Liga-se quase por completo com as proteínas plasmáticas (98 %), seu metabolismo é hepático e sua meia vida é de 20 horas.

Os efeitos adversos são os mesmos das outras estatinas, há risco de miopatias e as enzimas hepáticas devem ser monitoradas. As doses de atorvastatina devem ser reduzidas quando usada em conjunto com drogas como a ciclosporina, antibióticos macrolídeos (claritromicina), antifúngicos azólicos (itraconazol), genfibrozila, verapamil e niacina, entre outras, pois aumentam o risco de miopatias. O seu uso é contraindicado na gravidez ou amamentação e mulheres férteis devem utilizar medidas anticoncepcionais.

2. Lovastatina

Lovastatina	10 a 20 mg
Excipiente qsp	1 cápsula
Mande.....cápsulas	

Posologia: 1 cápsula ao dia, após o jantar.

3. Lovastatina e Coenzima Q-10

Lovastatina	10 a 20 mg
Coenzima Q-10	50 a 100 mg
Excipiente qsp	1 cápsula
Mande.....cápsulas	

Posologia: 1 cápsula ao dia, após o jantar.

Obs.: a lovastatina é obtida de culturas de *Aspergillus terreus*. É administrada em sua forma inativa e sofre biotransformação no organismo. ambém diminui a biossíntese endocelular do colesterol (inibição competitiva da enzima HMG-CoA redutase) e incrementa o catabolismo do LDL (aumento de captação pelos receptores da membrana celular). Estudos atuais apontam efeitos anti-inflamatórios e antioxidantes sobre a parede arterial. É bem absorvida pelo trato gastrointestinal, atinge concentração máxima em 2 a 4 horas e a ligação às proteínas plasmáticas é alta, sendo da ordem de 95%. O seu uso é indicado para redução dos níveis elevados de colesterol e triglicerídeos, quando a resposta à dieta for inadequada.

O acompanhamento laboratorial da CPK (creatina fosfoquinase) é obrigatório, devido ao risco de miopatia; dor e astenia muscular são sintomas de alerta. Pode haver comprometimento hepático severo e, por isso, há necessidade de avaliação periódica através das transaminases. Deve ser administrada à noite, devido à maior produção do colesterol (ritmo circadiano da HMG-CoA). Sua absorção é facilitada com ingestão de alimentos. O seu uso é contraindicado na gravidez, por prejudicar a síntese de colesterol fetal, na lactação e em doença hepática ativa. A associação com coenzima Q-10 visa minimizar os efeitos adversos hepáticos da lovastatina, a qual promove uma redução dos níveis endógenos desta coenzima.

Ref.: Folkers K *et al.* Lovastatin decreases coenzyme Q levels in humans. *Proc Natl Acad Sci USA*. 1990 Nov; 87:8931-8934.

4. Pravastatina

Pravastatina Sódica	20 mg
Excipiente qsp	1 cápsula
Mande.....cápsulas	

Posologia: 1 cápsula ao dia, após o jantar.

Obs.: é obtida de culturas de *Nocardia autotrophica* e pertence à classe dos inibidores da HMG-CoA redutase, que reduzem a biossíntese do colesterol. Tem atividade própria, uma vez que não precisa sofrer biotransformação. É rapidamente absorvida pelo trato gastrointestinal, atingindo o pico de concentração plasmática em uma hora aproximadamente. A ligação às proteínas plasmáticas é alta, da ordem de 50% e a meia vida plasmática está entre 1,5 e 2 horas. Não deve ser administrada com alimentos gordurosos os quais restringem a absorção intestinal. Tem as mesmas ações e efeitos adversos da lovastatina.

5. Rosuvastatina

Rosuvastatina	5 a 20 mg
Excipiente qsp	1 cápsula
Mande.....cápsulas	

Posologia: dose inicial de 5 a 10 mg ao dia, acompanhada ou não de alimentos. Podem ser feitos ajustes na dosagem após 2 semanas, de acordo com a resposta do paciente, até 20 mg ao dia, em uma tomada. Doses maiores, de até 40 mg devem ser reservadas para pacientes com alto risco cardiovascular. Em pacientes com insuficiência renal severa a dose não deve exceder 10 mg ao dia.

Obs.: como as outras estatinas, atua como um inibidor competitivo e seletivo da enzima HMG-CoA redutase, que reduz a biossíntese do colesterol. Diminui a biossíntese endocelular do colesterol e incrementa o catabolismo do LDL colesterol (aumento de captação pelos receptores hepáticos). É bem absorvida pelo trato gastrointestinal e apresenta uma biodisponibilidade de 20% devido ao fenômeno de primeira passagem no fígado. O pico de concentração plasmática se dá 5 horas após a administração oral e acumula-se muito pouco com administrações repetidas.

As principais reações adversas são dependentes da dose. Podem ocorrer cefaleia, mialgias, astenia, obstipação, enjoo, náusea e dor abdominal. Pode ocorrer miopatia, mesmo que menos frequente que com outras estatinas, e por isso, deve ser feito acompanhamento laboratorial. Devem-se tomar precauções em alcoólatras e hepatopatas. Também se devem tomar precauções quando houver uso concomitante de ciclosporina, genfibrozila, ácido nicotínico, antimicóticos azoicos e antibióticos macrolídeos, pois podem aumentar o risco de miopatias. Não deve ser administrada na gravidez ou amamentação; mulheres férteis devem utilizar medidas anticoncepcionais.

6. Sinvastatina

Sinvastatina	5 a 10 mg
Excipiente qsp	1 cápsula
Mande.....cápsulas	

Posologia: 1 cápsula ao dia, após o jantar.

7. Sinvastatina e Coenzima Q-10

Sinvastatina	10 mg
Coenzima Q-10	90 mg
Excipiente qsp	1 cápsula
Mande.....cápsulas	

Posologia: 1 cápsula ao dia, após o jantar.

Obs.: a sinvastatina é uma vastatina sintética que resulta da adição de um radical metil na estrutura da lovastatina, tendo as mesmas ações e restrições que esta. Apresenta uma ligação proteica muito alta, da ordem de 95%. A biotransformação se dá por hidrólise, em metabólitos ativos. É usada na dose de 5 a 10 mg ao dia em uma tomada; a dose máxima é de 40 mg por dia.

O tratamento deve ser interrompido caso as concentrações de creatina fosfoquinase estejam aumentadas ou, ainda, quando ocorrer miosite. Devem-se monitorar as concentrações de colesterol, transaminases e creatina fosfoquinase a cada 4 meses. A sinvastatina é contraindicada em pacientes com doença hepática ativa ou elevações persistentes e inexplicadas das transaminases séricas, na gravidez e lactação. O uso simultâneo de sinvastatina com drogas que inibem o citocromo P-450, derivados do ácido fíbrico ou niacina aumenta o risco de rabdomiólise.

Ref.: Chapidze GE *et al*. Combination treatment with coenzyme Q10 and simvastatin in patients with coronary atherosclerosis. *Kardiologiia*. 2006; 46(8):11-3.

Fibratos

1. Bezafibrato

Bezafibrato	200 mg
Excipiente qsp	1 cápsula
Mande.....cápsulas	

Posologia: 1 cápsula 2 a 3 vezes ao dia, após as refeições.

Obs.: como todos os fibratos, aumenta a atividade das enzimas envolvidas no catabolismo de lipoproteínas ricas em triglicérides e eleva o HDL-colesterol, prevenindo a aterosclerose e suas consequências. Tem indicação em pacientes que apresentem hipertrigliceridemia isolada ou combinada com o aumento do VLDL-colesterol. É facilmente absorvido pelo trato gastrointestinal, a ligação com as proteínas plasmáticas é da ordem de 95% e a meia vida plasmática em torno de 2 horas. É capaz de reduzir o fibrinogênio, diminuindo a viscosidade sanguínea. Pode ocorrer colelitíase em pacientes propensos à colestase. Associações com vastatinas devem ser evitadas pelo risco de rabdomiólise. Há recomendação de redução na dosagem de anticoagulantes eventualmente em uso. O seu uso é contraindicado em distúrbios hepáticos, na insuficiência renal severa, na gravidez e na lactação.

2. Ciprofibrato

Ciprofibrato	50 a 100 mg
Excipiente qsp	1 cápsula
Mande.....cápsulas	

Posologia: 100 mg ao dia. Em pacientes com insuficiência renal moderada, a dose de 50 mg poderá ser adequada.

Obs.: tem as mesmas indicações e restrições do bezafibrato. Não deve ser administrado com ibuprofeno, o qual pode aumentar a sua biodisponibilidade, com risco de rabdomiólise e falência renal.

3. Fenofibrato

Fenofibrato	200 mg
Excipiente qsp	1 cápsula
Mande.....cápsulas	

Posologia: 1 cápsula ao dia, no almoço ou no jantar.

Obs.: tem as mesmas indicações e restrições do bezafibrato. É capaz de reduzir a glicemia e, por isso, é opção preferencial entre os fibratos para pacientes que apresentem diabetes como comorbidade.

4. Genfibrozila

Genfibrozila   300 a 600 mg
Excipiente qsp   1 cápsula
Mande.....cápsulas

Posologia: 1 cápsula 2 vezes ao dia, meia hora antes das refeições matinal e noturna.

Obs.: é um antilipêmico derivado do ácido fíbrico. Reduz as concentrações plasmáticas elevadas de triglicérides por inibição da síntese de VLDL. A ação da genfibrozila inicia entre 2 e 5 dias em relação à redução das concentrações plasmáticas de VLDL. É facilmente absorvida pelo trato gastrointestinal e tem meia vida plasmática em torno de uma hora e trinta minutos.

É usada na dose de 1,2 g ao dia, fracionada em duas tomadas, 30 minutos antes do café da manhã e do jantar. O seu uso é contraindicado em pacientes com cirrose biliar primária, na lactação e gravidez. A contagem das células sanguíneas e as dosagens de colesterol e triglicérides devem ser monitoradas periodicamente. Devem-se tomar precauções em pacientes tratados com anticoagulantes orais, pois o efeito desses pode aumentar significativamente. Interações também podem ocorrer com o uso simultâneo da lovastatina, que pode aumentar o risco de rabdomiólise, aumento de concentração de creatinoquinase e de mioglobinúria.

Outros

1. Ácido Nicotínico

Ácido Nicotínico   100 mg
Excipiente qsp   1 cápsula
Mande.....cápsulas

Posologia: 1 cápsula 3 vezes ao dia.

Obs.: o ácido nicotínico atua nos hepatócitos promovendo a redução da síntese de triglicérides e favorecendo a degradação das frações VLDL e LDL do colesterol. É eficaz na elevação do HDL, sendo esta sua principal característica farmacológica. Está indicado em casos de dislipidemias isoladas ou mistas. Os efeitos adversos mais comuns incluem rubor e queimação facial. Podem ocorrer também hiperglicemia e hiperuricemia. É formalmente contraindicado em hepatopatias e úlcera péptica. Recomenda-se iniciar o tratamento com doses baixas devido à incidência de efeitos adversos e aumentar gradualmente a cada 2 - 4 semanas até chegar à dose eficaz. Doses maiores, de 500 mg ao deitar, podem ser utilizadas apenas em formulações comprovadamente de liberação prolongada.

2. Chitosan

Chitosan   500 mg
Excipiente qsp   1 cápsula
Mande.....cápsulas

Posologia: 2 cápsulas meia hora antes do almoço e do jantar.

Obs.: é derivado da quitina, um polissacarídeo do exoesqueleto de crustáceos. É indicado como suplemento alimentar, com a propriedade de reduzir a digestão e absorção de gorduras. Não tem ação farmacológica efetiva em casos severos de dislipidemias, mas pode ser empregado como adjuvante.

3. Colestiramina

Colestiramina	4 g
Mande.....Envelopes Monodose	

Posologia: inicialmente 1 envelope diluído em água 1 a 2 vezes ao dia por uma semana; a manutenção é feita com 12 a 24 g ao dia, divididos em 3 tomadas, conforme a tolerância e a necessidade.

Obs.: é uma resina de troca iônica que se liga aos ácidos biliares no intestino formando complexos insolúveis que são excretados pelas fezes. Dessa forma, há uma resposta metabólica para repor estes ácidos, a partir da oxidação hepática do colesterol. Como resultado há queda do LDL-colesterol, mas, aumento variável na fração VLDL e triglicérides. Sua indicação é restrita a casos de aumento do LDL-colesterol que não estejam acompanhados de hipertrigliceridemia. Os efeitos adversos incluem constipação e náuseas. Sob administração prolongada pode haver queda na absorção das vitaminas lipossolúveis (A, D, E, K).

4. Ezetimiba

Ezetimiba	5 a 10 mg
Excipiente qsp	1 cápsula
Mande.....cápsulas	

Posologia: 1 cápsula ao dia.

Obs.: a ezetimiba é um inibidor da absorção intestinal do colesterol, usado isoladamente ou em associação às estatinas ou outros hipocolesterolêmicos, para diminuir as concentrações de colesterol total, LDL colesterol e apolipoproteína B, no tratamento das hiperlipidemias.

Devem-se tomar precauções em pacientes tratados simultaneamente com estatinas, pois pode aumentar o risco de mialgias. As associações com fibratos também devem ser feitas com cautela uma vez que os estudos a respeito ainda são recentes. O uso da ezetimiba deve ser evitado em pacientes com insuficiência hepática de moderada a grave, assim como na gravidez e lactação, uma vez que os seus efeitos nessas condições ainda não são bem conhecidos.

Ref.: 1. De Bari O *et al*. Ezetimibe: its novel effects on the prevention and the treatment of cholesterol gallstones and nonalcoholic Fatty liver disease. *J Lipids*. 2012; 2012:302847. 2. Chan DC *et al*. Effect of ezetimibe on hepatic fat, inflammatory markers, and apolipoprotein B-100 kinetics in insulin-resistant obese subjects on a weight loss diet. *Diabetes Care*. 2010 May;33(5):1134-9.

5. Ezetimiba e Fenofibrato

Ezetimiba	10 mg
Fenofibrato	160 mg
Excipiente qsp	1 cápsula
Mande.....cápsulas	

Posologia: 1 cápsula após o jantar.

Ref.: McKenney JM *et al*. Safety and efficacy of long-term co-administration of fenofibrate and ezetimibe in patients with mixed hyperlipidemia. *J Am Coll Cardiol*. 2006 Apr 18; 47(8):1584-7.

6. Ezetimiba e Atorvastatina

Ezetimiba	5 mg
Atorvastatina	5 mg
Excipiente qsp	1 cápsula
Mande.....cápsulas	

Posologia: 1 cápsula ao dia.

Ref.: Her AY *et al*. Effects of Atorvastatin 20 mg, Rosuvastatin 10 mg, and Atorvastatin/Ezetimibe 5 mg/5 mg on Lipoproteins and Glucose Metabolism. *J Cardiovasc Pharmacol Ther*. 2010; 15(2):167-174.

7. Ezetimiba e Rosuvastatina

Ezetimiba	10 mg
Rosuvastatina	2,5 mg
Excipiente qsp	1 cápsula
Mande.....cápsulas	

Posologia: 1 cápsula no jantar.

Ref.: Torimoto K *et al*. Efficacy of combination of Ezetimibe 10 mg and rosuvastatin 2.5 mg versus rosuvastatin 5 mg monotherapy for hypercholesterolemia in patients with type 2 diabetes. *Lipids Health Dis*. 2013 Sep;12:137.

8. Nicotinato de Inositol

Nicotinato de Inositol	625 mg
Excipiente qsp	1 cápsula
Mande.....cápsulas	

9. Nicotinato de Inositol e Vitamina C

Nicotinato de Inositol	625 mg
Vitamina C	20 mg
Excipiente qsp	1 cápsula
Mande.....cápsulas	

Posologia: 2 cápsulas 3 vezes ao dia.

Indicações: hiperlipidemias, distúrbios vasculares periféricos, incluindo a doença de Raynaud, claudicação intermitente.

Obs.: 625 mg de nicotinato de inositol contêm 500 mg de ácido nicotínico e 125 mg de inositol. Algumas vezes as prescrições são feitas em termos de ácido nicotínico, e neste caso deve-se empregar o fator de equivalência de 1,25. O nicotinato de inositol não promove a reação de "flushing" tão severa como o ácido nicotínico e, por isso, sua administração é melhor tolerada.

10. Policosanol

Policosanol	5 mg
Excipiente qsp	1 cápsula
Mande.....cápsulas	

11. Policosanol e Coenzima Q-10

Policosanol	5 mg
Coenzima Q-10	30 mg
Excipiente qsp	1 cápsula
Mande.....cápsulas	

Posologia: 5 mg ao dia, junto com o jantar, podendo aumentar a dosagem para 5 mg 2 vezes ao dia, às refeições, se os resultados obtidos não forem satisfatórios. Eventualmente podem ser necessários 15 mg ao dia, divididos em duas tomadas, uma de 10 mg no almoço e outra de 5 mg no jantar.

Obs.: é uma mistura de álcoois alifáticos de cadeia elevada, como octacosanol e hexacosanol, isolados da cera da cana de açúcar, *Saccharum officinarum* (Poaceae). É usado no tratamento das hipercolesterolemias como redutor do colesterol total, por inibição da síntese hepática do colesterol.

Ref.: Reiner Z *et al*. Effects of rice policosanol on serum lipoproteins, homocysteine, fibrinogen and C-reactive protein in hypercholesterolaemic patients. *Clin Drug Investig*. 2005; 25(11):701-7.

9. Fitoterápicos e Suplementos Nutricionais   faixa de dosagem diária usual

Alcachofra Extrato Seco .... 200 - 1.000 mg
Berinjela Extrato Seco .... 500 - 1.000 mg
Coenzima Q-10, Ubiquinona, Ubidecarenona .... 60 - 120 mg
Gamma-Oryzanol .... 100 - 500 mg
Glucomannan, Konjacmannan, *Amorphophalus konjac* .... 1 - 4 g
Guggul, *Commiphora mukul* Extrato Seco .... 500 - 1.500 mg
Isoflavonas .... 20 - 60 mg
Ômega 3, AEP .... 1 - 2 g
Ômega 6, Ácido Linoleico Conjugado (CLA) .... 1 - 3 g
Taurina .... 1 - 3 g

Exemplos de Fórmulas:

1. Alcachofra

Alcachofra Extrato Seco   500 mg
Excipiente qsp   1 cápsula
Mande.....cápsulas

Posologia: 1 cápsula 2 vezes ao dia.

Obs.: os extratos são obtidos das folhas de *Cynara scolymus* (Compositae) e contêm cinarina (2 a 5%), cinaropicrina (constituinte amargo), glicosídeos flavônicos (cinarosídeo e scolimosídeo), mucilagens, taninos e pectina. Tem ação colerética (estimula a secreção da bile e a sua produção hepática) e diurética suave. Também é usada por sua ação hipocolesterinêmica. O seu uso é contraindicado em pacientes com obstrução das vias biliares, hepatite e durante a amamentação (por diminuir a secreção do leite).

Ref.: Bundy R *et al*. Artichoke leaf extract (*Cynara scolymus*) reduces plasma cholesterol in otherwise healthy hypercholesterolemic adults: a randomized, double blind placebo controlled trial. *Phytomedicine*. 2008 Sep; 15(9):668-75.

2. Berinjela

Berinjela Extrato Seco   500 mg
Excipiente qsp   1 cápsula
Mande.....cápsulas

Posologia: 1 cápsula 2 vezes ao dia, às refeições.

Obs.: o extrato seco de berinjela é preparado a partir dos frutos de *Solanum melongena* (Solanacea). Os principais princípios ativos constituintes são os ácidos cafeico e clorogênico, colina, trigonelina, antocianosídeos (violamina) e ésteres cumarínicos. A berinjela é empregada popularmente como hipocolesterolêmico, antiateromatoso, diurético e colagogo, nas doses de 500 a 1.000 mg ao dia. O uso da berinjela como hipocolesterinêmico tem sido objeto de discussões acadêmicas bastante contraditórias, carecendo de melhores estudos.

Ref.: 1. Jorge PAR *et al* - Efeito da berinjela sobre os lipídios plasmáticos, a peroxidação lipídica e a reversão da disfunção endotelial na hipercolesterolemia experimental. *Arq Bras Cardiol*. 1998 Feb; 70(2):87-91. 2. Caramelli B *et al*. Carta ao Editor. *Arq Bras Cardiol*. 1998 Jul; 71(1).

3. Berinjela e Acerola

Berinjela Extrato Seco 200 mg
Acerola Extrato Seco qsp 500 mg
Mande.....cápsulas

Posologia: 2 cápsulas 2 vezes ao dia, às refeições.

4. Berinjela e Alcachofra

Berinjela Extrato Seco 250 mg
Alcachofra Extrato Seco 250 mg
Excipiente qsp 1 cápsula
Mande.....cápsulas

Posologia: 1 cápsula 2 vezes ao dia, às refeições.

5. Coenzima Q-10

Coenzima Q-10 50 a 100 mg
Excipiente qsp 1 cápsulas
Mande.....cápsulas

Posologia: 1 cápsula ao dia, junto à refeição.

Indicações: como terapia adjuvante ao uso de estatinas na hiperlipidemia e hipercolesterolemia.

Obs.: a coenzima Q-10 (ubiquinona, ubidecarenona) é uma coenzima de ocorrência natural, envolvida no transporte de elétrons nas mitocôndrias. A coenzima Q-10 também é usada como antioxidante e captador de radicais livres, na insuficiência cardíaca congestiva fraca a moderada, em doenças degenerativas e como estimulante do sistema imunológico.

Ref.: 1. Parker BA et al. A randomized trial of coenzyme Q10 in patients with statin myopathy: rationale and study design. *J Clin Lipidol*. 2013 May-Jun; 7(3):187-93. 2. Zlatohlavek L et al. The effect of coenzyme Q10 in statin myopathy. *Neuro Endocrinol Lett*. 2012; 33 Suppl 2:98-101.

6. Gamma-Oryzanol

Gamma-Oryzanol 300 mg
Excipiente qsp 1 cápsula
Mande.....cápsulas

Posologia: 1 cápsula pela manhã.

Indicações: como redutor do colesterol.

Obs.: é um produto obtido do farelo de arroz, *Oryza sativa* (Poaceae), que contém ácidos graxos insaturados, álcoois triterpênicos, fitosteróis, tocotrienóis e alfa-tocoferol. Tem demonstrado capacidade para melhorar o padrão de lipídios plasmáticos com redução do colesterol total e de triglicerídeos e aumento do HDL-colesterol. Outras propriedades potenciais do óleo de farelo de arroz, estudados *in vitro* e em modelos animais, incluem a modulação da secreção hipofisária, inibição da secreção de ácido clorídrico no estômago, ação antioxidante e inibição da agregação plaquetária.

Ref.: 1. Cicero AF, Gaddi A. Rice bran oil and gamma-oryzanol in the treatment of hyperlipoproteinaemias and other conditions. *Phytother Res*. 2001 Jun; 15(4):277-89. 2. Berger A et al. Similar cholesterol-lowering properties of rice bran oil, with varied gamma-oryzanol, in mildly hypercholesterolemic men. *Eur J Nutr*. 2005 Mar; 44(3):163-73.

7. Glucomannan

Glucomannan   500 mg
Mande.....cápsulas

Posologia: 1 a 2 cápsulas 2 vezes ao dia, às refeições.

Obs.: glucomannan ou konjacmannan é uma fibra vegetal de alto peso molecular, quimicamente relacionada à celulose, obtida da raiz do konjac, *Amorphophalus konjac* (Araceae), usada como alimento no Japão e em partes da China. Esta fibra é composta de várias unidades de glicose e manose, que absorve muitas vezes o seu peso em água, formando um gel.

É usado para promover redução nos níveis plasmáticos de colesterol e triglicerídeos. Por sua propriedade formadora de massa é usado também no tratamento adjuvante da obesidade e na constipação crônica. Forma um revestimento em torno das partículas alimentares, o que retarda o processo da digestão.

Ref.: Sood N *et al*. Effect of glucomannan on plasma lipid and glucose concentrations, body weight, and blood pressure: systematic review and meta-analysis. *Am J Clin Nutr*. 2008 Oct; 88(4):1167-75.

8. Guggul

Guggul Extrato Seco   250 mg
Excipiente qsp   1 cápsula
Mande.....cápsulas

Posologia: 1 cápsula 3 vezes ao dia.

Obs.: é um extrato obtido da resina da árvore *Commiphora mukul* (Burseraceae) utilizada na Ásia como um agente redutor do colesterol com base na medicina indiana Ayurvedica. No entanto, as publicações de dados relativos à eficácia do uso de extratos de guggul nas populações ocidentais são escassas. O seu uso é controverso, há relatos de hepatotoxicidade e mais estudos são necessários para estabelecer os efeitos e segurança de formulações contendo guggul, para o tratamento da hipercolesterolemia.

Ref.: 1. Nohr LA *et al*. Resin from the mukul myrrh tree, guggul, can it be used for treating hypercholesterolemia? A randomized, controlled study. *Complement Ther Med*. 2009 Jan; 17(1):16-22. 2. Grieco A *et al*. Acute hepatitis caused by a natural lipid-lowering product: when "alternative" medicine is no "alternative" at all. *J Hepatol*. 2009 Jun; 50(6):1273-7.

9. Isoflavonas

Isoflavonas   60 mg
Excipiente qsp   1 cápsula
Mande.....cápsulas

Posologia: 1 cápsula ao dia.

Indicações: tratamento preventivo da doença arterial coronariana.

Obs.: as isoflavonas podem prover proteção oxidativa frente à modificação do LDL-colesterol. A modificação deste é considerada pré-requisito para a captura de LDL pelos macrófagos na parede artéria, passo inicial para a formação da placa de ateroma. As propriedades antioxidantes das isoflavonas podem reduzir a peroxidação lipídica, contribuindo para a diminuição do risco de doenças cardiovasculares.

Ref.: Ren MQ *et al*. Review: Isoflavones with multi-biological and clinical properties. *European Journal of Nutrition*. 2001; 40(4):135-146.

10. Ômega 3

Ômega 3   1 g
Mande.....pérolas

Posologia: 1 pérola 2 vezes ao dia.

Obs.: é composto de ácidos graxos essenciais obtidos de peixes de água fria (1 pérola contém 180 mg de ácido eicosapentaenoico e 120 mg de ácido docosaexaenoico). Diminui os triglicérides e a fração VLDL-colesterol. É indicado como adjuvante ou opção aos fibratos. Tem ação fibrinolítica e deve ser usado com cautela em pacientes tratados com anticoagulantes. Não é opção preferencial em diabetes, por ter ação hiperglicemiante.

Ref.: 1. Sekikawa A et al. Marine-derived n-3 fatty acids and atherosclerosis in Japanese, Japanese-American, and white men: a cross-sectional study. *J Am Coll Cardiol*. 2008 Aug 5; 52(6):417-24. 2. Ruxton CHS et al. The health benefits of omega-3 polyunsaturated fatty acids: a review of the evidence. *J Hum Nutr Dietet*. 2007; 20:275-285.

11. Ômega 6

Ômega 6   500 mg
Excipiente qsp   1 cápsula
Mande.....cápsulas

Posologia: 1 a 2 cápsulas 2 a 3 vezes ao dia, às refeições.

Indicações: suplemento dietético para a prevenção de doenças isquêmicas do coração tais como a aterosclerose e a trombose.

Obs.: o ômega 6 ou ácido linoleico conjugado (CLA) corresponde a uma mistura de isômeros do ácido octadecadienoico, um nutriente naturalmente encontrado na nossa alimentação, presente principalmente em carnes, aves, ovos, leite e derivados. Tem ação antiaterogênica e antioxidante, melhora a resposta imune do organismo e o perfil metabólico dos lipídios no organismo.

Ref.: Sanhueza J et al. Acido linoleico conjugado: un acido graso con isomería trans potencialmente beneficioso. *Rev Chil Nutr*. 2002 Ago; 29(2).

12. Taurina

Taurina   500 mg
Mande.....cápsulas

Posologia: 2 cápsulas 3 vezes ao dia.

Obs.: é usada como suplemento dietético e como coadjuvante no tratamento da hipercolesterolemia e de doenças cardiovasculares. Participa da síntese de ácidos biliares, como o ácido taurocólico, ativa a formação de ácido gama-aminobutírico (GABA) e dificulta a transmissão das catecolaminas e da acetilcolina. É usada na faixa de 100 a 600 mg ao dia, como suplemento dietético e de 1 a 3 g ao dia em doenças cardiovasculares.

Ref.: Azuma J et al. Usefulness of taurine in chronic congestive heart failure and its prospective application. *Jpn Circ J*. 1992; 56(1):95-9.

Prevenção da Aterosclerose

1. Vitamina E Xarope 250 UI/ml

Vitamina E líquida (1UI/mg)	7,5 g
Polissorbato 80	0,75 g
Água Destilada	7,5 ml
Xarope Simples qsp	30 ml

Posologia: 1 a 2 ml ao dia, pela manhã.

2. Vitamina E Solução Oleosa 500 UI/ml

Vitamina E líquida (1UI/mg)	15 g
Antioxidante	qs
Flavorizante	qs
Óleo de Amêndoas qsp	30 ml

Posologia: 1 ml ao dia, pela manhã.

Obs.: como terapêutica complementar na prevenção da LDL oxidação e, consequentemente, da aterosclerose.

10. Vasodilatadores Cerebrais e Periféricos   faixa de dosagem diária usual

Ácido Nicotínico	100 - 500 mg
Cilostazol	100 - 200 mg
Cinarizina	25 - 250 mg
Cloridrato de Buflomedil	300 - 600 mg
Flunarizina [1]	10 - 20 mg
Fumarato de Benciclan	300 - 600 mg
Ginkgo biloba Extrato Seco (24 %)	80 - 240 mg
Mesilato de Di-hidroergocristina	3 - 6 mg
Mesilato de Di-hidroergotoxina, Mesilato de Codergocrina	1,5 - 4,5 mg
Nicotinato de Inositol	1 - 3 g
Nimodipino	90 - 240 mg
Pentoxifilina	400 - 1.200 mg

[1] Flunarizina: administrada na forma de dicloridrato, em doses equivalentes à base (11,8 mg de dicloridrato de flunarizina são aproximadamente equivalentes a 10 mg de flunarizina base, FEq=1,18).

Exemplos de Fórmulas:

1. Ácido Nicotínico e Papaverina

Ácido Nicotínico	30 mg
Cloridrato de Papaverina	100 mg
Excipiente AP qsp	1 cápsula
Mande.....cápsulas	

Posologia: 1 a 2 cápsulas no almoço e no jantar.

2. Ácido Nicotínico, Papaverina e Vit. B6

Ácido Nicotínico	15 mg
Cloridrato de Papaverina	50 mg
Vitamina B6	100 mg
Excipiente qsp	1 cápsula
Mande.....cápsulas	

Posologia: 1 a 2 cápsulas no almoço e no jantar.

Obs.: o ácido nicotínico também é um vasodilatador e, como tal, é empregado em doses menores que as preconizadas para dislipidemias. Pode ser utilizado em preparações de liberação imediata, mas deve-se ter cautela em relação a seus efeitos adversos (vide hipocolesterolinêmicos). A papaverina é um depressor da musculatura lisa por inibição da fosfodiesterase e tem ação vasodilatadora na circulação periférica e cerebral. Pode causar rubor facial, cefaleia e hipotensão ortostática e é contraindicada em casos de arritmias cardíacas ou glaucoma. A vitamina B6 tem ação reguladora sobre a homocisteína, substância envolvida no mecanismo de aterogênese.

3. Benciclan

Fumarato de Benciclan	100 mg
Excipiente qsp	1 cápsula
Mande.....cápsulas	

Posologia: 1 cápsula 3 a 4 vezes ao dia.

Obs.: é um vasodilatador arterial com ação inibidora da adesividade plaquetária. Melhora o fluxo sanguíneo pela redução da agregação eritrocitária e aumento da flexibilidade dos eritrócitos. É usado no tratamento de distúrbios vasculares cerebrais e periféricos. Os efeitos adversos mais frequentes são distúrbios gastrointestinais e neurológicos. O seu uso é contraindicado na insuficiência cardíaca, hepática ou renal graves, na fase aguda do infarto do miocárdio, bloqueio atrioventricular e durante a gravidez.

4. Buflomedil

Cloridrato de Buflomedil	150 a 300 mg
Excipiente qsp	1 cápsula
Mande.....cápsulas	

Posologia: tratamento de distúrbios circulatórios periféricos, claudicação intermitente - 150 mg 3 a 4 vezes ao dia ou 300 mg 2 vezes ao dia.

Obs.: o buflomedil é um antagonista do cálcio, antiagregante plaquetário, inibidor dos receptores alfa-adrenérgicos arteriais e oxigenador cerebral. É indicado no tratamento da isquemia cerebral, claudicação intermitente, vasculopatia diabética e recuperação do fluxo sanguíneo em tecidos isquêmicos. Pode causar hipotensão postural, taquicardia e cefaleia. Deve ser usado com cautela em idosos. É contraindicado em pacientes com doenças hemorrágicas.

5. Cilostazol

Cilostazol	100 mg
Excipiente qsp	1 cápsula
Mande.....cápsulas	

Posologia: 1 cápsula 2 vezes ao dia.

Indicações: para redução dos sintomas da doença vascular periférica, claudicação intermitente e prevenção de acidente vascular cerebral recorrente.

Obs.: é um antiagregante plaquetário e antitrombótico, com ação vasodilatadora, inibidor potente e seletivo da fosfodiesterase III. O seu uso é contraindicado na insuficiência cardíaca congestiva, em quadros hemorrágicos e na gravidez ou lactação. Seu metabolismo é feito pelas enzimas do citocromo P-450 e sua dose deve ser diminuída à metade quando usado simultaneamente com inibidores dessas enzimas, como antifúngicos azólicos, eritromicina, diltiazem e omeprazol, entre outros.

6. Cinarizina

Cinarizina	25 mg
Excipiente qsp	1 cápsula
Mande.....cápsulas	

Posologia: distúrbios da circulação cerebral, distúrbios do equilíbrio - 25 mg 3 vezes ao dia; distúrbios da circulação periférica - 75 mg 2 a 3 vezes ao dia; prevenção de enjoos de movimento - 25 mg meia ou uma hora antes de iniciar a viagem e repetir a cada 6 horas.

Obs.: a cinarizina é um anti-histamínico com ação vasodilatadora por inibição dos canais de cálcio. Age na musculatura das arteríolas e nas células sensoriais do ouvido interno. Tem indicação nas labirintopatias e na prevenção da cinetose. Pode causar sonolência, náuseas, depressão e, em doses elevadas, fenômenos extrapiramidais. Deve ser evitada em pacientes idosos e é contraindicada nas porfirias.

7. Di-hidroergocristina

Mesilato de Di-hidroergocristina	3 mg
Excipiente qsp	1 cápsula
Mande.....cápsulas	

Posologia: 1 cápsula 2 vezes ao dia.

8. Di-hidroergotoxina

Mesilato de Di-hidroergotoxina	1,5 mg
Excipiente qsp	1 cápsula
Mande.....cápsulas	

Posologia: 1 cápsula 3 vezes ao dia.

Obs.: a di-hidroergocristina é um derivado di-hidrogenado sintético da ergocristina, um alcaloide do esporão do centeio. Tem ação vasodilatadora como resultado de bloqueio dos receptores alfa-adrenérgicos da musculatura lisa vascular periférica e é ativador neuronal, atuando como agonista da dopamina e serotonina. O seu uso é indicado em distúrbios vasculares periféricos e cerebrais, incluindo demência senil. Pode provocar náuseas, cefaleia e bradicardia. A di-hidroergotoxina é uma mistura de três alcaloides do esporão do centeio (di-hidroergocristina, di-hidroergocornina e di-hidroergocriptina) e tem as mesmas características farmacológicas da di-hidroergocristina.

9. Flunarizina (cápsulas)

Flunarizina	10 mg
Excipiente qsp	1 cápsula
Mande.....cápsulas	

10. Flunarizina (xarope)

Flunarizina	10 mg
Xarope Simples qsp	5 ml
Mande em frasco com.....ml	

Posologia: distúrbios da circulação cerebral, distúrbios do equilíbrio - 10 mg ao deitar; pacientes com mais de 65 anos - 5 mg ao deitar.

Obs.: a flunarizina é um derivado da cinarizina e, como esta, é um anti-histamínico que apresenta a propriedade de bloqueio seletivo dos canais de cálcio. Tem as mesmas indicações e restrições que a cinarizina, incluindo a possibilidade de causar sintomas extrapiramidais (parkinsonismo).

11. *Ginkgo biloba*

Ginkgo biloba Extrato Seco	40 mg
Excipiente qsp	1 cápsula
Mande.....cápsulas	

Posologia: 80 a 240 mg ao dia, divididos em 2 a 3 tomadas.

Obs.: o extrato de *Ginkgo biloba* contém glicosídeos e terpenoides que apresentam propriedades de vasodilatação cerebral, ação antiplaquetária, redução de radicais livres nos tecidos nervosos e antagonismo dos efeitos da ativação dos neutrófilos (diminui a liberação de radicais livres e leucotrienos) nos processos inflamatórios. Está indicado no tratamento de distúrbios cognitivos, sequelas de acidentes vasculares cerebrais, alterações vasculares periféricas e distúrbios neurossensoriais de causa vascular em oftalmologia ou otorrinolaringologia.

12. Nicotinato de Inositol

Nicotinato de Inositol	625 mg
Excipiente qsp	1 cápsula
Mande.....cápsulas	

13. Nicotinato de Inositol e Vitamina C

Nicotinato de Inositol	625 mg
Vitamina C	20 mg
Excipiente qsp	1 cápsula
Mande.....cápsulas	

Posologia: 2 cápsulas 3 vezes ao dia.

Indicações: distúrbios vasculares periféricos, incluindo a doença de Raynaud, claudicação intermitente, hiperlipidemias.

Obs.: 625 mg de nicotinato de inositol contêm 500 mg de ácido nicotínico e 125 mg de inositol. Algumas vezes as prescrições são feitas em termos de ácido nicotínico, e neste caso deve-se empregar o fator de equivalência de 1,25. O nicotinato de inositol não promove a reação de "flushing" tão severa como o ácido nicotínico e, por isso, sua administração é melhor tolerada.

14. Nimodipino

Nimodipino	30 mg
Excipiente qsp	1 cápsula
Mande.....cápsulas	

Posologia: prevenção do espasmo arterial - 2 cápsulas 3 a 4 vezes ao dia, demência senil - 1 cápsula 3 vezes ao dia.

Obs.: nimodipino é um antagonista do cálcio do grupo das di-hidropiridinas, exibindo as propriedades gerais do nifedipino. Sua característica é a alta solubilidade, o que permite rápida passagem pela barreira hematoencefálica, e ação seletiva nos vasos cerebrais. Está indicado na prevenção de espasmo arterial cerebral pós-hemorragia subaracnóidea e no tratamento da demência senil. Pode promover hipotensão, rubor facial e taquicardia. O seu uso é contraindicado em bloqueio atrioventricular, hepatopatias e nefropatias severas.

15. Pentoxifilina

Pentoxifilina	400 mg
Excipiente AP qsp	1 cápsula
Mande.....cápsulas de liberação prolongada	

Posologia: 1 cápsula 2 a 3 vezes ao dia.

16. Pentoxifilina (suspensão oral)

Pentoxifilina	20 mg
Propilenoglicol	0,05 ml
Hidroxipropilmetilcelulose Gel a 1%	0,5 ml
Xarope Simples qsp	1 ml
Mande em frasco com.....ml	

Posologia: 1 medida com 10 ml (200 mg) 2 a 4 vezes ao dia.

Obs.: a pentoxifilina é um derivado da dimetilxantina. Tem efeito vasodilatador (relaxamento da musculatura lisa vascular), ação antiagregante plaquetária, aumenta a força contráctil do coração (inotropismo positivo) e aumenta a frequência cardíaca (cronotropismo positivo). É indicada em arteriopatias crônicas obstrutivas (diabetes ou aterosclerose), alterações auditivas de origem vascular e úlceras venosas de membros inferiores. Seus efeitos adversos incluem: *flush*, náuseas, cefaleia e arritmias cardíacas. Não deve ser utilizada durante a gravidez. Pode intensificar a ação de anti-hipertensivos e hipoglicemiantes. A cimetidina aumenta sua concentração plasmática.

11. Vasodilatadores Coronarianos

faixa de dosagem diária usual

Anlodipino [1]	5 - 10 mg
Cloridrato de Diltiazem	120 - 240 mg
Cloridrato de Verapamil	120 - 240 mg
Dinitrato de Isossorbida	5 - 60 mg
Felodipino	5 - 10 mg
Nifedipino *	20 - 60 mg

[1] Anlodipino: administrado na forma de besilato, em doses equivalentes à base (6,93 mg de besilato de anlodipino são aproximadamente equivalentes a 5 mg de anlodipino base, FEq=1,39).

* Usado na forma de *Pellets* de ação prolongada (12 horas). Empregar fator de correção.

Obs.: verapamil - princípio ativo incluído na RDC nº 354, de 18 de dezembro de 2003 (substâncias de baixo índice terapêutico).

Exemplos de Fórmulas:

1. Anlodipino

Anlodipino	5 mg
Excipiente qsp	1 cápsula
Mande.....cápsulas	

Posologia: 5 a 10 mg ao dia.

Obs.: aumenta a oferta de oxigênio ao coração devido a seu efeito vasodilatador coronariano. Está indicada no tratamento de anginas vaso-espáticas (angina de Prinzmetal) e coronariopatias associadas à HAS. Pode ser utilizada em casos acompanhados de insuficiência cardíaca, pois não apresenta efeito inotrópico.

2. Diltiazem

Cloridrato de Diltiazem	30 a 60 mg
Excipiente qsp	1 cápsula
Mande.....cápsulas	

Posologia: dose inicial - 30 mg 4 vezes ao dia, antes das refeições e ao deitar; manutenção - 60 mg 3 a 4 vezes ao dia.

Obs.: além da ação vasodilatadora coronariana e periférica, o diltiazem tem ação depressora sobre o miocárdio o que restringe o seu uso como antianginoso. Pode causar bradicardia severa e, portanto não deve ser associado a betabloqueadores. O seu uso é contraindicado na insuficiência cardíaca congestiva.

3. Felodipino

Felodipino	5 a 10 mg
Excipiente qsp	1 cápsula
Mande.....cápsulas	

Posologia: 5 a 10 mg ao dia.

Obs.: é um potente vasodilatador com pouco efeito na contractilidade e condução atrioventricular. Assim como o anlodipino, tem ação longa e é considerado droga de escolha em pacientes que apresentem restrições ao uso de betabloqueadores.

4. Nifedipino *Pellets*

Nifedipino *Pellets*	10 a 20 mg
Mande.....cápsulas	
Pellets para liberação em 12 horas	

Posologia: 10 a 20 mg 2 vezes ao dia.

Obs.: promove vasodilatação coronariana e tem efeito inotrópico negativo (diminui o consumo de oxigênio pelo miocárdio). Não deve ser utilizado em formas de liberação rápida, pois há risco de taquicardia reflexa e piora do quadro anginoso.

5. Verapamil

Cloridrato de Verapamil   80 mg
Excipiente qsp   1 cápsula
Mande.....cápsulas

Posologia: 1 cápsula 3 vezes ao dia.

Obs.: é um antagonista do cálcio que além da ação vasodilatadora, tem efeito cardiodepressor. Sua indicação principal está no tratamento de taquiarritmias, mas pode ser empregado em algumas formas de angina. Não deve ser utilizada em associação com betabloqueadores e em casos de disfunção sistólica, pois pode provocar bradicardia e redução do débito cardíaco.

III. Princípios Ativos que Atuam no Aparelho Respiratório

1. Antitussígenos
faixa de dosagem diária usual

Bromidrato de Dextrometorfano.. 15 - 60 mg
Fosfato de Codeína * .... 20 - 60 mg

* Princípio Ativo controlado pela Portaria 344 lista A-2 (SVS-MS) com receituário de controle especial em 2 vias, até 100 mg por unidade posológica ou 2,5% e com Notificação de Receita Amarela acima de 100 mg por unidade posológica.

Exemplos de Fórmulas:

1. Codeína (gotas)

Fosfato de Codeína	20 mg
Metilbrometo de Homatropina	2 mg
Veículo qsp	1 ml
Mande em frasco com.....ml	

Posologia: crianças de 3 a 6 anos - 1 gota por ano de idade até 4 vezes a dia; de 6 a 12 anos - 2 gotas por ano de idade até 4 vezes a dia; adultos e maiores de 12 anos - 20 gotas até 4 vezes a dia.

2. Codeína (xarope)

Fosfato de Codeína	20 mg
Bálsamo de Tolu Extrato Fluido	0,5 ml
Xarope qsp	5 ml
Mande em frasco com.....ml	

Posologia: 1 colher de chá 2 a 3 vezes ao dia.

3. Codeína (supositórios)

Fosfato de Codeína	15 mg
Massa para Supositórios qsp	1 supositório
Mande.....supositórios	

Modo de Usar: aplicar 1 supositório por via retal, 2 vezes ao dia.

4. Dextrometorfano e Tolu (xarope)

Bromidrato de Dextrometorfano	5 mg
Bálsamo de Tolu E. Fluido	0,5 ml
Xarope qsp	5 ml
Mande em frasco com.....ml	

Posologia: 1 colher de chá 3 a 4 vezes ao dia.

5. Dextrometorfano e Alcaçuz (xarope)

Bromidrato de Dextrometorfano	5 mg
Glycyrrhiza glabra Extrato Fluido	1 ml
Xarope qsp	5 ml
Mande em frasco com.....ml	

Posologia: 1 colher de chá 3 a 4 vezes ao dia.

6. Dextrometorfano (cápsulas)

Bromidrato de Dextrometorfano	30 mg
Excipiente qsp	1 cápsula
Mande.....cápsulas	

Posologia: 1 cápsula 2 vezes ao dia.

7. Dextrometorfano (supositórios)

Bromidrato de Dextrometorfano	30 mg
Massa para Supositórios qsp	1 supositório
Mande.....supositórios	

Modo de Usar: aplicar 1 supositório por via retal, 2 vezes ao dia.

Ref.: Allen Jr LV. Basics of Compounding for Cough. *International Journal of Pharmaceutical Compounding*. 2004 Nov/Dez; 8(6):462-465.

2. Broncodilatadores e Antiasmáticos

faixa de dosagem diária usual

Aminofilina *	100 - 800 mg
Bromidrato de Fenoterol	5 - 15 mg
Cloridrato de Bamifilina	600 - 1.800 mg
Cloridrato de Clembuterol	20 - 60 mcg
Cloridrato de Efedrina	30 - 120 mg
Salbutamol [1]	2 - 10 mg
Sulfato de Terbutalina	2 - 10 mg
Teofilina *	100 - 600 mg

[1] Salbutamol: administrado na forma de sulfato, em doses equivalentes à base (2,41 mg de sulfato de salbutamol são aproximadamente equivalentes a 2 mg de salbutamol base, FEq=1,2).

* Aminofilina e teofilina - princípios ativos incluídos na RDC nº 354, de 18 de dezembro de 2003 (substâncias de baixo índice terapêutico).

Exemplos de Fórmulas:

1. Aminofilina (cápsulas)

Aminofilina	100 mg
Excipiente qsp	1 cápsula
Mande.....cápsulas	

Posologia: 1 a 2 cápsulas 2 a 3 vezes ao dia, às refeições.

2. Salbutamol (cápsulas)

Salbutamol	2 mg
Excipiente qsp	1 cápsula
Mande.....cápsulas	

Posologia: 1 cápsula 3 a 4 vezes ao dia.

3. Salbutamol (xarope)

Salbutamol	2 mg
Extrato Fluido de Eucalipto	0,3 ml
Xarope Simples qsp	5 ml
Mande em frasco com.....ml	

Posologia: 1 a 2 colheres de chá (5 a 10 ml) 2 a 3 vezes ao dia.

4. Salbutamol e Guaiafenesina (xarope)

Salbutamol	2 mg
Éter Gliceril Guaiacólico	100 mg
Citrato de Sódio	60 mg
Xarope Simples qsp	5 ml
Mande em frasco.....100 ml	

Posologia: 1 colher de chá (5 ml) 3 a 4 vezes ao dia.

5. Teofilina (xarope)

Teofilina	100 mg
Cloridrato de Efedrina	5 mg
Xarope qsp	10 ml
Mande em frasco com.....ml	

Posologia: 1 colher de sopa (10 ml) 3 vezes ao dia.

6. Teofilina Ação Prolongada (cápsulas)

Teofilina microgrânulos AP	200 mg
Excipiente qsp	1 cápsula
Mande.....cápsulas	

Posologia: 1 cápsula 2 vezes ao dia.

7. Terbutalina (cápsulas)

Sulfato de Terbutalina	2,5 mg
Excipiente qsp	1 cápsula
Mande.....cápsulas	

Posologia: 1 cápsula 3 vezes ao dia.

8. Terbutalina (xarope)

Sulfato de Terbutalina	1,5 mg
Éter Gliceril Guaiacólico	75 mg
Extrato Fluido de Grindélia	0,3 ml
Xarope Simples qsp	5 ml
Mande em frasco com.....ml	

Posologia: 1 a 2 colheres de chá (5 a 10 ml) 2 a 3 vezes ao dia.

9. Clembuterol (cápsulas)

Cloridrato de Clembuterol	20 mcg
Excipiente qsp	1 cápsula
Mande.....cápsulas	

Posologia: 1 cápsula 2 vezes ao dia.

10. Clembuterol e Teofilina (cápsulas)

Cloridrato de Clembuterol	10 mcg
Teofilina	50 mg
Excipiente qsp	1 cápsula
Mande.....cápsulas	

Posologia: 1 cápsula 2 vezes ao dia.

11. Bamifilina (cápsulas)

Cloridrato de Bamifilina	300 a 600 mg
Excipiente qsp	1 cápsula
Mande.....cápsulas	

Posologia: 300 a 600 mg 2 vezes ao dia, antes das refeições

12. Fenoterol (cápsulas)

Bromidrato de Fenoterol	2,5 mg
Excipiente qsp	1 cápsula
Mande.....cápsulas	

Posologia: 1 cápsula 2 vezes ao dia.

3. Expectorantes

faixa de dosagem diária usual

Éter Gliceril Guaiacólico, Guaiafenesina	200 - 800 mg
Iodeto de Potássio	200 - 500 mg

Fitoterápicos

Bálsamo de Tolu Extrato Fluido	0,5 - 2 ml

Eucalipto, *Eucalyptus globulus*
Extrato Fluido	1 - 4 ml
Tintura	10 - 15 ml

Grindélia, *Grindelia robusta*
Extrato Fluido	1 - 2 ml
Tintura	5 - 10 ml

Guaco, *Mikania glomerata, Mikania guaco*
Extrato Fluido	1 - 4 ml
Tintura	5 - 20 ml

Ipecacuanha, *Cephaelis ipecacuanha*
Extrato Fluido	0,05 - 0,2 ml
Tintura	0,5 - 1 ml

Exemplos de Fórmulas:

1. Expectorante

Éter Gliceril Guaiacólico	75 mg
Ext. Fluido de Bálsamo de Tolu	0,1 ml
Xarope de Casca de Laranja qsp	5 ml
Mande em frasco com.....ml	

Posologia: 1 colher de chá (5 ml) 4 vezes ao dia.

2. Expectorante

Iodeto de Potássio	100 mg
Cloridrato de Efedrina	4 mg
Xarope de Grindélia qsp	5 ml
Mande em frasco com.....ml	

Posologia: 1 colher de chá (5 ml) 2 a 3 vezes ao dia.

3. Broncodilatador/Expectorante

Éter Gliceril Guaiacólico	100 mg
Teofilina	60 mg
Hidroxizina	10 mg
Excipiente qsp	1 cápsula
Mande.....cápsulas	

Posologia: 1 cápsula 3 vezes ao dia, entre as refeições.

4. Broncodilatador/Expectorante

Éter Gliceril Guaiacólico	75 mg
Aminofilina	50 mg
Extrato Fluido de Ipecacuanha	0,05 ml
Xarope de Lobélia qsp	5 ml
Mande em frasco com.....ml	

Posologia: 1 colher de chá (5 ml) 3 a 4 vezes ao dia.

Obs.: o xarope de lobélia é feito com o extrato de *Lobelia inflata* (Campanulaceae) e contém lobelina, um alcaloide semelhante à nicotina. O extrato é usado em baixas dosagens (3 mg/ml) como estimulante respiratório e antiasmático.

5. Broncodilatador/Expectorante

Cloridrato de Difenidramina	12,5 mg
Aminofilina	35 mg
Éter Gliceril Guaiacólico	100 mg
Xarope de Guaco qsp	5 ml
Mande em frasco com.....ml	

Posologia: 1 colher de chá (5 ml) 3 a 4 vezes ao dia.

6. Broncodilatador/Expectorante

Maleato de Dextroclorfeniramina	2 mg
Guaiafenesina	100 mg
Cloridrato de Efedrina	5 mg
Xarope de Eucalipto qsp	5 ml
Mande em frasco com.....ml	

Posologia: crianças de 7 a 14 anos - 1 colher de chá 3 a 4 vezes ao dia; adultos - 1 a 2 colheres de chá 3 a 4 vezes ao dia.

7. Expectorante HC FMUSP

Benzoato de Sódio	2,0 g
Benzoato de Amônio	3,3 g
Extrato Fluido de Polígala	2,5 ml
Cloridrato de Efedrina	33,3 mg
Xarope Simples qsp	100 ml

Posologia: 5 a 10 ml 2 a 3 vezes ao dia.

8. Xarope de Guaco (Broncodilatador, Expectorante, Antitussígeno)

Extrato de Própolis	4 %
Extrato Fluido de Guaco	10 %
Mel	40 %
Xarope Simples qsp	100 ml

Posologia: 2 a 5 anos - 2,5 ml 2 vezes ao dia; acima de 5 anos - 2,5 ml 3 vezes ao dia; adultos - 5 ml 3 vezes ao dia.

Ref. (expectorante HC): Guia Farmacoterapêutico HC - Hospital das Clínicas da Faculdade de Medicina da USP. 4ª Ed. São Paulo: Artes Médicas, 2008-2010.

4. Mucolíticos
faixa de dosagem diária usual

Acetilcisteína .... 200 - 600 mg
Alcaçuz, *Glycyrrhiza glabra* Extrato Fluido .... 5 - 20 ml
Carboximetilcisteína, Carbocisteína .... 250 - 1.500 mg
Cloridrato de Ambroxol .... 30 - 120 mg
Cloridrato de Bromexina .... 6 a 24 mg

Exemplos de Fórmulas:

1. Alcaçuz (xarope)

Glycyrrhiza glabra Extrato Fluido	1 ml
Xarope de Eucalipto qsp	5 ml
Mande em frasco com.....ml	

Posologia: 1 colher de chá (5 ml) 4 vezes ao dia.

Obs.: os extratos de alcaçuz são obtidos das raízes e rizomas de *Glycyrrhiza glabra* (Leguminosae). Contêm ácido glicirrhízico, saponinas (glicirrhizina), flavonoides e cumarinas. Tem ação anti-inflamatória e mineralocorticoide suave (ácido glicirrhízico). É usado como fluidificante de secreções, em afecções como faringites, laringites e bronquites, isoladamente ou em associação a outros princípios ativos. Também são relatadas outras ações como antiulcerosa e levemente diurética.

2. Acetilcisteína (cápsulas)

Acetilcisteína	200 mg
Excipiente qsp	1 cápsula
Mande.....cápsulas	

3. Acetilcisteína (solução)

Acetilcisteína	20 mg
EDTA Dissódico	0,5 mg
Aspartame	5 mg
Flavorizante	qs
Água Purificada qsp	1 ml
Mande em frasco com.....ml	

Posologia: adultos e crianças maiores que 12 anos - 200 mg 3 vezes ao dia ou 600 mg em única dose, (adultos); crianças de 4 a 12 anos - 100 mg três vezes ao dia; crianças até 4 anos - 15 mg/kg/dia.

Ref.: Grandjean EM *et al*. Eficácia a Longo-Prazo de N-acetilcisteína Oral em Doença Broncopulmonar Crônica: Uma Meta-Análise de Trabalhos Clínicos Duplo-Cego, Controlados por Placebo. *Clin Ther.* 2000; 22:209-221.

4. Ambroxol (cápsulas)

Cloridrato de Ambroxol	15 a 30 mg
Alcaçuz	300 mg
Excipiente qsp	1 cápsula
Mande.....cápsulas	

5. Ambroxol (xarope)

Cloridrato de Ambroxol	15 a 30 mg
Bálsamo de Tolu	0,5 ml
Xarope Simples qsp	5 ml
Mande em frasco com.....ml	

Posologia: adultos - 30 mg 3 vezes ao dia; crianças acima de 5 anos - 15 mg 3 vezes ao dia; crianças entre 2 e 5 anos - 7,5 mg 3 vezes ao dia; crianças até 2 anos - 7,5 mg 2 vezes ao dia.

6. Bromexina (xarope - adultos)

Cloridrato de Bromexina	8 mg
Xarope qsp	5 ml
Mande em frasco com.....ml	

Posologia: adultos e adolescentes acima de 12 anos - 1 medida com 5 ml 3 vezes ao dia.

7. Bromexina (xarope infantil)

Cloridrato de Bromexina	4 mg
Xarope qsp	5 ml
Mande em frasco com.....ml	

Posologia: crianças de 2 a 6 anos - 2,5 ml (2 mg) 3 vezes ao dia; 6 a 12 anos - 5 ml (4 mg) 3 vezes ao dia.

8. Carboximetilcisteína (cápsulas)

Carboximetilcisteína	500 mg
Excipiente qsp	1 cápsula
Mande.....cápsulas	

Posologia: 1 cápsula 3 vezes ao dia.

9. Carboximetilcisteína (xarope)

Carboximetilcisteína	100 a 250 mg
Xarope Aromatizado qsp	5 ml
Mande em frasco com.....ml	

Posologia: 1 a 2 colheres de chá (5 ml) 3 vezes ao dia.

Ref.: Yasuda H et al. Carbocisteine reduces frequency of common colds and exacerbations in patients with chronic obstructive pulmonary disease. *Journal American Geriatrics Society*. 2006; 54(2):378-380.

5. Profilaxia da Asma

faixa de dosagem diária usual

Cetotifeno [1]	2 - 4 mg
Magnésio Quelato, Magnésio *Buffered*, Magnésio *Taste Free*	50 - 500 mg
Montelucaste [2]	5 - 10 mg
Vitamina C, Ácido Ascórbico	200 - 2.000 mg

[1] Cetotifeno: administrado na forma de fumarato, em doses equivalentes à base (1,38 mg de fumarato de cetotifeno é aproximadamente equivalente a 1 mg de cetotifeno base, FEq=1,38).
[2] Montelucaste: administrado na forma de montelucaste sódico, em doses equivalentes à base (10,38 mg de montelucaste sódico são aproximadamente equivalentes a 10 mg de montelucaste base, FEq=1,04).

Exemplos de Fórmulas:

1. Cetotifeno

Cetotifeno	1 mg
Excipiente qsp	1 cápsula
Ou Xarope qsp	5 ml
Mande.....cápsulas ou frasco com.....ml	

Posologia: 1 cápsula ou 5 ml de xarope 2 vezes ao dia, com as refeições da manhã e da noite. Pode ocorrer sonolência e aumento de apetite com o uso do cetotifeno.

Indicações: profilaxia da asma, rinite alérgica.

2. Montelucaste

Montelucaste	5 a 10 mg
Excipiente qsp	1 cápsula
Mande.....cápsulas	

Posologia: crianças 6 a 14 anos - uma cápsula com 5 mg ao deitar; acima de 15 anos - uma cápsula com 10 mg ao deitar.

Indicações: profilaxia e tratamento da asma, rinite alérgica (isoladamente ou em associação a corticoides ou antialérgicos).

Obs. (montelucaste): é um potente bloqueador da ação de leucotrienos, inibindo a união destes a seus receptores. Os leucotrienos são mediadores químicos envolvidos em processos inflamatórios, liberados por células como eosinófilos e mastócitos. No aparelho respiratório, os leucotrienos se ligam a receptores específicos e provocam broncoconstrição, secreção de muco, aumento da permeabilidade vascular e aumento do número de eosinófilos.

3. Montelucaste Assoc.

Montelucaste	5 a 10 mg
Desloratadina	2,5 a 5 mg
Excipiente qsp	1 cápsula
Mande.....cápsulas	

Posologia: 1 cápsula ao deitar.

Ref.: Cingi C *et al*. Desloratadine-montelukast combination improves quality of life and decreases nasal obstruction in patients with perennial allergic rhinitis. *Int Forum Allergy Rhinol*. 2013 Oct; 3(10):801-6.

4. Montelucaste Assoc.

Montelucaste	5 a 10 mg
Cetirizina	5 a 10 mg
Excipiente qsp	1 cápsula
Mande.....cápsulas	

Posologia: 1 cápsula ao deitar.

Ref.: Kurowski M *et al*. Montelukast plus cetirizine in the prophylactic treatment of seasonal allergic rhinitis: influence on clinical symptoms and nasal allergic inflammation. *Allergy*. 2004 Mar; 59(3):280-8.

5. Cápsulas com Magnésio Quelato

Magnésio Glicina	100 mg
Excipiente qsp	1 cápsula
Mande.....cápsulas	

6. Suspensão Oral com Magnésio Quelato

Magnésio Glicina	100 mg
Veículo Suspensor qsp	5 ml
Mande em frasco com.....ml	

Posologia: 1 cápsula ou 5 ml de xarope 3 vezes ao dia.

Obs.: o estudo abaixo investigou o efeito em longo prazo da suplementação oral de magnésio nos sintomas clínicos, reatividade bronquial, função pulmonar e nas respostas cutâneas induzidas por alérgenos em crianças e adolescentes com asma moderada persistente. A suplementação oral de magnésio auxiliou na redução da reatividade bronquial à metacolina, na diminuição das respostas cutâneas induzidas por alérgenos e no melhor controle dos sintomas em pacientes pediátricos com asma de moderada a persistente, tratados com fluticasona inalada.

Ref.: Gontijo-Amaral C *et al*. Oral magnesium supplementation in asthmatic children: a double-blind randomized placebo controlled trial. *European Journal of Clinical Nutrition*. 2007; 61:54-60.

7. Cápsulas com Ácido Ascórbico

Ácido Ascórbico	500 mg
Excipiente qsp	1 cápsula
Mande.....cápsulas	

Posologia: 1 cápsula 3 vezes ao dia.

Indicações: como suplemento nutricional e antioxidante para proteção auxiliar contra a broncoconstrição, após prática de exercícios físicos em pacientes asmáticos.

Ref.: Tecklenburg SL *et al*. Ascorbic acid supplementation attenuates exercise-induced bronchoconstriction in patients with asthma. *Respir Med*. 2007 Aug; 101(8):1770-8.

8. Suplemento Antioxidante para Pacientes Asmáticos

Betacaroteno	10 mg	Magnésio Quelato	50 mg
Vitamina B6	25 mg	Manganês Quelato	1 mg
Vitamina B12	200 mcg	Selênio Aminoácido Complexo	25 mcg
Vitamina C	250 mg	Zinco Quelato	5 mg
Vitamina E	100 mg	Excipiente qsp	1 cápsula
Cobre Quelato	0,5 mg	Mande.....cápsulas	

Posologia: 1 cápsula 2 vezes ao dia.

Obs.: o estudo de Patel e colaboradores foi realizado com o intuito de avaliar as associações independentes destes nutrientes com a asma em adultos e determinar se esta aparente associação entre antioxidantes e a asma pode ser atribuída a uma "dieta saudável" e ao estilo de vida ou ao efeito protetor de alimentos e nutrientes específicos.

A asma sintomática em adultos está associada a um baixo consumo de frutas na dieta, dos nutrientes antioxidantes, vitamina C e manganês, e baixos níveis de vitamina C no sangue. Essas descobertas sugerem que a dieta pode ser um fator de risco de desenvolvimento da asma sendo, porém, possivelmente modificável.

Ref.: Patel BD *et al*. Dietary antioxidants and asthma in adults. *Thorax*. 2006; 61:388-393.

IV. Princípios Ativos que Atuam no Aparelho Digestivo

1. Antiácidos
faixa de dosagem diária usual

Hidróxido de Alumínio .... 200 - 1.000 mg
Hidróxido de Magnésio .... 200 - 600 mg

O hidróxido de alumínio e o hidróxido de magnésio são antiácidos que reagem com o ácido clorídrico formando sais muito pouco absorvíveis, elevando o pH gástrico. A elevação do pH gástrico para valores acima de 4 diminui a atividade da pepsina, que pode ser adsorvida pelo próprio antiácido. São preferidos porque causam menos efeitos secundários sistêmicos.

São utilizados como coadjuvantes no tratamento das úlceras e gastrites, para o alívio dos sintomas. Neutralizam a acidez gástrica, aumentando o pH no estômago e no duodeno. Os sais de alumínio são constipantes e retardam o esvaziamento gástrico, sendo, por isso, contraindicados na doença do refluxo gastroesofágico. Os sais de magnésio são laxantes com ação osmótica.

Os antiácidos são contraindicados na insuficiência renal devido a potencial acumulação de alumínio ou magnésio. Devem ser administrados 2 horas antes ou depois de outros fármacos porque podem prejudicar a absorção desses. Em doses elevadas, o hidróxido de alumínio pode causar náuseas, vômitos e constipação.

Exemplos de Fórmulas:

1. Antiácido

Hidróxido de Alumínio	200 mg
Hidróxido de Magnésio	200 mg
Simeticone	30 mg
Essência de Hortelã	qs
Veículo qsp	5 ml
Mande em frasco com.....ml	

Posologia: 5 a 10 ml 4 vezes ao dia, 15 minutos antes das refeições e antes de deitar.

2. Antiácido

Gel Coloidal de Hidróxido de Alumínio a 6 %	200 ml
Essência de Hortelã	qs

Obs.: 1 medida de 5 ml contém 300 mg de hidróxido de alumínio.

Posologia: 5 a 10 ml 4 vezes ao dia, 15 minutos antes das refeições e antes de deitar.

3. Antiácido e Laxante

Hidróxido de Magnésio	400 mg
Simeticone	30 mg
Veículo edulcorado e aromatizado qsp	5 ml
Mande em frasco com.....ml	

Posologia: 1 a 4 medidas de 5 ml diluídas em água.

4. Antiácido e Antiespasmódico

Gel Coloidal de Hidróxido de Alumínio a 4 %	200 ml
Tintura de Beladona	2 ml

Posologia: 1 a 2 medidas de 5 ml 4 a 6 vezes ao dia.

2. Antidiarreicos
faixa de dosagem diária usual

Carbonato de Cálcio .... 1 - 3 g
Caulim (Silicato de Alumínio Hidratado) .... 4 - 8 g
Cloridrato de Loperamida** .... 4 - 8 mg
Pectina .... 150 - 300 mg
Salicilato de Bismuto .... 500 - 4.000 mg

116 Formulário Médico-Farmacêutico

** Princípio Ativo controlado pela Portaria 344 lista C-1 (SVS-MS), com receituário de controle especial em duas vias.

Os fármacos antidiarreicos só têm indicação quando as medidas de suporte (correção hidroeletrolítica) forem insuficientes. Podem ter ação antiperistáltica ou adsorvente.

O caulim e a pectina são adsorventes e atuam formando uma capa protetora sobre a mucosa intestinal, além de adsorverem substâncias tóxicas na luz intestinal. O salicilato de bismuto tem ação adstringente, antiácida e antibiótica sobre o *H. pylori*.

A loperamida é um opioide sintético com efeito antiperistáltico e antissecretor. O seu uso é contraindicado em insuficiência hepática (risco de encefalopatia) e retocolite ulcerativa (pode exacerbar as ulcerações).

Exemplos de Fórmulas:

1. Carbonato de Cálcio

Carbonato de Cálcio	500 mg
Excipiente qsp	1 cápsula
Mande.....cápsulas	

Posologia: 1 a 3 g ao dia.

2. Salicilato de Bismuto

Salicilato de Bismuto	500 mg
Excipiente qsp	1 cápsula
Mande.....cápsulas	

Posologia: 1 a 2 cápsulas 2 a 3 vezes ao dia.

3. Caulim Pectina

Caulim	2 g
Pectina	100 mg
Veículo qsp	15 ml
Mande em frasco com.....ml	

Posologia: acima de 12 anos - 10 ml 4 vezes ao dia; de 6 a 12 anos - 5 a 10 ml 4 vezes ao dia; de 3 a 6 anos - 5 ml a cada 4 horas.

4. Loperamida

Cloridrato de Loperamida	2 mg
Excipiente qsp	1 cápsula
Mande.....cápsulas	

Posologia: 1 a 2 cápsulas 1 a 2 vezes ao dia. Não deve ser usada em crianças ou em diarreias infecciosas.

Obs. (loperamida): o seu uso é indicado na diarreia crônica de origem funcional e em sintomas mais severos da síndrome do intestino irritável.

3. Prebióticos

faixa de dosagem diária usual

Fruto-oligossacarídeos (FOS)	4 - 10 g
Inulina	4 - 10 g

Exemplos de Fórmulas:

1. Fruto-oligossacarídeos (FOS)

Fruto-oligossacarídeos	2 g
Excipiente qsp	1 envelope
Mande.....envelopes monodose	

Posologia: 1 envelope 2 vezes ao dia.

Obs.: são carboidratos compostos por uma molécula de d-glicose e 2 a 4 de d-frutose, não hidrolisáveis pelas enzimas digestivas humanas. São fermentados pelos lactobacilos e bifidobactérias da flora intestinal, sendo, por isso, considerados produto prebiótico, estimulante do crescimento dessas bactérias. Nesta fermentação são produzidos lactato, butirato, propionato e acetato, que reduzem o pH intestinal e, consequentemente, a população de bactérias como *Clostridium* e *E. coli*. É usado como prebiótico na faixa de 4 a 10 g ao dia. A sua ingestão pode estar associada à flatulência, e isto se torna mais flagrante em indivíduos que possuem intolerância à lactose.

Ref.: Passos LML, Park YK. Fruto-oligossacarídeos: implicações na saúde humana e utilização em alimentos. *Ciência Rural Santa Maria*. 2003; 33(2):385-390.

2. Inulina

Inulina   2 g
Excipiente qsp   1 envelope
Mande.....envelopes monodose

Posologia: 1 envelope 2 vezes ao dia.

Obs.: a inulina é um polissacarídeo composto por frutose e uma unidade de glicose terminal. Ao contrário dos fruto-oligossacarídeos, que tem até 10 unidades de frutose, a inulina tem mais de 10 unidades. Não é hidrolisável pelas enzimas digestivas humanas, mas sim por bactérias do trato intestinal como os lactobacilos e as bifidobactérias. Como os fruto-oligossacarídeos, a inulina é considerada um prebiótico estimulante do crescimento dessas bactérias. É usada na faixa de 4 a 10 g ao dia. Pode ocorrer flatulência, mas com menor frequência em comparação com fruto-oligossacarídeos.

Ref.: Clark MJ *et al*. Effect of prebiotics on biomarkers of colorectal cancer in humans: a systematic review. *Nutr Rev*. 2012 Aug; 70(8):436-43.

4. Probióticos

faixa de dosagem diária usual

Lactobacillus acidophilus [*]	$2 \times 10^8 - 20 \times 10^8$ UFC
Lactobacillus bifidum [*]	$2 \times 10^8 - 20 \times 10^8$ UFC
Lactobacillus bulgaricus [*]	$2 \times 10^8 - 20 \times 10^8$ UFC
Lactobacillus casei [*]	$2 \times 10^8 - 20 \times 10^8$ UFC
Lactobacillus rhamnosus [*]	$2 \times 10^8 - 20 \times 10^8$ UFC
Lactobacillus sporogenes, Lactospore®	$2 \times 10^8 - 20 \times 10^8$ UFC

* Quantidades expressas em UFC (unidades formadoras de colônias): 2×10^8 = duzentos milhões, 20×10^8 = 2 bilhões. Para uso infantil, a dosagem deve ser reduzida à metade. São usados na forma de pó liofilizado sendo que 1 g contêm aproximadamente 100 bilhões de *Lactobacillus* viáveis.

Exemplos de Fórmulas:

1. *Lactobacillus acidophilus*

Lactobacillus acidophilus   200 milhões UFC
Excipiente qsp   1 cápsula
Mande.....cápsulas

Posologia: 1 cápsula pela manhã e à noite.

2. *Lactobacillus bifidum*

Lactobacillus bifidum   200 milhões UFC
Excipiente qsp   1 cápsula
Mande.....cápsulas

Posologia: 1 cápsula pela manhã e à noite.

3. *Pool* de Lactobacilos

Lactobacillus acidophilus	200 milhões UFC
Lactobacillus bifidum	200 milhões UFC
Lactobacillus bulgaricus	200 milhões UFC
Lactobacillus casei	200 milhões UFC
Lactobacillus rhamnosus	200 milhões UFC
Excipiente qsp	1 cápsula
Mande.....cápsulas	

Posologia: 1 cápsula pela manhã e à noite.

Obs.: os lactobacilos inibem o crescimento de outros microrganismos como *Clostridium perfringens*, *Bacillus subtilis*, *Escherichia coli*, *Proteus vulgaris*, *Candida albicans* e outros. Auxiliam a manutenção da flora bacteriana intestinal, a estabilização do pH, a síntese de vitamina K e vitaminas do complexo B. Melhoram a digestão dos alimentos e a biodisponibilidade dos nutrientes. O seu uso é indicado em infecções intestinais, terapia com antibióticos por tempo prolongado e alergias alimentares.

4. *Lactobacillus sporogenes*

Lactobacillus sporogenes	200 milhões UFC
Excipiente qsp	1 cápsula
Mande.....cápsulas	

Posologia: 1 cápsula 3 vezes ao dia.

Obs.: *Lactobacillus sporogenes* tem a capacidade de formar esporos protetores, que são ativados em contato com o meio ácido do estômago. Dessa forma, as bactérias chegam intactas ao intestino, onde germinam e produzem ácido láctico, que estabiliza o pH intestinal, auxilia a manutenção da flora bacteriana intestinal, diminui a intolerância à lactose, auxilia a síntese de vitaminas do complexo B, melhora a digestão dos alimentos e a biodisponibilidade dos nutrientes.

Reproduzem-se facilmente "in vivo" e "in vitro", tem alta taxa de sobrevivência no processamento biotecnológico (coleta, secagem, acondicionamento) e boa sobrevivência à temperatura ambiente. É usado em casos de diarreia, constipação intestinal, fermentação intestinal alterada, dispepsia, como adjuvante na antibioticoterapia e intolerância à lactose. Também é utilizado topicamente em infecções vaginais, para lavagens, na concentração de aproximadamente 200 milhões de esporos por litro, 4 vezes ao dia.

Associações com Lactobacilos:

1. *Pool* de Lactobacilos e FOS

Lactobacillus acidophilus	200 milhões UFC
Lactobacillus bifidum	200 milhões UFC
Lactobacillus bulgaricus	200 milhões UFC
Lactobacillus casei	200 milhões UFC
Lactobacillus rhamnosus	200 milhões UFC
Fruto-oligossacarídeos qsp	1 cápsula
Mande.....cápsulas	

Posologia: 1 cápsula pela manhã e à noite.

2. *Pool* de Lactobacilos e Inulina

Lactobacillus acidophilus	200 milhões UFC
Lactobacillus bifidum	200 milhões UFC
Lactobacillus bulgaricus	200 milhões UFC
Lactobacillus casei	200 milhões UFC
Lactobacillus rhamnosus	200 milhões UFC
Inulina qsp	1 cápsula
Mande.....cápsulas	

Posologia: 1 cápsula pela manhã e à noite.

3. Lactobacilos e *Cramberry*

Lactobacillus acidophilus	300 milhões UFC
Lactobacillus casei	300 milhões UFC
Lactobacillus rhamnosus	300 milhões UFC
Cramberry Extrato Seco	150 mg
Excipiente qsp	1 cápsula
Mande.....cápsulas	

Posologia: 1 cápsula 2 vezes ao dia.

4. Lactobacilos, *Cramberry* e Prebiótico

Lactobacillus acidophilus	500 milhões UFC
Lactobacillus casei	500 milhões UFC
Cramberry Extrato Seco	150 mg
FOS ou Inulina	300 mg
Excipiente qsp	1 cápsula
Mande.....cápsulas	

Posologia: 1 cápsula 2 vezes ao dia.

Obs.: o extrato de *cramberry* é obtido dos frutos de *Vaccinium macrocarpon* (Ericaceae) e contém antocianidinas, proantocianidinas, flavonoides, taninos e ácidos fenólicos. Pesquisas sugerem que seu mecanismo de ação seja impedir a adesão bacteriana à superfície das membranas de células. Essa propriedade antiadesão pode ser útil para inibir bactérias associadas à úlcera gástrica, como o *Helicobacter pylori*, e de bactérias causadoras de distúrbios gastrointestinais. A associação com prebióticos e probióticos é particularmente interessante para normalizar as funções intestinais e estimular as defesas naturais do organismo.

Ref.: Montorsi F et al. Effectiveness of a Combination of Cranberries, Lactobacillus rhamnosus, and Vitamin C for the Management of Recurrent Urinary Tract Infections in Women: Results of a Pilot Study. *Eur Urol*. 2016 Dec; 70(6):912-915.

5. Antieméticos

faixa de dosagem diária usual

Bromidrato de Escopolamina, Bromidrato de Hioscina	0,25 - 0,5 mg
Bromoprida	10 - 60 mg
Cloridrato de Prometazina	10 - 50 mg
Dimenidrinato, Teoclato de Difenidramina	100 - 300 mg
Domperidona [1]	10 - 30 mg
Metoclopramida [2]	10 - 30 mg
Ondansetrona [3]	8 - 16 mg

[1] Domperidona: administrada na forma de maleato de domperidona, em doses equivalentes à base (12,73 mg de maleato de domperidona são aproximadamente equivalentes a 10 mg de domperidona base, FEq=1,27). As formulações em suspensão oral e supositórios são feitas com a domperidona base.

[2] Metoclopramida: administrada na forma de cloridrato monoidratado, em doses equivalentes à base (11,8 mg de cloridrato de metoclopramida são aproximadamente equivalentes a 10 mg de metoclopramida base, FEq=1,18). Alguns países como a Inglaterra utilizam o cloridrato monoidratado em doses equivalentes ao cloridrato anidro.

[3] Ondansetrona: administrada na forma de cloridrato di-hidratado, em doses equivalentes à base (1,25 mg de cloridrato di-hidratado de ondansetrona são aproximadamente equivalentes a 1 mg de ondansetrona base, FEq=1,25).

Os antieméticos podem atuar sobre o centro do vômito, zona de gatilho, córtex cerebral, aparelho vestibular e/ou mucosa gástrica. A metoclopramida, bromoprida e domperidona são derivados benzamídicos com ação antidopaminérgica; as duas primeiras têm ação central e periférica. Agem sobre o bulbo raquídeo e promovem esvaziamento gástrico.

A metoclopramida e a bromoprida atravessam a barreira hematoencefálica e podem provocar sonolência, galactorreia e manifestações extrapiramidais, principalmente em crianças. A domperidona não atravessa a barreira hematoencefálica e portanto não provoca manifestações extrapiramidais. Podem causar arritmias ventriculares pelo efeito antidopaminérgico periférico.

A ondansetrona é um antagonista dos receptores 5-HT3 da serotonina e é indicada em casos de náuseas e vômitos associados a ciclos de quimio e radioterapia. Pode causar manifestações extrapiramidais dose-dependente. O dimenidrinato é um antagonista H1 da histamina com ação antivertiginosa e anticinetótica. A prometazina é um anti-histamínico com ação anticolinérgica. Tem alto efeito sedativo.

Devem-se ter precauções com o uso de antieméticos em obstruções do trato gastrointestinal, síndromes convulsivas e em portadores de insuficiência renal.

Exemplos de Fórmulas:

1. Bromoprida (cápsulas)

Bromoprida	10 mg
Excipiente qsp	1 cápsula
Mande.....cápsulas	

Posologia: 1 cápsula 3 vezes ao dia, 15 minutos antes das refeições.

2. Bromoprida (gotas)

Bromoprida	4 mg
Veículo qsp	1 ml
Mande em frasco com.....ml	

Posologia: 0,5 a 1 mg (3 a 6 gotas)/kg/dia, divididos em 3 a 4 tomadas.

3. Dimenidrinato

Dimenidrinato	50 mg
Vitamina B6	10 mg
Excipiente qsp	1 cápsula
Mande.....cápsulas	

Posologia: 1 cápsula 2 a 4 vezes ao dia.

4. Domperidona e Simeticone

Domperidona	10 mg
Simeticone	80 mg
Excipiente qsp	1 cápsula
Mande.....cápsulas	

Posologia: 1 cápsula 2 vezes ao dia.

5. Metoclopramida (cápsulas)

Metoclopramida	10 mg
Excipiente qsp	1 cápsula
Mande.....cápsulas	

6. Metoclopramida (gotas)

Metoclopramida	4 mg
Vitamina B6	50 mg
Veículo qsp	1 ml
Mande em frasco com.....ml	

Posologia: adultos - 1 cápsula 3 vezes ao dia, 15 minutos antes das refeições; lactentes - 1 mg 2 vezes ao dia; de 1 a 3 anos - 1 mg 2 a 3 vezes ao dia; de 3 a 5 anos - 2 mg 2 a 3 vezes ao dia; de 5 a 14 anos - 2 a 5 mg 3 vezes ao dia (1 ml = 20 gotas).

7. Metoclopramida (supositórios)

Metoclopramida	5 a 10 mg
Base para Supositórios qsp	1 supositório
Mande.....supositórios	

Modo de Usar: adultos - aplicar 1 supositório (10 mg) por via retal, até 3 vezes ao dia; crianças - aplicar 1 supositório (5 mg) por via retal, até 2 vezes ao dia.

8. Ondansetrona cápsulas

Ondansetrona	8 a 16 mg
Excipiente qsp	1 cápsula
Mande.....cápsulas	

9. Ondansetrona supositórios

Ondansetrona	8 a 16 mg
Base para Supositórios qsp	1 supositório
Mande.....supositórios	

Posologia: náuseas e vômitos após quimioterapia - 8 mg 1 a 2 horas antes da quimioterapia seguida de 8 mg 3 vezes ao dia; prevenção de náuseas e vômitos pós-operatórios - 16 mg 1 hora antes da cirurgia.

10. Ondansetrona Transdérmica

Ondansetrona	8 mg
Água Purificada	20 %
Gel Transdérmico PLO qsp	1 ml

Mande.....seringas calibradas com 10 ml ou em.....sachês monodose ou em frasco dosador calibrado (1 ml) com.....ml.

Modo de Usar: aplicar 1 ml 3 vezes ao dia, nos pulsos e atrás das orelhas.

Indicações: náuseas e vômitos após quimioterapia.

Obs.: guardar em temperatura ambiente. O gel transdérmico PLO tem propriedade gelificante termorreversa e se liquefaz quando resfriado em geladeira.

Ref.: Allen Jr LV (editor). Formulations - Ondansetron Hydrochloride 8 mg/ml in PLO. *International Journal of Pharmaceutical Compounding*. 2000 Jul/Aug; 4(4):305.

11. Prometazina Transdérmica

Cloridrato de Prometazina	50 mg
Água Purificada	4 %
Gel Transdérmico PLO qsp	1 ml

Mande.....seringas calibradas com 10 ml ou em.....sachês monodose ou em frasco dosador calibrado (1 ml) com.....ml.

Modo de Usar: aplicar 0,5 a 1 ml 2 a 3 vezes ao dia ou quando necessário, nos pulsos e atrás das orelhas.

Indicações: náuseas e vômitos após quimioterapia, náuseas decorrentes de viagens.

Obs.: também pode ser formulada usando menores quantidades de veículo, como 25 mg/0,2 ml, para facilitar a aplicação (dispensar em seringas calibradas "tipo insulina"). Guardar em temperatura ambiente. O gel transdérmico PLO tem propriedade gelificante termorreversa e se liquefaz quando resfriado em geladeira.

Ref.: Allen Jr LV (editor). Formulations - Promethazine Hydrochloride 50 mg/ml in PLO gel. *International Journal of Pharmaceutical Compounding*. 2001 Jan/Feb; 5(1):51.

12. Escopolamina Transdérmica

Bromidrato de Escopolamina	0,25 mg
Solução Tampão pH 5	2,5 %
Gel Transdérmico PLO qsp	0,1 ml
Mande.....seringas calibradas "tipo insulina" com 1 ml	

Modo de Usar: aplicar 0,1 ml 4 horas antes da viagem, no pulso ou atrás da orelha. Reaplicar, se necessário, 6 horas após aplicação inicial.

Indicações: náuseas e vômitos no período pós-operatório, prevenção de enjoos decorrentes de viagens.

Obs.: o gel transdérmico PLO tem propriedade gelificante termorreversa e se liquefaz quando resfriado em geladeira (guardar em temperatura ambiente). A solução tampão pH 5 é obtida misturando uma solução 0,1 M de ácido cítrico (19,2 g de ácido cítrico anidro em 100 ml de água purificada) com uma solução 0,2 M de fosfato dissódico (28,39 g de fosfato dissódico anidro em 100 ml de água purificada) na proporção de 1:1.

Ref.: 1. Allen Jr LV (editor). Formulations - Scopolamine Hydrobromide 0.25 mg/0.1 mL Topical Gel. *International Journal of Pharmaceutical Compounding*. 1997 Jan/Feb; 1(1):38. 2. Gondim CRN *et al*. Prevenção e tratamento de náuseas e vômitos no período pós-operatório. *Rev Bras Ter Intensiva*. 2009; 21(1):89-95.

13. Escopolamina 0,2 % *Spray* Nasal

Bromidrato de Escopolamina   2 mg
Veículo Tamponado e Isotônico qsp   1 ml
Mande em frasco com.....ml

Modo de Usar: aplicar 1 jato em cada narina 30 minutos antes da exposição ao movimento.

Indicações: prevenção de enjoos de movimento.

Ref.: 1. Klocker N *et al*. Scopolamine nasal spray in motion sickness: A randomized, controlled, and crossover study for the comparison of two scopolamine nasal sprays with oral dimenhydrinate and placebo. *Eur J Pharm Sci*. 2001; 13(2):227-232. 2. Allen Jr LV (editor). Formulations - Scopolamine Hydrobromide 0.2% Nasal Spray. *International Journal of Pharmaceutical Compounding*. 2004 Jan/Feb; 8(1):58.

6. Antiespasmódicos

faixa de dosagem diária usual

Brometo de Pinavério	100 - 200 mg
Brometo de Propantelina	20 - 60 mg
Butilbrometo de Hioscina, Butilbrometo de Escopolamina	20 - 80 mg
Cloridrato de Papaverina	100 - 600 mg
Maleato de Trimebutina	150 - 600 mg
Metilbrometo de Homatropina	2 - 10 mg

Os antiespasmódicos são classificados em fármacos musculotrópicos (relaxantes musculares de ação direta) ou anticolinérgicos. A papaverina é um agente musculotrópico, inibidor da fosfodiesterase, com ação duvidosa no tratamento de espasmos gastrointestinais. O seu uso é contraindicado em portadores de distúrbios de condução cardíaca.

O brometo de pinavério é um bloqueador dos canais de cálcio com alguns efeitos semelhantes aos antimuscarínicos, tem alto grau de seletividade para o músculo liso intestinal e é utilizado no alívio de espasmos gastrointestinais.

A propantelina, hioscina e homatropina são fármacos anticolinérgicos cujo padrão é a atropina, reduzem a secreção salivar e gástrica e diminuem o peristaltismo intestinal. Não são seletivas para o trato gastrointestinal e podem causar aumento da pressão intraocular, taquicardia, retenção urinária e diminuição da contração da vesícula e ductos biliares. Estão indicadas na síndrome do cólon irritável, doença diverticular e cólica biliar, renal ou intestinal. Estão contraindicadas na estenose do piloro, hipertrofia prostática e glaucoma de ângulo fechado. Deve haver cautela em quaisquer condições passíveis de taquicardia (hipertiroidismo, febre, gravidez etc.).

A trimebutina atua como regulador da motilidade intestinal e sua ação parece estar relacionada com receptores opioides do tubo digestivo. Os efeitos adversos são raros e incluem cefaleia, sonolência e tontura.

Fitoterápicos

Anis Estrelado, Badiana, *Illicium verum*

Pó	100 - 300 mg
Tintura	1 - 5 ml

O pó e a tintura são obtidos dos frutos de *Illicium verum* (Magnoliaceae) e ricos em óleo essencial que contém, principalmente, anetol. Outros componentes são: felandreno, cimeno, eucaliptol, limoneno, terpineol etc. Tem ação carminativa, antiflatulenta, estomáquica e antiespasmódica. É também usado como galactogogo, corretivo do sabor em diversas formulações líquidas e na fabricação de licores.

Beladona, *Atropa belladonna*

Extrato Seco	20 - 100 mg
Pó	100 - 300 mg
Extrato Fluido	0,1 - 0,3 ml
Tintura	1 - 3 ml

Os extratos são obtidos das raízes de *Atropa belladonna* (Solanaceae) e contêm hiosciamina, isômero da atropina, com as mesmas ações. A beladona é usada para o tratamento de cólicas intestinais, cólica biliar e como coadjuvante no controle da úlcera péptica. Também é usada em associação aos laxantes, com a finalidade de diminuir as cólicas provocadas por estes, e para o controle sintomático do parkinsonismo, em particular no tratamento da sialorreia. A tintura de beladona é frequentemente usada para o controle da enurese noturna.

Hibisco, *Hibiscus sabdariffa*

Extrato Seco	300 - 600 mg

É uma flor originária da Ásia tropical, *Hibiscus sabdariffa* (Malvaceae), e contém ácidos orgânicos (15 a 30%), lactonas do ácido hidroxicítrico, cítrico, tartárico e ascórbico, antocianosídeos (1 a 2 %) hibiscina, fitosteróis, pectina e polissacarídeos (arabinanos e arabinogalactanos). A flor seca de hibisco deve conter no mínimo 13,5% de ácidos calculados como ácido cítrico. É utilizada no tratamento de espasmos e cólicas uterinas e gastrointestinais, na hipertensão, por sua ação diurética, como digestivo, laxante suave e calmante. Também é usado como coadjuvante em tratamentos para redução de colesterol e triglicerídeos. Sua ação diurética também é útil para remoção de edemas, daí o seu uso no tratamento da celulite. Mais recentemente tem sido usado como coadjuvante no tratamento da obesidade.

Meimendro, *Hyoscyamus niger*

Extrato Seco	100 - 300 mg
Pó	300 - 1.000 mg
Extrato Fluido	0,1 - 1 ml
Tintura	1 - 3 ml

Os extratos são obtidos das folhas e sumidades floridas de *Hyoscyamus niger* (Solanaceae) e contêm alcaloides, principalmente hiosciamina, que tem a mesma ação periférica e central da atropina. O meimendro é usado como antiespasmódico, analgésico, sedativo e, eventualmente, em nevralgias, incontinência urinária e asma brônquica, por diminuir a expectoração.

Exemplos de Fórmulas:

1. Brometo de Pinavério

Brometo de Pinavério	50 mg
Excipiente qsp	1 cápsula
Mande.....cápsulas	

Posologia: adultos - 1 cápsula 2 a 3 vezes ao dia, durantes as refeições.

Indicações: tratamento sintomático da dor e espasmos em distúrbios do trânsito intestinal e das vias biliares.

Obs.: as cápsulas devem ser deglutidas inteiras (não se deve abrir ou diluir previamente o conteúdo das cápsulas), pois o contato do princípio ativo com a mucosa esofágica é irritante e pode ocasionar lesões.

2. Butilbrometo de Hioscina (cápsulas)

Butilbrometo de Hioscina	10 mg
Simeticone	40 mg
Excipiente qsp	1 cápsula
Mande.....cápsulas	

Posologia: 1 cápsula 3 a 4 vezes ao dia.

3. Butilbrometo de Hioscina (gotas)

Butilbrometo de Hioscina	10 mg
Simeticone	40 mg
Veículo qsp	1 ml
Mande em frasco com.....ml	

Posologia: crianças de 1 a 6 anos - 5 a 10 gotas 3 a 4 vezes ao dia; crianças com mais de 6 anos - 10 a 15 gotas 3 a 4 vezes ao dia.

4. Butilbrometo de Hioscina e Dipirona

Butilbrometo de Hioscina	20 mg
Dipirona	400 mg
Excipiente qsp	1 cápsula
Mande.....cápsulas	

Posologia: 1 cápsula 3 vezes ao dia.

5. Metilbrometo de Homatropina e Dipirona

Metilbrometo de Homatropina	2 mg
Dipirona	400 mg
Excipiente qsp	1 cápsula
Mande.....cápsulas	

Posologia: 1 cápsula 3 a 4 vezes ao dia.

6. Metilbrometo de Homatropina (gotas)

Metilbrometo de Homatropina	2 mg
Pantotenato de Cálcio	40 mg
Flavorizante de Cereja	qs
Xarope Simples	0,2 ml
Solução de Sorbitol a 70 % qsp	1 ml
Mande em frasco com.....ml	

Posologia: lactentes - 1 a 3 gotas diluídas em água, 3 a 4 vezes ao dia; crianças - 3 a 10 gotas 3 a 4 vezes ao dia; adultos - 2 a 10 mg 3 vezes ao dia.

7. Antiespasmódico (fitoterápico)

Tintura de *Atropa belladonna*	0,1 ml
Tintura de *Illicium verum*	0,1 ml
Tintura de *Hyoscyamus niger*	0,2 ml
Tintura de *Peumus boldus*	0,2 ml
Veículo qsp	1 ml
Mande em frasco com.....ml	

Posologia: 30 gotas dissolvidas em pouca água, 10 minutos antes das refeições. Repetir 2 a 3 vezes ao dia. Em casos especiais, a dose pode ser aumentada até 60 gotas por vez.

8. *Hibiscus sabdariffa*

Hibisco Extrato Seco	100 a 300 mg
Excipiente qsp	1 cápsula
Mande.....cápsulas	

Posologia: 1 cápsula 2 vezes ao dia.

9. Papaverina

Cloridrato de Papaverina	100 mg
Excipiente qsp	1 cápsula
Mande.....cápsulas	

Posologia: 1 cápsula 2 a 3 vezes ao dia.

10. Propantelina

Brometo de Propantelina	15 mg
Excipiente qsp	1 cápsula
Mande.....cápsulas	

Posologia: 1 cápsula às refeições e 2 cápsulas ao deitar. Também pode ser formulada em xarope com 1 mg/ml. Em casos leves ou pacientes idosos reduzir a dose à metade.

Indicações: síndrome do intestino irritável, úlcera péptica (tratamento adjuvante).

Ref.: Chinese Medical Association & Chinese Society of Gastroenterology. Consensus on the diagnosis and treatment of irritable bowel syndrome. *Chinese Journal of Digestive Diseases*. 2003; 4:147-149.

11. Trimebutina Cápsulas

Maleato de Trimebutina	200 mg
Excipiente qsp	1 cápsula
Mande.....cápsulas	

Posologia: 1 cápsula 2 a 3 vezes ao dia, às refeições.

12. Trimebutina Pó para Suspensão Oral (100 mg/15 ml)

Maleato de Trimebutina	1 g
Mande em frasco calibrado para 150 ml após reconstituição.	

Posologia: 5 mg/kg ao dia, divididos em 3 tomadas.

7. Antiflatulentos

faixa de dosagem diária usual

Anis Estrelado, Badiana, *Illicium verum* Pó	100 - 300 mg
Simeticone, Dimetilpolisiloxane	40 - 200 mg

Exemplos de Fórmulas:

1. Simeticone (cápsulas)

Simeticone	40 mg
Badiana Pó	100 mg
Excipiente qsp	1 cápsula
Mande.....cápsulas	

2. Simeticone (gotas)

Simeticone	75 mg
Veículo qsp	1 ml
Mande em frasco com.....ml	

Posologia: adultos - 1 cápsula 3 vezes ao dia, às refeições; lactentes - 4 a 6 gotas 3 vezes ao dia; crianças até 12 anos - 6 a 12 gotas 3 vezes ao dia; crianças acima de 12 anos - 10 gotas 3 vezes ao dia.

Obs.: o simeticone é um silicone com propriedade antiespumante, que atua reduzindo a tensão superficial e rompendo as bolhas gasosas que se formam no estômago e no intestino, liberando os gases. É usado no tratamento da flatulência e meteorismo, para eliminação de gás ou espuma do trato gastrointestinal e consequente alívio da distensão abdominal. Também é usado para o preparo dos pacientes em radiologia.

8. Antiulcerosos

faixa de dosagem diária usual

Antagonistas dos Receptores H2 da Histamina

Cimetidina	200 - 1.000 mg
Famotidina	20 - 40 mg
Ranitidina [1]	*150 - 300 mg*

Inibidores da Bomba de Prótons

Esomeprazol [2]	20 - 40 mg
Lansoprazol	30 - 180 mg
Omeprazol	20 - 40 mg
Pantoprazol [3]	20 - 40 mg
Rabeprazol	20 - 40 mg

Cicatrizantes

Subcitrato de Bismuto	480 mg
Sucralfato	2 - 4 g

Antibacterianos (*Helicobacter pylori*)

Amoxicilina [4]	1.000 - 2.000 mg
Claritromicina	500 - 1.500 mg
Metronidazol	800 mg

Fitoterápicos

Alcaçuz, *Glycyrrhiza glabra*

Extrato Seco	1 - 4 g
Pó	5 - 20 g
Extrato Fluido	5 - 20 ml
Tintura	20 - 50 ml

Espinheira Santa, *Maythenus ilicifolia*

Extrato Seco	1 - 4 g
Pó	5 - 20 g
Extrato Fluido	5 - 20 ml
Tintura	25 - 100 ml

Zedoária, Gaditsu, *Curcuma zedoaria*

Pó	0,5 - 3 g
Extrato Fluido	5 - 25 ml

[1] Ranitidina: o seu uso da foi proibido no Brasil pela RE Nº 3.259, de 26 de agosto de 2020, da Anvisa.
[2] Esomeprazol: administrado na forma magnésica tri-hidratada, em doses equivalentes à base (22,3 mg de esomeprazol magnésico tri-hidratado são aproximadamente equivalentes a 20 mg de esomeprazol base, FEq=1,12).
[3] Pantoprazol: administrado na forma sódica sesqui-hidratada, em doses equivalentes à base (11,28 mg de pantoprazol sódico sesqui-hidratado são aproximadamente equivalentes a 10 mg de pantoprazol base, FEq=1,13).
[4] Amoxicilina: administrada na forma tri-hidratada, em doses equivalentes à base (574 mg de amoxicilina tri-hidratada são aproximadamente equivalentes a 500 mg de amoxicilina base, FEq=1,15).

Obs.: utilizar fator de correção quando o princípio ativo for utilizado na forma de *pellets* (omeprazol, lansoprazol e pantoprazol).

Os agentes antiulcerosos são inibidores da secreção gástrica com indicação no tratamento de úlceras, síndrome de Zollinger-Ellison e doença do refluxo gastroesofágico. Os antagonistas dos receptores H2 de histamina inibem a secreção ácida das células parietais do estômago, com ação reversível. Podem causar diarreia ou flatulência. A cimetidina pode acarretar ginecomastia e impotência sexual.

Os inibidores da bomba de prótons inibem a secreção gástrica por bloqueio irreversível do sistema enzimático H/K ATPase nas células parietais. Tem ação mais prolongada, pois a restauração da secreção ácida requer a síntese de novas bombas (2 a 3 dias).

O subcitrato de bismuto e o sucralfato têm ação cicatrizante sobre a lesão ulcerada formando uma barreira protetora contra a agressão ácida. O bismuto tem ação antibacteriana contra o *H. pylori*. O tratamento não deve ser prolongado pelo risco de encefalopatia.

A erradicação do *H. pylori* é obtida com esquemas alternativos nos quais se emprega um fármaco antissecretor combinado à amoxicilina e/ou claritromicina e/ou metronidazol.

Exemplos de Fórmulas:

Antagonistas dos Receptores H2 da Histamina

1. Cimetidina

Cimetidina	200 mg
Excipiente qsp	1 cápsula
Mande.....cápsulas	

Posologia: dose inicial - 1 cápsula 2 vezes ao dia, às refeições, e 2 cápsulas ao deitar, por 1 mês; manutenção - 1 cápsula ao deitar.

2. Famotidina

Famotidina	20 mg
Excipiente qsp	1 cápsula
Mande.....cápsulas	

Posologia: terapia inicial - 40 mg ao deitar, por 1 mês; manutenção - 20 mg ao deitar.

3. Cimetidina e Propantelina

Cimetidina	400 mg
Brometo de Propantelina	5 mg
Excipiente qsp	1 cápsula
Mande.....cápsulas	

Posologia: 1 cápsula 2 vezes ao dia.

4. Cimetidina e Alcaçuz

Cimetidina	400 mg
Alcaçuz Extrato Seco	350 mg
Excipiente qsp	1 cápsula
Mande.....cápsulas	

Posologia: 1 cápsula pela manhã e a noite.

Obs.: os extratos de alcaçuz são obtidos das raízes e rizomas de *Glycyrrhiza glabra* (Leguminosae) e contêm ácido glicirrhízico, saponinas (glicirrhizina), flavonoides e cumarinas. Tem ação antiulcerosa, anti-inflamatória, mineralocorticoide suave (ácido glicirrhízico) e levemente diurética. É usado também como fluidificante de secreções, em afecções como faringites, laringites e bronquites.

Inibidores da Bomba de Prótons

1. Omeprazol *pellets*

Omeprazol *pellets*	20 mg
Excipiente qsp	1 cápsula
Mande.....cápsulas	

2. Omeprazol Suspensão

Omeprazol	20 mg
Suspensão Oral Tamponada qsp	5 ml
Mande em frasco com.....ml	

Posologia: 20 mg antes do café da manhã. Em casos refratários, 40 mg 1 vez ao dia por um período de 4 semanas para úlcera duodenal, e 8 semanas para úlcera gástrica e esofagite de refluxo.

Obs.: a suspensão oral pode ser obtida a partir dos *pellets* de omeprazol, triturando-os em veículo com bicarbonato de sódio 15 %, glicerina 2,5 %, sílica gel micronizada 3 %, xarope simples 40 % e água destilada qsp 100 %. A formulação em suspensão oral tamponada é uma alternativa possível, quando as formulações em cápsula não puderem ser usadas.

Ref.: 1. Mc Andrews KL Jr, Eastham JH. Omeprazole and lansoprazole suspensions for nasogastric administration. *Am J Health Syst Pharm*. 1999 Jan; 56(1):81. 2. Allen Jr LV (editor). Formulations - Omeprazole 2 mg/mL Oral Liquid. *International Journal of Pharmaceutical Compounding*. 2006 Sep/Oct; 10(5):389.

3. Pantoprazol *pellets*

Pantoprazol *pellets*	20 a 40 mg
Excipiente qsp	1 cápsula
Mande.....cápsulas	

4. Pantoprazol Suspensão Oral

Pantoprazol	20 a 40 mg
Suspensão Oral Tamponada qsp	5 ml
Mande em frasco com.....ml	

Posologia: 20 a 40 mg ao dia, pela manhã.

Obs.: a suspensão oral pode ser obtida a partir dos *pellets* de pantoprazol, triturando-os em veículo com bicarbonato de sódio 15 %, glicerina 2,5 %, sílica gel micronizada 3 %, xarope simples 40 % e água destilada qsp 100 %. A formulação em suspensão oral tamponada é uma alternativa possível, quando as formulações em cápsula não puderem ser usadas.

Ref.: Allen Jr LV (editor). Formulations - Pantoprazole Sodium 2 mg/mL Oral Liquid. *International Journal of Pharmaceutical Compounding*. 2006 Sep/Oct; 10(5):391.

5. Lansoprazol *pellets*

Lansoprazol *pellets*	30 a 60 mg
Excipiente qsp	1 cápsula
Mande.....cápsulas	

6. Lansoprazol Suspensão Oral

Lansoprazol	30 a 60 mg
Suspensão Oral Tamponada qsp	5 ml
Mande em frasco com.....ml	

Posologia: úlcera duodenal - 30 mg ao dia durante 2 a 4 semanas; úlcera e esofagite de refluxo - 30 mg ao dia durante 4 a 8 semanas; síndrome de Zollinger-Ellison - 60 mg ao dia aumentando, se necessário, até 90 mg 2 vezes ao dia. Doses maiores que 120 mg devem ser divididas em 2 tomadas, com o estômago vazio.

Obs.: a suspensão oral pode ser obtida a partir dos *pellets* de lansoprazol, triturando-os em veículo com bicarbonato de sódio 15 %, glicerina 2,5 %, sílica gel micronizada 3 %, xarope simples 40 % e água destilada qsp 100 %. A formulação em suspensão oral tamponada é uma alternativa possível, quando as formulações em cápsula não puderem ser usadas.

Ref.: 1. Doan TT *et al*. Comparative pharmacokinetics and pharmacodynamics of lansoprazole oral capsules and suspension in healthy subjects. *Am J Health Syst Pharm*. 2001 Aug 15; 58(16):1512-9. 2. Allen Jr LV (editor). Formulations - Lansoprazole 3 mg/mL Oral Liquid. *International Journal of Pharmaceutical Compounding*. 2007 Jan/Feb; 11(1):74.

7. Esomeprazol *pellets*

Esomeprazol *pellets*	20 a 40 mg
Excipiente qsp	1 cápsula
Mande.....cápsulas	

Posologia: úlcera péptica (em associação à amoxicilina e claritromicina) - 20 mg 2 vezes ao dia, durante 7 dias; refluxo gastroesofágico - 40 mg 1 vez ao dia durante 4 semanas; manutenção - 20 mg ao dia.

8. Rabeprazol *pellets*

Rabeprazol *pellets*	10 a 20 mg
Excipiente qsp	1 cápsula
Mande.....cápsulas	

Posologia: úlcera duodenal, gástrica, refluxo gastroesofágico - 20 mg, uma vez ao dia pela manhã, antes da ingestão de alimentos, durante 4 a 8 semanas; manutenção - 10 a 20 mg ao dia, dependendo da resposta.

Obs.: o esomeprazol é o isômero S do omeprazol, um inibidor da bomba de prótons. Ainda não são disponíveis na literatura formulações em suspensão oral tamponada. Em pacientes com insuficiência hepática grave, a dose máxima é de 20 mg ao dia.

Cicatrizantes

1. Sucralfato Cápsulas

Sucralfato	250 a 500 mg
Excipiente qsp	1 cápsula
Mande.....cápsulas	

2. Sucralfato Suspensão Oral 200 mg/ml

Sucralfato	200 mg
Sorbitol 70 %	0,3 ml
Água Destilada qsp	1 ml
Mande em frasco com.....ml	

Posologia: dose inicial - 1 g 4 vezes ao dia (uma hora antes das refeições e ao deitar); manutenção - 1 g 2 vezes ao dia; doses de 250 mg 3 vezes ao dia ou 500 mg ao deitar têm sido efetivas na prevenção da recorrência da úlcera; crianças - 40 a 80 mg/kg/dia divididos em 4 tomadas.

Obs.: pode causar obstipação e interferir na absorção de outras drogas como fenitoína, digoxina, teofilina, cimetidina, quinolonas e anticoagulantes orais. Em caso de insuficiência renal pode levar ao acúmulo de alumínio (neurotoxicidade).

3. Subcitrato de Bismuto

Subcitrato de Bismuto	120 - 240 mg
Excipiente qsp	1 cápsula
Mande.....cápsulas	

Posologia: 240 mg 2 vezes ao dia ou 120 mg 4 vezes ao dia, antes das refeições, por 4 semanas (8 se necessário). Não é recomendada terapia de manutenção. O tratamento poderá ser repetido após um intervalo de 1 mês.

Antibacterianos (Helicobacter pylori)

1. Amoxicilina

Amoxicilina	1.000 mg
Excipiente qsp	1 cápsula
Mande.....cápsulas	

Posologia: 1 cápsula 2 vezes ao dia, associada com omeprazol 20 mg 2 vezes ao dia e claritromicina 500 mg 2 vezes ao dia, durante 7 dias.

2. Claritromicina

Claritromicina	500 mg
Excipiente qsp	1 cápsula
Mande.....cápsulas	

Posologia: 1 cápsula 2 vezes ao dia, associada com omeprazol 20 mg 2 vezes ao dia e amoxicilina 1 g 2 vezes ao dia ou metronidazol 400 mg 2 vezes ao dia, durante 7 dias.

130 **Formulário Médico-Farmacêutico**

3. Metronidazol

Metronidazol	400 mg
Excipiente qsp	1 cápsula
Mande.....cápsulas	

Posologia: 1 cápsula 2 vezes ao dia, associado com omeprazol 20 mg 2 vezes ao dia e claritromicina 500 mg 2 vezes ao dia, durante 7 dias.

Fitoterápicos

1. Antiulceroso (fitoterápico)

Espinheira Santa Extrato Seco	400 mg
Excipiente qsp	1 cápsula
Mande.....cápsulas	

Posologia: 1 a 2 cápsulas 2 a 3 vezes ao dia.

Obs.: os extratos são obtidos das folhas de *Maythenus ilicifolia* (Celastraceae) e contêm taninos, terpenos, flavonoides, mucilagens, antocianinas e açúcares livres. Tem ação antiulcerosa, cicatrizante, antiflatulenta, levemente diurética e laxativa suave. É utilizada como normalizadora das funções gastrointestinais em casos de gastralgias, dispepsias, atonia intestinal e especialmente como protetor contra a úlcera gástrica

2. Antiulceroso e Colerético (fitoterápico)

Zedoária Pó	400 mg
Excipiente qsp	1 cápsula
Mande.....cápsulas	

Posologia: 1 a 2 cápsulas 2 a 3 vezes ao dia.

Obs.: *Curcuma zedoaria* é uma planta da família Zingiberacea, cujo rizoma contém diversos princípios ativos, como o alfa-pineno, canfeno, cineol, cânfora, borneol, curcumina, curdiona e outros sesquiterpenos. Tem ação parcialmente inibidora da secreção ácida estomacal, estimulante da motricidade do tubo digestivo, estimulante da secreção biliar, antiflatulenta e hepatoprotetora. É usada na prevenção e tratamento da úlcera gástrica, na atonia gastrointestinal como estimulante digestivo e também como colerético, hepatoprotetor e antiflatulento.

9. Coleréticos

faixa de dosagem diária usual

Ácido Desidrocólico	200 - 1.500 mg
Ácido Ursodesoxicólico, Ursodiol	450 - 900 mg
Bile em Pó	100 - 500 mg
Colina (Bitartarato, Citrato, Cloridrato)	100 - 600 mg
Fosfatidilcolina	600 - 1.200 mg

Fitoterápicos

Alcachofra, *Cynara scolymus*

Extrato Seco	200 - 1.000 mg
Extrato Fluido	1 - 5 ml
Tintura	5 - 25 ml

Boldo, Boldo do Chile, *Peumus boldus*
Extrato Seco .... 100 - 500 mg
Pó .... 2 - 6 g
Extrato Fluido .... 2 - 10 ml
Tintura .... 10 - 20 ml

Fumária, *Fumaria officinalis*
Extrato Seco .... 250 - 1.000 mg
Extrato Fluido .... 2 - 10 ml
Tintura .... 10 - 50 ml

Zedoária, Gaditsu, *Curcuma zedoaria*
Pó .... 1 - 3 g
Extrato Fluido .... 5 - 25 ml

Coleréticos são substâncias que estimulam a secreção da bile, aumentando a sua produção hepática. A bile é constituída de varias substâncias (sais biliares, pigmentos biliares, colesterol e lecitina), cuja principal função é a de emulsificar as gorduras, facilitando a sua absorção, bem como a absorção das vitaminas lipossolúveis (A, D, E e K). A deficiência da secreção biliar dificulta a absorção dos alimentos e pode causar esteatorreia. São contraindicados em pacientes com obstrução das vias biliares e nas hepatites.

Exemplos de Fórmulas:

1. Alcachofra

Alcachofra Extrato Seco   200 mg
Excipiente qsp   1 cápsula
Mande.....cápsulas

Posologia: 1 a 2 cápsulas 2 vezes ao dia, antes das refeições.

Obs.: os extratos são obtidos das folhas de *Cynara scolymus* (Compositae) e contêm cinarina (2 a 5%), cinaropicrina (constituinte amargo), glicosídeos flavônicos (cinarosídeo e scolimosídeo), mucilagens, taninos e pectina. Tem ação colerética (estimula a secreção da bile e a sua produção hepática) e diurética suave. O seu uso é contraindicado em pacientes com obstrução das vias biliares, hepatite e durante a amamentação (por diminuir a secreção do leite).

2. Boldo e Alcachofra

Boldo Extrato Seco   100 mg
Alcachofra Extrato Seco   200 mg
Excipiente qsp   1 cápsula
Mande.....cápsulas

Posologia: 2 cápsulas 2 vezes ao dia, às refeições.

Obs.: os extratos de boldo são obtidos das folhas secas de *Peumus boldus* (Monimiaceae) e padronizados para conter de 0,3 a 0,7% de alcaloides totais. Seu princípio ativo, a boldina, tem ação diurética suave e colerética, sendo por isso usados no tratamento de cálculos biliares. Além da boldina, contêm óleo essencial rico em ascaridol, cineol, alfa-pineno e eugenol. Devido ao seu alto teor de ascaridol, o óleo essencial é usado como anti-helmíntico.

3. Fumária

Fumaria officinalis Extrato Seco	250 mg
Excipiente qsp	1 cápsula
Mande.....cápsulas	

Posologia: 1 cápsula 2 vezes ao dia, às refeições.

Obs.: os extratos são obtidos das sumidades floridas de *Fumaria officinalis* (Fumariaceae). Contêm fumarina, ácido fumárico, taninos e resinas. Tem ação colerética e diurética suave. Também é usada como estimulante do apetite e do aparelho gastrointestinal.

4. Zedoária

Zedoária Pó	400 mg
Excipiente qsp	1 cápsula
Mande.....cápsulas	

Posologia: 1 a 2 cápsulas 2 a 3 vezes ao dia.

Obs.: é obtida dos rizomas de *Curcuma zedoaria* (Zingiberacea) e contém alfa-pineno, canfeno, cineol, cânfora, borneol, curcumina, curdiona e outros sesquiterpenos. Tem ação parcialmente inibidora da secreção ácida estomacal, estimulante da motricidade do tubo digestivo, estimulante da secreção biliar, antiflatulenta e hepatoprotetora. Por suas ações, é usada na prevenção e tratamento da úlcera gástrica, na atonia gastrointestinal como estimulante digestivo e também como colerético, hepatoprotetor e antiflatulento.

5. Fosfatidilcolina

Fosfatidilcolina	300 mg
Excipiente qsp	1 cápsula
Mande.....cápsulas	

Posologia: 1 cápsula 2 a 3 vezes ao dia.

Indicações: tratamento e prevenção da formação de cálculos biliares.

Obs.: a fosfatidilcolina é um fosfatídeo obtido da lecitina e usado como fonte de colina para o organismo.

6. Colerético Assoc.

Ácido Desidrocólico	100 mg
Boldo Extrato Seco	100 mg
Alcachofra Extrato Seco	200 mg
Excipiente qsp	1 cápsula
Mande.....cápsulas	

Posologia: 2 cápsulas às refeições.

7. Colerético e Laxante

Ácido Desidrocólico	100 mg
Metionina	150 mg
Cáscara Sagrada Extrato Seco	100 mg
Excipiente qsp	1 cápsula
Mande.....cápsulas	

Posologia: 2 cápsulas às refeições.

Obs.: o ácido desidrocólico é um derivado semissintético do ácido colânico (ácido 3,7,12 tricetocolânico) com atividade colerética, que aumenta o volume e o conteúdo em água da bile, sem alterar no entanto a quantidade de ácidos biliares. Além da sua indicação como colerético, tem sido usado também para o alívio temporário da constipação intestinal.

8. Colerético

Ext. Fluido de Abacateiro	0,5 ml
Ext. Fluido de Alcachofra	0,5 ml
Ext. Fluido de Boldo	1 ml
Ext. Fluido de Cáscara Sagrada	0,1 ml
Ext. Fluido de Ruibarbo	0,1 ml
Veículo qsp	10 ml
Mande em frasco com.....ml	

Posologia: 1 medida de 10 ml, 2 a 3 vezes ao dia.

9. Colerético

Extrato Fluido de Alcachofra	1 ml
Extrato Fluido de Jurubeba	0,66 ml
Extrato Fluido de Boldo	0,66 ml
Sulfato de Magnésio	1,00 g
Colina	0,60 g
Sorbitol	1,33 g
Veículo qsp	10 ml
Mande em frasco com.....ml	

Posologia: 1 medida de 10 ml 2 vezes ao dia, antes das refeições.

10. Ácido Ursodesoxicólico cápsulas

Ácido Ursodesoxicólico	150 a 300 mg
Excipiente qsp	1 cápsula
Mande.....cápsulas	

11. Ácido Ursodesoxicólico suspensão

Ácido Ursodesoxicólico	15 mg
Suspensão Oral qsp	1 ml
Mande em frasco com.....ml	

Posologia: adultos - 150 a 300 mg 2 a 3 vezes ao dia, às refeições; crianças - 5 a 15 mg/kg ao dia, em doses divididas.

Indicações: profilaxia e tratamento de cálculos biliares de colesterol, cirrose biliar, atresia biliar, colangite esclerosante, cirrose alcoólica, doença hepática colestática crônica, doença hepática associada com fibrose cística, hepatite crônica, profilaxia da rejeição de transplante de fígado.

10. Hepatoprotetores

faixa de dosagem diária usual

Ácido Tióctico, Ácido Lipoico	10 - 30 mg
Colina (Bitartarato, Citrato, Cloridrato)	100 - 600 mg
Metionina	200 - 2.000 mg
Silimarina	100 - 500 mg

O uso de hepatoprotetores em terapêutica clínica deve-se a uma extrapolação da real utilização destas substâncias. Tradicionalmente, a metionina vem sendo usada para a prevenção de danos hepáticos nas intoxicações por acetaminofeno (paracetamol). A silimarina, principio ativo obtido dos frutos de *Silybum marianum* (Compositae), vem sendo usada no tratamento dos danos hepáticos causados pelo envenenamento por cogumelos como *Amanita phalloides* e o ácido tióctico para a prevenção de danos hepáticos nas intoxicações, inclusive por cogumelos, e como coadjuvante no tratamento da cirrose hepática em alcoólatras.

Embora não existam mais estudos conclusivos sobre a eficácia destas substâncias em hepatologia humana, o seu uso terapêutico vem sendo feito no sentido da profilaxia de lesões hepáticas, principalmente no alcoolismo.

Exemplos de Fórmulas:

1. Silimarina

Silimarina	150 mg
Excipiente qsp	1 cápsula
Mande.....cápsulas	

Posologia: 1 cápsula 3 vezes ao dia.

2. Silimarina e Metionina

Silimarina	100 mg
Metionina qsp	500 mg
Mande.....cápsulas	

Posologia: 1 cápsula 3 vezes ao dia.

3. Hepatoprotetor Assoc.

Ácido Tióctico	10 mg
Boldo Extrato Seco	100 mg
Bromoprida	5 mg
Simeticone	100 mg
Metionina	200 mg
Excipiente qsp	1 cápsula
Mande.....cápsulas	

Posologia: 1 cápsula no almoço e no jantar.

4. Hepatoprotetor Assoc.

Silimarina	100 mg
Metionina	200 mg
Boldo Extrato Seco	100 mg
Inositol	100 mg
Excipiente qsp	1 cápsula
Mande.....cápsulas	

Posologia: 1 cápsula 2 a 3 vezes ao dia.

11. Laxantes

faixa de dosagem diária usual

Aloína, Barbaloína	10 - 60 mg
Bisacodil (4,4'- 2 piridilmetileno difenilacetato)	5 - 10 mg
Dantron	50 - 150 mg
Dioctilsulfossuccinato de Sódio, Docusato Sódico	50 - 200 mg
Hidróxido de Magnésio	2,5 - 5 g
Lactulose	10 - 20 g
Óleo de Rícino	15 - 60 ml
Óleo Mineral	15 - 30 ml
Polietilenoglicol 4.000	5 - 15 g
Picossulfol	2 - 15 mg
Sulfato de Sódio	10 - 30 g

Fitoterápicos

Aloe vera, *Aloe barbadensis*

Extrato Seco	100 - 300 mg
Tintura	1 - 2 ml

Cáscara Sagrada, *Rhamnus purshiana*

Extrato Seco	100 - 500 mg
Pó	0,5 - 2 g
Extrato Fluido	0,3 - 3 ml
Tintura	1 - 10 ml

Frângula, *Rhamnus frangula*, Amieiro Preto

Extrato Seco	100 - 400 mg
Pó	1 - 5 g
Extrato Fluido	1 - 10 ml
Tintura	5 - 25 ml

Ruibarbo, *Rheum palmatum*, *Rheum officinale*

Extrato Seco	100 - 500 mg
Pó	0,5 - 2 g
Extrato Fluido	0,3 - 3 ml
Tintura	2 - 20 ml

Sene, *Cassia angustifolia*, *Cassia senna*

Extrato Seco	100 - 300 mg
Pó	1 - 3 g
Extrato Fluido	1 - 5 ml
Tintura	5 - 20 ml

Os laxantes são usados no tratamento da constipação crônica. Devem ser utilizados parcimoniosamente, sempre como medida auxiliar no tratamento da constipação funcional, associados a medidas dietéticas e de reeducação intestinal. Devem ser evitados os tratamentos prolongados em função da possibilidade de desenvolvimento de colite medicamentosa irritativa, com perda da função intestinal fisiológica.

Os laxantes podem ser estimulantes do peristaltismo (óleo de rícino, aloína, bisacodil, dantron, picossulfol e fitoterápicos contendo antraquinonas), lubrificantes (óleo mineral), emolientes das fezes (dioctilsulfossuccinato de sódio) ou hiperosmóticos (lactulona e sais hiperosmóticos como fosfato de sódio, sulfato de sódio e hidróxido de magnésio). Os fitoterápicos têm normalmente ação mais suave, pois as antraquinonas estão da forma de glicosídeos antraquinônicos, que precisam ser metabolizados pelas bactérias intestinais para liberar os compostos antraquinônicos.

O uso de laxantes é uma prática popular que não encontra indicação no tratamento médico da obesidade. Não se deve ocasionar quadro diarreico para conseguir o emagrecimento, mesmo porque, pelo uso prolongado, os laxantes são responsáveis por quadros de enterocolopatias funcionais crônicas. O uso prolongado de laxantes, em doses elevadas, pode produzir quadros diarreicos com excessiva perda de água e de eletrólitos, principalmente potássio, causando fraqueza muscular, astenia e quadro semelhante ao da má absorção. Não devem ser administrados a pacientes com obstrução intestinal, dores abdominais, náuseas ou vômitos.

Exemplos de Fórmulas:

1. Laxante Suave (gotas)

Picossulfol	7,5 mg
Simeticone	75 mg
Veículo qsp	1 ml
Mande em frasco com.....ml	

Posologia: 5 a 10 gotas diluídas com pouca água. Nos casos rebeldes, a dose pode ser aumentada até 15 ou mais gotas. O efeito laxativo observa-se após 6 a 10 horas.

2. Laxante Suave

Dioctilsulfossuccinato de Sódio	60 mg
Dantron	50 mg
CMC qsp	1 cápsula
Mande.....cápsulas	

Posologia: 1 a 2 cápsulas ao deitar. Esta formulação é particularmente indicada na constipação intestinal de pacientes inativos, geriátricos e pós-cirúrgicos.

3. Laxante Suave

Cáscara Sagrada E. Seco	300 mg
Badiana Pó	100 mg
Excipiente qsp	1 cápsula
Mande.....cápsulas	

Posologia : 1 cápsula ao deitar.

4. Laxante Suave

Cassia senna E. Seco	100 mg
Rhamnus purshiana E. Seco	100 mg
Fucus vesiculosus Pó	100 mg
Excipiente qsp	1 cápsula
Mande.....cápsulas	

Posologia : 1 cápsula ao deitar.

5. Laxante Moderado

Ruibarbo Pó	150 mg
Frângula Pó	150 mg
Cáscara Sagrada Pó	150 mg
Agar Agar qsp	1 cápsula
Mande.....cápsulas	

Posologia: 2 cápsulas 2 vezes ao dia.

6. Laxante Moderado

Cáscara Sagrada Pó	400 mg
Ruibarbo Pó	100 mg
Sene Pó	100 mg
Simeticone	80 mg
Mande.....cápsulas	

Posologia: 1 a 2 cápsulas ao deitar.

7. Laxante Enérgico

Bisacodil	5 mg
Excipiente qsp	1 cápsula
Mande.....cápsulas	

Posologia: 1 a 2 cápsulas ao deitar.

8. Laxante Enérgico

Aloína	30 mg
Beladona em Pó	20 mg
Excipiente qsp	1 cápsula
Mande.....cápsulas	

Posologia: 1 a 2 cápsulas ao deitar.

9. Laxante Suave e Colerético (cápsulas)

Cáscara Sagrada E. Seco	100 mg
Boldo E. Seco	100 mg
Ruibarbo E. Seco	100 mg
Excipiente qsp	1 cápsula
Mande.....cápsulas	

Posologia: 1 a 2 cápsulas ao deitar.

10. Laxante Suave e Colerético (Líquido)

Cáscara Sagrada E. Fluido	1 ml
Boldo E. Fluido	1 ml
Ruibarbo E. Fluido	0,5 ml
Veículo qsp	5 ml
Mande em frasco com.....ml	

Posologia: 1 medida de 5 ml 2 vezes ao dia.

11. Lactulose

Lactulose	10 g
Xarope qsp	15 ml
Mande em frasco com.....ml	

Posologia: 10 a 20 g (15 a 30 ml) por via oral ao dia, em dose única ou dividida em 2 vezes ao dia. Reduzir a dose gradativamente, de acordo com a necessidade do paciente. A dose de manutenção é de 7 a 10 g (10 a 15 ml) ao dia. Crianças de 6 a 12 anos - 20 ml ao dia. Crianças de 1 a 5 anos - 10 ml ao dia. Crianças com menos de 1 ano - 5 ml ao dia.

Obs.: a lactulose é um dissacarídeo fermentado pelas bactérias intestinais, o que resulta em diminuição do pH colônico, aumento do volume fecal e do trânsito intestinal. Apresenta efeitos adversos como flatulência, distensão e dor abdominal. O seu uso, em longo prazo, leva ao desenvolvimento de tolerância.

12. Leite de Magnésia

Hidróxido de Magnésio	8 g
Ácido Cítrico	0,1 g
Óleo Essencial de Anis ou Hortelã	0,05 g
Água Destilada qsp	100 ml

Posologia: 30 a 60 ml de leite de magnésia ao deitar (aproximadamente 2,5 a 5 g de hidróxido de magnésio).

Obs.: também é usado como antiácido, nas doses de 5 ml 4 vezes ao dia, 15 minutos antes das refeições e antes de deitar.

13. Emulsão de Óleo de Rícino

Óleo de Rícino	35 ml
Goma Acácia	9 g
Flavorizante de Baunilha	qs
Xarope Simples	20 ml
Água Destilada qsp	100 ml

Posologia: adultos - 15 ml a 60 ml; crianças abaixo de 2 anos - 1,25 ml a 7,5 ml; crianças acima de 2 anos - 5 ml a 15 ml, ou a critério médico.

Obs.: a emulsão pode ser misturada com 120 a 140 ml de água, leite, sucos de frutas ou refrigerantes, antes de ser administrada.

14. Emulsão de Óleo Mineral

Óleo Mineral	50 ml
Goma Arábica pó	12,5 g
Xarope Simples	10 ml
Essência de Baunilha	qs
Álcool Etílico	6 ml
Água Purificada qsp	100 ml

Posologia: administrar 15 a 30 ml por via oral, ao deitar (agite antes de usar).

Obs.: o óleo mineral atua como lubrificante. O seu uso é contraindicado em determinados grupos de pacientes, como os lactentes e os pacientes com história de regurgitação, pelo risco de aspiração pulmonar.

Ref.: *Formulário Nacional* 1ª Edição - *Farmacopeia Brasileira*. Brasília: Editora Anvisa, 2005.

15. Polietilenoglicol 4.000 (PEG)

Polietilenoglicol 4.000	5 a 15 g

Mande.....envelopes monodose
Dissolver o conteúdo do envelope em água, leite ou sucos.

Posologia: constipação intestinal crônica - adultos - 15 g ao dia; crianças a partir de seis meses de idade - 0,3 a 0,7 g/kg/dia, em dose única diária; fecaloma - 1 a 1,5 g/kg/dia, durante 3 a 6 dias.

Obs.: o polietilenoglicol 4.000 é inodoro, insípido e pouco absorvido pelo organismo. Tem ação osmótica, com aumento do conteúdo de água das fezes. Não é degradado pelas bactérias intestinais.

Ref.: Gomes PB *et al*. Polietilenoglicol na constipação intestinal crônica funcional em crianças. *Rev Paul Pediatr* 2011;29(2):245-50.

16. Limonada Purgativa Citromagnesiana

Ácido Cítrico	35 g
Carbonato de Magnésio	15 g
Açúcar	50 g
Alcoolatura de Limão	1 ml
Bicarbonato de Sódio	2 g
Água Purificada qsp	250 ml

17. Limonada Purgativa c/ Sulfato de Sódio

Sulfato de Sódio	35 g
Bicarbonato de Sódio	2 g
Ácido Cítrico	2 g
Alcoolatura de Limão	1 ml
Açúcar	50 g
Água Purificada qsp	200 ml

Posologia: adultos - 250 ml de uma só vez; crianças - 50 a 125 ml, dependendo da idade.

Obs.: nessas duas formulações há formação de gás carbônico, de forma que os frascos devem ser bem fechados e resistentes à pressão formada pela gaseificação. O último componente a ser adicionado em ambas formulações é o bicarbonato de sódio, diretamente no frasco e imediatamente antes do fechamento deste.

Ref.: Lucas V. *Formulário Médico-Farmacêutico Brasileiro*, 2ª Ed, Rio de Janeiro: Editora Científica, 1959.

Informações sobre os Princípios Ativos

Aloe

Os extratos são obtidos das folhas de várias espécies de áloe (Lilliaceae) como *Aloe vera, Aloe barbadensis, Aloe ferox* e outras, popularmente conhecidas como babosa. Contêm aloína (barbaloína), um derivado antraquinônico presente em maior quantidade, aloe-emodina, crisofanol e mucilagens. Têm ação laxativa potente, que se manifesta 12 horas após administração oral. Como podem produzir cólicas, devem ser usados concomitantemente com antiespasmódicos. O seu uso é contra indicado na gravidez, período menstrual e estados hemorroidais. Os pacientes devem ser prevenidos para a modificação da cor da urina, que se torna avermelhada quando alcalina. Devem-se tomar precauções durante a amamentação, pois a barbaloína é excretada no leite. A tintura também é utilizada às refeições, como estomáquico.

Bisacodil

É um laxativo enérgico (4,4'- 2 piridilmetileno difenilacetato) que atua exclusivamente por contato com a mucosa intestinal. Sua ação se dá principalmente no intestino grosso e, provavelmente, pela acumulação de água na luz intestinal. Sua ação se manifesta entre 6 e 12 horas após administração oral.

Cáscara Sagrada

Os extratos são obtidos da casca seca de *Rhamnus purshiana* (Rhamnaceae) e contêm glicosídeos antraquinônicos (6 a 9%). Estes glicosídeos são hidrolisados pelas bactérias intestinais, liberando compostos antraquinônicos como a barbaloína, crisaloína e outros, que promovem a estimulação do cólon. Sua ação laxativa é mais suave que a de outros laxantes e se manifesta entre 6 e 8 horas após a administração oral. Por sua ação ser suave, é o laxante de escolha em obesidade, quando o paciente apresentar constipação crônica. Devem-se tomar precauções durante a amamentação, pois estes compostos são excretados no leite.

Dantron

É um laxante (1,8-di-hidroxiantraquinona) com o mesmo tipo ação dos outros derivados antraquinônicos. Após administração oral, seu efeito demora de 6 a 12 horas para se manifestar. É excretado no leite e colore a urina e a epiderme perianal de vermelho.

Dioctilsulfossuccinato de Sódio, Docusato Sódico

É um detergente aniônico sólido, que não pode ser considerado um verdadeiro laxante, uma vez que não aumenta o peristaltismo intestinal. É um amolecedor fecal que, por sua ação detergente, facilita a emulsificação da água e gordura com o material fecal endurecido, facilitando assim a evacuação. É indicado no megacólon, fissura anal e a atonia intestinal dos idosos. Não é tóxico, mas apresenta a desvantagem de provocar irritação gástrica e de conferir ao hálito um odor sulfurado desagradável. É excretado no leite e pode causar aumento da atividade intestinal em lactentes.

Frângula, Amieiro Preto

Os extratos são obtidos da casca de *Rhamnus frangula* (Rhamnaceae) e contêm derivados antraquinônicos como a frangulina, glico-frangulina, frângula-emodina e ácido crisofânico. Tem as mesmas ações da cáscara sagrada.

Lactulose

É um dissacarídeo sintético que atua como laxante osmótico. É degradada pelas bactérias intestinais principalmente em ácido láctico, que exerce efeito osmótico local proporcionando aumento de volume das fezes e do peristaltismo intestinal.

Picossulfol

É um laxativo de contato relacionado com o bisacodil (difere deste por substituição das acetilas por grupos SO_3Na). Esta diferença é a razão da ação mais suave deste composto, pois necessita ser hidrolisado pelas bactérias intestinais. Sua ação se manifesta após 10 a 14 horas da administração oral. O produto é hidrossolúvel e administrável em solução (gotas).

Ruibarbo

Os extratos são obtidos dos rizomas secos e das raízes desprovidas do periderma, de *Rheum officinale* e *Rheum palmatum* (Polygonaceae). Contêm glicosídeos antraquinônicos (cerca de 75%) e as respectivas antraquinonas livres, como o ácido crisofânico, emodina, aloe-emodina, rehina e taninos. Tem ação laxativa suave e difere dos outros laxativos antraquinônicos por exercer uma ação adstringente posterior, devida aos taninos. Em pequenas doses, a ação adstringente é predominante e, nestes casos, o ruibarbo é usado também em aperitivos "amargos" e, ocasionalmente, para o tratamento da diarreia. O seu uso não deve ser feito por períodos prolongados, pois pode levar à constipação intestinal, ação esta atribuída ao ácido rheotânico.

Sene

Os extratos são obtidos a partir dos folíolos e vagens de *Cassia senna* e *Cassia angustifolia* (Leguminosae) e contêm glicosídeos antraquinônicos como os senosídeos A e B (2 a 5%). Estes glicosídeos são hidrolisados pelas bactérias intestinais, liberando as antraquinonas ativas no cólon. Desta forma, é um laxativo suave que não produz irritação estomacal ou no intestino delgado. Sua ação se manifesta entre 8 e 10 horas após administração oral e, por esta razão, deve ser usado à noite.

12. Fibras e Mucilagens

faixa de dosagem diária usual

Agar Agar, Gelose, *Gelidium cartilagineum, Gracilaria confervoides*	2 - 5 g
Carboximetilcelulose, CMC	2 - 5 g
Feno Grego, *Trigonella foenum graecum* Extrato Seco	2 - 4 g
Fucus, *Fucus vesiculosus,* Quércia Marina	0,5 - 2 g
Fucus vesiculosus e *Ascophyllum nodosum* (InSea2®)	0,5 - 1 g
Glucomannan, Konjacmannan, *Amorphophalus konjac*	1 - 4 g
Goma Guar, *Cyamopsis psoraloides, Cyamopsis tetragonolobus*	2 - 6 g
Policarbofila [1]	1 - 4 g
Polidextrose	1 - 12 g
Psyllium, *Plantago psyllium, Plantago arenaria*	5 - 15 g

[1] Policarbofila: administrada na forma de policarbofila cálcica, em doses equivalentes à base (625 mg de policarbofila cálcica são aproximadamente equivalentes a 500 mg de policarbofila base, FEq=1,25)

Fibras e mucilagens são substâncias que facilitam a evacuação por fornecer resíduo não digerível, aumentar o volume fecal e estimular o peristaltismo. São usados por sua ação demulcente e formadora de massa, para o tratamento da constipação crônica, síndrome do intestino irritável, diverticulite e para o controle das hemorroidas e das colostomias.

Em obesidade, estão indicadas quando houver enterocolopatias funcionais, com predominância de constipação, e também para fornecer ao paciente a sensação de plenitude gástrica, pois estas substâncias aumentam de volume, absorvendo água e formando géis.

As substâncias formadoras de bolo fecal, como as fibras e mucilagens, alteram o tempo do trânsito intestinal e podem afetar a absorção de outros fármacos. Devem-se tomar precauções em pacientes diabéticos, pois podem reduzir a glicemia pós-prandial e alterar as necessidades de insulina.

Exemplos de Fórmulas:

1. Agar Agar

Agar Agar   500 mg
Mande.....cápsulas

Posologia: 2 a 4 cápsulas 2 vezes ao dia, antes das refeições, juntamente com dois copos d'água.

Obs.: agar agar ou gelose é uma hemicelulose mucilaginosa, extraída de algumas espécies de algas vermelhas (Rodofíceas), como *Gelidium cartilagineum* (Gelidiaceae) e *Gracilaria confervoides* (Sphaerococcaceae). É insolúvel em água, na qual gelifica, aumentando em 6 vezes o seu volume. É usado por sua ação demulcente e formadora de massa, para o tratamento da constipação crônica, síndrome do intestino irritável, diverticulite e para o controle das hemorroidas e colostomias.

2. Carboximetilcelulose

CMC   500 mg
Mande.....cápsulas

Posologia: 2 a 4 cápsulas 2 a 3 vezes ao dia, antes das refeições, juntamente com dois copos d'água.

Obs.: é o sal sódico do éter policarboxílico da celulose, facilmente dispersível em água, formando soluções coloidais. Tem propriedade formadora de massa e proporciona sensação de plenitude gástrica, aumentando a saciedade. Por esta razão é usada como coadjuvante ao tratamento da obesidade. Esta propriedade melhora também a função intestinal, sendo por isso indicada para o tratamento da constipação crônica.

3. Feno Grego

Trigonella foenum graecum   500 mg
Mande.....cápsulas

Posologia: 2 a 4 cápsulas 2 vezes ao dia, meia hora antes das refeições, juntamente com dois copos d'água.

Obs.: é obtido das sementes de *Trigonella foenum graecum* e contém galactomannan, um polissacarídeo de estrutura ramificada com boa capacidade de retenção de água. Promove a gelatinização do bolo alimentar, diminui a velocidade de absorção dos alimentos e permite, assim, maior controle glicêmico. Também é usado como moderador natural do apetite por sua propriedade formadora de massa, que proporciona sensação de plenitude gástrica, e como redutor do colesterol.

Ref.: 1. Gupta A *et al*. Effect of *Trigonella foenum-graecum* (fenugreek) seeds on glycaemic control and insulin resistance in type 2 diabetes mellitus: a double blind placebo controlled study. *J Assoc Physicians India*. 2001 Nov; 49:1057-61. 2. Al-Habori M, Raman A. Antidiabetic and Hypocholesterolaemic Effects of Fenugreek. *Phytother Res*. 1998; 12: 233-242.

4. Fucus

Fucus vesiculosus   250 a 500 mg
Mande.....cápsulas

Posologia: 1 a 2 cápsulas 2 vezes ao dia, meia hora antes das refeições, juntamente com dois copos d'água.

Obs.: fucus ou quércia marina é uma substância gelatinosa extraída de uma alga parda, *Fucus vesiculosus* (Fucaceae), rica em alginatos e iodo. Foi usada durante muito tempo sob a forma de cinzas, como fonte de iodo para pacientes com bócio endêmico. É usada como mucilagem, associada aos regimes para obesidade.

5. *Fucus vesiculosus* e *Ascophyllum nodosum* (InSea2®)

InSea2   250 mg
Excipiente qsp   1 cápsula
Mande.....cápsulas

Posologia: 1 a 2 cápsulas antes das principais refeições.

Obs.: também pode ser utilizado como coadjuvante no tratamento da obesidade e da síndrome metabólica, pela ação dos polifenóis existentes nessas algas, capazes de inibir enzimas digestivas e retardar a absorção da glicose.

Ref.: 1. Gabbia D *et al*. The Phytocomplex from *Fucus vesiculosus* and *Ascophyllum nodosum* Controls Postprandial Plasma Glucose Levels: An In Vitro and In Vivo Study in a Mouse Model of NASH. *Mar Drugs*. 2017 Feb 15;15(2). 2. Paradis ME *et al*. A randomised crossover placebo-controlled trial investigating the effect of brown seaweed (*Ascophyllum nodosum* and *Fucus vesiculosus*) on postchallenge plasma glucose and insulin levels in men and women. *Appl Physiol Nutr Metab*. 2011 Dec; 36(6):913-9. 3. Roy MC *et al*. Effect of a commercially-available algal phlorotannins extract on digestive enzymes and carbohydrate absorption in vivo. *Food Research International* 44 (2011) 3026–3029.

6. Glucomannan

Glucomannan   500 mg
Mande.....cápsulas

Posologia: 1 a 2 cápsulas 2 vezes ao dia, antes das refeições, juntamente com dois copos d'água.

Obs.: glucomannan ou konjacmannan é uma fibra vegetal de alto peso molecular, quimicamente relacionada à celulose, obtida da raiz do konjac, *Amorphophalus konjac* (Araceae), usada como alimento no Japão e em partes da China. Esta fibra é composta de várias unidades de glicose e manose, que absorve muitas vezes o seu peso em água, formando um gel.

É usado no tratamento adjuvante da obesidade, por sua propriedade formadora de massa, que proporciona a sensação de plenitude gástrica. Forma também um revestimento em torno das partículas alimentares, o que retarda o processo da digestão. O glucomannan promove também uma redução nos níveis plasmáticos de colesterol e triglicerídeos. Por sua propriedade formadora de massa é usado também na constipação crônica.

Ref.: Vuksan V *et al*. Konjac-Mannan (Glucomannan) Improves Glycemia and Other Associated Risk Factors for Coronary Heart Disease in Type 2 Diabetes - A randomized controlled metabolic trial. *Journal of Diabetes Care*. 1999 Jun; 22(6):913-919.

7. Goma Guar

Goma Guar	500 mg

Mande.....cápsulas

Posologia: 2 a 4 cápsulas 2 a 3 vezes ao dia, um pouco antes ou durante as refeições, juntamente com dois copos d'água.

Obs.: é uma goma obtida das sementes de *Cyamopsis psoraloides* e *Cyamopsis tetragonolobus* (Leguminosae), constituída principalmente de polissacarídeos hidrofílicos de alto peso molecular (galactomannan). É usada como adjuvante à dieta e no tratamento do diabetes mellitus, principalmente não insulino dependente, por sua ação redutora da glicemia pós-prandial. Também é usada como moderador natural do apetite e como redutor do colesterol. Em obesidade, é usada também por sua propriedade formadora de massa, que proporciona sensação de plenitude gástrica, quando ingerida com água.

8. *Psyllium*

Plantago psyllium	5 g
Excipiente qsp	1 envelope

Mande.....envelopes monodose

Posologia: 1 envelope 2 vezes ao dia, misturado em água, sucos ou leite.

Obs.: é obtido das sementes de *Plantago psyllium* e *Plantago arenaria* (Plantaginaceae) e contém l-arabinose, d-xilose, ácido galacturônico e, principalmente, fibras, mucilagens e óleos. Tem ação laxativa mecânica suave, por aumento da emoliência das fezes. É usado na constipação crônica, hemorroidas, gravidez, convalescença, pós-operatório, senilidade, colites e diverticulites, na faixa de 5 a 15 g ao dia em doses divididas, às refeições e ao deitar. Quando misturado a líquidos deve ser ingerido imediatamente, pois o aumento de volume da mucilagem deve ocorrer no intestino.

9. Associação de Mucilagens

Gelidium cartilagineum	100 mg
Plantago psyllium	100 mg
Amorphophalus konjac	100 mg
Cyamopsis tetragonolobus	100 mg
Spirulina maxima	100 mg

Mande.....cápsulas

10. Associação de Mucilagens

Psyllium	100 mg
Glucomannan	100 mg
Goma Guar	100 mg
Pectina	100 mg

Mande.....cápsulas

Posologia: 2 a 4 cápsulas 2 a 3 vezes ao dia, antes das refeições, juntamente com dois copos d'água.

Obs.: a espirulina é um suplemento nutricional rico em proteínas (60 - 70%), carboidratos (14 - 20%), lipídios (6 - 7%), minerais (Ca, Mg, Fe, P, K e I), betacaroteno, vitamina E e vitaminas do complexo B, obtido de algas Cyanophytas (*Spirulina maxima* e *Spirulina platensis*). Além das suas ações como suplemento nutricional, tem efeito supressor do apetite pela concentração elevada de fenilalanina em suas proteínas, que inibe fisiologicamente os centros hipotalâmicos da fome. Além disso, forma um revestimento sobre a mucosa gástrica, proporcionando sensação de plenitude gástrica.

É usada como suplemento nutricional em regimes para obesidade, alcoolismo, fadiga, carência de vitaminas e minerais e durante a convalescença de processos patológicos ou cirúrgicos, na faixa de 500 a 2.000 mg ao dia, divididos em duas tomadas, meia hora antes das refeições. Para uso em atletas, as doses podem ser aumentadas até 5 g ao dia.

11. Policarbofila

Policarbofila   500 mg
Mande.....cápsulas

Posologia: 1 a 2 cápsulas duas vezes ao dia, durante ou logo após as refeições, juntamente com um copo de água cheio. Essa dose pode ser aumentada gradativamente até 3 a 4 gramas ao dia, a critério médico. As doses para crianças acima de 12 anos podem variar de 0,5 até 2 gramas por dia.

Obs.: é o sal cálcico de um polímero formado por ácido poliacrílico e divinilglicol, química e fisiologicamente inerte. Trata-se de uma fibra sintética formadora de massa, com propriedade de absorver água em pH alcalino. A maior capacidade hidrofílica dessa fibra se manifesta no intestino, onde forma um gel que retém água, aumenta o volume do bolo fecal, melhora a consistência das fezes e facilita a evacuação. Também reduz sintomas como sensação de empachamento epigástrico e distensão abdominal. Como não é metabolizada pela flora bacteriana intestinal não ocorre formação de gases.

O seu uso é indicado na obstipação intestinal crônica (funcional ou associada à diverticulose), obstipação secundária a alterações dietéticas, mudança de hábitos alimentares ou restrição ao leito por enfermidade clínica ou cirúrgica. Também é indicado na síndrome do intestino irritável, doenças perianais como fissuras, abcessos e hemorroidas, e no tratamento sintomático das diarreias. A ingestão no período pré-prandial pode reduzir o apetite. O seu uso é contraindicado na presença de dor abdominal, náusea ou vômitos de causa não esclarecida ou na suspeita de obstrução do trato gastrointestinal.

12. Polidextrose

Polidextrose   2 g
Mande.....envelopes monodose

13. Psyllium

Plantago psyllium   2 g
Pectina   100 mg
Mande.....envelopes monodose

Posologia: misturar em água, sucos ou leite, o conteúdo de 1 envelope com polidextrose e de 1 envelope com *Plantago psyllium* e pectina, e tomar 2 vezes ao dia.

Obs.: a polidextrose é um carboidrato de alto peso molecular, polímero da glicose, solúvel em água, muito usado na indústria alimentícia. Tem ação similar a das fibras alimentares solúveis, não sofre hidrólise no trato digestivo superior, pela acidez estomacal ou pelas enzimas digestivas. Tem também ação prebiótica sobre a flora intestinal, diminuindo a população de *Bacteroides* e aumentando a de *Lactobacillus* e de Bifidobactérias, melhorando, assim, a função intestinal. É usada na faixa de 1 a 12 g ao dia, em geral associada a outras fibras.

14. Polidextrose e Pectina (Goma)

Polidextrose   400 mg
Pectina   100 mg
Mande....gomas sabor abacaxi

Posologia: 1 goma 3 vezes ao dia.

Obs.: a pectina é um hidrato de carbono purificado, obtido do córtex de frutos cítricos e da polpa da maçã, composta principalmente de ácidos poligalacturônicos parcialmente metoxilados. É quase completamente solúvel em água formando uma solução coloidal, viscosa e opalescente. É utilizada como emulsionante e estabilizante pela indústria alimentícia. São constituintes "polissacarídeos sem amido" da fibra alimentar. Tem ação adsorvente e formadora de bolo fecal e é utilizada em formulações para o tratamento da diarreia, obstipação intestinal e da obesidade.

13. Substitutos da Secreção Gástrica e Enzimas Digestivas faixa de dosagem diária usual

Ácido Clorídrico Oficinal a 50 %	1 - 2 ml
Amilase (Alfa Amilase)	100 - 300 mg
Cloridrato de Betaína	100 - 600 mg
Bromelina, Bromelaína	100 - 1.000 mg
Lactase	400 - 1.000 mg
Lipase	100 - 300 mg
Pancreatina	300 - 1.200 mg
Papaína	100 - 600 mg
Pepsina	100 - 800 mg
Protease	100 - 300 mg

Exemplos de Fórmulas:

1. Ácido Clorídrico Oficinal 50 %

Ácido Clorídrico Oficinal 50 %   30 ml

Posologia: 15 a 20 gotas diluídas em água antes das refeições, usando um canudo de plástico para que a dentina não seja afetada.

2. Cloridrato de Betaína

Cloridrato de Betaína	200 mg
Pepsina	200 mg
Excipiente qsp	1 cápsula
Mande.....cápsulas	

Posologia: 1 cápsula às refeições.

Indicações: é utilizado como fonte de ácido clorídrico para pacientes com hipocloridria. A betaína também é utilizada em transtornos hepáticos, como esteato-hepatite não alcoólica, e como doadora de radicais metil na homocistinúria.

3. Bromelina

Bromelina	250 mg
Excipiente qsp	1 cápsula
Mande.....cápsulas com revestimento entérico	

Posologia: 1 cápsula 2 vezes ao dia, no almoço e jantar.

Obs.: a bromelina, ou bromelaína, é um concentrado de enzimas proteolíticas obtidas do abacaxi, *Ananas comosus* (Bromeliaceae). É usada por sua ação enzimática em formulações de auxiliares da digestão, geralmente associada a outras enzimas digestivas. Também tem ação anti-inflamatória e antiedematosa. Quanto às doses utilizadas encontram-se na literatura formulações com baixas dosagens (50 a 100 mg) ou maiores, com 500 mg ou mais.

4. Papaína

Papaína	100 mg
Excipiente qsp	1 cápsula

Mande.....cápsulas com revestimento entérico

Posologia: 1 cápsula 3 vezes ao dia, às refeições.

5. Bromelina e Papaína

Bromelina	100 mg
Papaína	100 mg
Excipiente qsp	1 cápsula

Mande.....cápsulas com revestimento entérico

Posologia: 1 cápsula 3 vezes ao dia, às refeições.

Obs.: a papaína é uma enzima com ação proteolítica e anti-inflamatória, obtida do mamão, *Carica papaya* (Caricaceae), usada por via oral em formulações auxiliares da digestão.

6. Pancreatina

Pancreatina	300 mg
Excipiente qsp	1 cápsula

Mande.....cápsulas com revestimento entérico

Posologia: 1 a 2 cápsulas 2 vezes ao dia, às refeições.

7. Protease

Protease	100 mg
Excipiente qsp	1 cápsula

Mande.....cápsulas com revestimento entérico

Posologia: 1 a 2 cápsulas 2 vezes ao dia, às refeições.

Obs.: a pancreatina é um complexo enzimático produzido pelo pâncreas de mamíferos, que contém principalmente amilase, lipase e protease. É usada em deficiências pancreáticas como pancreatite e fibrose cística. Algumas prescrições são feitas em unidades de atividade enzimática (UI) e seus valores podem ser calculados em gramas a partir do certificado de análise do produto. Como a lipase é degradada em meio ácido e a pancreatina produz o seu efeito basicamente no duodeno e no jejuno, as cápsulas deverão ser gastrorresistentes (liberação entérica).

8. Auxiliar da Digestão

Metoclopramida	5 mg
Pepsina	30 mg
Amilase	30 mg
Simeticone	50 mg
Excipiente qsp	1 cápsula

Mande.....cápsulas

Posologia: 1 a 2 cápsulas às refeições.

9. Auxiliar da Digestão

Bromoprida	8 mg
Boldo Extrato Seco	100 mg
Pancreatina	50 mg
Simeticone	80 mg
Excipiente qsp	1 cápsula

Mande.....cápsulas com revestimento entérico

Posologia: 1 a 2 cápsulas às refeições.

10. Lactase (cápsulas)

Lactase	200 mg
Excipiente (sem lactose) qsp	1 cápsula

Mande.....cápsulas

Posologia: 1 cápsula no momento da ingestão de alimentos lácteos.

11. Lactase (gotas)

Lactase	20 mg
Glicerina	0,5 ml
Benzoato de Sódio	2 mg
Água Purificada qsp	1 ml

Mande em frasco com.....ml

Posologia: 15 a 20 gotas para cada litro de leite, 24 horas antes da ingestão.

Obs.: lactase ou beta-d-galactosidase, é uma enzima obtida de um fungo, *Aspergillus oryzae*, usada para hidrolisar a lactose em glicose e galactose, em pacientes com intolerância à lactose. A suplementação oral é feita para diminuir os sintomas da intolerância à lactose, como inchaço, cólicas, flatulência e diarreia, após o consumo de alimentos lácteos. Alguns produtos trazem sua dosagem expressa em unidades FCC (*Food Chemical Codex*), e usam a relação de 14.000 unidades FCC/g. Deve-se consultar sempre o certificado de análise da matéria-prima para assegurar a relação FCC/g.

14. Outros Princípios Ativos

faixa de dosagem diária usual

Cloreto de Betanecol	20 - 200 mg
Budesonida	1 - 2 mg
Dipropionato de Beclometasona	5 mg
Mesalazina, Ácido 5-Aminosalicílico, 5-ASA	1.200 - 2.400 mg
Sulfassalazina	500 - 2.500 mg

Exemplos de Fórmulas:

1. Betanecol cápsulas

Cloreto de Betanecol	20 mg
Excipiente qsp	1 cápsula
Mande.....cápsulas	

2. Betanecol Xarope ou Suspensão

Cloreto de Betanecol	5 mg
Veículo qsp	1 ml
Mande em frasco com.....ml	

Posologia: adultos - 1 cápsula 3 a 4 vezes ao dia (início do efeito entre 30 e 90 minutos e duração acima de 6 horas, dependendo da dose); crianças - 0,2 mg/kg 4 ou 5 vezes ao dia.

Indicações: atonia gástrica pós-operatória, refluxo gastroesofágico, megacólon congênito, retenção urinária não obstrutiva. Recomenda-se ingerir o medicamento com o estômago vazio, para prevenir náuseas e vômitos.

Obs.: é um colinérgico muscarínico, com ação relativamente seletiva nos receptores colinérgicos das células efetoras autonômicas. Estimula a motilidade gástrica e intestinal e aumenta a pressão do esfíncter esofágico inferior. Na bexiga, aumenta o tônus do músculo detrusor, produzindo um aumento da pressão intravesical. As reações adversas, que ocorrem mais frequentemente e com doses altas, são: hipotensão ortostática, estimulação parassimpática, náusea, vômito, sialorreia, sudorese, dor ou desconforto estomacal, rubor, calor e cefaleia.

Ref.: Miller LS *et al*. Enhanced nicotinic receptor mediated relaxations in gastroesophageal muscle fibers from Barrett's esophagus patients. *Neurogastroenterol Motil*. 2014 Mar; 26(3):430-9.

3. Budesonida Viscosa Oral

Budesonida	1 mg
Gel de Hidroxipropilmetilcelulose qsp	5 ml
Mande em frasco com.....ml	

Posologia: 1 a 2 mg ao dia.

Indicações: esofagite eosinofílica.

Ref.: Dohil R *et al*. Oral Viscous Budesonide Is Effective in Children With Eosinophilic Esophagitis in a Randomized, Placebo-controlled Trial. *Gastroenterology*. 2010 Aug; 139(2):418-29.

4. Budesonida Cápsulas Gastrorresistentes

Budesonida 3, 6 ou 9 mg
Hidroxipropilmetilcelulose 100 mg
Excipiente qsp 1 cápsula
Mande.....cápsulas com revestimento entérico

Posologia: doença de Crohn (adultos) - 9 mg uma vez ao dia durante 8 semanas (para prolongar a remissão recomenda-se uma dose de 6 mg ao dia, pela manhã); doença de Crohn (crianças) - 3 mg uma vez ao dia, pela manhã; bolsite crônica, artrite reumatoide - 9 mg uma vez ao dia.

Indicações: doença de Crohn leve a moderada, afetando o íleo e/ou cólon ascendente, bolsite crônica, artrite reumatoide.

Ref.: 1. Escher JC. Budesonide versus prednisolone for the treatment of active Crohn's disease in children: a randomized, double-blind, controlled, multicentre trial. *Eur J Gastroenterol Hepatol*. 2004 Jan; 16(1):47-54. 2. Gionchietti P *et al*. Oral budesonide in the treatment of chronic refractory pouchitis. *Aliment Pharmacol Ther*. 2007; 25:231-1236.

5. Dipropionato de Beclometasona

Dipropionato de Beclometasona 5 mg
Hidroxipropilmetilcelulose 100 mg
Excipiente qsp 1 cápsula
Mande.....cápsulas com revestimento entérico

Posologia: 1 cápsula pela manhã.

Indicações: colite ulcerativa.

Obs.: a beclometasona é um glicocorticoide com ação tópica potente e praticamente desprovida de ação sistêmica.

Ref.: Rizzello F *et al*. Oral beclomethasone dipropionate in the treatment of active ulcerative colitis: a double-blind placebo-controlled study. *Aliment Pharmacol Ther*. 2002; 16:1109-1116.

6. Mesalazina Cápsulas

Mesalazina 400 a 500 mg
Excipiente qsp 1 cápsula
Mande.....cápsulas com revestimento entérico

7. Mesalazina Supositórios

Mesalazina 375 a 750 mg
Base para Supositórios qsp 1 supositório
Mande.....supositórios

Posologia: colite ulcerativa e proctite - 2 cápsulas com 400 mg 3 vezes ao dia (fase aguda) seguidas por 1 cápsula com 400 mg 3 vezes ao dia (prevenção de recidivas); doença de Crohn - 1 cápsula com 500 mg 3 vezes ao dia. Supositórios - 0,75 a 3 g ao dia, divididos em 2 administrações; proctite - 1 supositório com 500 mg ao deitar.

Obs.: também pode ser formulada em cápsulas com microgrânulos de liberação entérica. A mesalazina (ácido 5-aminosalicílico) é o componente da sulfassalazina, considerado ativo nas doenças inflamatórias intestinais. Não deve ser utilizada em pacientes com insuficiência renal ou hepática grave ou hipersensibilidade aos salicilatos.

Ref.: Hanauer S *et al*. Long-term use of mesalamine (Rowasa) suppositories in remission maintenance of ulcerative proctitis. *Am J Gastroenterol*. 2000 Jul; 95(7):1749-54.

8. Sulfassalazina Cápsulas

Sulfassalazina	500 mg
Excipiente qsp	1 cápsula

Mande.....cápsulas com revestimento entérico

9. Sulfassalazina Supositórios

Sulfassalazina	0,5 a 1 g
Base para Supositórios qsp	1 supositório

Mande.....supositórios

Posologia: adultos - 1 a 2 cápsulas 2 a 4 vezes ao dia, com manutenção de 1 cápsula 4 vezes ao dia; crianças - 40 a 60 mg/kg divididos em 4 a 6 tomadas, com manutenção de 20 a 40 mg/kg divididos em 4 tomadas. Supositórios - 0,5 a 1 g ao deitar e pela manhã, isoladamente ou como coadjuvante ao tratamento oral. O tratamento com sulfassalazina deve ser iniciado com as menores doses, às refeições, para diminuir a incidência de efeitos colaterais.

Indicações: colite ulcerativa crônica, doença de Crohn.

Obs.: é uma sulfa com grande afinidade pelo tecido conectivo, usada também no tratamento da artrite reumatoide, artrite psoriática, psoríase pustulosa e psoríase em placas. A sulfassalazina diminui a absorção de ácido fólico e interfere com seu metabolismo, de modo que a sua suplementação pode ser necessária. Não deve ser utilizada em pacientes com insuficiência renal ou hepática grave ou hipersensibilidade aos salicilatos.

Eventualmente podem ocorrer toxicidade hepática, reações de hipersensibilidade, cristalúria, aplasia de medula e anemia hemolítica em pacientes com deficiência de glicose-6fosfato desidrogenase, reações de fotossensibilidade e distúrbio gastrointestinais.

10. Xarope de Ipeca 7%

Extrato Fluido de Ipecacuanha	7 ml
Ácido Clorídrico 0,1 N	2,5 ml
Glicerina	10 ml
Xarope Simples qsp	100 ml

Posologia: crianças entre 6 meses e 1 ano de idade - 5 a 10 ml; crianças maiores - 15 ml; adultos - 15 a 30 ml. A dose deve ser seguida de ingestão de água ou sucos de frutas. Estas doses podem ser repetidas somente uma vez, após 20 a 30 minutos, se não ocorrerem vômitos.

Indicações: para indução do vômito quando há ingestão recente (menos de 1 hora) de substância potencialmente tóxica.

Obs.: o extrato é obtido das raízes de *Cephaelis ipecacuanha* (Rubiaceae) e contém 2 % de alcaloides, expressos em emetina. Induz o vômito por efeito irritante no trato gastrointestinal e ação central sobre as zonas gatilho quimiorreceptoras. O seu uso é contraindicado na ingestão de substâncias cáusticas ou derivados de petróleo. Não deve ser administrado em pacientes com risco de ataques epilépticos, problemas cardiovasculares, inconscientes ou com perigo de coma iminente, e em pacientes onde haja risco de aspiração do vômito. O carvão ativado não deve ser usado até depois de induzido e completado o vômito. Sua administração pode ser perigosa em casos de intoxicação por depressores do sistema nervoso central. A ingestão com leite ou derivados lácteos diminui a eficácia da ipecacuanha.

Ref.: 1. *Formulario Nacional*. Ministerio de Sanidad y Consumo. Agencia Española de Medicamentos y Productos Sanitarios. 2007. 2. *Guia Farmacoterapêutico HC*. Hospital das Clínicas da Faculdade de Medicina da Universidade de São Paulo. São Paulo: Artes Médicas, 2008 - 2010.

15. Produtos para Diagnóstico

1. Azul de Metileno

Azul de Metileno	0,5 %
Veículo qsp	10 ml

Indicações: para evidenciar o epitélio de Barret (metaplasia intestinal especializada) e displasias associadas a carcinomas.

2. Azul de Toluidina

Azul de Toluidina	1 %
Veículo qsp	10 ml

Indicações: coloração "in vivo" para o diagnóstico de lesões neoplásicas e displásicas.

Obs. (formulações acima): deve ser feita lavagem prévia da mucosa com N-acetilcisteína a 10% ou ácido acético a 1%, deixando agir por 2 minutos.

3. Solução de Lugol a 2 %

Iodo Metaloide	0,2 g
Iodeto de Potássio	1 g
Água Destilada qsp	10 ml

Indicações: é usada para delimitar a mucosa íntegra da afetada.

4. Vermelho Congo

Vermelho Congo	0,3 %
Bicarbonato de Sódio	0,5 %
Água Destilada qsp	10 ml

Indicações: é usada para identificar zonas produtoras de ácido clorídrico.

Ref.: Ratilal PO *et al*. Cromoendoscopia: Porque Colorir? *J Port Gastrenterol*. 2002; 9:340-346.

5. Vermelho Fenol

Vermelho Fenol	0,1 %
Ureia	5 %
Água Destilada qsp	100 ml

Indicação: teste da urease.

Obs.: o teste da urease é feito para identificar a presença do *Helicobacter pylori* em biópsias gástricas. A reação é positiva quando a ureia do reagente é decomposta pela urease da amostra, alcalinizando o meio e mudando a cor do indicador de pH (vermelho de fenol) de amarelo para vermelho.

6. Carmim de Cochonilha

Carmim de Cochonilha	200 a 500 mg
Para 1 cápsula	

Indicação: uso oral - para medição do tempo de trânsito intestinal.

Obs.: o carmim de cochonilha deve ser encapsulado sem excipientes.

Ref.: Gélules de carmin de cochenille. Formulaire National Pharmacopée Française, 2010.

V. Princípios Ativos que Atuam no Metabolismo e na Nutrição

1. Anorexígenos

faixa de dosagem diária usual

Cloridrato de Anfepramona *, Cloridrato de Dietilpropiona * .... 25 - 75 mg
Cloridrato de Femproporex * .... 10 - 25 mg
Cloridrato de Lorcasserina [1] .... 10 - 20 mg
Mazindol * .... 1 - 2 mg

* Princípios Ativos controlados pela Portaria 344 lista B-2 (SVS-MS) com Notificação de Receita azul.

[1] Cloridrato de Lorcasserina: administrado na forma hemi-hidratada, em doses equivalentes ao cloridrato anidro (FEq=1,04).

Os anorexígenos são usados para o tratamento da obesidade exógena, junto com dietas de restrição calórica. Atuam inibindo o centro da fome no hipotálamo, indiretamente, por estimulação do centro da saciedade nos núcleos ventromediais (anfepramona, femproporex) ou através de estimulação na área septal (mazindol). O mecanismo de ação da lorcasserina é relacionado ao da fenfluramina, porém mais seletivo e seguro, pois ela se liga, especificamente, aos receptores de serotonina associados à fome, tendo pouca ação sobre o coração.

Os anorexígenos devem ser usados por poucas semanas e com as menores doses possíveis pois levam à tolerância progressiva, implicando em menor efeito. Por essa razão, o período de tempo em que forem utilizados deve servir como fase de "treinamento" de novos hábitos alimentares.

Os anorexígenos devem ser usados cautelosamente na presença de hipertrofia prostática. De maneira geral deve-se evitar o uso paralelo de alcalinizantes e da acetazolamida, por dificultarem a excreção das aminas simpatomiméticas. Não devem ser administrados concomitantemente guanetidina, metildopa, clorpromazina e inibidores da MAO. A dosagem dos anorexígenos deve ser cuidadosamente estabelecida para diabéticos, onde pode ser necessário um reajuste na dose diária de insulina e/ou hipoglicemiantes orais.

As reações adversas representam o exagero das ações farmacológicas, especificamente àquelas do espectro simpatomimético destes medicamentos, como nervosismo, inquietação, tremores, insônia, taquicardia, aumento da pressão arterial, midríase, secura da boca e constipação intestinal. São também possíveis mudanças na libido, principalmente com o mazindol e em pessoas do sexo masculino. Mais raramente, os anorexígenos podem causar vômitos, náuseas, desconforto intestinal e até diarreia.

Os anorexígenos são contraindicados em pacientes com antecedentes psicóticos ou neuróticos graves, em epilépticos não tratados ou não diagnosticados, na hipertensão arterial severa ou na hipertensão arterial não tratada, em crianças com pouca idade, em idosos, em pacientes com história anterior de intolerância aos anorexígenos ou de abuso de drogas, na gravidez (ou suspeita da mesma), na lactação, hipertiroidismo, cardiopatias severas, porfirias e glaucoma.

Nos tratamentos prolongados, devem ser feitas interrupções periódicas dos medicamentos, a fim de se verificar os hábitos alimentares dos pacientes e, progressivamente, diminuir as doses destes princípios ativos.

Exemplos de Fórmulas:

1. Anfepramona

Cloridrato de Anfepramona	35 mg
Excipiente qsp	1 cápsula
Mande.....cápsulas	

Posologia: 1 cápsula 2 horas antes do almoço e do jantar.

Cloridrato de Anfepramona MAP*	75 mg
Excipiente qsp	1 cápsula
Mande.....cápsulas	

Posologia: 1 cápsula pela manhã.
*MAP - microgrânulos de ação prolongada.

Obs.: é um anorexígeno com ação sobre o hipotálamo. Tem alta incidência de efeitos adversos causados por sua ação catecolaminérgica, como nervosismo, insônia, ansiedade, taquicardia, secura da boca, constipação intestinal etc. O seu uso é contraindicado em casos de hipertensão não controlada, cardiopatia, glaucoma ou em distúrbios psiquiátricos. Não deve ser utilizada em idosos ou em crianças com menos de 12 anos.

2. Femproporex

Cloridrato de Femproporex	10 mg
Excipiente qsp	1 cápsula
Mande.....cápsulas	

Posologia: 1 cápsula 2 horas antes do almoço e do jantar.

Cloridrato de Femproporex MAP*	25 mg
Excipiente qsp	1 cápsula
Mande.....cápsulas	

Posologia: 1 cápsula pela manhã.
*MAP - microgrânulos de ação prolongada.

Obs.: o femproporex tem ação mais suave que a anfepramona e discreta ação simpatomimética residual. Deve ser utilizado com precaução em pacientes hipertensos, cardiopatas, diabéticos ou portadores de distúrbios psiquiátricos. Pode ser utilizado como alternativa para o tratamento da obesidade severa refratária.

3. Lorcasserina

Cloridrato de Lorcasserina	10 mg
Excipiente qsp	1 cápsula
Mande.....cápsulas	

Posologia: 1 cápsula duas vezes ao dia, 1 hora antes das principais refeições.

Obs.: seus efeitos são evidentes após 12 semanas de tratamento. O seu uso deve ser descontinuado se não houver perda mínima de 5% do peso após esse período. O cloridrato de lorcasserina é um agonista de receptores 5HT2C de serotonina, indicado como adjuvante ao tratamento da obesidade, associado à restrição calórica e aumento da atividade física. O seu uso é recomendado em pacientes com índice de massa corporal acima de 30 kg/m^2, ou acima de 27 kg/m^2 no caso de comorbidades como hipertensão, dislipidemia ou diabetes tipo 2. O seu uso foi recentemente aprovado nos Estados Unidos, em junho de 2012.

Ref.: 1. Greenway FL et al. Safety and tolerability review of lorcaserin in clinical trials. Clin Obes. 2016 Oct; 6(5):285-95. 2. Pi-Sunyer X et al. Impact of lorcaserin on glycemic control in overweight and obese patients with type 2 diabetes: analysis of week 52 responders and nonresponders. Postgrad Med. 2016 Aug; 128(6):591-7. 3. Smith S et al. BLOOM: Behavioral Modification and Lorcaserin for Overweight and Obesity Management. N Engl J Med. 2010; 363:245-56.

4. Mazindol

Mazindol   1 mg
Excipiente qsp   1 cápsula
Mande.....cápsulas

Posologia: 1 cápsula 2 horas antes do almoço e do jantar.

Obs.: é um anorexígeno cujo efeito varia de acordo com a sensibilidade do indivíduo. Sua ação simpatomimética residual é pequena e o desenvolvimento de tolerância e seu potencial de abuso são ocorrências pouco frequentes, em comparação com os outros anorexígenos.

Os efeitos colaterais causados pelo mazindol, embora sejam basicamente os mesmos que o dos outros anorexígenos, manifestam-se geralmente nas primeiras doses. Nestes casos, a dose diária deve ser reduzida ou o seu uso descontinuado. Outro efeito colateral importante é a impotência sexual, em pacientes do sexo masculino, razão pela qual tem sido usado com maior frequência em pacientes do sexo feminino. O seu uso em crianças pode ser feito, desde que estabelecidas rigorosamente as doses ideais.

2. Antidepressivos Usados em Obesidade   faixa de dosagem diária usual

Cloridrato de Bupropiona ** .... 100 - 200 mg
Cloridrato Monoidratado de Sibutramina * .... 5 - 15 mg
Fluoxetina ** [1] .... 10 - 20 mg
Sertralina ** [2] .... 50 - 150 mg

* Princípio Ativo controlado pela Portaria 344, atualizada pela RDC nº 13 de 26 de março de 2010, com notificação de receita azul, B2.
** Princípios Ativos controlados pela Portaria 344 lista C-1 (SVS-MS), com receituário de controle especial em duas vias.

[1] Fluoxetina: administrada na forma de cloridrato, em doses equivalentes à base (22,35 mg de cloridrato de fluoxetina são aproximadamente equivalentes a 20 mg de fluoxetina base, FEq=1,12).
[2] Sertralina: administrada na forma de cloridrato, em doses equivalentes à base (55,95 mg de cloridrato de sertralina são aproximadamente equivalentes a 50 mg de sertralina base, FEq=1,12).

Exemplos de Fórmulas:

1. Fluoxetina Cápsulas

Fluoxetina   10 a 20 mg
Excipiente qsp   1 cápsula
Mande.....cápsulas

Posologia: 1 cápsula pela manhã.

Obs.: é um antidepressivo que atua por inibição da recaptação neuronal da serotonina e que possui também ação anorexígena. Tem sido muito usada no tratamento da depressão e, mais recentemente, como auxiliar no tratamento da obesidade, por sua ação supressora do apetite. Não é quimicamente relacionada aos antidepressivos tricíclicos e tetracíclicos.

É rapidamente absorvida pelo trato gastrointestinal e metabolizada no fígado em norfluoxetina e outros metabólitos. Tanto a fluoxetina como os seus metabólitos têm uma meia-vida de eliminação de 2 a 4 dias, o que provoca um acúmulo significativo no organismo durante o uso prolongado. Desta forma, após a interrupção do tratamento, a fluoxetina e seus metabólitos permanecerão no organismo por algumas semanas.

Eventualmente podem ocorrer náuseas, diarreia, ansiedade, nervosismo e cefaleia. Não deve ser administrada juntamente com os inibidores da MAO e devem-se tomar precauções em pacientes com problemas renais, hepáticos, idosos, na gravidez e lactação.

2. Sertralina

Sertralina   50 a 150 mg
Excipiente qsp   1 cápsula
Mande.....cápsulas

Posologia: 50 mg ao dia pela manhã. Caso haja resposta insuficiente à dose terapêutica inicial, a mesma poderá ser aumentada até o máximo de 150 mg/dia, em incrementos semanais de 50 mg.

Obs.: é um inibidor potente e específico da recaptação de serotonina, com pouco efeito sobre a recaptação neuronal de dopamina e norepinefreina. Em doses terapêuticas, a sertralina bloqueia a captação de serotonina nas plaquetas humanas.

Ref.: O'Reardon JP *et al*. A randomized, placebo-controlled trial of sertraline in the treatment of night eating syndrome. *Am J Psychiatry*. 2006 May; 163(5):893-8.

3. Sibutramina

Cloridrato de Sibutramina   5 a 15 mg
Excipiente qsp   1 cápsula
Mande.....cápsulas

Posologia: dose inicial - 10 mg pela manhã; dose de manutenção - 5 a 15 mg ao dia.

Obs.: é um antidepressivo inibidor da recaptação de serotonina e noradrenalina, com ação anorexígena. A sibutramina é bem absorvida pelo trato digestivo e a concentração máxima plasmática é alcançada em 80 minutos após a administração. Sofre intenso metabolismo hepático de primeira passagem, dando origem a metabólitos ativos que alcançam a concentração máxima em 3 a 4 horas e têm meia vida de 14 a 16 horas.

Não deve ser associada a outros antidepressivos inibidores da recaptação de serotonina, como a fluoxetina e a sertralina, pois podem desencadear a síndrome serotoninérgica. Também devem ser evitadas associações com dextrometorfano, triptofano e 5-hidróxi triptofano (precursores da serotonina), ergotamina e di-hidroergotamina (agonistas 5-HT1 da serotonina), metisergida, ioimbina, mirtazapina, fentanila, lítio, pentazocina e petidina, entre outros, que também podem desencadear a síndrome serotoninérgica.

Os sintomas característicos observados na síndrome serotoninérgica são: irritabilidade, agitação, alucinações, taquicardia, oscilações bruscas de pressão arterial, perda da coordenação, aumento de temperatura corporal, reflexos hiperativados, náuseas, vômitos e diarreia. Inibidores do citocromo P-450 como o cetoconazol e a eritromicina podem aumentar os níveis de sibutramina, e os indutores como rifampicina, fenobarbital, fenitoína e carbamazepina podem diminuir estes níveis.

4. Bupropiona (liberação lenta)

Cloridrato de Bupropiona	100 a 200 mg
Hidroxipropilmetilcelulose	140 mg
Celulose Microcristalina qsp	1 cápsula
Mande.....cápsulas	

Posologia: 100 mg ao dia pela manhã, aumentando progressivamente, de acordo com a tolerabilidade do paciente, até o máximo de 400 mg ao dia, administradas em 2 tomadas.

Obs.: é um inibidor da recaptação de dopamina e noradrenalina, eventualmente utilizado no tratamento da obesidade. Além do seu emprego em síndromes depressivas, tem efeito dopaminérgico no sistema mesolímbico (componente do circuito neural de gratificação) e pode melhorar a disforia da abstinência ao tabaco. O pico máximo de ação é em torno de 3 horas e sua meia-vida em torno de 21 horas.

A bupropiona pode causar anorexia, taquicardia, insônia e convulsões generalizadas, dose dependentes. Devem-se tomar precauções em pacientes com desordem bipolar ou psicoses, devido ao risco de precipitação de mania. No tratamento da depressão os pacientes devem ser monitorados para se evitar o risco inerente de suicídio. Deve ser usada com cautela em pacientes com doença cardíaca e insuficiência hepática ou renal. Não deve ser empregada concomitantemente com inibidores da MAO, por risco de hipertensão, anticonvulsivantes, outros antidepressivos, antipsicóticos, teofilina ou corticosteroides sistêmicos. Pacientes em tratamento com levodopa apresentam alta incidência de efeitos adversos com o uso concomitante de bupropiona.

Ref.: Gadde KM *et al*. Bupropion for Weight Loss: An Investigation of Efficacy and Tolerability in Overweight and Obese Women. *Obesity Research*. 2001 Sep; 9:(9):544-51.

5. Bupropiona e Naltrexona

Cloridrato de Bupropiona	100 a 200 mg
Cloridrato de Naltrexona	8 mg
Hidroxipropilmetilcelulose	140 mg
Celulose Microcristalina qsp	1 cápsula
Mande.....cápsulas	

Posologia: 1 cápsula 2 vezes ao dia, antes do almoço e do jantar.

Obs.: a naltrexona é um antagonista de receptores opioides que pode ser usado para potencializar a ação da bupropiona.

Ref.: 1. Greenway FL *et al*. Comparison of Combined Bupropion and Naltrexone Therapy for Obesity with Monotherapy and Placebo. *J Clin Endocrinol Metab*. 2009; 94:4898-4906. 2. Halpern B *et al*. Bupropion/naltrexone fixed-dose combination for the treatment of obesity. *Drugs Today (Barc)*. 2011 Aug; 47(8):575-81. 3. Billes SK, Greenway FL. Combination therapy with naltrexone and bupropion for obesity. *Expert Opin Pharmacother*. 2011 Aug; 12(11):1813-26.

3. Outros Princípios Ativos Antiobesidade

faixa de dosagem diária usual

Chitosan	1,5 - 3 g
Orlistate	120 - 360 mg
Topiramato	16 - 96 mg
TRIAC, TA3, Tiratricol [1]	*100 - 700 mcg*

[1] O TRIAC corresponde ao ácido 3,5,3′-tri-iodotiroacético e foi durante muito tempo utilizado no tratamento da obesidade, mas seu uso para esta indicação tem sido condenado ou até mesmo proibido em diversos países. Sua utilização terapêutica é aceita na síndrome de resistência ao hormônio tireoidiano e em associação com a levotiroxina no tratamento do câncer de tireoide. No Brasil, teve o seu uso proibido pela Resolução da Anvisa - RE n° 128, de 11 de janeiro de 2013.

Exemplos de Fórmulas:

1. Orlistate

Orlistate	60 a 120 mg
Excipiente qsp	1 cápsula
Mande.....cápsulas	

Posologia: 1 cápsula juntamente com as principais refeições.

Obs.: é um inibidor da lipase e, portanto, um inibidor da absorção de gorduras. Os principais efeitos adversos estão relacionados à sua ação farmacológica e são frequentes quando não se reduz a quantidade de gorduras da dieta. Nesta situação pode ocorrer incontinência fecal, flatulência e esteatorreia. Entretanto, esse efeito pode ser minimizado reduzindo-se a quantidade de gorduras da dieta.

O seu uso ainda não está estabelecido na gravidez ou lactação. Não deve ser administrado em pacientes com colestase ou má absorção intestinal crônica e deve ser usado com precaução em pacientes diabéticos. Em tratamentos prolongados, pode ser necessária a suplementação de vitaminas lipossolúveis.

Ref.: Anderson JW *et al*. Low-dose orlistat effects on body weight of mildly to moderately overweight individuals: a 16 week, double-blind, placebo-controlled trial. *Ann Pharmacother*. 2006 Oct; 40(10):1717-23.

2. Chitosan

Chitosan	500 mg
Excipiente qsp	1 cápsula
Mande.....cápsulas	

Posologia: 2 cápsulas meia hora antes do almoço e do jantar.

3. Chitosan e Fruto-oligossacarídeos (FOS)

Chitosan	200 mg
FOS	200 mg
CMC qsp	1 cápsula
Mande.....cápsulas	

Posologia: 2 a 4 cápsulas às refeições.

Obs.: chitosan é um derivado n-acetilado da quitina, um polissacarídeo encontrado no exoesqueleto de caranguejos. É um polímero de glucosamina, similar à celulose das fibras dietéticas que, como estas, não é hidrolisável por enzimas digestivas. A presença de grupos amina confere uma característica catiônica à quitina e propriedades diferenciadas em relação às outras fibras.

É usado como auxiliar no controle do excesso de gordura das dietas e na prevenção de doenças ateroscleróticas, por sua capacidade de inibir a absorção de gorduras pelo intestino, diminuir os níveis séricos de colesterol total enquanto aumenta os níveis de HDL colesterol. O peristaltismo intestinal também é favorecido, pois aumenta o volume fecal em quase 2 vezes.

Ref.: Zahorska-Markiewicz B *et al*. Effect of chitosan in complex management of obesity. *Pol Merkuriusz Lek*. 2002 Aug; 13(74):129-32.

4. Topiramato

Topiramato 16 a 96 mg
Excipiente qsp 1 cápsula
Mande.....cápsulas

Posologia: dose inicial - 16 mg uma vez ao dia na primeira semana, aumentando para 16 mg 2 vezes ao dia na segunda semana, com aumento semanal de 32 mg ao dia até a dose 192 mg ao dia, fracionada em duas doses de 96 mg.

Indicações: como adjuvante no controle da obesidade.

Ref.: 1. Tonstad S *et al*. Efficacy and safety of topiramate in the treatment of obese subjects with essential hypertension. *Am J Cardiol*. 2005 Jul 15; 96(2):243-51. 2. Astrup A, Toubro S. Topiramate: a new potential pharmacological treatment for obesity. *Obes Res*. 2004 Dec; 12 Suppl:167S-73S.

4. Suplementos Nutricionais Antiobesidade

faixa de dosagem diária usual

Ácido Lipoico, Ácido Tióctico .... 200 - 600 mg
Griffonia simplicifolia .... 50 - 100 mg
Laminaria japonica .... 250 - 500 mg
Picolinato de Cromo .... 600 - 1.000 mcg
Triptofano .... 3 - 6 g
5-Hidróxi Triptofano .... 50 - 300 mg

Exemplos de Fórmulas:

1. Ácido Lipoico

Ácido Alfa-Lipoico 300 mg
Excipiente qsp 1 cápsula
Mande.....cápsulas

Posologia: 1 cápsula 3 vezes ao dia.

Indicações: tratamento coadjuvante da obesidade.

Ref.: 1. Namazi N *et al*. Alpha-lipoic acid supplement in obesity treatment: A systematic review and meta-analysis of clinical trials. *Clin Nutr*. 2017 Jun 8. S0261-5614(17)30212-1. 2. Li N *et al*. Effects of oral α-lipoic acid administration on body weight in overweight or obese subjects: a crossover randomized, double-blind, placebo-controlled trial. *Clin Endocrinol* (Oxf). 2017 May; 86(5):680-687.

2. *Laminaria japonica*

Laminaria japonica 500 mg
Excipiente qsp 1 cápsula
Mande.....cápsulas

Posologia: 1 cápsula ao dia, antes do almoço ou do jantar.

3. *Laminaria japonica* e Espirulina

Laminaria japonica 250 mg
Espirulina qsp 500 mg
Mande.....cápsulas

Posologia: 1 cápsula 2 vezes ao dia, antes do almoço e do jantar.

Obs.: *Laminaria japonica* (Laminariaceae) ou Kombu, é uma alga parda usada como alimento em países como China, Coréia e Japão, por seu conteúdo em vitaminas, fibras e sais minerais. É particularmente rica em alginatos, iodo, tocoferóis, esteróis, vitaminas e carotenoides (betacaroteno, licopeno, luteína e fucoxantina). Desses componentes, a fucoxantina é associada à perda de peso, daí o seu uso no tratamento da obesidade. Também tem sido usada como antirreumática, anti-inflamatória e como adjuvante no tratamento da arteriosclerose e outros problemas vasculares. O seu uso é contraindicado no hipertiroidismo, tratamentos com cardiotônicos e na desidratação.

Ref.: Abidov M *et al*. The effects of Xanthigen in the weight management of obese premenopausal women with non-alcoholic fatty liver disease and normal liver fat. *Diabetes Obes Metab*. 2010 Jan; 12(1):72-81.

4. Picolinato de Cromo

Picolinato de Cromo	1.000 mcg
Excipiente qsp	1 cápsula
Mande.....cápsulas	

Posologia: 1 cápsula ao dia, pela manhã.

Indicações: como adjuvante no controle da compulsão alimentar. As doses se referem ao picolinato de cromo.

Ref.: Anton SD *et al*. Effects of chromium picolinate on food intake and satiety. *Diabetes Technol Ther*. 2008 Oct;10(5):405-12.

5. Triptofano

Triptofano	500 mg
Mande.....cápsulas	

Posologia: 2 a 4 cápsulas 3 vezes ao dia.

6. (5)-Hidróxi Triptofano

5-Hidróxi Triptofano	100 mg
Excipiente qsp	1 cápsula
Mande.....cápsulas	

Posologia: 1 cápsula ao deitar.

Obs.: ambos são usados como precursores da serotonina. Embora não tenham sido publicados trabalhos a respeito, é possível que a associação de 5-HTP com um inibidor seletivo de recaptação de serotonina (ISRS), possa favorecer o desenvolvimento da síndrome serotoninérgica. O 5-hidróxi triptofano também é associado à síndrome de eosinofilia - mialgia e por isso se recomenda que os pacientes sejam monitorados.

Ref.: Halford JC *et al*. Serotonergic drugs: effects on appetite expression and use for the treatment of obesity. Drugs. 2007; 67(1):27-55.

7. *Griffonia simplicifolia*

Griffonia simplicifolia	50 a 100 mg
Excipiente qsp	1 cápsula
Mande.....cápsulas	

Posologia: 1 cápsula ao deitar.

Obs.: *Griffonia simplicifolia* (Fabaceae) é uma fonte natural de 5-hidróxi triptofano (5-HTP), precursor imediato da serotonina, utilizado como terapêutica complementar em obesidade, distúrbios depressivos, fadiga crônica, insônia e fibromialgia.

5. Fitoterápicos Antiobesidade

faixa de dosagem diária usual

Capsicum annuum Extrato Seco (Capsinoides)	6 - 9 mg
Caralluma fimbriata Extrato Seco	500 - 1.000 mg
Cassialamina	200 - 600 mg
Chá Verde (*Green Tea*), *Camellia sinensis* Extrato Seco	100 - 500 mg
Citrus aurantium Extrato Seco	200 - 600 mg
Erva Mate, *Ilex paraguariensis* Extrato Seco	100 - 300 mg
Faseolamina	300 - 900 mg
Garcínia Extrato Seco	1 - 3 g
Gimnema, *Gymnema sylvestre* Extrato Seco	100 - 500 mg
Irvingia gabonensis Extrato Seco	100 - 300 mg
Ma-Huang, *Ephedra sinensis* Extrato Seco	100 - 1.000 mg
Opuntia ficus-indica Extrato Seco	1 - 2 g
Porangaba, *Cordia sp* Extrato Seco	250 - 500 mg
Proteínas da Batata, Slendesta®	300 - 600 mg

O uso de fitoterápicos vem sendo feito para o tratamento da obesidade como alternativa aos psicotrópicos, que foram usados durante muitos anos e frequentemente são condenados pelas autoridades sanitárias. Têm sua origem no chamado "uso tradicional" e são encontradas muitas citações na literatura especializada em fitoterápicos. Todos esses produtos são úteis, desde que os pacientes recebam sempre a orientação nutricional necessária. Existem inúmeros produtos no mercado para esse fim e selecionamos alguns mais conhecidos, com algum suporte bibliográfico para o seu uso.

Devem-se tomar precauções, entretanto, pois os fitoterápicos não são isentos de efeitos colaterais.

Ref.: Pittler MH *et al*. Adverse events of herbal food supplements for body weight reduction: systematic review. *Obes Rev*. 2005 May; 6(2):93-111.

Exemplos de Fórmulas:

1. Capsinoides

Capsicum annuum E. Seco	6 a 9 mg
Excipiente qsp	1 cápsula
Mande.....cápsulas	

Posologia: 1 cápsula ao dia, pela manhã.

Indicações: para promover o gasto energético e a oxidação dos carboidratos e gorduras, nos tratamentos para obesidade.

Obs.: capsinoides são compostos análogos à capsaicina, menos picantes, obtidos da pimenta doce *Capsicum annuum* (Solanaceae), com ação termogênica. O extrato é padronizado a 40% de capsinoides, sendo as doses usuais referidas a esse extrato. Para otimizar sua ação termogênica, o seu uso deve ser acompanhado de atividade física. Como os capsinoides aumentam a secreção de catecolaminas, o seu uso deve ser evitado em gestantes, lactantes e pacientes hipertensos ou cardíacos.

Ref.: 1. Dulloo AG. The search for compounds that stimulate thermogenesis in obesity management: from pharmaceuticals to functional food ingredients. *Obes Rev*. 2011 Oct; 12(10):866-83. 2. Faraut B *et al*. Capsiate administration results in an uncoupling protein-3 downregulation, an enhanced muscle oxidative capacity and a decreased abdominal fat content in vivo. *Int J Obes (Lond)*. 2009 Dec; 33(12):1348-55.

2. Capsinoides Assoc.

Capsicum annuum E. Seco	3 mg
Chá Verde Extrato Seco	100 mg
Cafeína	50 mg
Arginina	100 mg
Excipiente qsp	1 cápsula
Mande.....cápsulas	

Posologia: 1 cápsula 2 vezes ao dia.

Indicações: obesidade, como termogênico.

3. Capsinoides Assoc.

Capsicum annuum E. Seco	6 mg
Theanina	100 mg
Cafeína	100 mg
5-Hidróxi Triptofano	50 mg
Excipiente qsp	1 cápsula
Mande.....cápsulas	

Posologia: 1 cápsula ao dia, pela manhã.

Indicações: obesidade, como termogênico e sacietógeno (5-HTP).

4. *Caralluma fimbriata*

Caralluma fimbriata E. Seco	250 a 500 mg
Excipiente qsp	1 cápsula
Mande.....cápsulas	

Posologia: 1 cápsula 2 horas antes do almoço e do jantar.

Obs.: é obtido de um cacto natural da Índia, *Caralluma fimbriata* (Asclepiadaceae), conhecido como supressor do apetite e da sede entre as populações tribais. O seu uso foi proibido no Brasil pela Resolução RE nº 5.915 de 20 de dezembro de 2010 da Anvisa, considerando que não teve sua eficácia terapêutica e segurança avaliada por essa agência. A caraluma, entretanto, continua sendo pesquisada no exterior, para essa finalidade.

Ref.: 1. Kuriyan R *et al*. Effect of *Caralluma fimbriata* extract on appetite, food intake and anthropometry in adult Indian men and women. *Appetite*. 2007; 48:338-344. 2. Kamalakkannan S *et al*. Antiobesogenic and Antiatherosclerotic Properties of *Caralluma fimbriata* Extract. *J Nutr Metab*. 2010; 2010:285301.

5. Cassialamina e Faseolamina

Cassialamina	200 mg
Faseolamina	300 mg
Excipiente qsp	1 cápsula
Mande.....cápsulas	

Posologia: 1 cápsula 2 a 3 vezes ao dia, antes das principais refeições.

Obs.: a cassialamina é obtida dos frutos de *Cassia nomame* (Leguminosae) e contém flavonoides inibidores da lipase, enzima responsável pela quebra das gorduras dos alimentos. É usada como auxiliar nas dietas para perda de peso e redução de lipídios séricos. A faseolamina é uma glicoproteína obtida do feijão, *Phaseolus vulgaris* (Leguminosae), com ação inibidora da amilase. É usada como auxiliar nas dietas para perda de peso, geralmente associada a outros inibidores enzimáticos como a cassialamina.

Ref.: Celleno L *et al*. A Dietary Supplement Containing Standardized *Phaseolus vulgaris* Extract Influences Body Composition of Overweight Men and Women. *Int J Med Sci*. 2007; 4(1):45-52.

6. Chá Verde

Chá Verde Extrato Seco a 50 % 250 mg
Excipiente qsp 1 cápsula
Mande.....cápsulas

Posologia: 1 cápsula 2 vezes ao dia, meia hora antes das refeições.

Obs.: é obtido das folhas de *Camellia sinensis* (Theaceae) e contém cafeína (1 a 5%) e taninos (até 24%), entre outros constituintes como flavonoides e triterpenos. O extrato é padronizado para conter 50% de polifenóis. Tem propriedades estimulantes, adstringentes, cicatrizantes e digestivas. Tem sido usado nos tratamentos de obesidade, associado a outros princípios ativos, na dose de 125 a 500 mg ao dia do extrato padronizado a 50%.

Ref.: 1. Moon HS *et al*. Proposed mechanisms of (-)-epigallocatechin-3-gallate for anti-obesity. *Chem Biol Interact*. 2007 Apr; 167(2):85-98. 2. Nagao T *et al*. A green tea extract high in catechins reduces body fat and cardiovascular risks in humans. *Obesity (Silver Spring)*. 2007 Jun; 15(6):1473-83.

7. *Citrus aurantium*

Citrus aurantium Extrato Seco 300 mg
Excipiente qsp 1 cápsula
Mande.....cápsulas

Posologia: 1 cápsula meia hora antes do café da manhã e do almoço.

Obs.: o extrato é obtido dos frutos verdes da laranja amarga, *Citrus aurantium* (Rutaceae), e contém agonistas beta adrenérgicos como sinefrina (3 a 6%), n-metiltiramina, hordenina, octopamina e tiramina. É usado por suas propriedades termogênicas no tratamento coadjuvante da obesidade, como suplemento dietético, isoladamente ou em associação a outros princípios ativos como a cafeína ou guaraná. Este uso tem sido feito como alternativa à *Ephedra sinensis* (Ma-Huang), menos recomendada por seus efeitos colaterais pronunciados. A dosagem usual é de 200 a 600 mg ao dia, mas doses de 600 a 1.600 mg ao dia são encontradas na literatura.

Ref.: Haaz S *et al*. *Citrus aurantium* and synephrine alkaloids in the treatment of overweight and obesity: an update. *Obesity Reviews*. 2006; 7(1):79-88.

8. *Citrus aurantium* e *Hypericum perforatum*

Citrus aurantium Ext. Seco 150 mg
Hypericum perforatum Ext. Seco 150 mg
Cafeína 150 mg
Excipiente qsp 1 cápsula
Mande.....cápsulas

Posologia: 2 cápsulas 2 vezes ao dia, meia hora antes das refeições.

9. *Citrus aurantium* e Chá Verde

Citrus aurantium Extrato Seco 150 mg
Chá Verde Extrato Seco a 50 % 250 mg
Excipiente qsp 1 cápsula
Mande.....cápsulas

Posologia: 1 cápsula 2 vezes ao dia, meia hora antes das refeições.

Ref.: Colker CM *et al*. Effects of *Citrus aurantium* Extract, Caffeine, and St. John's Wort on body fat loss, lipid levels, and mood states in overweight healthy adults. *Current Therapeutic Research*. 1999; 60(3):145-153.

10. Erva Mate

Ilex paraguariensis 100 mg
Excipiente qsp 1 cápsula
Mande.....cápsulas

Posologia: 1 cápsula 2 vezes ao dia, antes das principais refeições.

Obs.: o extrato de erva mate é obtido das folhas de *Ilex paraguariensis* (Aquifoliaceae) e contém compostos fenólicos, saponinas e metilxantinas, como a cafeína e a teobromina. A erva mate é tradicionalmente usada na forma de chá ou "chimarrão". Mais recentemente, os extratos têm sido usados no tratamento da obesidade, com relatos de retardo do esvaziamento gástrico, aumento da saciedade e diminuição da resistência à insulina.

Ref.: 1. Arçari DP *et al*. Anti-inflammatory effects of yerba maté extract (*Ilex paraguariensis*) ameliorate insulin resistance in mice with high fat diet-induced obesity. *Mol Cell Endocrinol*. 2011 Mar; 335(2):110-5. 2. Dickel ML *et al*. Plants popularly used for loosing weight purposes in Porto Alegre, South Brazil. *J Ethnopharmacol*. 2007 Jan; 109(1):60-71.

11. Garcínia

Extrato Seco de Garcínia 500 mg
Excipiente qsp 1 cápsula
Mande.....cápsulas

Posologia: 2 cápsulas 3 vezes ao dia, 30 minutos a 1 hora antes das refeições, na primeira semana, reduzindo a seguir para 1 cápsula 3 vezes ao dia.

Obs.: o extrato é obtido do pericarpo dos frutos de *Garcinia cambogia* e *Garcinia indica* e seu principal princípio ativo é o ácido (-) - hidroxicítrico (500 mg do extrato contêm 250 mg de ácido (-) - hidroxicítrico), um inibidor da síntese de ácidos graxos, por diminuir o fornecimento de acetilcoenzima A no metabolismo celular. Isto ocorre por inibição competitiva da enzima citrato liase pelo ácido hidroxicítrico, uma vez que este se liga mais fortemente à enzima que o ácido cítrico.

O ácido hidroxicítrico aumenta a oxidação dos ácidos graxos, pela redução dos níveis de malonil coenzima A, que ativa a enzima carnitina acetiltransferase. A l-carnitina também facilita a ativação desta enzima, razão pela qual alguns autores sugerem a associação de l-carnitina com o extrato de *Garcinia*. Também ação redutora do apetite e acredita-se que isso se deve à alteração do fluxo metabólico, resultante do desvio de carboidratos da dieta e seus metabólitos, da síntese lipídica. Para otimizar o metabolismo glicídico, alguns autores sugerem a associação de ácido hidroxicítrico com picolinato de cromo, que atua na regulação dos níveis de insulina no sangue.

12. Gimnema

Extrato Seco de Gimnema 50 a 100 mg
Excipiente qsp 1 cápsula
Mande.....cápsulas

Posologia: 1 cápsula 2 vezes ao dia, 30 minutos antes das refeições.

13. Gimnema e Garcinia

Garcínia *sp*. Extrato Seco 450 mg
Gymnema sylvestre Extrato Seco 50 mg
Excipiente qsp 1 cápsula
Mande.....cápsulas

Posologia: 1 cápsula 3 vezes ao dia, antes das principais refeições.

Obs.: os extratos são obtidos das raízes e folhas de *Gymnema sylvestre* (Asclepiadaceae), uma planta trepadeira comum na Índia. Contém resinas, enzimas, glicosídeos, ácido gimnêmico e quercitol, entre outras substâncias. Tem ação adstringente, estomáquica, tônica e refrescante. Tem também ação estimulante sobre a produção de insulina e ação diurética. O seu uso tem sido experimentado no tratamento da obesidade, pelo efeito redutor do "sabor doce", que dura de 1 a 2 horas.

14. *Irvingia gabonensis*

Irvingia gabonensis	150 mg
Excipiente qsp	1 cápsula
Mande.....cápsulas	

Posologia: 1 cápsula 30 a 60 minutos antes do almoço e do jantar.

Obs.: o extrato é obtido das sementes da manga africana *Irvingia gabonensis* (Irvingiaceae) e atua aumentando a disponibilidade da leptina, um polipeptídeo produzido principalmente no tecido adiposo, que atua no hipotálamo controlando a ingestão alimentar. A leptina atua também em outras funções metabólicas importantes como a secreção de insulina, produção de glicogênio hepático e na captação de glicose pelo tecido muscular.

Ref.: 1. Ngondi JL *et al*. IGOB131, a novel seed extract of the West African plant *Irvingia gabonensis*, significantly reduces body weight and improves metabolic parameters in overweight humans in a randomized double-blind placebo controlled investigation. *Lipids Health Dis*. 2009 Mar; 8:7. 2. Oben JE *et al*. Inhibition of *Irvingia gabonensis* seed extract (OB131) on adipogenesis as mediated via down regulation of the PPARgamma and leptin genes and up-regulation of the adiponectin gene. *Lipids Health Dis*. 2008 Nov; 7:44.

15. Ma-Huang

Ephedra sinica Extrato Seco	250 mg
Excipiente qsp	1 cápsula
Mande.....cápsulas	

Posologia: 1 cápsula pela manhã e outra após o almoço.

16. Ma-Huang e Guaraná

Ephedra sinica Extrato Seco	250 mg
Paullinia cupana Extrato Seco	250 mg
Excipiente qsp	1 cápsula
Mande.....cápsulas	

Posologia: 1 cápsula pela manhã e outra após o almoço.

Obs.: o extrato de Ma-Huang é obtido das raízes e partes aéreas de *Ephedra sinica* (Ephedraceae) e contém alcaloides (1 a 2 %) como a efedrina e a pseudoefedrina, com ação simpatomimética. É usado por suas propriedades termogênicas no tratamento coadjuvante da obesidade, como suplemento dietético, geralmente associado a outros princípios ativos como cafeína ou guaraná. Seus efeitos colaterais são mais pronunciados que o de outros produtos termogênicos e não deve ser usado em pacientes hipertensos ou com doenças cardíacas.

17. Opuntia

Opuntia ficus-indica	500 mg
Excipiente qsp	1 cápsula
Mande.....cápsulas	

Posologia: 2 cápsulas às refeições.

18. Opuntia Assoc.

Opuntia ficus-indica	500 mg
Gymnema sylvestre	50 mg
Faseolamina	150 mg
Mande.....cápsulas	

Posologia: 2 cápsulas às refeições.

Obs.: o extrato é obtido das folhas do cacto *Opuntia ficus-indica* (Cactaceae) e contém fibras lipofílicas que dificultam a digestão e absorção de gorduras. A gordura não absorvida é eliminada pelas fezes, mas ao contrário de outros inibidores da absorção de gorduras não causa diarreia ou desconfortos intestinais.

Alguns trabalhos realizados comparando o extrato de *Opuntia ficus-indica* e chitosan mostraram uma maior eficácia do extrato de *Opuntia ficus-indica*, com a vantagem ainda de ser um produto de origem vegetal, menos alergênico que o chitosan, de origem animal (crustáceos). É usado na faixa de 1 a 2 g, 15 minutos após o almoço e o jantar.

Ref.: 1. Cefalu WT *et al*. Efficacy of dietary supplementation with botanicals on carbohydrate metabolism in humans. *Endocr Metab Immune Disord Drug Targets*. 2008 Jun; 8(2):78-81. 2. Feugang JM *et al*. Nutritional and medicinal use of Cactus pear (Opuntia spp.) cladodes and fruits. *Front Biosci*. 2006 Sep; 11:2574-89.

19. Porangaba

Cordia salicifolia	250 mg
Excipiente qsp	1 cápsula
Mande.....cápsulas	

Posologia: 1 cápsula 2 vezes ao dia, antes das principais refeições.

Obs.: o extrato de porangaba é obtido das folhas de *Cordia salicifolia* ou *Cordia ecalyculata* (Boraginaceae), também conhecida como Chá de Bugre, com ação inibidora do apetite. Também é reportado como estimulante da queima de gordura localizada, com mecanismo de ação similar ao rimonabanto, sendo, por isso, chamada de *"erva antibarriga"*. O seu uso é tradicional e tem sido feito como alternativa aos tratamentos da obesidade com drogas sintéticas.

20. Proteínas da Batata

Slendesta	150 a 300 mg
Excipiente qsp	1 cápsula
Mande.....cápsulas	

21. Proteínas da Batata e Erva Mate

Slendesta	150 mg
Ilex paraguariensis	100 mg
Excipiente qsp	1 cápsula
Mande.....cápsulas	

Posologia: 1 cápsula 2 vezes ao dia, 1 hora antes do almoço e do jantar.

Obs.: Slendesta é um extrato de proteína da batata natural, retirado de batatas brancas, que contém o inibidor de proteinase II (IP2), um ingrediente que estimula a saciedade e que pode ser administrado por via oral. Esse componente ativo aumenta a produção do hormônio peptídico CCK (colecistoquinina) no organismo. Uma vez liberado na corrente sanguínea, a CCK age em vários órgãos, incluindo o estômago e o cérebro, onde é responsável pela manutenção da saciedade. Quando há um aumento nos níveis de CCK no organismo, observa-se inibição do esvaziamento gástrico, diminuição de apetite e redução da ingestão alimentar.

Ref.: Hill AJ *et al*. Oral administration of proteinase inhibitor II from potatoes reduces energy intake in man. *Physiol Behav*. 1990; 48:241-246.

6. Antianêmicos

faixa de dosagem diária usual

Ácido Fólico	1 - 20 mg
Cobre elementar (Sulfato)	1 - 5 mg
Cobre Quelato (Glicina Quelato, Lisina Quelato, Gluconato)	1 - 5 mg
Ferro elementar (Sulfato, Fumarato, Gluconato, Succinato)	100 - 300 mg
Ferro Quelato, Ferro *Taste Free*	30 - 60 mg
Vitamina B12	50 - 1.000 mcg

O ferro é um constituinte essencial de metaloproteínas, como a hemoglobina e a mioglobina, e de diversas enzimas envolvidas nos processos oxidativos do organismo. É absorvido no intestino delgado, transportado pela transferrina e se deposita na medula óssea, parede intestinal, fígado e baço. A consequência característica da carência de ferro é a anemia microcítica e hipocrômica. Pode também reduzir a concentração de enzimas que contêm ferro, como o citocromo C e a succinil desidrogenase.

Diversos compostos redutores, como ácido ascórbico e moléculas com grupos sulfidrilas, podem aumentar a biodisponibilidade do ferro. A ingestão de quantidades altas de zinco, cobre, manganês e cádmio, pode diminuir a absorção do ferro. Nos alimentos, é encontrado em maior quantidade no fígado, rins, mariscos, carnes, aves, coração, gema de ovo, sementes de legumes, melado de cana, nozes e, em menor quantidade, no leite e açúcar refinado.

É usado na forma de sais ferrosos (sulfato, fumarato, gluconato, succinato) na faixa de 100 a 300 mg de ferro elementar ao dia, ou quelado com aminoácidos (glicina quelato) na faixa de 30 a 60 mg de ferro elementar ao dia, em doses divididas, para a prevenção e tratamento das anemias ferroprivas, para crianças em fase de crescimento e na gravidez. Quantidades menores são utilizadas para suplementação dietética. A apresentação *taste free* consiste em ferro ligado a três moléculas de glicina, resultando em um composto sem sabor e com maior biodisponibilidade. A superdosagem de ferro pode produzir vômitos, hematêmese, lesão hepática, taquicardia e colapso vascular periférico.

Obs.: 1 g de sulfato ferroso heptaidratado contém 200 mg de ferro elementar; 1 g de fumarato ferroso anidro contém 328 mg de ferro elementar; 1 g de gluconato ferroso di-hidratado contém 116 mg de ferro elementar; 1 g de succinato ferroso anidro contém 325 mg de ferro elementar.

Exemplos de Fórmulas:

1. Ácido Fólico (cápsulas)

Ácido Fólico   1 a 5 mg
Vitamina C   200 mg
Excipiente qsp   1 cápsula
Mande.....cápsulas

2. Ácido Fólico (xarope)

Ácido Fólico   2 mg
Vitamina C   200 mg
Xarope de Caramelo qsp   5 ml
Mande em frasco com 100 ml

Posologia Usual: 5 mg ao dia na anemia megaloblástica e até 15 mg ao dia nos casos de má absorção; prevenção e tratamento de estados de deficiência - 1 a 5 mg ao dia ou a critério médico; anemia grave que exige tratamento imediato, 5 mg de ácido fólico e 1mg de vitamina B12, diariamente, durante 1 semana.

Indicações: profilaxia e tratamento da anemia megaloblástica por carência de ácido fólico, prevenção de defeito do tubo neural na gravidez e prevenção de efeitos adversos induzidos por alguns fármacos como anticonvulsivantes, contraceptivos orais e antituberculosos, e na administração de antagonistas do ácido fólico como metotrexato, pirimetamina, trimetoprima e sulfonamidas.

Obs.: o ácido fólico faz parte do grupo das vitaminas B. É reduzido no organismo a tetrahidrofolato, que é coenzima em vários processos metabólicos, incluindo as sínteses de purina e pirimidina nucleotídeos. Sua deficiência, que pode resultar em anemia megaloblástica, desenvolve-se quando a ingestão dietética for inadequada (desnutrição, má absorção, gravidez e anemia hemolítica) e quando a absorção for deficiente, como em pacientes gastrectomizados, alcoólatras, idosos e edentados.

A reserva hepática de ácido fólico é cerca de 5 a 10 mg, a duração da reserva é de 4 meses (1 mês na gravidez) e as necessidades nutricionais são de 150 a 200 mcg ao dia.

3. Gotas Sublinguais com Vitamina B12

Cianocobalamina (Vitamina B12)	300 mcg
Sorbitol 70 % qsp	10 gotas
Mande em frasco com.....ml	

Posologia: 10 gotas 2 a 3 vezes ao dia.

4. Ácido Fólico e Vitamina B12 suspensão

Ácido Fólico	10 mg
Cianocobalamina (Vitamina B12)	1 mg
Betacaroteno	50 mg
Suspensão Oral qsp	10 ml
Mande em frasco com.....ml	

Posologia: 1 medida de 10 ml, pela manhã.

Obs.: a vitamina B12 (cianocobalamina) é uma vitamina hidrossolúvel, que faz parte de coenzimas envolvidas com a síntese dos ácidos nucleicos e em outras importantes vias metabólicas. A deficiência de vitamina B12 pode ocorrer em vegetarianos estritos e em pacientes com síndrome de má absorção, distúrbios metabólicos e após gastrectomia. Os estados de deficiência podem levar à anemia megaloblástica e a danos neurológicos. A anemia perniciosa pode se desenvolver em pacientes com deficiência do fator intrínseco, uma vez que este fator é necessário para a absorção da vitamina B12.

5. Antianêmico (cápsulas)

Ferro Quelato	20 mg
Ácido Fólico	4 mg
Vitamina B12	100 mcg
Vitamina C	100 mg
Excipiente qsp	1 cápsula
Mande.....cápsulas	

Posologia: 1 cápsula 2 vezes ao dia.

6. Antianêmico (cápsulas)

Fumarato Ferroso	330 mg
Ácido Fólico	4 mg
Vitamina B12	100 mcg
Vitamina C	200 mg
Excipiente qsp	1 cápsula
Mande.....cápsulas	

Posologia: 1 cápsula 1 a 2 vezes ao dia.

7. Antianêmico (xarope)

Fumarato Ferroso	200 mg
Vitamina B1	4 mg
Vitamina B2	1,5 mg
Vitamina B6	1,25 mg
Vitamina B12	50 mcg
Xarope Aromatizado qsp	5 ml
Mande em frasco com.....ml	

Posologia: 1 medida de 5 ml 2 vezes ao dia, antes das refeições.

8. Antianêmico com Cobre (cápsulas)

Ferro (Glicina)	30 mg
Cobre (Glicina)	2 mg
Vitamina B12	300 mcg
Vitamina C	100 mg
Ácido Fólico	1 mg
Excipiente qsp	1 cápsula
Mande.....cápsulas	

Posologia: 1 cápsula 2 vezes ao dia.

9. Antianêmico com Cobre (xarope)

Sulfato Ferroso	100 mg
Ácido Ascórbico	200 mg
Ácido Fólico	1 mg
Cobre (Glicina)	1 mg
Vitamina B6	20 mg
Vitamina B12	0,2 mg
Xarope qsp	5 ml
Mande em frasco com 100 ml	

Posologia: 1 medida de 5 ml 2 vezes ao dia, antes das refeições.

Ref.: 1. Carri JM, Carri AA. Mielopatia por deficiência de cobre. *Arq Bras Neurocir*, 32(2):105-9, 2013.
2. Macedo EMC *et al*. Efeitos da deficiência de cobre, zinco e magnésio sobre o sistema imune de crianças com desnutrição grave. *Rev. Paul. Pediatr*. 28(3):329-36, 2010.

7. Orexígenos e Anabolizantes

faixa de dosagem diária usual

Orexígenos

Cloridrato de Ciproeptadina [1]	4 - 12 mg
Dicloridrato de Buclizina	10 - 100 mg
L-Carnitina	100 - 300 mg

Anabolizantes

Cobamamida	1 - 5 mg
Estanozolol **	2 - 10 mg
Oxandrolona **	5 - 20 mg
Oximetolona **	1 - 5 mg/kg

** Princípios Ativos controlados pela Portaria 344 lista C-5 (SVS-MS), com receituário de controle especial em duas vias.

[1] Ciproeptadina: administrada na forma de cloridrato sesqui-hidratado, em doses equivalentes ao cloridrato (10,8 mg de cloridrato sesqui-hidratado de ciproeptadina são aproximadamente equivalentes a 10 mg de cloridrato de ciproeptadina, FEq=1,08).

Exemplos de Fórmulas:

1. Estanozolol cápsulas

Estanozolol	1 a 2 mg
Excipiente qsp	1 cápsula
Mande.....cápsulas	

Posologia: crianças com 7 anos - 1 mg 2 vezes ao dia; crianças entre 7 e 14 anos - 1 mg 3 vezes ao dia; adultos - 2 mg 3 vezes ao dia.

Obs.: é um esteroide sintético derivado da testosterona, com propriedade anabolizante e androgênica. É usado para tratamento de câncer de mama em mulheres pós-menopausa, anemias e distúrbios catabólicos, e no tratamento do angioedema hereditário.

2. Oximetolona

Oximetolona	25 a 50 mg
Excipiente qsp	1 cápsula
Mande.....cápsulas	

Posologia: a dose recomendada para crianças e adultos é de 1 a 2 mg/kg ao dia, mas doses de até 5 mg/kg ao dia podem ser necessárias. O tratamento é feito durante 3 a 6 meses, sendo retirado gradualmente após a remissão ou reduzido para uma dose de manutenção apropriada.

Obs.: é um esteroide androgênico anabolizante, usado principalmente no tratamento de anemias como a anemia aplástica. Atualmente o seu uso é reservado para pacientes que falharam ou não toleram a terapia imunossupressora. Também foi utilizada em pacientes com deficiência de andrógenos, na recuperação de cirurgias e atrofias musculares e na osteoporose, por estimular a eritropoiese.

A oximetolona é derivada da di-hidrotestosterona, não é aromatizada e não causa ginecomastia, motivos pelos quais tem sido utilizada como doping por atletas e fisiculturistas, com o objetivo de aumentar a massa muscular e o desempenho no esporte, mas devido aos seus graves efeitos colaterais, não deve ser usada para estimular as condições atléticas.

168 Formulário Médico-Farmacêutico

Os efeitos adversos e as precauções são as mesmas dos outros esteroides anabolizantes. Nas doses utilizadas são comuns distúrbios hepáticos e icterícia, e casos de neoplasias hepáticas são relatados. A função hepática deve ser monitorada durante a terapia. A oximetolona aumenta o efeito de anticoagulantes, com risco de hemorragia, devido à diminuição dos fatores da coagulação. A administração concomitante com bupropiona deve ser realizada com cautela, pois o efeito desta combinação é a redução do limiar de convulsão. Não deve ser utilizada por mulheres grávidas ou que possam ficar grávidas durante o tratamento, na amamentação, em pacientes com insuficiência hepática ou renal, câncer de próstata ou de mama.

A oximetolona está inscrita na lista C5 da Portaria SVS/MS nº 344, de 12 de maio de 1998, de substâncias sujeitas a Receita de Controle Especial em duas vias. De acordo com a Lei nº 9.965, de 27 de abril de 2000, a receita deverá conter a identificação do profissional, o número de registro no respectivo conselho profissional (CRM ou CRO), o número do Cadastro da Pessoa Física (CPF), o endereço e telefone profissionais, além do nome, do endereço do paciente e do número do Código Internacional de Doenças (CID), devendo a mesma ficar retida no estabelecimento farmacêutico por cinco anos.

3. Oxandrolona cápsulas

Oxandrolona   2,5 mg
Excipiente qsp   1 cápsula
Mande.....cápsulas

4. Oxandrolona xarope 1 mg/ml

Oxandrolona   1 mg
Xarope Simples qsp   1 ml
Mande em frasco com.....ml

Posologia: distúrbios do crescimento - 0,1 mg/kg ao dia; perda de peso - 2,5 a 20 mg/dia divididos em 2 a 4 tomadas (idosos - 5 mg 2 vezes ao dia), durante 2 a 4 semanas; como antilipêmico - 2,5 mg 2 a 3 vezes ao dia.

Obs.: é um esteroide androgênico derivado da testosterona, com propriedade anabolizante, usado como auxiliar no tratamento para ganho de peso e em crianças com distúrbio de crescimento. A oxandrolona pode causar hepatotoxicidade e o seu uso deve ser evitado na insuficiência hepática.

5. Estimulante do Apetite

Cloridrato de Ciproeptadina   2 mg
Excipiente qsp   1 cápsula
ou Xarope qsp   5 ml
Mande.....cápsulas
ou em frasco com.....ml

Posologia: 0,25 mg/kg de peso ao dia, em 3 tomadas.

6. Estimulante do Apetite

L-Carnitina   50 mg
Excipiente qsp   1 cápsula
ou Xarope qsp   5 ml
Mande.....cápsulas
ou em frasco com.....ml

Posologia: 1 cápsula ou 1 medida de 5 ml 2 a 3 vezes ao dia.

7. Estimulante do Apetite (suspensão)

Dicloridrato de Buclizina   5 mg
Cloridrato de L-Lisina   30 mg
Cloridrato de Piridoxina   2 mg
Veículo Aromatizado qsp   5 ml
Mande em frasco com.....ml

Posologia: crianças até 10 kg - 2,5 ml 2 vezes ao dia; de 10 a 20 kg - 5 ml 2 vezes ao dia; acima de 20 kg - 7,5 ml 2 vezes ao dia, meia hora antes das refeições.

8. Estimulante do Apetite e Anabolizante

Cloridrato de Ciproeptadina   4 mg
Dicloridrato de Buclizina   30 mg
Cobamamida   1 mg
Vitamina C qsp   300 mg
Mande.....cápsulas

Posologia: 1 cápsula 2 vezes ao dia, entre as refeições.

8. Tônicos e Estimulantes

faixa de dosagem diária usual

Aspartato de Arginina	1.000 - 3.000 mg
Aspartato de Magnésio	200 - 4.000 mg
Aspartato de Potássio	200 - 4.000 mg
Cafeína	100 - 400 mg
Cloridrato de Arginina	400 - 1.000 mg
Inositohexafosfato de Ca e Mg, Fitina	500 - 1.000 mg
Sulbutiamina	200 - 600 mg

Fitoterápicos

Catuaba, *Anemopaegma mirandum*
Extrato Seco	200 - 600 mg
Pó	2 - 10 g
Extrato Fluido	2 - 10 ml
Tintura	10 - 50 ml

Ginseng Extrato Seco, *Panax ginseng* Extrato Seco	100 - 300 mg
Ginseng Pó, *Panax ginseng* Pó	1 - 2 g

Ginseng do Brasil, *Pfaffia paniculata* Pó	200 - 1.000 mg

Guaraná, *Paullinia cupana*
Extrato Seco	500 - 1.500 mg
Pó	2 - 10 g
Extrato Fluido	2 - 10 ml
Tintura	10 - 50 ml

Jurubeba, *Solanum paniculatum*
Extrato Seco	200 - 800 mg
Pó	1 - 4 mg
Extrato Fluido	1 - 4 ml
Tintura	5 - 20 ml

Marapuama, Muirapuama, *Ptychopetalum olacoides*
Extrato Seco	50 - 200 mg
Pó	0,5 - 2 g
Extrato Fluido	0,5 - 2 ml
Tintura	2,5 - 10 ml

Exemplos de Fórmulas:

1. Cafeína (cápsulas)

Cafeína	100 mg
Excipiente qsp	1 cápsula
Mande.....cápsulas	

Posologia: 1 cápsula 3 vezes ao dia.

2. Cafeína (xarope)

Cafeína	100 mg
Xarope Simples qsp	5 ml
Mande em frasco com.....ml	

Posologia: 1 medida de 5 ml 3 vezes ao dia.

3. Defatigante

Cloridrato de Arginina	250 mg
Inositohexafosfato de Ca e Mg qsp	500 mg
Mande.....cápsulas	

Posologia: 2 cápsulas 2 vezes ao dia, durante as refeições.

4. Defatigante

Aspartato de Magnésio	100 mg
Aspartato de Potássio	100 mg
Cloridrato de Arginina	100 mg
Inositohexafosfato de Ca e Mg qsp	500 mg
Mande.....cápsulas	

Posologia: 2 cápsulas 2 vezes ao dia, entre as refeições.

5. Defatigante

Aspartato de Potássio	100 mg
Aspartato de Magnésio	100 mg
Ácido Glutâmico	200 mg
Vitamina B1	10 mg
Vitamina B6	10 mg
Nicotinamida	10 mg
Inositohexafosfato de Ca e Mg qsp	500 mg
Mande.....cápsulas	

Posologia: 1 cápsula 2 vezes ao dia, às refeições.

6. Defatigante

Aspartato de Potássio	200 mg
Aspartato de Magnésio	200 mg
Vitamina E	100 mg
Vitamina B1	25 mg
Vitamina B2	2 mg
Vitamina B6	10 mg
Excipiente qsp	1 cápsula
Mande.....cápsulas	

Posologia: 2 cápsulas 2 vezes ao dia, às refeições.

7. Tônico Geral e Eupéptico (Jurubeba)

Solanum paniculatum Ext. Fluido	1 ml
Elixir Simples qsp	15 ml
Mande em frasco com.....ml	

Posologia: 1 medida de 10 ml 3 vezes ao dia, após as refeições.

Obs.: os extratos de jurubeba são obtidos das folhas, frutos e raízes de *Solanum paniculatum* (Solanaceae) e contêm alcaloides, glicosídeos, mucilagens e resinas. Têm ação tônica para o sistema nervoso central, diurética suave, colagoga e eupéptica. O seu uso é indicado na inapetência, atonia gástrica, dispepsia, distúrbios biliares, estados de fadiga e debilidade.

8. Ginseng do Brasil

Pfaffia paniculata Pó	250 mg
Excipiente qsp	1 cápsula
Mande.....cápsulas	

Posologia: 1 cápsula 3 vezes ao dia.

Indicações: como auxiliar no tratamento do stress, astenia e como estimulante geral do organismo.

Obs.: é obtido das raízes de *Pfaffia paniculata* (Amarantaceae) e contém saponinas de núcleo triterpenoide (componentes ativos), ácido pfáfico, pfafásidos e alantoína. Tem ação tônica geral para o organismo, imunoestimulante, cicatrizante e anti-inflamatória. É usado como auxiliar no tratamento de distúrbios circulatórios, stress, astenia e como estimulante geral do organismo.

9. Tônico e Estimulante

Catuaba Extrato Seco	300 mg
Excipiente qsp	1 cápsula
Mande.....cápsulas	

Posologia: 1 cápsula 2 vezes ao dia, às refeições.

Indicações: como tônico e estimulante na impotência sexual, astenia, estafa, dificuldade de raciocínio e de concentração.

Obs.: os extratos são obtidos das cascas de *Anemopaegma mirandum* (Bignoniaceae). Contêm alcaloides semelhantes à atropina e ioimbina (tidos como afrodisíacos e tonificantes do sistema nervoso central), catuabina (princípio amargo), matérias aromáticas, taninos e resinas.

10. Tônico e Estimulante

Alfafa Pó	100 mg
Catuaba Extrato Seco	100 mg
Guaraná Pó	200 mg
Marapuama Pó	200 mg
Pfaffia paniculata Pó	300 mg
Mande.....cápsulas	

Posologia: 2 cápsulas 2 vezes ao dia.

Obs.: o pó de alfafa é obtido das sementes e brotos de *Medicago sativa* (Leguminosae) e contém vitaminas (B, C, D, E, K e pró-vitamina A), sais minerais (cálcio, potássio, ferro e fósforo), saponinas e aminoácidos. É usado principalmente como suplemento alimentar e revigorante para a fadiga, e para problemas resultantes de uma alimentação deficiente.

Os extratos de marapuama ou muirapuama são obtidos das raízes de *Ptychopetalum olacoides* (Olacaceae) e contêm alcaloides (marapuamina), matérias resinosas ricas em ácidos orgânicos e taninos, traços de óleo essencial, esteróis, álcool triterpênico e lupeol. Têm ação estimulante do sistema nervoso central, antidepressiva e antirreumática. A marapuama também é relatada como afrodisíaca, presumivelmente como consequência da estimulação do SNC. É usada em distúrbios nervosos como astenia, depressão, ataxia locomotora, impotência sexual e distúrbios reumáticos.

11. *Panax ginseng*

Panax ginseng Extrato Seco	100 mg
Excipiente qsp	1 cápsula
Mande.....cápsulas	

Posologia: 1 cápsula 2 a 3 vezes ao dia.

Indicações: estimulante no tratamento de alterações da função cognitiva, stress e fadiga.

Obs.: o extrato de ginseng coreano é obtido da raiz de *Panax ginseng* (Araliaceae) e rico em saponinas (ginsenosídeos) e óleos essenciais. O extrato é padronizado em 4 a 5 % de ginsenosídeos. Tem ação estimulante do sistema nervoso central.

12. Sulbutiamina

Sulbutiamina	200 mg
Inositohexafosfato de Ca e Mg qsp	500 mg
Mande.....cápsulas	

Posologia: 200 a 600 mg ao dia, pela manhã.

13. Defatigante com Sulbutiamina

Sulbutiamina	100 mg
Aspartato de Arginina	250 mg
Ácido Glutâmico	50 mg
Inositohexafosfato de Ca e Mg qsp	100 mg
Mande.....cápsulas	

Posologia: 2 cápsulas ao dia, pela manhã.

Indicações: antiastênico e neurotrópico usado na astenia física, psíquica e intelectual.

Obs.: sulbutiamina é um derivado sulfurado da vitamina B1, com alta afinidade pelos tecidos do Sistema Nervoso Central. Por sua ação nootrópica, a sulbutiamina é usada no tratamento da fadiga física e mental, na dificuldade de aprendizagem em estudantes, da disfunção sexual masculina e feminina, na andropausa e na menopausa, na reabilitação de pacientes coronarianos e em situações de stress.

Ref.: 1. Lôo H *et al*. Effects of sulbutiamine (Arcalion 200) on psycho-behavioral inhibition in major depressive episodes. *Encephale*. 2000; 26(2):70-5.

9. Vitaminas, Aminoácidos e Minerais

faixa de dosagem diária usual

Vitaminas

Ácido Fólico	1 - 10 mg
Ácido Pangâmico, Vitamina B15	30 - 50 mg
Betacaroteno	30 - 300 mg
Biotina, Vitamina H	200 - 1.200 mcg
Inositol	500 - 1.000 mg
Metilfolato	1 - 15 mg
Nicotinamida, Ácido Nicotínico, Vitamina PP	100 - 500 mg
Pantotenato de Cálcio, Ácido Pantotênico, Vitamina B5	100 - 500 mg
Piridoxal Fosfato	5 - 25 mg
Vitamina A	5.000 - 200.000 UI
Vitamina B1, Cloridrato de Tiamina	10 - 300 mg
Vitamina B2, Riboflavina	2 - 30 mg
Vitamina B6, Cloridrato de Piridoxina	20 - 300 mg
Vitamina B12, Cianocobalamina	50 - 300 mcg
Vitamina C, Ácido Ascórbico	200 - 2.000 mg
Vitamina D2 (ergocalciferol)	10 - 2.500 mcg (400 - 100.000 UI)
Vitamina D3 (colecalciferol)	10 - 2.500 mcg (400 - 100.000 UI)
Vitamina E, Alfa Tocoferol	100 - 800 mg
Vitamina K1, Fitomenadiona	2,5 - 25 mg
Vitamina K2, Menaquinona	45 - 360 mcg

Aminoácidos

Ácido Aspártico	100 - 300 mg
Ácido Glutâmico	50 - 100 mg
Alanina	100 - 300 mg
Arginina	100 - 400 mg
Cisteína	100 - 500 mg
Cistina	25 - 150 mg

Citrulina	100 - 300 mg
Fenilalanina	50 - 100 mg
Glicina	20 - 200 mg
Glutamina	20 - 100 mg
Histidina	100 - 150 mg
Isoleucina	100 - 300 mg
Leucina	100 - 300 mg
Lisina	100 - 400 mg
Metionina	200 - 1.000 mg
Ornitina	100 - 300 mg
Prolina	100 - 300 mg
Serina, Hidroxialanina	100 - 300 mg
Taurina	100 - 600 mg
Tirosina	50 - 300 mg
Treonina	100 - 300 mg
Triptofano	100 - 300 mg
Valina	100 - 300 mg

As faixas de dosagem apresentadas para os aminoácidos são as usuais como suplementos dietéticos. Frequentemente as doses utilizadas são maiores, quando os aminoácidos são utilizados para uma finalidade específica, ou em formulações empregadas pela Medicina Esportiva ou Medicina Ortomolecular. Todos os aminoácidos são usados em sua forma L (levógira).

Minerais

Boro aminoácido complexo (Glicina)	1 - 3 mg
Cálcio elementar (Carbonato, Gluconato)	500 - 1.500 mg
Cálcio Quelato (Glicina Quelato, Citrato Malato Glicinato)	500 - 1.500 mg
Cálcio *Taste Free* (Cálcio bys-Glicinato Quelato)	500 - 1.500 mg
Cálcio de Ostras (doses de cálcio elementar)	500 - 1.500 mg
Cobre elementar (Sulfato)	1 - 5 mg
Cobre Quelato (Glicina Quelato, Lisina Quelato, Gluconato)	1 - 5 mg
Cromo Picolinato	50 - 600 mcg
Cromo Quelato (DG - Dinicotinato Glicinato)	50 - 600 mcg
Fluoreto de Sódio	0,5 - 1 mg
Magnésio elementar (Sulfato)	50 - 500 mg
Magnésio Quelato, Magnésio *Buffered*, Magnésio *Taste Free*	50 - 500 mg
Manganês elementar (Sulfato)	2 - 10 mg
Manganês Quelato (Glicina Quelato, Arginina Quelato)	2 - 10 mg
Molibdênio Quelato (Glicina Quelato)	15 - 500 mcg
Selênio (aminoácido complexo)	20 - 200 mcg
Silício Quelato (Glicina)	5 - 10 mg
Sódio (Cloreto)	4 - 10 g
Vanádio Quelato	50 - 500 mcg
Zinco elementar (Sulfato)	5 - 60 mg
Zinco elementar (Acetato)	1 mg/kg
Zinco Quelato, Zinco *Taste Free*	5 - 60 mg

Obs.: os minerais acima relacionados, tanto na forma de sais como quelados ou complexados com aminoácidos, estão expressos na quantidade do elemento correspondente.

- cálcio: 1 g de carbonato de cálcio ou de cálcio de ostras contém 400 mg de cálcio elementar; 1 g de gluconato de cálcio contém 89 mg de cálcio elementar.

- cobre: 10 mg de sulfato de cobre pentaidratado contêm 2,5 mg de cobre elementar.
- ferro: 1 g de sulfato ferroso heptaidratado contém 200 mg de ferro elementar; 1 g de fumarato ferroso anidro contém 328 mg de ferro elementar; 1 g de gluconato ferroso di-hidratado contém 116 mg de ferro elementar; 1 g de succinato ferroso anidro contém 325 mg de ferro elementar.
- magnésio: 1 g de sulfato de magnésio contém 99 mg de magnésio elementar.
- manganês: 10 mg de sulfato de manganês tetraidratado contêm 2,46 mg de manganês elementar.
- zinco: 100 mg de sulfato de zinco heptaidratado contêm 22,74 mg de zinco elementar.

O uso de suplementos minerais tem adquirido importância cada vez maior nos últimos anos, não apenas para suprir as deficiências dietéticas e o resultado, portanto, da sua carência, como para otimizar as vias metabólicas em que estes minerais estão envolvidos.

Os sais minerais, entretanto, são de utilização limitada para uso oral, em virtude da baixa absorção de alguns deles e de fatores dietéticos, que prejudicam ainda mais a sua absorção, como a presença de ácido oxálico, ácido fítico e fibras em geral. Por outro lado, um aumento na dosagem para garantir a absorção necessária, pode trazer sintomas ou efeitos colaterais indesejáveis.

É necessário ter atenção especial à manipulação de alguns minerais, pois da mesma forma que os fármacos de baixo índice terapêutico, as doses utilizadas estão próximas das doses tóxicas.

A utilização de quelatos com aminoácidos para administração oral de minerais, tem particular interesse em medicina pela alta absorção, alta tolerância e baixa toxicidade destes compostos. Os quelatos com aminoácidos são absorvidos intactos, como dipeptídeos estáveis, sem se ionizar no processo digestivo.

Na prescrição de quelatos, consideramos sempre a quantidade do mineral puro (elemento), independente da quantidade de aminoácidos presentes no quelato. Este fato traz uma dificuldade de adaptação posológica, pois é como se os minerais estivessem "diluídos" em aminoácidos. Para administrar 200 mg de cálcio, por exemplo, administramos também 800 mg de aminoácidos. Esta é a razão dos esquemas posológicos apresentarem, frequentemente, um grande número de cápsulas por tomada.

Como alternativa para uma posologia mais simples, algumas fórmulas podem ser preparadas em envelopes monodose ao invés de cápsulas, administrando-se o conteúdo de um envelope dissolvido em suco de frutas ou leite. Pode-se também prescrever alguns componentes como o cálcio e a vitamina E em envelopes monodose, separadamente do restante da fórmula, em cápsulas.

Formulações com Vitaminas

1. Vitaminas A e D

Vitamina A	50.000 UI
Vitamina D3	10.000 UI
Veículo qsp	1 ml
Mande em frasco conta-gotas com.....ml	

Posologia: crianças até 2 anos - 1 a 3 gotas ao dia; entre 2 e 12 anos - 3 a 5 gotas 1 a 2 vezes ao dia; mais que 12 anos - 5 a 10 gotas 2 a 3 vezes ao dia.

2. Betacaroteno

Betacaroteno	50 mg
Excipiente qsp	1 cápsula
Mande.....cápsulas	

Posologia: 1 cápsula 2 vezes ao dia por 2 a 3 semanas, reduzindo-se para 1 cápsula ao dia por 1 mês, como manutenção.

3. Complexo B

Componentes	Complexo B	Complexo B Concentrado	Complexo B + C
Vitamina B1	5 mg	15 mg	15 mg
Vitamina B2	2 mg	10 mg	15 mg
Nicotinamida	20 mg	50 mg	50 mg
Vitamina B6	2 mg	10 mg	10 mg
Pantotenato de Cálcio	3 mg	25 mg	25 mg
Biotina	-	-	0,15 mg
Vitamina B12	-	-	10 mcg
Vitamina C	-	-	200 mg
Excipiente qsp	1 cápsula	1 cápsula	1 cápsula
Mande.....cápsulas			

Posologia (formulações acima): 1 a 3 cápsulas ao dia.

4. Vitamina B6

Vitamina B6	300 mg
Excipiente qsp	1 cápsula
Mande 20 cápsulas	

5. Vitamina B6 e Magnésio

Vitamina B6	100 mg
Magnésio Quelato	200 mg
Excipiente qsp	1 cápsula
Mande.....cápsulas	

Posologia: 1 cápsula ao dia pela manhã, a partir do 10º dia do ciclo, até o início da menstruação.

Indicações: síndrome da tensão pré-menstrual (STPM).

6. Vitamina K1 (Fitomenadiona)

Vitamina K1	5 mg
Excipiente qsp	1 cápsula
Mande.....cápsulas	

Posologia: 1 a 2 cápsulas ao dia.

Indicações: púrpuras e vasculites purpúricas.

7. Vitamina K1, Rutina, Vitamina C

Vitamina K1	10 mg
Rutina	20 mg
Vitamina C	100 mg
Excipiente qsp	1 cápsula
Mande.....cápsulas	

Posologia: 1 cápsula 2 a 3 vezes ao dia.

Indicações: fragilidade capilar, profilaxia e tratamento de hemorragias ligadas à hipoprotrombinemia.

8. Vitamina K2 (Menaquinona)

Vitamina K2	45 a 120 mcg
Excipiente qsp	1 cápsula
Mande.....cápsulas	

Posologia: homens - 120 mcg ao dia ou 60 mcg duas vezes ao dia, às refeições; mulheres - 90 mcg ao dia ou 45 mg duas vezes ao dia, às refeições.

Obs.: a vitamina K2 está associada à inibição da calcificação arterial e endurecimento arterial. Atua como cofator essencial na reação de carboxilação de resíduos específicos de ácido glutâmico (Glu), levando à formação de proteínas com resíduo de ácido gama carboxiglutâmico (Gla), o que inibe os depósitos de cálcio nas paredes dos vasos.

Ref.: 1. Katarzyna M. Proper Calcium Use: Vitamin K2 as a Promoter of Bone and Cardiovascular Health. *Integr Med (Encinitas)*. 2015 Feb; 14(1): 34-39. 2. El Asmar MS *et al*. Vitamin K Dependent Proteins and the Role of Vitamin K2 in the Modulation of Vascular Calcification: A Review. *Oman Medical Journal*. 2014; 29(3):172-177. 3. Westenfeld R *et al*. Effect of vitamin K2 supplementation on functional vitamin K deficiency in hemodialysis patients: a randomized trial. *Am J Kidney Dis* 2012 Feb; 59(2):186-195. 4. Knapen MH *et al*. Vitamin K2 supplementation improves hip bone geometry and bone strength indices in postmenopausal women. *Osteoporos* Int. 2007; 18(7):963-972.

Formulações com Aminoácidos

1. *Pool* de Aminoácidos Essenciais

L-Leucina	1 g	L-Treonina	0,475 g
L-Valina	0,85 g	L-Metionina	0,35 g
L-Isoleucina	0,75 g	L-Triptofano	0,175 g
L-Lisina	0,75 g	Excipiente qsp	1 envelope
L-Fenilalanina	0,65 g	Mande.....envelopes	

Posologia: dissolver o conteúdo do envelope em um copo d'água e tomar uma a duas vezes ao dia.

Indicações: manutenção e ganho rápido de massa muscular, aumento da força e da contração muscular, prevenção e tratamento da sarcopenia (perda de massa muscular e de força da musculatura esquelética com o envelhecimento). Também é usado para aumentar a resistência e o fôlego durante atividades esportivas e para diminuir a fadiga e danos musculares que podem ocorrer durante os exercícios.

Obs.: é um suplemento nutricional contendo oito aminoácidos essenciais, em proporções adequadas para maximizar a síntese de proteínas no organismo e a recuperação muscular.

Ref.: 1. Lucà-Moretti M *et al*. Master Amino acid Pattern as sole and total substitute for dietary proteins during a weight-loss diet to achieve the body's nitrogen balance equilibrium. *Adv Ther*. 2003 Sep-Oct;20(5):270-81. 2. Manninen A.H. (2002) Protein metabolism in exercising humans with special reference to protein supplementation. Master thesis Department of Physiology, Faculty of Medicine, University of Kuopio, Finland.

2. Formulação Estimulante do Crescimento (cápsulas)

Arginina	325 mg
Ornitina	175 mg
Pantotenato de Cálcio	15 mg
Vitamina B6	15 mg
Excipiente qsp	1 cápsula
Mande.....cápsulas	

Posologia: 3 cápsulas ao deitar, com o estômago vazio.

3. Formulação Estimulante do Crescimento (xarope)

Arginina	1.000 mg
Ornitina	200 mg
Fenilalanina	500 mg
Lisina	300 mg
Tirosina	200 mg
Xarope Simples qsp	10 ml
Mande em frasco com.....ml	

Posologia: 1 medida com 10 ml ao deitar.

4. Suplemento de Aminoácidos do Crescimento (uso conjunto)

Fórmula 1:

Lisina	1.000 mg
Mande 30 cápsulas	

Posologia: 1 cápsula meia hora antes do jantar.

Fórmula 2:

Arginina	500 mg
Fenilalanina	300 mg
Tirosina	200 mg
Excipiente qsp	1 cápsula
Mande 30 cápsulas	

Fórmula 3:

Ornitina	200 mg
Vitamina B6	100 mg
Aspartato de Magnésio	200 mg
Excipiente qsp	1 cápsula
Mande 30 cápsulas	

Posologia: 1 cápsula de cada fórmula ao deitar, com o estômago vazio.

Obs.: o uso de determinados aminoácidos, com a finalidade de estimular a liberação do hormônio do crescimento, ainda não está bem estabelecido quanto à efetividade real deste suporte nutricional. Apesar disso, são utilizados em diversos países com esta finalidade.

5. Outras Formulações com aminoácidos

Obs.: ver item 12. Formulações Usadas em Medicina Esportiva, nesse capítulo.

Formulações com Minerais

1. Cápsulas com Cloreto de Sódio

Cloreto de Sódio*	0,5 - 1 g
Celulose Microcristalina qsp	1 cápsula
Mande.....cápsulas	

2. Sachês com Cloreto de Sódio

Cloreto de Sódio*	2,5 a 5 g
Mande.....sachês	

* Cloreto de sódio isento de iodo.

Posologia: hiponatremia - 2,5 a 5 g ao dia, acompanhada de ingestão adequada de líquidos; hemodiálise - 5 a 10 g por sessão de diálise; restrição de iodo na dieta - usar como sal de cozinha.

Indicações: hiponatremia, prevenção de cãibras musculares durante hemodiálise e como sal de cozinha para pacientes com restrição de iodo na dieta.

Obs.: 1 g de cloreto de sódio = 17,1 mmol de sódio.

Ref.: Gélules de chlorure de sodium (0,5g - 1g). Formulaire National Pharmacopée Française, 2019.

3. Cápsulas com Sulfato de Zinco 220 mg

Sulfato de Zinco 220 mg
Excipiente qsp 1 cápsula
Mande.....cápsulas

Posologia: 1 cápsula 3 vezes ao dia.

Indicações: acne, seborreia, acrodermatite enteropática, úlcera de estase.

Obs.: 220 mg de sulfato de zinco heptaidratado correspondem a 50 mg de zinco elementar.

4. Cápsulas com Sulfato de Zinco 45 mg

Sulfato de Zinco 45 mg
Excipiente qsp 1 cápsula
Mande.....cápsulas

Posologia: 1 cápsula 3 vezes ao dia.

Indicações: para recuperação do paladar em pacientes submetidos à radioterapia.

Obs.: 45 mg de sulfato de zinco heptaidratado correspondem a 10 mg de zinco elementar.

Ref.: Ripamonti *et al*. A randomized, controlled clinical trial to evaluate the effects of zinc sulfate on cancer patients with taste alterations caused by head and neck irradiation. *Cancer*. 1998 May; 82(10):1938-45.

5. Cápsulas com Gluconato de Zinco

Gluconato de Zinco 100 mg
Excipiente qsp 1 cápsula
Mande.....cápsulas

Posologia: 1 cápsula pela manhã, em jejum.

Indicações: no tratamento coadjuvante da anorexia nervosa.

Obs.: foi reportada a suplementação de zinco no tratamento de pacientes com anorexia nervosa, para aumentar o peso. No estudo abaixo, os pacientes foram tratados com 100 mg diários de gluconato de zinco (13 mg de zinco elementar) até conseguir um aumento de 10% no índice de massa corporal.

Ref.: Birmingham CL *et al*. Controlled trial of zinc supplementation in anorexia nervosa. *Int J Eat Disord* 1994; 15(3):251-5.

6. Formulações Estimulantes do Crescimento, com Zinco

Xarope com Acetato de Zinco

Acetato de Zinco 10 mg
Flavorizante de Framboesa qs
Xarope Simples qsp 1 ml
Mande em frasco com.....ml

Posologia: 1 mg/kg (zinco elementar) pela manhã (1 ml da solução de acetato de zinco di-hidratado contém 3 mg de zinco elementar).

Xarope com Zinco *Taste Free*

Zinco *Taste Free* 1 mg
Flavorizante qs
Xarope Simples qsp 1 ml
Mande em frasco com.....ml

Posologia: 1 medida com.....ml à noite, depois do jantar.

Necessidades diárias de zinco, de acordo com a idade: 0 a 6 meses - 2 mg; 7 meses a 3 anos - 3 mg; 4 a 8 anos - 5 mg; 9 a 13 anos - 8 mg; 14 a 18 anos (meninas) - 9 mg; 14 - 18 anos (rapazes) - 11 mg (*Dietary References Intakes*, 2000).

Ref.: 1. Allen LH. Zinc and micronutrient supplements for children. *Am J Clin Nutr*. 1998; 68:495S-498S. 2. Fisberg M *et al*. Deficiência de zinco em pediatria. *Nutrição em Pauta*. 2001 Mai/Jun. 3. Dantas Filho S. Tratamento Ambulatorial do Desnutrido. Anais do II Simpósio Mineiro de Nutrição Pediátrica - 2005. *Rev Med Minas Gerais*. 2005; 15(2 Supl 3):S160-S233.

7. Selênio e Vitamina E

Selênio aminoácido complexo	100 mcg
Vitamina E	400 mg
Excipiente qsp	1 cápsula
Mande.....cápsulas	

Posologia: 1 cápsula ao dia.

Indicações: como suplemento nutricional na tireoidite autoimune.

Obs.: o selênio, um elemento traço essencial, é capaz de exercer efeitos complexos sobre o sistema endócrino e imunitário, por sua capacidade antioxidante. O papel que ele desempenha é importante, pois o nível de radicais livres de oxigênio é elevado na síntese fisiológica dos hormônios tireoidianos.

O objetivo do estudo abaixo foi determinar se a terapia com selênio pode influenciar o nível de tireoide peroxidase e de anticorpos antitireoglobulina ou se existe uma correlação entre a capacidade antioxidante e o título de anticorpos.

Os resultados mostraram que o nível de selênio nos pacientes não tratados era significativamente mais baixo do que nos pacientes tratados e de controle. O título de anticorpos antitiroidianos diminuiu significativamente no final do estudo. O volume da glândula tireoide se apresentou levemente diminuído nos pacientes tratados e não foram observados efeitos secundários. A conclusão foi que a suplementação de selênio como coadjuvante à administração de L-tiroxina é uma terapia adequada para pacientes com tireoidite autoimune.

Ref.: 1. Balázs C. The effect of selenium therapy on autoimmune thyroiditis. *Orv Hetil*. 2008 Jun 29;149(26):1227-32. 2. Brown KM, Arthur JR. Selenium, selenoproteins and human health: a review. *Public Health Nutr*. 2001 Apr;4(2B):593-9.

8. Suplemento Mineral com Oligoelementos

Ferro (Glicina)	18 mg
Zinco (Glicina)	15 mg
Cobre (Glicina)	1 mg
Manganês (Glicina)	10 mg
Cromo (DG)	100 mcg
Selênio (a.a. complexo)	50 mcg
Excipiente qsp	1 cápsula
Mande 30 cápsulas	

9. Suplemento Mineral com Boro e Molibdênio

Ferro (Glicina)	18 mg
Zinco (Glicina)	15 mg
Cobre (Glicina)	1 mg
Manganês (Glicina)	10 mg
Cromo (DG)	100 mcg
Selênio (a.a. complexo)	50 mcg
Boro (a.a. complexo)	1 mg
Molibdênio (Glicina)	15 mcg
Excipiente qsp	1 cápsula
Mande 30 cápsulas	

Posologia: 1 cápsula pela manhã, por 2 a 3 meses.

10. Suplemento Multimineral

Cálcio (CMG)	200 mg
Magnésio (Glicina)	100 mg
Ferro (Glicina)	18 mg
Zinco (Glicina)	15 mg
Cobre (Glicina)	1 mg
Manganês (Glicina)	10 mg
Potássio (a.a. complexo)	50 mg
Selênio (a.a. complexo)	50 mcg
Cromo (DG)	100 mcg
Excipiente qsp	1 dose

Mande.....doses em envelopes monodose.

11. Suplemento Multimineral com Boro e Molibdênio

Cálcio (CMG)	200 mg
Magnésio (Glicina)	100 mg
Ferro (Glicina)	18 mg
Zinco (Glicina)	15 mg
Cobre (Glicina)	1 mg
Manganês (Glicina)	10 mg
Potássio (a.a. complexo)	50 mg
Selênio (a.a. complexo)	50 mcg
Cromo (DG)	100 mcg
Boro (a.a. complexo)	1 mg
Molibdênio (Glicina)	15 mcg
Excipiente qsp	1 dose

Mande.....doses em envelopes monodose.

Posologia: fracionar a dose em 2 a 3 tomadas ao dia, 1 hora antes das refeições, ou 1 envelope monodose pela manhã, por 2 a 3 meses.

Formulações com Cálcio e Vitamina D para Osteoporose

1. Carbonato de Cálcio

Cálcio (na forma de Carbonato)	500 mg
Vitamina D	200 UI
Excipiente qsp	1 cápsula

Mande.....cápsulas

Posologia: 1 cápsula 2 vezes ao dia, no almoço e jantar.

2. Gluconato de Cálcio

Cálcio (na forma de gluconato)	500 mg
Vitamina D	400 UI
Excipiente qsp	1 envelope

Mande.....envelopes monodose

Posologia: 1 envelope ao dia, no jantar, dissolvido em suco de frutas.

3. Cálcio Quelato

Cálcio Quelato	500 mg
Vitamina D	200 UI
Excipiente qsp	1 cápsula

Mande.....cápsulas

Posologia: 1 cápsula 2 vezes ao dia, no almoço e jantar.

4. Cálcio *Taste Free*

Cálcio *Taste Free*	1.000 mg
Magnésio (Glicina)	500 mg
Vitamina D	400 UI
Excipiente qsp	1 envelope

Mande.....envelopes monodose

Posologia: 1 envelope ao dia, no jantar, dissolvido em suco de frutas.

5. Suplemento para Osteoporose

Cálcio (CMG)	1.000 mg
Magnésio (Glicina)	500 mg
Vitamina D	400 UI
Excipiente qsp	1 envelope

Mande 30 envelopes monodose.

Posologia: 1 envelope monodose pela manhã.

6. Suplemento com Boro para Osteoporose

Cálcio (CMG)	1.000 mg
Magnésio (Glicina)	500 mg
Boro (a.a. complexo)	1 mg
Vitamina D	400 UI
Excipiente qsp	1 envelope

Mande 30 envelopes monodose.

Posologia: 1 envelope monodose pela manhã.

Formulações com Fluoreto de Sódio

1. Fluoreto de Sódio 1 %

Fluoreto de Sódio	10 mg
Água Destilada qsp	1 ml

Mande em frasco conta-gotas com.....ml

Posologia: profilaxia da cárie dentária - 4 gotas ao dia.

2. Fluoreto de Sódio (cápsulas)

Fluoreto de Sódio	40 mg
Excipiente qsp	1 cápsula

Mande.....cápsulas gastrorresistentes

Posologia: osteoporose e otosclerose - 1 cápsula ao dia; mieloma múltiplo - 100 a 200 mg ao dia.

3. Fluoreto de Sódio Assoc.

Fluoreto de Sódio	20 mg
Vitamina D3	1.000 UI
Cálcio de Ostras	200 mg
Excipiente qsp	1 cápsula

Mande.....cápsulas gastrorresistentes

Posologia: osteoporose - 1 cápsula 2 vezes ao dia.

Formulações com Vitaminas e Minerais

1. Suplemento Vitamínico e Mineral

Vitamina A	5.000 UI
Vitamina E	20 mg
Vitamina C	500 mg
Vitamina B1	20 mg
Vitamina B2	20 mg
Nicotinamida	100 mg
Vitamina B6	25 mg
Biotina	0,15 mg
Pantotenato de Cálcio	25 mg
Ácido Fólico	0,8 mg
Vitamina B12	50 mcg
Ferro Quelato	20 mg
Cromo DG	0,1 mg
Magnésio Quelato	50 mg
Manganês Quelato	5 mg
Cobre Quelato	3 mg
Zinco Quelato	20 mg
Excipiente qsp	1 cápsula

Mande.....cápsulas

Posologia: 1 cápsula ao dia.

2. Suplemento Vitamínico e Mineral para Gestantes

Vitamina A	10.000 UI
Vitamina B1	2 mg
Vitamina B2	2 mg
Vitamina B6	4 mg
Vitamina B12	10 mcg
Ácido Fólico	1 mg
Nicotinamida	20 mg
Pantotenato de Cálcio	20 mg
Vitamina C	100 mg
Vitamina D	400 UI
Cálcio Quelato	100 mg
Cobre Quelato	1 mg
Cromo Quelato	50 mcg
Ferro Quelato	10 mg
Fluoreto de Sódio	0,5 mg
Manganês Quelato	2 mg
Zinco Quelato	10 mg
Excipiente qsp	1 cápsula

Mande.....cápsulas

Posologia: 1 cápsula ao dia.

3. Suplemento Vitamínico e Mineral para o Alcoolismo

Magnésio (Glicina)	200 mg
Cálcio (CMG)	100 mg
Zinco (Glicina)	15 mg
Ferro (Glicina)	10 mg
Vitamina B1	100 mg
Excipiente qsp	1 cápsula

Mande.....cápsulas

Posologia: 1 cápsula ao dia, pela manhã.

4. Suplemento Vitamínico e Mineral para o Diabetes

Cromo (como Picolinato)	50 mcg
Zinco (Glicina)	35 mg
Vanádio Quelato	100 mcg
Vitamina B1	10 mg
Vitamina B6	100 mg
Inositol	250 mg
Excipiente qsp	1 cápsula

Mande.....cápsulas

Posologia: 1 cápsula 2 vezes ao dia.

5. Suplemento Vitamínico e Mineral para a Recuperação de Traumas Físicos, Cirúrgicos e Processos Inflamatórios

Cálcio (CMG)	200 mg
Magnésio (Glicina)	100 mg
Ferro (Glicina)	10 mg
Zinco (Histidina)	30 mg
Cobre (Lisina)	2 mg
Manganês (Glicina)	10 mg
Selênio (a.a. complexo)	50 mcg
Vitamina A	10.000 UI
Vitamina E	400 mg
Excipiente qsp	1 cápsula

Mande.....doses em cápsulas ou em envelopes monodose.

Posologia: fracionar a dose em 2 a 3 tomadas ao dia, 1 hora antes das refeições ou 1 envelope monodose pela manhã, por 2 a 3 meses.

6. Suplemento Vitamínico e Mineral para Uso após Cirurgias Bariátricas

Vitamina A	1000 UI	Inositol	100 mg
Vitamina B1 (Tiamina)	100 mg	Cálcio (Lactato)	120 mg
Vitamina B2 (Riboflavina)	30 mg	Cobre Quelato	1 mg
Vitamina B3 (Nicotinamida)	100 mg	Cromo Picolinato	50 mcg
Vitamina B5 (Pantotenato de Cálcio)	30 mg	Ferro Glicina	4 mg
Vitamina B6 (Piridoxina)	100 mg	Iodo Kelp*	0,1 mg
Vitamina B12 (Cianocobalamina)	400 mcg	Magnésio (Citrato)	100 mg
Vitamina C	200 mg	Potássio Complex	30 mg
Vitamina D3	400 UI	Selênio (aa complexo)	10 mcg
Vitamina E	60 mg	Zinco Quelato	10 mg
Vitamina H (Biotina)	100 mcg	Excipiente qsp	1 cápsula
Ácido Fólico	400 mcg		
Bitartarato de Colina	100 mg		

Mande.....cápsulas ou envelopes monodose.

* Iodo obtido de algas marinhas.

Posologia: tomar 1 cápsula ou envelope monodose 1 a 2 vezes ao dia, às refeições.

Formulações para Imunoestimulação

1. Suplemento de Vitaminas para Imunoestimulação

Vitamina B1	50 mg
Vitamina B2	50 mg
Nicotinamida	50 mg
Vitamina B6	50 mg
Vitamina B12	50 mcg
Ácido Fólico	200 mcg
Excipiente qsp	1 cápsula

Mande 60 cápsulas

Posologia: 1 a 2 cápsulas 2 vezes ao dia.

2. Suplemento de Aminoácidos para Imunoestimulação

Arginina	100 mg
Metionina	100 mg
Cisteína	100 mg
Triptofano	100 mg
Lisina	100 mg
Excipiente qsp	1 cápsula

Mande 60 cápsulas

Posologia: 1 a 2 cápsulas 2 vezes ao dia.

3. Suplemento Vitamínico e Mineral para Imunoestimulação

Cálcio (CMG)	200 mg
Magnésio (Glicina)	100 mg
Cobre (Lisina)	2 mg
Zinco (Histidina)	30 mg
Cromo (DG)	100 mcg
Selênio (a.a. complexo)	120 mcg
Vitamina A	10.000 UI
Vitamina E	400 mg
Ácido Pantotênico	50 mg
Excipiente qsp	1 cápsula

Mande 30 doses em cápsulas ou em envelopes monodose.

Posologia: fracionar a dose em 2 a 3 tomadas ao dia, 1 hora antes das refeições, ou 1 envelope monodose pela manhã, por 2 a 3 meses.

Obs. (formulações acima): é recomendada ainda a administração diária de 2 g de Vitamina C e 1 drágea de Complexo B.

4. Suplemento de Lisina para Imunoestimulação (Herpes Simples)

Lisina	500 mg
Excipiente qsp	1 cápsula

Mande.....cápsulas

Posologia: 2 cápsulas 3 vezes ao dia, durante 6 meses.

Indicações: para diminuir as recidivas do herpes simples e como suplemento nutricional para imunoestimulação.

Ref.: Griffith RS *et al*. Success of L-lysine therapy in frequently recurrent herpes simplex infection. Treatment and prophylaxis. *Dermatológica*. 1987; 175(4):183-90.

Informações sobre Vitaminas, Aminoácidos e Minerais

Vitaminas

Ácido Nicotínico, Nicotinamida, Vitamina B3, Vitamina PP

Niacina é termo empregado em diversas fontes para designar tanto o ácido nicotínico como a nicotinamida. Pertencem ao grupo das vitaminas B e são usadas no organismo para a síntese de coenzimas (NAD e NADP) envolvidas no transporte de elétrons na cadeia respiratória. Sua deficiência leva ao desenvolvimento de uma síndrome conhecida por pelagra. São usados para o tratamento e prevenção dos estados de sua deficiência, na faixa de 100 a 500 mg ao dia. A nicotinamida é preferida por não causar vasodilatação. O ácido nicotínico é também usado como vasodilatador e, em associação com outros redutores de lipídios, nas hiperlipidemias. As necessidades nutricionais humanas são de 15 a 20 mg ao dia.

Ácido Pangâmico, Vitamina B15

Tem sido usado como oxigenador tissular e imunoestimulador, na faixa de 30 a 50 mg ao dia, embora não existam ainda evidências de uma ação vitamínica verdadeira.

Betacaroteno

É usado por via oral, na faixa de 30 a 300 mg ao dia para adultos e de 30 a 150 mg ao dia para crianças, como suplemento pró-vitamina A, e para reduzir a severidade das reações de fotossensibilidade na protoporfiria eritropoiética.

Biotina, Vitamina H

É uma coenzima essencial para o metabolismo lipídico e em reações de carboxilação. Sua deficiência pode resultar na excreção urinária de ácidos orgânicos e em alterações na pele e cabelos. É usada para o tratamento e prevenção dos estados de sua deficiência, na faixa de 0,2 a 1,2 mg ao dia. As necessidades nutricionais humanas são da ordem de 30 a 100 mcg ao dia. Em doses de até 2,5 mg ao dia é usada em formulações estimulantes para o crescimento dos cabelos e no tratamento de unhas frágeis. Altas doses de biotina podem alterar resultados de exames laboratoriais como T3, T4 e cortisol.

Inositol

É um isômero da glicose, tradicionalmente considerado no grupo das vitaminas B. Participa no metabolismo lipídico e tem sido usado em distúrbios associados ao transporte de lipídios. Tem sido tentado o seu uso também, no controle das complicações resultantes do diabetes mellitus. É usado na faixa de 500 a 1.000 mg ao dia.

Pantotenato de Cálcio, Ácido Pantotênico, Vitamina B5

Também pertence ao grupo das vitaminas B. É um componente da coenzima A, essencial no metabolismo dos carboidratos, lipídios e proteínas. É usado na faixa de 100 a 500 mg ao dia. As necessidades nutricionais humanas são de 3 a 7 mg ao dia.

Piridoxal Fosfato

O piridoxal-5-fosfato é a forma ativa da Vitamina B6, formado pela fosforilação da piridoxina. É usado na faixa de 5 a 25 mg ao dia, para as mesmas indicações da Vitamina B6.

O uso do piridoxal-5-fosfato é indicado em diversas condições, como alcoolismo, desordens metabólicas de aminoácidos, anemias, epilepsia, síndrome pré-menstrual, síndrome do túnel do carpo, doenças cardiovasculares e até para melhora do desempenho esportivo. A necessidade mínima diária para adultos é de 2 mg. A dose usual é de 5 a 25 mg ao dia, e para pacientes saudáveis recomenda-se a ingestão máxima diária de 50 mg.

Uma função extremamente importante, útil no tratamento da tensão pré-menstrual é sua ação sobre o ácido glutâmico. O piridoxal fosfato promove a descarboxilação deste aminoácido formando, posteriormente, o ácido gama amino butírico (GABA), que é considerado um neurotransmissor inibidor. A diminuição na concentração de GABA no SNC leva ao quadro de excitação e irritabilidade. Doses superiores a 50 mg diários devem ser administradas sob acompanhamento médico, em virtude da possibilidade de ocorrência de neuropatia.

Vitamina A

A vitamina A é essencial para o crescimento, desenvolvimento e manutenção do tecido epitelial e das membranas mucosas, e nos mecanismos da visão. Sua deficiência é mais frequente em crianças e jovens e, quando prolongada, manifesta-se pela xeroftalmia e cegueira noturna. É usada para o tratamento e prevenção dos estados de sua deficiência, na faixa de 5.000 a 50.000 UI, no tratamento da xeroftalmia e da cegueira noturna, e em distúrbios da pele como a acne e a psoríase, na faixa de 50.000 - 200.000 UI. As necessidades nutricionais humanas são de 400 a 1.000 mcg de retinol (1.300 - 3.300 UI Vitamina A) ao dia.

Vitamina B1, Tiamina

É uma vitamina hidrossolúvel, coenzima essencial para o metabolismo dos carboidratos. Sua deficiência severa leva a uma síndrome conhecida como beribéri. É usada para o tratamento e prevenção dos estados de sua deficiência, na faixa de 10 a 100 mg ao dia. As necessidades nutricionais humanas são de 0,8 a 1,5 mg ao dia.

Vitamina B2, Riboflavina

É uma vitamina hidrossolúvel, convertida no organismo em FMN e FAD, que são coenzimas envolvidas no metabolismo energético e em reações de oxirredução. Sua deficiência leva à síndrome conhecida por ariboflavinose, caracterizada por queilose, estomatite angular, glossite, queratite e dermatite seborreica. É usada para o tratamento e prevenção dos estados de sua deficiência, na faixa de 2 a 30 mg ao dia. As necessidades nutricionais humanas são de 1,1 a 1,7 mg ao dia.

Vitamina B6, Piridoxina

É uma vitamina hidrossolúvel, envolvida principalmente no metabolismo dos aminoácidos e também no metabolismo glicídico e lipídico. A vitamina B6 funciona como coenzima em diversas reações metabólicas. Também atua como cofator no metabolismo do triptofano (precursor da serotonina), da tirosina (precursora da dopamina e da noradrenalina) e do glutamato (precursor do ácido-gama-amino-butírico), e é necessária para formação da hemoglobina. A deficiência de piridoxina em humanos é rara, mas pode ocorrer em determinadas situações, como nos tratamentos com isoniazida.

É usada para prevenir e tratar os estados de sua deficiência, no tratamento certos distúrbios metabólicos, na depressão e outros sintomas associados à STPM e ao uso de anticoncepcionais, na profilaxia da neurite periférica induzida pela isoniazida e para o tratamento da intoxicação aguda pela isoniazida. A faixa de dosagem usual é de 20 a 300 mg ao dia. As necessidades nutricionais humanas são de 2 mg ao dia.

A vitamina B6 está presente nos alimentos na forma de três compostos diferentes: piridoxina, piridoxal e piridoxamina. O que as diferencia é a natureza do grupo funcional ligado ao anel piridina. A piridoxina é mais abundante nas plantas e piridoxal e piridoxamina, no tecido animal. A forma ativa, o piridoxal-5-fosfato, é formada pela fosforilação da piridoxina, por ação de quinases, em presença de magnésio.

Vitamina B12, Cianocobalamina

É uma vitamina hidrossolúvel, que faz parte de coenzimas envolvidas com a síntese dos ácidos nucleicos e em outras importantes vias metabólicas. A deficiência de vitamina B12 pode ocorrer em vegetarianos estritos e em pacientes com síndrome de má absorção, distúrbios metabólicos e após gastrectomia. Os estados de deficiência podem levar à anemia megaloblástica e a danos neurológicos. A anemia perniciosa pode se desenvolver em pacientes com deficiência do fator intrínseco, uma vez que este fator é necessário para a absorção da vitamina B12.

É usada para o tratamento e prevenção dos estados de sua deficiência, no tratamento da anemia megaloblástica na faixa de 50 a 300 mcg ao dia, e como antineurítico na faixa de 1.000 a 5.000 mcg. As necessidades nutricionais humanas são de 2 mcg ao dia.

Vitamina C, Ácido Ascórbico

É essencial para a síntese do colágeno e do material intercelular. Sua deficiência (escorbuto) é rara em adultos, mas pode ocorrer em crianças, alcoólatras e idosos, e é caracterizada por fragilidade capilar, sangramento, anemia, lesões em ossos e cartilagens, e cicatrização demorada de ferimentos.

É usada para o tratamento e prevenção dos estados de sua deficiência, na faixa de 200 a 2.000 mg ao dia. O seu uso também tem sido preconizado para aumentar a imunidade e a resistência a infecções e como antioxidante, para a captação de radicais livres. As necessidades nutricionais humanas são de 30 a 60 mg ao dia.

Vitamina D2 (ergocalciferol), Vitamina D3 (colecalciferol)

Os compostos vitamínicos D (colecalciferol e ergocalciferol) são esteróis lipossolúveis, essenciais para o metabolismo do cálcio e do fósforo, e para a mineralização óssea. Os estados de deficiência ocorrem quando a exposição à luz solar do organismo é deficiente e também quando a vitamina D não é suprida adequadamente pela dieta, principalmente em crianças, idosos e pacientes com síndrome de má absorção. A deficiência em vitamina D é caracterizada por hipocalcemia, hipofosfatemia, desmineralização óssea, dor óssea, fraturas, e deformações esqueléticas em crianças.

É usada para o tratamento e prevenção dos estados de sua deficiência, inclusive os associados com má absorção, hipocalcemia, hipoparatiroidismo e distúrbios metabólicos, na faixa de 10 a 2.500 mcg (400 - 100.000 UI) ao dia. As necessidades nutricionais humanas são de 200 a 400 UI (5 a 10 mcg) ao dia.

Obs.: 1 mg de colecalciferol ou ergocalciferol é equivalente a 40.000 UI de Vitamina D.

Vitamina E, Alfa Tocoferol

É uma vitamina lipossolúvel, envolvida com os processos metabólicos de eliminação dos radicais livres. Sua deficiência é rara, mas pode ocorrer por diminuição do suprimento dietético, na síndrome de má absorção, em crianças com distúrbios congênitos como a fibrose cística e a atresia biliar, e em crianças prematuras e de baixo peso.

É usada na faixa de 100 a 800 mg ao dia para o tratamento e prevenção dos estados de sua deficiência e como captador de radicais livres, principalmente quando a produção destes está aumentada. As necessidades nutricionais humanas são de 3 a 20 mg ao dia.

Vitamina K1, Fitomenadiona

O termo vitamina K é empregado para designar diversos compostos, como o menadiol, menadiona e fitomenadiona, necessários para a biossíntese da protrombina e de outros fatores da coagulação. A deficiência de vitamina K pode ocorrer em pacientes com síndrome de má absorção, icterícia obstrutiva e em pacientes em tratamento com anticoagulantes cumarínicos. Esta deficiência pode também ocorrer em neonatos e levar à doença hemorrágica do recém-nascido. É usada na faixa de 5 a 20 mg ao dia no tratamento e prevenção de hemorragias associadas com a sua deficiência. As necessidades nutricionais humanas são de 1 mcg/kg ao dia.

Aminoácidos

Ácido Aspártico

É um aminoácido usado como suplemento dietético, principalmente em casos de fadiga crônica. É usado na forma de aspartato de arginina (1.000 - 3.000 mg ao dia), aspartato de magnésio (200 - 4.000 mg ao dia) e aspartato de potássio (200 - 4.000 mg ao dia) isoladamente ou em associação. O ácido aspártico também é usado para ajudar a remoção do excesso de amônia do organismo e como hepatoprotetor, na faixa de 100 a 300 mg ao dia.

Ácido Glutâmico

É um aminoácido usado como suplemento dietético e para regular a atividade das células cerebrais, na faixa de 50 a 100 mg ao dia. Na forma de cloridrato, é usado para o tratamento sintomático da acloridria ou hipocloridria, nas concentrações de 500 a 1.000 mg, juntamente com os alimentos.

Alanina

É um aminoácido usado como suplemento dietético e para ajudar no metabolismo energético e da glicose. É usada na faixa de 100 a 300 mg ao dia.

Arginina

É um aminoácido usado como suplemento dietético e para o metabolismo hepático, onde participa das reações de desintoxicação. A arginina é usada também para melhorar as respostas do sistema imunológico e em distúrbio renais. O seu uso tem sido experimentado em distúrbios do crescimento, por sua participação na síntese e liberação do hormônio do crescimento. A arginina é um precursor do óxido nítrico, sendo por isso usada no tratamento da disfunção erétil. É usada na faixa de 100 a 400 mg ao dia como suplemento nutricional e de 1 a 5 g ao dia como precursor do óxido nítrico, no tratamento da disfunção erétil.

Cisteína

É um aminoácido usado como suplemento dietético (cisteína e cloridrato de cisteína) e em diversos processos como desintoxicação, eliminação de radicais livres (juntamente com selênio e vitamina E), proteção das células hepáticas e cerebrais contra o álcool e o fumo, fluidificação do muco do trato respiratório e para remoção do excesso de cobre do organismo. Também é usado isoladamente ou em associação à vitamina B6 no tratamento da alopecia. É usada na faixa de 100 a 500 mg ao dia.

Cistina

É um aminoácido usado como suplemento dietético e em processos de cicatrização pós-cirúrgica. Também é usada para melhorar distúrbios respiratórios, como bronquite. É usada na faixa de 25 a 100 mg ao dia.

Citrulina

É um aminoácido usado como suplemento dietético e como substituto da arginina, na manutenção do metabolismo em crianças com distúrbios genéticos do metabolismo da ureia. Também é usada como estimulante do sistema imunológico e para ajudar a remoção do excesso de amônia do organismo. É usada na faixa de 100 a 300 mg ao dia.

Fenilalanina

É um aminoácido essencial, usado como suplemento dietético e também para aumentar a produção de neurotransmissores, no tratamento da depressão, e para melhorar a memória. É usada na faixa de 50 a 100 mg ao dia. Doses de 100 mg/kg junto com exposição à luz solar ou UV-A são usadas no tratamento do vitiligo.

Glicina

É um aminoácido usado como suplemento dietético e, juntamente com antiácidos, para o tratamento da hiperacidez gástrica, na faixa de 20 a 200 mg ao dia. Também é usada em formulações com aspirina, para reduzir os efeitos colaterais gástricos.

Glutamina

É um produto do metabolismo do ácido glutâmico, usado como suplemento dietético e para regular a atividade das células cerebrais, na faixa de 20 a 100 mg ao dia.

Histidina

É um aminoácido usado como suplemento dietético e como coadjuvante ao tratamento das alergias e da artrite reumatoide, na faixa de 100 a 150 mg ao dia. É essencial para a fase de crescimento. Como a glicina, também é usada juntamente com antiácidos, para o tratamento da hiperacidez gástrica.

Isoleucina

É um aminoácido essencial usado como suplemento dietético e para aumentar a síntese de hemoglobina. Participa do metabolismo glicídico e ajuda a estabilizar e regular a glicemia. É usada na faixa de 100 a 300 mg ao dia.

Leucina

É um aminoácido essencial usado como suplemento dietético e para aumentar a capacidade de cicatrização dos ossos, pele e tecido muscular, razão pela qual é feita sua suplementação antes das cirurgias. É usada na faixa de 100 a 300 mg ao dia.

Lisina

É um aminoácido essencial usado como suplemento dietético e para aumentar a imunidade em processos virais como a gripe e o herpes. É necessária para o crescimento e desenvolvimento dos ossos em crianças, para ajudar na absorção do cálcio e para manter o balanço nitrogenado em adultos. A lisina e a ornitina são também usadas no tratamento da hiperargininemia. É usada na faixa de 100 a 400 mg ao dia.

Metionina

É um aminoácido essencial usado como suplemento dietético e como hepatoprotetor, principalmente como alternativa à acetilcisteína, para evitar dano hepático nos casos de envenenamento por paracetamol. Também é usada para estimular a síntese de glutation, diminuir o pH urinário e como coadjuvante ao tratamento de distúrbios hepáticos. A faixa usual é de 200 a 1.000 mg ao dia.

Ornitina

É um aminoácido usado como suplemento dietético e no tratamento da hiperamoniemia e distúrbios hepáticos, na forma de aspartato, cloridrato ou oxoglurato. Juntamente com a carnitina e a arginina, é usada para mobilizar as gorduras do organismo. A faixa de dosagem usual é de 100 a 300 mg ao dia.

Prolina

É um aminoácido usado como suplemento dietético e para estimular a síntese de colágeno no organismo. É usada na faixa de 100 a 300 mg ao dia.

Serina, Hidroxialanina

É um aminoácido usado como suplemento dietético e para estimular o sistema imunológico, aumentando a produção de anticorpos. É necessária para o metabolismo das gorduras, dos ácidos graxos e para o crescimento muscular. É usada na faixa de 100 a 300 mg ao dia.

Taurina

É usada como suplemento dietético e como coadjuvante no tratamento da hipercolesterolemia e de doenças cardiovasculares. Participa da síntese de ácidos biliares, como o ácido taurocólico, ativa a formação de ácido gama-aminobutírico (GABA) e dificulta a transmissão das catecolaminas e da acetilcolina. É usada na faixa de 100 a 600 mg ao dia, como suplemento dietético e de 1 a 3 g ao dia em doenças cardiovasculares.

Tirosina

É um aminoácido usado como suplemento dietético e no tratamento da ansiedade, distúrbios do sono, depressão e na abstinência ao uso de drogas. Participa da síntese de epinefrina, dopamina, melanina e nas funções da adrenal, tireoide e pituitária. É usada na faixa de 50 a 300 mg ao dia.

Treonina

É um aminoácido essencial usado como suplemento dietético e para a síntese de colágeno e elastina. É usada também para ajudar a manter o balanço proteico do organismo e no controle dos ataques epilépticos. A faixa de dosagem diária usual é de 100 a 300 mg.

Triptofano

É um aminoácido essencial usado como suplemento dietético e no tratamento do stress e hiperatividade (em crianças), na faixa de 100 a 300 mg ao dia. É usado também no tratamento da depressão e de distúrbios do sono, em doses de 3.000 a 6.000 mg ao dia.

Valina

É um aminoácido essencial usado como suplemento dietético e para melhorar o metabolismo muscular e o balanço nitrogenado, juntamente com a leucina e isoleucina. É usada na faixa de 100 a 300 mg ao dia.

Minerais

Boro

Ainda não estão bem conhecidas as funções exercidas pelo boro no organismo. Sabe-se, no entanto, que estão relacionadas com o metabolismo do paratormônio e, indiretamente, do cálcio, fósforo, magnésio e vitamina D. O sinal mais consistente da deficiência de boro no organismo é o retardo de crescimento. Além disso, existe uma relação entre deficiência de boro e osteoporose, razão pela qual vem sendo usado em mulheres pós-menopausa por seu possível efeito benéfico na prevenção desta patologia.

É usado na forma de boro aminoácido complexo (glicina) na faixa de 1 a 3 mg de boro elementar ao dia (máximo 5 mg), na prevenção da osteoporose e nos distúrbios do metabolismo da vitamina D, cálcio, fósforo e magnésio. Tem baixa toxicidade quando administrado oralmente, nessas dosagens. Os sinais de toxicidade aguda incluem náuseas, vômitos, diarreia, dermatites e letargia.

Cálcio, Cálcio Quelato, Cálcio *Taste Free*, Cálcio de Ostras

É o eletrólito essencial mais abundante no organismo humano. A necessidade diária de 600 mg ao dia de cálcio (15 mmol) normalmente é suprida pela dieta. A suplementação é necessária no crescimento, gravidez e nas condições em que ocorre a sua deficiência. A hipocalcemia pode ocorrer por redução da absorção gastrointestinal, aumento da deposição nos ossos ou por perdas excessivas, como na lactação. Também pode ser causada pela hipoalbuminemia, diminuição da atividade do hormônio da paratireoide, deficiência de vitamina D, hipomagnesemia e hiperfosfatemia.

É usado na forma de sais de cálcio (carbonato, gluconato), quelado com aminoácidos (glicina quelato ou citrato malato glicinato) e na forma obtida de conchas de ostras (cálcio de ostras), na faixa de 500 a 1.500 mg de cálcio elementar ao dia. O seu uso é indicado para suprir o aumento das necessidades na gravidez, lactação e crescimento em crianças, tratamento da osteoporose e osteopatias de várias etiologias, e em formulações multiminerais para suplementação dietética. A apresentação *taste free* consiste em cálcio ligado a três moléculas de glicina, resultando em um composto heterocíclico sem sabor e com maior biodisponibilidade.

Obs.: 1 g de carbonato de cálcio contém 400 mg de cálcio elementar; 1 g de gluconato de cálcio contém 89 mg de cálcio elementar; Calcium Sandoz®: cálcio gluconato lactobionato monoidratado - 500 mg de cálcio ionizável; Ossopan®: 820 mg hidroxiapatita (176 mg de cálcio e 82 mg de fósforo).

Cobre elementar (Sulfato), Cobre Quelato

O cobre faz parte de diversas enzimas, como a superóxido dismutase citoplasmática, tirosinase, urato oxidase, dopamina beta-hidroxilase, amino oxidases e citocromo oxidase. Atua na absorção e utilização do ferro, transporte de elétrons, metabolismo das purinas, síntese da elastina e no desenvolvimento do sistema nervoso. Faz parte da molécula da ceruloplasmina, que é o antioxidante plasmático mais abundante. É indispensável para a síntese de hormônios tireoidianos, catecolaminas, melanina e hemoglobina. A principal manifestação de sua carência no homem é a anemia microcítica e normocrômica.

O quadro de deficiência de cobre é caracterizado por níveis plasmáticos menores de 80 µg/dl para adultos e de 90 µg/dl, para crianças. Sinais e sintomas de deficiência de cobre são usualmente vistos em pacientes com alimentação parenteral prolongada sem suplementação de cobre, crianças alimentadas por longo tempo com leite de vaca, prematuros, tratamento com d-penicilamina e estados hipoproteinêmicos como na síndrome de má absorção, desnutrição proteico-energética e síndrome nefrótica. Em animais, podem ocorrer síndromes semelhantes ao raquitismo, distúrbios neurológicos e deficiência na síntese de elastina.

As recomendações da OMS para suplementação são de 30 µg/kg/dia para adultos e de 40 µg/kg/dia para crianças. Pacientes em alimentação parenteral total devem receber 300 µg/dia, elevando-se para 400-500 µg/dia quando houver patologias relacionadas a perdas intestinais e diminuindo-se para 150 µg/dia em presença de colestase.

É usado na forma de sulfato de cobre ou quelado com aminoácidos (glicina quelato ou lisina quelato), na faixa de 1 a 5 mg de cobre elementar ao dia, para suprir as deficiências dietéticas, aumentar o nível das respostas imunológicas, aumentar a resistência ao stress e nas doenças de caráter crônico e/ou degenerativo, como artrite reumatoide e as doenças inflamatórias. É importante também a suplementação de cobre na gestação.

Em doses maiores é tóxico, acumula-se no cérebro, fígado e rins, podendo causar lesões graves e distúrbios neuropsiquiátricos. Há competição entre zinco e cobre pelos sítios de ligação e, por essa razão, o zinco é usado no tratamento das intoxicações por cobre, além da penicilamina.

Nos alimentos, é encontrado em maior quantidade no fígado, rins, peixes, mariscos, nozes, sementes de legumes, cereais integrais e, em menor quantidade, no leite, carne, ovos, frutas e vegetais.

Obs.: 10 mg de sulfato de cobre pentaidratado contêm 2,5 mg de cobre elementar.

Cromo Picolinato, Cromo Quelato (DG)

O cromo está intimamente relacionado ao metabolismo da glicose, por sua presença no fator de tolerância à glicose (FTG), juntamente com a niacina e o glutation, e desempenha um papel importante na liberação da insulina. Sua deficiência provoca falha na utilização da glicose, alterações no metabolismo das proteínas e lipídios, retardo de crescimento em animais jovens e lesões de córnea em ratos com deficiência simultânea de cromo e de proteínas. Compete com o ferro no transporte pela transferrina.

É usado na forma de picolinato de cromo ou quelado com aminoácidos (cromo DG - dinicotinato glicinato) na faixa de 50 a 600 mcg de cromo elementar ao dia, para suprir as deficiências dietéticas; normalizar a utilização da glicose tanto em hipoglicêmicos como em diabéticos que utilizam insulina e/ou hipoglicemiantes orais; tratamento da arteriosclerose, por sua ação redutora do colesterol LDL; e em formulações para o stress e para atletas, uma vez que quantidades significativas de cromo são perdidas com os exercícios físicos. As necessidades nutricionais humanas são de 50 a 200 mcg ao dia.

Nos alimentos, é encontrado em maior quantidade na levedura de cerveja, casca e gérmen de grãos de cereais, açúcar mascavo, no fígado e, em menor quantidade, nos cereais refinados e no açúcar refinado.

Fluoreto de Sódio, Fluoreto de Sódio (MAP)

O flúor é considerado um íon essencial para a formação e conservação dos dentes (profilaxia da cárie dentária). A suplementação deste íon é importante em áreas onde a água não seja fluoretada. É usado forma de fluoreto de sódio, na faixa de 0,5 a 1 mg ao dia. O fluoreto de sódio também pode ser utilizado em doses mais altas, como no tratamento da osteoporose e otosclerose (20 a 40 mg ao dia), e como coadjuvante no mieloma múltiplo (100 a 200 mg ao dia), porém sempre sob estrita supervisão médica. Pode ser formulado também em microgrânulos de ação prolongada (MAP).

Magnésio elementar (Sulfato), Magnésio Quelato, Magnésio *Taste Free*

É o segundo cátion mais abundante no fluido intracelular e também um eletrólito essencial. É cofator em numerosos sistemas enzimáticos, atua no metabolismo do cálcio e do fósforo, na síntese e hidrólise do ATP, na ativação e estabilização de macromoléculas como DNA e ribossomos, na contração muscular e na transmissão neuronal. Assim como o manganês, participa do metabolismo do ácido hialurônico.

A hipomagnesemia está frequentemente associada com a deficiência de cálcio e potássio, com o alcoolismo, pancreatite e aldosteronismo. Pode ocorrer também por diminuição da ingestão, má absorção, perdas excessivas por vômitos e diarreia, na necrose tubular renal e após o uso de diuréticos. Sua deficiência provoca arritmias cardíacas, hiper-reatividade a estímulos externos, convulsões, náuseas, vômitos, dor abdominal, tremor muscular, fraqueza, letargia etc.

É usado na forma de sais de magnésio (sulfato, aspartato, cloreto, gluceptato, gluconato, lactato, levulinato, orotato e pidolato), ou quelado com aminoácidos (glicina quelato e aspartato quelato), nas concentrações de 50 a 500 mg de magnésio elementar ao dia, como suplemento dietético, nas patologias em que ocorre a sua deficiência. Também é usado para proteger contra o excesso de cálcio intracelular (responsável por fenômenos patológicos como aterosclerose e calcificações), na prevenção e tratamento de doenças cardíacas, no combate à fadiga neuromuscular e no stress, e no tratamento da STPM, associado à vitamina B6. A apresentação *taste free* consiste em magnésio ligado a aminoácidos (bysglicinato quelato), resultando em um composto heterocíclico sem sabor.

Em quantidades excessivas, provoca depressão do sistema nervoso central e da atividade neuromuscular periférica (esta ação é antagonizada pelo cálcio). Os sintomas da hipermagnesemia incluem vasodilatação, tontura, confusão mental, perda de reflexos por bloqueio neuromuscular, fraqueza muscular, depressão respiratória, arritmias cardíacas, coma e falência cardíaca. O sulfato de magnésio em doses de 15 g ao dia em água é usado como laxativo salino

Obs.: 1 g de sulfato de magnésio contém 99 mg de Mg elementar.

Manganês elementar (Sulfato), Manganês Quelato

Embora não tenha sido observada a sua deficiência no homem, sabe-se que está ligado à função de diversas enzimas como a superóxido dismutase mitocondrial, arginase, fosfoglicomutase, colinesterase, beta-ceto descarboxilases oxidativas, certas peptidases e ATPase muscular. Seu papel na artrite reumatoide vem da ação das enzimas de que faz parte, que entram na síntese de colágeno, ácido hialurônico e de outros constituintes das cartilagens das articulações. A deficiência de manganês em animais provoca esterilidade e degeneração testicular irreversível, incapacidade das fêmeas em amamentar, reabsorção do feto ou nascimento de animais fracos, atáxicos e de tamanho reduzido.

É usado na forma de sulfato de manganês ou quelado com aminoácidos (glicina quelato ou arginina quelato), nas concentrações de 2 a 10 mg de manganês elementar ao dia, para suprir as deficiências dietéticas e em processos degenerativos crônicos como a degeneração de discos vertebrais. É usado também como suplemento, nos tratamentos em que há aumento na ingestão de cálcio e fósforo, uma vez que estes elementos diminuem a absorção de manganês. A ingestão de quantidades excessivas de manganês interfere na absorção do ferro, causando anemia. A intoxicação por manganês produz distúrbios psiquiátricos semelhantes à esquizofrenia e distúrbios neurológicos semelhantes ao mal de Parkinson. As necessidades nutricionais humanas são de 2 a 5 mg ao dia.

Nos alimentos, é encontrado em maior quantidade nos cereais integrais, sementes de legumes, tubérculos, frutas, vegetais e, em menor quantidade, no leite, aves e peixes.

Obs.: 10 mg de sulfato de manganês tetraidratado contêm 2,46 mg de manganês elementar.

Molibdênio Quelato

O molibdênio é um componente estrutural de algumas enzimas como a xantina oxidase, xantina desidrogenase, sulfito oxidase e aldeído oxidase. Há indícios de que participa também no metabolismo dos carboidratos, lipídios, ferro e cobre. Traços de molibdênio são necessários para o crescimento normal. Sua deficiência no homem ainda não é bem conhecida, apenas em pacientes recebendo nutrição parenteral total verificaram-se distúrbios metabólicos, atribuídos à deficiência de molibdênio. Nos alimentos, é encontrado em maior quantidade no fígado, rins, sementes de legumes, cereais integrais, folhas de vegetais, e em menor quantidade nas frutas, raízes e talos de vegetais, carne e leite.

É usado na forma de molibdênio quelado com aminoácidos (glicina-quelato) na faixa de 15 a 500 mcg de molibdênio elementar ao dia, para suprir as deficiências dietéticas.

Selênio (aminoácido complexo), Selênio elementar

Faz parte de enzimas antioxidantes como a glutation peroxidase, daí o seu particular interesse na prevenção dos danos causados pelos radicais livres no organismo. Tem ação também em processos degenerativos como a artrite reumatoide, degenerações da retina, aterosclerose, distrofia muscular e degeneração do miocárdio. Tem ação protetora no organismo contra o mercúrio, cádmio e outros metais pesados. Sua ação antioxidante é sinergisada pela vitamina E.

É usado na forma de selenito de sódio, dióxido de selênio monoidratado (ácido selenioso), ou complexado com aminoácidos (selênio aminoácido complexo) nas concentrações de 20 a 200 mcg de selênio elementar ao dia, geralmente associado à vitamina E, como suplemento dietético e como antioxidante, nas patologias associadas à sua deficiência e nas intoxicações por mercúrio, cádmio e outros metais pesados.

Também é utilizado em processos neoplásicos e imunitários. Pode ocupar o lugar do enxofre nos aminoácidos sulfurados e é altamente tóxico em doses maiores, provocando dor abdominal, sialorreia, paralisia e cegueira. Em alguns casos, pode provocar distúrbios respiratórios e levar à morte. Devem-se evitar os compostos inorgânicos de selênio por sua toxicidade.

Nos alimentos, é encontrado em maior quantidade no fígado e rins, e em menor quantidade nos vegetais. Dependendo da espécie animal, idade e composição da dieta, a deficiência de selênio pode levar a diversas anormalidades, como diminuição do crescimento, distrofia muscular, degeneração do miocárdio, lesões neurológicas, necrose hepática, fibrose pancreática, entre outras.

Silício

O silício faz parte da estrutura da elastina, colágeno, proteoglicanos e glicoproteínas, e o seu uso como oligoelemento nutricional tornou-se objeto de muitos estudos. Pesquisas recentes relatam a diminuição do nível de silício nas paredes arteriais à medida que progride o envelhecimento, propiciando a progressão da aterosclerose. Alguns relatos mostram que o silício é essencial para a formação e desenvolvimento dos ossos, e outros relacionam a deficiência de silício com a hipertensão arterial, alguns distúrbios ósseos e cerebrais, e com o processo do envelhecimento.

É usado como suplemento nutricional na forma de silício quelato ou de ácido ortosilícico ligado à aminoácidos (silício orgânico), em doses de 5 a 10 mg de silício elementar ao dia, para o fortalecimento de unhas, cabelos e cartilagens. Também é usado como *anti-aging* oral para aumentar a hidratação e a elasticidade da pele. Sua suplementação visa suprir deficiências que ocorrem principalmente com a idade.

Vanádio Quelato

Tem sido postulado ser um cofator em processos enzimáticos e usado em numerosos estudos sobre o mecanismo de ação da insulina. Tem propriedades insulino-miméticas no músculo, fígado e tecido adiposo, em animais com várias formas de diabetes. O seu uso no tratamento de pacientes diabéticos não insulinodependentes tem se apresentado eficiente, por tornar as células periféricas susceptíveis à ação da insulina.

O seu uso tem sido estudado também em atletas, com a finalidade de otimizar o transporte e o metabolismo da glicose durante o exercício físico. As necessidades dietéticas diárias variam entre 10 e 60 mcg ao dia, entretanto, a dificuldade de obtenção de informações seguras sobre as quantidades fornecidas pelas fontes alimentares, torna a suplementação nutricional interessante tanto no tratamento coadjuvante das várias formas de diabetes, quanto na medicina esportiva.

É utilizado na forma de vanádio quelato, na faixa de 50 - 500 mcg ao dia, isoladamente ou em associações multiminerais e vitamínicas, como suplemento nutricional, tanto em dose única pela manhã como dividida em duas tomadas, às refeições. Até o momento, não foram observados efeitos colaterais ou reações de intolerância ao fármaco, entretanto, deve-se considerar seu potencial tóxico, principalmente na superdosagem, e os pacientes devem ser monitorados rotineiramente.

Zinco elementar (Sulfato, Acetato), Zinco Quelato, Zinco *Taste Free*

O zinco é um constituinte de diversas enzimas como a superóxido dismutase citoplasmática, anidrase carbônica, álcool e lactato desidrogenase, carboxipeptidases, fosfatase alcalina, aldolase e também parte integral da insulina. Encontra-se em maiores concentrações na próstata e coroides dos olhos.

A deficiência de zinco no homem, está relacionada com o retardo do crescimento, hipogonadismo em homens, oligospermia, diminuição da imunidade celular e humoral, alopecia, alterações olfativas, alterações oftálmicas, artrite reumatoide, diabetes, letargia mental, stress, lesões da pele, esôfago e córnea, entre outros distúrbios. Nos alimentos, é encontrado em maior quantidade na carne, gema de ovo, ostras, aves, leite e, em menor quantidade, nas frutas, peixes e vegetais. As necessidades nutricionais humanas são de 7 a 15 mg ao dia.

É usado na forma de sulfato de zinco ou quelado com aminoácidos (glicina quelato, histidina quelato, arginina quelato e metionina quelato), nas concentrações de 10 a 60 mg de zinco elementar ao dia, para suprir as deficiências dietéticas, nas patologias em que há deficiência de zinco, na gravidez e no uso de anticoncepcionais. Além disso, melhora o paladar e acelera a cicatrização de feridas e queimaduras. É usado na forma de acetato de zinco como estimulante do crescimento, na dose de 1 mg/kg ao dia.

A apresentação *taste free* consiste em zinco ligado a aminoácidos (bys-glicinato quelato), resultando em um composto sem sabor e com melhor biodisponibilidade. A absorção do zinco é diminuída pelo ácido fítico, presente nos cereais integrais. Em concentrações de 200 a 500 mg o zinco tem efeito emético. Nas intoxicações agudas, provoca desidratação, desequilíbrio eletrolítico, dor de estômago, letargia, enjoos, descoordenação muscular e falência renal.

Obs.: 100 mg de sulfato de zinco heptaidratado contêm 22,74 mg de zinco elementar.

10. Outros Suplementos Nutricionais

faixa de dosagem diária usual

Acerola Extrato Seco	250 - 1.000 mg
Acetilcarnitina	500 - 2.000 mg
Alfafa, *Medicago sativa* Pó	0,3 - 1 g
Bio-Arct®	100 - 300 mg
Carnitina	1 - 3 g
Carnosina	500 - 1.000 mg
Clorela, *Chlorella pyrenoidosa*	300 - 1.200 mg
Colina (Bitartarato, Citrato, Cloridrato)	100 - 600 mg
Concentrado Mineral Marinho, Algas Calcárias, *Lithotamnium calcareum*	1 - 3 g
Creatina	10 - 20 g
Dimetilglicina (DMG)	100 - 300 mg
Espirulina	0,5 - 2 g
Glutamina	10 - 30 g
L-Theanina	50 - 300 mg
Lecitina de Soja	500 - 1.000 mg
Levedo de Cerveja	1 - 2 g
Maltodextrina	5 - 30 g
Óleo de Borage	1 - 2 g
Óleo de Linhaça	1 - 2 g
Óleo de Prímula	2 - 4 g
Ômega 3, AEP	1 - 2 g
Ômega 6, Ácido Linoleico Conjugado (CLA)	1 - 3 g
Silício Orgânico (Exsynutriment®, Nutricolin®, SiliciuMax®)	100 - 300 mg
Taurina	1 - 3 g

Exemplos de Fórmulas:

1. Acerola

Acerola Extrato Seco   500 mg
Mande.....cápsulas

Posologia: 1 a 2 cápsulas 3 vezes ao dia, às refeições.

Indicações: é usada como suplemento nutricional e como fonte de vitamina C (400 mg de acerola correspondem a 100 mg de vitamina C).

Obs.: a acerola é uma planta originária das Antilhas, norte da América do Sul e América Central, *Malpighia glabra* (Malpighiaceae), cujos frutos são ricos em vitamina C. Contém ainda sais minerais, mucilagens, proteínas, bioflavonoides, rutina, caroteno e vitaminas do grupo B.

2. Alfafa

Medicago sativa Pó   500 mg
Mande.....cápsulas

Posologia: 1 cápsula 2 vezes ao dia.

Indicações: como suplemento alimentar e revigorante para a fadiga.

Obs.: o pó de alfafa é obtido das sementes e brotos de *Medicago sativa* (Leguminosae) e contém vitaminas (B, C, D, E, K e pró-vitamina A), sais minerais (cálcio, potássio, ferro e fósforo), saponinas e aminoácidos. É usado principalmente como suplemento alimentar e revigorante para a fadiga e para problemas resultantes de uma alimentação deficiente.

3. Acetilcarnitina

Cloridrato de L-Acetilcarnitina 500 mg
Excipiente qsp   1 cápsula
Mande.....cápsulas

Posologia: 1 cápsula 2 vezes ao dia.

4. Carnitina

Cloridrato de L-Carnitina   500 mg
Excipiente qsp   1 cápsula
Mande.....cápsulas

Posologia: 1 cápsula 2 vezes ao dia.

Obs.: a carnitina é um derivado de aminoácido que atua no transporte de gorduras para o interior das mitocôndrias. É usada no tratamento da deficiência primária de carnitina, nas deficiências secundárias a defeitos no metabolismo intermediário ou outras condições como a hemodiálise, como auxiliar no stress psicológico, exercícios, atividade muscular e exposição ao frio. Também é usada em cardiologia, no tratamento da cardiomiopatia dilatada, cardiomiopatia isquêmica, insuficiência cardíaca e em condições de cardiotoxicidade, em doses de 1 g 2 vezes ao dia. É usada ainda em formulações de estimulantes do apetite, em doses de 100 a 300 mg ao dia e em nutrição esportiva, por seu papel como cofator essencial para o metabolismo dos ácidos graxos, na faixa de 1 a 2 g ao dia.

Tanto a forma L como a DL têm sido usadas, mas apenas a forma L é efetiva, e acredita-se que a suplementação da forma DL possa levar a uma deficiência de carnitina. Isto ocorre porque os caminhos farmacológicos e metabólicos dos dois isômeros são diferentes, com a L-carnitina atuando como substrato para a carnitina acetiltransferase e a D-carnitina atuando como inibidor competitivo. Bazzato G *et al* relatam uma síndrome semelhante à miastenia em pacientes recebendo a DL-carnitina, mas não à L-carnitina (Lancet 1981; 1:1209) e consideraram que em pacientes anúricos e urêmicos o isômero D não é excretado adequadamente e a sua acumulação pode bloquear a transmissão neuromuscular.

A acetilcarnitina é um derivado acetilado da carnitina, que pode transferir o grupo acetila para outros aceptores como colina (formando acetilcolina) e oxaloacetato (formando ácido cítrico) no ciclo de Krebbs. Tem as mesmas indicações que a carnitina, com a vantagem de já transportar um radical acetila para os processos metabólicos celulares.

Ref.: 1. Krähenbühl S. Physiologic bases for the use of L-carnitine in cardiology. *Praxis*. 1998 Jan; 87(4):102-7. 2. Franco PDA *et al*. A L-carnitina na cardiologia. *Revista Brasileira de Medicina*. 1999; 56(6):535-538.

5. Carnitina e Selênio

Cloridrato de L-Carnitina	500 mg
Selênio aminoácido complexo	83 mcg
Excipiente qsp	1 cápsula
Mande.....cápsulas	

Posologia: 1 cápsula ao dia.

Indicações: hipertiroidismo subclínico.

Obs.: essas duas moléculas parecem ter um impacto positivo sobre a disfunção da tireoide. A L-carnitina inibe a captação nuclear dos hormônios tireoidianos nos tecidos periféricos, diminuindo a susceptibilidade dos tecidos aos hormônios e reduzindo os sinais e sintomas típicos do hipertireoidismo. O selênio está envolvido na homeostase das vias metabólicas dependentes de hormônios tireoidianos e tem importante efeito sobre o sistema imune, bem como na redução de auto anticorpos, em particular, os anticorpos antitireoperoxidase (TPOAb), em pacientes com tireoidite autoimune.

Ref.: Nordio M. A novel treatment for subclinical hyperthyroidism: a pilot study on the beneficial effects of l-carnitine and selenium. *Eur Rev Med Pharmacol Sci.* 2017 May;21(9):2268-2273.

6. Carnosina

L-Carnosina	500 mg
Excipiente qsp	1 cápsula
Mande.....cápsulas	

Posologia: 1 cápsula 2 vezes ao dia.

Indicações: a L-carnosina tem particular interesse em medicina esportiva, pois sua ação antioxidante melhora o rendimento muscular e proporciona uma recuperação mais rápida do músculo, reduzindo o acúmulo de ácido láctico. Também é usada como suplemento nutricional antioxidante em situações como déficit de memória, autismo, envelhecimento, doenças de Alzheimer e de Parkinson, doenças cardiovasculares e diabetes, entre outras.

Obs.: a L-carnosina (β-alanil-L-histidina) é um dipeptídeo de ocorrência natural, encontrado em grandes quantidades no cérebro, músculo esquelético, músculo cardíaco e rins. Embora o metabolismo da carnosina ainda não seja completamente esclarecido, diversos estudos sugerem propriedades benéficas em função da sua atividade antioxidante (a reação dos radicais livres com as estruturas celulares está relacionada com doenças neurodegenerativas).

Ref.: 1. Hipkiss AR. Carnosine and its possible roles in nutrition and health. *Adv Food Nutr Res.* 2009; 57:87-154. 2. Gariballa SE, Sinclair AJ. Carnosine: physiological properties and therapeutic potential. *Age and Ageing.* 2000; 29:207-210.

7. Clorela

Chlorella pyrenoidosa	300 mg
Mande.....cápsulas	

Posologia: 1 a 2 cápsulas 2 vezes ao dia, antes das refeições.

Obs.: é uma alga unicelular, *Chlorella pyrenoidosa*, rica em clorofila, proteínas e sais minerais, entre outros componentes. É usada como suplemento alimentar por seu alto teor nutritivo, na convalescença de enfermidades, em pacientes idosos, como adjuvante ao tratamento da obesidade e como estimulante do sistema imunológico.

8. Concentrado Mineral Marinho

Lithotamnium calcareum   500 mg
Mande.....cápsulas

Posologia: 2 a 6 cápsulas ao dia.

Indicações: é usado como suplemento alimentar mineral, especialmente indicado nos casos de carência desses minerais, como em gestantes, crianças e idosos (1 g ao dia); como coadjuvante na osteoporose (3 g ao dia durante 30 dias, seguidas por 2 g ao dia durante mais 30 dias e manutenção com 1 g ao dia durante 6 meses); como auxiliar no tratamento de processos degenerativos como artrite, artrose, poliartropatias, reumatismo (2 g ao dia por 3 a 4 meses); como acelerador do processo de consolidação de fraturas (2 g ao dia até a consolidação); como estimulador do sistema imunológico nas imunodeficiências (1 g ao dia por 3 a 6 meses); e como suplemento de micronutrientes essenciais na desnutrição, convalescença, anorexia, fadiga, astenia, esgotamento nervoso e stress físico ou emocional (1 g em dias alternados por 3 meses).

Obs.: é obtido a partir de algas marinhas calcárias, *Lithotamnium calcareum*, coletadas em regiões profundas da plataforma continental brasileira. É um composto multimineral que contém principalmente carbonato de cálcio (80 a 85%) e carbonato de magnésio (13 a 16%). Também são encontradas quantidades menores ou traços de elementos como silício, ferro, alumínio, fósforo, cloro, enxofre, sódio, potássio, cromo, manganês, zinco, níquel, cobalto, molibdênio, cobre, boro, vanádio, titânio, prata, estrôncio, germânio, selênio, antimônio, bromo, tungstênio, estanho, iodo e flúor.

9. Dimetilglicina

Dimetilglicina   125 mg
Excipiente qsp   1 cápsula
Mande.....cápsulas

10. Dimetilglicina e Coenzima Q-10

Dimetilglicina   125 mg
Coenzima Q-10   20 mg
Vitamina E   200 mg
Mande.....cápsulas

Posologia: 1 cápsula ao dia.

Indicações: como suplemento nutricional em doenças cardiovasculares, sistema imunológico comprometido, processos inflamatórios, reumatismo, melhora do desempenho muscular, autismo.

Obs.: a dimetilglicina (DMG) é o componente ativo da vitamina B15 ou ácido pangâmico, sendo encontrado em pequenas quantidades em alimentos como levedo de cerveja, fígado, sementes de damasco e gergelim, e no arroz integral. É um aminoácido doador de grupos metil, importante fator em processos bioquímicos do organismo.

A dimetilglicina é utilizada como suplemento nutricional para melhorar a performance do atleta. Mais recentemente foram realizados alguns experimentos demonstrando sua ação no sistema imunológico, como estímulo da produção de anticorpos pelos linfócitos B e da ação dos linfócitos T e macrófagos. Esta estimulação é particularmente útil em pacientes com diabetes ou anemia falciforme, por serem mais suscetíveis a infecções por agentes oportunistas.

11. Espirulina

Espirulina Extrato Seco   500 mg
Mande.....cápsulas

Posologia: 2 cápsulas 2 vezes ao dia, 1 hora antes das refeições.

Indicações: como suplemento nutricional em regimes para obesidade, alcoolismo, fadiga, carência de vitaminas e minerais e na fase de convalescença de processos patológicos ou cirúrgicos. Para uso em atletas, as doses podem ser aumentadas até 5 g ao dia.

Obs.: é um suplemento nutricional rico em proteínas (60 - 70%), carboidratos (14 - 20%), lipídios (6 - 7%), minerais (Ca, Mg, Fe, P, K e I), betacaroteno, vitamina E e vitaminas do complexo B, obtido de algas Cyanophytas (*Spirulina maxima* e *Spirulina platensis*). Além das suas ações como suplemento nutricional, tem efeito supressor do apetite pela concentração elevada de fenilalanina em suas proteínas, que inibe fisiologicamente os centros hipotalâmicos da fome. Além disso, forma um revestimento sobre a mucosa gástrica, proporcionando sensação de plenitude gástrica.

12. Glutamina Sachê Monodose

Glutamina   10 g
Excipiente qsp   1 sachê
Mande.....sachês

Posologia: 1 sachê dissolvido em leite ou suco de frutas 3 vezes ao dia.

Indicações: caquexia, terapia nutricional para prevenir perda muscular em casos de AIDS e câncer, e em pacientes cirúrgicos. Também é usada para melhorar a força e a performance em atletas e prevenir déficits imunitários.

Obs.: é um produto do metabolismo do ácido glutâmico, usado como suplemento dietético e para regular a atividade das células cerebrais.

Ref.: 1. Katsyramaki T *et al*. Nutrition and Cancer Patients. *Nippon Geka Gakkai Zasshi*. 1998 Mar; 99(3):187-92. 2. Rogero MM, Tirapegui J. Aspectos nutricionais sobre glutamina e atividade física. *Nutrire: Rev Soc Bras Alim.* 2003 Jun; 25:87-112. 3. Ziegler TR. Glutamine Supplementation in Cancer Patients Receiving Bone Marrow Transplantation and High Dose Chemotherapy. *J Nutr.* 2001 Sep; 131(9):2578S-84S; discussion 2590S.

13. Lecitina de Soja

Lecitina de Soja   500 mg
Mande.....pérolas

Posologia: 1 pérola 2 vezes ao dia.

Indicações: como suplemento fornecedor de colina, para distúrbios da memória e doença de Alzheimer. Tem também ação redutora do colesterol e triglicérides e ativadora da circulação. É utilizada também como coadjuvante nos regimes de emagrecimento, por sua presumível ação lipotrópica.

Obs.: possui altos teores de colina, inositol, fósforo, cálcio e vitamina E. É usada em concentrações de 0,5 a 1 g ao dia, podendo-se aumentar até 2 g ao dia, dependendo das necessidades nutricionais do paciente.

14. Levedo de Cerveja

Levedo de Cerveja   500 mg
Excipiente qsp   1 cápsula
Mande.....cápsulas

Posologia: 1 cápsula 2 vezes ao dia, às refeições.

Obs.: o levedo de cerveja, *Saccharomyces cerevisiae*, é usado como suplemento nutricional, fonte de proteínas, minerais e vitaminas, particularmente as vitaminas do complexo B.

15. Óleo de Borage (Pérolas)

Óleo de Borage   500 mg
Excipiente qsp   1 pérola
Mande.....pérolas

Posologia: 1 pérola 3 a 4 vezes ao dia.

Indicações: dermatite atópica, esclerose múltipla, dismenorreia e STPM.

Obs.: é obtido das sementes de *Borago officinalis* (Boraginaceae) e contém 120 mg de ácido gama-linoleico e 175 mg de ácido linoleico, constituintes das membranas dos tecidos e precursores das prostaglandinas.

16. Óleo de Linhaça

Óleo de Linhaça   1 g
Mande.....cápsulas (softgel)

Posologia: 1 a 2 cápsulas ao dia.

Obs.: é obtido das sementes de linhaça, *Linum usitatissimum* (Linaceae) e contém ácidos graxos essenciais poli-insaturados (ácidos oleico e linoleico) e fitoesteróis, entre outros componentes. É usado como suplemento nutricional e também no tratamento do olho seco.

17. Óleo de Prímula (Pérolas)

Óleo de Prímula   500 mg
Excipiente qsp   1 pérola
Mande.....pérolas

Posologia: 2 pérolas 3 a 4 vezes ao dia.

Indicações: dermatite atópica, esclerose múltipla, dismenorreia e STPM.

Obs.: o óleo de prímula (*Evening Primrose Oil*) é obtido das sementes de *Oenothera biennis* (Onagraceae) e contém 60 mg de ácido gama-linoleico, 240 mg de ácido linoleico, 85 mg de ácido oleico e 10 mg de Vitamina E.

18. Ômega 3, AEP

Ômega 3   1 g
Mande.....pérolas   1 pérola

Posologia: 1 pérola 2 vezes ao dia.

Indicações: suplemento dietético para a prevenção de doenças isquêmicas do coração tais como a aterosclerose e a trombose.

Obs.: é composto de ácidos graxos essenciais obtidos de peixes de água fria (1 pérola contém 180 mg de ácido eicosapentaenoico e 120 mg de ácido docosaexaenoico). Diminui os triglicérides e a fração VLDL-colesterol. Tem também ação antiagregante plaquetária. Não é opção preferencial em diabetes, por ter ação hiperglicemiante.

Ref.: 1. Sekikawa A *et al*. Marine-derived n-3 fatty acids and atherosclerosis in Japanese, Japanese-American, and white men: a cross-sectional study. *J Am Coll Cardiol*. 2008 Aug 5; 52(6):417-24. 2. Ruxton CHS *et al*. The health benefits of omega-3 polyunsaturated fatty acids: a review of the evidence. *J Hum Nutr Dietet*. 2007; 20:275-285.

19. Ômega 6

Ômega 6   500 mg
Excipiente qsp   1 cápsula
Mande.....cápsulas

Posologia: 1 a 2 cápsulas 2 a 3 vezes ao dia, às refeições.

Indicações: suplemento dietético para a prevenção de doenças isquêmicas do coração tais como a aterosclerose e a trombose.

Obs.: o ômega 6 ou ácido linoleico conjugado (CLA) corresponde a uma mistura de isômeros do ácido octadecadienoico, um nutriente naturalmente encontrado na nossa alimentação, presente principalmente em carnes, aves, ovos, leite e derivados. Tem ação antiaterogênica e antioxidante, melhora a resposta imune do organismo e o perfil metabólico dos lipídios no organismo.

Ref.: Sanhueza J *et al*. Acido linoleico conjugado: un acido graso con isomería trans potencialmente beneficioso. *Rev Chil Nutr*. 2002 Ago; 29(2).

20. Taurina

Taurina   500 mg
Mande.....cápsulas

Posologia: 2 cápsulas 3 vezes ao dia.

Obs.: é usada como suplemento dietético e como coadjuvante no tratamento da hipercolesterolemia e de doenças cardiovasculares. Participa da síntese de ácidos biliares, como o ácido taurocólico, ativa a formação de ácido gama-aminobutírico (GABA) e dificulta a transmissão das catecolaminas e da acetilcolina. É usada na faixa de 100 a 600 mg ao dia, como suplemento dietético e de 1 a 3 g ao dia em doenças cardiovasculares.

Ref.: Azuma J *et al*. Usefulness of taurine in chronic congestive heart failure and its prospective application. *Jpn Circ J*. 1992; 56(1):95-9.

Formulações com Silício Orgânico

1. Exsynutriment

Exsynutriment	100 a 300 mg
Excipiente qsp	1 cápsula
Mande.....cápsulas	

2. Exsynutriment e Bio-Arct

Exsynutriment	100 mg
Bio-Arct	100 mg
Excipiente qsp	1 cápsula
Mande.....cápsulas	

Posologia: 1 cápsula ao dia (em jejum), durante 3 a 6 meses.

Indicações: fortalecimento de unhas, cabelos e cartilagens e como *anti-aging* oral para aumentar a hidratação e a elasticidade da pele.

Obs.: Exsynutriment® é um composto formado por ácido ortosilícico ligado aminoácidos, biodisponível (silício orgânico). O silício faz parte da estrutura da elastina, colágeno, proteoglicanos e glicoproteínas. Sua suplementação visa suprir deficiências que ocorrem principalmente com a idade (100 mg de Exsynutriment® contêm 1,67 mg de silício). Bio-Arct® é um produto obtido de uma alga vermelha originária do Ártico, *Chondrus crispus*, rico em taurina e um dipeptídeo (citrulil-arginina) possivelmente relacionado a uma ação lipolítica. É usado no tratamento da flacidez corporal e como coadjuvante ao tratamento da obesidade.

Ref.: Uthus E, Seaborn CD. Deliberations and evaluations of the approaches, endpoints and paradigms for dietary recommendations of the other trace elements. *The Journal of Nutrition*. 1996; 126:2452S-2459S.

3. Nutricolin

Nutricolin	100 a 300 mg
Excipiente qsp	1 cápsula
Mande.....cápsulas	

Posologia: 1 cápsula ao dia, em jejum, durante 3 a 6 meses.

4. SiliciuMax

SiliciuMax	100 a 300 mg
Excipiente qsp	1 cápsula
Mande.....cápsulas	

Posologia: 1 cápsula ao dia, em jejum, durante 3 a 6 meses.

Obs.: Nutricolin® é um composto formado por ácido ortosilícico estabilizado com colina (100 mg de Nutricolin® contêm entre 1,3 e 1,7 mg de silício); SiliciuMax® é um composto formado por ácido ortosilícico estabilizado com maltodextrina (100 mg de SiliciuMax® contêm 1,63 mg de silício).

11. Antirradicais Livres

faixa de dosagem diária usual

Acetilcisteína	600 - 1.800 mg
Ácido Lipoico, Ácido Tióctico	100 - 500 mg
Coenzima Q-10, Ubiquinona, Ubidecarenona	10 - 100 mg
Ginkgo biloba, Extrato Seco (24 %)	120 - 240 mg
Glutation	10 - 20 mg
Goji Berry, Extrato Seco	400 - 600 mg
Idebenona	100 - 300 mg
Leucoantocianinas, Proantocianidinas	100 - 300 mg
Licopeno	5 - 30 mg
Luteína	5 - 10 mg
Picnogenol	30 - 120 mg
Quercetina	500 - 1.500 mg
Resveratrol	1 - 20 mg

Romã Extrato Seco, Pomegranate® .... 250 - 500 mg
Vitamina E, Alfa Tocoferol .... 100 - 800 mg
Zeaxantina .... 1 - 2 mg

Radicais Livres

Os radicais livres são átomos ou moléculas que possuem um elétron livre, sendo por esta razão, altamente reativos. São formados no organismo através de reações metabólicas naturais ou por interferência de fatores ambientais como poluentes, radiações ionizantes, fumo, álcool ou determinadas drogas. Os sistemas fisiológicos de defesa incluem enzimas como a superóxido dismutase citoplasmática e mitocondrial, catalases, peroxidases e os captadores de radicais livres, como as vitaminas A, C e E, que atuam quando os sistemas enzimáticos são ultrapassados.

O poder patogênico dos radicais livres ocorre quando os sistemas de defesa são superados, por diminuição da atividade enzimática (envelhecimento), pela deficiência de captadores ou pela produção exagerada de radicais livres. Este poder patogênico inclui alterações nas membranas celulares e no metabolismo em geral.

Atualmente está cada vez mais reconhecido o papel dos radicais livres no envelhecimento, em patologias do sistema cardiovascular como a isquemia cerebral e a aterosclerose, nos processos inflamatórios, diabetes, doenças autoimunes, processos tumorais, intoxicações, patologias oftalmológicas como as degenerações retinianas, catarata, processos inflamatórios oculares etc. A terapia com antioxidantes vem sendo cada vez mais utilizada nas patologias associadas aos radicais livres.

Exemplos de Fórmulas:

1. Acetilcisteína

N-Acetilcisteína   300 mg
Excipiente qsp   1 cápsula
Mande.....cápsulas

Posologia: 1 cápsula 3 vezes ao dia, como varredor de radicais livres.

Obs.: é um derivado da L-cisteína, usado classicamente como mucolítico. Mais recentemente, o seu uso tem sido feito em medicina ortomolecular, como varredor de radicais livres e precursor do glutation reduzido, que também tem ação antioxidante e captadora de radicais livres. Tem ação também nos mecanismos de detoxificação do organismo, como fornecedor de radicais sulfidrila. A acetilcisteína é usada nas doses de 200 a 600 mg ao dia, como mucolítico, e nas doses de 600 a 1.800 mg ao dia, como varredor de radicais livres.

2. Ácido Lipoico (Ácido Tióctico)

Ácido Lipoico   100 mg
Excipiente qsp   1 cápsula
Mande.....cápsulas

Posologia: 1 cápsula 3 vezes ao dia.

Indicações: como antioxidante e captador de radicais livres.

3. Ácido Lipoico e Coenzima Q-10

Ácido Lipoico   100 mg
Coenzima Q-10   10 mg
Excipiente qsp   1 cápsula
Mande.....cápsulas

Posologia: 1 cápsula 3 vezes ao dia.

Indicações: como antioxidante e captador de radicais livres.

Obs.: o ácido lipoico tem sido usado tradicionalmente para a prevenção de danos hepáticos nas intoxicações, nos envenenamentos por cogumelos do gênero *Amanita phalloides*, e como coadjuvante no tratamento da cirrose hepática em alcoólatras. Atua também como cofator em diversos processos metabólicos celulares, como a oxidação do piruvato e o transporte de radicais acetato para o ciclo de Krebs.

Mais recentemente, começou a ser usado por sua propriedade antioxidante, para prevenir a lipoperoxidação e para evitar danos oxidativos ao DNA e às proteínas. Esta propriedade antioxidante levou ao uso do ácido lipoico, em medicina ortomolecular, como coadjuvante na terapia da diabete e da catarata. Tem sido experimentado também em pacientes com AIDS, em combinação com a zidovudina, em doses de 7 mcg/ml, pela ação inibidora da replicação do HIV-1 observada "in vitro" com o uso do ácido lipoico. As doses usuais variam de 10 a 30 mg ao dia, no seu uso tradicional como hepatoprotetor, e de 100 a 500 mg ao dia como antioxidante.

4. Coenzima Q-10 (cp Sublinguais)

Coenzima Q-10   15 mg
Excipiente qsp   1 cp sublingual
Mande.....cp sublinguais

Posologia: 1 cp sublingual 2 vezes ao dia.

5. Coenzima Q-10 e Vitamina E

Coenzima Q-10   10 mg
Vitamina E   100 mg
Excipiente qsp   1 cápsula
Mande.....cápsulas

Posologia: 1 cápsula 2 vezes ao dia.

6. Coenzima Q-10, Se, Vitaminas C e E

Coenzima Q-10   10 mg
Selênio (a.a. complexo)   50 mcg
Vitamina C   200 mg
Vitamina E   100 mg
Excipiente qsp   1 cápsula
Mande 60 cápsulas

Posologia: 1 cápsula 2 vezes ao dia.

7. Coenzima Q-10, Se, Cr, Vitamina E

Coenzima Q-10   10 mg
Selênio (a.a. complexo)   50 mcg
Cromo (DG)   50 mcg
Vitamina E   200 mg
Excipiente qsp   1 cápsula
Mande 60 cápsulas

Posologia: 1 cápsula 2 vezes ao dia.

Indicações (formulações com Coenzima Q-10): como antioxidante e captador de radicais livres, insuficiência cardíaca congestiva fraca e moderada, doenças degenerativas e como estimulante do sistema imunológico.

Obs.: a coenzima Q-10 (ubiquinona, ubidecarenona) é uma coenzima de ocorrência natural, envolvida no transporte de elétrons nas mitocôndrias e, possivelmente, no metabolismo do músculo cardíaco. É usada frequentemente associada ao selênio e às vitaminas C e E. Em medicina ortomolecular, tem sido usada em doses de até 100 mg ao dia.

8. *Ginkgo biloba*

Ginkgo biloba Extrato Seco   40 mg
Excipiente qsp   1 cápsula
Mande.....cápsulas

Posologia: 1 cápsula 3 vezes ao dia, antes das refeições.

Indicações: como antioxidante e captador de radicais livres; no tratamento de distúrbios psico-comportamentais da senilidade; nas cefaleias, vertigens e transtornos da motricidade; nas sequelas de acidentes vasculares cerebrais e de traumatismos cranianos; nas isquemias cardíacas e alterações vasculares periféricas; nos distúrbios neurossensoriais de causa vascular em oftalmologia e otorrinolaringologia; nos processos inflamatórios, para antagonizar os efeitos da ativação dos neutrófilos e, portanto, a liberação de radicais livres e leucotrienos.

Obs.: o extrato seco é obtido das folhas de *Ginkgo biloba* (Ginkgoaceae). Contém diversos princípios ativos como terpenos (ginkgólidos e bilobálidos), pró-antocianidinas e glicosídeos flavonídicos, que atuam no sistema circulatório e no metabolismo celular. Suas ações farmacológicas se traduzem por aumento da irrigação tissular, ativação do metabolismo energético (melhor captação e utilização da glicose, normalização do consumo de oxigênio), diminuição do risco trombótico microcirculatório e ação antirradicais livres.

9. Glutation cp sublinguais

Glutation	10 mg
Excipiente qsp	1 cp sublingual
Mande.....comprimidos	

Posologia: dissolver 1 cp embaixo da língua, 2 vezes ao dia.

10. Glutation cápsulas

Glutation	10 a 20 mg
Excipiente qsp	1 cápsula
Mande.....cápsulas	

Posologia: 1 cápsula 1 a 2 vezes ao dia.

Indicações: como antioxidante e captador de radicais livres.

11. Goji Berry

Goji Berry Extrato Seco	200 mg
Excipiente qsp	1 cápsula
Mande.....cápsulas	

Posologia: 1 cápsula 2 vezes ao dia.

Obs.: o extrato de Goji Berry contém 40% de polissacarídeos e as doses utilizadas se referem a esses polissacarídeos. A dose diária recomendada é de 400 a 600 mg de polissacarídeos do Goji Berry, que pode ser dividida em duas a três tomadas, com ou sem alimentos. O Goji Berry também pode ser formulado em outras formas farmacêuticas como, por exemplo, os chocolates.

Goji Berry, *Lycium barbarum* (Solanacea), é uma planta do noroeste da China e de regiões do Himalaia, cujos frutos contêm elevados teores de antioxidantes, como a zeaxantina. Usado tradicionalmente na medicina chinesa, o Goji Berry tem sido objeto de diversos estudos recentes como antirradicais livres na prevenção do envelhecimento, em pacientes onde a produção de radicais livres está aumentada, como em fumantes e alcoólatras, na prevenção da degeneração macular cistoide, como imunoestimulador e em doenças como aterosclerose e diabetes.

Ref.: 1. Bucheli P *et al*. Goji berry effects on macular characteristics and plasma antioxidant levels. *Optom Vis Sci*. 2011 Feb; 88(2):257-62. 2. Zhisong C *et al*. Polysaccharide-Protein Complex from *Lycium barbarum* L. Is a Novel Stimulus of Dendritic Cell Immunogenicity. *The Journal of Immunology*. 2009 Mar; 182(6):3503-3509. 3. Potterat O. Goji (*Lycium barbarum* and *L. chinense*): Phytochemistry, pharmacology and safety in the perspective of traditional uses and recent popularity. *Planta Med*. 2010 Jan; 76(1):7-19.

12. Idebenona

Idebenona	100 mg
Excipiente qsp	1 cápsula
Mande.....cápsulas	

Posologia: 1 cápsula 2 a 3 vezes ao dia.

Obs.: a idebenona é um potente antioxidante, análogo sintético da coenzima Q-10. Protege as membranas celulares da peroxidação lipídica e, assim, o organismo contra várias ações deletérias dos radicais livres de oxigênio. É particularmente útil contra a isquemia cerebral e a deterioração dos neurônios no sistema nervoso central, daí o seu uso da doença de Alzheimer. A idebenona mostrou ação antiagregante plaquetária *in vitro*, de modo que o seu uso deve ser cauteloso em pacientes tratados com anticoagulantes ou com risco de derrame hemorrágico.

Ref.: 1. Gutzmann H *et al*. Safety and efficacy of idebenone versus tacrine in patients with Alzheimer's disease: results of a randomized, double-blind, parallel-group multicenter study. *Pharmacopsychiatry*. 2002 Jan; 35(1):12-8. 2. Praticò D, Delanty N. Oxidative injury in diseases of the central nervous system: focus on Alzheimer's disease. *Am J Med*. 2000 Nov; 109(7):577-85.

13. Leucoantocianinas

Leucoantocianinas	100 mg
Excipiente qsp	1 cápsula
Mande.....cápsulas	

Posologia: 1 cápsula 2 vezes ao dia.

Indicações: insuficiência do fluxo microcirculatório cerebral, cardíaco e periférico; linfedema, acrocianose, acroparestesia, varizes e telangiectasias; fragilidade capilar e permeabilidade capilar alterada pelo diabete mellitus; alterações na reologia sanguínea e na agregação plaquetária; alterações nas funções visuais relacionadas à vitamina A e seu metabolismo (devido à superprodução de radicais livres no fígado e nos olhos); alterações no endotélio vascular, causadas pelos radicais livres.

Obs.: leucoantocianinas (proantocianidinas) são uma família de polifenóis naturais, pertencentes à classe dos bioflavonoides, obtida das sementes de uva, *Vitis vinifera*, com particular interesse na prevenção dos danos causados pelos radicais livres. Sua potente ação antioxidante se verifica tanto na fase de indução como de propagação dos radicais livres. As leucoantocianinas captam tanto radicais hidrofílicos como lipofílicos, além de atrasar a fase de peroxidação lipídica. Secundariamente, inibem a atividade de diversas enzimas como a colagenase, elastase, hialuronidase e beta-glucuronidase, envolvidas na degradação dos principais componentes da matriz extravascular (colágeno, elastina e ácido hialurônico).

14. Licopeno

Licopeno	5 a 15 mg
Excipiente qsp	1 cápsula
Mande.....cápsulas	

Posologia: 1 cápsula 2 vezes ao dia, antes das principais refeições.

15. Licopeno e Isoflavonas

Licopeno	15 mg
Isoflavonas	50 mg
Vitamina C	100 mg
Excipiente qsp	1 cápsula
Mande.....cápsulas	

Posologia: 1 cápsula 2 vezes ao dia, antes das principais refeições.

Obs.: o licopeno é um carotenoide presente no tomate, *Solanum lycopersicum* (Solanaceae) e em outros frutos, com ação antioxidante potente. Assim como outros carotenoides, protege as células contra os radicais livres. Sua estrutura química é semelhante à do betacaroteno, mas possui 2 ligações duplas a mais e anéis abertos, o que lhe confere maior ação antioxidante. O seu uso é indicado para proteção do sistema cardiovascular contra os danos causados pelos radicais livres, prevenção do envelhecimento celular, melhora da regeneração epitelial, prevenção de displasias e neoplasias, proteção sistêmica contra a radiação ultravioleta, prevenção da degeneração macular cistoide, e em pacientes onde a produção de radicais livres está aumentada, como em fumantes e alcoólatras. Mais recentemente tem sido usado no tratamento coadjuvante da osteoporose.

Ref.: 1. Zhang ZQ *et al*. Greater serum carotenoid concentration associated with higher bone mineral density in Chinese adults. *Osteoporos Int*. 2016 Apr; 27(4):1593-601. 2. Ardawi MS *et al*. Lycopene treatment against loss of bone mass, microarchitecture and strength in relation to regulatory mechanisms in a postmenopausal osteoporosis model. *Bone*. 2016 Feb; 83:127-40. 3. Mackinnon ES *et al*. Supplementation with the antioxidant lycopene significantly decreases oxidative stress parameters and the bone resorption marker N-telopeptide of type I collagen in postmenopausal women. *Osteoporos Int*. 2011 Apr; 22(4):1091-101.

16. Suplemento Antioxidante com Licopeno

Licopeno	10 mg
Selênio (aa complexo)	25 mcg
Zinco Quelato	25 mg
Vitamina C	100 mg
Vitamina E	400 mg
Excipiente qsp	1 cápsula
Mande.....cápsulas	

Posologia: 1 cápsula ao dia.

17. Complexo Antioxidante com Licopeno

Licopeno	5 mg
Resveratrol	5 mg
Vitamina C	100 mg
Vitamina E	50 mg
Excipiente qsp	1 cápsula
Mande.....cápsulas	

Posologia: 1 cápsula 2 vezes ao dia, antes das principais refeições.

Ref.: 1. Tremellen K *et al*. A randomised control trial examining the effect of an antioxidant (Menevit) on pregnancy outcome during IVF-ICSI treatment. *Australian and New Zealand Journal of Obstetrics and Gynaecology*. 2007; 47:216-221. 2. Shami NJIE, Moreira EAM. Licopeno como agente antioxidante. *Revista de Nutrição - Campinas*. 2004 Abr/Jun; 17(2):227-236.

18. Luteína

Luteína	6 mg
Excipiente qsp	1 cápsula
Mande.....cápsulas	

Posologia: 1 cápsula ao dia, no almoço ou jantar.

19. Luteína e Zeaxantina

Luteína	5 mg
Zeaxantina	1 mg
Excipiente qsp	1 cápsula
Mande.....cápsulas	

Posologia: 1 cápsula ao dia, no almoço ou jantar.

Indicações: antioxidante, captador de radicais livres, degeneração macular relacionada à idade, prevenção da catarata. O seu uso também tem sido estudado para melhoria da função cognitiva na infância e nas doenças neurodegenerativas relacionadas à idade, como a doença de Alzheimer.

Obs.: a luteína e seu isômero, a zeaxantina, são carotenoides encontrados em frutas, verduras como o espinafre e a couve, milho e gemas de ovos. Ambos são encontrados na retina, sendo que a luteína predomina na retina periférica e a zeaxantina na mácula central.

Ref.: 1. Jia YP *et al*. The Pharmacological Effects of Lutein and Zeaxanthin on Visual Disorders and Cognition Diseases. *Molecules*. 2017 Apr 20;22(4). 2. Mares J. Lutein and Zeaxanthin Isomers in Eye Health and Disease. *Annu Rev Nutr*. 2016 Jul 17;36:571-602. 3. Barclay L. Lutein Improves Visual Function in Age-Related Macular Degeneration. *Optometry*. 2004; 75(4):1-15. 4. Berendschot TTJM *et al*. Influence of Lutein Supplementation on Macular Pigment Assessed with Two Objective Techniques. *Investigative Ophthalmology and Visual Science*. 2000; 41:3322-3326.

20. Picnogenol

Picnogenol — 30 mg
Excipiente qsp — 1 cápsula
Mande.....cápsulas

Posologia: 1 cápsula 1 a 2 vezes ao dia.

Indicações: varredor de radicais livres.

Obs.: é um composto extraído da casca de *Pinus maritima* e contém procianidinas, glicosídeos fenólicos e ésteres de ácidos orgânicos. Tem ação antioxidante e protetora sobre a parede vascular da microcirculação. Um de seus principais componentes, a catequina, tem a capacidade de proteger a elastina e o colágeno contra a atividade das enzimas elastase e colagenase, liberadas durante o processo inflamatório. Devido a essa atividade, seu uso previne a flacidez e a falta de elasticidade da pele.

Ref.: Packer L *et al*. Antioxidant activity and biologic properties of a procyanidin-rich extract from pine *(Pinus maritima)* bark. *Pycnogenol Free Radical Biology & Medicine*. 1999; 27(5/6):704-724.

21. Quercetina

Quercetina — 250 a 500 mg
Excipiente qsp — 1 cápsula
Mande.....cápsulas

Posologia: 1 cápsula 2 a 3 vezes ao dia

22. Quercetina e Selênio

Quercetina — 100 mg
Selênio (aa complexo) — 25 mcg
Excipiente qsp — 1 cápsula
Mande.....cápsulas

Posologia: 1 cápsula 2 vezes ao dia.

Indicações: como suplemento nutricional adjuvante no tratamento de pacientes com aterosclerose, catarata, alergias e neoplasias, entre outras doenças.

Obs.: é um flavonoide obtido de diversas plantas, com ação antioxidante. Inibe a lipoperoxidação, protegendo assim o organismo contra doenças obstrutivas. Tem também ação anti-inflamatória e estabilizadora das membranas dos mastócitos, diminuindo a liberação de histamina. Também são reportadas na literatura ação antiviral e anticancerígena. É usada em doses de 250 a 500 mg 2 a 3 vezes ao dia, embora outros esquemas posológicos também sejam encontrados.

Ref.: Lamson DW, Brignall MS. Antioxidants and cancer, part 3: quercetin. *Altern Med Rev*. 2000; 5(3):196-208.

23. Resveratrol

Resveratrol 1 mg
Excipiente qsp 1 cápsula
Mande.....cápsulas

Posologia: 1 a 2 cápsulas ao dia.

Indicações: como antioxidante na prevenção da aterosclerose e de neoplasias diversas, nas doses de 1 a 2 mg ao dia e na prevenção de doenças degenerativas como Alzheimer, nas doses de 5 a 10 mg ao dia.

Obs.: é um polifenol (3,5,4'-trihidroxiestilbeno) com ação antioxidante e anti-inflamatória. É encontrado em várias plantas e, comercialmente, na forma de extrato seco das raízes de *Polygonum cuspidatum* (Polygonaceae), que contém 8% de resveratrol. O resveratrol também está presente nas uvas e o consumo de vinho tinto está associado à prevenção de doenças cardiovasculares, mesmo em populações com dietas ricas em gorduras.

Seus benefícios cardiovasculares se dão através de uma maior produção de óxido nítrico, regulação dos peptídeos vasoativos, redução dos níveis de lipoproteínas de baixa densidade oxidada e inibição da cicloxigenase. O resveratrol previne ainda a agregação plaquetária e tem ação inibidora da lipoxigenase, enzima envolvida no metabolismo do ácido araquidônico e na formação de eicosanoides, como os leucotrienos. Tem possíveis benefícios sobre a doença de Alzheimer pela desagregação da placa amiloide e por efeito direto sobre tecidos neurais.

Como as doses preconizadas são de resveratrol (e não de extrato de Polygonum cuspidatum) e este encontra-se diluído a aproximadamente 8% no extrato seco, é necessário fazer a correção do teor.

Ref.: 1. Bianchini F, Vainio H. Wine and resveratrol: mechanisms of cancer prevention? *Eur J Cancer Prev*. 2003 Oct; 12(5):417-25. 2. Wang Z *et al*. Effects of red wine and wine polyphenol resveratrol on platelet aggregation in vivo and in vitro. *International Journal of Molecular Medicine*. 2002; 9:77-79.

24. Romã Extrato Seco

Romã Extrato Seco 250 mg
Excipiente qsp 1 cápsula
Mande.....cápsulas

Posologia: 1 cápsula 2 vezes ao dia.

Obs.: o extrato seco das sementes da romã ou pomegranate, *Punica granatum* (Lythraceae), contém 40 % de ácido elágico, um polifenol com potente ação antioxidante, além de outros compostos como a genisteína, um fitoestrógeno. O seu uso tem sido estudado na profilaxia do câncer de próstata e também como clareador da pele em hipercromias melanodérmicas.

Ref.: 1. Bell C, Hawthorne S. Ellagic acid, pomegranate and prostate cancer - a mini review. *J Pharm Pharmacol*. 2008 Feb; 60(2):139-44. 2. Kasai K *et al*. Effects of Oral Administration of Ellagic Acid-Rich Pomegranate Extract on Ultraviolet-Induced Pigmentation in the Human Skin. *J Nutr Sci Vitaminol* (Tokyo). 2006 Oct; 52(5):383-8.

25. Vitamina E

Vitamina E	400 mg
Excipiente qsp	1 cápsula
Mande.....cápsulas	

Posologia: 1 cápsula ao dia.

Obs.: é uma vitamina lipossolúvel, envolvida com os processos metabólicos de eliminação dos radicais livres.

Suplementos Vitamínicos e Minerais, Antirradicais Livres

1. Cobre, Selênio, Zinco, Vitaminas A, C e E

Cobre (Glicina)	2 mg
Selênio (a.a. complexo)	20 mcg
Zinco (Glicina)	40 mg
Vitamina A	5.000 UI
Vitamina C	60 mg
Vitamina E	30 mg
Excipiente qsp	1 cápsula
Mande 60 cápsulas	

Posologia: 1 cápsula 1 a 2 vezes ao dia, às refeições.

2. Selênio, Zinco, Vitaminas C e E, Betacaroteno

Selênio (a.a. complexo)	40 mcg
Zinco (Glicina)	40 mg
Vitamina C	500 mg
Vitamina E	100 mg
Betacaroteno	20 mg
Excipiente qsp	1 envelope
Mande 30 envelopes monodose	

Posologia: 1 envelope monodose pela manhã.

3. Selênio, Vitamina E

Selênio (a.a. complexo)	50 mcg
Vitamina E	200 mg
Excipiente qsp	1 cápsula
Mande.....cápsulas	

Posologia: 1 cápsula 2 vezes ao dia.

4. Selênio, Betacaroteno, Vitaminas C e E

Selênio (a.a. complexo)	50 mcg
Betacaroteno	10 mg
Vitamina C	100 mg
Vitamina E	200 mg
Excipiente qsp	1 cápsula
Mande.....cápsulas	

Posologia: 1 cápsula 2 vezes ao dia.

Indicações (formulações acima): para prevenir as ações nocivas dos radicais livres no organismo e as doenças relacionadas às ações destes radicais, para retardar o processo de envelhecimento celular, prevenir o desenvolvimento de neoplasias e para prevenir e controlar doenças de natureza isquêmica. Também são indicados na terapêutica complementar das doenças cardiovasculares, processos inflamatórios e reumatológicos, doenças autoimunes, processos tumorais, diabetes, infertilidade, impotência, intoxicações e em doenças oftalmológicas como as degenerações retinianas, catarata e processos inflamatórios oculares.

12. Formulações Usadas em Medicina Esportiva

1. Formulações Multiaminoácidos para Uso Conjunto

a. Aminoácidos BCAA e Vitaminas

Leucina	200 mg	Cloridrato de Piridoxina	15 mg
Isoleucina	100 mg	Pantotenato de Cálcio	15 mg
Valina	100 mg	Excipiente qsp	1 cápsula
Biotina	0,1 mg	Mande.....cápsulas	
Niacina	5 mg		

Posologia: nos dias de treino, 3 cápsulas com a refeição anterior ao treino e 6 cápsulas com a refeição posterior ao treino.

b. Suplemento de Aminoácidos

Ácido Aspártico	22 mg	Leucina	60 mg
Ácido Glutâmico	54 mg	Lisina	22 mg
Alanina	15 mg	Metionina	11 mg
Arginina	9 mg	Prolina	35 mg
Cisteína	6 mg	Serina	23 mg
Cistina	1 mg	Tirosina	5 mg
Fenilalanina	10 mg	Treonina	14 mg
Glicina	16 mg	Triptofano	3 mg
Glutamina	6 mg	Valina	50 mg
Histidina	7 mg	Excipiente qsp	1 cápsula
Isoleucina	37 mg	Mande.....cápsulas	

Posologia: dias normais - 2 cápsulas no almoço e no jantar; dias de treino - 6 cápsulas no almoço e no jantar.

2. Suplemento de Aminoácidos para Desenvolvimento Muscular (uso conjunto)

Fórmula 1

Lisina	150 mg
Histidina	45 mg
Ácido Aspártico	185 mg
Tirosina	95 mg
Treonina	90 mg
Triptofano	50 mg
Valina	165 mg
Alanina	130 mg
Metionina	90 mg
Excipiente qsp	1 cápsula
Mande.....cápsulas	

Posologia: atletas - durante treinamento, 2 a 3 cápsulas ao dia; antes da competição, 4 cápsulas de uma vez; não atletas - 1 a 2 cápsulas ao dia.

Fórmula 2

Arginina	112 mg
Fenilalanina	156 mg
Ácido Glutâmico	200 mg
Prolina	64 mg
Glicina	64 mg
Cisteína	52 mg
Leucina	152 mg
Isoleucina	96 mg
Serina	104 mg
Excipiente qsp	1 cápsula
Mande.....cápsulas	

Posologia: atletas - durante treinamento, 3 a 4 cápsulas ao dia; antes da competição, 5 cápsulas de uma vez; não atletas - 2 a 3 cápsulas ao dia.

Obs.: os aminoácidos devem ser tomados com o estômago vazio e acompanhados de água ou suco de frutas.

3. Suplemento de Boro e Cromo

Boro Glicina	2 mg
Cromo DG	50 mcg
Fitina qsp	500 mg
Mande.....cápsulas	

Posologia: 1 a 2 cápsulas ao dia.

Obs.: formulação indicada para aumento da massa e da força muscular, em atletas em fase de competição.

4. Suplemento de Cromo e Vitamina B6

Cromo DG	200 mcg
Vitamina B6	5 mg
Excipiente qsp	1 cápsula
Mande.....cápsulas	

Posologia: 1 cápsula ao dia.

Obs.: melhora o metabolismo do açúcar, ajuda na diminuição e manutenção do peso, colabora para o aumento da massa muscular, aumenta a performance durante exercícios extenuantes.

5. Vitamina, Minerais e Aminoácido

Magnésio Glicina	60 mg
Arginina	150 mg
Manganês (Sulfato)	2 mg
Zinco (Citrato)	3 mg
Vitamina B6	1 mg
Excipiente qsp	1 cápsula
Mande.....cápsulas	

Posologia: 3 a 6 cápsulas ao dia.

Obs.: suplemento nutricional indicado para o metabolismo muscular.

6. Vitaminas, Minerais e Aminoácidos

Ácido Nicotínico	20 mg
Aspartato de Arginina	250 mg
Aspartato de Potássio	250 mg
Aspartato de Magnésio	250 mg
Gluconato de Cálcio	200 mg
Vitamina D3	0,02 mg
Excipiente qsp	1 cápsula
Mande.....cápsulas	

Posologia: 1 a 2 cápsulas antes dos treinos

Obs.: formulação para câimbras.

7. Creatina

Creatina	5 g
Mande 60 envelopes monodose	

Posologia: início da suplementação - 1 envelope monodose 4 vezes ao dia, juntamente com carboidratos (aproximadamente 34 g em cada tomada), durante 5 dias; manutenção - 1 envelope monodose 2 vezes ao dia, juntamente com carboidratos (aproximadamente 34 g em cada tomada), durante 3 semanas.

Obs.: a creatina é utilizada como substrato energético para atletas, isoladamente ou em associação aos aminoácidos BCAA.

Ref.: 1. Gualano B *et al*. Efeitos da Suplementação de Creatina Sobre Força e Hipertrofia Muscular: Atualizações. *Rev Bras Med Esporte*. 2010 Mai/Jun; 16(3):219-223. 2. Volek JS *et al*. Creatine supplementation enhances muscular performance during high-intensity resistance exercise. *Journal of the American Dietetic Association*. 1997 Jul; 97(7):765-70. 3. Odland LM *et al*. Effect of oral creatine supplementation on muscle [PCr] and short-term maximum power output. *Medicine and Science in Sports and Exercise*. 1997 Feb; 29(2):216-9.

8. Creatina e Aminoácidos BCAA

Creatina	500 mg	Valina	100 mg
Leucina	200 mg	Excipiente qsp	1 cápsula
Isoleucina	100 mg	Mande.....cápsulas	

Posologia: nos dias de treino, 3 cápsulas com a refeição anterior ao treino e 6 cápsulas com a refeição posterior ao treino; manutenção - 2 a 4 cápsulas ao dia durante três meses. Suspender o uso por duas semanas antes de uma nova série.

9. Carnitina

L-Carnitina	250 mg
Excipiente qsp	1 cápsula
Mande.....cápsulas	

Posologia: 1 a 3 cápsulas ao dia.

Obs.: atua no transporte de gorduras para o interior das mitocôndrias, como auxiliar no stress psicológico, exercícios, atividade muscular e exposição ao frio. Aumenta a resistência e diminui a fadiga.

10. Acetilcarnitina

Cloridrato de L-Acetilcarnitina	500 mg
Excipiente qsp	1 cápsula
Mande.....cápsulas	

Posologia: atletas - 1 cápsula 2 vezes ao dia, às refeições.

Obs.: desempenha um importante papel no metabolismo mitocondrial, facilitando a oxidação dos ácidos graxos e fornecendo um estoque de "acetato ativado", que é prontamente utilizável para a acetilação da Coenzima A de volta a Acetilcoenzima A.

11. Carnitina e Coenzima Q-10

L-Carnitina	500 mg
Coenzima Q-10	5 mg
Excipiente qsp	1 cápsula
Mande.....cápsulas	

Posologia: 1 cápsula 2 a 3 vezes ao dia.

Obs.: a coenzima Q-10 tem ação antirradicais livres.

12. Carnitina e Inositol

L-Carnitina	300 mg
Inositol	150 mg
Excipiente qsp	1 cápsula
Mande.....cápsulas	

Posologia: 1 cápsula 3 vezes ao dia.

Obs.: formulação indicada para redução do panículo adiposo e melhora da performance atlética.

13. Inositol

Inositol	250 mg
Excipiente qsp	1 cápsula
Mande.....cápsulas	

Posologia: 1 cápsula 2 vezes ao dia, 1 hora antes das refeições.

Obs.: formulação indicada para controle da compulsão alimentar.

14. Inositol, Carnitina e Colina

Inositol	150 mg
L-Carnitina	300 mg
Colina (Bitartarato)	100 mg
Excipiente qsp	1 cápsula
Mande.....cápsulas	

Posologia: 1 cápsula 3 vezes ao dia.

Obs.: formulação indicada para redução do panículo adiposo, sobrepeso do atleta e melhora da performance atlética.

15. Maltodextrina

Maltodextrina   200 g

Posologia: 10 a 30 g diluídas em água na concentração de 6 a 20 %. A quantidade fornecida deverá ser ajustada de acordo com a necessidade e o gasto energético do indivíduo. A maltodextrina pode ser associada a outros carboidratos, como a frutose, para tornar a solução mais agradável ao paladar.

Indicações: como fonte de energia para o organismo, na prática de esportes. Também é indicada em patologias onde ocorre má absorção, intolerância aos dissacarídeos e nas disfunções hepáticas e renais (agudas e crônicas), quando deve haver restrição de proteínas e minerais.

Obs.: é um carboidrato composto de uma mistura de dextrina e maltose, obtido da mandioca por hidrólise parcial enzimática. É solúvel em água, tem sabor levemente adocicado e fornece 4,3 cal/g. Os carboidratos são a principal fonte de energia do nosso organismo e correspondem a maior parte das calorias ingeridas. Para a prática de esportes e principalmente para a musculação, os carboidratos mais indicados são aqueles com índice glicêmico na faixa de 60 a 69% (como a maltodextrina) ou inferior.

16. *Rhodiola rosea*

Extrato Seco de *Rhodiola rosea*   200 mg
Excipiente qsp   1 cápsula
Mande.....cápsulas

Posologia: 1 cápsula 2 vezes ao dia.

17. *Rhodiola rosea* e *Ginkgo biloba*

Extrato Seco de *Rhodiola rosea*   200 mg
Extrato Seco de *Ginkgo biloba*   80 mg
Excipiente qsp   1 cápsula
Mande.....cápsulas

Posologia: 1 cápsula 2 vezes ao dia.

Indicações: antifadiga, neuroprotetor e nootrópico.

Obs.: o extrato é obtido das raízes de *Rhodiola rosea* (Crassulaceae) e contém salidrosídeos, rosavina e polifenóis, responsáveis por sua ação adaptogênica. O seu uso tem sido estudado em medicina esportiva, para estimular a utilização de ácidos graxos na produção de energia, aumentar a proteção antioxidante do organismo e melhorar o desempenho físico e a resistência do organismo.

Ref.: 1. Parisi A *et al*. Effects of chronic *Rhodiola rosea* supplementation on sport performance and antioxidant capacity in trained male: preliminary results. *J Sports Med Phys Fitness*. 2010 Mar; 50(1):57-63. 2. Zhang ZJ *et al*. Dietary supplement with a combination of *Rhodiola crenulata* and *Ginkgo biloba* enhances the endurance performance in healthy volunteers. *Chin J Integr Med*. 2009 Jun; 15(3):177-83.

18. Theanina e Cistina

L-Theanina   140 mg
Cistina   350 mg
Excipiente qsp   1 cápsula
Mande.....cápsulas

Posologia: 1 cápsula 2 vezes ao dia.

Indicações: como imunomodulador, após exercícios intensos.

Obs.: a L-theanina é um aminoácido derivado do ácido glutâmico (gama etilamino L-ácido glutâmico) presente nas folhas do chá verde, *Camellia sinensis* (Theaceae), que aumenta a produção cerebral de serotonina e de dopamina. Tem ação relaxante sem produzir sonolência, ação nootrópica e imunomoduladora. Tem sido utilizada em medicina esportiva para diminuir as alterações que ocorrem no sistema imune após exercícios intensos (aumento de neutrófilos e redução de linfócitos).

Ref.: Murakami S *et al*. Suppression of exercise-induced neutrophilia and lymphopenia in athletes by cystine/theanine intake: a randomized, double-blind, placebo-controlled trial. *J Int Soc Sports Nutr*. 2010 Jun 4; 7(1):23.

13. Suplementos de Fibras e Grãos

Componentes	Exemplos de Composição				
	1	2	3	4	5
Açúcar Mascavo	50 g	100 g	100 g	100 g	100 g
Agar Agar		50 g	50 g	50 g	50 g
Castanha do Pará	50 g				
Farelo de Aveia ou Aveia em Flocos	50 g	500 g	250 g	100 g	100 g
Farelo de Trigo	50 g	500 g	500 g	250 g	250 g
Farinha de Amêndoas	50 g				
Farinha de Semente de Linhaça	50 g	100 g	50 g	125 g	125 g
Gérmen de Trigo	50 g	250 g	250 g	75 g	75 g
Guaraná em Pó		50 g	50 g	25 g	25 g
Leite de Soja	50 g	500 g	500 g	125 g	125 g
Levedo de Cerveja		50 g	50 g	25 g	25 g
Quinua Real		250 g		25 g	
Sementes de Gergelim Integral com Casca	50 g	50 g	100 g	100 g	100 g

Modo de Usar: 2 colheres de sopa por dia com água, leite ou suco de preferência.

Obs.: conhecidos de forma pouco apropriada como ração humana, são suplementos nutricionais com alto conteúdo de fibras, usados para regular a função intestinal, diminuir a absorção de gorduras e auxiliar no emagrecimento. Há várias composições no mercado, basicamente com os mesmos componentes. O seu uso deve ser feito como suplemento alimentar e não como substituto de refeições.

Informações sobre os Suplementos de Fibras e Grãos

Açúcar Mascavo

É um alimento obtido do caldo da cana de açúcar, *Saccharum sp* (Poaceae), recém-extraído, antes do processo de refinamento do açúcar. Contém vitaminas do complexo B e é rico em minerais como cálcio, magnésio, ferro, cobre, fósforo e potássio.

Agar Agar

Agar agar ou gelose é uma hemicelulose mucilaginosa, extraída de algumas espécies de algas vermelhas (Rodofíceas), como *Gelidium cartilagineum* (Gelidiaceae) e *Gracilaria confervoides* (Sphaerococcaceae). É insolúvel em água, na qual gelifica, aumentando em 6 vezes o seu volume. É usado por sua ação demulcente e formadora de massa, para o tratamento da constipação crônica, síndrome do intestino irritável, diverticulite e para o controle das hemorroidas e colostomias.

Castanha do Pará

São as sementes da castanheira-do-Pará, *Bertholletia excelsa* (Lecythidaceae), ricas em proteínas, carboidratos, óleos monoinsaturados, vitaminas e minerais, sendo a fonte alimentar mais rica em selênio (uma castanha contém aproximadamente 55 mcg de selênio, quantidade diária necessária para adultos), oligoelemento importante para a defesa do organismo contra os radicais livres.

Farelo de Aveia

É obtido de várias espécies de *Avena* (Poaceae) e contém proteínas, carboidratos, vitaminas e minerais como ferro, fósforo e manganês. Também contém fibras, β-glucanos, que melhoram o funcionamento intestinal. O farelo de aveia retarda o esvaziamento gástrico, aumenta a saciedade e ajuda na diminuição do LDL-colesterol.

Farelo de Trigo

É obtido da película que recobre os grãos do trigo, *Triticum sp* (Poaceae) e rico em proteínas, carboidratos e fibras, que aumentam a saciedade, estimulam o funcionamento intestinal e reduzem os níveis de colesterol.

Farinha de Amêndoas

É obtida das sementes secas do fruto da amendoeira, *Prunus dulcis* (Rosaceae) e rica em proteínas, carboidratos, óleos monoinsaturados, fibras, vitaminas e minerais como cálcio, ferro, fósforo, magnésio, potássio, selênio e zinco.

Farinha de Semente de Linhaça

É obtida da semente do linho, *Linum usitatissimum* (Linaceae) e contém proteínas, carboidratos, ácidos graxos ômega 3, fibras, vitaminas e minerais, particularmente cobre, manganês, selênio e cromo. É usado para auxiliar a função intestinal, reduzir as taxas de glicose e colesterol sanguíneos, em regimes de obesidade, doenças degenerativas, desequilíbrios hormonais e baixa imunidade.

Gérmen de Trigo

É obtido dos embriões do trigo, *Triticum sp* (Poaceae), e rico em vitamina E, vitaminas do complexo B, ácido fólico, vitaminas A, D e K e minerais como cálcio, magnésio, fósforo, potássio, manganês, cobalto, cobre, ferro, selênio e zinco. É usado particularmente como fonte de vitamina E, envolvida com os processos metabólicos de eliminação dos radicais livres. Também é rico em proteínas, fibras, ácidos graxos insaturados como ômega 3 e esteróis vegetais.

Guaraná em Pó

É obtido das sementes de *Paullinia cupana* (Sapindaceae) e contém cafeína, teofilina e teobromina. Tem ação estimulante do SNC (antifadiga e estimulante da atividade mental), vasodilatadora coronariana, diurética e estimulante respiratória. É usado para combater a fadiga mental, astenia muscular, redução de edemas, angina (por sua ação vasodilatadora coronariana), cefaleias e dores musculares.

Leite de Soja

É obtido das sementes da soja, *Glycine max* (Fabaceae) e rico em proteínas, vitaminas, sais minerais, lecitina e isoflavonas, um fitoestrógeno. É usado como alternativa ao leite de vaca, por não possuir colesterol e nem lactose.

Levedo de Cerveja

É um suplemento alimentar obtido da levedura de cerveja, *Saccharomyces cerevisiae*, muito rico em vitaminas, aminoácidos e minerais. É a maior fonte natural de vitaminas do complexo B.

Quinua Real

É obtida das sementes de *Chenopodium quinoa* (Amaranthaceae) e rica em proteínas, carboidratos, fibras e minerais como ferro, cálcio e fósforo. Não contém glúten. Segundo a Organização das Nações Unidas para Agricultura e Alimentação é um dos alimentos mais completos que existem, podendo substituir o trigo, a soja e o arroz na alimentação.

Sementes de Gergelim Integral com Casca

O gergelim ou sésamo é obtido das sementes de *Sesamum indicum* (Pedaliaceae), ricas em proteínas, óleos, vitaminas, lecitina, lignanas com ação antioxidante, fibras e minerais como cobre, manganês, cálcio e ferro. Também contém fitoesteróis, que diminuem a produção de colesterol.

VI. Princípios Ativos que Atuam no Sistema Endócrino

1. Hormônios Tireoidianos
faixa de dosagem diária usual

T3, L-Tri-iodotironina, Liotironina .... 25 - 100 mcg
T4, L-Tetraiodotironina, Levotiroxina, Tiroxina .... 50 - 200 mg

Extratos de Tireoide Purificados: Tireoglobulina, Tireoide em Pó [1] .... 15 - 150 mg
TRIAC, TA3, Tiratricol [2] ....*100 - 700 mcg*

[1] A tireoglobulina e a tireoide em pó não são mais preconizadas pelo fato de não terem uma proporção exata de T3 e T4 em sua composição. Foram muito utilizadas antes do desenvolvimento dos hormônios sintéticos, que permitiram uma administração mais segura.

[2] O TRIAC corresponde ao ácido 3,5,3´-tri-iodotiroacético e foi durante muito tempo utilizado no tratamento da obesidade, mas seu uso para esta indicação tem sido condenado ou até mesmo proibido em diversos países. Sua utilização terapêutica é aceita na síndrome de resistência ao hormônio tireoidiano e em associação com a levotiroxina no tratamento do câncer de tireoide. No Brasil, teve o seu uso proibido pela Resolução da Anvisa - RE n° 128, de 11 de janeiro de 2013.

Os hormônios tireoidianos são estimulantes metabólicos gerais que além de aumentar o consumo de oxigênio e a produção de calor, exercem efeitos sobre diversos sistemas do organismo. São indicados para a correção do hipotiroidismo, supressão da liberação de TSH em pacientes com bócio endêmico e após tiroidectomia total ou subtotal para neoplasia maligna da tireoide. O T3 é a forma biologicamente ativa sendo produzido pela tireoide (20 %) e pela conversão do T4 circulante.

No sistema cardiovascular, sensibilizam os receptores beta-adrenérgicos às catecolaminas; no metabolismo proteico levam a um balanço nitrogenado positivo; no metabolismo glicídico, estimulam a glicólise e a oxidação da glicose através do ciclo de Krebs; no metabolismo lipídico, estimulam os processos oxidativos e promovem a liberação de ácidos graxos não esterificados do tecido adiposo; no metabolismo hidroeletrolítico, aumentam a filtração de água e diminuem a sua reabsorção tubular, aumentando ligeiramente a excreção de sódio, potássio e cloreto. São essenciais para o crescimento e desenvolvimento normais.

O seu uso em obesidade é bastante controverso. Foram usados durante muito tempo para aumentar o metabolismo através da sua ação calorigênica. Pensava-se em ocasionar a lipólise aumentando o gasto energético e auxiliando a atingir um balanço calórico negativo. Atualmente, são utilizados somente nos casos em que comprovadamente exista comprometimento tireoidiano.

As doses dos hormônios tireoidianos devem ser cuidadosamente estabelecidas, iniciando sempre com as menores possíveis. A supressão da função tireoidiana normal pode ocorrer quando estes hormônios forem empregados em doses elevadas e por longos períodos de tempo. Como exemplo, 100 mcg de T3 por dia, durante 10 dias, são suficientes para inibir a secreção de TSH pela hipófise.

Os hormônios tireoidianos potencializam o efeito dos anticoagulantes cumarínicos, dos agonistas adrenérgicos (adrenalina, isoproterenol e efedrina) e dos antidepressivos tricíclicos. Em diabéticos pode ser necessária a correção da dose de insulina ou de hipoglicemiantes orais. A absorção dos hormônios tireoidianos diminui na presença de colestiramina (Questran®) e o uso dessas duas substâncias deve estar separado por um intervalo de 5 horas no mínimo.

Exemplos de Fórmulas:

1. T3

L-Tri-iodotironina	25 mcg
Excipiente qsp	1 cápsula
Mande.....cápsulas	

Posologia: 1 cápsula 2 vezes ao dia (25 mcg de T3 são aproximadamente equivalentes a 100 mcg de T4).

2. T4

L-Tetraiodotironina	50 mcg
Excipiente qsp	1 cápsula
Mande.....cápsulas	

Posologia: 50 mcg ao dia, aumentando 25 a 50 mcg a cada 3 semanas até chegar à dose efetiva (máximo 200 mcg ao dia).

Obs.: o T3 tem ação rápida e curta. Seu uso é restrito e reservado para o tratamento de mixedema, síndrome de Wilson (de rara ocorrência e caracterizada pelo déficit na enzima conversora de T4 em T3) e casos em que se deseja efeito rapidamente reversível (preparo de doentes com câncer de tireoide para terapia com iodo radiativo). Após a suspensão, permanece agindo por 2 a 3 dias.

O T4 tem ação estável e prolongada (1 a 3 semanas). É o tratamento de escolha para reposição hormonal tireoidiana em casos não tóxicos. Os efeitos adversos se manifestam em casos de superdosagem e correspondem ao estado de hipertiroidismo (taquicardia, dor anginosa, diarreia, tremores, febre e emagrecimento). Os sintomas de superdosagem aparecem após 6 dias de tratamento devido à conversão gradual de T4 em T3. Após a suspensão do tratamento sua ação persiste por 1 a 3 semanas. Em pacientes com angina, insuficiência cardíaca congestiva (ICC) e hipertensão, doses menores que as efetivas devem ser administradas. Não pode ser utilizado em pacientes com insuficiência adrenal sem cobertura adequada de corticosteroides, pois pode precipitar falência adrenocortical.

3. Associação de T3 e T4

L-Tri-iodotironina	7,5 a 15 mcg
L-Tetraiodotironina	30 a 60 mcg
Excipiente qsp	1 cápsula
Mande.....cápsulas	

Posologia: dose inicial - 7,5 mcg de T3 + 30 mcg de T4; após 1 a 2 semanas aumentar progressivamente até chegar à dose efetiva.

2. Antitiroidianos

faixa de dosagem diária usual

Metimazol	5 - 60 mg
Propiltiouracila	50 - 300 mg
Perclorato de Potássio	100 - 1.000 mg

Exemplos de Fórmulas:

1. Propiltiouracila (cápsulas)

Propiltiouracila	25 a 100 mg
Excipiente qsp	1 cápsula
Mande.....cápsulas	

2. Propiltiouracila (suspensão)

Propiltiouracila	5 mg
Carboximetilcelulose 1,5 %	0,5 ml
Xarope Simples qsp	1 ml
Mande em frasco com.....ml	

Posologia: adultos - dose inicial de 1 cápsula 3 vezes ao dia; manutenção (quando o paciente se tornar eutireoideo) - 50 a 150 mg ao dia, divididos em 2 tomadas.

Obs.: inibe a síntese hormonal intraglandular e a conversão periférica de T4 para T3. É indicado na doença de Graves, onde se espera a normalização do perfil tireoidiano a curto prazo e eventual remissão a longo prazo (1 a 2 anos). Também é utilizado na preparação de pacientes que tenham indicação cirúrgica ou que serão submetidos à terapia com iodo radioativo. Atravessa a barreira placentária e passa para o leite materno, portanto, o seu uso deve ser cauteloso durante a gravidez e amamentação. Seu principal efeito adverso, ainda que não frequente, é a agranulocitose que se manifesta de forma brusca, principalmente, no início do tratamento. Pode ainda acarretar hepatite tóxica, colestase e uma síndrome imunológica semelhante ao lúpus (vasculite, poliartralgia e presença de anticorpos antineutrófilos).

3. Metimazol

Metimazol   5 a 20 mg
Excipiente qsp   1 cápsula
Mande.....cápsulas

Posologia: dose inicial - 15 a 60 mg ao dia, divididos em 3 tomadas; manutenção - 5 a 15 mg ao dia, em dose única.

Obs.: o metimazol tem as mesmas propriedades da propiltiouracila, com a vantagem de ser administrado em dose única no tratamento de manutenção. Não inibe a conversão periférica de T4 em T3 e por isto é menos utilizado em casos de tireotoxicose severa. Com exceção da agranulocitose, seus efeitos adversos são muito menos frequentes que os da propiltiouracila. Atravessa a barreira placentária e é mais facilmente excretado no leite materno que a propiltiouracila.

4. Perclorato de Potássio cápsulas

Perclorato de Potássio   200 a 300 mg
Excipiente qsp   1 cápsula
Mande.....cápsulas

5. Perclorato de Potássio xarope

Perclorato de Potássio   10 mg
Xarope Flavorizado qsp   1 ml
Mande em Vidro com.....ml

Indicações: hipertiroidismo (2ª escolha, após metimazol e propiltiouracila), tireotoxicose induzida pelo iodo, como o associado à terapia com amiodarona, em associação com tionamidas, uso diagnóstico.

Posologia: hipertiroidismo - 600 a 900 mg ao dia, divididos em três tomadas, por até 6 semanas; uso diagnóstico como adjuvante do pertecnetato (99mTc) - adultos - 200 a 400 mg administrados 30 a 60 minutos antes do uso de pertecnetato de sódio, crianças com 15 a 50 kg - 300 mg, crianças com 5 a 15 kg - 200 mg, crianças com < 5 kg - 100 mg.

Obs.: diminui a captação de iodeto pela tireoide e provoca liberação do iodeto inorgânico já captado pela glândula, reduzindo, assim, a síntese dos hormônios tireoidianos. Doses superiores a 1 g ao dia, aumentam a toxicidade e a incidência de agranulocitose e anemia aplástica. O seu uso é contraindicado na gestação e lactação, pois pode atravessar a barreira placentária e ser secretado no leite materno, induzindo hipotireoidismo fetal e neonatal.

Ref.: 1. Pavan R, Jesus AMX, Maciel LMZ. A Amiodarona e a Tireoide. *Arq Bras Endocrinol Metab* vol 48 nº 1 Fev 2004. 2. Ziessman H.A. *et al*. Medicina Nuclear. 4ª Ed. Rio de Janeiro: Saunders Elsevier, 2015.

222 Formulário Médico-Farmacêutico

6. Solução de Lugol

Iodo Metaloide	0,5 g
Iodeto de Potássio	1 g
Água Destilada qsp	10 ml

Posologia: crise tireotóxica - 1 ml por via oral 3 vezes ao dia; indução da involução da tireoide antes da tiroidectomia - 3 a 5 gotas 3 vezes ao dia, durante 10 dias antes da cirurgia; proteção da tireoide contra o iodo radioativo - adultos 130 mg ao dia e crianças 65 mg ao dia, durante 10 dias; reposição de iodo - 3 a 5 gotas 3 a 4 vezes ao dia.

Obs.: o iodo age como inibidor da liberação hormonal tireoidiana e tem indicação como adjuvante às drogas inibidoras de síntese (propiltiouracila, metimazol) no tratamento do hipertiroidismo. Deve ser administrado 1-2 horas após o antitiroidiano, para evitar que sirva de substrato para síntese hormonal, agravando o quadro clínico. Tem utilização no pré-operatório de tiroidectomias devido a seu efeito inibidor na vascularização da glândula. Também é usado para saturar a glândula tireoide, protegendo-a do iodo radioativo e na deficiência de iodo. Não pode ser utilizado como monoterapia, pois seus efeitos são transitórios. Os sintomas de superdosagem são: gosto metálico na boca, irritação conjuntival com lacrimejamento, rinite, bronquite secretora e erupção acneiforme. Atravessa a barreira placentária.

Ref.: 1. *Formulário Nacional da Farmacopeia Brasileira*. 2ª Edição, Anvisa, 2012. 2. Taketomo CK, Hodding JH, Kraus DM. *Pediatric Dosage Handbook*. 17th Ed. 2010-2011.

3. Antidiabéticos, Hipoglicemiantes Orais   faixa de dosagem diária usual

Insulino-Secretores

Clorpropamida	100 - 250 mg
Glibenclamida	2,5 - 10 mg
Gliclazida	40 - 320 mg
Glimepirida	1 - 4 mg
Glipizida	2,5 - 20 mg

Insulino-Sensibilizadores (Biguanidas)

Cloridrato de Fenformina [1]	*25 - 50 mg*
Cloridrato de Metformina	500 - 2.500 mg

[1] *A fenformina deixou de ser preconizada devido ao risco de acidose láctica severa.*

Inibidor da Absorção de Monossacarídeos

Acarbose	50 - 300 mg

Inibidor do Cotransportador-2 de Sódio-Glicose

Dapagliflozina [2]	5 - 10 mg

[2] Dapagliflozina: é usada na forma de dapagliflozina propanodiol, em doses equivalentes à base (12,30 mg dapagliflozina propanodiol são equivalentes a cerca de 10 mg de dapagliflozina base, FEq 1,23).

Os antidiabéticos orais são classificados conforme seu mecanismo de ação em insulino-secretores (sulfonilureias), insulino-sensibilizadores (biguanidas), inibidores da absorção de monossacarídeos (acarbose) e inibidores do cotransportador-2 de sódio e glicose (dapagliflozina).

As sulfonilureias atuam nas células beta do pâncreas estimulando a síntese de insulina, sendo indicadas exclusivamente no diabetes tipo 2. Também interferem na glicogenólise e gliconeogênese, inibindo a liberação de glicose hepática. Induzem aumento do nível de insulina, portanto há risco de ganho ponderal e seu uso deve ser evitado em obesidade. Algumas drogas como os salicilatos, dicumarol, fibratos e sulfonamidas potencializam seus efeitos, devido ao deslocamento das proteínas ligadoras e consequente aumento da fração livre. Atravessam a barreira placentária e seu uso deve ser evitado em gestantes, havendo necessidade absoluta de sua suspensão 30 dias antes do parto para evitar hipoglicemia neonatal. São contraindicadas na lactação.

As biguanidas aumentam a sensibilidade dos tecidos à insulina, reduzem a gliconeogênese hepática e retardam a absorção intestinal da glicose. Promovem glicólise anaeróbia intestinal, sendo esta a principal fonte de lactato que ocorre com seu uso e, consequentemente, dos seus efeitos adversos. Sua ação só é efetiva na presença de insulina (endógena ou exógena), portanto, em casos de diabetes tipo 1, só podem ser utilizadas como adjuvantes à insulinoterapia. Atualmente a biguanida mais utilizada é a metformina.

O inibidor das alfa-glicosidases intestinais (acarbose) retarda a digestão e absorção de carboidratos no intestino delgado e reduz as concentrações sanguíneas de glicose. O inibidor do cotransportador-2 de sódio-glicose (dapagliflozina) é aprovado para uso em monoterapia (em pacientes intolerantes à metformina) e como terapia combinada complementar (com outros agentes redutores de glicose, incluindo insulina) para o diabetes tipo 2, quando a dieta e o exercício por si só não fornecerem controle glicêmico adequado.

Exemplos de Fórmulas:

Sulfonilureias

1. Clorpropamida

Clorpropamida	100 a 250 mg
Excipiente qsp	1 cápsula
Mande.....cápsulas	

Posologia: 100 a 250 mg pela manhã (pacientes idosos - 100 mg pela manhã).

Obs.: é uma sulfonilureia de 1ª geração. Há risco maior de hipoglicemia, pois tem ação de 24 a 48 horas. Seus metabólitos são ativos e a eliminação é totalmente renal, sendo contraindicada na insuficiência renal. Associada ao álcool pode produzir reações tipo dissulfiram, com cefaleia e rubor facial. É contraindicada em hipertensos, pois tem ação antidiurética.

2. Glibenclamida

Glibenclamida	2,5 a 10 mg
Excipiente qsp	1 cápsula
Mande.....cápsulas	

Posologia: dose inicial - 2,5 a 5 mg ao dia, pela manhã; manutenção - 5 a 10 mg ao dia.

Obs.: é uma sulfonilureia de 2ª geração e tem ação de 24 horas. Tem as mesmas ações e restrições da clorpropamida, mas, ao contrario desta, apresenta leve ação diurética e pode ser empregada em pacientes hipertensos.

3. Gliclazida

Gliclazida	40 a 160 mg
Excipiente qsp	1 cápsula
Mande.....cápsulas	

Posologia: a dose inicial é de 40 a 80 mg pela manhã, aumentada gradativamente, se necessário, até 320 mg (doses acima de 160 mg devem ser divididas em 2 tomadas). A dose usual para idosos é de 80 mg pela manhã.

Obs.: é uma sulfonilureia de 2ª geração e difere da clorpropamida por ter ação de 12 horas e não ter ação antidiurética. Há indicações de que tenha efeito antioxidante, com benefícios para o sistema cardiovascular.

4. Glimepirida

Glimepirida	1 a 4 mg
Excipiente qsp	1 cápsula
Mande.....cápsulas	

Posologia: a dose inicial é de 1 mg pela manhã, aumentada gradativamente, se necessário, até 4 mg. A manutenção é feita com 1 a 4 mg pela manhã. Pacientes com insuficiência renal - 1 mg pela manhã.

Obs.: é uma sulfonilureia de 3ª geração. Tem união mais forte com as proteínas do pâncreas do que com as do miocárdio, sugerindo melhor efeito cardiovascular.

5. Glipizida

Glipizida	2,5 a 5 mg
Excipiente qsp	1 cápsula
Mande.....cápsulas	

Posologia: a dose inicial é de 2,5 a 5 mg pela manhã, aumentada gradativamente, se necessário, até 20 mg ao dia (doses acima de 15 mg devem ser divididas em 2 tomadas).

Obs.: é uma sulfonilureia de 3ª geração, com ação de 12 a 24 horas. Embora represente a sulfonilureia de eleição em pacientes com insuficiência renal (sua biotransformação gera 80% de metabólitos inativos) se sugere não utilizá-la na falência renal com filtração glomerular menor que 30 ml/minuto.

Biguanida

1. Metformina

Cloridrato de Metformina	500 mg
Excipiente qsp	1 cápsula
Mande.....cápsulas	

Posologia: 1 cápsula 2 a 3 vezes ao dia, às refeições.

Obs.: também pode ser formulada em solução oral com 100 mg/ml. Além dos efeitos sobre a captação e utilização da glicose, age no metabolismo lipídico diminuindo o colesterol total e aumentando a fração

HDL. Tem indicação no tratamento do diabetes tipo 2, principalmente em casos de obesidade e/ou risco cardiovascular. No caso de diabetes tipo 1, seu uso é feito apenas como coadjuvante à insulina. Os efeitos adversos incluem náuseas, desconforto abdominal e diarreia. Prejudica a absorção intestinal de vitamina B12, mas raramente leva à anemia megaloblástica. Pode induzir acidose láctica em situações de hipóxia, desidratação e alcoolismo. Recomenda-se suspensão temporária no caso de exame de imagem com contraste iodado, pelo risco de falência renal.

Inibidor da Absorção de Monossacarídeos

1. Acarbose

Acarbose	50 - 100 mg
Excipiente qsp	1 cápsula
Mande.....cápsulas	

Posologia: dose inicial - 50 mg ao dia, aumentada gradativamente num período de 3 meses até a faixa de 150 a 300 mg ao dia, divididas em 3 tomadas.

Inibidor do cotransportador-2 de sódio-glicose

1. Dapagliflozina

Dapagliflozina	5 - 10 mg
Excipiente qsp	1 cápsula
Mande.....cápsulas	

Posologia: 5 a 10 mg ao dia.

Indicações: o seu uso é indicado como adjuvante à dieta e exercícios para melhora do controle glicêmico em pacientes com diabetes mellitus tipo 2, isoladamente ou em associação com outros antidiabéticos.

Obs.: a dapagliflozina inibe o cotransportador sódio-glicose 2, a proteína responsável pela reabsorção da glicose nos rins, levando à eliminação do excesso de glicose na urina, melhorando, assim, o controle do diabetes mellitus tipo 2.

Ref.: Dhillon S. Dapagliflozin: A Review in Type 2 Diabetes. *Drugs*. 2019 Jul;79(10):1135-1146.

4. Mucilagens Usadas em Diabetes   faixa de dosagem diária usual

Agar Agar, Gelose, *Gelidium cartilagineum, Gracilaria confervoides* Pó	2 - 5 g
Fucus vesiculosus e *Ascophyllum nodosum* (InSea2®)	0,5 - 1 g
Glucomannan, Konjacmannan, *Amorphophalus konjac* Pó	1 - 4 g
Goma Guar, *Cyamopsis psoraloides, Cyamopsis tetragonolobus* Pó	2 - 6 g

Exemplos de Fórmulas:

1. Agar Agar

Agar Agar	500 mg
Mande.....cápsulas	

2. Glucomannan

Glucomannan	500 mg
Mande.....cápsulas	

3. Goma Guar

Goma Guar 500 mg
Mande.....cápsulas

Posologia (formulações anteriores): 3 a 4 cápsulas 2 vezes ao dia, antes das refeições, juntamente com dois copos d'água.

Obs.: o uso de mucilagens no tratamento do diabetes mellitus, principalmente não insulino dependente, é feito por sua ação redutora da glicemia pós-prandial (vide também capítulo IV - Princípios Ativos que Atuam no Aparelho Digestivo, item 12 - Fibras e Mucilagens).

Ref.: 1. Stevens DL. The use of complementary and alternative therapies in diabetes. *Clinics in Family Practice*. 2002 Dec; 4(4):911-928. 2. Vuksan V *et al*. Konjac-Mannan (Glucomannan) Improves Glycemia and Other Associated Risk Factors for Coronary Heart Disease in Type 2 Diabetes - A randomized controlled metabolic trial. *Journal of Diabetes Care*. 1999 Jun; 22(6):913-919.

4. *Fucus vesiculosus* e *Ascophyllum nodosum* (InSea2®)

InSea2 250 mg
Excipiente qsp 1 cápsula
Mande.....cápsulas

Posologia: 1 a 2 cápsulas antes das principais refeições.

Indicações: como coadjuvante no tratamento da síndrome metabólica e da obesidade, pela ação dos polifenóis existentes nessas algas, capazes de inibir enzimas digestivas e retardar a absorção da glicose.

Ref.: 1. Gabbia D *et al*. The Phytocomplex from *Fucus vesiculosus* and *Ascophyllum nodosum* Controls Postprandial Plasma Glucose Levels: An In Vitro and In Vivo Study in a Mouse Model of NASH. *Mar Drugs*. 2017 Feb 15;15(2). 2. Paradis ME *et al*. A randomised crossover placebo-controlled trial investigating the effect of brown seaweed (*Ascophyllum nodosum* and *Fucus vesiculosus*) on postchallenge plasma glucose and insulin levels in men and women. *Appl Physiol Nutr Metab*. 2011 Dec; 36(6):913-9. 3. Roy MC *et al*. Effect of a commercially-available algal phlorotannins extract on digestive enzymes and carbohydrate absorption in vivo. *Food Research International* 44 (2011) 3026–3029.

5. Suplementos Nutricionais para o Diabetes   faixa de dosagem diária usual

Cromo elementar (Quelato, Picolinato) .... 50 - 200 mcg
Inositol .... 500 - 1.000 mg
Vanádio Quelato .... 50 - 500 mcg
Zinco elementar (Quelato, Sulfato) .... 10 - 60 mg

Fitoterápico

Gimnema, *Gymnema sylvestre* Extrato Seco .... 100 - 200 mg

Exemplos de Fórmulas:

1. Suplemento de Cromo e Vanádio

Cromo Quelato	100 mcg
Vanádio Quelato	100 mcg
Excipiente qsp	1 cápsula
Mande.....cápsulas	

Posologia: 1 cápsula 2 vezes ao dia.

2. Suplemento de Cromo e Biotina

Picolinato de Cromo	600 mcg
Biotina	2 mg
Excipiente qsp	1 cápsula
Mande.....cápsulas	

Posologia: 1 cápsula ao dia, pela manhã.

Obs.: vide capítulo V - item 9 - Vitaminas, Aminoácidos e Minerais.

Ref.: 1. Balk EM *et al*. Effect of chromium supplementation on glucose metabolism and lipids: a systematic review of randomized controlled trials. *Diabetes Care*. 2007 Aug; 30(8):2154-63. 2. Albarracin CA *et al*. Chromium picolinate and biotin combination improves glucose metabolism in treated, uncontrolled overweight to obese patients with type 2 diabetes. *Diabetes Metab Res Rev*. 2008 Jan/Feb; 24(1):41-51.

3. Suplemento Vitamínico e Mineral

Cromo Quelato	100 mcg	Vitamina B6	100 mg
Zinco Quelato	35 mg	Inositol	250 mg
Vanádio Quelato	100 mcg	Excipiente qsp	1 cápsula
Vitamina B1	10 mg	Mande.....cápsulas	

Posologia: 1 cápsula 2 vezes ao dia.

Obs.: vide capítulo V - item 9 - Vitaminas, Aminoácidos e Minerais.

Ref.: 1. Treviño S *et al*. Vanadium in Biological Action: Chemical, Pharmacological Aspects, and Metabolic Implications in Diabetes Mellitus. *Biol Trace Elem Res*. 2019; 188(1): 68-98. 2. Chimienti F *et al*. In vivo expression and functional characterization of the zinc transporter ZnT8 in glucose-induced insulin secretion. *J Cell Sci*. 2006 Oct; 119(Pt 20):4199-206.

4. Gimnema

Gymnema sylvestre E. Seco	50 mg
Excipiente qsp	1 cápsula
Mande.....cápsulas	

Posologia: 1 cápsula 2 vezes ao dia, meia hora antes do almoço e do jantar.

5. Suplemento de Gimnema e Cromo

Gymnema sylvestre E. Seco	50 mg
Cromo (Picolinato)	100 mcg
Excipiente qsp	1 cápsula
Mande.....cápsulas	

Posologia: 1 cápsula 2 vezes ao dia.

Obs.: os extratos são obtidos das raízes e folhas de *Gymnema sylvestre* (Asclepiadaceae), uma planta trepadeira comum na Índia. Contêm resinas, enzimas, glicosídeos, ácido gimnêmico e quercitol, entre outras substâncias. Tem ação adstringente, estomáquica, tônica e refrescante. Tem também ação estimulante sobre a produção de insulina e ação diurética. Mais recentemente, o seu uso tem sido experimentado no tratamento da diabete e da obesidade, por seu efeito redutor do "sabor doce", que dura de 1 a 2 horas. A dose de *Gymnema sylvestre* extrato seco (75%) é de 50 a 100 mg 2 vezes ao dia, meia hora antes do almoço e do jantar, podendo chegar até 400 mg ao dia.

6. Adoçantes

Acessulfame de Potássio

O acessulfame de potássio é um adoçante sem calorias, não metabolizado pelo organismo, cerca de 200 vezes mais doce que a sacarose. Ao contrário de outros adoçantes, não sofre alterações com o aquecimento. Não é cariogênico e não influencia o metabolismo da glicose, o que o torna seguro para uso em pacientes diabéticos. Tem efeito sinérgico com outros adoçantes e é amplamente utilizado nas indústrias alimentícia, de bebidas e em produtos de higiene oral.

Aspartame

É um adoçante artificial composto por dois aminoácidos, o ácido aspártico e a fenilalanina, com capacidade adoçante 200 vezes maior que a sacarose. Cada grama de aspartame fornece 4 calorias. Não deixa gosto amargo na boca e não provoca cáries. Não deve ser utilizado por pessoas sensíveis à fenilalanina. Pode ser levemente aquecido ou usado no preparo de receitas frias ou geladas. Pode ser formulado em pó ou em solução.

Ciclamato de Sódio

Tem capacidade adoçante 35 vezes maior que a sacarose e não fornece calorias. Pode-se encontrar o ciclamato nas formas de ácido ciclâmico, ciclamato de cálcio, de sódio e de potássio. Pode ser utilizado em altas temperaturas, porém deixa gosto amargo na boca. É formulado em soluções, associado à sacarina e/ou sorbitol.

Esteviosídeo

É um adoçante natural obtido de *Stevia rebaudiana*, 300 vezes mais doce que a sacarose. Não provoca cáries e não possui valor calórico. É formulado em soluções, podendo ser associado à sacarina.

Frutose

É um isômero da glicose obtido de frutas doces, vegetais e do mel de abelhas. Tem poder adoçante 1 vez e meia maior que a sacarose. Não provoca cáries. O seu uso por diabéticos deve ser feito somente com orientação médica.

Sacarina

Tem poder adoçante 300 a 700 vezes maior que a sacarose e não contém calorias. O seu uso é feito normalmente em soluções, associado ao ciclamato.

Sorbitol

É um açúcar encontrado na ameixa, maça, pêssego e cereja. Seu poder adoçante é 50 % menor que a sacarose e o valor calórico é o mesmo. Não provoca cáries e não eleva o nível de glicose no sangue. O sorbitol é resistente a altas temperaturas e dá consistência às receitas.

Sucralose

Tem poder adoçante 300 a 1.000 vezes maior que a sacarose e não contém calorias. O seu uso é feito para adoçar formulações farmacêuticas, alimentos e bebidas. Não é cariogênica.

VII. Princípios Ativos para Uso em Urologia e Nefrologia

A. Uso Oral

1. Alcalinizantes Urinários e Repositores Eletrolíticos

1. Bicarbonato de Sódio (cápsulas)

Bicarbonato de Sódio	500 mg
Excipiente qsp	1 cápsula
Mande.....cápsulas	

Posologia: 0,5 a 1,5 mEq/kg/dia, divididos em 4 tomadas (1 mEq ≈ 84 mg).

2. Bicarbonato de Sódio 10 %

Bicarbonato de Sódio	10 g
Água Destilada qsp	100 ml

Posologia: 20 ml (2 g), 4 vezes ao dia.

Indicações: alcalinizante urinário, tratamento da acidose metabólica leve a moderada, alcalinização da urina após administração de metotrexato em altas doses (intensificar a excreção do metotrexato através da hidratação adequada e alcalinização da urina), profilaxia de cálculos renais de ácido úrico, tratamento da hiperacidez.

3. Carbonato de Cálcio (cápsulas)

Carbonato de Cálcio	500 mg
Excipiente qsp	1 cápsula
Mande.....cápsulas	

Posologia: 2 a 3 g 2 vezes ao dia, às refeições.

4. Acetato de Cálcio (cápsulas)

Acetato de Cálcio	500 mg
Excipiente qsp	1 cápsula
Mande.....cápsulas	

Posologia: 2 cápsulas 2 vezes ao dia, às refeições.

Indicações: como alcalinizante urinário, quelante de fósforo em pacientes renais crônicos, insuficiência renal crônica.

Obs.: os quelantes de fósforo que contém Ca, como o carbonato ou acetato de cálcio, se ligam ao fósforo na luz intestinal, diminuindo sua absorção no tubo digestivo. O acetato de cálcio tem maior poder quelante com menor oferta de cálcio que o carbonato de cálcio (acetato de cálcio - 25% de cálcio elementar; carbonato de cálcio (40% de cálcio elementar).

Ref.: 1. Carvalho AB, Cuppari L. Controle da Hiperfosfatemia na DRC. *J Bras Nefrol.*, 30 (2):4-8. 2008. 2. D'Almeida Filho EJ *et al*. Calcium acetate versus calcium carbonate in the control of hyperphosphatemia in hemodialysis patients. *Sao Paulo Med J/Rev Paul Med.*, 118(6):179-84, 2000.

5. Citrato de Potássio (cápsulas)

Citrato de Potássio	500 mg
Excipiente qsp	1 cápsula
Mande.....cápsulas	

Posologia: 3 a 6 g ao dia, divididos em 2 tomadas, às refeições.

6. Citrato de Potássio (envelopes)

Citrato de Potássio	3,3 g
Ácido Cítrico Monoidratado	1 g
Excipiente qsp	1 envelope
Mande.....envelopes	

Posologia: 1 envelope dissolvido em água, 3 vezes ao dia, após as refeições e ao deitar.

Obs.: o citrato de potássio é um alcalinizante urinário usado na acidose tubular renal, no tratamento de cálculos renais de cálcio, ácido úrico e cistina, associados à hipocitratúria, e para o alívio da dor e irritação nas cistites.

7. Citrato de Potássio Monoidratado 43 %

Citrato de Potássio Monoidratado	43 g
Xarope Simples	30 ml
Água Destilada qsp	100 ml

Posologia: na hipocitratúria leve a moderada (> 150 mg de citrato urinário/dia), iniciar com 1,08 g (10 mEq de íon potássio) 3 vezes ao dia juntamente com as refeições; na hipocitratúria grave (< 150 mg de citrato urinário/dia), 2,16 g (20 mEq de íon potássio) 3 vezes ao dia, juntamente com as refeições ou até 30 minutos depois. A dose máxima recomendada é de 10,8 g ao dia (100 mEq de íon potássio).

Indicações: tratamento da acidose tubular renal por cálculos de sais de cálcio, hipocitratúria com redução da excreção de oxalato de cálcio de qualquer etiologia, litíase por sais de ácido úrico.

Obs.: cada ml corresponde aproximadamente a 4 mEq de citrato de potássio.

8. Solução de Shohl

Ácido Cítrico Monoidratado	12,8 g
Citrato de Sódio Di-hidratado	9,8 g
Xarope Simples	30 ml
Água Destilada qsp	100 ml

9. Solução de Shohl Modificada (Solução de Albright)

Ácido Cítrico Monoidratado	6,68 g
Citrato de Sódio Di-hidratado	10 g
Xarope Simples	30 ml
Água Destilada qsp	100 ml

Posologia: adultos - 10 a 30 ml diluídos em água, após as refeições e antes de dormir, ou conforme indicação médica (dose máxima - 150 ml ao dia); crianças - 5 a 15 ml diluídos em água, após as refeições e antes de dormir, ou conforme indicação médica.

Indicações: alcalinizante sistêmico indicado quando é desejável manter a urina alcalina; para aliviar o estado de acidose metabólica crônica, como resultado da insuficiência renal crônica ou síndrome da acidose tubular renal, especialmente quando a administração de sais de potássio não é desejável ou contraindicada. Tem ação quelante que aumenta a excreção urinária de cálcio e chumbo e, por este motivo, também pode ser empregada na hipercalcemia e em casos de envenenamento por chumbo. Também é usada para facilitar a dissolução de cálculos renais.

Ref.: Allen Jr LV (editor). Formulations - Shohl's Solution, Modified (Albright's Solution). *International Journal of Pharmaceutical Compounding*. 2005 Jul/Aug; 9(4):316.

10. Solução de Eisemberg

Citrato de Sódio di-hidratado	10 g
Citrato de Potássio monoidratado	11 g
Ácido Cítrico monoidratado	6,67 g
Xarope Simples	30 ml
Água Destilada qsp	100 ml

Posologia: a dose usual para adultos é de 15 a 30 ml diluídos em água, quatro vezes ao dia (após refeições e antes de dormir) ou conforme indicação médica. A dose usual para crianças é de 5 a 15 ml diluídos em água, quatro vezes ao dia (após refeições e antes de dormir), ou conforme indicação médica.

Obs.: 1 ml = 1 mEq Na^+ e 1 mEq K^+.

Indicações: é utilizada para reposição de álcalis na síndrome de Fanconi, caracterizada por um distúrbio múltiplo do túbulo renal proximal que inclui deficiência na reabsorção da glicose, aminoácidos, fosfato, bicarbonato e outras substâncias. Também é usada como alcalinizante sistêmico quando a alcalinização da urina for requerida, como em pacientes com aumento do ácido úrico e cálculos de cistina no trato urinário. É usada ainda como adjuvante aos uricosúricos no tratamento da gota, pois os uratos tendem a se cristalizar em urina ácida. É eficaz em corrigir a acidez em distúrbios tubulares renais.

11. Solução de Joulie

Fosfato de Sódio dibásico heptaidratado	13,5 g
Ácido Ortofosfórico 85 %	5,85 g
Xarope de Groselha	10 %
Água Preservada qsp	100 ml

Indicações: síndrome de Fanconi, prevenção ou tratamento de cálculo renal cálcico e da hipofosfatemia, raquitismo hipofosfatêmico. O fosfato exerce efeito regulador dos níveis de cálcio e tampão sobre o equilíbrio ácido-base e a excreção dos íons hidrogênio nos rins.

Posologia: síndrome de Fanconi - 30-50 mg/kg/dia, por exemplo, 4 ml cada 4 horas, 5 vezes ao dia (600 mg ao dia; 1 ml da solução contém 30 mg de fósforo elementar); reposição de fósforo: adultos - 250 mg, crianças - 200 mg de fósforo elementar.

Ref.: 1. Memento Terapêutico da Farmácia Universitária da UFRJ 2ª Ed. 2016. 2. Abdelfadil AM. Growth Hormone Therapy in a Case with Fanconi-Biekel Syndrome. *J Clin Case Rep Trials*, 1(1): 46-51, 2018. 3. Roy M *et al*. Hypophosphatemic Rickets: Presenting Features of Fanconi-Bickel Syndrome. *Case Rep Pathol*., 2011: 314696. 4. Karande S *et al*. Fanconi-Bickel syndrome. *Indian Pediatr*. 2007 Mar;44(3):223-5.

2. Antifibróticos

faixa de dosagem diária usual

Acetilcarnitina	600 - 2.000 mg
Coenzima Q-10 (Ubiquinona, Ubidecarenona)	300 mg
Pentoxifilina	400 - 1.200 mg
Potaba (Para Aminobenzoato de Potássio)	6 - 12 g
Vitamina E	400 - 600 mg

Exemplos de Fórmulas:

1. Acetilcarnitina 300 mg

Cloridrato de L-Acetilcarnitina	300 mg
Excipiente qsp	1 cápsula
Mande.....cápsulas	

Posologia: 1 cápsula 2 vezes ao dia.

Ref.: 1. Smith JF *et al*. Peyronie's disease: a critical appraisal of current diagnosis and treatment. *IJIR*. 20:445-59, 2008. 2. Trost LW *et al*. Pharmacological Management of Peyronie's Disease. *Drugs* 2007; 67(4):527-45.

Indicações: doença de Peyronie.

2. Acetilcarnitina 1 g

Cloridrato de L-Acetilcarnitina	1 g
Excipiente qsp	1 cápsula
Mande.....cápsulas	

Posologia: 1 cápsula 2 vezes ao dia.

Ref.: Biagiotti G, Cavallini G. Acetyl-L-carnitine vs tamoxifen in the oral therapy of Peyronie's disease: a preliminary report. *BJU Int*. 2001 Jul; 88(1):63-7.

Obs.: a acetilcarnitina é utilizada para aumentar o fornecimento de radicais acetato para o ciclo de Krebbs, favorecendo assim a respiração mitocondrial, a produção de ATP e a diminuição de radicais livres. A acetilcarnitina pode reduzir a dor erétil e inibir a progressão da doença.

3. Coenzima Q-10

Coenzima Q-10	300 mg
Excipiente qsp	1 cápsula
Mande.....cápsulas	

Posologia: 1 cápsula ao dia.

Indicações: doença de Peyronie.

Obs.: a coenzima Q-10 é usada por sua ação antioxidante na tentativa de reduzir o tamanho da placa fibrótica, reduzir a curvatura peniana e melhorar a função erétil.

Ref.: Safarinejad MR. Safety and efficacy of coenzyme Q10 supplementation in early chronic Peyronie's disease: a double-blind, placebo-controlled randomized study. *Int J Impot Res*. 2010 Sep-Oct; 22(5):298-309.

4. Pentoxifilina

Pentoxifilina	400 mg
Excipiente qsp	1 cápsula
Mande.....cápsulas	

Posologia: 1 cápsula 3 vezes ao dia.

Indicações: doença de Peyronie.

Obs.: é um derivado xantínico relacionado à teofilina e à cafeína, com ação antioxidante, anti-inflamatória e antifibrótica.

Ref.: Gianni P *et al*. Recent Pathophysiological Aspects of Peyronie's Disease: Role of Free Radicals, Rationale, and Therapeutic Implications for Antioxidant Treatment - Literature Review. *Advances in Urology*. Volume 2017, Article ID 4653512.

5. Potaba (cápsulas)

Para Aminobenzoato de Potássio	500 mg
Mande.....cápsulas	

6. Potaba (sachês)

Para Aminobenzoato de Potássio	2 - 3 g
Mande.....sachês	

Posologia: adultos - 2 a 4 cápsulas (1 a 2 gramas) 6 vezes ao dia, juntamente com alimentos (como alternativa para reduzir o número de tomadas, 3 gramas 4 vezes ao dia); crianças - 220 mg/kg ao dia, divididos em 4 a 6 doses, juntamente com alimentos. O conteúdo dos sachês pode ser dissolvido em sucos cítricos para mascarar o sabor da formulação.

Indicações: doença de Peyronie, esclerodermias, dermatomiosite, líquen escleroso e pênfigo.

Obs.: a ação antifibrótica do para aminobenzoato de potássio se deve possivelmente a um aumento da oferta celular de oxigênio aos tecidos, por ativação da monoaminoxidase. Desta maneira, favorece a degradação das catecolaminas e diminui a fibrose por isquemia. Alguns trabalhos recentes mostram que o potaba pode diminuir a tamanho e a curvatura da placa. Os efeitos adversos mais comuns são anorexia, náuseas, vômitos e hipoglicemia; menos frequentemente podem ocorrer reações alérgicas.

Ref.: 1. Park TY et al. The Efficacy of Medical Treatment of Peyronie's Disease: Potassium Para-Aminobenzoate Monotherapy vs. Combination Therapy with Tamoxifen, L-Carnitine, and Phosphodiesterase Type 5 Inhibitor. *World J Mens Health*. 2016 Apr; 34(1):40-6. 2. Trost LW et al. Pharmacological Management of Peyronie's Disease. *Drugs* 2007; 67(4):527-45.

7. Vitamina E

Vitamina E	400 - 600 mg
Excipiente qsp	1 cápsula
Mande.....cápsulas	

Posologia: 1 cápsula ao dia

Indicações: doença de Peyronie.

Obs.: a vitamina E tem propriedade antioxidante, antirradicais livres, antifibrótica, anti-inflamatória e antiproliferativa. O seu uso foi proposto por Scott e Scardino em 1948 e até hoje continua sendo uma opção para o tratamento da doença de Peyronie.

Ref.: 1. Gianni P et al. Recent Pathophysiological Aspects of Peyronie's Disease: Role of Free Radicals, Rationale, and Therapeutic Implications for Antioxidant Treatment - Literature Review. *Advances in Urology*. Volume 2017, Article ID 4653512. 2. Hellstrom WJG. Medical Management of Peyronie's Disease. *Journal of Andrology*, v. 30, n. 4, July/August 2009.

3. Antissépticos Urinários

faixa de dosagem diária usual

Azul de Metileno	60 - 300 mg
Cloridrato de Fenazopiridina	100 - 600 mg
Mandelato de Metenamina, Mandelamine, Urotropina	500 - 2.000 mg

Exemplos de Fórmulas:

1. Antisséptico Urinário

Mandelato de Metenamina	400 mg
Azul de Metileno	30 mg
Excipiente qsp	1 cápsula
Mande.....cápsulas	

Posologia: 1 cápsula 3 a 4 vezes ao dia.

Obs.: a metenamina atua pela liberação de formol após sua hidrólise em meio ácido (a acidez é conferida pelo ácido mandélico).

2. Analgésico e Antisséptico Urinário

Cloridrato de Fenazopiridina	100 mg
Azul de Metileno	50 mg
Excipiente qsp	1 cápsula
Mande.....cápsulas	

Posologia: 1 cápsula 3 vezes ao dia.

Obs.: os pacientes devem ser alertados para a alteração de cor da urina e a possibilidade de manchar roupas.

4. Hormônios Masculinos

faixa de dosagem diária usual

Metiltestosterona **	5 - 50 mg
Propionato de Testosterona **	5 - 20 mg
Testosterona Micronizada (bioidêntica) **	5 - 50 mg
Undecanoato de Testosterona **	40 - 160 mg

** Princípios Ativos controlados pela Portaria 344 lista C-5 (SVS-MS), com receituário de controle especial em duas vias.

Exemplos de Fórmulas:

1. Metiltestosterona cápsulas

Metiltestosterona	25 mg
Excipiente qsp	1 cápsula
Mande.....cápsulas	

Posologia: 1 cápsula ao dia.

Indicações: androgenioterapia oral

2. Metiltestosterona suspensão oral

Metiltestosterona	25 mg
Veículo qsp	5 ml
Mande em frasco com.....ml	

Posologia: 5 ml ao dia.

Indicações: androgenioterapia oral.

3. Metiltestosterona assoc.

Metiltestosterona	10 mg
Vitamina E	50 mg
Fitina	250 mg
Excipiente qsp	1 cápsula
Mande.....cápsulas	

Posologia: 1 a 2 cápsulas 2 vezes ao dia, antes das refeições.

4. Propionato de Testosterona

Propionato de Testosterona	5 mg
Vitamina E	100 mg
Glicerofosfato de Cálcio	400 mg
Mande.....cápsulas	

Posologia: 1 cápsula 2 vezes ao dia.

5. Testosterona comprimidos SL

Testosterona Micronizada	5 mg
Excipiente qsp	1 cp
Mande.....cp sublinguais	

Posologia: 5 mg 2 vezes ao dia, por via sublingual.

6. Testosterona gotas SL

Testosterona Micronizada	5 mg
Óleo de Amêndoas qsp	1 ml
Mande em frasco com.....ml	

7. Testosterona Transdérmica 10 mg/ml

Testosterona Micronizada	10 mg
Etoxidiglicol ou Propilenoglicol	3 %
Gel Transdérmico PLO qsp	1 ml

Mande.....seringas calibradas com 10 ml ou em.....sachês monodose ou em frasco dosador calibrado (1 ml) com.....ml.

Modo de Usar: aplicar 0,5 a 1 ml por dia.

8. Gel ou Creme com Testosterona 10 mg/g

Testosterona Micronizada	10 mg
Gel Alcoólico de Carbopol qsp	1 g
ou Creme não Iônico qsp	1 g

Mande em Bisnagas com.....g ou em sachês monodose com 1 g.

Modo de Usar: aplicar 1 g ao dia.

As aplicações devem ser feitas no antebraço ou abdômen, alternando sítios de aplicação a cada dia. Iniciar com as menores doses e aumentar progressivamente até alcançar os níveis fisiológicos.

Indicações (formulações anteriores): terapia de reposição hormonal masculina, disfunção erétil, hipogonadismo. Os pacientes que fazem reposição hormonal de testosterona, particularmente com mais de 50 anos, devem ter seus níveis de antígeno prostático específico (PSA) monitorados.

Obs.: guardar em temperatura ambiente. O gel transdérmico PLO tem propriedade gelificante termorreversa e se liquefaz quando resfriado em geladeira. Etoxidiglicol - dietilenoglicol monoetil éter, Transcutol®.

Ref.: Bamrom HJ. Andropause: A Review of Treatment Options. *International Journal of Pharmaceutical Compounding*. 2002 Nov/Dec; 6(6):458-461.

9. Undecanoato de Testosterona

Undecanoato de Testosterona	40 a 120 mg
Excipiente qsp	1 cápsula
Mande.....cápsulas	

Posologia: dose inicial - 120 mg ao dia, em doses divididas, durante 2 a 3 semanas; manutenção - 40 a 120 mg ao dia, conforme a resposta clínica. As doses devem ser administradas após uma refeição.

Indicações: terapia de reposição hormonal masculina.

Obs.: o undecanoato de testosterona é um éster que sofre menor inativação hepática após absorção, quando usado por via oral, por ter maior distribuição no sistema linfático.

5. Precursores Hormonais

faixa de dosagem diária usual

Androstenediona	100 - 200 mg
Isoflavonas	50 mg
Pregnenolona *	10 - 100 mg
Dehidroepiandrosterona, DHEA, Prasterona **	5 - 50 mg

* Sua comercialização no Brasil foi suspensa pela RE 685 de 21 de março de 2018 da Anvisa por não ter sua eficácia terapêutica avaliada e aprovada por esta Agência.
** Princípios Ativos controlados pela Portaria 344 lista C-5 (SVS-MS), com receituário de controle especial em duas vias.

Exemplos de Fórmulas:

1. Androstenediona

Androstenediona	50 a 100 mg
Excipiente qsp	1 cápsula
Mande.....cápsulas	

Posologia: 1 cápsula 2 vezes ao dia.

Indicações: terapia de reposição hormonal.

Obs.: é um andrógeno natural, produzido pela suprarrenal, precursor de andrógenos e estrógenos.

2. DHEA (Prasterona)

Dehidroepiandrosterona	5 mg
Excipiente qsp	1 cápsula
Mande.....cápsulas	

Posologia: 1 cápsula 2 vezes ao dia.

Indicações: prevenção de doenças neurodegenerativas e dos efeitos do envelhecimento.

Obs.: é um precursor hormonal com diversas ações metabólicas, como estimulante da libido, antidepressivo, antienvelhecimento, antiaterogênica, antiosteoporótica, antiobesidade, antineoplásica e imunomoduladora.

3. Isoflavonas da Soja

Isoflavonas	50 mg
Excipiente qsp	1 cápsula
Mande.....cápsulas	

Posologia: 1 cápsula pela manhã.

Indicações: coadjuvante no tratamento do câncer de próstata e da hiperplasia benigna prostática.

Obs.: as isoflavonas são compostos difenólicos com o núcleo semelhante à flavona, também presentes nos compostos bioflavonoides. São obtidas da soja, que apresenta uma grande concentração de isoflavonas na forma de glicosídeos, as quais são hidrolisadas por ação de bactérias intestinais em aglicíonas e açúcares. As aglicíonas mais estudadas e com maior atividade são a genisteína e daidzeína. A semelhança química entre as isoflavonas e o núcleo do estradiol sugere uma atividade pró-estrogênica, sendo esses compostos conhecidos também como fitoesteróis, fitoestrogênios ou fitohormônios.

Ref.: Castle EP, Thrasher JB. The role of soy phytoestrogens in prostate cancer. *Urologic Clinics of North America*. 2002 Feb; 29(1):71-81.

4. Pregnenolona Cápsulas

Pregnenolona	10 a 30 mg
Excipiente qsp	1 cápsula
Mande.....cápsulas	

Posologia: 1 cápsula pela manhã.

Indicações: andropausa, fadiga crônica, manutenção e desenvolvimento das funções cerebrais (memória, raciocínio e humor), mal de Alzheimer, doença de Parkinson.

Obs.: é um precursor metabólico de diversos hormônios como dehidroepiandrosterona, androstenediona, testosterona, cortisol, estrógenos e progesterona. Sua produção no organismo diminui com a idade, sendo que aos 75 anos corresponde à metade da que ocorre aos 35 anos.

6. Inibidor da Aromatase

faixa de dosagem diária usual

Crisina .... 500 - 1.000 mg

Exemplos de Fórmulas:

1. Cápsulas com Crisina

Crisina	250 mg
Excipiente qsp	1 cápsula
Mande.....cápsulas	

Posologia: 1 cápsula 2 vezes ao dia.

2. Cápsulas com Crisina e Tribulus

Crisina	250 mg
Tribulus terrestris E. Seco	250 mg
Excipiente qsp	1 cápsula
Mande.....cápsulas	

Posologia: 1 cápsula 2 vezes ao dia.

3. Gel ou Creme Transdérmico com Crisina

Crisina	100 a 300 mg
Etoxidiglicol	0,1 ml
Gel de PLO ou Creme qsp	1 ml

Mande.....seringas calibradas com 10 ml ou em.....sachês monodose ou em frasco dosador calibrado (1 ml) com.....ml.

4. Gel ou Creme com Crisina e Testosterona

Crisina	50 mg
Testosterona	50 mg
Gel de PLO ou Creme qsp	1 ml

Mande.....seringas calibradas com 10 ml ou em.....sachês monodose ou em frasco dosador calibrado (1 ml) com.....ml.

Modo de Usar: aplicar 1 ml ao dia, alternando os locais de aplicação.

Obs.: guardar em temperatura ambiente. O gel transdérmico PLO tem propriedade gelificante termorreversa e se liquefaz quando resfriado em geladeira. Etoxidiglicol - dietilenoglicol monoetil éter, Transcutol®.

A crisina (5,7 di-hidroxiflavona) é um flavonoide obtido de *Passiflora caerulea* (Passifloraceae), conhecida popularmente como *Blue Passion Flower*, uma espécie aparentada ao maracujá comum, usada como suplemento nutricional. Tem ação inibidora sobre a aromatase, uma enzima do citocromo P-450 que catalisa a conversão de andrógenos em estrógenos, e ação inibidora sobre a xantina oxidase, que diminui a formação de ácido úrico. Tem ainda ação ansiolítica e antioxidante.

O seu uso é indicado para aumentar os níveis de testosterona na andropausa. Tem sido utilizada por fisiculturistas e atletas, como forma de otimizar a testosterona naturalmente produzida pelo organismo, inibindo a sua conversão em estrógenos.

É pouco absorvida por via oral, mas melhor absorvida por via tópica, podendo ser utilizada em formulações transdérmicas. Seu metabolismo é intenso, sendo por isso utilizada como adjuvante aos tratamentos de modulação hormonal. O seu uso é contraindicado em pacientes com câncer de próstata, mulheres grávidas ou lactantes, crianças e adolescentes.

Ref.: 1. Bamrom HJ. Andropause: A Review of Treatment Options. *International Journal of Pharmaceutical Compounding*. Nov/Dec 2002; 6(6):458-461. 2. Jeong HJ *et al*. Inhibition of aromatase activity by flavonoids. *Arch Pharm Res*. 1999; 22:309-312. 3. Nagao A *et al*. Inhibition of xanthine oxidase by flavonoids. *Biosci Biotechnol Biochem*. 1999; 63:1787-1790. 4. Paladini AC *et al*. Flavonoids and the central nervous system: from forgotten factors to potent anxiolytic compounds. *J Pharm Pharmacol*. 1999; 51:519-526.

7. Disfunção Erétil

faixa de dosagem diária usual

Cloridrato de Ioimbina	6 - 18 mg
Sildenafila [1]	25 - 100 mg
Tadalafila	5 - 20 mg
Vardenafila[2]	2,5 - 10 mg

[1] Sildenafila: usada na forma de citrato de sildenafila, em doses equivalentes à base (140 mg de citrato de sildenafila são aproximadamente equivalentes a 100 mg de sildenafila base, FEq=1,4).

[2] Vardenafila: usada na forma de cloridrato tri-hidratado, em doses equivalentes à base (11,85 mg cloridrato de vardenafila tri-hidratado são aproximadamente equivalentes a 10 mg de vardenafila base, FEq 1,18).

Fitoterápicos

Catuaba, *Anemopaegma mirandum* Extrato Seco	200 - 600 mg
Catuaba, *Anemopaegma mirandum* Pó	2 - 10 g
Epimedium sagittatum Extrato Seco	250 - 1.000 mg
Tribulus terrestris Extrato Seco	750 - 1.500 mg

Suplementos Nutricionais

Arginina	500 - 1.500 mg
Citrulina	500 - 1.500 mg

Exemplos de Fórmulas:

1. Sildenafila

Sildenafila	25 a 100 mg
Excipiente qsp	1 cápsula
Mande.....cápsulas	

Posologia: 1 cápsula 1 hora antes da relação.

2. Tadalafila

Tadalafila	5 a 20 mg
Excipiente qsp	1 cápsula
Mande.....cápsulas	

Posologia: 1 cápsula 1 hora antes da relação.

3. Tadalafila Sublingual

Tadalafila	5 a 10 mg
Excipiente qsp	1 cp sublingual
Mande.....comprimidos sublinguais	

Posologia: 1 comprimido por via sublingual 30 minutos antes da relação.

4. Vardenafila

Vardenafila	2,5 a 10 mg
Excipiente qsp	1 cápsula
Mande.....cápsulas	

Posologia: 1 cápsula ao dia, 25 minutos a 1 hora antes da relação.

5. Ioimbina

Cloridrato de Ioimbina	6 mg
Excipiente qsp	1 cápsula
Mande.....cápsulas	

Posologia: 1 cápsula 3 vezes ao dia.

6. Ioimbina Assoc.

Cloridrato de Ioimbina	4 mg
Anemopaegma mirandum E. Seco	100 mg
Paullinia cupana E. Seco	300 mg
Excipiente qsp	1 cápsula
Mande.....cápsulas	

Posologia: 1 cápsula 3 vezes ao dia.

Obs.: a ioimbina é um alcaloide obtido das cascas de *Corynanthe yohimbe* (Rubiaceae), originária do

Congo, Camarões e Gabão, usado há décadas para o tratamento da disfunção erétil. Tem ação bloqueadora de receptores alfa 2 adrenérgicos pré-sinápticos, reduzindo os níveis de norepinefrina no cérebro e medula espinhal, bloqueando os impulsos simpáticos que impedem a ereção e aumentando a liberação de óxido nítrico. O seu uso é contraindicado em pacientes em tratamento com antidepressivos tricíclicos, fenotiazinas, anti-hipertensivos e estimulantes do sistema nervoso central.

Os extratos de catuaba são obtidos das cascas de *Anemopaegma mirandum* (Bignoniaceae) e contêm alcaloides semelhantes à atropina e ioimbina (tidos como afrodisíacos e tonificantes do sistema nervoso central), catuabina (princípio amargo), matérias aromáticas, taninos e resinas.

Os extratos de guaraná são obtidos das sementes de *Paullinia cupana* (Sapindaceae) e contêm cafeína, teofilina e teobromina. Tem ação estimulante do SNC (antifadiga e estimulante da atividade mental), vasodilatadora coronariana, diurética e estimulante respiratória. É usado para combater a fadiga mental, astenia muscular, redução de edemas, angina (por sua ação vasodilatadora coronariana), cefaleias e dores musculares.

7. Estimulante Sexual

Metiltestosterona	20 mg
Ginkgo biloba E. Seco	60 mg
Aspartato de Magnésio	100 mg
Anemopaegma mirandum E. Seco	200 mg
Excipiente qsp	1 cápsula
Mande.....cápsulas	

Posologia: 1 cápsula 2 vezes ao dia, antes das refeições.

8. Estimulante Sexual

Metiltestosterona	15 mg
Cloridrato de Ioimbina	8 mg
Cafeína	50 mg
Vitamina E	50 mg
Excipiente qsp	1 cápsula
Mande.....cápsulas	

Posologia: 1 cápsula 2 vezes ao dia, entre as refeições.

9. *Tribulus terrestris*

Tribulus terrestris Ext. Seco	250 a 500 mg
Excipiente qsp	1 cápsula
Mande.....cápsulas	

Posologia: disfunção erétil e diminuição da libido - 1 cápsula 3 vezes ao dia, às refeições.

Obs.: o extrato é obtido dos frutos secos de *Tribulus terrestris* (Zygophyllaceae) e contém esteroides, flavonoides, alcaloides e saponinas. Seu uso tradicional vem de países do leste europeu, como estimulante da produção de testosterona, para o tratamento da disfunção erétil e diminuição da libido.

Ref.: MacKay D. Nutrients and Botanicals for Erectile Dysfunction: Examining the Evidence. *Alternative Medicine Review*. 2004; 9(1):4-16.

10. Cápsulas com Epimedium

Epimedium sagittatum Ext. Seco	250 mg
Excipiente qsp	1 cápsula
Mande.....cápsulas	

Posologia: 1 cápsula 2 vezes ao dia.

Indicações: disfunção erétil e diminuição da libido.

11. Cápsulas com Epimedium e Tribulus

Epimedium sagittatum ES	150 mg
Tribulus terrestris ES	350 mg
Excipiente qsp	1 cápsula
Mande.....cápsulas	

Posologia: 1 cápsula 2 vezes ao dia.

Obs.: o estrato seco de Epimedium (Horny Goat Weed) é obtido das folhas de *Epimedium sagittatum* (Berberidaceae), que contém flavonoides (icariin), polissacarídeos, ligninas, sesquiterpenos, esteróis e alcaloides, entre outros componentes. É usado na medicina popular chinesa como estimulante da libido em homens e mulheres. Estudos recentes mostraram que seu princípio ativo, o icariin, tem ação inibidora da fosfodiesterase, estimula a produção de testosterona e aumenta os níveis de óxido nítrico, favorecendo a ereção. Em mulheres tem sido utilizado também nos sintomas da menopausa.

Ref.: 1. MacKay D. Nutrients and Botanicals for Erectile Dysfunction: Examining the Evidence. *Alternative Medicine Review*. 2004; 9(1):4-16. 2. Chen CY et al. Discovery of potent inhibitors for phosphodiesterase 5 by virtual screening and pharmacophore analysis. *Acta Pharmacol Sin*. 2009 Aug; 30(8):1186-94. 3. Ning H et al. Effects of icariin on phosphodiesterase-5 activity in vitro and cyclic guanosine monophosphate level in cavernous smooth muscle cells. *Urology*. 2006 Dec; 68(6):1350-4.

Suplementos Nutricionais

1. Cápsulas com Arginina

L-Arginina	500 mg
Excipiente qsp	1 cápsula
Mande.....cápsulas	

Posologia: 1 cápsula 1 a 2 vezes ao dia.

2. Sachês com Arginina

L-Arginina	1.500 mg
Excipiente qsp	1 sachê
Mande.....sachês monodose	

Posologia: tomar o conteúdo de 1 sachê dissolvido em leite ou suco, 1 vez ao dia.

Indicações: como suplemento nutricional precursor do óxido nítrico.

Ref.: 1. Douglas MacKay. Nutrients and Botanicals for Erectile Dysfunction: Examining the Evidence. *Alternative Medicine Review*. 2004; 9(1). 2. Wollman JCY et al. Effect of oral administration of high-dose nitric oxide donor L-arginine in men with organic erectile dysfunction: results of a double-blind, randomized, placebo-controlled study. *BJU International*. 1999 Feb; 83(3):269-73.

3. Cápsulas com Citrulina

L-Citrulina	500 mg
Excipiente qsp	1 cápsula
Mande.....cápsulas	

Posologia: 1 cápsula 3 vezes ao dia.

4. Sachês com Citrulina

L-Citrulina	1.500 mg
Excipiente qsp	1 sachê
Mande.....sachês monodose	

Posologia: tomar o conteúdo de 1 sachê dissolvido em leite ou suco, 1 vez ao dia.

Indicações: como suplemento nutricional precursor do óxido nítrico.

Ref.: Cormio L et al. Oral L-citrulline supplementation improves erection hardness in men with mild erectile dysfunction. *Urology*. 2011 Jan; 77(1):119-22.

8. Ejaculação Precoce

faixa de dosagem diária usual

Dapoxetina**[1]	30 - 60 mg
Fluoxetina **[2]	20 - 60 mg
Paroxetina **[3]	10 - 40 mg

** Princípios Ativos controlados pela Portaria 344 lista C-1 (SVS-MS), com receituário de controle especial em duas vias.

[1] Dapoxetina: administrada na forma de cloridrato, em doses equivalentes à base (33,6 mg de cloridrato de dapoxetina são aproximadamente equivalentes a 30 mg de dapoxetina base, FEq=1,12).
[2] Fluoxetina: administrada na forma de cloridrato, em doses equivalentes à base (22,35 mg de cloridrato de fluoxetina são aproximadamente equivalentes a 20 mg de fluoxetina base, FEq=1,12).
[3] Paroxetina: administrada na forma de cloridrato, em doses equivalentes à base (22,21 mg de cloridrato de paroxetina são aproximadamente equivalentes a 20 mg de paroxetina base, FEq=1,11) ou na forma de cloridrato hemi-hidratado, em doses equivalentes à base, FEq=1,14.

Exemplos de Fórmulas:

1. Dapoxetina

Dapoxetina	30 mg
Excipiente qsp	1 cápsula
Mande.....cápsulas	

Posologia: 1 cápsula 1 a 3 horas antes da relação sexual.

Indicações: ejaculação precoce.

2. Dapoxetina e Sildenafila

Dapoxetina	30 mg
Sildenafila	25 a 50 mg
Excipiente qsp	1 cápsula
Mande.....cápsulas	

Posologia: Posologia: 1 cápsula 1 a 3 horas antes da relação sexual.

Indicações: ejaculação precoce e disfunção erétil.

Obs.: a dapoxetina não é destinada para uso diário contínuo, deve ser tomada apenas quando há expectativa de relação sexual. Também não deverá ser tomada mais do que uma vez a cada 24 horas.

A dapoxetina é um inibidor seletivo de recaptação de serotonina, rapidamente absorvido por via oral e de curta duração do efeito, sendo por essa razão, utilizado no tratamento da ejaculação precoce. A dapoxetina não aumenta o desejo sexual. Seu mecanismo de ação está ligado ao aumento de serotonina em regiões do cérebro relacionadas ao prazer sexual, diminuindo a libido e a ansiedade.

Estudos preliminares mostraram um aumento da duração do ato sexual de um minuto antes do início do tratamento, para três minutos, o que se mostrou útil no tratamento dessa disfunção.

O seu uso não deve ser feito concomitantemente com outros inibidores de recaptação de serotonina, ou mesmo com triptofano ou 5-hidróxi triptofano. Também deve ser evitado o uso concomitante de inibidores do citocromo P-450 como cetoconazol e outro azólicos, inibidores da MAO, antibióticos como telitromicina, eritromicina e claritromicina, antivirais como ritonavir e saquinavir, entre outros fármacos, pois a dapoxetina é metabolizada por esse sistema. Também não deve ser tomada com bebidas alcoólicas.

Ref.: 1. Kati B, Ay H. Evaluation of dapoxetine treatment success in lifelong premature ejaculation patients with penile sympathetic skin response. *Andrologia*. 2018 Nov; 50(9):e13076. 2. Abu El-Hamd M, Abdelhamed A. Comparison of the clinical efficacy and safety of the on-demand use of paroxetine, dapoxetine, sildenafil and combined dapoxetine with sildenafil in treatment of patients with premature ejaculation: A randomised placebo-controlled clinical trial. *Andrologia*. 2018 Feb; 50(1). 3. Tuken M, Culha MG, Serefoglu EC. Efficacy and safety of dapoxetine/sildenafil combination tablets in the treatment of men with premature ejaculation and concomitant erectile dysfunction-DAP-SPEED Study. *Int J Impot Res*. 2019 Mar;31(2):92-96. 4. Li J et al. Dapoxetine for the treatment of premature ejaculation: a meta-analysis of randomized controlled trials with trial sequential analysis. *Ann Saudi Med*. 2018 Sep-Oct; 38(5):366-375.

3. Fluoxetina

Fluoxetina	20 mg
Excipiente qsp	1 cápsula
Mande.....cápsulas	

Posologia: 1 cápsula ao deitar.

Ref.: Kirecci SL *et al*. Relationship between plasma melatonin levels and the efficacy of selective serotonin reuptake inhibitors treatment on premature ejaculation. *Int J Urol*. 2014 Sep; 21(9):917-20.

4. Paroxetina

Paroxetina	20 mg
Excipiente qsp	1 cápsula
Mande.....cápsulas	

Posologia: 1 cápsula ao deitar.

Ref.: Ludovico A *et al*. Paroxetine in the treatment of premature ejaculation. *British Journal of Urology*. 1996; 77:881-882.

9. Incontinência Urinária

faixa de dosagem diária usual

Brometo de Propantelina	60 - 120 mg
Cloridrato de Efedrina	30 - 60 mg
Cloridrato de Imipramina **	20 - 75 mg
Cloridrato de Oxibutinina	5 - 15 mg
Tartarato de Tolterodina	1 - 4 mg

** Princípio Ativo controlado pela Portaria 344 lista C-1 (SVS-MS), com receituário de controle especial em duas vias.

Exemplos de Fórmulas:

1. Imipramina (cápsulas)

Cloridrato de Imipramina	20 a 75 mg
Excipiente qsp	1 cápsula
Mande.....cápsulas	

2. Imipramina (xarope)

Cloridrato de Imipramina	1 a 5 mg
Xarope Simples Flavorizado qsp	1 ml
Mande em frasco com.....ml	

Posologia: crianças entre 5 e 8 anos - 20 a 30 mg; crianças entre 9 e 12 anos - 25 a 50 mg; crianças acima de 12 anos - 25 a 75 mg; adultos - 75 mg ao deitar.

Indicações: incontinência urinária, enurese noturna.

3. Propantelina (cápsulas)

Brometo de Propantelina	15 mg
Excipiente qsp	1 cápsula
Mande.....cápsulas	

4. Propantelina (xarope)

Brometo de Propantelina	1 mg
Xarope Simples Flavorizado qsp	1 ml
Mande em frasco com.....ml	

Posologia: adultos - 1 cápsula 3 vezes ao dia antes das refeições e 2 cápsulas ao deitar; crianças - 2 a 3 mg/kg/dia, divididos em 4 tomadas; idosos - 7,5 mg 3 vezes ao dia.

Indicações: incontinência urinária, enurese noturna.

Obs.: a propantelina é um agente anticolinérgico, com ação predominante nos receptores muscarínicos da acetilcolina (reduz o tônus da uretra e da bexiga urinária).

5. Efedrina (cápsulas)

Cloridrato de Efedrina	30 mg
Excipiente qsp	1 cápsula
Mande.....cápsulas	

6. Efedrina (xarope)

Cloridrato de Efedrina	2 mg
Xarope Simples Flavorizado qsp	1 ml
Mande em frasco com.....ml	

Posologia: adultos - 1 a 2 cápsulas ao deitar; crianças - 2 a 3 mg/kg/dia, divididos em 4 tomadas.

Indicações: enurese noturna, incontinência urinária.

Obs.: a efedrina é um agonista alfa-adrenérgico que atua sobre os receptores existentes na uretra, aumentando o tônus do esfíncter uretral. Pode ocorrer aumento da pressão arterial, palpitação e insônia. O seu uso deve ser evitado em pacientes hipertensos, cardiopatas ou com hipertiroidismo. Os resultados são pouco satisfatórios na incontinência urinária severa.

7. Oxibutinina (cápsulas)

Cloridrato de Oxibutinina	5 mg
Excipiente qsp	1 cápsula
Mande.....cápsulas	

8. Oxibutinina (xarope)

Oxibutinina	1 mg
Xarope Simples Flavorizado qsp	1 ml
Mande em frasco com.....ml	

Posologia: adultos - 1 cápsula 2 a 3 vezes ao dia; crianças de 1 a 5 anos - 0,2 mg/kg/dose 2 a 3 vezes ao dia; crianças maiores que 5 anos - 5 mg 2 a 3 vezes ao dia.

Indicações: bexiga neurogênica, incontinência urinária, enurese noturna.

Obs.: a oxibutinina tem ação anticolinérgica, pode acarretar retenção urinária, diminuição da motilidade gastrointestinal, boca seca e alterações do ritmo cardíaco. Os idosos são mais sensíveis a seus efeitos colaterais. Devem-se tomar precauções em pacientes com glaucoma, obstrução intestinal, constipação, megacólon, colite ulcerativa grave e miastenia. Não deve ser usado em pacientes com disfunção hepática, hipertiroidismo, problemas coronários, taquicardia, hipertensão e hérnia de hiato, pois apresentam piora com o uso da droga. Não deve ser usado, ainda, em gestantes e lactentes. A oxibutinina pode interagir com outras drogas anticolinérgicas, incluindo alguns anti-histamínicos. O efeito no sistema nervoso é aumentado se o paciente estiver em uso de barbitúricos e anticonvulsivantes.

9. Oxibutinina (comprimidos sublinguais)

Cloridrato de Oxibutinina	5 mg
Excipiente qsp	1 cp
Mande.....comprimidos	

10. Oxibutinina (gotas sublinguais)

Cloridrato de Oxibutinina	5 mg
Flavorizante	qs
Sorbitol 70 % qsp	1 ml
Mande em frasco com.....ml	

Posologia: 1 comprimido sublingual ou 1 ml 3 vezes ao dia, por via sublingual.

Indicações: tratamento da dor pós-operatória após cirurgia de próstata.

Ref.: 1. Tauzin-Fin P *et al*. Sublingual oxybutynin reduces postoperative pain related to indwelling bladder catheter after radical retropubic prostatectomy. *Br J Anaesth*. 2007 Oct; 99(4):572-5. 2. Callier C *et al*. Effet du traitement par l'oxybutynine en sublingual dans les douleurs postopératoires après prostatectomie totale. *Progrès en Urologie*. 2009 Sep; 19(8):558-562.

11. Gel Transdérmico com Oxibutinina

Cloridrato de Oxibutinina 4 mg
Água Purificada qs
Gel Transdérmico PLO qsp 1 ml
Mande.....seringas calibradas com 10 ml ou em....sachês monodose ou em frasco dosador calibrado (1 ml) com.....ml.

Modo de Usar: aplicar 1 ml na região do abdômen, ao deitar, diariamente.

Indicações: bexiga neurogênica, incontinência urinária, enurese noturna.

Obs.: Guardar em temperatura ambiente. O gel transdérmico PLO tem propriedade gelificante termorreversa e se liquefaz quando resfriado em geladeira.

Ref.: Dmochowski RR *et al.* Efficacy and Safety of Transdermal Oxybutynin in Patients With Urge and Mixed Urinary Incontinence. *The Journal of Urology*. 2002 Aug; 168(2):580-586.

12. Supositórios com Oxibutinina

Cloridrato de Oxibutinina 5 mg
Base para Supositórios qsp 1 supositório
Mande.....supositórios

Modo de Usar: aplicar 1 supositório por via retal, 2 vezes ao dia.

Ref.: Winkler HA, Sand PK. Treatment of detrusor instability with oxybutynin rectal suppositories. *Int Urogynecol J Pelvic Floor Dysfunct*. 1998; 9(2):100-2.

13. Tolterodina

Tartarato de Tolterodina 1 a 2 mg
Excipiente qsp 1 cápsula
Mande.....cápsulas

Posologia: 2 mg 2 vezes ao dia, reduzindo para 1 mg ao dia, se necessário, para minimizar efeitos adversos; pacientes com insuficiência renal ou hepática - 1 mg 2 vezes ao dia.

Indicações: bexiga hiperativa, urgência miccional, aumento na frequência de micções. O seu uso é contraindicado em pacientes com retenção urinária, retenção gástrica, glaucoma, miastenia grave, colite ulcerativa grave e no megacólon tóxico.

Obs.: é um antimuscarínico com ações semelhantes às da atropina, com maior seletividade para os receptores muscarínicos da bexiga. A tolterodina é utilizada no controle da frequência urinária, urgência e incontinência em instabilidade do músculo detrusor.

Ref.: Urinary Incontinence - *The Management of Urinary Incontinence in Women*. NICE Clinical Guidelines, N°. 40. National Collaborating Centre for Women's and Children's Health (UK). London: RCOG Press, October 2006.

10. Prevenção da Formação de Cálculos Renais

faixa de dosagem diária usual

Citrato de Potássio	10 g
Óxido de Magnésio	0,2 - 0,5 g
Ômega 3, AEP	5 g

Fitoterápico

Quebra Pedra, *Phyllanthus niruri*

Pó	0,5 - 2 g
Extrato Fluido	1 - 4 ml
Tintura	5 - 20 ml

Exemplos de Fórmulas:

1. Óxido de Magnésio e Vitamina B6

Óxido de Magnésio	100 mg
Cloridrato de Piridoxina	20 mg
Excipiente qsp	1 cápsula
Mande.....cápsulas	

Posologia: 1 a 2 cápsulas 2 vezes ao dia.

2. Fitoterápico (cápsulas)

Quebra Pedra Pó	100 mg
Uva Ursi Extrato Seco	100 mg
Abacateiro Extrato Seco	100 mg
Excipiente qsp	1 cápsula
Mande.....cápsulas	

Posologia: 3 cápsulas 3 vezes ao dia, após as refeições.

3. Fitoterápico (líquido)

Urotropina	200 mg
Azul de Metileno	50 mg
Quebra Pedra, Extrato Fluido	1 ml
Veículo qsp	5 ml
Mande em frasco com.....ml	

Posologia: 1 colher de chá dissolvida em água, antes das principais refeições.

Obs.: vide também capítulo X - Outros Princípios Ativos item 10 - Diuréticos Fitoterápicos.

4. Ômega 3

Ômega 3	1 g
Mande.....pérolas	

Posologia: 3 pérolas no almoço e 2 pérolas no jantar.

Indicações: suplemento dietético para a prevenção da formação de cálculos renais de oxalato.

Obs.: 1 pérola contém 180 mg de ácido eicosapentaenoico e 120 mg de ácido docosaexaenoico. Tem ação fibrinolítica e deve ser usado com cautela em pacientes tratados com anticoagulantes. Não é opção preferencial em diabetes, por ter ação hiperglicemiante.

Ômega 3 é um composto que contém ácidos graxos essenciais. É obtido de peixes de água fria, tem ação redutora sobre os níveis plasmáticos de colesterol e de triglicérides e é usado como adjuvante ou opção aos fibratos. O objetivo do trabalho abaixo foi avaliar os efeitos fisiológicos da suplementação de ácidos eicosapentaenoico e docosaexaenoico em pacientes com fatores de risco para a formação de cálculos urinários de cálcio. Nesse estudo, foram usadas doses diárias de 900 mg de ácido eicosapentaenoico e 600 mg de ácido docosaexaenoico.

Ref.: 1. Siener R *et al*. Effect of n-3 fatty acid supplementation on urinary risk factors for calcium oxalate stone formation. *J Urol*. 2011 Feb; 185(2):719-24.

11. Profilaxia de Infecções Urinárias

faixa de dosagem diária usual

Cramberry Extrato Seco .... 600 - 800 mg

Exemplo de Fórmula:

1. *Cramberry* cápsulas

Cramberry Extrato Seco	300 a 400 mg
Excipiente qsp	1 cápsula
Mande.....cápsulas	

Posologia: 1 cápsula duas vezes ao dia.

Obs.: o extrato de *cramberry* é obtido dos frutos de *Vaccinium macrocarpon* (Ericaceae) e contém antocianidinas, proantocianidinas, flavonoides, taninos e ácidos fenólicos. Alguns estudos recentes demonstraram evidências de sua utilidade na profilaxia de infecções urinárias, sugerindo que sua ação seja por impedir a adesão bacteriana à superfície das membranas de células. Outros estudos, entretanto, mostram falhas nessa prevenção e devem ser considerados.

Ref.: 1. Lynch DM. Cranberry for Prevention of Urinary Tract Infections. *Am Fam Physician*. 2004 Dec; 70(11):2175-2177. 2. Bailey DT *et al*. Can a concentrated cranberry extract prevent recurrent urinary tract infections in women? A pilot study. *Phytomedicine*. 2007 Apr; 14(4):237-41. 3. Barbosa-Cesnik C *et al*. Cranberry Juice Fails to Prevent Recurrent Urinary Tract Infection: Results From a Randomized Placebo-Controlled Trial. *Clinical Infectious Diseases*. 52(1):23-30.

12. Retenção Urinária

faixa de dosagem diária usual

Cloreto de Betanecol .... 20 - 200 mg

Exemplo de Fórmula:

1. Betanecol cápsulas

Cloreto de Betanecol	10 a 50 mg
Excipiente qsp	1 cápsula
Mande.....cápsulas	

2. Betanecol Xarope ou Suspensão

Cloreto de Betanecol	5 mg
Veículo qsp	1 ml
Mande em frasco com.....ml	

Posologia: adultos - 10 a 50 mg 3 a 4 vezes ao dia (pós-operatório ou pós-parto - 5 a 10 mg); crianças - 0,2 mg/kg 4 ou 5 vezes ao dia.

Indicações: retenção urinária não obstrutiva, atonia gástrica pós-operatória, refluxo gastroesofágico, megacólon congênito. Recomenda-se ingerir o medicamento com o estômago vazio, para prevenir náuseas e vômitos.

Obs.: é um colinérgico muscarínico, com ação relativamente seletiva nos receptores colinérgicos das células efetoras autonômicas. Aumenta o tônus do músculo detrusor, produzindo um aumento da pressão intravesical. Estimula a motilidade gástrica e intestinal e aumenta a pressão do esfíncter esofágico inferior. O início do efeito se dá entre 30 e 90 minutos e duração acima de 6 horas, dependendo da dose. As reações adversas, que ocorrem mais frequentemente e com doses altas, são: hipotensão ortostática, estimulação parassimpática, náusea, vômito, sialorreia, sudorese, dor ou desconforto estomacal, rubor, calor e cefaleia.

Ref.: 1. Taylor JA 3rd, Kuchel GA. Detrusor underactivity: Clinical features and pathogenesis of an underdiagnosed geriatric condition. *J Am Geriatr Soc*. 2006 Dec; 54(12):1920-32. 2. Yamanishi T *et al*. Combination of a cholinergic drug and an alpha-blocker is more effective than monotherapy for the treatment of voiding difficulty in patients with underactive detrusor. *Int J Urol*. 2004 Feb; 11(2):88-96.

13. Suplementos Nutricionais

faixa de dosagem diária usual

Acetilcarnitina .... 500 - 2.000 mg
Carnitina .... 100 - 500 mg
Maca Pó, *Lepidium meyenii*.. 1 - 3 g
Mucuna pruriens Extrato Seco .... 200 - 400 mg
Mucuna pruriens Pó .... 5 g
Picnogenol .... 30 - 120 mg

Exemplos de Fórmulas:

1. Acetilcarnitina

Cloridrato de L-Acetilcarnitina   500 mg
Excipiente qsp   1 cápsula
Mande.....cápsulas

Posologia: 2 a 4 cápsulas pela manhã.

Indicações: disfunção sexual, depressão e fadiga associada ao envelhecimento.

Ref.: Cavallini G *et al*. Carnitine versus androgen administration in the treatment of sexual dysfunction, depressed mood, and fatigue associated with male aging. *Urology*. 2004; 63:641-646.

2. Carnitina

Cloridrato de L-Carnitina   500 mg
Excipiente qsp   1 cápsula
Mande.....cápsulas

Posologia: 1 cápsula pela manhã.

Indicações: sintomas musculares de pacientes submetidos à hemodiálise.

Ref.: Sakurauchi Y *et al*. Effects of L-Carnitine Supplementation on Muscular Symptoms in Hemodialyzed Patients. *American Journal of Kidney Diseases*. 1998 Aug; 32(2):258-264.

Obs.: vide capítulo V - Princípios Ativos que Atuam no Metabolismo e na Nutrição item 10 - Outros Suplementos Nutricionais.

3. Maca Pó

Lepidium meyenii Pó   500 mg
Mande.....cápsulas

Posologia: 1 a 2 cápsulas 2 a 3 vezes ao dia.

Indicações: como suplemento nutricional para astenia, fadiga, stress e desinteresse sexual. O seu uso também tem sido experimentado em tratamentos para melhorar a fertilidade.

Obs.: a maca é obtida das raízes de *Lepidium meyenii* (Brassicaceae) e contém esteroides, alcaloides, flavonoides, glicosídeos, saponinas, taninos e antocianinas, além de vitaminas e minerais. É usada em fitoterapia como suplemento nutricional energético e em tratamentos para melhorar a fertilidade.

Ref.: 1. Gonzales GF *et al*. *Lepidium meyenii* (Maca) improved semen parameters in adult men. *Asian J Androl*. 2001 Dec; 3(4):301-303. 2. Gonzales GF *et al*. Effect of *Lepidium meyenii* (MACA) on sexual desire and its absent relationship with serum testosterone levels in adult healthy men. *Andrologia*. 2002 Dec; 34(6):367-372.

4. Mucuna Extrato Seco

Mucuna pruriens	200 mg
Excipiente qsp	1 cápsula
Mande.....cápsulas	

Posologia: 1 cápsula 1 a 2 vezes ao dia.

5. Mucuna Pó

Mucuna pruriens Pó	5 g
Excipiente qsp	1 sachê
Mande.....sachês	

Posologia: tomar o conteúdo de um sachê dissolvido em suco de frutas, uma vez ao dia.

Indicações: como suplemento nutricional para a fertilidade masculina.

Obs.: o pó e o extrato são obtidos das sementes de *Mucuna pruriens* (Fabaceae) e contém levodopa, colina, dimetiltriptamina e diversos alcaloides. O estudo de Shukla foi realizado para avaliar sua ação em homens inférteis que estavam sob estresse psicológico. Os resultados mostraram melhora significativa do estresse psicológico e dos níveis de peróxidos lipídicos do plasma seminal, juntamente com a melhoria da contagem de espermatozoides e da motilidade. O seu uso também tem sido estudado no tratamento da doença de Parkinson, pelo alto teor de levodopa nos extratos.

Ref.: 1. Shukla KK *et al*. *Mucuna pruriens* Reduces Stress and Improves the Quality of Semen in Infertile Men. *Evid Based Complement Alternat Med*. 2010 Mar; 7(1):137-44. 2. Katzenschlager R *et al*. *Mucuna pruriens* in Parkinson's disease: a double blind clinical and pharmacological study. *J. Neurol. Neurosurg. Psychiatry*, 2004;75:1672-1677.

6. Picnogenol e Arginina

Picnogenol	60 mg
Arginina	700 mg
Mande.....cápsulas	

Posologia: 1 cápsula ao dia.

Indicações: como suplemento nutricional para a fertilidade masculina.

Obs.: picnogenol é um composto extraído da casca de *Pinus maritima* e contém procianidinas, glicosídeos fenólicos e ésteres de ácidos orgânicos. Tem ação antioxidante e protetora sobre a parede vascular da microcirculação.

Ref.: Kobori Y *et al*. Improvement of seminal quality and sexual function of men with oligoasthenoteratozoospermia syndrome following supplementation with L-arginine and Pycnogenol®. *Arch Ital Urol Androl*. 2015 Sep 30; 87(3):190-3.

14. Terapêutica Prostática

faixa de dosagem diária usual

Acetato de Ciproterona	100 - 300 mg
Bicalutamida	50 - 150 mg
Cloridrato de Tansulosina	0,4 - 0,8 mg
Doxazosina [1]	1 - 4 mg
Dutasterida	0,5 mg
Finasterida	5 mg
Flutamida	250 - 750 mg

Fitoterápicos

Pygeum africanum, Prunus africanum Extrato Seco	100 - 200 mg
Sabal serrulata, Serenoa repens, Saw Palmetto Extrato Seco	160 - 320 mg
Urtiga, *Urtica dioica* Extrato Seco	600 - 1.200 mg

[1] Doxazosina: administrada na forma de mesilato, em doses equivalentes à base (1,21 mg de mesilato de doxazosina são aproximadamente equivalentes a 1 mg de doxazosina base, FEq=1,21).

Exemplos de Fórmulas:

1. Ciproterona

Acetato de Ciproterona	100 mg
Excipiente qsp	1 cápsula
Mande.....cápsulas	

Posologia: 1 cápsula 2 a 3 vezes ao dia.

Obs.: a ciproterona é um antiandrógeno usado no tratamento paliativo do câncer de próstata.

2. Dutasterida

Dutasterida	0,5 mg
Excipiente qsp	1 cápsula
Mande.....cápsulas	

Posologia: 1 cápsula ao dia.

Obs.: é um inibidor da 5-alfa-redutase, enzima responsável pela conversão de testosterona e di-hidrotestosterona na próstata, fígado e na pele. Essa inibição resulta na retração do epitélio prostático e, consequentemente, na redução do tamanho da próstata.

3. Flutamida

Flutamida	250 mg
Excipiente qsp	1 cápsula
Mande.....cápsulas	

Posologia: 1 cápsula 3 vezes ao dia.

Obs.: é um antiandrógeno não esteroidal que atua por inibição da captação celular dos andrógenos e pela inibição da ligação destes hormônios com seus receptores, usado no tratamento paliativo do carcinoma prostático. É importante lembrar a hepatotoxicidade da flutamida. Já foram constatados casos de hepatite medicamentosa que evoluíram para insuficiência hepática severa, às vezes fatal.

4. Bicalutamida

Bicalutamida   50 a 150 mg
Excipiente qsp   1 cápsula
Mande.....cápsulas

Posologia: 50 mg ao dia, em associação com análogos do hormônio liberador do hormônio luteinizante (LH-RH) ou orquiectomia, no tratamento paliativo do câncer prostático avançado; 150 mg ao dia como monoterapia ou terapia adjuvante à cirurgia ou radioterapia em pacientes com doença avançada ou com alto risco de progressão.

Obs.: é um antiandrógeno não esteroide com ação semelhante a da flutamida. Deve-se tomar precauções em pacientes com alteração da função hepática moderada ou grave.

5. Finasterida

Finasterida   5 mg
Excipiente qsp   1 cápsula
Mande.....cápsulas

Posologia: 1 cápsula ao dia.

Obs.: é um inibidor competitivo da 5-alfa redutase, reduzindo os níveis de di-hidrotestosterona e testosterona intracelulares e séricos, usado por via oral no tratamento da hiperplasia prostática benigna.

6. Doxazosina

Doxazosina   1 mg
Excipiente qsp   1 cápsula
Mande.....cápsulas

Posologia: dose inicial - 1 mg ao dia; manutenção - 2 a 4 mg ao dia.

Obs.: é um bloqueador dos receptores alfa-1-adrnérgicos, com ação mais prolongada que o prazosina, usada no tratamento da hipertensão e da hiperplasia benigna da próstata, para aliviar os sintomas da obstrução urinária.

7. Tansulosina

Tansulosina   0,4 mg
Hidroxipropilmetilcelulose   100 mg
Excipiente qsp   1 cápsula
Mande.....cápsulas

Posologia: 1 cápsula ao dia, após o café da manhã.

Obs.: é um antagonista dos receptores alfa-1-adrenérgicos, relativamente seletivos para o subtipo existente no músculo liso da próstata. A inibição desses receptores resulta no relaxamento do músculo liso.

Ref.: Calo LA *et al*. Effect of doxazosin on oxidative stress-related proteins in benign prostatic hyperplasia. *Urol Int*. 2006; 76(1):36-41.

8. Cápsulas com Dutasterida e Tansulosina

Dutasterida   0,5 mg
Tansulosina   0,4 mg
Excipiente qsp   1 cápsula
Mande.....cápsulas

Posologia: 1 cápsula ao dia, sempre 30 minutos após a mesma refeição.

Obs.: não tomar o medicamento com o estômago vazio, pois isso pode aumentar o risco de efeitos adversos. As cápsulas não devem ser mastigadas ou abertas (o contato com o conteúdo das cápsulas pode causar lesão e dor na mucosa oral e/ou do esôfago).

Nos estudos abaixo, foram usadas associações de dutasterida 0,5 mg ao dia e tansulosina 0,4 mg ao dia. Os resultados mostraram que essa associação melhorou os sintomas do trato urinário de forma mais eficaz do que quando os fármacos eram usados isoladamente. Os autores propõem a associação desses dois fármacos na mesma formulação, a fim de facilitar a posologia.

Ref.: 1. Keating GM. Dutasteride/tamsulosin: in benign prostatic hyperplasia. *Drugs Aging*. 2012 May 1; 29(5):405-19. 2. Ismail M, Hashim H. Dutasteride/tamsulosin fixed-dose combination for the treatment of benign prostatic enlargement. *Drugs Today (Barc)*. 2012 Jan; 48(1):17-24.

9. Sabal serrulata

Sabal serrulata   160 mg
Excipiente qsp   1 cápsula
Mande.....cápsulas

Posologia: 1 cápsula 2 vezes ao dia, após as refeições.

Indicações: hiperplasia benigna da próstata. A duração do tratamento é sempre prolongada, alternando-se períodos de 2 a 3 meses de uso do extrato com períodos de descanso, para se avaliar os resultados. Também é utilizado para o tratamento da cistite crônica.

Obs.: o sabal, *Sabal serrulata, Serenoa repens*, Saw Palmetto (Arecaceae), é uma palmeira americana cujos frutos contêm ácidos graxos livres e esterificados (caproico, cáprico, caprílico, láurico, palmítico e oleico), e uma fração insaponificável (cerca de 3%) que contém hidrocarbonetos, álcoois terpênicos, cicloartenol e esteróis (campesterol, beta sitosterol e estigmasterol).

Seu mecanismo de ação parece apoiar-se na inibição da 5-alfa redutase, que leva a uma redução do nível intracelular de di-hidrotestosterona, no antagonismo competitivo com os receptores de di-hidrotestosterona, e na inibição da 5-lipoxigenase e da cicloxigenase (efeito antiedematoso e anti-inflamatório).

Ref.: Gordon AE, Shaughnessy AF. Saw Palmetto for Prostate Disorders. *American Academy of Family Physicians*. 2003; 67:1281-3.

10. *Pygeum africanum*

Pygeum africanum   50 a 100 mg
Excipiente qsp   1 cápsula
Mande.....cápsulas

Posologia: 50 a 100 mg 2 vezes ao dia.

Indicações: tratamento da hiperplasia benigna prostática e dos problemas da micção, redução de edema, ação preventiva sobre o adenoma prostático, prostatite crônica.

Obs.: *Pygeum africanum* ou *Prunus africanum* (Rosaceae), é uma planta tropical originária da África, cujo extrato contém esteróis (expressos em beta-sitosterol) com ação terapêutica na hipertrofia prostática benigna. Tem ação tonificante sobre o músculo detrusor vesical e atividade anti-inflamatória sobre o parênquima glandular.

Diversos autores relataram uma melhora evidente nos parâmetros urinários investigados, em pacientes tratados com extrato de *Pygeum africanum*. Nestes pacientes, a ecografia prostática evidenciou com frequência uma redução do edema peri-uretral. Respondem significativamente também outros sintomas funcionais como a polaciúria noturna, disúria e sensação de micção incompleta.

Estudos em animais mostraram que o extrato provoca uma estimulação da atividade secretória da próstata. Quando administrado preventivamente à criação de um adenoma prostático experimental, a ação do extrato de *Pygeum africanum* se opõe ao aparecimento de aspectos adenomatosos e, em particular, inibe a formação da dilatação cística característica. Exerce também um efeito protetor sobre os testículos e vesículas seminais. O extrato de *Pygeum africanum* é bem tolerado e não apresenta reações adversas na maioria dos pacientes. Eventualmente podem ocorrer intolerância gástrica e reações alérgicas cutâneas, que normalmente desaparecem com a ingestão do medicamento às refeições.

11. *Pygeum africanum* e *Sabal serrulata*

Pygeum africanum	50 mg
Sabal serrulata	100 mg
Excipiente qsp	1 cápsula
Mande.....cápsulas	

Posologia: 1 cápsula 2 vezes ao dia.

12. *Pygeum africanum* e Urtiga

Pygeum africanum	30 mg
Urtica dioica	300 mg
Excipiente qsp	1 cápsula
Mande.....cápsulas	

Posologia: 1 cápsula 2 vezes ao dia.

Indicações: tratamento da hiperplasia benigna prostática e dos problemas da micção; redução de edema, ação preventiva sobre o adenoma prostático, prostatite crônica.

Ref.: Steenkamp V. Phytomedicines for the Prostate. *Fitoterapia*. 2003; 74:545-552.

B. Uso Tópico

1. Antifibróticos

concentração usual

Papaína	2 %
Verapamil	10 - 15 %

Exemplos de Fórmulas:

1. Formulação com Papaína

Papaína	2 %
Hialuronidase	300 UTR/g
Vitamina E	0,5 %
Creme ou Loção Cremosa qsp	50 g

Modo de Usar: aplicar nas regiões dorsal e lateral até a região pendular, 2 vezes ao dia.

Indicações: doença de Peyronie.

Obs.: a papaína é uma enzima obtida do mamão, *Carica papaya*, com ação proteolítica e anti-inflamatória, usada como agente debridante tópico em cremes, géis e loções cremosas. É usada no tratamento da doença de Peyronie por sua ação proteolítica nas bordas das placas fibróticas.

2. Verapamil Transdérmico

Verapamil   10 a 15 %
Etoxidiglicol ou Propilenoglicol   3 %
Gel Transdérmico PLO qsp   1 ml
Mande.....seringas calibradas com 10 ml ou em....sachês monodose ou em frasco dosador calibrado (1 ml) com.....ml.

Modo de Usar: aplicar 0,5 ml 2 vezes ao dia, nas regiões dorsal e lateral, excluindo a glande.

Indicações: doença de Peyronie. O seu uso também é indicado na doença de Dupuytren, fibromatose plantar, queloides e escaras hipertróficas.

Obs.: o seu uso é contraindicado em pacientes com bloqueio atrioventricular. Deve ser usado com cautela em pacientes em tratamento com digoxina ou ciclosporina, pois o verapamil pode diminuir o metabolismo e eliminação dessas drogas. Guardar em temperatura ambiente. O gel transdérmico PLO tem propriedade gelificante termorreversa e se liquefaz quando resfriado em geladeira. Etoxidiglicol - dietilenoglicol monoetil éter, Transcutol®.

Ref.: Fitch WP et al. Topical verapamil HCl, topical trifluoperazine, and topical magnesium sulfate for the treatment of Peyronie's disease - a placebo-controlled pilot study. *J Sex Med*. 2007 Mar; 4(2):477-84.

2. Condiloma Acuminato   concentrações usuais

5-Fluoruracila .... 1 - 5 %
Podofilina .... 5 - 30 %

Exemplos de Fórmulas:

1. Podofilina Oleosa

Resina de Podofilina   10 a 25 %
Óleo Mineral qsp   10 ml

2. Tintura de Podofilina

Resina de Podofilina   10 a 25 %
Tintura de Benjoim qsp   10 ml

Modo de Usar: aplicar cuidadosamente com o auxílio de um cotonete, protegendo as áreas ao redor com vaselina sólida ou pomada de óxido de zinco. Deixar por 6 a 8 horas e lavar com água e sabão. A necessidade de novas aplicações dependerá da intensidade da reação local e da regressão das lesões.

Indicações: condiloma acuminato, verrugas.

Obs.: a resina de podofilina é extraída dos rizomas de *Podophyllum peltatum* (Berberidaceae) e contém podofilotoxina e peltatinas. Tem ação antimitótica e cáustica.

3. 5-Fluoruracila

5-Fluoruracila   1 a 5 %
Propilenoglicol qsp   10 ml

Modo de Usar: aplicar 1 vez ao dia, com o auxílio de um cotonete, protegendo a pele ao redor com vaselina sólida.

Obs.: é um análogo da pirimidina utilizado no tratamento antineoplásico, que atua por inibição da síntese de DNA. É utilizado por sua ação cáustica no tratamento do condiloma acuminato e de verrugas.

3. Disfunção Erétil

concentrações usuais

Cloridrato de Papaverina .... 15 - 20 %
Minoxidil .... 2 - 5 %

Exemplos de Fórmulas:

1. Creme com Minoxidil

Minoxidil	2 a 5 %
Creme qsp	20 g

Modo de Usar: Aplicar antes da relação, usando preservativo para evitar a absorção pela parceira.

Ref.: Beretta G *et al*. Transcutaneous minoxidil in the treatment of erectile dysfunctions in spinal cord injured men. *Acta Eur Fertil*. 1993 Jan/Feb; 24(1):27-30.

2. Creme ou Gel com Papaverina

Cloridrato de Papaverina	15 %
Creme ou Gel qsp	20 g

Modo de Usar: Aplicar antes da relação, usando preservativo para evitar a absorção pela parceira.

Ref.: Kim ED *et al*. Papaverine topical gel for treatment of erectile dysfunction. *J Urol*. 1995 Feb; 153(2):361-5.

4. Fimose

concentrações usuais

Betametasona [1] (Valerato) .... 0,2 %

[1] Betametasona: usada como valerato de betametasona em concentrações equivalentes à base (FEq=1,21).

Exemplo de Fórmula:

1. Gel com Betametasona e Hialuronidase

Betametasona (como Valerato)	0,2 %
Hialuronidase	150 UTR/g
Gel de Carbopol qsp	10 g

Modo de Usar: aplicar uma fina camada no anel fibrótico, após pequena retração do prepúcio, 1 a 2 vezes ao dia, até a resolução do processo. O período de tratamento não deverá ultrapassar 12 semanas.

Indicações: como alternativa conservadora no tratamento da fimose.

Ref.: Palma PCR, Dambros M. Betametasona associada à hialuronidase: uma alternativa eficaz no tratamento conservador da fimose. *Revista Urologia Panamericana*. 2001; 13(1):43-5.

VIII. Controle da Dor

1. Analgésicos
faixa de dosagem diária usual

Acetaminofeno, Paracetamol	500 - 3.000 mg
Ácido Acetilsalicílico	500 - 3.000 mg
Ácido Mefenâmico	500 - 1.500 mg
Cetorolaco Trometamol	10 - 40 mg
Cloridrato de Oxicodona*	20 - 80 mg
Cloridrato de Tramadol **	100 - 400 mg
Dextropropoxifeno (Cloridrato) **	65 - 260 mg
Dextropropoxifeno (Napsilato) **	100 - 400 mg
Dipirona, Metamizol	500 - 3.000 mg
Fosfato de Codeína **	10 - 30 mg
Ibuprofeno	600 - 1.200 mg
Sulfato de Morfina *	20 - 200 mg

Coadjuvante ao Tratamento da Dor

Cloridrato de Naltrexona**	5 - 10 mg
Dextrometorfano	60 - 120 mg
Mirtazapina **	15 - 45 mg

* Princípio ativo controlado pela portaria 344 lista A-1 (SVS/MS) com Notificação de Receita Amarela.
** Princípios ativos controlados pela Portaria 344 lista C-1 (SVS-MS).

Obs. (dextropropoxifeno): até 100 mg por unidade posológica, com receituário de controle especial em duas vias, e pela lista A-2 acima de 100 mg por unidade posológica, com Notificação de Receita Amarela. Para efeito de comparação de doses, 100 mg de napsilato de dextropropoxifeno são aproximadamente equivalentes a 65 mg de cloridrato de dextropropoxifeno.

Os analgésicos podem ter ação central (opioides) ou predominantemente periférica. Os agonistas opioides são fármacos naturais (morfina, codeína) ou sintéticos (dextropropoxifeno, tramadol) que agem sobre os receptores opioides do SNC. São utilizados em dores moderadas a severas como em pós-operatórios, traumas, câncer, infarto, cólicas renais etc. Podem causar toxicomania, depressão respiratória, náuseas e constipação intestinal.

Os analgésicos não opioides têm ação predominantemente periférica e agem diminuindo as concentrações de prostaglandinas, trombociclanos e prostaciclinas, mediadores dos processos da dor. São representados pelo paracetamol e pelos anti-inflamatórios não hormonais. O paracetamol é um analgésico seguro, porém pode causar hepatotoxicidade independente da dose. O ácido acetilsalicílico tem efeito anticoagulante e pode causar distúrbios digestivos severos.

A dipirona pode provocar agranulocitose e anemia aplástica, exigindo monitoração hematológica. O seu uso é recomendado por curtos períodos (nos Estados Unidos o uso não é permitido). A associação com neurolépticos pode produzir hipotermia grave. Não deve ser administrada concomitantemente à ciclosporina, pois pode reduzir os seus níveis plasmáticos.

Exemplos de Fórmulas:

1. Acetaminofeno e Cafeína

Acetaminofeno	500 mg
Cafeína	50 mg
Excipiente qsp	1 cápsula
Mande.....cápsulas	

Posologia: 1 a 2 cápsulas 1 a 3 vezes ao dia.

2. Acetaminofeno e Oxifembutazona

Acetaminofeno	300 mg
Oxifembutazona	75 mg
Excipiente qsp	1 cápsula
Mande.....cápsulas	

Posologia: 1 cápsula 2 a 3 vezes ao dia.

Obs.: a superdosagem ou intoxicação aguda involuntária pelo acetaminofeno pode ser fatal por insuficiência hepática. O tratamento deverá ser imediato, com N-acetilcisteína. A hepatotoxicidade se deve a um metabólito (*n*-acetil, *p*-benzoquinona-imina) e o risco de intoxicação aumenta em pacientes alcoólatras ou que utilizam medicamentos indutores do metabolismo como fenobarbital, fenitoína ou carbamazepina.

3. Ácido Acetilsalicílico

Ácido Acetilsalicílico	100 a 500 mg
Excipiente qsp	1 cápsula
Mande.....cápsulas	

Posologia: crianças - 10 mg a 15 mg/kg a cada 4 - 6 horas (dose máxima: 4 g/dia); adultos - 325 mg a 1.000 mg a cada 4 - 6 horas (dose máxima: 4 g/dia).

Obs.: tem potencial agressor para a mucosa gástrica. O seu uso deve ser evitado no último trimestre da gravidez. Deve-se controlar a função hepática e a agregação plaquetária. Pode aumentar o sangramento em cirurgias. Não deverá ser utilizado em quadro ou suspeita de Dengue.

4. Codeína e Acetaminofeno

Fosfato de Codeína	10 mg
Acetaminofeno	500 mg
Excipiente qsp	1 cápsula
Mande.....cápsulas	

Posologia: 1 cápsula a cada 8 horas.

5. Codeína e Ácido Acetilsalicílico

Fosfato de Codeína	30 mg
Cafeína	30 mg
Ácido Acetilsalicílico	500 mg
Excipiente qsp	1 cápsula
Mande.....cápsulas	

Posologia: 1 cápsula a cada 8 horas.

Obs.: pode ocorrer dependência física ou psicológica com o uso prolongado da codeína. Podem ocorrer alterações psíquicas, hipotensão postural, constipação, sedação e retenção urinária, especialmente em pacientes idosos.

6. Dipirona e Homatropina

Dipirona	400 mg
Metilbrometo de Homatropina	2 mg
Excipiente qsp	1 cápsula
Mande.....cápsulas	

Posologia: 1 cápsula 3 a 4 vezes ao dia.

Indicações: analgésico e antiespasmódico.

7. Dipirona e Hioscina

Dipirona	400 mg
Butilbrometo de Hioscina	20 mg
Excipiente qsp	1 cápsula
Mande.....cápsulas	

Posologia: 1 cápsula 3 vezes ao dia.

8. Dipirona (supositórios adultos)

Dipirona	500 a 1.000 mg
Base para Supositórios qsp	1 supositório
Mande.....supositórios	

Modo de Usar: 1 supositório por via retal até 4 vezes ao dia.

9. Dipirona (supositórios pediátricos)

Dipirona	300 mg
Base para Supositórios qsp	1 supositório
Mande.....supositórios	

Modo de Usar: 1 supositório por via retal até 4 vezes ao dia.

10. Dextropropoxifeno (Cloridrato) Assoc.

Cloridrato de Dextropropoxifeno	65 mg
Acetaminofeno	500 mg
Excipiente qsp	1 cápsula
Mande.....cápsulas	

Posologia: 1 cápsula 3 a 4 vezes ao dia.

11. Dextropropoxifeno (Napsilato) Assoc.

Napsilato de Dextropropoxifeno	100 mg
Ácido Acetilsalicílico	500 mg
Excipiente qsp	1 cápsula
Mande.....cápsulas	

Posologia: 1 cápsula 3 a 4 vezes ao dia.

12. Morfina (cápsulas)

Sulfato de Morfina	5 a 30 mg
Excipiente qsp	1 cápsula
Mande.....cápsulas	

Posologia: 1 cápsula a cada 4 a 6 horas.

13. Morfina (supositórios)

Sulfato de Morfina	10 a 30 mg
Base para Supositórios qsp	1 supositório
Mande.....supositórios	

Modo de Usar: 1 supositório por via retal a cada 4 a 6 horas.

Obs.:. a morfina também pode ser formulada em solução oral com 1 a 2 mg/ml e usada na forma de cloridrato de morfina, nas mesmas dosagens.

14. Morfina e Dextrometorfano

Sulfato de Morfina	5 a 10 mg
Dextrometorfano	30 mg
Excipiente qsp	1 cápsula
Mande.....cápsulas	

Posologia: 1 cápsula a cada 4 a 6 horas.

Obs.: a associação com dextrometorfano permite reduzir as doses de morfina e diminui a tolerância desenvolvida em tratamentos prolongados.

15. Oxicodona

Cloridrato de Oxicodona	5 a 10 mg
Excipiente qsp	1 cápsula
Mande.....cápsulas	

Posologia: dose inicial - 5 mg a cada 4 a 6 horas; aumentando de acordo com a resposta.

Obs.: doses 10 a 40 mg podem ser administradas de 12 em 12 horas, usando comprimidos com liberação prolongada. Também pode ser formulada em solução oral com 1 mg/ml.

16. Tramadol (cápsulas)

Cloridrato de Tramadol	50 a 100 mg
Excipiente qsp	1 cápsula
Mande.....cápsulas	

Posologia: 50 a 100 mg 2 a 3 vezes ao dia.

17. Tramadol (supositórios)

Cloridrato de Tramadol	50 a 100 mg
Base para Supositórios qsp	1 supositório
Mande.....supositórios	

Modo de Usar: 1 supositório 2 a 3 vezes ao dia.

18. Tramadol Assoc.

Cloridrato de Tramadol	50 mg
Paracetamol	375 mg
Excipiente qsp	1 cápsula
Mande.....cápsulas	

Posologia: 1 cápsula 2 vezes ao dia.

Obs.: o tramadol pode causar hipotensão postural, particularmente em pacientes idosos.

Ref.: 1. Tripathi S *et al*. Analgesic activity of fixed dose combinations of paracetamol with diclofenac sodium and paracetamol with tramadol on different pain models in healthy volunteers - A randomized double blind crossover study. *J Anaesthesiol Clin Pharmacol*. 2012 Oct; 28(4):465-9. 2. Colini Baldeschi G, Cobianchi MR. Study of codeine-paracetamol combination treatment compared with tramadol-paracetamol in the control of moderate-to-severe low back pain. *Minerva Med*. 2012 Jun; 103(3):177-82.

Anti-Inflamatórios com Ação Analgésica

1. Ácido Mefenâmico

Ácido Mefenâmico	500 mg
Excipiente qsp	1 cápsula
Mande.....cápsulas	

Posologia: 1 cápsula 3 vezes ao dia.

2. Ibuprofeno

Ibuprofeno	200 mg
Excipiente qsp	1 cápsula
Mande.....cápsulas	

Posologia: 1 a 2 cápsulas 3 vezes ao dia.

3. Cetorolaco

Cetorolaco Trometamol	10 mg
Excipiente qsp	1 cápsula
Mande.....cápsulas	

Posologia: 1 cápsula a cada 4 - 6 horas, até o máximo de 40 mg ao dia.

Obs.: é um anti-inflamatório não hormonal, com potência analgésica similar à da morfina, porém com menor incidência de efeitos colaterais. O seu uso está indicado no controle por curto tempo das dores pós-operatórias, de moderadas a severas e na dor uterina pós-parto. Diversos estudos apontaram que 10 mg de cetorolaco promovem uma analgesia comparável a 10 mg de morfina.

Coadjuvante ao Tratamento da Dor

1. Cápsulas com Dextrometorfano

Dextrometorfano	15 a 30 mg
Excipiente qsp	1 cápsula
Mande.....cápsulas	

Posologia: 1 cápsula 4 vezes ao dia.

2. Gel Transdérmico com Dextrometorfano

Dextrometorfano	5 a 10 %
Gel Transdérmico PLO qsp	1 ml
Mande.....seringas calibradas com 10 ml ou em.....sachês monodose ou em frasco dosador calibrado (1 ml) com.....ml.	

Modo de Usar: aplicar 1 ml no local da dor 3 a 4 vezes ao dia.

Obs.: o uso do dextrometorfano permite reduzir a quantidade necessária de analgésicos. É usado como coadjuvante no tratamento da dor crônica, particularmente em pacientes refratários ao tratamento padrão ou com tolerância aos opioides.

Ref.: Mishkan ES. Dextromethorphan, a NMDA Receptor Antagonist, as a Treatment for Pain. *International Journal of Pharmaceutical Compounding*. 2005 Sep/Oct; 9(5):339-346.

3. Mirtazapina

Mirtazapina	15 a 30 mg
Excipiente qsp	1 cápsula
Mande.....cápsulas	

Posologia: 15 mg ao deitar, podendo aumentar a dose para 30 mg após 1 ou 2 semanas, até o máximo de 45 mg.

Indicações: coadjuvante no tratamento da fibromialgia.

Obs.: é um antagonista dos receptores pré-sinápticos de noradrenalina e serotonina. Pode agravar quadros de insuficiência coronariana e, em epilépticos, diminuir o umbral convulsivo.

Ref.: 1. Miki K *et al*. Efficacy of mirtazapine for the treatment of fibromyalgia without concomitant depression: A randomized, double-blind, placebo-controlled phase IIa study in Japan. *Pain*. 2016 May 21, 157(9):2089-96. 2. Yeephu S *et al*. Efficacy and safety of mirtazapine in fibromyalgia syndrome patients: a randomized placebo-controlled pilot study. *Ann Pharmacother*. 2013 Jul-Aug; 47(7-8):921-32. 3. Malemud CJ. Focus on pain mechanisms and pharmacotherapy in the treatment of fibromyalgia syndrome. *Clin Exp Rheumatol*. 2009 Sep-Oct; 27(5 Suppl 56):S86-91.

4. Naltrexona cápsulas

Cloridrato de Naltrexona	5 - 10 mg
Excipiente qsp	1 cápsula
Mande.....cápsulas	

5. Naltrexona solução oral

Cloridrato de Naltrexona	1 mg
Veículo qsp	1 ml
Mande em frasco com.....ml	

Posologia: 5 a 10 mg 1 hora antes de dormir.

Obs.: a naltrexona é um antagonista competitivo de receptores opioides, ativo por via oral. É relacionada estruturalmente à naloxona, mas com maior biodisponibilidade por via oral e meia-vida mais longa. É usada no tratamento da dependência a opioides, na faixa de 50 a 100 mg ao dia. Em baixas doses, aproximadamente 1/10 da dose típica, tem sido utilizada para reduzir a gravidade dos sintomas em patologias como fibromialgia, doença de Crohn, esclerose múltipla e síndromes dolorosas. Nessas doses, a naltrexona exibe propriedades paradoxais, incluindo analgesia e ações anti-inflamatórias, que não foram relatadas em doses maiores. Isso ocorre provavelmente por estímulo da produção de opioides endógenos.

Ref.: 1. Younger J *et al*. The use of low-dose naltrexone (LDN) as a novel anti-inflammatory treatment for chronic pain. *Clin Rheumatol*. 2014; 33(4): 451-459. 2. Ludwig MD *et al*. Long-term treatment with low dose naltrexone maintains stable health in patients with multiple sclerosis. *Mult Scler J Exp Transl Clin*. 2016 Sep 29;2:2055217316672242. 3. Parkitny L *et al*. Reduced Pro-Inflammatory Cytokines after Eight Weeks of Low-Dose Naltrexone for Fibromyalgia. *Biomedicines*. 2017 Apr 18;5(2).

2. Analgésicos Tópicos

concentrações usuais

Beladona Extrato Fluido, Extrato Mole .... 2 - 10 %
Beladona Tintura .... 3 - 5 %
Cânfora .... 1 - 3 %
Mentol .... 0,5 - 3 %
Nicotinato de Metila .... 0,05 - 0,1 %
Salicilato de Metila .... 3 - 25 %

Exemplos de Fórmulas:

1. Pomada com Beladona

Extrato Mole de Beladona	2 g
Álcool 70%	1 ml
Pomada Base qsp	20 g
Mande em Bisnaga com.....g	

Modo de Usar: aplicar nas áreas afetadas 3 ou mais vezes ao dia.

Indicações: dores localizadas, hematomas. É usada tradicionalmente como resolutiva em abcessos superficiais.

2. Pomada com Beladona (assoc.)

Beladona Extrato Fluido	20 ml
Salicilato de Metila	3 g
Mentol	1 g
Álcool Etílico	2 ml
Pomada Base qsp	20 g

Modo de Usar: aplicar nas áreas afetadas uma a duas vezes ao dia.

Indicações: dores localizadas, hematomas, contusões e traumatismos.

3. Solução com Tintura de Arnica

Salicilato de Metila	5 %
Cânfora	1 %
Timol	1 %
Tintura de Benjoim	20 %
Tintura de Arnica qsp	100 ml

Modo de Usar: massagear suavemente 2 a 3 vezes ao dia.

Indicações: dores musculares, contusões, entorses, manifestações artríticas e reumáticas.

Ref.: Bedi MK, Shenefelt PD. Herbal Therapy in Dermatology. *Arch Dermatol*. 2002; 138:232-242.

4. Loção com Cânfora e Mentol

Cânfora	2 g
Mentol	1 g
Salicilato de Metila	10 g
Óleo de Eucalipto	0,2 ml
Propilenoglicol	10 ml
Álcool Isopropílico qsp	100 ml

Modo de Usar: massagear suavemente 2 a 3 vezes ao dia.

Indicações: dores musculares, contusões, entorses, manifestações artríticas e reumáticas.

Ref.: Allen Jr (editor). Formulations - Analgesic Compound Lotion, Clear. *International Journal of Pharmaceutical Compounding*. 2009 May/Jun; 13(3):240.

5. Álcool Canforado

Cânfora	10 g
Álcool Etílico qsp	100 ml

Modo de Usar: aplicar no local, embebida em algodão ou em gaze. O seu uso também é feito diluído em óleos, linimentos e soluções tópicas.

Indicações: mialgias e artralgias. Também pode ser utilizado para o alívio de pruridos.

6. Loção para Dor Articular/Muscular

Salicilato de Metila	3 %
Cânfora	2 %
Mentol	3 %
Bálsamo de Fioravanti	5 %
Terebentina	5 %
Tintura de Beladona	3 %
Loção Alcoólica qsp	100 ml

Modo de Usar: aplicar na região afetada 2 a 3 vezes ao dia.

Indicações: dores musculares, contusões, entorses, manifestações artríticas e reumáticas.

7. Loção para Dor Articular/Muscular

Salicilato de Metila	5 %
Cânfora	1 %
Nicotinato de Metila	0,05 %
Timol	1 %
Álcool Isopropílico	10 %
Tintura de Benjoim	20 %
Tintura de Arnica qsp	100 ml

Modo de Usar: friccionar ligeiramente a região dolorosa 2 a 3 vezes ao dia.

Indicações: dores musculares, contusões, entorses, manifestações artríticas e reumáticas.

8. Loção Cremosa para Massagem

Salicilato de Metila	10 %
Nicotinato de Metila	0,05 %
Cânfora	3 %
Óleo de Alecrim	2 %
Loção Cremosa qsp	60 g

Modo de Usar: massagear suavemente 2 a 3 vezes ao dia.

Indicações: reumatismo muscular e articular, nevralgias, contusões etc.

9. Formulações com Salicilato e Heparina

Salicilato de Metila	10 %
Heparina Sódica	10.000 UI %
Cânfora	1 %
Azuleno	0,02 %
Creme, Pomada ou Gel qsp	60 g

Modo de Usar: aplicar várias vezes ao dia, em quantidade suficiente para cobrir toda a área dolorosa.

Indicações: afecções dolorosas, inflamatórias e degenerativas das articulações, músculos, tendões e ligamentos; contusões, contraturas musculares, luxações e hematomas.

3. Miorrelaxantes
faixa de dosagem diária usual

Baclofeno	15 - 30 mg
Carisoprodol	300 - 1.200 mg
Citrato de Orfenadrina	100 - 300 mg
Cloridrato de Ciclobenzaprina	10 - 30 mg
Tiocolquicósido	4 - 16 mg
Tizanidina [1]	4 - 12 mg

[1] Tizanidina: administrada na forma de cloridrato, em doses equivalentes à base (1,14 mg de cloridrato de tizanidina é aproximadamente equivalente a 1 mg de tizanidina base, FEq=1,14).

Exemplos de Fórmulas:

1. Baclofeno Cápsulas

Baclofeno	5 a 10 mg
Excipiente qsp	1 cápsula
Mande.....cápsulas	

2. Baclofeno Xarope

Baclofeno	5 a 10 mg
Xarope Simples qsp	5 ml
Mande em frasco com.....ml	

Posologia: 5 mg 3 vezes ao dia durante 3 dias, aumentando para 10 mg 3 vezes ao dia, também durante 3 dias, aumentando se necessário até 20 mg 3 vezes ao dia. Sua suspensão deverá ser gradativa.

Indicações: alívio sintomático da espasticidade crônica grave que acompanha diversos transtornos, neuralgias e soluços de difícil tratamento. Não tem ação sobre a junção neuromuscular, atuando sobre a transmissão dos reflexos sinápticos na medula espinal.

Ref.: 1. Ramirez FC, Graham DY. Treatment of intractable hiccup with baclofen: results of a double-blind randomized, controlled, cross-over study. *American Journal of Gastroenterology*. 1992 Dec; 87(12):1789-91. 2. Walker P *et al*. Baclofen, a treatment for chronic hiccup. *Journal of Pain and Symptom Management*. 1998 Aug; 16(2):125-32.

3. Ciclobenzaprina

Cloridrato de Ciclobenzaprina	5 a 10 mg
Excipiente qsp	1 cápsula
Mande.....cápsulas	

Posologia: 1 cápsula 2 a 3 vezes ao dia, por até 2 semanas.

4. Ciclobenzaprina (baixa dosagem)

Cloridrato de Ciclobenzaprina	1 a 4 mg
Excipiente qsp	1 cápsula
Mande.....cápsulas	

Posologia: fibromialgia - 1 a 4 mg 2 horas antes de deitar.

Obs.: é um relaxante muscular de ação central, relacionado estruturalmente aos antidepressivos tricíclicos, usado para o alívio do espasmo muscular esquelético de origem local, sem interferir com a função muscular. Não é efetivo, entretanto, contra os espasmos musculares provocados por distúrbios do sistema nervoso central.

É bem absorvido por via oral, inicia sua ação após 1 hora da administração e seu efeito perdura por 12 a 24 horas. Liga-se fortemente às proteínas plasmáticas e forma metabólitos glicuronados de excreção renal.

As principais contraindicações são: hipersensibilidade à droga, uso concomitante de inibidores da MAO (até 14 dias da sua descontinuação), infarto do miocárdio, arritmias, bloqueio cardíaco, insuficiência cardíaca congestiva e hipertiroidismo. A ciclobenzaprina potencializa os efeitos do álcool, barbitúricos e de outros depressores do sistema nervoso central. Devem-se tomar precauções em pacientes com retenção urinária, glaucoma ou fazendo uso de medicação anticolinérgica. Os pacientes devem ser orientados para evitar atividades que requeiram atenção, como dirigir automóveis e trabalhar com máquinas potencialmente perigosas.

Ref.: 1. Moldofsky H *et al*. Effects of bedtime very low dose cyclobenzaprine on symptoms and sleep physiology in patients with fibromyalgia syndrome: a double-blind randomized placebo-controlled study. *J Rheumatol*. 2011 Dec; 38(12):2653-63. 2. Moldofsky H *et al*. A Double-Blind, Randomized, Parallel Study of the Safety, Efficacy and Tolerability of Very Low-Dosage Cyclobenzaprine Compared to Placebo in Subjects with Fibromyalgia. *Arthritis & Rheum*. 2002; 46(9 suppl):S614, abs 1654.

5. Miorrelaxante e Analgésico

Citrato de Orfenadrina	50 mg
Dipirona	300 mg
Cafeína	50 mg
Excipiente qsp	1 cápsula
Mande.....cápsulas	

Posologia: 1 a 2 cápsulas 2 a 3 vezes ao dia.

Obs.: a orfenadrina é um anticolinérgico de ação central, com ação anti-histamínica fraca, usada para o alívio da dor associada a contraturas musculares de origem traumática ou inflamatória. Sua ação analgésica e miorrelaxante é potencializada pela dipirona e pela cafeína. É usada por via oral, na faixa de 100 a 300 mg ao dia.

6. Miorrelaxante e Analgésico

Carisoprodol	150 mg
Acetaminofeno (Paracetamol)	350 mg
Cafeína	50 mg
Excipiente qsp	1 cápsula
Mande.....cápsulas	

Posologia: 1 a 2 cápsulas 2 a 4 vezes ao dia.

Obs.: o carisoprodol é um miorrelaxante de ação central, com efeito sedante. É absorvido rapidamente por via oral e seu efeito dura de 4 a 6 horas. Deve ser usado com precaução em pacientes com insuficiência hepática o renal e em idosos. Deve ser evitado durante a lactação porque se concentra no leite.

7. Miorrelaxante e Analgésico

Carisoprodol	200 mg
Diazepam	5 mg
Dipirona	300 mg
Excipiente qsp	1 cápsula
Mande.....cápsulas	

Posologia: 1 cápsula 2 a 3 vezes ao dia.

8. Miorrelaxante e Anti-Inflamatório

Carisoprodol	200 mg
Fenilbutazona	50 mg
Dipirona	200 mg
Cafeína	50 mg
Excipiente qsp	1 cápsula
Mande.....cápsulas	

Posologia: 1 a 2 cápsulas 2 vezes ao dia.

9. Miorrelaxante e Anti-Inflamatório

Carisoprodol	50 mg
Diclofenaco Sódico	50 mg
Famotidina	10 mg
Excipiente qsp	1 cápsula
Mande.....cápsulas	

Posologia: 1 cápsula no café da manhã e jantar.

10. Tiocolquicósido

Tiocolquicósido	4 mg
Excipiente qsp	1 cápsula
Mande.....cápsulas	

Posologia: 1 cápsula 2 a 3 vezes ao dia.

Obs.: é um derivado sulfurado da colchicina com possível ação gabaérgica, utilizado como relaxante muscular para o tratamento do espasmo muscular doloroso.

11. Tizanidina

Tizanidina	2 mg
Excipiente qsp	1 cápsula
Mande.....cápsulas	

Posologia: 1 a 2 cápsulas 2 a 3 vezes ao dia.

Obs.: é um miorrelaxante agonista alfa-2-adrenérgico, estruturalmente relacionada com a clonidina, com ação na medula espinhal.

4. Anti-Inflamatórios não Hormonais (AINH)

faixa de dosagem diária usual

Derivados da Pirazolona

Fenilbutazona	100 - 600 mg
Oxifembutazona	100 - 600 mg

Derivados do Ácido Acético

Aceclofenaco	100 - 200 mg
Diclofenaco Potássico	50 - 150 mg
Diclofenaco Sódico	50 - 150 mg
Fentiazaco	200 - 400 mg
Indometacina	50 - 200 mg
Sulindaco	100 - 400 mg

Derivados do Ácido Propiônico

Cetoprofeno	50 - 200 mg
Ibuprofeno	600 - 1.200 mg
Naproxeno[1]	250 - 1.000 mg

Oxicams

Meloxicam	7,5 - 15 mg
Piroxicam	10 - 20 mg
Tenoxicam	10 - 20 mg

Outros AINH

Ácido Mefenâmico	500 - 1.500 mg
Nimesulida	50 - 200 mg

Anti-Inflamatórios Enzimáticos

Papaína	100 - 600 mg
Serrapeptidase	10 - 60 mg

[1] Naproxeno: administrado na forma de naproxeno ou do seu sal sódico, em doses equivalentes à base (550 mg de naproxeno sódico são aproximadamente equivalentes a 500 mg de naproxeno, FEq=1,1).

A inflamação é um processo no qual os mediadores químicos principais são os eicosanoides (prostaglandinas, tromboxanos e leucotrienos). As prostaglandinas (PG) são substâncias intimamente relacionadas com estados álgicos, inflamatórios e febris, existindo as formas D, I, E e F. A designação numérica 2, por exemplo PGE-2, refere-se ao número de ligações duplas da cadeia alifática lateral em sua molécula.

O processo inflamatório - que pode ser de origem fisiológica, farmacológica ou patológica - se inicia por um estímulo na membrana celular. Por ação da fosfolipase A2, o ácido araquidônico, constituinte natural dos fosfolipídios das membranas, é liberado e torna-se substrato para duas vias enzimáticas: 1) via das cicloxigenases (COX), que leva à síntese de prostaglandinas e tromboxanos e 2) via das lipoxigenases, responsável pela síntese de leucotrienos. Os AINH são substâncias de diversos grupos químicos que têm em comum a capacidade de inibir a produção de eicosanoides através do bloqueio enzimático (cicloxigenase) da cascata do ácido araquidônico. Há duas formas de cicloxigenases, denominadas, respectivamente, 1 e 2.

A COX-1 é constitutiva e responsável pela produção contínua de prostaglandinas e tromboxano A-2, que apresentam as seguintes ações fisiológicas homeostáticas:

1. proteção da mucosa gástrica (PGI-2, PGE-2);
2. vasodilatação renal com incremento do fluxo sanguíneo cortical, queda da resistência periférica e, portanto, efeito hipotensor (PGI-2 e PGE-2);
3. vasodilatação coronária (PGD-2);
4. ação ocitóxica na indução do parto por contração uterina (PGE-2 e PGF-2);
5. aumento da temperatura por resposta hipotalâmica a pirógenos (PGE-2);
6. inibição da resposta hipotalâmica à regulação da temperatura (inibem vasodilatação e sudorese - PGF-2);
7. efeito agregante plaquetário e vasoconstritor com ação anti-hemorrágica (tromboxano A-2);
8. ação inflamatória acompanhada de edema, febre e eritema (PGE-2);
9. broncoconstrição (PGD-2, PGI-2, PGF-2; a PGE-2 promove broncodilatação discreta);
10. induz resposta álgica por sensibilização de terminais nervosos (PGE-2);
11. alteração na resposta imune por inibição dos linfócitos T e B (PGE-2 e PGF-2);
12. diminuição da pressão intraocular (PGI-2).

A COX-2 é induzida por estímulos pró-inflamatórios e está presente transitoriamente durante o período inflamatório. A ação antiflogística dos AINH baseia-se na inibição da COX-2, responsável pela síntese de mediadores inflamatórios. A inibição da COX-1 é considerada um efeito secundário e responsável pelos efeitos colaterais dos anti-inflamatórios inibidores não seletivos. Os AINH têm ação periférica (analgésica, antiflogística, antitrombótica e antiendotóxica) e central (antipirética e analgésica).

Os efeitos adversos dos inibidores predominantemente COX-1 são decorrentes de ação antifisiológica: aumento da acidez gástrica, queda na perfusão renal, retenção de sódio e água, toxicidade hepatocelular transitória, eventos hemorrágicos decorrentes da diminuição da agregação plaquetária e/ou plaquetopenia, broncoespasmo e outros fenômenos dependentes de sensibilização imunológica. São contraindicados em pacientes nefropatas, pois além do risco de precipitação de insuficiência renal há risco de hemorragia digestiva, devido a alterações urêmicas da mucosa gástrica e à disfunção plaquetária.

Os efeitos adversos dos inibidores da COX-2 referem-se ao risco cardiovascular. Estudos clínicos recentes mostram evidências de que os inibidores seletivos COX-2 levam à supressão de PGI-2 (ação vasodilatadora e antiagregante plaquetária), sem inibição concomitante da produção plaquetária de tromboxano A-2 (agregante plaquetário e vasoconstritor). Desta forma ocorre risco cardiovascular devido ao desequilíbrio entre fenômenos anti e pró-trombóticos. Além disso, o bloqueio da COX pode acarretar desvio para a via enzimática da lipoxigenase resultando em formação de leucotrienos, responsáveis pelo efeito broncoconstritor e por fenômenos de sensibilização.

Os AINH não devem ser prescritos para gestantes, principalmente no terceiro trimestre, devido ao risco de fechamento prematuro do ducto arterial fetal, pois a sua abertura depende do nível de prostaglandinas circulantes (PGE-2). Além disso, podem prolongar o tempo da gestação devido à supressão da prostaglandina F, responsável por estimular a contração uterina.

Exemplos de Fórmulas:

Derivados da Pirazolona

1. Fenilbutazona

Fenilbutazona	200 mg
Excipiente qsp	1 cápsula
Mande.....cápsulas	

Posologia: 1 cápsula 2 a 3 vezes ao dia, às refeições; manutenção - 1 cápsula ao dia.

2. Oxifembutazona e Cimetidina

Oxifembutazona	75 mg
Cimetidina	200 mg
Excipiente qsp	1 cápsula
Mande.....cápsulas	

Posologia: 1 cápsula no café da manhã e no jantar.

Obs.: a fenilbutazona e a oxifembutazona diminuem a produção de radicais livres e são inibidores irreversíveis das cicloxigenases, interferindo principalmente com PGE-2 e F. São reservadas para casos que não respondem a outros AINH, pois apresentam baixa margem de segurança.

Derivados do Ácido Acético

1. Aceclofenaco

Aceclofenaco	100 mg
Excipiente qsp	1 cápsula
Mande.....cápsulas	

Posologia: 1 cápsula 2 vezes ao dia.

2. Aceclofenaco Assoc.

Aceclofenaco	100 mg
Cimetidina	200 mg
Excipiente qsp	1 cápsula
Mande.....cápsulas	

Posologia: 1 cápsula 2 vezes ao dia.

Obs.: o aceclofenaco é um inibidor não seletivo que apresenta ações similares ao diclofenaco, com potência antiflogística superior a indometacina e aos derivados do ácido propiônico. O pico plasmático é alcançado 1 a 3 horas após administração oral. O seu uso está indicado no tratamento de processos inflamatórios como odontalgias, traumatismos, dores musculares, artrite reumatoide, osteoartrite e espondilite anquilosante.

3. Diclofenaco Sódico Cápsulas

Diclofenaco Sódico	50 mg
Excipiente qsp	1 cápsula
Mande.....cápsulas	

Posologia: 1 cápsula 2 vezes ao dia.

4. Diclofenaco Sódico Supositórios

Diclofenaco Sódico	50 mg
Base para Supositórios qsp	1 supositório
Mande.....supositórios	

Modo de Usar: 1 supositório 2 vezes ao dia.

5. Diclofenaco Potássico Cápsulas

Diclofenaco Potássico	50 mg
Excipiente qsp	1 cápsula
Mande.....cápsulas	

Posologia: 1 cápsula 2 vezes ao dia.

6. Diclofenaco Potássico Supositórios

Diclofenaco Potássico	50 mg
Base para Supositórios qsp	1 supositório
Mande.....supositórios	

Modo de Usar: 1 supositório 2 vezes ao dia.

Obs.: o diclofenaco é inibidor não seletivo, preferencialmente COX-2. Tem potência antiflogística superior ao AAS, indometacina e aos derivados do ácido propiônico. A diferença fundamental entre os dois sais está no tempo de ação, sendo que o pico plasmático do diclofenaco potássico é alcançado mais rapidamente que o sódico. O diclofenaco está indicado para tratamentos a curto prazo devido ao risco de hipercalemia ou hipernatremia.

7. Fentiazaco

Fentiazaco	100 mg
Excipiente qsp	1 cápsula
Mande.....cápsulas	

Posologia: 1 cápsula 2 vezes ao dia.

Obs.: o fentiazaco possui ação antagonista nos receptores de prostaglandinas. É usado no tratamento da dor e inflamação associadas a distúrbios musculoesqueléticos, de articulações e de outros tecidos, incluindo a osteoartrite, artrite reumatoide e espondilite anquilosante.

8. Indometacina (cápsulas)

Indometacina	25 mg
Hidróxido de Alumínio	100 mg
Excipiente qsp	1 cápsula
Mande.....cápsulas	

Posologia: 1 cápsula 2 a 3 vezes ao dia.

9. Indometacina (suspensão oral)

Indometacina	2 a 5 mg
Veículo qsp	1 ml
Mande em frasco com.....ml	

Posologia: 1 a 2 mg/kg ao dia, divididos em 2 a 4 tomadas.

Obs.: a indometacina é um derivado do ácido indolacético com ação predominante em COX-1 (inibidor não seletivo, reversível). Tem potência 20 vezes superior ao AAS e apresenta efeito máximo analgésico em 1 a 2 horas e anti-inflamatório em 1 a 2 semanas. Tem ação comparável à da colchicina, podendo ser utilizada na agudização dos sintomas da artrite gotosa. Apresenta efeitos adversos frequentes e seu uso é reservado para casos de moderada à severa gravidade. O seu uso é indicado no tratamento de processos inflamatórios agudos e crônicos.

10. Indometacina e Paracetamol

Indometacina	50 mg
Paracetamol	300 mg
Excipiente qsp	1 cápsula
Mande.....cápsulas	

Posologia: 1 cápsula 2 vezes ao dia.

11. Indometacina (supositórios)

Indometacina	25 a 50 mg
Base para Supositórios qsp	1 supositório
Mande.....supositórios	

Posologia: 1 supositório por via retal 2 a 3 vezes ao dia.

12. Sulindaco

Sulindaco	100 mg
Excipiente qsp	1 cápsula
Mande.....cápsulas	

Posologia: 1 cápsula 2 vezes ao dia.

13. Sulindaco e Paracetamol

Sulindaco	100 mg
Paracetamol	300 mg
Excipiente qsp	1 cápsula
Mande.....cápsulas	

Posologia: 1 cápsula 2 vezes ao dia.

Obs.: o sulindaco é um pró-fármaco cuja metabolização resulta em um derivado sulfurado com ação predominante em COX-1. Tem ação analgésica e antiflogística similar a do diclofenaco, mas apresenta menor toxicidade gástrica e renal.

Derivados do Ácido Propiônico

1. Cetoprofeno

Cetoprofeno	50 mg
Excipiente qsp	1 cápsula
Mande.....cápsulas	

Posologia: 1 cápsula 2 a 4 vezes ao dia.

2. Cetoprofeno e Cimetidina

Cetoprofeno	100 mg
Cimetidina	200 mg
Excipiente qsp	1 cápsula
Mande.....cápsulas	

Posologia: 1 cápsula 2 vezes ao dia.

Obs.: o cetoprofeno é o mais potente e seguro dos derivados do ácido propiônico. É um inibidor predominante COX-1. Bloqueia as respostas vasculares e celulares da inflamação, pois inibe prostaglandinas, tromboxanos e leucotrienos. O seu uso é indicado no tratamento de processos inflamatórios agudos e crônicos.

3. Ibuprofeno

Ibuprofeno	200 a 400 mg
Excipiente qsp	1 cápsula
Mande.....cápsulas	

Posologia: analgésico e antipirético - 300 mg 2 a 3 vezes ao dia; antirreumático - 400 mg 3 vezes ao dia.

4. Ibuprofeno e Cimetidina

Ibuprofeno	400 mg
Cimetidina	200 mg
Excipiente qsp	1 cápsula
Mande.....cápsulas	

Posologia: 1 cápsula 2 vezes ao dia.

Obs.: o ibuprofeno tem potência analgésica similar ao AAS e apresenta discreta ação anti-inflamatória. Não é seletivo, inibindo igualmente COX-1 e COX-2. Tem pico máximo de ação em 1 a 2 horas. Também pode ser formulado em suspensão com 300 mg/5 ml.

5. Naproxeno

Naproxeno	250 a 500 mg
Excipiente qsp	1 cápsula
Mande.....cápsulas	

Posologia: 1 cápsula 2 vezes ao dia.

6. Naproxeno e Dextropropoxifeno

Naproxeno	250 mg
Napsilato de Dextropropoxifeno	50 mg
Excipiente qsp	1 cápsula
Mande.....cápsulas	

Posologia: 1 cápsula 3 a 4 vezes ao dia.

Obs.: o naproxeno é um inibidor não seletivo, mas tem a característica de inibir a síntese de prostaglandinas preferencialmente nos locais de inflamação. Tem efeito analgésico e antiflogístico similar ao ibuprofeno, mas apresenta ação mais prolongada.

Oxicams

1. Piroxicam (cápsulas)

Piroxicam	20 mg
Excipiente qsp	1 cápsula
Mande.....cápsulas	

Posologia: 1 cápsula 1 vez ao dia.

2. Piroxicam (gotas)

Piroxicam	10 mg
Veículo qsp	1 ml
Mande em frasco com.....ml	

Posologia: 1 a 2 ml 1 vez ao dia.

Obs.: é um inibidor não seletivo e com efeito predominante em COX-1. Por via oral, tem efeito máximo analgésico em 2 horas e anti-inflamatório em 2 semanas. O seu uso é indicado no tratamento de dores associadas a processos inflamatórios agudos e crônicos. Não deve ser utilizado por períodos prolongados devido à potencial toxicidade gastrointestinal e renal.

3. Meloxicam

Meloxicam	7,5 a 15 mg
Excipiente qsp	1 cápsula
Mande.....cápsulas	

Posologia: processos agudos - 15 mg ao dia; manutenção - 7,5 mg ao dia.

Obs.: tem ação predominante sobre COX-2 e está indicado em tratamentos de longa duração como antirreumático, pois apresenta alta potência antiflogística e ação prolongada. A toxicidade renal e gástrica é baixa, porém deve ser administrado com cuidado em pacientes com risco cardiovascular.

4. Tenoxicam

Tenoxicam	10 a 20 mg
Excipiente qsp	1 cápsula
Mande.....cápsulas	

Posologia: 1 cápsula ao dia.

Obs.: é um inibidor não seletivo. Comparativamente ao piroxicam tem potência antiflogística similar e menor ação inibidora sobre a COX-1.

5. Piroxicam e Cimetidina

Piroxicam	10 mg
Cimetidina	200 mg
Excipiente qsp	1 cápsula
Mande.....cápsulas	

Posologia: 1 cápsula no café da manhã e no jantar.

6. Meloxicam, Prednisona e Famotidina

Meloxicam	7,5 mg
Prednisona	2,5 mg
Famotidina	20 mg
Excipiente qsp	1 cápsula
Mande.....cápsulas	

Posologia: 1 cápsula no café da manhã.

Outros AINH

1. Ácido Mefenâmico

Ácido Mefenâmico	250 a 500 mg
Excipiente qsp	1 cápsula
Mande.....cápsulas	

Posologia: dose inicial de 500 mg seguida de 250 mg 3 vezes ao dia, por no máximo 1 semana.

Obs.: não é inibidor seletivo, tem potência analgésica semelhante ao AAS e apresenta baixa atividade antiflogística. É utilizado como analgésico para dores leves a moderadas, por curtos períodos, devido à frequência de efeitos adversos.

2. Nimesulida

Nimesulida	100 mg
Excipiente qsp	1 cápsula
Mande.....cápsulas	

Posologia: 1 cápsula 2 vezes ao dia.

Obs.: pertence à família das sulfonanilidas. É um inibidor preferencial da COX-2. Tem potência 3 vezes superior à indometacina e apresenta ação antiflogística aditiva pelo fato de reduzir a disponibilidade de radicais superóxido.

Anti-Inflamatórios Enzimáticos

1. Papaína

Papaína	100 mg
Excipiente qsp	1 cápsula

Mande ..... cápsulas de liberação entérica.

Posologia: 1 cápsula a cada 4 horas.

2. Serrapeptidase

Serrapeptidase	10 mg
Excipiente qsp	1 cápsula

Mande ..... cápsulas de liberação entérica.

Posologia: 1 cápsula 3 vezes ao dia.

Indicações: como anti-inflamatórios em processos traumáticos, cirúrgicos e odontológicos.

Obs.: essas enzimas podem potencializar o efeito dos anticoagulantes orais (a administração simultânea deve ser feita sob acompanhamento médico).

Ref.: 1. Bhagat S *et al.* Serratiopeptidase: a systematic review of the existing evidence. *Int J Surg.* 2013; 11(3):209-17. 2. Khateeb TA, Nusair Y. Effect of the proteolytic enzyme serrapeptase on swelling, pain and trismus after surgical extraction of mandibular third molars. *Int J Oral Maxillofac Surg.* 2008; 37:264e8.

5. Anti-Inflamatórios não Hormonais (AINH) - Uso Tópico   concentrações usuais

Aceclofenaco	1,5 %
Cetoprofeno	2,5 - 10 %
Diclofenaco [1]	1 - 2 %
Dimetilsulfóxido (DMSO)	10 - 50 %
Fenilbutazona	5 %
Fentiazaco	5 %
Ibuprofeno	5 %
Indometacina	1 %
Nimesulida	2 %
Piroxicam	0,5 - 1 %
Salicilato de Metila	3 - 25 %

[1] Usado como diclofenaco dietilamônio em concentrações equivalentes ao sal sódico (1,16 g de diclofenaco dietilamônio é aproximadamente equivalente a 1 g de diclofenaco sódico, FEq=1,16).

Exemplos de Fórmulas:

1. Aceclofenaco 1,5 % Creme

Aceclofenaco	1,5 %
Óleo de Prímula	2 %
Creme Excipiente qsp	30 g

Modo de Usar: aplicar 3 a 4 vezes ao dia.

2. Cetoprofeno 2,5 % Gel

Cetoprofeno	2,5 %
Alfa Bisabolol	0,1 %
Gel Base para Anti-inflamatórios qsp	30 g

Modo de Usar: aplicar 3 a 4 vezes ao dia.

Indicações: processos dolorosos e inflamatórios locais como artroses, tendinites, tenossinovites, epicondilites, tumefação e dor pós-traumática. Também é usado em processos traumáticos como contusões, entorses e luxações. Devem ser aplicadas sobre a pele intacta e nunca em feridas abertas, escoriações ou mucosas.

3. Cetoprofeno 10 % Gel Transdérmico

Cetoprofeno	100 mg
Propilenoglicol	qs
Gel Transdérmico PLO qsp	1 ml

Mande.....seringas calibradas com 10 ml ou em.....sachês monodose ou em frasco dosador calibrado (1 ml) com.....ml.

Modo de Usar: aplicar 1 ml do gel no local dolorido ou da lesão, 3 a 4 vezes ao dia.

4. Cetoprofeno 10 % e Ciclobenzaprina 1 %

Cetoprofeno	100 mg
Ciclobenzaprina	10 mg
Gel Transdérmico PLO qsp	1 ml

Mande.....seringas calibradas com 10 ml ou em.....sachês monodose ou em frasco dosador calibrado (1 ml) com.....ml.

Modo de Usar: aplicar 1 ml na região afetada 3 a 4 vezes ao dia.

Indicações: tratamento de processos inflamatórios dolorosos ligados a condições musculoesqueléticas, fibromialgia e processos reumatológicos (artrite e artrose).

Obs.: a ciclobenzaprina é usada por sua ação miorrelaxante. Se necessário, pode-se prescrever lidocaína nesta formulação, na concentração de 20 a 50 mg/ml (2 a 5 %).

Guardar em temperatura ambiente, o gel transdérmico PLO tem propriedade gelificante termorreversa e se liquefaz quando resfriado em geladeira.

Ref.: 1. Oberlander K. Fibromyalgia. *International Journal of Pharmaceutical Compounding.* 2000 Jan/Feb; 4(1):21-23. 2. Jones M. The History of Pluronic Lecithin Organogel. *International Journal of Pharmaceutical Compounding.* 2003 May/Jun; 7(3):180-3. 3. Allen Jr LV (editor). Formulations - Ketoprofen 10%, Cyclobenzaprine 1% and Lidocaine 5% in Poloxamer. *International Journal of Pharmaceutical Compounding.* 1998 Mar/Apr; 2(2):154.

5. Diclofenaco 1 % Gel Creme

Diclofenaco	1 %
DMSO	50 %
Gel Creme qsp	30 g

Modo de Usar: aplicar 3 a 4 vezes ao dia.

6. Diclofenaco 2 % Gel Transdérmico

Diclofenaco	2 %
Gel Transdérmico PLO qsp	1 ml

Mande.....seringas calibradas com 10 ml ou em.....sachês monodose ou em frasco dosador calibrado (1 ml) com.....ml.

Modo de Usar: aplicar 1 ml nas regiões afetadas 2 a 4 vezes ao dia.

Indicações: processos locais dolorosos e inflamatórios como artroses, tendinites, tenossinovites, epicondilites, tumefação e dor pós-traumática.

Ref.: Burnham R *et al*. The effectiveness of topical diclofenac for lateral epicondylitis. *Clin J Sport Méd.* 1998 Apr; 8(2):78-81.

7. Dimetilsulfóxido Gel

DMSO	50 %
Gel de Carbopol qsp	50 g

Modo de Usar: aplicar 1 a 2 vezes ao dia nas regiões afetadas, sem friccionar.

8. Dimetilsulfóxido e Heparina Gel

DMSO	15 %
Heparina	50.000 UI %
D-Pantenol	2,5 %
Gel Base para Anti-inflamatórios qsp	50 g

Modo de Usar: aplicar 1 a 2 vezes ao dia nas regiões afetadas, sem friccionar.

Indicações: como anti-inflamatório, antisséptico, vasodilatador e analgésico local.

Obs.: o dimetilsulfóxido é um solvente orgânico com propriedade de atravessar a barreira epidérmica, utilizado como veículo em diversas formulações dermatológicas. Suas ações referidas incluem penetração em membranas, analgesia local, vasodilatação, dissolução do colágeno, além de ação anti-inflamatória e antisséptica. Devem-se usar luvas ao manusear. É incompatível com potes de plástico, que deverão ser evitados.

9. Fenilbutazona e Heparina Creme

Fenilbutazona	5 %
Heparina Sódica	20.000 UI %
Creme Excipiente qsp	30 g

Modo de Usar: aplicar várias vezes ao dia, com massagem suave.

Indicações: processos inflamatórios e trombóticos, síndrome varicosa, hematomas, contusões, edemas, acidentes esportivos, afecções reumáticas dos músculos e articulações.

10. Fentiazaco Assoc.

Fentiazaco	5 %
Salicilato de Metila	3 %
Azuleno	0,02 %
Extrato de Calêndula	5 %
Loção Cremosa qsp	60 ml

Modo de Usar: friccionar na região afetada 2 a 3 vezes ao dia.

Indicações: processos locais dolorosos e inflamatórios como artroses, tendinites, tenossinovites, epicondilites, tumefação e dor pós-traumática.

11. Ibuprofeno 5 % Gel

Ibuprofeno	5 %
Gel Alcoólico qsp	60 g

Modo de Usar: aplicar na região afetada 3 vezes ao dia.

Indicações: processos inflamatórios dolorosos ligados a condições musculoesqueléticas, fibromialgia e processos reumatológicos (artrite e artrose).

Ref.: 1. Tiso RL *et al*. Oral versus topical Ibuprofen for chronic knee pain: a prospective randomized pilot study. *Pain Physician*. 2010 Sep-Oct; 13(5):457-67. 2. Whitefield M *et al*. Comparative efficacy of a proprietary topical ibuprofen gel and oral ibuprofen in acute soft tissue injuries: a randomized, double-blind study. *Journal of Clinical Pharmacy and Therapeutics*. 2002; 27:409-417.

12. Indometacina 1 % Gel ou *Spray*

Indometacina	1 %
Gel Base para Anti-Inflamatórios qsp	30 g
ou Álcool 70 % (*Spray*) qsp	60 ml

Modo de Usar: aplicar 3 a 4 vezes ao dia.

13. Indometacina Gel Transdérmico

Indometacina	2 %
Etoxidiglicol	5 %
Gel Transdérmico PLO qsp	1 ml

Mande.....seringas calibradas com 10 ml ou em.....sachês monodose ou em frasco dosador calibrado (1 ml) com.....ml.

Modo de Usar: aplicar 1 ml do gel no local dolorido ou da lesão, 3 a 4 vezes ao dia.

Indicações: processos locais dolorosos e inflamatórios como artroses, tendinites, tenossinovites, epicondilites, tumefação e dor pós-traumática.

Ref.: Allen Jr LV (editor). Formulations - Indomethacin 2% in Pluronic-Lecithin Organogel. *International Journal of Pharmaceutical Compounding*. 2008 Nov/Dez; 12(6):543.

14. Cetorolaco Gel

Cetorolaco Trometamol	2 %
Gel de Carbopol qsp	30 g

Modo de Usar: aplicar 2 a 3 vezes ao dia, na região afetada.

Ref.: Allen Jr LV (editor). Formulations - Ketorolac Tromethamine 2% Topical Gel. *International Journal of Pharmaceutical Compounding*. 2008 Nov/Dez; 12(6):544.

15. Nimesulida 2 % Gel

Nimesulida	2 %
Álcool Isopropílico	qs
Gel Base para Anti-Inflamatórios qsp	30 g

Modo de Usar: aplicar 3 a 4 vezes ao dia.

Indicações: processos locais dolorosos e inflamatórios como artroses, tendinites, tenossinovites, epicondilites, tumefação e dor pós-traumática.

16. Piroxicam 0,5 % Gel Transdérmico

Piroxicam	5 mg
Gel Transdérmico PLO qsp	1 ml

Mande.....seringas calibradas com 10 ml ou em.....sachês monodose ou em frasco dosador calibrado (1 ml) com.....ml.

17. Piroxicam 1 % Gel

Piroxicam	1 %
Gel Base para Anti-Inflamatórios qsp	30 g

Modo de Usar: aplicar 1 ml do gel no local dolorido ou da lesão, 3 a 4 vezes ao dia.

Indicações: tratamento de processos inflamatórios dolorosos ligados a condições musculoesqueléticas e reumatológicas (artrite e artrose).

Obs.: guardar em temperatura ambiente. O gel transdérmico PLO tem propriedade gelificante termorreversa e se liquefaz quando resfriado em geladeira.

Ref.: Allen Jr LV (editor). Formulations - Piroxicam 0.5% in Pluronic Lecithin Organogel. *International Journal of Pharmaceutical Compounding*. 1999 Mar/Apr; 3(2):133.

6. Princípios Ativos para Neuropatias - Uso Oral

faixa de dosagem diária usual

Acetilcarnitina	500 - 2.000 mg
Ácido Lipoico, Ácido Tióctico	200 - 600 mg
Benfotiamina, Bentiamina	200 - 1.000 mg
Cloridrato de Amantadina	100 - 200 mg
Gabapentina**	300 - 1.800 mg
Metilcobalamina	2 - 6 mg
Pregabalina**	150 - 600 mg
Vitamina B1, Cloridrato de Tiamina	300 - 1.200 mg
Vitamina B6, Cloridrato de Piridoxina	20 - 300 mg
Vitamina B12, Cianocobalamina	1 - 5 mg

** Princípios Ativos controlados pela Portaria 344 lista C-1 (SVS-MS), com receituário de controle especial em duas vias.

Exemplos de Fórmulas:

1. Acetilcarnitina

L-Acetilcarnitina   500 mg
Excipiente qsp   1 cápsula
Mande.....cápsulas

Posologia: 1 cápsula 3 vezes ao dia.

Indicações: neuropatia diabética periférica.

2. Ácido Lipoico

Ácido Lipoico   200 mg
Excipiente qsp   1 cápsula
Mande.....cápsulas

Posologia: 1 cápsula 3 vezes ao dia.

Ref.: Memeo A, Loiero M. Thioctic acid and acetyl-L-carnitine in the treatment of sciatic pain caused by a herniated disc: a randomized, double-blind, comparative study. *Clin Drug Investig*. 2008; 28(8):495-500.

3. Amantadina

Cloridrato de Amantadina   100 mg
Excipiente qsp   1 cápsula
Mande.....cápsulas

Posologia: 1 cápsula 2 vezes ao dia.

Indicações: neuropatia pós-herpética, neuropatia diabética.

Ref.: 1. Fisher DA. Recurrent herpes simplex sciatica and its treatment with amantadine hydrochloride. *Cutis*. 1982 May; 29(5):467-72. 2. Weber WE. Pharmacotherapy for neuropathic pain caused by injury to the afferent nerve fibers. *Ned Tijdschr Geneeskd*. 2001 Apr; 145(17):813-7.

4. Benfotiamina

Benfotiamina   100 a 300 mg
Excipiente qsp   1 cápsula
Mande.....cápsulas

Posologia: 1 cápsula 2 vezes ao dia.

Indicações: neuropatia diabética, neuropatias, retinopatias.

Obs.: a benfotiamina (S-benzoiltiamina O-monofosfato) é um derivado sintético da tiamina, mais lipossolúvel, o que aumenta a sua biodisponibilidade. Como a tiamina, tem ação no metabolismo da glicose e também ação antineurítica.

Ref.: 1. Balakumar P et al. The multifaceted therapeutic potential of benfotiamine. *Pharmacol Res*. 2010 Jun; 61(6):482-8. 2. Nikolić A et al. The effect of benfothiamine in the therapy of diabetic polyneuropathy. *Srp Arh Celok Leak*. 2009 Nov/Dec; 137(11-12):594-600. 3. Stracke H et al. Benfotiamine in diabetic polyneuropathy (BENDIP): results of a randomised, double blind, placebo-controlled clinical study. *Exp Clin Endocrinol Diabetes*. 2008 Nov; 116(10):600-5.

5. Cápsulas com Gabapentina

Gabapentina	300 a 600 mg
Excipiente qsp	1 cápsula
Mande.....cápsulas	

6. Gabapentina (suspensão)

Gabapentina	300 mg
Suspensão Oral qsp	5 ml
Mande em frasco com.....ml	

Posologia: adultos e crianças acima de 12 anos - 300 mg uma vez ao dia no 1º dia, 300 mg duas vezes ao dia no 2º dia e 300 mg três vezes ao dia no 3º dia. A dose pode ser aumentada, quando necessário, em incrementos de 300 mg a cada três dias até o máximo de 1.800 mg, dividindo a dose total em 3 tomadas diárias. São ainda encontradas na literatura doses de até 3.600 mg ao dia, sempre dividindo a dose total em 3 tomadas, durante curtos períodos de tempo. Crianças de 3 a 12 anos - dose inicial de 10 a 15 mg/kg ao dia divididos em 3 tomadas; manutenção de 20 a 40 mg/kg ao dia divididos em 3 tomadas.

Indicações: neuropatia pós-herpética, neuropatia diabética.

Ref.: 1. Grice GR, Mertens MK. Gabapentin as a potential option for treatment of sciatica. *Pharmacotherapy*. 2008 Mar; 28(3):397-402. 2. Russell D, Stading J. Diabetic Peripheral Neuropathy - Minimizing and Treating Its Pain. *US Pharmacist*. 2002; 27(11):56-67. 3. Backonja M et al. Gabapentin for the symptomatic treatment of painful neuropathy in patients with diabetes mellitus. *JAMA*. 1998 Dec; 280(21):1831-1836. 4. Rowbotham M et al. Gabapentin for the Treatment of Postherpetic Neuralgia. *JAMA*. 1998 Dec; 280(2):1837-42. 2.

7. Pregabalina (cápsulas)

Pregabalina	75 - 150 mg
Excipiente qsp	1 cápsula
Mande.....cápsulas	

8. Pregabalina (solução oral)

Pregabalina	75 mg
Veículo qsp	5 ml
Mande em frasco com.....ml	

Posologia: dose inicial - 75 mg duas vezes ao dia, podendo ser aumentada para 150 mg duas vezes ao dia após uma semana, conforme a resposta e tolerabilidade do paciente. A dose máxima é de 300 mg duas vezes ao dia.

Indicações: dor neuropática, fibromialgia.

Obs.: a pregabalina é um antiepiléptico usado como adjuvante no tratamento de crises parciais, com ou sem generalização secundária. Também é usada no tratamento do transtorno de ansiedade generalizada. As doses devem ser reduzidas em pacientes com insuficiência renal.

9. Metilcobalamina

Metilcobalamina	2 mg
Excipiente qsp	1 cápsula
Mande.....cápsulas	

Posologia: 1 cápsula 2 a 3 vezes ao dia.

Indicações: paralisia facial.

10. Vitamina B1

Vitamina B1	300 mg
Excipiente qsp	1 cápsula
Mande.....cápsulas	

Posologia: 1 cápsula 1 a 2 vezes ao dia.

Indicações: como antineurítico.

Ref. (metilcobalamina): Jalaludin MA. Methylcobalamin treatment of Bell's palsy. *Methods Find Exp Clin Pharmacol*. 1995 Oct; 17(8):539-44.

11. Vitaminas B1, B6 e B12

Vitamina B1	100 mg
Vitamina B6	100 mg
Vitamina B12	5 mg
Excipiente qsp	1 cápsula
Mande.....cápsulas	

Posologia: 1 a 2 cápsulas 2 vezes ao dia.

12. Vitaminas B1, B6 e B12 + Analgésico

Vitamina B1	100 mg
Vitamina B6	100 mg
Vitamina B12	1 mg
Dipirona	250 mg
Excipiente qsp	1 cápsula
Mande.....cápsulas	

Posologia: 1 cápsula 2 a 3 vezes ao dia.

13. Vitaminas B1, B6 e B12 + Corticoide

Vitamina B1	100 mg
Vitamina B6	100 mg
Vitamina B12	5 mg
Dexametasona (base)	0,5 mg
Excipiente qsp	1 cápsula
Mande.....cápsulas	

Posologia: 1 a 3 cápsulas pela manhã.

14. Vitaminas B1, B6 e B12 + AINH

Vitamina B1	50 mg
Vitamina B6	50 mg
Vitamina B12	1 mg
Diclofenaco Potássico	50 mg
Excipiente qsp	1 cápsula
Mande.....cápsulas	

Posologia: 1 cápsula 2 vezes ao dia.

Indicações (formulações acima): como antineurítico em dores nevrálgicas.

Ref.: 1. Ponce-Monter HÁ *et al*. Effect of diclofenac with B vitamins on the treatment of acute pain originated by lower-limb fracture and surgery. *Pain Res Treat*. 2012:104782. 2. Mibielli MA *et al*. Diclofenac plus B vitamins versus diclofenac monotherapy in lumbago: the dolor study. *Curr Med Res Opin*. 2009 Nov; 25(11):2589-99.

15. Vitaminas B1, B6 e B12 Assoc.

Vitamina B1	50 mg	Acetaminofeno	250 mg
Vitamina B6	100 mg	Cafeína	50 mg
Vitamina B12	1 mg	Excipiente qsp	1 cápsula
Carisoprodol	150 mg	Mande.....cápsulas	

Posologia: 1 cápsula 2 a 3 vezes ao dia.

Indicações: como antineurítico em dores nevrálgicas.

7. Princípios Ativos para Neuropatias - Uso Tópico

concentrações usuais

Baclofeno	2 - 5 %
Capsaicina	0,025 - 0,075 %
Carbamazepina **	2 %
Cetoprofeno	10 %
Clonidina	0,01 - 0,1 %
Cloridrato de Amitriptilina **	2 - 4 %
Cloridrato de Cetamina **	2 - 10 %
Cloridrato de Diltiazem	2 %
Fenitoína **	10 %
Gabapentina**	5 - 10 %
Nifedipino	8 %

** Princípios Ativos controlados pela Portaria 344 lista C-1 (SVS-MS), com receituário de controle especial em duas vias.

Exemplos de Fórmulas:

Obs.: essas formulações podem ser usadas tanto nos locais doloridos como nos locais de "origem da dor", ou dermatomas, e ainda nos "pontos gatilho" da dor, no caso da fibromialgia.

Ref.: 1. Local da origem da dor (dermatomas): Jones M. Chronic Neuropathic Pain: Pharmacological Interventions in The New Millennium - A Theory of Efficacy. *International Journal of Pharmaceutical Compounding*. 2000 Jan/Feb; 4(1):6-15. 2. Pontos gatilho da dor - Oberlander K. Fibromyalgia. *International Journal of Pharmaceutical Compounding*. 2000 Jan/Feb; 4(1):21-23.

1. Amitriptilina 2% e Baclofeno 2% em Gel PLO

Cloridrato de Amitriptilina	20 mg
Baclofeno	20 mg
Etoxidiglicol	5 a 10 %
Gel Transdérmico PLO qsp	1 ml

Mande.....seringas calibradas com 10 ml ou em....sachês monodose ou em frasco dosador calibrado (1 ml) com.....ml.

Modo de Usar: aplicar 1 ml 3 a 4 vezes ao dia na região dolorida e/ou no local da origem da dor. Na fibromialgia a dose pode ser dividida entre os "pontos gatilho" da dor.

Indicações: neuropatia pós-herpética, neuropatias crônicas, fibromialgia.

Obs.: guardar em temperatura ambiente. O gel transdérmico PLO tem propriedade gelificante termorreversa e se liquefaz quando resfriado em geladeira. Etoxidiglicol - dietilenoglicol monoetil éter, Transcutol®.

Ref.: Allen Jr LV (editor). Formulations - Amitriptyline Hydrochloride 2% and Baclofen 2% in PLO. *International Journal of Pharmaceutical Compounding*. 2001 Sep/Oct; 5(5):50.

2. Amitriptilina 2% e Carbamazepina 2% em Gel PLO

Cloridrato de Amitriptilina	20 mg
Carbamazepina	20 mg
Propilenoglicol	0,1 ml
Gel Transdérmico PLO qsp	1 ml

Mande.....seringas calibradas com 10 ml ou em....sachês monodose ou em frasco dosador calibrado (1 ml) com.....ml.

Modo de Usar: aplicar 1 ml 3 a 4 vezes ao dia na região dolorida e/ou no local da origem da dor.

Indicações: neuropatia pós-herpética, neuropatias crônicas, fibromialgia.

Obs.: guardar em temperatura ambiente. O gel transdérmico PLO tem propriedade gelificante termorreversa e se liquefaz quando resfriado em geladeira.

Ref.: Almeida KJS *et al*. Herpes zoster e polineuropatia periférica: Relato de um caso. *Dermatology Online Journal.* 13(3):29. In.: http://escholarship.org/uc/item/6z7214n7, em 16 de junho de 2020.

3. Cetamina 10 %

Cloridrato de Cetamina	100 mg
Propilenoglicol	0,1 ml
Gel Transdérmico qsp	1 ml

Mande em embalagem dosadora com 30 ml.

Modo de Usar: aplicar 1 ml 3 vezes ao dia na região dolorida.

Ref.: Rabi J *et al*. Topical Ketamine 10% for Neuropathic Pain in Spinal Cord Injury Patients: An Open-Label Trial. *Int J Pharm Compd*. 2016 Nov-Dec; 20(6):517-520.

Obs.: a cetamina é um agente anestésico venoso que age como um antagonista não competitivo dos receptores NMDA, sendo utilizada para indução e manutenção de anestesia geral, e também no tratamento da dor. A cetamina bloqueia os impulsos aferentes associados com o componente afetivo-emocional da dor na formação reticular medular mediana, suprimindo a atividade medular e interagindo com sistemas neurotransmissores centrais.

No tratamento da dor crônica tem sido usada em formulações transdérmicas, geralmente em terapêutica combinada, pois menos da metade dos pacientes respondem a tratamentos com um único medicamento. Os melhores resultados são obtidos quando se pode aplicar o gel transdérmico diretamente na área localizada da dor, como sensação de queimação na pele ou uma articulação dolorida.

4. Cetamina 10 % e Fenitoína 10 %

Cloridrato de Cetamina	100 mg
Fenitoína	100 mg
Gel Transdérmico qsp	1 ml

Mande em embalagem dosadora com 30 ml.

Modo de Usar: aplicar 1 ml 1 a 2 vezes ao dia na região dolorida

Ref.: Kopsky DJ, Hesselink JMK. Phenytoin in Topical Formulations Augments Pain Reduction of Other Analgesics in the Treatment of Neuropathic Pain. *Int J Anesthetic Anesthesiol* 2018, 5(1):061.

5. Cetamina 2 % e Amitriptilina 4 %

Cloridrato de Cetamina	20 mg
Cloridrato de Amitriptilina	40 mg
Propilenoglicol	0,1 ml
Gel Transdérmico qsp	1 ml

Mande em embalagem dosadora com 30 ml.

Modo de Usar: aplicar 1 ml 3 a 4 vezes ao dia na região dolorida.

Ref.: Cline AE *et al*. Compounded Topical Analgesics for Chronic Pain. *Dermatitis*, v.27, n.5, 2016.

6. Cetamina 5 % e Amitriptilina 2 %

Cloridrato de Cetamina	50 mg
Cloridrato de Amitriptilina	20 mg
Etoxidiglicol (Transcutol®)	0,1 ml
Gel Transdérmico PLO qsp	1 ml

Mande em embalagem dosadora com 30 ml.

Modo de Usar: aplicar 1 ml 3 a 4 vezes ao dia na região dolorida.

Ref.: Allen Jr LV (editor). Formulations - Ketamine Hydrochloride 5% and Amitriptyline Hydrochloride 2% in PLO. *International Journal of Pharmaceutical Compounding*. 2000 Mar/Apr; 4(2):132.

7. Clonidina 1 mg/ml em Creme VanPen

Clonidina	1 mg	
Creme VanPen qsp	1 ml	VanPen - *Vanishing Penetrating Cream*
Mande.....seringas calibradas com 1 ml.		(capítulo XVII, item 3, n° 24).

Modo de Usar: aplicar 0,1 ml 3 a 4 vezes ao dia na região dolorida ou no local da origem da dor.

Indicações: neuropatia pós-herpética, neuropatias crônicas.

Ref.: Allen Jr LV (editor). Formulations - Clonidine Hydrochloride 1 mg/g in VanPen Cream. *International Journal of Pharmaceutical Compounding*. 2001 Sep/Oct; 5(5):53.

8. Clonidina 100 mcg/g (pomada)

Clonidina	100 mcg/g
Pomada qsp	30 g

Modo de Usar: aplicar 1 g distribuída nas regiões doloridas, 1 a 2 vezes ao dia.

Indicações: neuropatia pós-herpética, neuropatias crônicas.

9. Clonidina e Gabapentina

Clonidina	0,02 %
Gabapentina	6 %
Gel qsp	30 g

Modo de Usar: aplicar 1 g distribuída nas regiões doloridas ou nos "pontos gatilho" da dor, 1 a 2 vezes ao dia.

Indicações: dor neuropática, dor e inflamação da junção têmporo-mandibular.

Ref.: Meno A *et al*. Preliminary report: the efficacy of clonidine hydrochloride ointment for postherpetic neuralgia. *Masui*. 2001 Feb; 50(2):160-3.

10. Creme com Capsaicina

Capsaicina	0,025 %
Lidocaína (opcional)	2 a 5 %
Creme Emoliente qsp	30 g

11. Gel com Capsaicina

Capsaicina	0,025 %
Lidocaína (opcional)	2 a 5 %
Gel de Carbopol qsp	30 g

Modo de Usar: aplicar na região afetada 3 a 4 vezes ao dia.

12. *Spray* Tópico com Capsaicina

Capsaicina	0,075 %
Álcool Etílico	40 %
Propilenoglicol	10 %
Hidroxipropilcelulose	0,25 %
Água Destilada qsp	60 ml

Modo de Usar: aplicar o *spray* 3 a 4 vezes ao dia nos locais ou articulações doloridos.

Indicações (formulações com capsaicina): neuropatia diabética dolorosa, neuralgia pós-herpética, alívio da dor em artrites e osteoartrites.

Obs.: a capsaicina é obtida de frutos maduros e secos de *Capsicum sp* (Solanaceae), como a páprica, cayene pepper e pimentão, e tem ação revulsivante e rubefaciente. Atua no mecanismo da dor produzindo um efeito de dessensibilização, presumivelmente por estimulação neuronal seletiva (fibras amielínicas C). É utilizada como coadjuvante no tratamento da dor neuropática. Pode causar irritação local e não deve ser utilizada em lesões abertas. O seu uso é contraindicado em crianças com menos de 2 anos.

Ref.: 1. Bernstein JE *et al*. Treatment of chronic postherpetic neuralgia with topical capsaicin. *J. Am. Acad. Dermatol*. 1987; 17:93-96. 2. Watson CP *et al*. Post-herpetic neuralgia and topical capsaicin. *Pain*. 1988; 33(3):333-340. 3. Mason L *et al*. Systematic review of topical capsaicin for the treatment of chronic pain. *BMJ*. 2004 Apr 24; 328(7446):991. 4. Allen Jr LV (editor). Formulations - Capsaicin 0.075% Topical Spray. *International Journal of Pharmaceutical Compounding*. 2002 Jan/Feb; 6(1):41.

13. Associação para Dor Neuropática

Baclofeno	5 %
Capsaicina	0,075 %
Cetoprofeno	10 %
Tetracaína	2 %
Gel Transdérmico PLO qsp	1 ml

Mande.....seringas calibradas com 10 ml ou em.....sachês monodose ou em frasco dosador calibrado (1 ml) com.....ml.

14. Associação para Dor Neuropática

Baclofeno	5 %
Gabapentina	5 %
Cetoprofeno	10 %
Lidocaína	5 %
Gel Transdérmico PLO qsp	1 ml

Mande.....seringas calibradas com 10 ml ou em.....sachês monodose ou em frasco dosador calibrado (1 ml) com.....ml.

Modo de Usar: aplicar 1 ml 3 a 4 vezes ao dia na região dolorida e/ou no local da origem da dor. Na fibromialgia a dose pode ser dividida entre os "pontos gatilho" da dor.

Obs.: guardar em temperatura ambiente. O gel transdérmico PLO tem propriedade gelificante termorreversa e se liquefaz quando resfriado em geladeira.

Ref.: Allen Jr LV (editor). Formulations - *International Journal of Pharmaceutical Compounding*. 2010 Nov/Dec; 14(6):513-514.

15. Associação para Fibromialgia em Gel Transdérmico

Cetoprofeno	10 %
Guaiafenesina	10 %
Capsaicina	0,025 %
Lidocaína	2 %
Amitriptilina	2 %
Etoxidiglicol	10 %
Gel Transdérmico PLO qsp	1 ml

Mande.....seringas calibradas com 10 ml ou em....sachês monodose ou em frasco dosador calibrado (1 ml) com.....ml.

Modo de Usar: aplicar 1 ml 3 a 4 vezes ao dia dividido entre os "pontos gatilho" da dor.

Obs.: guardar em temperatura ambiente. O gel transdérmico PLO tem propriedade gelificante termorreversa e se liquefaz quando resfriado em geladeira. Etoxidiglicol - dietilenoglicol monoetil éter, Transcutol®.

Ref.: Allen Jr LV (editor). Formulations - Trigger Point Gel. *International Journal of Pharmaceutical Compounding.* 2010 Jan/Feb; 14(1):75.

16. Diltiazem 2 % Gel Transdérmico

Cloridrato de Diltiazem	2 %
Propilenoglicol	5 %
Gel Transdérmico PLO qsp	1 ml

Mande.....seringas calibradas com 10 ml ou em....sachês monodose ou em frasco dosador calibrado (1 ml) com.....ml.

Modo de Usar: neuropatia diabética - aplicar 1 ml 3 vezes ao dia na região dolorida; pé diabético - aplicar 1 ml somente ao redor das lesões, 2 vezes ao dia.

Indicações: neuropatia diabética, lesões cutâneas dos pés do diabético. As formulações com diltiazem devem ser usadas com cautela em pacientes com histórico de enxaquecas, pois podem desencadear crises.

Obs.: guardar em temperatura ambiente. O gel transdérmico PLO tem propriedade gelificante termorreversa e se liquefaz quando resfriado em geladeira. Etoxidiglicol - dietilenoglicol monoetil éter, Transcutol®.

Ref.: Allen Jr LV (editor). Formulations - Diltiazem 2% in Pluronic Lecithin Organogel. *International Journal of Pharmaceutical Compounding.* 2004 Jul/Aug; 8(4):295.

17. Nifedipino 8 % Gel Transdérmico

Nifedipino	80 mg
Etoxidiglicol	10 %
Gel Transdérmico PLO qsp	1 ml

Mande.....seringas calibradas com 10 ml ou em....sachês monodose ou em frasco dosador calibrado (1 ml) com.....ml.

Modo de Usar: neuropatia diabética - aplicar 1 ml 3 vezes ao dia na região dolorida; pé diabético - aplicar 1 ml somente ao redor das lesões, 2 vezes ao dia.

Indicações: neuropatia diabética, lesões cutâneas dos pés do diabético. As formulações com nifedipino devem ser usadas com cautela em pacientes com histórico de enxaquecas, pois podem desencadear crises.

Obs.: guardar em temperatura ambiente. O gel transdérmico PLO tem propriedade gelificante termorreversa e se liquefaz quando resfriado em geladeira. Etoxidiglicol - dietilenoglicol monoetil éter, Transcutol®.

Ref.: Torsiello MJ, Kopacki MH. Transdermal Nifedipine for Wound Healing: Case Reports. *International Journal of Pharmaceutical* Compounding. 2000 Sep/Oct; 4(5):356-358.

18. Gel Hidratante com Arginina

L-Arginina	10 %
Ácido Ascórbico	1,25 %
Sulfato de Zinco	2 %
Gel Hidratante qsp	60 g

Modo de Usar: aplicar 1 ml 2 a 3 vezes ao dia, para prevenção da úlcera diabética.

19. Gel Transdérmico com Arginina

L-Arginina	25 %
Ácido Ascórbico	1 %
Gel Transdérmico PLO qsp	1 ml

Mande.....seringas calibradas com 10 ml ou em.....sachês monodose ou em frasco dosador calibrado (1 ml) com.....ml.

Modo de Usar: aplicar 1 ml do gel em volta da úlcera já formada ou no tecido intacto, como prevenção, 2 a 3 vezes ao dia.

Obs.: a arginina atua como precursora do óxido nítrico no organismo, que produz vasodilatação. É usada topicamente para aumentar a vascularização local em úlceras particularmente no pé diabético. O ácido ascórbico também é usado para melhorar a vascularização em úlceras periféricas. O gel transdérmico PLO tem propriedade termorreversa e se liquefaz quando resfriado em geladeira (guardar em temperatura ambiente). Dissolver a arginina e o ácido ascórbico na fase aquosa do gel de PLO.

Ref.: Gorman S. L-Arginine and Ascorbic Acid for Diabetic Foot Ulcers. *International Journal of Pharmaceutical Compounding*. 2000 Mar/Apr; 4(2):94-96.

IX. Anti-Infecciosos, Antimicóticos e Antiparasitários

1. Antibacterianos

A. Penicilinas Semissintéticas
faixa de dosagem diária usual

Amoxicilina [1] .... 750 - 1.500 mg
Ampicilina [2] .... 2.000 - 4.000 mg
Oxacilina [3] .... 2.000 - 4.000 mg

[1] Amoxicilina: administrada na forma tri-hidratada, em doses equivalentes à base (574 mg de amoxicilina tri-hidratada são aproximadamente equivalentes a 500 mg de amoxicilina base, FEq=1,15).
[2] Ampicilina: administrada na forma tri-hidratada, em doses equivalentes à base (577,4 mg de ampicilina tri-hidratada são aproximadamente equivalentes a 500 mg de ampicilina base, FEq=1,15).
[3] Oxacilina: administrada na forma de sal sódico monoidratado, em doses equivalentes à base (550 mg de oxacilina sódica monoidratada são aproximadamente equivalentes a 500 mg de oxacilina base, FEq=1,1).

Exemplos de Fórmulas:

1. Ampicilina (cápsulas)

Ampicilina	500 mg
Excipiente qsp	1 cápsula
Mande.....cápsulas	

2. Ampicilina (suspensão extemporânea)

Ampicilina	250 - 500 mg
Veículo para reconstituição qsp	5 ml
Mande em frasco com.....ml	

Posologia: adultos - 1 cápsula 4 vezes ao dia; crianças - 50 a 100 mg/kg/dia, divididos em 4 tomadas.

3. Amoxicilina

Amoxicilina	500 mg
Excipiente qsp	1 cápsula
Mande.....cápsulas	

4. Amoxicilina e Ácido Clavulânico

Amoxicilina	500 mg
Ácido Clavulânico	125 mg
Excipiente qsp	1 cápsula
Mande.....cápsulas	

Posologia: adultos e crianças maiores de 12 anos - 1 cápsula 3 vezes ao dia; crianças - 25 a 50 mg/kg/dia, divididos em 3 tomadas.

Obs.: essas formulações também podem ser formuladas em pó para suspensão oral e veículo para ressuspensão, nas mesmas dosagens ou com metade das doses por 5 ml.

Obs.: o ácido clavulânico é usado na proporção de 1:4 com amoxicilina, como inibidor de betalactamases. É administrado na forma de clavulanato de potássio, em doses equivalentes ao ácido clavulânico (148,75 mg de clavulanato de potássio são aproximadamente equivalentes a 125 mg de ácido clavulânico, FEq=1,19).

B. Cefalosporinas
faixa de dosagem diária usual

Cefaclor [1] .... 750 - 1.500 mg
Cefadroxila [2] .... 1.000 - 2.000 mg
Cefalexina [3] .... 1.000 - 2.000 mg

[1] Cefaclor: administrado na forma monoidratada, em doses equivalentes à base (525 mg de cefaclor monoidratado são aproximadamente equivalentes a 500 mg de cefaclor base, FEq=1,05).
[2] Cefadroxila: administrada na forma monoidratada, em doses equivalentes à base (1,05 g de cefadroxila monoidratada são aproximadamente equivalentes a 1 g de cefadroxila base, FEq=1,05).
[3] Cefalexina: administrada na forma monoidratada ou como cloridrato monoidratado, em doses equivalentes à base (525,9 mg de cefalexina monoidratada são aproximadamente equivalentes a 500 mg de cefalexina base, FEq=1,05, e 578,45 mg de cloridrato monoidratado de cefalexina são aproximadamente equivalentes a 500 mg de cefalexina base, FEq=1,16).

Exemplos de Fórmulas:

1. Cefalexina (cápsulas)

Cefalexina	500 mg
Excipiente qsp	1 cápsula
Mande.....cápsulas	

2. Cefalexina (suspensão extemporânea)

Cefalexina	250 mg
Veículo para ressuspensão qsp	5 ml
Mande em frasco com.....ml	

Posologia: adultos e crianças maiores de 12 anos - 1 cápsula 4 vezes ao dia; crianças - 50 a 100 mg/kg/dia, divididos em 4 tomadas.

3. Cefaclor (cápsulas)

Cefaclor	500 mg
Excipiente qsp	1 cápsula
Mande.....cápsulas	

4. Cefaclor (suspensão extemporânea)

Cefaclor	250 mg
Veículo para ressuspensão qsp	5 ml
Mande em frasco com.....ml	

Posologia: adultos - 1 cápsula 3 vezes ao dia; crianças - 20 a 40 mg/kg/dia, divididos em 3 tomadas.

5. Cefadroxila (cápsulas)

Cefadroxila	500 mg
Excipiente qsp	1 cápsula
Mande.....cápsulas	

6. Cefadroxila (suspensão extemporânea)

Cefadroxila	250 mg
Veículo para ressuspensão qsp	5 ml
Mande em frasco com.....ml	

Posologia: adultos e crianças maiores de 12 anos - 500 a 1.000 mg 2 vezes ao dia; crianças - 30 mg/kg/dia, divididos em 2 tomadas.

C. Tetraciclinas

faixa de dosagem diária usual

Doxiciclina [1]	100 - 200 mg
Minociclina [2]	100 - 200 mg
Oxitetraciclina [3]	1.000 - 2.000 mg
Tetraciclina, Cloridrato [4]	1.000 - 2.000 mg
Tetraciclina, Fosfato Complexo [4]	1.000 - 2.000 mg

[1] Doxiciclina: administrada na forma monoidratada ou como cloridrato (hiclato), em doses equivalentes à base (104,05 mg de doxiciclina monoidratada são aproximadamente equivalentes a 100 mg de doxiciclina base, FEq=1,04, e 115,39 mg de cloridrato de doxiciclina são aproximadamente equivalentes a 100 mg de doxiciclina base, FEq=1,15).
[2] Minociclina: administrada na forma de cloridrato anidro ou di-hidratado, em doses equivalentes à base (107,8 mg de cloridrato anidro de minociclina são aproximadamente equivalentes a 100 mg de

minociclina base, FEq=1,08; 116 mg de cloridrato de minociclina di-hidratado são aproximadamente equivalentes a 100 mg de minociclina base, FEq=1,16).

[3] Oxitetraciclina: administrada na forma de cloridrato, em doses equivalentes à base (539,5 mg de cloridrato de oxitetraciclina são aproximadamente equivalentes a 500 mg de oxitetraciclina base, FEq=1,08) ou na forma de oxitetraciclina di-hidratada em doses equivalentes à base (530,09 mg de oxitetraciclina di-hidratada são aproximadamente equivalentes a 500 mg de oxitetraciclina base, FEq=1,08).

[4] Tetraciclina: administrada na forma de cloridrato de tetraciclina e também na forma de fosfato complexo de tetraciclina, em doses equivalentes ao cloridrato (565 mg de fosfato complexo de tetraciclina são aproximadamente equivalentes a 500 mg de cloridrato de tetraciclina, FEq=1,13).

Exemplos de Fórmulas:

1. Doxiciclina

Doxiciclina	100 mg
Excipiente qsp	1 cápsula
Mande.....cápsulas	

Posologia: 100 mg a cada 12 horas no primeiro dia de tratamento, seguidos de 100 mg ao dia, durante 7 a 10 dias.

2. Minociclina

Minociclina	100 mg
Excipiente qsp	1 cápsula
Mande.....cápsulas	

Posologia: 1 cápsula 2 vezes ao dia no 1º dia, seguida de 1 cápsula ao dia nos dias subsequentes; infecções severas ou por *Chlamydia trachomatis*, 1 cápsula 2 vezes ao dia, durante 7 dias.

3. Oxitetraciclina

Oxitetraciclina	250 - 500 mg
Excipiente qsp	1 cápsula
Mande.....cápsulas	

Posologia: 250 a 500 mg a cada 6 horas, durante 7 a 10 dias.

4. Tetraciclina

Tetraciclina	250 - 500 mg
Excipiente qsp	1 cápsula
Mande.....cápsulas	

Posologia: 250 a 500 mg a cada 6 horas, durante 7 a 10 dias.

D. Macrolídeos

faixa de dosagem diária usual

Azitromicina [1]	250 - 500 mg
Claritromicina	500 - 1.500 mg
Eritromicina [2]	1.000 - 2.000 mg
Roxitromicina	150 - 300 mg

[1] Azitromicina: administrada na forma di-hidratada, em doses equivalentes à base (262 mg de azitromicina di-hidratada são aproximadamente equivalentes a 250 mg de azitromicina base, FEq=1,05).

[2] Eritromicina: administrada nas formas de estolato ou de estearato, em doses equivalentes à base (720 mg de estolato de eritromicina são aproximadamente equivalentes a 500 mg de eritromicina base, FEq=1,44 e 695 mg de estearato são aproximadamente equivalentes a 500 mg de eritromicina base, FEq=1,39).

Exemplos de Fórmulas:

1. Azitromicina (cápsulas)

Azitromicina	500 mg
Excipiente qsp	1 cápsula
Mande.....cápsulas	

2. Azitromicina (suspensão extemporânea)

Azitromicina	200 mg
Veículo para reconstituição qsp	5 ml
Mande em frasco com.....ml	

Posologia: adultos - 1 cápsula ao dia, durante 3 dias; crianças - 12 mg/kg/dia, 1 vez ao dia (máximo 500 mg/dia), durante 3 dias.

Obs.: é mais bem absorvida e provoca menos efeitos colaterais gastrointestinais que os macrolídeos de primeira geração. Deve ser administrada no mínimo 1 hora antes ou 2 horas após as refeições.

3. Claritromicina (cápsulas)

Claritromicina	250 mg
Excipiente qsp	1 cápsula
Mande.....cápsulas	

4. Clatitromicina (suspensão)

Claritromicina	125 - 250 mg
Veículo qsp	5 ml
Mande em frasco com.....ml	

Posologia: adultos - 1 cápsula 2 vezes ao dia, durante 7 dias; crianças - 7,5 mg/kg, 2 vezes ao dia, durante 7 dias.

Obs.: é mais bem absorvida e provoca menos efeitos colaterais gastrointestinais que os macrolídeos de primeira geração. Pode ser administrada às refeições.

5. Eritromicina (cápsulas)

Eritromicina	250 - 500 mg
Excipiente qsp	1 cápsula
Mande.....cápsulas	

6. Eritromicina (suspensão)

Eritromicina	125 - 250 mg
Veículo qsp	5 ml
Mande em frasco com.....ml	

Posologia: adultos - 250 a 500 mg 4 vezes ao dia, durante 7 a 10 dias; crianças - 20 a 50 mg/kg/dia divididos em 4 tomadas.

Obs.: a eritromicina pode ser prescrita na forma de estolato ou de estearato de eritromicina.

7. Roxitromicina

Roxitromicina	150 - 300 mg
Excipiente qsp	1 cápsula
Mande.....cápsulas	

Posologia: adultos - 150 mg 2 vezes ao dia ou 300 mg 1 vez ao dia, durante 5 dias; crianças - 5 a 8 mg/kg ao dia.

Obs.: é mais bem absorvida e provoca menos efeitos colaterais gastrointestinais que os macrolídeos de primeira geração. Pode ser administrada às refeições.

E. Lincosamidas   faixa de dosagem diária usual

Clindamicina [1]	600 - 1.800 mg
Lincomicina [2]	1.500 - 2.000 mg

[1] Clindamicina: administrada nas formas de cloridrato (cápsulas) ou palmitato (suspensão), em doses equivalentes à base (325,74 mg de cloridrato de clindamicina são aproximadamente equivalentes a 300 mg de clindamicina base, FEq=1,09, e 494,1 mg de palmitato de clindamicina são aproximadamente equivalentes a 300 mg de clindamicina base, FEq=1,64).

[2] Lincomicina: administrada na forma de cloridrato de lincomicina, em doses equivalentes à base (565 mg de cloridrato de lincomicina são aproximadamente equivalentes a 500 mg de lincomicina base, FEq=1,13).

Obs.: clindamicina - princípio ativo incluído na RDC nº 354, de 18 de dezembro de 2003 (substâncias de baixo índice terapêutico).

Exemplos de Fórmulas:

1. Clindamicina

Clindamicina	300 mg
Excipiente qsp	1 cápsula
Mande.....cápsulas	

Posologia: adultos - 1 cápsula 3 vezes ao dia, durante 7 a 10 dias; crianças - 20 a 30 mg/kg/dia, divididos em 4 tomadas.

Obs.: a clindamicina é considerada a maior indutora de colite pseudomembranosa e megacólon tóxico. É muito ativa contra anaeróbios.

2. Lincomicina (cápsulas)

Lincomicina	500 mg
Excipiente qsp	1 cápsula
Mande.....cápsulas	

3. Lincomicina (xarope)

Lincomicina	250 mg
Veículo qsp	5 ml
Mande em frasco com.....ml	

Posologia: adultos - 1 cápsula 3 vezes ao dia, durante 7 a 10 dias; crianças - 30 mg/kg/dia, divididos em 3 ou 4 tomadas.

F. Quinolonas

faixa de dosagem diária usual

Ciprofloxacino [1]	500 - 1.000 mg
Levofloxacino [2]	500 - 1.000 mg
Norfloxacino	800 - 1.200 mg

[1] Ciprofloxacino: administrado na forma de cloridrato, em doses equivalentes à base (291,1 mg de cloridrato de ciprofloxacino são aproximadamente equivalentes a 250 mg de ciprofloxacino base, FEq=1,16).

[2] Levofloxacino: administrado na forma hemi-hidratada, em doses equivalentes à base (256 mg de levofloxacino hemi-hidratado são aproximadamente equivalentes a 250 mg de levofloxacino base, FEq=1,02).

Exemplos de Fórmulas:

1. Ciprofloxacino cápsulas

Ciprofloxacino 500 mg
Excipiente qsp 1 cápsula
Mande.....cápsulas

Posologia: 1 cápsula 2 vezes ao dia, durante 7 a 14 dias.

2. Ciprofloxacino suspensão

Ciprofloxacino 125 - 250 mg
Veículo qsp 5 ml
Mande em frasco com.....ml

Posologia: 20 a 30 mg/kg ao dia, divididos em duas tomadas (dose máxima - 1,5 g/dia).

3. Levofloxacino cápsulas

Levofloxacino 500 mg
Excipiente qsp 1 cápsula
Mande.....cápsulas

Posologia: 1 cápsula ao dia, durante 7 a 14 dias.

4. Levofloxacino suspensão

Levofloxacino 125 - 250 mg
Veículo qsp 5 ml
Mande em frasco com.....ml

Posologia: 5 a 10 mg/kg a cada 24 horas (dose máxima - 500 mg)

5. Norfloxacino cápsulas

Norfloxacino 400 mg
Excipiente qsp 1 cápsula
Mande.....cápsulas

Posologia: 1 cápsula 2 vezes ao dia, durante 7 a 10 dias.

G. Outros Antibacterianos

faixa de dosagem diária usual

Ácido Nalidíxico	2.000 - 4.000 mg
Cloranfenicol [1]	2.000 - 3.000 mg
Metronidazol [2]	300 - 1.200 mg
Nitrofurantoína	200 - 400 mg
Sulfato de Neomicina	2 - 9 g
Trimetoprima	160 - 320 mg

[1] Cloranfenicol: usado como cloranfenicol base (cápsulas) ou como palmitato de cloranfenicol (suspensões), em doses equivalentes à base (261 mg de palmitato de cloranfenicol são aproximadamente equivalentes a 150 mg de cloranfenicol base, FEq=1,74).

[2] Metronidazol: usado como metronidazol base (cápsulas) ou como benzoato de metronidazol (suspensões), em doses equivalentes à base (322 mg de benzoato de metronidazol são aproximadamente equivalentes a 200 mg de metronidazol base, FEq=1,61).

Exemplos de Fórmulas:

1. Ácido Nalidíxico (cápsulas)

Ácido Nalidíxico 500 mg
Excipiente qsp 1 cápsula
Mande.....cápsulas

2. Ác. Nalidíxico (suspensão extemporânea)

Ácido Nalidíxico 250 mg
Veículo para reconstituição qsp 5 ml
Mande em frasco com.....ml

Posologia: adultos - 1 g cada 6 horas durante uma semana, manutenção - 500 mg cada 6 horas (dose máxima 4 g ao dia); crianças acima de 3 meses - 13,75 mg/kg cada 6 horas, durante 1 ou 2 semanas, manutenção - 8,25mg/kg cada seis horas.

Indicações: infecções do trato urinário produzidas por microrganismos Gram negativos como *Proteus*, *Klebsiella*, *Enterobacter* e *Escherichia coli*.

3. Cloranfenicol (cápsulas)

Cloranfenicol	500 mg
Excipiente qsp	1 cápsula
Mande.....cápsulas	

4. Cloranfenicol (suspensão)

Cloranfenicol (como palmitato)	150 mg
Veículo qsp	5 ml
Mande em frasco com.....ml	

Posologia: adultos e crianças - 50 mg/kg ao dia, divididos em 4 tomadas, durante 7 a 10 dias.

Obs.: pode ocorrer supressão da medula óssea, hemólise, anemia aplástica e síndrome do "bebê cinzento". Sofre metabolização hepática e pode interagir com fármacos metabolizados por enzimas microssômicas hepáticas, aumentando, por exemplo, o efeito de anticoagulantes cumarínicos, clorpropamida, fenitoína e fenobarbital. Deve-se controlar o hemograma e as plaquetas, e avaliar as funções hepática e renal.

5. Nitrofurantoína (cápsulas)

Nitrofurantoína	50 a 100 mg
Excipiente qsp	1 cápsula
Mande.....cápsulas	

Posologia: 50 a 100 mg 3 a 4 vezes ao dia, com alimentos, durante 7 a 10 dias.

6. Nitrofurantoína (suspensão)

Nitrofurantoína	5 a 10 mg
Veículo qsp	1 ml
Mande em frasco com.....ml	

Posologia: 5 mg/kg ao dia, divididos em 4 tomadas, com alimentos, durante 7 a 10 dias.

Indicações: tratamento de infecções urinárias agudas e crônicas tais como: cistites, pielites, pielocistites e pielonefrites; profilaxia das infecções urinárias, antes e durante as intervenções cirúrgicas, ou investigações instrumentais das vias urinárias.

Obs.: pode ocorrer intolerância gastrointestinal, prurido, hepatotoxicidade e anemia hemolítica. Atravessa a barreira placentária e não deve ser administrada a gestantes pelo risco de anemia hemolítica nos recém-nascidos. O seu uso também é contraindicado na insuficiência renal.

7. Metronidazol (cápsulas)

Metronidazol	400 mg
Excipiente qsp	1 cápsula
Mande.....cápsulas	

Posologia: 1 cápsula 2 vezes ao dia, durante 7 dias.

8. Metronidazol (suspensão)

Metronidazol (como benzoato)	200 mg
Veículo qsp	5 ml
Mande em frasco com.....ml	

Posologia: crianças até 12 anos - 7,5 mg/kg 3 vezes ao dia, durante 7 dias.

Indicações: tratamento e profilaxia de infecções por bactérias anaeróbicas. Também é empregado no tratamento da úlcera péptica, para erradicar o *Helicobacter pylori*, em combinação com outros antimicrobianos e com antiulcerosos.

Obs.: os efeitos adversos mais comuns são: cefaleia, ataxia, convulsões, confusão mental, ardor na uretra e distúrbios gastrointestinais. Interage com o álcool produzindo um efeito similar ao da interação álcool-dissulfiran até 48 horas após a última dose. Inibe a metabolização de vários fármacos como a warfarina, fenitoína, lítio e fluoruracila.

9. Neomicina Cápsulas

Sulfato de Neomicina	500 mg
Excipiente qsp	1 cápsula
Mande.....cápsulas	

10. Neomicina Solução Oral

Sulfato de Neomicina	125 - 250 mg
Veículo qsp	5 ml
Mande em frasco com.....ml	

Posologia (preparo intestinal pré-cirúrgico): adultos - 1 g de sulfato de neomicina a cada hora durante 4 horas e a seguir 1 g a cada 4 horas por 2 a 3 dias antes da cirurgia; crianças maiores de 12 anos - 1 g a cada 4 horas; crianças entre 6 e 12 anos - 250 a 500 mg a cada 4 horas.

Obs.: o seu uso é contraindicado em casos de obstrução intestinal. Tem ação nefrotóxica e ototóxica.

H. Sulfonamidas

faixa de dosagem diária usual

Dapsona, DDS, Diaminodifenilsulfona	50 - 100 mg
Sulfadiazina	2.000 - 4.000 mg
Sulfametoxazol	800 - 1.600 mg
Sulfametoxipiridazina	500 - 1.000 mg

Exemplos de Fórmulas:

1. Dapsona (cápsulas)

Dapsona (DDS)	50 a 100 mg
Excipiente qsp	1 cápsula
Mande.....cápsulas	

2. Dapsona (xarope)

Dapsona (DDS)	2 a 5 mg
Solução de Ácido Cítrico 25% qs	pH 4 - 5
Xarope Simples qsp	1 ml
Mande em frasco com.....ml	

Obs.: a suspensão oral também pode ser manipulada em veículos suspensores apropriados.

Posologia: adultos - 50 a 100 mg ao dia; crianças - 1 a 2 mg/kg ao dia (máximo de 100 mg ao dia). A duração do tratamento fica a critério médico, conforme a indicação terapêutica.

Indicações: hanseníase, leishmaniose cutânea, dermatite herpetiforme, distúrbios reumáticos, maduromicose e acne. Também é indicada na profilaxia da toxoplasmose, profilaxia e tratamento da pneumonia por *Pneumocystis carinii* e, em associação à pirimetamina, na profilaxia da malária.

É a droga de escolha, juntamente com a rifampicina e a clofazimina, para o tratamento da hanseníase. É uma sulfa de ação prolongada, com meia vida de 50 horas. Podem ser necessários até 20 dias para que a concentração mínima eficaz seja atingida. Os efeitos adversos mais frequentes são hemólise e meta-hemoglobinemia, de modo que o seu uso deve ser evitado em pacientes com anêmicos. O hemograma e a função hepática devem ser monitorados.

3. Sulfametoxazol/Trimetoprima (cápsulas)

Sulfametoxazol	400 mg
Trimetoprima	80 mg
Excipiente qsp	1 cápsula
Mande.....cápsulas	

4. Sulfametoxazol/Trimetoprima (suspensão)

Sulfametoxazol	400 mg
Trimetoprima	80 mg
Veículo qsp	5 ml
Mande em frasco com.....ml	

Posologia: adultos - 2 cápsulas 2 vezes ao dia, pela manhã e à noite, durante 7 a 14 dias; crianças acima de 2 meses - 20 mg/kg de sulfametoxazol e 4 mg/kg de trimetoprima a cada 12 horas.

Obs.: o sulfametoxazol é usado principalmente em combinação com trimetoprima. A meia-vida do sulfametoxazol é de 10 horas e a da trimetoprima é de 16 horas sendo, portanto, uma associação de curta duração.

5. Sulfametoxipiridazina

Sulfametoxipiridazina	500 mg
Excipiente qsp	1 cápsula
Mande.....cápsulas	

Posologia: 2 cápsulas no primeiro dia e a seguir 1 cápsula ao dia. A duração do tratamento depende da indicação terapêutica. Trata-se de uma sulfamida de ação prolongada, com as mesmas propriedades do sulfametoxazol.

6. Sulfadiazina (cápsulas)

Sulfadiazina	500 mg
Excipiente qsp	1 cápsula
Mande.....cápsulas	

7. Sulfadiazina (suspensão)

Sulfadiazina	100 mg
Suspensão Oral qsp	1 ml
Mande em frasco com.....ml	

Posologia: adultos - dose inicial de 2 a 4 g seguida por manutenção de 0,5 a 1 g 4 vezes ao dia; crianças com mais de 6 meses - dose inicial de 65 a 75 mg/kg e manutenção de 100 a 150 mg/kg/dia, sempre dividida em 4 a 6 tomadas.

Indicações: tratamento da toxoplasmose juntamente com a pirimetamina. A sulfadiazina é a sulfonamida de eleição para o tratamento da nocardiose. Também é utilizada no tratamento do linfogranuloma venéreo e na profilaxia da febre reumática recorrente, em pacientes alérgicos à penicilina.

Obs.: a meia-vida da sulfadiazina é de 12 a 17 horas e, portanto, trata-se de uma sulfa de curta duração. Pode ocorrer toxicidade hepática, icterícia, erupções cutâneas, febre, anafilaxia, eritema nodoso e multiforme. Pode ocorrer cristalúria em pacientes oligúricos e com urina ácida, e aplasia de medula e anemia hemolítica em pacientes com deficiência de glicose-6-fosfato desidrogenase.

I. Antimicobacterianos

faixa de dosagem diária usual

Clofazimina	50 - 100 mg
Isoniazida	100 - 300 mg

Exemplo de Fórmula:

1. Clofazimina

Clofazimina	50 a 100 mg
Excipiente qsp	1 cápsula
Mande.....cápsulas	

Posologia: adultos - 50 a 100 mg ao dia com leite ou alimentos para melhorar a absorção, em associação com um ou mais hansenostáticos, como a dapsona; crianças - 1 mg/kg/dia ou 2 mg/kg/ em dias alternados.

Indicações: hanseníase, leishmaniose, infecções micobacterianas atípicas. Também é usada na psoríase, lúpus eritematoso e doença de Crohn.

2. Isoniazida cápsulas

Isoniazida	100 a 300 mg
Excipiente qsp	1 cápsula
Mande.....cápsulas	

3. Isoniazida xarope

Isoniazida	10 mg
Água conservante s/propilenoglicol	0,5 ml
Sorbitol 70 % qsp	1 ml
Mande em frasco com.....ml	

Indicações: tuberculose pulmonar, ativa ou latente.

Posologia (infecção latente): adultos - 300 mg/dia, durante 6 meses; crianças: 10 mg/kg (máximo de 300 mg/dia), durante 6 meses.

Obs.: na tuberculose ativa devem ser seguidos os protocolos de tratamento em associação com rifampicina e pirazinamida.

Ref. (isoniazida xarope): Sociedad Española de Farmacia Hospitalaria. Disponível em: https://gruposdetrabajo.sefh.es/farmacotecnia/images/stories/PN_Formulas/I/ISONIAZIDA_10mg_ml_JAR_PNT.pdf. Acesso em 11/05/2020.

2. Antivirais

faixa de dosagem diária usual

Aciclovir	400 - 1.000 mg
Cloridrato de Amantadina **	100 - 200 mg
Isoprinosine, Inosiplex, Inosine Pranobex	3 - 4 g
L-Lisina	600 - 3.000 mg

** Princípio Ativo controlado pela Portaria 344 lista C-1 (SVS-MS), com receituário de controle especial em duas vias.

Exemplos de Fórmulas:

1. Aciclovir

Aciclovir	200 a 400 mg
Excipiente qsp	1 cápsula
Mande.....cápsulas	

Posologia: herpes simples primário - 200 mg a cada 4 horas, 5 vezes ao dia, durante 5 a 10 dias (pacientes imunocomprometidos ou com problemas de absorção - 400 mg a cada 4 horas, 5 vezes ao dia, durante 5 dias); herpes simples recorrente - 800 mg divididos em 2 ou 4 tomadas; herpes zoster - 800 mg 5 vezes ao dia, durante 7 a 10 dias.

Obs.: é um antiviral análogo da guanina, com ação contra herpes simples tipos 1 e 2 e herpes zoster. Também pode ser formulado em pó para suspensão oral a 200 mg/5 ml. A estabilidade após reconstituição é de 1 mês em geladeira.

2. Amantadina

Cloridrato de Amantadina	100 mg
Excipiente qsp	1 cápsula
Mande.....cápsulas	

Indicações: Influenza A (profilaxia e tratamento).

Posologia: adultos com menos de 65 anos e crianças com mais de 9 anos - 1 cápsula 2 vezes ao dia; maiores de 65 anos - 1 cápsula ao dia; menores de 9 anos - 4,4 a 8,8 mg/kg ao dia, divididos em 2 tomadas (máximo 150 mg/dia). O tratamento deve ser iniciado dentro de 48 horas após o aparecimento dos sintomas e ter duração de 5 dias. Também pode ser formulada em xarope a 50 mg/ 5 ml.

3. Lisina

L-Lisina 500 mg
Excipiente qsp 1 cápsula
Mande.....cápsulas

Posologia: 2 cápsulas 3 vezes ao dia, durante 6 meses.

Indicações: para diminuir as recidivas do herpes simples e como suplemento nutricional para imunoestimulação.

Ref.: Griffith RS *et al*. Success of L-lysine therapy in frequently recurrent herpes simplex infection. Treatment and prophylaxis. *Dermatológica*. 1987; 175(4):183-90.

4. Isoprinosine

Isoprinosine 500 mg
Excipiente qsp 1 cápsula
Mande.....cápsulas

Posologia: herpes mucocutâneo - 2 cápsulas 4 vezes ao dia, durante 1 a 2 semanas; herpes genital - 2 cápsulas 3 vezes ao dia, durante 2 a 4 semanas.

Indicações: herpes simples.

Ref.: Gordon P *et al*. Anti-Herpesvirus Action of Isoprinosine. *Antimicrob Agents Chemother*. 1974 Feb; 5(2):153-160.

3. Antimicóticos

faixa de dosagem diária usual

Cetoconazol	200 - 400 mg
Fluconazol	100 - 200 mg
Griseofulvina	100 - 500 mg
Iodeto de Potássio	1 - 6 g
Itraconazol *	100 - 400 mg
Nistatina	400.000 - 2.000.000 UI
Terbinafina [1]	125 - 250 mg

[1] Terbinafina: administrada na forma de cloridrato, em doses equivalentes à base (140,62 mg de cloridrato de terbinafina são aproximadamente equivalentes a 125 mg de terbinafina base, FEq=1,12).

* Usado na forma de *pellets*. Empregar fator de correção.

Exemplos de Fórmulas:

Obs.: os antimicóticos azólicos, a griseofulvina e a terbinafina são hepatotóxicos e devem-se tomar precauções principalmente em tratamentos prolongados. Os antimicóticos azólicos e a terbinafina são inibidores do citocromo P-450, enquanto a griseofulvina é um indutor; devem-se tomar precauções nos tratamentos simultâneos com drogas metabolizadas por esse sistema.

1. Cetoconazol (cápsulas)

Cetoconazol	200 mg
Excipiente qsp	1 cápsula
Mande.....cápsulas	

2. Cetoconazol (suspensão)

Cetoconazol	20 mg
Veículo qsp	1 ml
Mande em frasco com.....ml	

Posologia: adultos - 1 cápsula ao dia, até pelo menos 1 semana após o desaparecimento dos sintomas; candidíase vaginal - 2 cápsulas ao dia, em uma só tomada, com uma das refeições, durante 5 dias; crianças - 3,3 a 6,6 mg/kg/dia 1 vez ao dia.

Ref. (veículo para suspensão): Allen LV, Erickson MA. Stability of ketoconazole, metolazone, metronidazole, procainamide hydrochloride and spironolactone in extemporaneously compounded oral liquids. *Am J Health Syst Pharm*. 1996 Sep; 53(17):2073-8.

3. Cápsulas com Fluconazol

Fluconazol	50 a 200 mg
Excipiente qsp	1 cápsula
Mande.....cápsulas	

4. Suspensão com Fluconazol 30 mg/ml

Fluconazol	1,5 g
Glicerina	5 ml
Gel de Hidroxipropilmetilcelulose qsp	50 ml

Posologia: candidíase vaginal - 150 mg (dose única oral); candidíase vaginal recorrente - 150 mg/semana, durante 4 semanas; candidíase orofaríngea - 200 mg no primeiro dia, seguidos de 100 mg ao dia, por 2 semanas; dermatofitoses, ptiríase versicolor e infecções cutâneas por *Candida* - 50 mg/dia (no máximo por 6 semanas); tinea capitis - 3 a 6 mg/kg por semana, durante 4 a 6 semanas. Suspensão: agite antes de usar.

5. Supositórios com Fluconazol

Fluconazol	100 mg
Base PEG supositórios qsp	1 supositório
Mande.....supositórios	

Modo de Usar: candidíase oral - 1 supositório por via retal ao dia, durante 7 a 14 dias.

Ref.: Plettenberg A *et al*. Efficacy, safety and toleration of fluconazole suppositories in the treatment of oral candidosis. *Mycoses*. 1999; 42:269-272.

6. Cápsulas com Griseofulvina

Griseofulvina	250 a 500 mg
Excipiente liberação lenta qsp	1 cápsula
Mande.....cápsulas	

7. Suspensão com Griseofulvina

Griseofulvina	250 mg
Veículo qsp	5 ml
Mande em frasco com.....ml	

Posologia: 500 mg em dose única diária, ou fracionada em duas tomadas após as refeições; crianças - 10 mg/kg/dia. A duração média do tratamento é de 2 semanas para micoses superficiais da pele e de 3 meses nas onicomicoses. Suspensão - agite antes de usar.

8. Cápsulas com Itraconazol

Itraconazol *pellets*	100 mg
Excipiente qsp	1 cápsula
Mande.....cápsulas	

9. Suspensão com Itraconazol 20 mg/ml

Itraconazol	2 g
Sílica Gel Micronizada	4 g
Goma Xantana	0,2 g
Glicerina	5 ml
Metilcelulose Gel 1% qsp	100 ml

Posologia: candidíase vaginal - 2 cápsulas pela manhã e ao deitar, por 1 dia; ptiríase versicolor - 2 cápsulas pela manhã, durante 5 dias; tinhas - 1 cápsula ao dia, durante 15 dias. Suspensão - agite antes de usar.

10. Cápsulas com Terbinafina

Terbinafina	62,5 a 250 mg
Excipiente qsp	1 cápsula
Mande.....cápsulas	

11. Suspensão de Terbinafina 125 mg/5 ml

Terbinafina	2,5 g
Gel de CMC a 1 %	30 ml
Xarope Simples qsp	100 ml

Posologia: crianças abaixo de 20 kg - 62,5 mg ao dia; entre 20 e 40 kg - 125 mg ao dia; acima de 40 kg e adultos - 250 mg ao dia, durante 2 a 4 semanas. Suspensão - agite antes de usar.

12. Suspensão com Nistatina

Nistatina	100.000 UI/ml
Veículo qsp	30 ml

Posologia: prematuros e recém-nascidos - 1 ml quatro vezes ao dia; lactentes - 1 a 2 ml quatro vezes ao dia; crianças e adultos - 1 a 6 ml quatro vezes ao dia.

Indicações: candidíase da cavidade bucal e do trato digestivo superior, como a esofagite por *Candida*, encontrada em pacientes com moléstias que necessitaram uso prolongado de antibióticos, de radioterapia ou de drogas imunodepressoras que provocaram queda de resistência orgânica, e na síndrome de imunodeficiência adquirida (AIDS).

13. Solução Saturada de Iodeto de Potássio

Iodeto de Potássio	1,42 g
Água Destilada qsp	1 ml
Mande em Frasco com.....ml	
Obs.: 0,07 g/gota (gota padrão - 0,05 ml)	

14. Solução Concentrada de Iodeto de Potássio

Iodeto de Potássio	1 g
Água Destilada qsp	1 ml
Mande em Frasco com.....ml	
Obs.: 0,05 g/gota (gota padrão - 0,05 ml)	

Posologia: esporotricose - 4 a 6 g de iodeto de potássio ao dia, divididos em 3 doses (a dose pediátrica é cerca da metade ou 1/3 da dose para adultos); dermatoses inflamatórias - 1 g ao dia, dividido em 3 doses.

Obs.: o seu uso deve ser evitado em pacientes com insuficiência renal e é contraindicado em gestantes, nutrizes, nas deficiências imunológicas e nas tireoidopatias.

Ref.: 1. Orofino-Costa R *et al*. Uso do iodeto de potássio na Dermatologia: considerações atuais de uma droga antiga. *An Bras Dermatol*. 2013; 88(3):401-7.

4. Antiprotozoários

Antimaláricos

faixa de dosagem diária usual

Cloridrato de Quinina, Sulfato de Quinina	300 - 1.800 mg
Difosfato de Cloroquina [1]	500 - 1.000 mg
Pirimetamina	5 - 100 mg
Sulfato de Hidroxicloroquina	400 - 800 mg

[1] Cloroquina: 500 mg de difosfato de cloroquina são aproximadamente equivalentes a 400 mg de sulfato de cloroquina e a 300 mg de cloroquina base.

Exemplos de Fórmulas:

1. Cloroquina (cápsulas)

Difosfato de Cloroquina	250 a 500 mg
Excipiente qsp	1 cápsula
Mande.....cápsulas	

2. Cloroquina (solução oral)

Difosfato de Cloroquina	25 mg
Solução Oral qsp	1 ml
Mande em frasco com.....ml	

Posologia: profilaxia da malária em adultos - 500 mg de difosfato de cloroquina (300 mg de cloroquina base) uma vez por semana, sempre no mesmo dia da semana, começando duas semanas antes de viajar para zonas endêmicas até 4 a 8 semanas após o retorno; crianças - 5 mg/kg de cloroquina base no mesmo esquema que para adultos, não excedendo a dose destes, independentemente do peso (25 mg de difosfato de cloroquina são equivalentes a 15 mg de cloroquina base).

Tratamento das crises agudas da malária: adultos - dose inicial de 1 g de difosfato de cloroquina, seguida de 500 mg após 6 horas e 500 mg por mais dois dias; crianças - 10 mg/kg inicialmente, seguida de 5 mg/kg após 6 horas e 5 mg/kg por mais dois dias. Outros esquemas tem sido utilizados no tratamento da malária, um exemplo, para adultos e crianças, é com 25 mg/kg de cloroquina base (total) divididos em 3 dias.

Dado o aumento de resistência do *Plasmodium falciparum* frente à cloroquina, outros esquemas tanto de profilaxia como de tratamento devem ser considerados quando esse parasita estiver presente.

A cloroquina também é utilizada no tratamento da amebíase hepática, lúpus eritematoso sistêmico e discoide, artrite reumatoide, em doenças com reações de fotossensibilidade como a porfiria cutânea tardia e nas erupções polimórficas desencadeadas pela luz. Em tratamentos prolongados pode causar retinopatia grave.

3. Hidroxicloroquina cápsulas

Sulfato de Hidroxicloroquina	400 mg
Excipiente qsp	1 cápsula
Mande.....cápsulas	

4. Hidroxicloroquina suspensão

Sulfato de Hidroxicloroquina	25 mg
Veículo qsp	1 ml
Mande em frasco com.....ml	

Posologia: profilaxia da malária em adultos - 1 cápsula por semana; crianças - 6,5 mg/kg por semana; tratamento em adultos - dose inicial de 800 mg, seguida por 400 mg após 6 a 8 horas e 400 mg ao dia nos próximos 2 dias; tratamento em crianças - dose inicial de 13 mg/kg, seguida por 6,5 mg/kg após 6 a 8 horas e 6,5 mg/kg ao dia nos próximos 2 dias.

Obs.: a hidroxicloroquina também é utilizada no tratamento da artrite reumatoide, lúpus eritematoso sistêmico e discoide, eritema polimórfico à luz e na profilaxia de tromboembolismo pós-operatório.

4. Quinina

Sulfato de Quinina	300 a 600 mg
Excipiente qsp	1 cápsula
Mande.....cápsulas	

Posologia: malária (adultos) - 325 mg 2 vezes ao dia durante 6 semanas após exposição. Tratamento do paludismo por *Plasmodium falciparum* resistente à cloroquina em adultos - 600 mg 3 vezes ao dia durante uma semana; em crianças - 10 mg/kg 3 vezes ao dia, durante uma semana. Também é usada para o tratamento de câimbras noturnas, na dose de 200 a 300 mg ao deitar.

5. Pirimetamina (cápsulas)

Pirimetamina	25 mg
Excipiente qsp	1 cápsula
Mande.....cápsulas	

6. Pirimetamina (suspensão)

Pirimetamina	2 a 5 mg
Veículo qsp	1 ml
Mande em frasco com.....ml	

Profilaxia da malária: adultos e crianças maiores de 10 anos - 25 mg 1 vez por semana; crianças menores de 12 anos - 0,9 mg/kg 1 vez por semana. Esse esquema deve ser mantido por 6 a 8 semanas após retorno de zona endêmica.

Toxoplasmose (em associação à sulfadiazina): adultos - 50 a 100 mg 1 vez ao dia durante 1 a 3 dias, seguido de 25 mg/dia durante 3 a 4 semanas; crianças - 2 mg/kg/dia durante 1 a 3 dias, seguido de 1 mg/kg/dia durante 3 a 4 semanas.

Obs.: a pirimetamina é um antiprotozoário estruturalmente relacionado à trimetoprima, que inibe a enzima di-hidrofolato redutase, interferindo com a síntese de proteínas e ácidos nucleicos do protozoário. Pode causar mielotoxicidade - anemia megaloblástica, leucopenia e plaquetopenia. O uso concomitante de ácido fólico 5 mg/dia reduz estes efeitos. Pode ocasionar erupções cutâneas, diarreia, vômitos e xerostomia. Deve-se evitar o uso em pacientes com crises convulsivas e anemia megaloblástica.

Outros Antiprotozoários

faixa de dosagem diária usual

Furazolidona	50 - 400 mg
Mepacrina, Quinacrina	50 - 300 mg
Metronidazol [1]	150 - 800 mg
Nimorazol	1.000 - 2.000 mg
Secnidazol	1.500 - 2.000 mg
Tinidazol	1.000 - 2.000 mg

[1] Metronidazol: usado como metronidazol base em cápsulas e como benzoato de metronidazol em suspensões, em doses equivalentes à base (322 mg de benzoato de metronidazol são aproximadamente equivalentes a 200 mg de metronidazol base, FEq=1,61).

Exemplos de Fórmulas:

1. Cápsulas com Metronidazol

Metronidazol	250 a 500 mg
Excipiente qsp	1 cápsula
Mande.....cápsulas	

2. Suspensão Pediátrica com Metronidazol

Metronidazol (como benzoato)	200 mg
Suspensão Pediátrica qsp	5 ml
Mande em frasco com.....ml	

Posologia (vários esquemas podem ser utilizados):

Cápsulas: tricomoníase - 2 g em dose única ou 250 mg 2 vezes ao dia, durante 10 dias ou 400 mg, 2 vezes ao dia durante 7 dias; giardíase - 250 mg 3 vezes ao dia durante 5 dias; amebíase - 500 mg 4 vezes ao dia durante 5 a 7 dias (amebíase intestinal) ou 7 a 10 dias (amebíase hepática); vaginites - 2 g em dose única, no primeiro e terceiro dias de tratamento ou 400 mg a 500 mg 2 vezes ao dia durante 7 dias. Nos casos de tricomoníase e vaginites os parceiros sexuais devem ser tratados com 2 g em dose única, a fim de prevenir recidivas e reinfecções recíprocas.

Suspensão Pediátrica: giardíase - 1 colher de chá 2 a 3 vezes ao dia, durante 5 dias; amebíase intestinal - 80 mg/kg ao dia, divididos em 4 tomadas, durante 5 a 7 dias.

Indicações: tricomoníase, giardíase, amebíase e vaginite por *Gardnerella vaginalis*.

Obs.: os efeitos adversos mais comuns são: cefaleia, ataxia, convulsões, confusão mental, ardor na uretra e distúrbios gastrointestinais. Interage com o álcool produzindo um efeito similar ao da interação álcool-dissulfiram até 48 horas após a última dose. Inibe a metabolização de vários fármacos como a warfarina, fenitoína, lítio e fluoruracila.

3. Furazolidona (suspensão)

Furazolidona 50 mg
Veículo qsp 5 ml
Mande em frasco com.....ml

Posologia: giardíase - 5 mg/kg ao dia, em 2 tomadas, durante 7 dias.

4. Furazolidona (cápsulas)

Furazolidona 200 mg
Excipiente qsp 1 cápsula
Mande.....cápsulas

Posologia: giardíase - 1 cápsula 2 vezes ao dia, durante 7 dias.

5. Nimorazol (suspensão)

Nimorazol 125 a 250 mg
Veículo qsp 5 ml
Mande em frasco com.....ml

Posologia (amebíase e giardíase): crianças até 10 anos - 125 mg 2 vezes ao dia, durante 5 dias; acima de 10 anos - 250 mg 2 vezes ao dia, durante 5 dias.

6. Nimorazol (cápsulas)

Nimorazol 500 mg
Excipiente qsp 1 cápsula
Mande.....cápsulas

Posologia: tricomoníase - 4 cápsulas ao deitar (dose única); amebíase e giardíase - 500 mg 2 vezes ao dia, durante 5 dias.

Obs.: no tratamento da tricomoníase devem ser tratados os parceiros sexuais, para prevenir reinfestações.

7. Secnidazol (cápsulas)

Secnidazol 500 mg
Excipiente qsp 1 cápsula
Mande 4 cápsulas

Posologia: adultos - 4 cápsulas em dose única; crianças - 30 mg/kg (máximo de 2 g) em dose única.

Indicações: giardíase e tricomoníase. Na amebíase intestinal as doses deverão ser repetidas, a critério médico.

8. Tinidazol (cápsulas)

Tinidazol 500 mg
Excipiente qsp 1 cápsula
Mande 4 cápsulas

Posologia: adultos - 4 cápsulas em dose única; crianças - 50 a 75 mg/kg em dose única.

Indicações: giardíase, tricomoníase, profilaxia de infecções por bactérias anaeróbicas.

9. Mepacrina (Quinacrina)

Mepacrina *   50 a 100 mg
Excipiente qsp   1 cápsula
Mande.....cápsulas
* Dicloridrato di-hidratado de mepacrina.

Posologia: adultos - 100 mg 3 vezes ao dia, durante 5 a 7 dias; crianças - 2 mg/kg 3 vezes ao dia, durante 5 a 7 dias (máximo de 300 mg ao dia).

Obs.: a mepacrina é utilizada como alternativa aos nitroimidazóis no tratamento da giardíase. Também é utilizada no tratamento do lúpus eritematoso sistêmico e discoide e da artrite reumatoide. Está em estudos no tratamento da doença de Creutzfeldt-Jakob.

5. Anti-Helmínticos

faixa de dosagem diária usual

Albendazol	100 - 400 mg
Ivermectina	3 - 15 mg
Levamisol, L-Tetramisol [1]	40 - 150 mg
Mebendazol	100 - 200 mg
Pamoato de Pirvínio	50 - 600 mg
Tiabendazol	500 - 3.000 mg

[1] Levamisol, L-Tetramisol: administrado na forma de cloridrato em doses equivalentes à base (176,79 mg de cloridrato de levamisol são aproximadamente equivalentes a 150 mg de levamisol base, FEq=1,18).

Exemplos de Fórmulas:

1. Albendazol Cápsulas

Albendazol   400 mg
Excipiente qsp   1 cápsula
Mande.....cápsulas

2. Albendazol Suspensão

Albendazol   40 mg
Veículo qsp   1 ml
Mande em frasco com.....ml

Posologia: como anti-helmíntico polivalente para adultos e crianças com mais de 2 anos - 400 mg em dose única; crianças com menos de 2 anos 200 mg em dose única. Em caso de parasitose por *Strongyloides stercoralis* ou *Taenia sp*, essa dose deve ser repetida por 3 dias consecutivos;

Obs.: é teratogênico em algumas espécies animais, deve ser usado com cautela em mulheres em idade fértil.

3. Mebendazol Cápsulas

Mebendazol   100 a 200 mg
Excipiente qsp   1 cápsula
Mande.....cápsulas

4. Mebendazol Suspensão

Mebendazol   100 mg
Veículo qsp   5 ml
Mande em frasco com.....ml

Posologia: infestações por nematódeos (adultos e crianças) - 100 mg, 2 vezes ao dia, durante 3 dias consecutivos; infestações por cestódeos - adultos - 200 mg 2 vezes ao dia, crianças - 100 mg 2 vezes ao dia, durante 3 dias consecutivos. Repetir o mesmo esquema após 2 semanas.

Indicações: anti-helmíntico polivalente. É pouco absorvido e por isso é utilizado em parasitoses intestinais (pouco utilizado para formas sistêmicas).

5. Tiabendazol Cápsulas

Tiabendazol	500 mg
Excipiente qsp	1 cápsula
Mande.....cápsulas	

6. Tiabendazol Suspensão

Tiabendazol	250 mg
Veículo qsp	5 ml
Mande em frasco com.....ml	

Posologia: adultos - 50 mg/kg em dose única, com alimentos; crianças - 25 mg/kg 2 vezes ao dia. Não é conveniente administrar uma dose diária superior a 3 g.

Indicações: estrongiloidíase.

Obs.: o seu uso é desaconselhado em infestações mistas (pode favorecer a migração do Áscaris) e contraindicado na gravidez (teratogenicidade em animais).

7. Mebendazol e Tiabendazol Cápsulas

Mebendazol	100 mg
Tiabendazol	166 mg
Excipiente qsp	1 cápsula
Mande.....cápsulas	

8. Mebendazol e Tiabendazol Suspensão

Mebendazol	100 mg
Tiabendazol	166 mg
Veículo qsp	5 ml
Mande em frasco com.....ml	

Posologia: adultos - 2 cápsulas 2 vezes ao dia, durante 3 dias; crianças de 11 a 15 anos - 1 cápsula 3 vezes ao dia, durante 3 dias; de 5 a 10 anos - 1 cápsula 2 vezes ao dia, durante 3 dias; crianças menores de 5 anos - a critério médico.

9. Pamoato de Pirvínio (Oxiuríase)

Pamoato de Pirvínio	10 mg
Suspensão Pediátrica qsp	1 ml
Mande em frasco com.....ml	

Posologia: 5 mg/kg em dose única, podendo ser repetida a intervalos de 2 a 3 semanas.

Obs.: pode causar *rash* cutâneo, náuseas, vômitos, diarreia e fotossensibilidade. Não deve ser usado em gestantes.

10. Levamisol

Levamisol	40 a 150 mg
Excipiente qsp	1 cápsula
Mande.....cápsulas	

Posologia: ascaridíase - até 1 ano - 40 mg; de 1 a 7 anos - 80 mg; acima de 7 anos e adultos - 150 mg em dose única ao deitar.

11. Ivermectina

Ivermectina	3 mg
Excipiente qsp	1 cápsula
Mande.....cápsulas	

Posologia (dose única - adultos e crianças): 15 a 25 kg - 3 mg; 25 a 35 kg - 6 mg; 35 a 50 kg - 9 mg; 50 a 65 kg - 12 mg; 65 a 80 kg - 15 mg.

Obs.: é um produto semissintético, derivado de lactonas macrocíclicas produzidas por *Streptomyces avermitilis*, com ação antiparasitária microfilaricida na oncocercose e filariose. Também é usada no tratamento da estrongiloidíase, escabiose, pediculose e infestações por *Demodex folliculorum*.

X. Outros Princípios Ativos

1. Antialérgicos e Antipruriginosos

faixa de dosagem diária usual

Cloridrato de Ciproeptadina [1]	4 - 12 mg
Cloridrato de Difenidramina	25 - 150 mg
Cloridrato de Fexofenadina	60 - 180 mg
Cloridrato de Hidroxizina	10 - 100 mg
Cloridrato de Prometazina	10 - 50 mg
Desloratadina	1,25 - 5 mg
Dicloridrato de Buclizina	25 - 50 mg
Dicloridrato de Cetirizina	5 - 10 mg
Doxepina ** [2]	10 - 25 mg
Ebastina	2,5 - 10 mg
Loratadina	5 - 10 mg
Maleato de Clorfeniramina	4 - 24 mg
Maleato de Dextroclorfeniramina	2 - 12 mg

Prevenção de Reações Alérgicas

Cromoglicato Dissódico	300 - 800 mg

[1] Ciproeptadina: administrada na forma de cloridrato sesqui-hidratado, em doses equivalentes ao cloridrato anidro (10,8 mg de cloridrato sesqui-hidratado de ciproeptadina são aproximadamente equivalentes a 10 mg de cloridrato anidro de ciproeptadina, FEq=1,08).

[2] Doxepina: administrada na forma de cloridrato, em doses equivalentes à base (28,26 mg de cloridrato de doxepina são aproximadamente equivalentes a 25 mg de doxepina base, FEq=1,13).

** Princípio Ativo controlado pela Portaria 344 lista C-1 (SVS-MS), com receituário de controle especial em duas vias.

O termo anti-histamínico refere-se a fármacos que bloqueiam os efeitos periféricos da histamina mediados pelos receptores H1 e, desta forma, inibem a progressão dos fenômenos alérgicos, mas não os revertem. São classificados em fármacos de primeira ou segunda geração. Os anti-histamínicos de primeira geração apresentam atividade anticolinérgica concomitante e são, em graus variáveis, responsáveis por efeitos adversos como boca seca, tontura, constipação, retenção urinária e aumento da pressão intraocular.

Os anti-histamínicos de segunda geração (cetirizina, ebastina, loratadina) têm ação longa e são praticamente livres de efeitos anticolinérgicos, não apresentando efeito antiemético ou sedativo.

Exemplos de Fórmulas:

1. Hidroxizina (cápsulas)

Cloridrato de Hidroxizina   10 a 25 mg
Excipiente qsp   1 cápsula
Mande.....cápsulas

Posologia: 1 cápsula 3 vezes ao dia.

2. Hidroxizina (xarope)

Cloridrato de Hidroxizina   10 a 25 mg
Xarope Simples qsp   5 ml
Mande em frasco com.....ml

Posologia: 1 medida de 5 ml 2 a 3 vezes ao dia.

Indicações: atopia, neurodermites, urticária, rinite, bronquite asmática e outras manifestações de dermatoses alérgicas.

Obs.: é um antialérgico de primeira geração com pronunciada ação sedativa e anticolinérgica. O seu uso é contraindicado na gravidez. Os efeitos colaterais mais comuns quando administrada em doses altas são sonolência e secura da boca.

3. Hidroxizina e Cimetidina

Cloridrato de Hidroxizina	10 mg
Cimetidina	200 mg
Excipiente qsp	1 cápsula
Mande.....cápsulas	

Posologia: 1 cápsula 2 a 3 vezes ao dia.

Indicações: urticária, dermografismo, prurido em doenças sistêmicas.

4. Ciproeptadina (cápsulas)

Cloridrato de Ciproeptadina	4 mg
Excipiente qsp	1 cápsula
Mande.....cápsulas	

Posologia: 1 cápsula 2 a 3 vezes ao dia.

5. Ciproeptadina e Dexametasona

Cloridrato de Ciproeptadina	2 mg
Dexametasona	0,25 mg
Xarope Simples qsp	5 ml
Mande em frasco com.....ml	

Posologia: crianças de 7 a 14 anos - 1 medida de 2,5 ml 3 vezes ao dia; adultos - 1 medida de 5 ml 3 vezes ao dia.

Obs.: a ciproeptadina é um antialérgico de primeira geração com atividade anticolinérgica moderada e anti-serotonina pronunciada.

6. Buclizina

Dicloridrato de Buclizina	25 mg
Excipiente qsp	1 cápsula
Mande.....cápsulas	
ou Xarope Simples qsp	5 ml
Mande em frasco com.....ml	

Posologia: dermatoses pruriginosas - 1 cápsula 1 a 2 vezes ao dia.

Obs.: é um antialérgico de primeira geração derivado da piperazina com ação antiemética, antienxaqueca e estimulante do apetite.

7. Cetirizina

Dicloridrato de Cetirizina	2,5 a 10 mg
Excipiente qsp	1 cápsula
Mande.....cápsulas	
ou Xarope Simples qsp	1 mg/ml
Mande em frasco com.....ml	

Posologia: adultos e crianças com mais de 6 anos - 10 mg ao deitar; crianças de 2 a 6 anos e pacientes com disfunção renal - 5 mg ao deitar ou 2,5 mg 2 vezes ao dia.

Obs.: é um antialérgico de segunda geração, derivado da hidroxizina. Não apresenta ação central ou anticolinérgica.

8. Clorfeniramina (cápsulas)

Maleato de Clorfeniramina	4 mg
Excipiente qsp	1 cápsula
Mande.....cápsulas	

9. Clorfeniramina (xarope)

Maleato de Clorfeniramina	2 mg
Xarope qsp	5 ml
Mande em frasco com.....ml	

Posologia: crianças de 2 a 6 anos - 1 mg 3 vezes ao dia; 6 a 12 anos - 2 mg 3 vezes ao dia; adultos - 4 mg 3 vezes ao dia.

Obs.: a clorfeniramina é um antialérgico de primeira geração com pronunciada ação sedante e anticolinérgica. É a mistura racêmica das formas D e L (2 mg de clorfeniramina são equivalentes a 1 mg de dextroclorfeniramina).

10. Dextroclorfeniramina

Maleato de Dextroclorfeniramina 2 mg
Excipiente qsp 1 cápsula
Mande.....cápsulas
ou Xarope Simples qsp 5 ml
Mande em frasco com.....ml

Posologia: adultos - 2 mg 3 vezes ao dia; crianças de 2 a 5 anos - 0,5 mg 3 vezes ao dia; 6 a 12 anos - 1 mg 3 vezes ao dia.

11. Dextroclorfeniramina e Betametasona

Maleato de Dextroclorfeniramina 2 mg
Betametasona 0,25 mg
Excipiente qsp 1 cápsula
Mande.....cápsulas
ou Xarope Simples qsp 5 ml
Mande em frasco com.....ml

Posologia: adultos - 1 cápsula 3 vezes ao dia; crianças de 2 a 6 anos - 1/2 medida de 2,5 ml 3 vezes ao dia; de 6 a 12 anos - 1 medida de 2,5 ml 3 vezes ao dia.

Obs.: a dextroclorfeniramina é um antialérgico de primeira geração com pronunciada ação sedante e anticolinérgica. É o isômero dextrógiro da clorfeniramina (1 mg de dextroclorfeniramina é equivalente a 2 mg de clorfeniramina).

12. Difenidramina

Cloridrato de Difenidramina 25 mg
Excipiente qsp 1 cápsula
Mande.....cápsulas

Posologia: 1 cápsula 3 a 4 vezes ao dia. Também pode ser formulada em xarope a 2,5 mg/ml.

Obs.: é um antialérgico de primeira geração com pronunciada atividade sedante e anticolinérgica, usado como anticinetótico e antitussígeno.

13. Doxepina

Doxepina 10 mg
Excipiente qsp 1 cápsula
Mande.....cápsulas

Posologia: prurido, urticária - 1 cápsula ao deitar.

Obs.: é um antidepressivo tricíclico com pronunciada atividade anti-histamínica H1, utilizado na urticária crônica recidivante.

14. Ebastina (cápsulas)

Ebastina 10 mg
Excipiente qsp 1 cápsula
Mande.....cápsulas

Posologia: crianças maiores de 12 anos e adultos - 1 cápsula ao dia.

15. Ebastina (xarope)

Ebastina 1 mg
Xarope qsp 1 ml
Mande em frasco com.....ml

Posologia: crianças de 2 a 5 anos - 2,5 mg ao dia; crianças de 5 a 12 anos - 5 mg ao dia.

Obs.: é um antialérgico de segunda geração derivado da piperidina. Não apresenta ação central ou anticolinérgica e é usada no tratamento sintomático da rinite alérgica e da urticária idiopática crônica.

16. Fexofenadina (cápsulas)

Cloridrato de Fexofenadina   60 - 180 mg
Excipiente qsp   1 cápsula
Mande.....cápsulas

17. Fexofenadina (suspensão oral)

Cloridrato de Fexofenadina   30 - 60 mg
Veículo qsp   5 ml
Mande em frasco com.....ml

Posologia: adultos e crianças maiores de 12 anos - 120 mg ao dia, em 1 ou 2 tomadas; crianças de 6 a 12 anos - 60 mg ao dia, em 1 ou 2 tomadas; crianças de 2 a 5 anos - 30 mg ao dia, em 1 ou 2 tomadas. As doses recomendadas para urticária em adultos e crianças maiores que 12 anos é de 180 mg ao dia.

Obs.: é um anti-histamínico de segunda geração (metabólito da terfenadina), desprovido de ação sedativa, usado para o alívio de condições alérgicas incluindo a rinite alérgica sazonal.

18. Loratadina

Loratadina   5 a 10 mg
Excipiente qsp   1 cápsula
Mande.....cápsulas

Posologia: adultos - 10 mg ao dia; crianças de 2 a 12 anos - 5 mg ao dia. Também pode ser formulada em suspensão com 1 mg/ml.

Obs.: é um antialérgico de segunda geração derivado da piperidina. Não apresenta ação central ou anticolinérgica.

19. Desloratadina

Desloratadina   2,5 a 5 mg
Excipiente qsp   1 cápsula
Mande.....cápsulas

Posologia: adultos - 5 mg ao dia, em dose única; 6 a 11 meses - 1 mg/dia; 1 a 5 anos - 1,25 mg/dia; 6 a 11 anos - 2,5 mg/dia. Também pode ser formulada em suspensão oral com 0,5 a 1 mg/ml.

Obs.: é um antialérgico de segunda geração, metabólito ativo da loratadina. Não apresenta ação central ou anticolinérgica.

20. Prometazina cápsulas

Cloridrato de Prometazina   10 a 25 mg
Excipiente qsp   1 cápsula
Mande.....cápsulas

Posologia: adultos - 25 mg ao deitar; uma posologia alternativa é de 10 mg 2 a 3 vezes ao dia.

21. Prometazina xarope

Cloridrato de Prometazina   5 mg
Xarope Simples qsp   5 ml
Mande em frasco com.....ml

Posologia: 2 a 5 anos - 5 a 15 mg/dia; 5 a 10 anos - 10 a 25 mg/dia, em ambos os casos em uma ou dividida em duas tomadas.

Obs.: é um antialérgico de primeira geração derivado da fenotiazina, com ação anticolinérgica, sedativa e discreta atividade anti-serotonina. Também é usada como anticinetótico, antiemético e antivertiginoso.

Prevenção de Reações Alérgicas

1. Cromoglicato (cápsulas)

Cromoglicato Dissódico   100 a 200 mg
Excipiente qsp   1 cápsula
Mande.....cápsulas

2. Cromoglicato (solução oral)

Cromoglicato Dissódico   100 mg
Solução Oral qsp   5 ml
Mande em frasco com.....ml

Posologia: adultos - 200 mg 3 a 4 vezes ao dia; crianças acima de 2 anos - 100 mg 3 a 4 vezes ao dia; crianças menores de 2 anos - 20 mg/kg ao dia, divididos em 3 a 4 tomadas.

Indicações: alergia a alimentos, mastocitose, dermatite herpetiforme. Também se utiliza no tratamento preventivo de rinites e bronquites alérgicas, na forma de aerossóis.

Obs.: o cromoglicato dissódico estabiliza a membrana dos mastócitos e impede a ativação e liberação dos mediadores químicos envolvidos na reação alérgica, sendo utilizados no tratamento preventivo.

Ref.: 1. Stefanini GF *et al*. Oral cromolyn sodium in comparison with elimination diet in the irritable bowel syndrome, diarrheic type. Multicenter study of 428 patients. *Scand J Gastroenterol*. 1995 Jun; 30(6):535-41. 2. Zur E, Kaczmarski M. Sodium cromoglycate in the treatment of food hypersensitivity in children under 3 years of age. *Pol Merkuriusz Lek*. 2001 Sep; 11(63):228-32.

2. Antifibróticos

faixa de dosagem diária usual

Potaba (Para Aminobenzoato de Potássio) .... 6 - 12 g

Exemplo de Fórmula:

1. Potaba

Potaba   500 mg
Mande.....cápsulas

Posologia: 2 a 4 cápsulas (1 a 2 gramas) 6 vezes ao dia, juntamente com alimentos.

Indicações: esclerodermias, dermatomiosite, líquen escleroso, pênfigo e doença de Peyronie.

3. Antigotosos

faixa de dosagem diária usual

Alopurinol .... 100 - 600 mg
Benziodarona .... 100 - 300 mg
Benzobromarona .... 50 - 200 mg
Colchicina .... 0,5 - 1,5 mg

Obs.: colchicina - princípio ativo incluído na RDC nº 354, de 18 de dezembro de 2003 (substâncias de baixo índice terapêutico) pela RDC nº 232, de 17 de agosto de 2005.

Exemplos de Fórmulas:

1. Alopurinol (cápsulas)   **2. Alopurinol (suspensão)**

Alopurinol   100 a 300 mg   Alopurinol   20 mg
Excipiente qsp   1 cápsula   Veículo qsp   1 ml
Mande.....cápsulas   Mande em frasco com.....ml

Posologia: adultos - dose inicial de 100 mg ao dia aumentando 100 mg a cada semana até chegar à dose de manutenção, de 300 mg ao dia; crianças com menos de 6 anos - 150 mg ao dia, divididos em 3 tomadas; crianças com 6 a 10 anos - 300 mg ao dia divididos em 2 a 3 tomadas.

Obs.: inibe a síntese de ácido úrico a partir da hipoxantina. Pode precipitar ou exacerbar o surto agudo de gota e está indicado no tratamento da hiperuricemia entre as crises. Pode acarretar alopecia, náuseas e hipertensão arterial. Em pacientes com diminuição do *clearance* de creatinina há risco aumentado de vasculite sistêmica. Em pacientes com gota refratária, as doses podem chegar até 900 mg/dia, divididos em 3 tomadas.

3. Colchicina

Colchicina 0,5 mg
Excipiente qsp 1 cápsula
Mande.....cápsulas

Posologia: tratamento da crise - 0,5 mg a cada 3 horas por até 3 dias; profilaxia - 0,5 mg 2 vezes ao dia.

Obs.: reduz a reação inflamatória decorrente da deposição de cristais de urato nas articulações. Os efeitos adversos incluem depressão medular, neuropatia, diarreia e vômitos. Devem-se tomar extremas precauções no processo de manipulação das formulações com colchicina e também no seu uso, devido ao seu baixo índice terapêutico (dosagens superiores a 6 mg podem ser letais).

4. Benziodarona

Benziodarona 100 mg
Excipiente qsp 1 cápsula
Mande.....cápsulas

Posologia: 1 cápsula 1 a 2 vezes ao dia.

5. Benzobromarona

Benzobromarona 100 mg
Excipiente qsp 1 cápsula
Mande.....cápsulas

Posologia: 1 cápsula 1 a 2 vezes ao dia.

Obs.: a benziodarona e a benzobromarona podem ser utilizadas em casos de gota crônica; bloqueiam a reabsorção renal e facilitam a excreção intestinal de uratos. O seu uso é contraindicado na fase aguda. São potencialmente hepatotóxicas podendo levar à necrose hepática. Foram proibidas em diversos países.

4. Anti-Hemorrágicos

faixa de dosagem diária usual

Ácido Épsilon Aminocaproico .... 3 - 8 g
Ácido Tranexâmico .... 30 - 60 mg/kg/dia
Vitamina K Hidrossolúvel, Fosfato Sódico de Menadiol .... 10 - 40 mg

Exemplos de Fórmulas:

1. Ácido Épsilon Aminocaproico

Ácido Épsilon Aminocaproico 500 mg
Excipiente qsp 1 cápsula
Mande.....cápsulas

Posologia: 2 a 4 cápsulas, 3 a 4 vezes ao dia.

Indicações: profilaxia e tratamento das hemorragias associadas à fibrinólise excessiva, hemorragias induzidas por agentes trombolíticos, pós-cirúrgico, hemorragias causadas por discrasias sanguíneas (anemia aplástica, púrpuras, hemofilias), hemoptises, nefrorragias e metrorragias.

Obs.: pode produzir náuseas, perda do apetite, diarreia, cefaleia, fraqueza muscular, eritema e confusão mental. Não deve ser utilizado associado a outras drogas. Na coagulação intravascular disseminada e nas trombopatias agudas, há risco de trombose.

2. Ácido Tranexâmico

Ácido Tranexâmico	250 a 500 mg
Excipiente qsp	1 cápsula
Mande.....cápsulas	

Posologia: 15 a 20 mg/kg, 2 a 3 vezes ao dia.

Indicações: profilaxia e tratamento de hemorragias por aumento de fibrinólise, tratamento do edema angioneurótico hereditário.

Obs.: o seu uso é contraindicado em portadores de coagulação intravascular ativa ou vasculopatia oclusiva aguda. Os efeitos adversos mais comuns são reações gastrointestinais como náuseas, vômitos e diarreias, que regridem com a diminuição da dose.

3. Vitamina K Assoc.

Vitamina K	10 mg
Rutina	20 mg
Vitamina C	100 mg
Excipiente qsp	1 cápsula
Mande.....cápsulas	

Posologia: 1 a 4 cápsulas ao dia.

Indicações: síndromes hemorrágicas associadas à hipoprotrombinemias, fragilidade capilar e prevenção de hemorragias nas intervenções cirúrgicas.

5. Anti-Inflamatórios Hormonais (Glicocorticoides)   faixa de dosagem diária usual

Betametasona	0,5 - 5 mg
Deflazacorte	3 - 30 mg
Dexametasona	0,5 - 10 mg
Prednisolona [1]	5 - 60 mg
Prednisona	5 - 60 mg
Triancinolona	4 - 48 mg

[1] Prednisolona: usada na forma da base e de fosfato sódico de prednisolona (6,7 mg de fosfato sódico de prednisolona são aproximadamente equivalentes a 5 mg de prednisolona base, FEq=1,34).

Os anti-inflamatórios hormonais pertencem ao grupo dos hormônios produzidos pelo córtex adrenal, denominados corticosteroides. Estes são formados a partir do colesterol e tem 21 átomos de carbono em sua molécula; a presença de oxigênio nos carbonos 11 e 17 confere atividade mineralocorticoide e a presença de hidroxila nestes mesmos carbonos, atividade anti-inflamatória. São subclassificados conforme a sua estrutura molecular em mineralocorticoides e glicocorticoides.

Os mineralocorticoides (aldosterona e desoxicorticosterona) atuam no metabolismo hidrossalino agindo nos túbulos renais, onde promovem retenção de sódio e excreção de potássio.

Todos os glicocorticoides apresentam ação anti-inflamatória, imunossupressora e metabólica. O cortisol, hormônio natural, exibe também atividade mineralocorticoide e seus análogos sintéticos têm intensidade variável. Desta forma, a introdução de um grupo metil no C-16 (dexametasona) ou de uma hidroxila (triancinolona), faz com que a ação mineralocorticoide seja praticamente suprimida, permanecendo inalteradas todas as outras ações.

A atividade anti-inflamatória dos glicocorticoides decorre dos seguintes efeitos: 1) diminuem a concentração de linfócitos T e B, macrófagos e eosinófilos, 2) inibem a função dos leucócitos e macrófagos e, 3) inibem a síntese de prostaglandinas e leucotrienos através da inibição da fosfolipase A-2 e, portanto, interferindo na cascata do ácido araquidônico (há inibição da COX-1 e COX-2, o que explica sua toxicidade gástrica). Os efeitos supressores são resultados da inibição de síntese da interleucina 2 e do bloqueio da migração dos macrófagos.

São utilizados em processos inflamatórios severos e que não respondem aos anti-inflamatórios não hormonais. Seu emprego no tratamento de patologias articulares degenerativas baseia-se em suas propriedades antiálgica, anti-inflamatória e inibidora do catabolismo articular.

Os efeitos adversos dependem do tempo de administração. Desta forma, logo no início do tratamento pode ocorrer queda da imunidade, hipertensão arterial sistêmica, hiperglicemia e alterações de comportamento (euforia alternada com depressão). Após 6 meses de uso contínuo, há risco de síndrome de Cushing, osteoporose (queda da absorção intestinal do cálcio, inibição da função dos osteoblastos e incremento da reabsorção óssea), obesidade, hipertensão intracraniana benigna e hipertensão intraocular. Em casos de gastrite, úlceras ou colite pode haver risco de hemorragias. Seu uso deve ser cauteloso em síndromes de imunodeficiência, pelo risco de infecções.

A atividade anti-inflamatória e mineralocorticoide dos glicocorticoides sintéticos é especificada de acordo com o padrão estabelecido para o cortisol (padrão=1). A ação mineralocorticoide da cortisona é relativamente alta, impossibilitando o seu uso como anti-inflamatório.

Se houver necessidade de doses iniciais elevadas, após a remissão do quadro inflamatório o tratamento deve ser descontinuado com doses progressivamente menores até atingir a dose mínima para suspensão.

Exemplos de Fórmulas:

1. Betametasona cápsulas

Betametasona (base)   0,5 mg
Excipiente qsp   1 cápsula
Mande.....cápsula

2. Betametasona xarope

Betametasona (base)   0,5 mg
Xarope Simples qsp   5 ml
Mande em frasco com.....ml

Posologia: 0,5 a 5 mg/dia em dose única diária.

Obs. a betametasona é um corticoide fluorado de longa duração. Apresenta as seguintes potências relativas (padrão hidrocortisona): anti-inflamatória = 40; tópica = 10 e mineralocorticoide = 0. É obtida por metilação na posição 16-beta da molécula da fluorprednisolona, com consequente incremento da atividade anti-inflamatória.

3. Deflazacorte

Deflazacorte   6 mg
Excipiente qsp   1 cápsula
Mande.....cápsula

Posologia: dose inicial - 6 a 30 mg ao dia; manutenção - 3 a 18 mg ao dia.

Obs.: o deflazacorte é um derivado oxazolínico da prednisona com propriedades anti-inflamatórias e imunossupressoras. Tem menor interferência na espoliação do cálcio ósseo e menor efeito diabetogênico, comparativamente aos outros glicocorticoides.

4. Dexametasona (cápsulas)

Dexametasona (base)	0,5 a 5 mg
Excipiente qsp	1 cápsula
Mande.....cápsula	

5. Dexametasona (xarope)

Dexametasona (base)	0,5 mg
Xarope Simples qsp	5 ml
Mande em frasco com.....ml	

Posologia: adultos - 0,75 a 9 mg ao dia em doses divididas, a cada 6 a 12 horas; crianças - 0,08 a 0,3 mg/kg/dia ou 2,5 a 10 mg/m^2/dia em doses divididas, a cada 6 a 12 horas.

Obs.: é obtida por metilação do carbono na posição 16-alfa da molécula da fluorprednisolona, resultando em incremento da atividade antiflogística. Tem longa duração, com meia-vida biológica de 48 horas. A potência anti-inflamatória é 30 e a mineralocorticoide é 0.

6. Prednisolona (cápsulas)

Prednisolona (base)	5 a 20 mg
Excipiente qsp	1 cápsula
Mande.....cápsulas	

7. Prednisolona (solução oral)

Prednisolona (como fosfato sódico)	5 mg
Veículo qsp	5 ml
Mande em frasco com.....ml	

Posologia: adultos - dose inicial = 10 a 20 mg pela manhã (a critério médico até 60 mg/dia); manutenção - 5 a 10 mg/dia; crianças - vários esquemas têm sido utilizados, como 0,05 a 2 mg/kg ao dia, divididos em 1 a 4 tomadas.

Obs.: a prednisolona resulta da desidrogenação da hidrocortisona, com consequente aumento da atividade anti-inflamatória. Apresenta as seguintes potências relativas: anti-inflamatória = 5, tópica = 4 e mineralocorticoide = 0,3. Por via oral, age em 1 a 2 horas e mantém atividade por 16 a 36 horas. Atravessa pouco a barreira placentária (gradiente materno fetal de 10:1); passa para o leite materno, oferecendo riscos em tratamentos prolongados e com doses acima de 5 mg/dia. Doses de manutenção acima de 7,5 mg/dia podem acarretar efeitos cushingoides.

8. Prednisona (cápsulas)

Prednisona (base)	5 a 20 mg
Excipiente qsp	1 cápsula
Mande.....cápsulas	

9. Prednisona (suspensão oral)

Prednisona Micronizada	5 mg
Suspensão Oral qsp	5 ml
Mande em frasco com.....ml	

Posologia: adultos - dose inicial = 10 a 20 mg pela manhã (a critério médico até 60 mg/dia); manutenção - 5 a 10 mg/dia; crianças - vários esquemas têm sido utilizados, como 0,05 a 2 mg/kg ao dia, divididos em 1 a 4 tomadas.

Obs.: a prednisona resulta da desidrogenação da cortisona. É uma pró-droga, sendo convertida no fígado em prednisolona (metabólito ativo). Apresenta as seguintes potências relativas: anti-inflamatória = 4, tópica = 0 e mineralocorticoide = 0,3. Está indicada na corticoterapia materna em gestantes, pois apesar de atravessar a barreira placentária, não pode ser hidroxilada no fígado fetal (imaturo) em metabólito ativo. Não pode ser utilizada por via tópica ou intra-articular, pois necessita de ativação hepática.

10. Triancinolona

Triancinolona (base)   4 mg
Excipiente qsp   1 cápsula
Mande.....cápsulas

Posologia: 4 a 48 mg ao dia, embora raras vezes sejam indicadas doses acima de 32 mg.

Obs.: é obtida por fluoração da prednisolona, resultando em aumento da atividade anti-inflamatória e desaparecimento do efeito mineralocorticoide. As potências relativas são: anti-inflamatória = 5, tópica = 25 e mineralocorticoide = 0.

6. Antirreumáticos e Antiartrósicos

faixa de dosagem diária usual

Diacereína	50 - 100 mg
Difosfato de Cloroquina [1]	250 - 500 mg
D-Penicilamina	125 - 750 mg
Leflunomida **	10 - 20 mg
Metotrexato	7,5 mg/semana
Sulfassalazina	500 - 3.000 mg
Sulfato de Hidroxicloroquina	200 - 600 mg

[1] Cloroquina: 500 mg de difosfato de cloroquina são aproximadamente equivalentes a 400 mg de sulfato de cloroquina e a 300 mg de cloroquina base.
** Princípio Ativo controlado pela Portaria 344 lista C-1 (SVS-MS), com receituário de controle especial em duas vias.

Suplementos Nutricionais

Colágeno Hidrolisado	1 - 3 g
Colágeno Tipo II (UC-II®)	20 - 40 mg
Metilsulfonilmetano (MSM)	2 - 6 g
N-Acetil Hidroxiprolina, Oxaceprol	200 - 600 mg
Sulfato de Condroitina	500 - 1.000 mg
Sulfato de Glucosamina[2]	500 - 1.500 mg

[2] Glucosamina: administrada na forma de sulfato dipotássico em doses de sulfato (665 mg de sulfato dipotássico de glucosamina são aproximadamente equivalentes a 500 mg de sulfato de glucosamina, FEq=1,33).

Fitoterápicos

Boswellia serrata Extrato Seco	400 - 600 mg
Curcuma longa Extrato Seco	100 - 600 mg
Feverfew, *Tanacetum parthenium* Extrato Seco	60 - 120 mg
Garra do Diabo, *Harpagophytum procumbens* Extrato Seco	600 - 1.200 mg
Sucupira Branca, *Pterodon emarginatus* Extrato Seco	500 - 1.000 mg
Sucupira Preta, *Bowdichia virgilioides* Extrato Seco	500 - 1.000 mg
Yam Mexicano, *Dioscorea villosa* Extrato Seco	100 - 500 mg

Probióticos

Bifidobacterium bifidum*	$20 \times 10^8 - 100 \times 10^8$ UFC
Lactobacillus acidophilus*	$2 \times 10^8 - 20 \times 10^8$ UFC
Lactobacillus casei*	$2 \times 10^8 - 20 \times 10^8$ UFC

* Quantidades expressas em UFC (unidades formadoras de colônias): 2×10^8 = duzentos milhões, 20×10^8 = 2 bilhões. Para uso infantil, a dosagem deve ser reduzida à metade. São usados na forma de pó liofilizado sendo que 1 g contêm aproximadamente 100 bilhões de *Lactobacillus* viáveis.

Exemplos de Fórmulas:

1. Cloroquina

Difosfato de Cloroquina	250 mg
Excipiente qsp	1 cápsula
Mande.....cápsulas	

Posologia: artrite reumatoide, lúpus eritematoso - 1 a 2 cápsulas ao dia, diminuindo gradativamente de acordo com a resposta.

Obs.: a cloroquina é um antimalárico utilizado também como antirreumático por suas propriedades imunossupressoras. Inibe a liberação de prostaglandinas e enzimas lisossômicas, a proliferação linfocítica e a produção de imunoglobulinas. Diminui a inflamação e a rigidez articular, mas requer 3 a 6 meses de uso para mostrar eficácia.

Doses superiores a 3,5 mg/kg ao dia de difosfato de cloroquina podem produzir retinopatia com depósitos maculares, por isso, recomenda-se exame oftalmológico semestral. Outros efeitos adversos relacionados com o tratamento prolongado são raros e incluem sintomas gastrointestinais, prurido, dermatite por fotossensibilidade, mialgia, pancitopenia periférica e cardiopatia com distúrbios da condução elétrica.

Atravessa a barreira placentária e a concentração fetal pode chegar a 50% da materna. É excretada no leite materno em pequenas quantidades. É indicada para o tratamento de formas moderadas de artrite reumatoide, artrite psoriática e lúpus cutâneo.

2. Cloroquina e Corticoide

Difosfato de Cloroquina	250 mg
Prednisolona	5 mg
Excipiente qsp	1 cápsula
Mande.....cápsulas	

Posologia: 1 cápsula ao dia, pela manhã.

3. Cloroquina Assoc.

Difosfato de Cloroquina	125 mg
Prednisolona	2,5 mg
Tenoxicam	10 mg
Excipiente qsp	1 cápsula
Mande.....cápsulas	

Posologia: 1 cápsula 2 vezes ao dia, às refeições.

4. Cloroquina e Mepacrina

Difosfato de Cloroquina	100 mg
Mepacrina * (Quinacrina)	65 mg
Excipiente qsp	1 cápsula
Mande.....cápsulas	

Posologia: 1 cápsula 3 vezes ao dia.

5. Mepacrina

Mepacrina * (Quinacrina)	50 a 100 mg
Excipiente qsp	1 cápsula
Mande.....cápsulas	

* Dicloridrato di-hidratado de mepacrina.

Posologia: adultos - 100 mg 3 vezes ao dia, durante 5 a 7 dias; crianças - 2 mg/kg 3 vezes ao dia, durante 5 a 7 dias (máx 300 mg ao dia).

Indicações (formulações acima): artrite reumatoide, lúpus eritematoso.

Ref.: 1. Feldmann R et al. The Association of the Two Antimalarials Chloroquine and Quinacrine for Treatment-Resistant Chronic and Subacute Cutaneous Lupus Erthematosus. *Dermatology*. 1994; 189(4):425-427. 2. Wallace DJ. The Use of Quinacrine (Atabrine) In Rheumatic Disease: A Reexamination. *Semin Arthritis Rheum*. 1989 May; 18(4):282-296.

6. Hidroxicloroquina

Sulfato de Hidroxicloroquina	200 mg
Excipiente qsp	1 cápsula
Mande.....cápsulas	

Posologia: artrite reumatoide, lúpus eritematoso - dose inicial - 1 cápsula 2 a 3 vezes ao dia; manutenção - 1 a 2 cápsulas ao dia.

Obs.: é um derivado da cloroquina com propriedades farmacológicas e indicações similares. Os efeitos adversos são os mesmos e há risco de retinopatia em doses maiores que 6 mg/kg/dia.

7. Diacereína

Diacereína	50 mg
Excipiente qsp	1 cápsula
Mande.....cápsulas	

Posologia: 50 a 100 mg ao dia, em períodos não inferiores a 6 meses. O tratamento poderá estender-se por ciclos mais longos. Deve ser tomada juntamente com as refeições, para facilitar sua absorção.

Indicações: tratamento sintomático da osteoartrose e de enfermidades articulares degenerativas.

Obs.: é um derivado da antraquinona que, após absorção, é desacetilada em forma de reína, seu metabólito ativo, um potente inibidor da síntese e da atividade das citocinas implicadas na osteoartrose. Inibe a síntese de interleucina 1, a síntese de proteases e a produção de radicais livres de oxigênio, todos envolvidos no processo de degradação das cartilagens, e estimula a produção de componentes da matriz cartilaginosa, como colágeno e proteoglicanos. Desta maneira, atua na cascata inflamatória em um estágio anterior aos corticoides e aos anti-inflamatórios não hormonais. O alívio sintomático é obtido após 4 a 6 semanas de tratamento. Pode ser administrada juntamente com anti-inflamatórios não hormonais. Tem poucos efeitos adversos e o mais comum é a diarreia. Como não inibe a síntese de prostaglandinas, tem maior tolerância gástrica que os anti-inflamatórios não hormonais.

Ref.: Pelletier JP et al. Efficacy and safety of diacerein in osteoarthritis of the knee: a double-blind, placebo-controlled trial. The Diacerein Study Group. *Arthritis Rheum*. 2000 Oct; 43(10):2339-48.

8. Leflunomida

Leflunomida	10 - 20 mg
Excipiente qsp	1 cápsula
Mande.....cápsulas	

Posologia: dose de ataque - 100 mg, em dose única diária, durante 3 dias; manutenção - 20 mg em dose única diária ao deitar. A dose pode ser reduzida a 10 mg, dependendo da resposta clínica. Em pacientes com risco aumentado de efeitos adversos (hematológicos ou hepáticos), a dose de ataque pode ser omitida.

Indicações: como imunomodulador na artrite reumatoide, artrite psoriática

Obs.: é um agente imunomodulador que inibe a enzima di-hidrorotato desidrogenase, que participa da síntese da pirimidina. É usada no tratamento da artrite reumatoide por sua ação antiproliferativa, para diminuir os sintomas e sinais da doença e retardar a degeneração das cartilagens das articulações.

Ref.: 1. Litinsky I et al. The effects of leflunomide on clinical parameters and serum levels of IL-6, IL-10, MMP-1 and MMP-3 in patients with resistant rheumatoid arthritis. *Cytokine*. 2006 Jan; 33(2):106-10. 2. Sakellariou GT et al. Leflunomide addition in patients with articular manifestations of psoriatic arthritis resistant to methotrexate. *Rheumatol Int*. 2013 Nov; 33(11):2917-20.

9. Metotrexato

Metotrexato	2,5 mg
Excipiente qsp	1 cápsula
Mande.....cápsulas	

10. Cápsulas com Ácido Fólico

Ácido Fólico	1 a 2 mg
Excipiente qsp	1 cápsula
Mande.....cápsulas	

Posologia: artrite reumatoide e artrite psoriática - 2,5 a 5 mg a cada 12 horas (3 doses por semana) ou 7,5 em dose única semanal; se necessário aumentar 5 mg a cada semana, não ultrapassando 20 mg. A posologia do ácido fólico é 1 cápsula por via oral na manhã seguinte à administração do metotrexato ou a critério médico.

Obs.: o metotrexato também pode ser formulado em suspensão oral com 2,5 mg/ml. O ácido fólico é recomendado após a administração do metotrexato para redução dos efeitos adversos folato-dependentes.

O metotrexato é um agente antifolato que reduz a síntese de DNA e RNA e, consequentemente, inibe a divisão celular. Este efeito citotóxico ocorre, principalmente, nas células em que ocorre proliferação rápida. Tem efeito imunossupressor. Pode ser utilizado como "droga modificadora do curso da doença" (DMCD); promove melhora na sintomatologia e retarda a evolução da doença, mas não reverte as alterações degenerativas. A ação farmacológica é percebida após 3 a 4 meses de tratamento.

Alguns efeitos adversos como estomatite, alopecia, alterações digestivas e depressão medular com citopenia são decorrentes da falta de folato e podem ser prevenidos ou tratados com ácido fólico. Não é nefrotóxico, mas se houver insuficiência renal o acúmulo pode acarretar dano hepático ou cerebral de origem tóxica. A excreção de metotrexato pode ser intensificada através da hidratação adequada e da alcalinização da urina (ver capítulo VII, item 1 - Alcalinizantes Urinários). Pode ocorrer pneumonite por hipersensibilidade. Recomenda-se monitorização periódica através de provas bioquímicas e hematológicas basais. O seu uso é contraindicado na gravidez (ação teratogênica e prejuízo no desenvolvimento fetal) e lactação.

11. Penicilamina cápsulas

D-Penicilamina	250 mg
Excipiente qsp	1 cápsula
Mande.....cápsulas	

12. Penicilamina solução oral

D-Penicilamina	250 mg
Veículo qsp	5 ml
Mande em Frasco com.....ml	

Posologia: artrite reumatoide, artrite psoriática, esclerodermias - dose inicial de 125 a 250 mg ao dia; manutenção - 500 a 750 mg ao dia, em doses divididas; crianças - dose inicial de 3 mg/kg/dia, em doses divididas, durante 3 meses, manutenção com 6 mg/kg/dia divididos em 2 tomadas.

Obs.: é um agente alquilante que forma complexos com o DNA, impedindo sua replicação. Tem ação em todas as células, principalmente nos linfócitos, devido à sua rápida proliferação. Pode manifestar reação alérgica cruzada com a penicilina.

13. Sulfassalazina

Sulfassalazina 500 mg
Excipiente qsp 1 cápsula
Mande.....cápsulas com revestimento entérico.

Posologia: - 1 cápsula ao dia durante uma semana, aumentando 500 mg a cada semana, até o máximo de 3 g ao dia, divididos em 2 a 4 tomadas.

Obs.: a sulfassalazina é resultado da combinação de um antimicrobiano (sulfonamida) com um anti-inflamatório (salicilato). Presume-se que atue sobre os linfócitos B e iniba a síntese do fator reumatoide. O seu uso está indicado no tratamento da artrite reumatoide, artrite psoriática e espondiloartrose, mas a sua eficácia só pode ser avaliada após 1 a 3 meses de uso. A sulfassalazina diminui a absorção de ácido fólico e interfere com seu metabolismo, de modo que a suplementação de ácido fólico pode ser necessária. Os efeitos adversos mais comuns são distúrbios gastrointestinais, toxicidade hepática, citopenias periféricas e queda das imunoglobulinas plasmáticas. O hemograma e as enzimas hepáticas devem ser monitorados mensalmente nos primeiros 3 meses e, em seguida, a cada 3 meses.

Ref.: 1. Boers M *et al*. Randomised comparison of combined step-down prednisolone, methotrexate and sulphasalazine with sulphasalazine alone in early rheumatoid arthritis. *Lancet*. 1997 Aug; 350(9074):309-18. 2. Harrison H. Disease-Modifying Anti-Rheumatic Drugs (DMARDs) for Rheumatoid Arthritis: Benefits and Risks. *New Zealand Medicines and Medical Devices Safety Authority*. In.: http://www.medsafe.govt.nz/Profs/PUarticles/dmards.htm em 16 de junho de 2020.

Suplementos Nutricionais

1. N-Acetil Hidroxiprolina

N-Acetil Hidroxiprolina 200 mg
Excipiente qsp 1 cápsula
Mande.....cápsulas

Posologia: 1 cápsula 3 vezes ao dia.

Indicações: coadjuvante na terapêutica das osteoartrites e nas úlceras de estase. O seu uso também é indicado para promover a formação normal de tecido conjuntivo nos casos de cirurgia plástica, transplantes de pele, ferimentos, queimaduras superficiais e nas esclerodermias.

Obs.: tem ação anti-inflamatória, reduz a dor, aumenta a mobilidade e permite, frequentemente, a redução da dose dos analgésicos e anti-inflamatórios.

Tem eficácia similar ao ibuprofeno e ao diclofenaco no alívio da dor reumática. Pode causar retenção hídrica e consequentemente há risco de complicações cardiovasculares. O seu uso é contraindicado em pacientes em uso de salicilatos devido ao risco de hemorragia e/ou úlcera péptica.

Ref.: Bauer HW *et al*. Oxaceprol is as effective as diclofenac in the therapy of osteoarthritis of the knee and hip. *Clin Rheumatol*. 1999; 18:4-9.

2. Metilsulfonilmetano (cápsulas)

Metilsulfonilmetano (MSM)	500 mg
Excipiente qsp	1 cápsula
Mande.....cápsulas	

3. Metilsulfonilmetano (pó)

Metilsulfonilmetano (MSM)	3 g
Excipiente qsp	1 sachê
Mande.....sachês	

Posologia: 3 a 6 g ao dia, divididos em 2 doses. O conteúdo do sachê pode ser dissolvido em suco de laranja.

Indicações: como suplemento nutricional (fonte de enxofre) no tratamento da artrite reumatoide, osteoartrite e lúpus eritematoso. Também tem ação antioxidante e captadora de radicais livres.

Ref.: Kim LS *et al*. Efficacy of methylsulfonylmethane (MSM) in osteoarthritis pain of the knee: a pilot clinical trial. *Osteoarthritis Cartilage*. 2006 Mar; 14(3):286-94.

4. Sulfato de Glucosamina

Sulfato de Glucosamina	500 mg
Excipiente qsp	1 cápsula
Mande.....cápsulas	

Posologia: 1 cápsula 3 vezes ao dia, às refeições.

Indicações: artrose, distúrbios reumáticos.

Obs.: a glucosamina é um dos componentes dos mucopolissacarídeos, como o ácido hialurônico, do cimento intercelular. A diminuição de permeabilidade da cápsula articular e as alterações enzimáticas que ocorrem na artrose resultam em queda dos níveis locais de glucosamina. Como apresenta ótima absorção intestinal e afinidade seletiva pela cartilagem hialina, está indicada na suplementação exógena visando prevenção e reparação do dano articular em casos de osteoartrose.

A ação antiálgica é lenta (2 a 3 semanas) e decorre de suas ações reparadoras. Estimula a síntese de proteoglicanos e enzimas lisossomais e reduz a geração de radicais livres. Não interfere com prostaglandinas ou cicloxigenases, ao contrário dos AINH. É bem tolerada pela maioria dos pacientes e tem efeito prolongado. O seu uso está indicado como tratamento complementar, pois sua atividade anti-inflamatória é discreta.

Ref.: Reginster JY *et al*. Long-term effects of glucosamine sulphate on osteoarthritis progression: a randomised, placebo-controlled clinical trial. *Lancet*. 2001 Jan; 357(9252):251-6.

5. Glucosamina e Condroitina

Sulfato de Condroitina	200 mg
Sulfato de Glucosamina	250 mg
Manganês (Quelato)	2 mg
Vitamina C	50 mg
Excipiente qsp	1 cápsula
Mande......cápsulas	

Posologia: 1 cápsula 3 vezes ao dia, às refeições.

Obs.: o sulfato de condroitina é um dos mucopolissacarídeos presentes no cimento intercelular e nas cartilagens. Liga-se a proteínas formando proteoglicanos, os quais tem a propriedade de fixação de água e consequente manutenção funcional das articulações. Além disso inibe as enzimas líticas, responsáveis pelo agravamento do processo degenerativo.

6. Suplemento Nutricional para Osteoartrite (cápsulas)

Sulfato de Condroitina	200 mg
Sulfato de Glucosamina	200 mg
Metilsulfonilmetano (MSM)	300 mg
Excipiente qsp	1 cápsula
Mande.....cápsulas	

Posologia: 2 cápsulas 2 vezes ao dia, às refeições.

7. Suplemento Nutricional para Osteoartrite (sachês)

Sulfato de Condroitina	400 mg
Sulfato de Glucosamina	400 mg
Metilsulfonilmetano (MSM)	600 mg
Excipiente qsp	1 sachê
Mande.....sachês	

Posologia: 1 sachê 2 vezes ao dia, às refeições, diluídos em sucos.

8. Colágeno Hidrolisado

Colágeno Hidrolisado	400 mg
Vitamina C	100 mg
Excipiente qsp	1 cápsula
Mande.....cápsulas	

Posologia: 2 cápsulas 2 a 3 vezes ao dia, com o estômago vazio.

Indicações: osteoartrite e osteoartrose, como fonte de aminoácidos para a síntese de novas fibras de colágeno, pelo organismo.

Obs.: trabalhos recentes mostraram que, embora a capacidade proliferativa e a síntese de colágeno sejam idade-dependentes, o ácido ascórbico é capaz de estimular a proliferação celular, bem como a síntese de colágeno pelos fibroblastos dérmicos, independente da idade do paciente. O uso do colágeno tem sido estudado também para manutenção saudável da pele, unhas e cabelos, na prevenção do envelhecimento precoce e da flacidez, assim como das estrias gravídicas.

Ref.: 1. Moskowitz RW. Role of collagen hydrolysate in bone and joint disease. *Semin Arthritis Rheum*. 2000 Oct; 30(2):87-99. 2. Velosa APP *et al*. Colágeno na cartilagem osteoartrótica. *Rev Bras Reumatol*. 2003 Mai/Jun; 43(3):160-6.

9. Colágeno Tipo II

Colágeno Tipo II	40 mg
Excipiente qsp	1 cápsula
Mande.....cápsulas	

Posologia: 1 cápsula ao dia.

Indicações: osteoartrite e osteoartrose, dor e inflamação articular, lesão de cartilagens.

Obs.: UC-II® é um produto que contém 25% de colágeno não desnaturado tipo II, assim 40 mg de UC-II® contém 10 mg de colágeno tipo II.

Ref.: 1. Lugo JP et al. Undenatured type II collagen (UC-II®) for joint support: a randomized, double-blind, placebo-controlled study in healthy volunteers. *J Int Soc Sports Nutr*. 2013 Oct 24;10(1):48. 2. Crowley DC et al. Safety and efficacy of undenatured type II collagen in the treatment of osteoarthritis of the knee: a clinical trial. *Int J Med Sci*. 2009 Oct 9; 6(6):312-21. 3. Bagchi D et al. Effects of orally administered undenatured type II collagen against arthritic inflammatory diseases: a mechanistic exploration. *Int J Clin Pharmaco Res*. 2002; 22(3-4):101-10.

Fitoterápicos

1. Boswellia serrata

Boswellia serrata Extrato Seco	200 mg
Excipiente qsp	1 cápsula
Mande.....cápsulas	

Posologia: 1 cápsula 2 a 3 vezes ao dia.

Indicações: osteoartrite, artrite reumatoide, processos inflamatórios.

Obs.: o extrato de *Boswellia serrata* (Burseraceae), uma planta originaria da Índia, contém compostos triterpênicos pentacíclicos como o ácido beta-boswélico e 11-ceto-beta-boswélico. Atua como um agente anti-inflamatório não hormonal e como analgésico. Seu efeito se deve à inibição da enzima 5-lipoxigenase e, portanto, evita a formação de leucotrienos inflamatórios. Ao contrário dos anti-inflamatórios não hormonais, não causa transtornos gástricos.

Ref.: 1. Chrubasik JE et al. Evidence of effectiveness of herbal antiinflammatory drugs in the treatment of painful osteoarthritis and chronic low back pain. *Phytother Res*. 2007 Jul; 21(7):675-83. 2. Kimmatkar N et al. Efficacy and tolerability of *Boswellia serrata* extract in treatment of osteoarthritis of knee - A randomized double blind placebo controlled trial. *Phytomedicine*. 2003; 10:3-7.

2. Curcuma longa

Curcuma longa Extrato Seco	100 a 200 mg
Excipiente qsp	1 cápsula
Mande.....cápsulas	

Posologia: 1 cápsula 2 vezes ao dia, às refeições.

3. Curcuma longa e Boswellia serrata

Curcuma longa ES	100 mg
Boswellia serrata ES	100 mg
Excipiente qsp	1 cápsula
Mande.....cápsulas	

Posologia: 1 cápsula 2 vezes ao dia, às refeições.

Indicações: osteoartrite, artrite reumatoide, processos inflamatórios. O seu uso é contraindicado em pessoas com cálculo biliar, obstrução dos ductos biliares e úlcera gastroduodenal. Não deve ser utilizado em tratamentos simultâneos com anticoagulantes.

Obs.: Cúrcuma (açafrão-da-terra) é uma especiaria derivada dos rizomas de *Curcuma longa*, que é um membro da família do gengibre (Zingiberaceae). A cor amarela brilhante de açafrão vem principalmente de pigmentos lipossolúveis polifenólicos, os curcuminoides.

A curcumina, o principal curcuminoide encontrado no açafrão, é geralmente considerado o seu constituinte mais ativo. A evidência de que curcumina pode ter atividade anti-inflamatória renovou o interesse em seu potencial para prevenir e tratar doenças reumatológicas. Trabalhos recentes mostraram que a curcumina reduz os níveis de cicloxigenase 2 sem causar mudanças significativas nos níveis de cicloxigenase 1. Estes resultados mostram que a curcumina pode ser um coadjuvante contra a hiperplasia dos fibroblastos sinoviais da artrite reumatoide.

Outras ações da curcumina têm sido estudadas, como na prevenção da aterosclerose, na inibição do crescimento de *Helicobacter pylori* e na redução dos níveis de metais pesados como cádmio e chumbo, diminuindo, assim, a sua toxicidade.

Ref.: 1. Srivastava S *et al*. *Curcuma longa* extract reduces inflammatory and oxidative stress biomarkers in osteoarthritis of knee: a four-month, double-blind, randomized, placebo-controlled trial. *Inflammopharmacology*. 2016 Dec; 24(6):377-388. 2. Akram M *et al*. Curcuma longa and curcumin: a review article. *Rom. J. Biol. – plant biol*. Bucharest, 2010; 55(2):65-70. 3. Park C *et al*. Curcumin induces apoptosis and inhibits prostaglandin E(2) production in synovial fibroblasts of patients with rheumatoid arthritis. *Int J Mol Med*. 2007 Sep; 20(3):365-72.

4. Feverfew

Tanacetum parthenium E. Seco   60 mg
Excipiente qsp   1 cápsula
Mande.....cápsulas

Posologia: 1 cápsula 2 vezes ao dia, às refeições.

Indicações: artrite reumatoide, processos inflamatórios.

Obs.: é obtido das folhas de *Tanacetum parthenium* (=*Chrysanthemum parthenium*, Compositae), originária da região do Cáucaso. Seu efeito é atribuído às lactonas sesquiterpênicas que contém em sua composição, particularmente a partenolida (0,2 a 0,4%), que atua sobre a resposta plaquetária ao estresse, inibindo a liberação de serotonina e histamina, e a síntese de prostaglandinas e tromboxano (ver capítulo I item 5 - Antienxaquecas).

Ref.: Ernst E, Chrubasik S. Phyto-anti-inflammatories. A systematic review of randomized, placebo-controlled, double-blind trials. *Rheumatic Diseases Clinics of North América*. 2000 Feb; 26(1):13-27.

5. Garra do Diabo

Harpagophytum procumbens E. Seco   400 mg
Excipiente qsp   1 cápsula
Mande.....cápsulas

Posologia: 1 cápsula 3 vezes ao dia (extrato com 5% de harpagosídeos). Há vários extratos disponíveis no mercado, com vários teores de harpagosídeos (3 e 5%). A posologia deve ser ajustada para conter 20 mg de harpagosídeos 3 vezes ao dia.

Indicações: tratamento adjuvante de doenças reumáticas; permite a redução da dose de outros produtos antirreumáticos.

Obs.: é um extrato obtido dos tubérculos de *Harpagophytum procumbens* (Pedaliaceae), uma planta originária das savanas do Kalahari, na África do Sul e na Namíbia. Contém iridoides, iridoidiglicosídeos, harpagosídeos e compostos como procumbina, harpagide e flavonoides, entre outros, com ação analgésica, anti-inflamatória, antiartrítica e inibidora da formação de edema.

Eventualmente podem ocorrer distúrbios gastrointestinais. O seu uso é contraindicado em pacientes com úlceras gástricas ou duodenais, intestino irritável, litíase biliar e durante a gravidez.

Ref.: 1. Warnock M *et al*. Effectiveness and safety of Devil's Claw tablets in patients with general rheumatic disorders. *Phytother Res*. 2007 Dec; 21(12):1228-33. 2. Leblan D *et al*. Harpagophytum procumbens in the treatment of knee and hip osteoarthritis. Four-month results of a prospective, multicenter, double-blind trial versus diacerhein. *Joint Bone Spine*. 2000; 67(5):462-7.

6. Sucupira Branca

Pterodon emarginatus E. Seco 500 mg
Excipiente qsp 1 cápsula
Mande.....cápsulas

Posologia: 1 cápsula 2 vezes ao dia, de manhã e à noite.

7. Sucupira Preta

Bowdichia virgilioides E. Seco 500 mg
Excipiente qsp 1 cápsula
Mande.....cápsulas

Posologia: 1 cápsula 2 vezes ao dia, de manhã e à noite.

Obs.: sucupira é o nome popular dado a várias árvores brasileiras, entre elas *Pterodon emarginatus* (Fabaceae), conhecida como sucupira-branca e *Bowdichia virgilioides* (Fabaceae), conhecida como sucupira-preta, entre outras.

Os extratos são obtidos das sementes e alguns também da casca da raiz e do caule. Contêm alcaloides, taninos, flavonoides, triterpenos e esteroides, entre outros princípios ativos. Tanto a sucupira-branca como a sucupira-preta são usadas como antirreumático, anti-inflamatório e analgésico, no tratamento de doenças reumatológicas e degenerativas, como artrite e artrose. Também são usadas popularmente no tratamento de inúmeras outras enfermidades.

Ref.: 1. Hansen D *et al*. Pharmaceutical properties of 'sucupira' (*Pterodon spp*.). *Braz J Pharm Sci*. 2010 Oct/Dec; 46(4):607-616. 2. Thomazzi SM *et al*. Antinociceptive and anti-inflammatory activities of *Bowdichia virgilioides* (sucupira). *J Ethnopharmacol*. 2010 Feb; 127(2):451-6. 3. Juck DB *et al*. Two new isoflavonoids from *Bowdichia virgilioides*. *Nat Prod Res*. 2006 Jan; 20(1):27-30.

8. Yam Mexicano (*Dioscorea villosa*)

Yam Mexicano Extrato Seco 250 mg
Excipiente qsp 1 cápsula
Mande.....cápsulas

Posologia: 1 cápsula 2 vezes ao dia.

Indicações: dores e desconfortos causados pela artrite e reumatismo.

Obs.: o Yam Mexicano é um fitoterápico obtido do rizoma seco de *Dioscorea villosa* (Dioscoreaceae), que contém diosgenina, um fitoestrógeno precursor na biossíntese de estrógenos e de progesterona. Tem a capacidade de estimular os osteoblastos e aumentar a sensibilidade dos receptores de estrógenos. É usado como coadjuvante no tratamento de dores e desconfortos causados pela artrite e reumatismo. Também é usado na terapia de reposição hormonal no climatério, dismenorreia, tensão pré-menstrual, distúrbios testiculares, impotência, hipertrofia da próstata e alterações psicossexuais. Os extratos são padronizados para conter 10% de diosgenina.

Probióticos

Vários estudos têm sido desenvolvidos nos últimos anos para avaliar os efeitos da suplementação de probióticos nos sintomas e nos biomarcadores da artrite reumatoide. O estudo de Alipour e colaboradores, duplo cego, randomizado e controlado por placebo, foi feito com suplementação de *Lactobacillus casei* em pacientes do sexo feminino com artrite reumatoide estabelecida por mais de 1 ano, durante 8 semanas. Além dos índices de atividade da doença foram avaliadas as citocinas interleucina (IL) -1β, IL-6, IL-10, IL-12 e fator de necrose tumoral (TNF).

Os resultados obtidos mostraram que a suplementação de *Lactobacillus casei* diminuiu os níveis séricos da proteína C reativa, melhorou os índices de atividade da doença e os parâmetros para as interleucinas IL-10 e IL-12 e TNF. Nenhum efeito adverso foi relatado para a intervenção. A conclusão do estudo foi que a suplementação de probióticos pode ser uma terapia aditiva adequada para pacientes com artrite reumatoide e ajudar a aliviar os sintomas e melhorar as citocinas inflamatórias.

Em outro estudo, Zamani e colaboradores avaliaram os efeitos da suplementação de *Lactobacillus acidophilus*, *Lactobacillus casei* e *Bifidobacterium bifidum* no estado clínico e metabólico de pacientes com artrite reumatoide, durante 8 semanas. Os resultados também mostraram que a suplementação de probióticos melhorou os parâmetros de atividade da doença.

1. Pool de Probióticos

Lactobacillus acidophilus	300 milhões UFC
Lactobacillus casei	300 milhões UFC
Bifidobacterium bifidum	300 milhões UFC
Excipiente qsp	1 cápsula
Mande.....cápsulas	

Posologia: 2 cápsulas ao dia.

2. Pool de Probióticos e FOS

Lactobacillus acidophilus	300 milhões UFC
Lactobacillus casei	300 milhões UFC
Bifidobacterium bifidum	300 milhões UFC
Fruto-oligossacarídeos qsp	1 cápsula
Mande.....cápsulas	

Posologia: 2 cápsulas ao dia.

Obs.: os lactobacilos são microrganismos que inibem o crescimento de microrganismos como *Clostridium perfringens*, *Bacillus subtilis*, *Escherichia coli*, *Proteus vulgaris*, *Candida albicans* e outros. Auxiliam a manutenção da flora bacteriana intestinal, a estabilização do pH, a síntese de vitamina K e vitaminas do complexo B. Melhoram a digestão dos alimentos e a biodisponibilidade dos nutrientes.

Fruto-oligossacarídeos são carboidratos compostos por uma molécula de d-glicose e 2 a 4 de d-frutose, não hidrolisáveis pelas enzimas digestivas humanas. São fermentados pelos lactobacilos e bifidobactérias da flora intestinal, sendo, por isso, considerados prebióticos, estimulante do crescimento dessas bactérias. Nesta fermentação são produzidos lactato, butirato, propionato e acetato, que reduzem o pH intestinal e, consequentemente, a população de bactérias como *Clostridium* e *E. coli*.

Ref.: 1. Alipour B et al. Effects of Lactobacillus casei supplementation on disease activity and inflammatory cytokines in rheumatoid arthritis patients: a randomized double-blind clinical trial. *Int J Rheum Dis*. 2014 Jun; 17(5):519-27. 2. Zamani B et al. Clinical and metabolic response to probiotic supplementation in patients with rheumatoid arthritis: a randomized, double-blind, placebo-controlled trial. *Int J Rheum Dis*. 2016 Sep; 19(9):869-79.

7. Antirreumáticos Tópicos

concentrações usuais

Apitoxina	0,03 - 0,16 %
Capsaicina	0,025 - 0,075 %
Sulfato de Glucosamina	3 - 10 %
Sulfato de Condroitina	5 %

Exemplos de Fórmulas:

1. Creme Antirreumático

Apitoxina	0,03 a 0,16 %
Excipiente qsp	20 g

2. Creme Antirreumático (assoc.)

Apitoxina	0,03 a 0,16 %
Cânfora	0,5 %
Salicilato de Metila	3 %
Excipiente qsp	20 g

Modo de Usar: massagear a região afetada 2 a 3 vezes ao dia, com pequena quantidade do creme.

Obs.: a apitoxina é obtida do veneno de abelhas (*Apis mellifera*) e contém melitina (40 a 50%), enzimas (hialuronidase, fosfolipase), peptídeos (secapina, apamina, procamina etc.) e aminas bioativas (histamina, dopamina, noradrenalina, ácido aminobutírico), entre outras substâncias. A melitina é uma proteína com ação estimulante sobre a produção de catecolaminas e de cortisol no organismo. Também tem ação antirradicais livres, especialmente sobre os radicais superóxido, diminuindo a produção desses radicais nos leucócitos.

Por sua ação estimulante da produção de cortisol, a apitoxina tem sido usada no tratamento da artrite reumatoide, na forma de cremes. Tem também ação vasodilatadora, o que proporciona uma maior irrigação na região afetada e possibilita desta forma uma ação mais eficiente do cortisol. O creme com apitoxina também é indicado no tratamento de lesões psoriáticas.

Recomenda-se o uso concomitante de vitamina C (essencial para a manutenção das funções córtico-adrenais) e uma dieta rica em fósforo, que tem seu consumo aumentado durante o uso da apitoxina. As formulações com apitoxina não devem ser usadas por pessoas alérgicas a picadas de abelhas.

3. Creme com Capsaicina

Capsaicina	0,025 %
Creme Emoliente qsp	20 g

4. *Spray* Tópico com Capsaicina

Capsaicina	0,075 %
Álcool Etílico	40 %
Propilenoglicol	10 %
Hidroxipropilcelulose	0,25 %
Água Destilada qsp	30 ml

Modo de Usar: aplicar na região afetada 3 a 4 vezes ao dia.

Modo de Usar: aplicar o *spray* 3 a 4 vezes ao dia nos locais ou articulações doloridos.

Indicações: para o alívio da dor em artrites e osteoartrites, neuropatia diabética dolorosa, neuralgia pós-herpética e outras dores de origem neurogênica.

Obs.: a capsaicina é obtida de frutos maduros e secos de *Capsicum sp* (Solanaceae), como a páprica, cayene pepper e pimentão, e tem ação revulsivante e rubefaciente. Pode ocorrer irritação local, não deve ser utilizada em lesões abertas e não deve ser usada em crianças com menos de 2 anos.

Ref.: Allen Jr LV (editor). Formulations - Capsaicin 0.075% Topical Spray. *International Journal of Pharmaceutical Compounding*. 2002 Jan/Feb; 6(1):41.

5. Glucosamina Transdérmica

Sulfato de Glucosamina   100 mg
Gel Transdérmico PLO qsp   1 ml

Mande.....seringas calibradas com 10 ml ou em....sachês monodose ou em frasco dosador calibrado (1 ml) com.....ml.

Modo de Usar: aplicar 1 ml 2 vezes ao dia.

Indicações: tratamento coadjuvante da osteoartrose.

Obs.: guardar em temperatura ambiente. O gel transdérmico PLO (Pluronic Lecithin Organogel) tem propriedade gelificante termorreversa e se liquefaz quando resfriado em geladeira.

Ref.: 1. Lee CW *et al*. The Transdermal Profiles of Mediflex™ Glucosamine Cream in Mouse and Man. In.: http://www.lynkbiotech.com/pdf/publications/tgc/A5PL.pdf em 16 de junho de 2020.

6. Glucosamina e Condroitina Tópicas

Sulfato de Glucosamina	3 %
Sulfato de Condroitina	5 %
Cânfora	3 %
Óleo de Menta	1 %
Creme Excipiente qsp	60 g

7. Glucosamina e MSM

Sulfato de Glucosamina	4 %
Metilsulfonilmetano	2 %
Base Transdérmica qsp	60 g

Modo de Usar: aplicar 2 a 3 vezes ao dia, nas regiões afetadas, massageando.

Indicações: alívio da dor na osteoartrite.

Ref.: Cohen M *et al*. A randomized, double blind, placebo controlled trial of a topical cream containing glucosamine sulfate, chondroitin sulfate, and camphor for osteoarthritis of the knee. *J Rheumatol*. 2003 Mar; 30(3):523-8.

8. Antivaricosos

faixa de dosagem diária usual

Diosmina	600 - 1.800 mg
Escina	40 - 120 mg
Hesperidina	100 - 300 mg
Picnogenol	150 - 300 mg
Rutina, Rutosídeo	300 - 600 mg
Troxerrutina, Tri-hidroxietilrutina	600 - 2.000 mg

Fitoterápicos

Castanha da Índia, *Aesculus hippocastanum*

Extrato Seco	200 - 600 mg
Extrato Fluido	0,5 - 2 ml
Tintura	2 - 10 ml

Hamamelis, *Hamamelis virginiana*

Extrato Seco	0,5 - 2 g
Pó	2 - 6 g
Extrato Fluido	2 - 10 ml
Tintura	10 - 50 ml

Obs.: a associação de antivaricosos com Vitamina C melhora a ação destes e diminui a fragilidade capilar. Os antivaricosos também são usados em processos inflamatórios, hemorroidas, edemas estáticos e traumáticos, flebites, tromboflebites e na profilaxia da trombose pré e pós-operatórias.

Exemplos de Fórmulas:

1. Diosmina

Diosmina	300 mg
Excipiente qsp	1 cápsula
Mande.....cápsulas	

Posologia: 1 cápsula 3 vezes ao dia.

2. Diosmina e Hesperidina

Diosmina	450 mg
Hesperidina	50 mg
Excipiente qsp	1 cápsula
Mande.....cápsulas	

Posologia: 1 cápsula 2 vezes ao dia, às refeições.

Indicações: insuficiência venosa crônica, síndrome pré-varicosa (pernas pesadas, edema, telangiectasias), varizes, hemorroidas, flebites e úlceras pós-flebíticas.

Obs.: a diosmina é um flavonoide extraído de rutáceas, com ação protetora capilar, anti-inflamatória e antioxidante. Aumenta a resistência e o tônus venoso, e é frequentemente associada à hesperidina. Por falta de maiores estudos, o seu uso não deve ser feito em gestantes e lactantes.

3. Escina

Escina	20 mg
Vitamina C	100 mg
Excipiente qsp	1 cápsula
Mande.....cápsulas	

Posologia: dose inicial - 2 cápsulas 3 vezes ao dia, após as refeições; manutenção - 1 a 2 cápsulas 2 vezes ao dia.

Indicações: insuficiência vascular venosa, varizes, microvarizes, edema de estase venosa e hemorroidas.

Obs.: é uma saponina extraída da castanha da Índia, *Aesculus hippocastanum* (Hippocastanaceae). Tem ação antivaricosa, pode alterar a homeostase e inibir a agregação plaquetária. O seu uso é contraindicado em situações com sangramentos ativos (úlceras pépticas etc.), disfunções hemostáticas, pacientes em tratamento com anticoagulantes (warfarina, aspirina etc.) ou com agentes antiplaquetários (ticlopidina, dipiridamol), e na gravidez e lactação.

4. Hesperidina

Hesperidina	50 mg
Excipiente qsp	1 cápsula
Mande.....cápsulas	

Posologia: 1 cápsula 2 vezes ao dia.

Indicações: fragilidade capilar, insuficiência venosa crônica, síndrome pré-varicosa (pernas pesadas, edema, telangiectasias), varizes e hemorroidas.

Obs.: é um flavonoide obtido da casca de frutas cítricas, com ação protetora capilar. Aumenta a resistência e o tônus venoso, normalizando a permeabilidade capilar.

5. Picnogenol

Picnogenol	150 a 300 mg
Excipiente qsp	1 cápsula
Mande.....cápsulas	

Posologia: 1 cápsula ao dia.

Indicações: insuficiência venosa crônica, prevenção de cãibras e dores musculares.

Obs.: é um composto obtido da casca de *Pinus maritima*, com ação antioxidante. Contém procianidinas, glicosídeos fenólicos e ésteres de ácidos orgânicos. Como outros flavonoides, também atua aumentando a resistência capilar.

Ref.: 1. Cesarone MR *et al*. Comparison of Pycnogenol and Daflon in treating chronic venous insufficiency: a prospective, controlled study. *Clin Appl Thromb Hemost*. 2006 Apr; 12(2):205-12. 2. Vinciguerra G *et al*. Cramps and muscular pain: prevention with pycnogenol in normal subjects, venous patients, athletes, claudicants and in diabetic microangiopathy. *Angiology*. 2006 May/Jun; 57(3):331-9.

6. Rutina (Rutosídeo)

Rutina	100 mg
Vitamina C	100 mg
Excipiente qsp	1 cápsula
Mande.....cápsulas	

Posologia: 1 a 2 cápsulas 3 vezes ao dia, após as refeições.

Indicações: insuficiência vascular venosa, varizes, hemorroidas, pernas cansadas, flebites, tromboflebites, hemorragias capilares associadas a aumento da fragilidade capilar.

Obs.: a rutina é um bioflavonoide obtido de diversas plantas como a Castanha da Índia, *Aesculus hippocastanum* e outras como *Fagopyrum esculentum*, *Sophora japonica*, *Hedera helix* e várias espécies de *Eucalyptus*. Tem ação protetora sobre o endotélio vascular, anti-inflamatória, antiedematosa, antivaricosa e anticelulítica.

7. Troxerrutina

Troxerrutina	300 mg
Excipiente qsp	1 cápsula
Mande.....cápsulas	

Posologia: 1 cápsula 2 vezes ao dia.

Indicações: insuficiência vascular venosa, varizes, microvarizes, edema de estase venosa e hemorroidas.

Obs.: é um bioflavonoide obtido da castanha da Índia ou por síntese, com ação venotônica e protetora vascular. É usada no tratamento da insuficiência venosa crônica, varizes, hemorroidas, flebites, fragilidade capilar, linfedema e câimbras dos membros inferiores.

8. Castanha da Índia

Ext. Seco de Castanha da Índia	200 mg
Vitamina C	100 mg
Excipiente qsp	1 cápsula
Mande.....cápsulas	

Posologia: 1 cápsula 2 a 3 vezes ao dia, após as refeições.

9. Castanha da Índia e Hamamelis

Ext. Seco de Castanha da Índia	100 mg
Ext. Seco de Hamamelis	200 mg
Vitamina C	100 mg
Excipiente qsp	1 cápsula
Mande.....cápsulas	

Posologia: 1 cápsula 3 vezes ao dia, após as refeições.

Indicações: varizes, microvarizes, hemorroidas, fragilidade capilar e edema de estase venosa.

Obs.: os extratos são obtidos das sementes de *Aesculus hippocastanum* (Hippocastanaceae). Contêm saponinas triterpênicas (escina), taninos, flavonoides (quercetina e campferol) e esculosídeos (2 a 3%). Têm ação antivaricosa, aumentando a resistência e o tônus das veias e diminuindo a permeabilidade e a fragilidade capilar. Também têm ação anti-inflamatória, antiexudativa e antiedematosa. A escina presente na castanha da Índia pode alterar a homeostase e inibir a agregação plaquetária.

Os extratos de hamamelis são obtidos da casca e das folhas de *Hamamelis virginiana* (Hamamelidaceae). Contêm taninos, saponinas, flavonoides, mucilagens e resinas, entre outras substâncias. Tem ação adstringente, hemostática, vasoconstritora, tônica vascular e anti-hemorrágica.

9. Antivaricosos, Antiflebíticos e Antitrombóticos Tópicos   concentrações usuais

Cumarina (Benzopirona)	4 %
Dermatan Sulfato	0,2 - 2 %
Digitoxina	0,01 - 0,03 %
Escina	0,2 - 2 %
Extrato ou Tintura de Arnica, *Arnica montana*	2 - 10 %
Extrato de Castanha da Índia, *Aesculus hippocastanum*	2 - 6 %
Extrato de Cavalinha, *Equisetum arvense*	2 - 5 %
Extrato de Hamamelis, *Hamamelis virginiana*	2 - 4 %
Extrato de Hera, *Hedera helix*	2 - 6 %
Heparina Sódica	10.000 - 50.000 UI %
Rutina	2 - 5 %
Troxerrutina, Tri-hidroxietilrutina	1 - 3 %

Obs.: o uso de formulações com estes princípios ativos é contraindicado na úlcera varicosa. O uso de loções é particularmente indicado quando houver dores nas pernas, pois são mais facilmente aplicáveis.

Exemplos de Fórmulas:

1. Creme com Digitoxina e Escina

Digitoxina	0,03 %
Escina	0,2 %
Extrato de Hamamelis	2 %
Creme Excipiente qsp	60 g

2. Creme com Heparina e Castanha da Índia

Heparina	20.000 UI %
Extrato de Castanha da Índia	2 %
Azuleno	0,03 %
Creme Excipiente qsp	60 g

Modo de Usar: aplicar 1 a 2 vezes ao dia, com fricção branda e contínua.

Indicações: microvarizes, varizes, edema dos membros inferiores, hematomas e após o esclerosamento de varizes.

3. Gel com Tintura de Arnica

Tintura de Arnica	10 %
Gel de Carbopol qsp	60 g

Modo de Usar: aplicar 2 a 3 vezes ao dia, com massagem suave.

Indicações: a arnica é tradicionalmente usada no tratamento de feridas e hematomas, entorses, contusões, edemas, dores musculares e articulares. Também tem ação antisséptica (furunculose) e anti-inflamatória, sendo por isso usada no tratamento de picadas de insetos e inflamações venosas superficiais.

Ref.: Formulaire Therapeutique Magistral Belgique. 3ª Edition - Agence Fédérale des Médicaments et des Produits de Santé, 2011.

4. Creme com Arnica

Extrato de Arnica	2 %
Escina	0,3 %
Heparina	10.000 UI %
Creme Excipiente qsp	60 g

5. Loção com Dermatan Sulfato

Dermatan Sulfato	2 %
Rutina	2 %
Tintura de Arnica	5 %
Loção Cremosa qsp	60 ml

Modo de Usar: aplicar 1 a 2 vezes ao dia, com fricção branda e contínua.

Indicações: microvarizes, varizes, contusões, hematomas, dores musculares e articulares.

6. Creme com Digitoxina, Escina e Heparina

Digitoxina	0,02 %
Escina	0,2 %
Heparina	10.000 UI %
Creme Excipiente qsp	60 g

7. Loção com Digitoxina, Hera e Azuleno

Digitoxina	0,03 %
Extrato de Hera	5 %
Azuleno	0,02 %
Loção Cremosa qsp	60 ml

Modo de Usar: aplicar 1 a 2 vezes ao dia, com fricção branda e contínua.

Indicações: microvarizes, varizes, edema dos membros inferiores, hematomas e após o esclerosamento de varizes.

8. Gel com Escina, Heparina e Azuleno

Escina	1 %
Heparina	20.000 UI %
Azuleno	0,02 %
Gel de Carbopol qsp	60 g

9. Gel com Troxerrutina, Escina e Arnica

Troxerrutina	3 %
Escina	0,4 %
Extrato de Arnica	6 %
Gel de Carbopol qsp	60 ml

Modo de Usar: aplicar várias vezes ao dia nas regiões afetadas, com massagem.

Indicações: microvarizes, varizes, contusões, hematomas, dores musculares e articulares.

10. Loção com Arnica e Castanha da Índia

Tintura de Arnica	5 %
Extrato de Castanha da Índia	5 %
Extrato de *Ginkgo biloba*	5 %
Mentol	0,5 %
Loção Cremosa qsp	60 ml

Modo de Usar: aplicar massageando as pernas 1 a 2 vezes ao dia.

Indicações: insuficiência venosa, varizes, flebites, "pernas cansadas".

11. Formulação Pré-Escleroterapia

Digitoxina	0,03 %
Benzopirona (Cumarina)	4 %
Heparina	10.000 UI %
Ácido Glicirrhízico	1 %
Creme Excipiente qsp	60 ml

Modo de Usar: Aplicar 2 vezes ao dia durante 2 a 3 dias antes da escleroterapia.

Indicações: preparação para escleroterapia, para reduzir a formação de trombos e seus efeitos.

12. Creme com Extratos Vegetais

Extrato de Castanha da Índia	4 %
Extrato de *Centella asiatica*	3 %
Extrato de Hera	5 %
Creme Excipiente qsp	60 g

13. Creme com Extratos Vegetais

Extrato de Castanha da Índia	5 %
Extrato de Arnica	3 %
Extrato de Cavalinha	4 %
Extrato de Hera	3 %
Creme Excipiente qsp	60 g

Modo de Usar: aplicar 1 a 2 vezes ao dia, com fricção branda e contínua.

Indicações: prevenção de microvarizes.

14. Gel Antiflebítico e Antitrombótico

Heparina Sódica	20.000 UI %
Nicotinato de Metila	0,1 %
Gel de Carbopol qsp	60 g

Modo de Usar: aplicar 2 a 3 vezes ao dia.

Indicações: processos inflamatórios e trombóticos, hematomas, contusões, acidentes esportivos, traumatismos superficiais.

15. Gel para Traumatismos de Esportistas

Heparina Sódica	50.000 UI %
DMSO	15 %
D-Pantenol	2 %
Gel de Natrosol ou Aristoflex qsp	100 g

Modo de Usar: aplicar 1 a 2 vezes ao dia na região dolorosa.

Indicações: dores em traumatismo muscular e dos tendões, ligamentos e articulações, com inflamação e hematomas; contusões, entorses, tendinites, epicondilites, nevralgias, dores tromboflebíticas.

16. Creme com Escina 2%

Escina	2 %
Creme Excipiente qsp	60 g

Modo de Usar: aplicar 3 g do creme 2 vezes ao dia nas regiões afetadas, após a detersão (30 min em água a 40°C com sabão neutro).

Indicações: prevenção de feridas e ulcerações nos pés na microangiopatia diabética.

Ref.: Hu S *et al*. Aescin-based topical formulation to prevent foot wounds and ulcerations in diabetic microangiopathy. *Eur Rev Med Pharmacol Sci*. 2016 Oct; 20(20):4337-4342.

17. Gel com Escina, Heparina e Fosfatidilcolina

Escina	1 %
Heparina Sódica	10.000 UI %
Fosfatidilcolina	0,8 %
Gel de Carbopol qsp	60 g

Modo de Usar: aplicar uma película fina 3 vezes ao dia nas regiões afetadas.

Indicações: prevenção e tratamento de alterações microcirculatórias venosas, flebites, inchaços e contusões.

Ref.: Belcaro G *et al*. Microcirculatory efficacy of topical treatment with aescin + essential phospholipids gel in venous insufficiency and hypertension: new clinical observations. *Angiology* 2004; 55: S1-5.

10. Diuréticos Fitoterápicos

faixa de dosagem diária usual

Abacateiro, *Persea gratissima, Persea americana*

Extrato Seco	500 - 1.000 mg
Extrato Fluido	2 - 10 ml
Tintura	10 - 50 ml

Os extratos de abacateiro são obtidos das folhas de *Persea gratissima* e *Persea americana* (Lauraceae) e contêm flavonoides (quercetina, beta-sitosterol e d-perseitol), óleo essencial (estragol e anetol) e um princípio ativo amargo (abacatina). Tem ação diurética, colagoga e antiflatulenta.

Alcachofra, *Cynara scolymus*

Extrato Seco	200 - 1.000 mg
Extrato Fluido	1 - 5 ml
Tintura	5 - 25 ml

Os extratos de alcachofra são obtidos das folhas de *Cynara scolymus* (Compositae) e contêm cinarina (2 a 5%), cinaropicrina (constituinte amargo), glicosídeos A e B da alcachofra, glicosídeos flavônicos (cinarosídeo e scolimosídeo), mucilagens, taninos e pectina. Tem ação colerética (estimula a secreção da bile e a sua produção hepática) e diurética suave. É usada também no tratamento da obesidade, quando ocorrer simultaneamente uma diminuição da secreção biliar. O seu uso é contraindicado em pacientes com obstrução das vias biliares, hepatite e durante a amamentação (por diminuir a secreção do leite).

Carqueja, *Baccharis triptera, Baccharis genistelloides*

Extrato Seco	100 - 300 mg
Pó	1 - 4 g
Extrato Fluido	1 - 5 ml
Tintura	5 - 25 ml

Os extratos de carqueja são obtidos principalmente das partes aéreas de *Baccharis triptera* e *Baccharis genistelloides* (Compositae). Contêm óleo essencial rico em carquejol, acetato de carquejol, nopineno, alfa e beta cardineno, entre outras substâncias. Além do óleo essencial, contêm flavonoides, resina e saponinas. Tem ação diurética, eupéptica e colagoga.

Cavalinha, *Equisetum arvense*

Extrato Seco	400 - 1.000 mg
Pó	1.000 - 2.000 mg
Extrato Fluido	2 - 10 ml
Tintura	10 - 50 ml

Os extratos de cavalinha são obtidos das partes aéreas de *Equisetum arvense* (Equisetaceae). Contêm compostos solúveis de silício, taninos, saponinas (equisetonina), flavonoides (isoquercetina, equisetrina e canferol), alcaloides (nicotina, palustrina e outros), vitamina C e minerais (Ca, Mg, Na, F, Mn, S, P, Cl, K etc.). Tem ação diurética, hemostática, anti-inflamatória e remineralizante. É usada no tratamento de distúrbios geniturinários e respiratórios. Algumas preparações têm sido usadas no tratamento de doenças cardiovasculares (aterosclerose e hipertensão arterial) e reumáticas. Também é usada como suplemento remineralizante.

Chapéu de Couro, *Echinodorus macrophyllus*

Pó	600 - 1.800 mg
Extrato Fluido	2 - 10 ml
Tintura	10 - 50 ml

Os extratos de chapéu de couro são obtidos das folhas de *Echinodorus macrophyllus* (Alismataceae) e contêm iodo, sais minerais, taninos, flavonoides, triterpenos e heterosídeos. O chapéu de couro tem ação diurética e anti-inflamatória e é usado em doenças renais, das vias urinárias e em distúrbios reumáticos.

Cipó Cabeludo, *Mikania hirsutissima*

Extrato Seco	1 - 4 g
Extrato Fluido	2 - 20 ml
Tintura	20 - 100 ml

Os extratos de cipó cabeludo são obtidos da planta inteira, florida, de *Mikania hirsutissima* (Compositae) e contêm taninos, óleo essencial, flavonas, ácidos terpênicos e cumarinas, entre outras substâncias. Tem ação diurética e antialbuminúrica e é usado em afecções renais e das vias urinárias, como nefrites, uretrites, cistites e pielites. Também é usado como coadjuvante ao tratamento da gota.

Quebra Pedra, Erva Pombinha, *Phyllanthus niruri,* Saxífraga

Pó	0,5 - 2 g
Extrato Fluido	1 - 4 ml
Tintura	5 - 20 ml

Os extratos de quebra pedra são obtidos das sementes, raízes e partes aéreas com flores de *Phyllanthus niruri* (Euphorbiaceae) e contêm compostos fenólicos, triterpenoides, flavonoides e esteroides, entre outras substâncias. Tem ação diurética, antiespasmódica, litolítica, uricosúrica, colagoga e protetora para o hepatócito contra substâncias citotóxicas. A quebra pedra é usada principalmente como auxiliar na urolitíase, nefrites, cistites e pielites.

Salsaparrilha, *Smilax salsaparrilha, Smilax officinalis*

Extrato Seco	0,5 - 2 g
Pó	2 - 10 g
Extrato Fluido	2 - 10 ml
Tintura	10 - 50 ml

Os extratos de salsaparrilha são obtidos das raízes de *Smilax salsaparrilha, Smilax officinalis* e *Smilax papyracea* (Liliaceae) e contêm diversas substâncias como sarsaponina, parrilina, smilasaponina, glicosídeos, resinas e óleo essencial, entre outras. Tem ação diurética, hipocolesterinêmica e uricosúrica. É usada no tratamento coadjuvante da gota e de distúrbios renais, como nefrites. Também é usada como diurético suave, em associação a antivaricosos, para reduzir o edema dos membros inferiores.

Uva Ursi, *Arctostaphylos officinalis*

    Extrato Seco..0,5 - 1,5 g
    Pó...1 - 6 g
    Extrato Fluido..1 - 6 ml
    Tintura..5 - 30 ml

Os extratos de uva ursi são obtidos das folhas de *Arctostaphylos officinalis* (Ericaceae) e contêm glicosídeos (arbutin e metilarbutin), triterpenoides, taninos e flavonoides. Tem ação diurética e antisséptica para as vias urinárias. A ação antisséptica é devida à hidroquinona formada pela degradação do arbutin, que é eficaz contra estafilococos e *E. coli*. É usada no tratamento de cistites agudas, uretrites, litíase renal, hipertrofia da próstata, inflamações do trato urinário e inflamações renais crônicas.

Exemplos de Fórmulas:

1. Diurético Suave e Eupéptico

Carqueja Pó	300 mg
Excipiente qsp	1 cápsula
Mande.....cápsulas	

Posologia: 2 a 3 cápsulas 2 vezes ao dia, às refeições.

2. Diurético Suave

Abacateiro Extrato Seco	100 mg
Quebra Pedra Pó	100 mg
Uva Ursi Extrato Seco	100 mg
Excipiente qsp	1 cápsula
Mande.....cápsulas	

Posologia: 3 cápsulas 3 vezes ao dia, após as refeições.

3. Diurético Suave e Anticelulite

Baccharis triptera Pó	200 mg
Cynara scolymus Ext. Seco	100 mg
Equisetum arvense Pó	200 mg
Mikania hirsutissima Ext. Seco	100 mg
Centella asiatica Pó	100 mg
Mande.....cápsulas	

Posologia: 2 cápsulas 3 vezes ao dia.

4. Diurético Suave e Anticelulite

Carqueja Ext. Seco	50 mg
Cavalinha Ext. Seco	100 mg
Uva Ursi Ext. Seco	100 mg
Centella asiatica Pó	100 mg
Fucus vesiculosus qsp	500 mg
Mande.....cápsulas	

Posologia: 2 cápsulas 3 vezes ao dia.

11. Eutróficos do Tecido Conjuntivo

faixa de dosagem diária usual

    Asiaticosídeo ....20 - 60 mg
    N-Acetil Hidroxiprolina, Oxaceprol ....200 - 600 mg

Fitoterápico

Centella asiatica, Erva do Tigre
    Extrato Seco..50 - 200 mg
    Pó..200 - 1.000 mg

Exemplos de Fórmulas:

1. Asiaticosídeo

Asiaticosídeo	20 mg
Excipiente qsp	1 cápsula
Mande.....cápsulas	

Posologia: 1 cápsula 2 vezes ao dia, às refeições.

2. *Centella asiatica*

Centella asiatica Extrato Seco	100 mg
Excipiente qsp	1 cápsula
Mande.....cápsulas	

Posologia: 1 cápsula 2 vezes ao dia, às refeições.

Indicações: como cicatrizante na úlcera varicosa, outras ulcerações e queimaduras, varizes, fragilidade capilar, telangiectasias, celulite.

Obs.: a *Centella asiatica* (Apiaceae) contém saponinas triterpênicas (asiaticosídeo, ácido asiático e ácido madecássico), flavonoides (quercetina, campferol), taninos e alcaloides, entre outras substâncias. Os extratos são padronizados para conter de 10 a 30% de asiaticosídeo. Tem ação anti-inflamatória, cicatrizante, eutrófica para o tecido conjuntivo e normalizadora da circulação venosa de retorno. São utilizados tanto a *Centella asiatica* como seu principal princípio ativo, o asiaticosídeo, para melhorar o processo de cicatrização, em casos de fragilidade capilar, úlcera varicosa e celulite.

Ref.: Lee J *et al*. 1. Asiaticoside induces human collagen I synthesis through TGFbeta receptor I kinase (TbetaRI kinase)-independent Smad signaling. *Planta Med*. 2006 Mar; 72(4):324-8. 2. Bonte F *et al*. Influence of asiatic acid, madecassic acid, and asiaticoside on human collagen I synthesis. *Planta Med*. 1994 Apr; 60(2):133-5.

3. N-Acetil Hidroxiprolina

N-Acetil Hidroxiprolina	200 mg
Excipiente qsp	1 cápsula
Mande.....cápsulas	

Posologia: 1 cápsula 3 vezes ao dia.

Indicações: para promover a formação normal de tecido conjuntivo nos casos de cirurgia plástica, transplantes de pele, ferimentos, queimaduras superficiais e nas esclerodermias. Também é usado como coadjuvante na terapêutica das osteoartrites e nas úlceras de estase.

12. Imunoestimuladores

faixa de dosagem diária usual

Isoprinosine, Inosiplex, Inosine Pranobex	3 - 4 g
Levamisol, L-Tetramisol [1]	2,5 mg/kg
Timomodulina	80 - 160 mg

Fitoterápicos

Astragalus Extrato Seco	100 - 500 mg
Equinácea Extrato Seco	500 - 1.000 mg
Equinácea Pó	1,5 - 3 g
Unha de Gato Extrato Seco, *Cat's Claw* Extrato Seco	500 - 1.500 mg

[1] Levamisol, L-Tetramisol: administrado na forma de cloridrato em doses equivalentes à base (1,18 g de cloridrato de levamisol são aproximadamente equivalentes a 1 g de levamisol base, FEq=1,18).

Exemplos de Fórmulas:

1. Isoprinosine

Isoprinosine	500 mg
Mande.....cápsulas	

Posologia: herpes simples - 2 cápsulas 4 vezes ao dia, durante 1 a 2 semanas; herpes genital - 2 cápsulas 3 vezes ao dia, durante 2 a 4 semanas.

Ref.: Gordon P *et al*. Anti-Herpesvirus Action of Isoprinosine. *Antimicrob Agents Chemother*. 1974 Feb; 5(2):153-160.

2. Levamisol

Levamisol	2,5 mg/kg
Excipiente qsp	1 cápsula
Mande.....cápsulas	

Posologia: 2,5 mg/kg ao dia, em dose única, após a principal refeição ou ao deitar.

Obs.: pode causar leucopenia, encefalopatia e distúrbios gastrointestinais. Não deve ser usado em gestantes.

3. Cápsulas com Timomodulina

Timomodulina	80 mg
Excipiente qsp	1 cápsula
Mande.....cápsulas	

Posologia: 1 a 2 cápsulas ao dia.

4. Xarope com Timomodulina

Timomodulina	20 mg
Xarope Simples Flavorizado qsp	5 ml
Mande em frasco com.....ml	

Posologia: adultos - 80 a 160 mg/dia; crianças - 3 a 4 mg/kg/dia.

Indicações: tratamento da leucopenia primária e secundária, adjuvante no tratamento de infecções virais ou bacterianas, prevenção de leucopenia causada por agentes mielotóxicos, imunoestimulante e imunomodulador.

Ref.: Maciel BM, Pérez GL. Una antigua aliada: la timomodulina. *Alergia, Asma e Imunología Pediátricas*. 2000 Mar/Abr; 9(2):65-68.

Fitoterápicos

1. Astragalus

Astragalus Extrato Seco	250 mg
Excipiente qsp	1 cápsula
Mande.....cápsulas	

Posologia: 1 cápsula 2 vezes ao dia.

Indicações: é usado como imunoestimulante, coadjuvante no tratamento de infecções virais e em tratamentos com quimioterápicos, e como estimulante geral em situações de fadiga e estresse.

Obs.: o extrato seco é obtido das raízes de *Astragalus membranaceus* (Leguminosae), conhecido como Huang-Qi na medicina tradicional chinesa. Contém diversos princípios ativos como flavonoides, astragalosídeos, beta-sitosterol, colina e sais minerais, entre outros. Os extratos secos são padronizados para conter de 0,4 a 0,5 % de astragalosídeos. Não há consenso quanto às doses na literatura, sendo mais usuais as de 100 a 500 mg ao dia, divididos em duas tomadas, embora existam relatos de doses mais altas, como 250 a 500 mg 4 vezes ao dia, para a mesma padronização do extrato.

Ref.: Auyeung KK *et al*. Astragalus Membranaceus: A Review of Its Protection Against Inflammation and Gastrointestinal Cancers. *Am J Chin Med*, 2016;44(1):1-22.

2. Unha de Gato

Unha de Gato Extrato Seco	500 mg
Excipiente qsp	1 cápsula
Mande.....cápsulas	

Posologia: 1 cápsula 2 a 3 vezes ao dia.

3. Unha de Gato e Equinácea

Unha de Gato Extrato Seco	250 mg
Equinácea Extrato Seco	250 mg
Mande.....cápsulas	

Posologia: 1 cápsula 2 a 3 vezes ao dia.

Indicações: unha de gato e equinácea têm ação estimulante sobre o sistema imunológico e são usados como coadjuvantes no tratamento de doenças autoimunes e virais.

Obs.: o extrato seco de unha de gato é obtido das raízes e da casca de *Uncaria tomentosa* (Rubiaceae) e é rico em alcaloides (pteropodina, isopteropodina), triterpenos, glicosídeos, flavonoides e taninos, entre outras substâncias. Tem ação anti-inflamatória, antioxidante e estimulante do sistema imunológico. É usado como adjuvante no tratamento de doenças autoimunes e virais (como herpes e AIDS).

O extrato seco e o pó de equinácea são obtidos das raízes de *Echinacea angustifolia* (Compositae), planta originária da América do Norte utilizada tradicionalmente em fitoterapia como imunoestimulante. Contém inúmeros princípios ativos como alquilamidas, ácido cafeico, ácido chicórico, flavonoides, glicosídeos e óleos essenciais, entre outros. Os extratos são padronizados para conter 4% de equinacosídeos. A equinácea é usada como coadjuvante no tratamento de doenças infecciosas, particularmente virais, ou de imunodeficiências.

13. Imunossupressores e Citostáticos

faixa de dosagem diária usual

Azatioprina	1 - 5 mg/kg
Ciclofosfamida	1 - 5 mg/kg
Hidroxiureia	10 - 30 mg/kg
Mercaptopurina	1,5 - 2,5 mg/kg
Metotrexato	7,5 mg/semana

Os imunossupressores agem sobre o sistema imunitário produzindo efeitos diversos que vão da interferência na rota de ativação, diferenciação celular ou até a morte celular. A inespecificidade de ação traz como consequência, a supressão concomitante de respostas imunológicas benéficas.

Os citostáticos inibem o crescimento descontrolado das células tumorais, interferindo na divisão celular e provocando sua morte. São utilizados na quimioterapia de doenças neoplásicas e, em baixas doses, como imunossupressores. Conforme seu mecanismo de ação se classificam em antimetabólitos e alquilantes.

Os antimetabólitos produzem inibição da síntese de bases nitrogenadas e do DNA por bloqueio enzimático através de substâncias análogas a seus metabólitos habituais, como o metotrexato (análogo do ácido fólico) e a 6-mercaptopurina (análogo da purina). Os alquilantes (ciclofosfamida) estabelecem ligações covalentes com macromoléculas (proteínas, RNA e DNA) provocando a morte celular e interferindo com a atuação de linfócitos T e B.

Os citostáticos atuam preferencialmente em células de divisão rápida e desta forma o efeito citotóxico não se limita às células malignas, mas, também sobre a pele, mucosas, intestinos e medula óssea. Deste tipo de atuação advêm as indicações terapêuticas e, também, os efeitos adversos.

Exemplos de Fórmulas:

1. Azatioprina cápsulas

Azatioprina	50 mg
Excipiente qsp	1 cápsula
Mande.....cápsulas	

2. Azatioprina suspensão

Azatioprina	10 mg
Veículo qsp	1 ml
Mande em frasco com.....ml	

Posologia: como imunossupressor - inicialmente, 3 a 5 mg/kg ao dia, ajustando a dose de acordo com a resposta; como antirreumático - inicialmente 1 mg/kg ao dia, com incrementos de 0,5 mg/kg ao dia após 6 a 8 semanas, até a dose máxima de 2,5 mg/kg ao dia, manutenção - reduzir a dose até a mínima eficaz; colite ulcerativa - 2 mg/kg ao dia por via oral ao dia; doença de Crohn - 2,5 mg/kg por via oral ao dia.

Obs.: é um imunossupressor antagonista das purinas, que interfere na síntese de DNA, RNA e proteínas, inibindo a mitose celular. É bem absorvida no trato gastrointestinal e é convertida primeiramente, em grande parte, em 6-mercaptopurina, seu metabólito ativo. Sua meia-vida é de aproximadamente 3 horas, mas aumenta muito na insuficiência renal. É utilizada na doença de Crohn, colite ulcerativa, artrite reumatoide, lúpus eritematoso sistêmico, pênfigo, prevenção da rejeição de transplantes.

Os efeitos adversos mais comuns são hipoplasia medular, febre, calafrios, sintomas gastrointestinais, hemorragias ou hematomas e icterícia. Deve-se avaliar a relação risco-benefício em pacientes com infecção ou disfunção hepática, pancreática ou renal. O uso de alopurinol pode aumentar a toxicidade da azatioprina e a associação com corticoides ou outros imunossupressores pode aumentar o risco de infecções e desenvolvimento de neoplasia. O seu uso é contraindicado na gravidez ou possibilidade da mesma, em homens que podem vir a ter filhos, insuficiência hepática ou renal e imunodeficiências.

Ref.: 1. Ardizzone S *et al*. Randomised controlled trial of azathioprine and 5-aminosalicylic acid for treatment of steroid dependent ulcerative colitis. *Gut*. 2006; 55:47-53. Gisbert JP *et al*. Comparative effectiveness of azathioprine in Crohn's disease and ulcerative colitis: prospective, long-term, follow-up study of 394 patients. *Aliment Pharmacol Ther*. 2008; 28(2):228-238.

3. Ciclofosfamida (cápsulas)

Ciclofosfamida	1 a 5 mg/kg
Excipiente qsp	1 cápsula
Mande.....cápsulas	

4. Ciclofosfamida (xarope)

Ciclofosfamida	20 mg
Xarope Aromatizado qsp	1 ml
Mande em frasco com.....ml	

Posologia: imunossupressor - 1 a 5 mg/kg/dia (a posologia deve ser individualizada, pois a margem de segurança é perigosamente estreita).

Obs.: a ciclofosfamida é um agente alquilante do tipo mostarda nitrogenada. É uma pró-droga e se converte no fígado em metabólitos ativos, que bloqueiam a síntese de ácidos nucleicos e proteínas, o que impede a mitose. É utilizada como antineoplásico, frequentemente em associação com outros agentes, no tratamento do linfoma de Burkitt, doença de Hodgkin e outros linfomas, leucemia linfoblástica, mieloma múltiplo, diversos carcinomas, neuroblastoma, retinoblastoma e sarcomas.

A ciclofosfamida também tem ação imunossupressora, deprimindo a produção de anticorpos pelos linfócitos B. Por esta ação é usada no tratamento da granulomatose de Wegener, síndrome nefrótica e em pacientes submetidos a transplante renal. O uso da ciclofosfamida no tratamento de moléstias inflamatórias se deve também ao seu efeito imunossupressor. Sua toxicidade, entretanto, limita este uso às moléstias de maior gravidade do tecido conectivo, como o lúpus eritematoso sistêmico, artrite reumatoide deformante, dermatomiosite e angeíte sistêmica.

Os efeitos adversos mais comuns são mielossupressão, alopecia, náuseas e vômitos. A ocorrência de cistite hemorrágica é uma complicação severa e dose-dependente, ocasionada pela excreção renal de um de seus metabólitos (acroleína) que pode ser evitada com a ingestão adequada de líquidos e administração de MESNA (mercaptoetanosulfonato de sódio). As provas hematológicas para o controle de leucócitos e plaquetas devem ser feitas quinzenalmente.

A molécula de ciclofosfamida deve ser ativada por enzimas hepáticas e, por esta razão, seus efeitos podem ser influenciados por drogas que interfiram com estas enzimas. Assim, os barbitúricos podem potencializar a sua ação, enquanto os corticoides e os hormônios sexuais costumam diminuí-la.

5. Hidroxiureia (cápsulas)

Hidroxiureia	10 a 30 mg/kg
Excipiente qsp	1 cápsula
Mande.....cápsulas	

6. Hidroxiureia (xarope)

Hidroxiureia	100 mg
Xarope Aromatizado qsp	1 ml
Mande em frasco com.....ml	

Posologia: leucemia mieloide crônica e tumores sólidos - 20 a 30 mg/kg/dia ou 80 mg/kg a cada três dias, em uma tomada; trombocitemia essencial - 15 mg/kg/dia; policitemia vera - 15 a 20 mg/kg/dia; doença falciforme - dose inicial de 10 a 20 mg/kg/dia, aumentando, se necessário, 5 mg/kg/dia a cada 12 semanas, de acordo com a resposta e as contagens sanguíneas (máximo de 35 mg/kg/dia), crianças de 1 a 18 anos - 10 a 20 mg/kg/dia, os incrementos posteriores são semelhantes aos dos adultos.

Obs.: a hidroxicarbamida é um antineoplásico que inibe a enzima ribonucleotídeo redutase e, portanto, a síntese de DNA. Também diminui a expressão de moléculas de adesão, tais como fosfatidilserina, da superfície eritrocitária e plaquetária e da anexina V, bem como promove a diminuição das proteínas receptoras localizadas nas células endoteliais. Diminui a adesão vascular e contribui, desse modo, para a redução das crises vaso-oclusivas na anemia falciforme. A contagem sanguínea e as funções hepática e renal devem ser monitoradas durante a terapia; o tratamento pode precisar ser interrompido se ocorrer leucopenia ou trombocitopenia.

Ref.: Doença falciforme. Hidroxiureia: uso e acesso. Ministério da Saúde, Secretaria de Atenção à Saúde, Departamento de Atenção Hospitalar e de Urgência 1ª Ed., 2014.

7. Mercaptopurina (cápsulas)

6-Mercaptopurina	50 mg
Excipiente qsp	1 cápsula
Mande.....cápsulas	

8. Mercaptopurina (suspensão)

6-Mercaptopurina	10 a 50 mg
Veículo qsp	1 ml
Mande em frasco com.....ml	

Posologia: adultos - dose inicial - 2,5 mg/kg ou 80 a 100 mg/m^2 ao dia em uma ou dividida em várias tomadas; manutenção - 1,5 a 2,5 mg/kg ou 50 a 100 mg/m^2 ao dia; crianças com mais de 5 anos - 2,5 mg/kg ou 75 mg/m^2 ao dia em uma ou dividida em várias tomadas.

Indicações: leucemia linfocítica aguda, leucemia mieloide aguda e crônica, linfoma.

Obs.: afeta a divisão celular por inibir a síntese de purinas e, consequentemente, a síntese do DNA e RNA. Previne a proliferação de linfócitos T e B na fase da resposta imunitária. Apesar de ser um agente quimioterápico, atualmente é utilizado pelas suas propriedades imunossupressoras para prevenir a rejeição de transplantes ou no tratamento de doenças imunológicas como artrite reumatoide e doença de Crohn. Seu principal efeito adverso é supressão medular e, portanto, não deve ser administrada com outros análogos das purinas, como o alopurinol.

9. Metotrexato

Metotrexato	2,5 mg
Excipiente qsp	1 cápsula
Mande.....cápsulas	

10. Cápsulas com Ácido Fólico

Ácido Fólico	1 a 2 mg
Excipiente qsp	1 cápsula
Mande.....cápsulas	

Posologia: imunossupressor - 7,5 mg por semana em dose única ou fracionada em 3 doses de 2,5 mg a cada 12 horas. A posologia do ácido fólico é 1 cápsula por via oral na manhã seguinte à administração do metotrexato ou a critério médico.

Obs.: o metotrexato também pode ser formulado em suspensão oral com 2,5 mg/ml. O ácido fólico é recomendado após a administração do metotrexato para redução dos efeitos adversos folato-dependentes.

O metotrexato é um quimioterápico que atua por competição enzimática e inibe a síntese de ácido fólico, necessário para a replicação do DNA. Em pequenas doses, inibe a ativação dos linfócitos T e interleucinas 1 e 2, sendo esta a base farmacológica de seu emprego como imunossupressor em artrite reumatoide, psoríase e doença de Crohn.

As doses efetivas para agir como antineoplásico, levam ao comprometimento medular e da mucosa gastrointestinal, locais de rápida divisão celular. Os principais efeitos adversos são: náuseas, diarreia, úlceras orais, alopecia e vertigem; a depressão medular é o efeito colateral mais grave a curto prazo, podendo ocorrer hemorragia, infecções e/ou anemia. Estas ocorrências são tratadas com administração de ácido folínico. Em uso prolongado, pode ocorrer hepatotoxicidade. Não deve ser usado na lactação ou gravidez (é teratogênico e abortivo) e em homens pode provocar oligospermia reversível.

A excreção é renal e o seu uso deve ser cauteloso em nefropatias. A excreção do metotrexato pode ser intensificada através da hidratação adequada e da alcalinização da urina (ver capítulo VII, item 1 - Alcalinizantes Urinários). Os AINH aumentam o risco de agranulocitose e os medicamentos que têm ação similar aos antagonistas do ácido fólico (trimetoprima) potencializam os efeitos tóxicos. Deve ser administrado com 1 a 2 mg/dia de ácido fólico para prevenir os efeitos gastrointestinais ou da depressão medular.

14. Metabolismo do Cálcio (Bifosfonatos)

faixa de dosagem diária usual

Alendronato Sódico [1]	5 - 70 mg
Etidronato Dissódico	5 - 10 mg/kg
Ibandronato Sódico [2]	50 - 150 mg
Risedronato Sódico	5 - 35 mg

[1] Alendronato Sódico: administrado na forma de sal sódico tri-hidratado em doses equivalentes ao ácido livre (13,1 mg de alendronato sódico tri-hidratado são aproximadamente equivalentes a 10 mg de ácido alendrônico livre, FEq=1,31).
[2] Ibandronato Sódico: administrado na forma de sal sódico em doses equivalentes ao ácido livre (1,13 mg de ibandronato sódico monoidratado é equivalente a 1 mg de ácido ibandrônico livre, FEq=1,13).

Os bifosfonatos são análogos do pirofosfato, capazes de inibir a reabsorção óssea. Há necessidade de administração contínua para manter a supressão dos osteoclastos na reabsorção de superfícies ósseas recém-formadas. Não são bem absorvidos pelo trato gastrointestinal (0,6 a 0,7%) e sua absorção é severamente prejudicada quando ingeridos com alimentos. Os cátions alumínio, magnésio e cálcio reduzem sua disponibilidade e por isso não devem ser administrados concomitantemente.

Têm meia vida óssea prolongada, permitindo a administração semanal. Estão indicados no tratamento da osteoporose (menopausa e corticoterapia), na doença da Paget e em estados de hipercalcemia associados com neoplasias ósseas. Em casos de osteoporose há risco de hipocalcemia e, portanto, necessidade de suplementação de cálcio. Os efeitos colaterais mais comuns são dor abdominal, náusea e vômito, diarreia ou constipação, úlceras e esofagite.

Exemplos de Fórmulas:

1. Alendronato Sódico

Alendronato Sódico	5 a 10 mg
Excipiente qsp	1 cápsula
Mande.....cápsulas	

2. Alendronato Sódico

Alendronato Sódico	40 a 70 mg
Excipiente qsp	1 cápsula
Mande.....cápsulas	

Posologia: osteoporose - 10 mg ao dia ou 70 mg por semana; profilaxia da osteoporose na pós-menopausa - 5 mg ao dia ou 35 mg por semana; doença de Paget - 40 mg 1 vez ao dia, durante 6 meses (o tratamento poderá ser repetido, se necessário, após um intervalo de pelo menos 6 meses).

Administração: deve ser tomado pelo menos meia hora antes do primeiro alimento, bebida ou medicação do dia, apenas com um copo de água, para que a sua absorção não seja diminuída. O paciente deve permanecer em posição ortostática por pelo menos 30 minutos após a administração do medicamento. Os pacientes com osteoporose devem receber, na dieta, teores adequados de cálcio.

Obs.: é um amino bifosfonato que atua como inibidor específico da reabsorção óssea mediada pelos osteoclastos. É mais potente e melhor tolerado que o etidronato, não causa os efeitos colaterais da terapia com estrógenos e, diferentemente das calcitoninas, não induz reações alérgicas severas.

O seu uso é contraindicado em casos de hipersensibilidade, pacientes com hipocalcemia, insuficiência renal grave, em distúrbios do metabolismo do cálcio e na deficiência de vitamina D. Também é contraindicado em pacientes com transtornos gastrointestinais como disfagia, enfermidades esofágicas sintomáticas, gastrites ou úlceras. Devido aos possíveis efeitos irritantes sobre a mucosa do aparelho digestivo superior, deve ser administrado com cautela em pacientes com risco de gastrite, duodenite ou úlceras. É necessário também considerar a possibilidade de outras causas para a osteoporose, além da deficiência de estrógenos e do envelhecimento.

Ref.: Schnitzer T *et al*. Therapeutic equivalence of alendronate 70 mg once-weekly and alendronate 10 mg daily in the treatment of osteoporosis. *Aging Clin Exp Res.* 2000; 12(1):1-12.

3. Etidronato de Sódio

Etidronato Dissódico	200 a 400 mg
Excipiente qsp	1 cápsula
Mande.....cápsulas	

Posologia: doença de Paget - 5 mg/kg/dia 2 horas antes da refeição principal, por no máximo 6 meses; osteoporose - 400 mg ao dia 2 horas antes da refeição principal durante 14 dias, seguido de 500 mg de cálcio elementar ao dia durante 11 semanas.

Obs.: é uma substância capaz de inibir a formação, crescimento e dissolução de cristais de hidroxiapatita óssea que interferem com a reabsorção desses cristais na osteoclasia. É utilizado na doença de Paget, hipercalcemia (doenças neoplásicas) e na prevenção e tratamento das ossificações heterotrópicas associadas com condições específicas (miosótis ossificante, progressiva ou traumática).

Não deve ser utilizado em casos de fraturas ósseas e, se estas ocorrerem no curso do tratamento, o uso do etidronato deve ser descontinuado. Não deve ser utilizado em pacientes com diminuição da função renal, na gravidez e lactação.

4. Ibandronato Sódico

Ibandronato Sódico   50 a 150 mg
Excipiente qsp   1 cápsula
Mande.....cápsulas

Posologia: prevenção e tratamento da osteoporose pós-menopausa - 150 mg 1 vez por mês; prevenção de fraturas e complicações ósseas em pacientes com câncer de mama e metástases ósseas, 50 mg ao dia por via oral como alternativa à via intravenosa.

Obs.: o ibandronato é um aminobifosfonato, potente inibidor da reabsorção óssea. Sintomas gastrointestinais, como dor abdominal, dispepsia e náusea, são os efeitos adversos mais frequentes do ibandronato oral. Podem ocorrer reações esofágicas graves, como esofagite e ulceração. Como outros bisfosfonatos, o ibandronato é pouco absorvido após doses orais, e devem-se tomar as mesmas precauções na administração que para o alendronato.

5. Risedronato Sódico 5 mg

Risedronato Sódico   5 mg
Excipiente qsp   1 cápsula
Mande.....cápsulas

6. Risedronato Sódico 35 mg

Risedronato Sódico   35 mg
Excipiente qsp   1 cápsula
Mande.....cápsulas

Posologia: prevenção ou tratamento da osteoporose - 5 mg ao dia ou 35 mg uma vez por semana; doença de Paget - 30 mg ao dia durante 2 meses. Para evitar riscos de efeitos gastrointestinais o paciente deve ser orientado para ingerir a cápsula com um copo de água, 30 minutos antes do café da manhã, em posição ereta (em pé ou sentado).

Obs.: risedronato é um inibidor da reabsorção óssea utilizado isoladamente ou com cálcio, ou com cálcio e vitamina D para a prevenção e tratamento da osteoporose e da doença de Paget. Os efeitos adversos mais frequentes são artralgia e distúrbios gastrointestinais. Para minimizar o risco de efeitos gastrointestinais, devem-se tomar as mesmas precauções na administração que para o alendronato. A hipocalcemia deve ser corrigida antes de começar terapia com risedronato.

15. Mineralocorticoides

faixa de dosagem diária usual

Acetato de Fludrocortisona.. 50 - 200 mcg

Exemplos de Fórmulas:

1. Fludrocortisona cápsulas

Acetato de Fludrocortisona	50 a 100 mcg
Excipiente qsp	1 cápsula
Mande.....cápsulas	

Posologia: 50 a 100 mcg 1 a 2 vezes ao dia.

2. Fludrocortisona 50 mcg/ml

Acetato de Fludrocortisona	50 mcg
Veículo qsp	1 ml
Mande em frasco com.....ml	

Posologia: 1 a 2 ml (50 a 100 mcg), 1 a 2 vezes ao dia. Guardar sob refrigeração (estabilidade aproximada de 2 semanas).

Indicações: doença de Addison, síndrome adrenogenital de perda de sal.

Obs.: o mineralocorticoide natural do organismo é a aldosterona, que intervém no metabolismo favorecendo a retenção de sódio e a eliminação de potássio. É sintetizada no córtex da suprarrenal a partir do colesterol, por estímulo da angiotensina, hiponatremia, hipercalemia e do hormônio adrenocorticotrófico (ACTH). A única indicação terapêutica dos mineralocorticoides é a correção de sua deficiência.

A aldosterona não é comercializada e o recurso terapêutico existente é a fludrocortisona (sintética), que apresenta atividade glicocorticoide discreta e ação mineralocorticoide preponderante. Os efeitos indesejáveis decorrem de superdosagem e incluem hipertensão arterial sistêmica, hipocalemia, hipernatremia e alcalose devido à excreção de íons hidrogênio nos túbulos renais.

No tratamento da insuficiência adrenocortical deve-se administrar conjuntamente um glicocorticoide como a cortisona ou a hidrocortisona em doses de 10 a 30 mg ao dia. É preferida a hidrocortisona por ser a forma farmacologicamente ativa, enquanto a cortisona necessita de conversão para hidrocortisona no fígado.

3. Hidrocortisona Cápsulas

Hidrocortisona	10 mg
Excipiente qsp	1 cápsula
Mande.....cápsulas	

4. Hidrocortisona Gotas 2 mg/gota

Hidrocortisona	40 mg
Veículo qsp	1 ml
Mande em frasco com.....ml	
Fornecer conta-gotas calibrado, 1 ml = 20 gotas	

Posologia: cápsulas - 10 a 30 mg/dia (20 mg pela manhã e 10 mg à noite, para mimetizar o ritmo circadiano do organismo); gotas - 5 a 15 gotas/dia (10 gotas pela manhã e 5 gotas à noite).

Obs.: a hidrocortisona é um glicocorticoide de ação curta (8 horas). Exerce um controle sobre a síntese do ACTH pela hipófise, através de retroalimentação negativa. Apresenta padrão de atividade anti-inflamatória = 1, mineralocorticoide = 1 e tópica = 1. Não tem uso preferencial em processos inflamatórios devido aos efeitos adversos decorrentes da ação mineralocorticoide.

5. Acetato de Cortisona (cápsulas)

Acetato de Cortisona	6,25 a 12,5 mg
Excipiente qsp	1 cápsula
Mande.....cápsulas	

6. Acetato de Cortisona 2,5 mg/gota

Acetato de Cortisona	50 mg
Veículo qsp	1 ml
Mande em frasco com.....ml	

Posologia: 12,5 a 37,5 mg ao dia, divididos em 2 a 3 tomadas ao dia. A dose deve ser aumentada durante processos infecciosos, trauma ou stress.

Indicações: terapia de reposição na doença de Addison, insuficiência adrenocortical crônica secundária ao hipopituitarismo, hiperplasia congênita da suprarrenal.

Obs.: pode haver necessidade de dose adicional de cloreto de sódio se houver secreção reduzida de aldosterona, porém a atividade mineralocorticoide é geralmente suplementada pela fludrocortisona.

16. Quelantes

faixa de dosagem diária usual

Ácido Dimercaptosuccínico, Succímero, DMSA	300 - 2.400 mg
D-Penicilamina	250 - 1.000 mg

Exemplos de Fórmulas:

1. DMSA (cápsulas)

DMSA	100 a 800 mg
Excipiente qsp	1 cápsula
Mande.....cápsulas	

2. DMSA (suspensão)

DMSA	100 mg
Veículo qsp	5 ml
Mande em frasco com.....ml	

Posologia: 10 mg/kg ou 350 mg/m^2 a cada 8 horas durante 5 dias e a seguir, a cada 12 horas nas duas semanas subsequentes.

Indicações: é um agente quelante usado por via oral, como antídoto em intoxicações por chumbo e outros metais pesados.

3. D-Penicilamina (cápsulas)

D-Penicilamina	250 mg
Excipiente qsp	1 cápsula
Mande.....cápsulas	

4. D-Penicilamina (suspensão)

D-Penicilamina	250 mg
Veículo qsp	5 ml
Mande em frasco com.....ml	

Posologia: adultos - 1 cápsula 4 vezes ao dia; crianças e idosos - 20 mg/kg ao dia, em doses divididas.

Indicações: como antídoto em intoxicações por cobre, chumbo e outros metais pesados, cistinúria e doença de Wilson.

17. Reidratação Oral

1. Sais para Reidratação Oral

Cloreto de Sódio	3,5 g
Cloreto de Potássio	1,5 g
Citrato de Sódio	2,9 g
Glicose	20 g
Mande.....sachês	

Posologia: dissolver o conteúdo de 1 sachê em 1 litro de água e administrar 100 a 150 ml/kg de peso corporal em um período de 4 a 6 horas. Mesmo quando houver vômitos, insistir na administração, em quantidades menores, pois assim que o paciente começa a reidratar-se, os vômitos costumam desaparecer.

Indicações: reposição hidroeletrolítica em desidratação hipo ou normotônica, manutenção da hidratação.

18. Outros Princípios Ativos

faixa de dosagem diária usual

Ácido Folínico [1]	2 - 15 mg
Carvão Ativado Pó	5 - 20 g
Cilantro, *Chinese Parsley*, Coentro, Coriander, *Coriandrum sativum*	100 - 300 mg
Cumarina (Benzopirona)	100 - 400 mg
Sildenafila [2]	15 - 60 mg
Sulfato de Quinina	200 - 300 mg

[1] Ácido Folínico: administrado na forma de folinato de cálcio, em doses equivalentes ao ácido folínico (16,2 mg de folinato de cálcio são aproximadamente equivalentes a 15 mg de ácido folínico, FEq=1,08) ou de folinato de cálcio pentaidratado em doses equivalentes ao ácido folínico (19,5 mg de folinato de cálcio pentaidratado são aproximadamente equivalentes a 15 mg de ácido folínico, FEq=1,27).

[2] Sildenafila: usada na forma de citrato de sildenafila, em doses equivalentes à base (14 mg de citrato de sildenafila são aproximadamente equivalentes a 10 mg de sildenafila base, FEq=1,4).

Exemplos de Fórmulas:

1. Ácido Folínico (cápsulas)

Ácido Folínico	2 a 15 mg
Excipiente qsp	1 cápsula
Mande.....cápsulas	

2. Ácido Folínico (suspensão)

Ácido Folínico	2 a 15 mg
Carboximetilcelulose a 1 %	1,5 ml
Xarope Simples qsp	5 ml
Mande em frasco com.....ml	

Posologia: 2 a 15 mg ao dia durante 3 dias ou até a normalização dos parâmetros hematológicos, a critério médico.

Indicações: antídoto para os antagonistas do ácido fólico (metotrexato, pirimetamina, trimetoprima). Também está indicado no tratamento da anemia megaloblástica por deficiência de ácido fólico associada com deficiência nutricional, gravidez, alcoolismo, em pacientes idosos (melhora dos sintomas psíquicos da deficiência de folatos) e em pacientes com problemas hepáticos.

3. Carvão Ativado Pó

Carvão Ativado Pó	20 g
Mande.....envelopes	

Indicações: intoxicação exógena como antídoto inespecífico.

Modo de Usar: 1 a 2 g/kg, ou até 50 a 100 g, por sonda nasogástrica, administrados até 1 hora ou o mais breve possível após a intoxicação. O conteúdo estomacal pode ser aspirado pela mesma sonda e o estômago enxaguado com água purificada, até a solução tornar-se transparente, indicando que o carvão foi removido.

Obs.: o carvão ativado diminui a absorção sistêmica de vários fármacos com potencial para causar intoxicações, como ácido acetilsalicílico, barbitúricos, paracetamol, fenitoína, antidepressivos tricíclicos e outros. A sua administração não constitui rotina no manejo de pacientes intoxicados, mas deve ser considerada em casos de ingestão em potência tóxica de agentes sabidamente adsorvidos pelo carvão.

Ref.: Formulário Terapêutico Nacional, Rename. Ministério da Saúde: Brasília, 2ª Ed., 2010.

4. Cilantro

Cilantro	50 mg
Excipiente qsp	1 cápsula
Mande.....cápsulas	

Posologia: 1 cápsula 3 vezes ao dia.

Indicações: redução de depósitos de determinados metais no organismo, como mercúrio, chumbo e alumínio.

Obs.: é obtido dos frutos maduros e secos de *Coriandrum sativum* (Umbelliferae). Contém óleo essencial rico em linalol (70 a 90%), pineno, limoneno, terpineno e traços de geraniol e borneol. Tem sido usado como carminativo por suas propriedades estimulantes, digestivas, estomáquicas e também como agente flavorizante para alimentos e medicamentos.

Mais recentemente, foi descoberta a ação redutora sobre depósitos de determinados metais no organismo, como mercúrio, chumbo e alumínio e a relação entre esses depósitos com a recorrência de infecções por *Chlamydia trachomatis* e por herpesvírus. Alguns estudos mostraram que antibióticos usados no tratamento de infecções por *Chlamydia trachomatis* pareciam ineficazes em pacientes com depósitos anormais de metais pesados no organismo, e que a ação de determinados extratos de cilantro sobre esses depósitos melhorava a resposta aos antibióticos.

Ref.: Omura Y, Beckman S. Role of mercury (Hg) in resistant infections & effective treatment of *Chlamydia trachomatis* and herpes family viral infections (and potential treatment for cancer) by removing localized Hg deposits with Chinese Parsley and delivering effective antibiotics using various drug uptake enhancement methods. *Acupuncture & Electro-Therapeutics Res.* 1995 Aug/Dec; 20:195-229.

5. Cumarina (Benzopirona)

Cumarina	200 mg
Excipiente qsp	1 cápsula
Mande.....cápsulas	

Posologia: 1 cápsula 2 vezes ao dia.

Indicações: linfedema de várias etiologias incluindo os da pós-mastectomia, filariose e elefantíase.

Obs.: a cumarina tem ação linfocinética por incremento da proteólise por macrófagos. A cumarina foi reportada como hepatotóxica, com base em estudos em animais e efeitos relatados em humanos, que variam de aumento das enzimas hepáticas a danos graves. Esses relatos de hepatotoxicidade levaram à retirada da cumarina em vários países.

6. Quinina

Sulfato de Quinina	200 a 300 mg
Excipiente qsp	1 cápsula
Mande 10 cápsulas	

Posologia: tratamento de câimbras noturnas - 200 a 300 mg ao deitar.

Obs.: a quinina é usada primariamente no tratamento do paludismo por *Plasmodium falciparum* resistente à cloroquina (capítulo 9 Anti-Infecciosos, item 4 Antiprotozoários).

Ref.: Diener HC *et al*. Effectiveness of quinine in treating muscle cramps: a double-blind, placebo-controlled, parallel-group, multicentre trial. *Int J Clin Pract.* 2002 May; 56(4):243-6.

7. Sildenafila (cápsulas)

Sildenafila	20 a 75 mg
Excipiente qsp	1 cápsula
Mande.....cápsulas	

8. Sildenafila (suspensão)

Sildenafila	5 mg
Veículo qsp	1 ml
Mande em frasco com.....ml	

Posologia: hipertensão pulmonar em adultos - 1 cápsula 3 vezes ao dia. Hipertensão pulmonar pediátrica - vários esquemas são encontrados na literatura, como uma dose inicial de 5 mg 3 vezes ao dia durante 7 dias, seguido por 10 mg 3 vezes ao dia durante 7 dias e manutenção - 15 mg 3 vezes ao dia ou 0,25 a 0,5 mg/kg 3 a 6 vezes ao dia, ajustando a dose de acordo com a resposta.

Ref.: 1. Young TW. Sildenafil suspension for pediatric pulmonary hypertension. *Internacional Journal of Pharmaceutical Compounding.* 2010 Jan/Feb; 14(1):41-42. 2. Franchi SM *et al*. Seguimento de dois anos em pacientes com hipertensão arterial pulmonar sob tratamento com sildenafila. *Arq. Bras. Cardiol.* 2010, vol.94, n.5, pp. 671-677. 3. Margotto PR. Uso do sildenafil na hipertensão pulmonar persistente do recém-nascido. *Comun Ciênc Saúde*. 2006; 17(2):141-154. 4. Baquero H *et al*. Oral sildenafil in infants with persistent pulmonary hypertension of the newborn: a pilot randomized blinded study. *Pediatrics.* 2006 Apr; 117(4):1077-83. 5. Bentlin MR *et al*. Sildenafil for pulmonary hypertension treatment after cardiac surgery. *J. Pediatr.* (Rio J.) vol.81 nº 2 Porto Alegre Mar/Apr 2005.

XI. Princípios Ativos para Uso em Ginecologia

1. Hormônios Femininos (uso oral)
faixa de dosagem diária usual

Estrógenos

Estradiol (17-β)	1 - 2 mg
Estriol	1 - 4 mg
Estrógenos Conjugados	0,3 - 1,25 mg
Etinilestradiol	10 - 300 mcg

Progestágenos

Acetato de Medroxiprogesterona	2,5 - 10 mg
Acetato de Noretindrona, Acetato de Noretisterona	0,6 - 15 mg
Alilestrenol	5 - 20 mg
Progesterona Micronizada	100 - 400 mg

Estrógeno e Progestágeno

Tibolona	2,5 mg

Exemplos de Fórmulas:

Estrógenos

1. Estradiol

17-β Estradiol	1 a 2 mg
Excipiente qsp	1 cápsula
Mande.....cápsulas	

Posologia: 1 a 2 mg ao dia.

Indicações: terapia de reposição hormonal.

2. Estriol

Estriol Micronizado	1 a 4 mg
Excipiente qsp	1 cápsula
Mande.....cápsulas	

Posologia: 2 a 4 mg ao dia, na primeira semana, reduzindo gradativamente até a dose de manutenção, entre 1 e 2 mg ao dia.

Indicações: terapia de reposição hormonal.

3. Estrógenos Conjugados

Estrógenos Conjugados	0,625 mg
Excipiente qsp	1 cápsula
Mande.....cápsulas	

Posologia: 1 cápsula ao deitar. A administração pode ser contínua ou cíclica (3 semanas, com intervalo de 1 semana antes de recomeçar nova série).

Indicações: terapia de reposição hormonal.

4. Etinilestradiol

Etinilestradiol	10 mcg
Excipiente qsp	1 cápsula
Mande.....cápsulas	

Posologia: iniciar com 10 mcg de etinilestradiol isolado, aumentando gradualmente até 50 mcg ao dia, quando deverá ser adiciona-do um progestágeno, nos últimos 5 dias do ciclo.

Indicações: amenorreia primária.

Progestágenos

1. Acetato de Medroxiprogesterona

Acetato de Medroxiprogesterona   2,5 a 10 mg
Excipiente qsp   1 cápsula
Mande.....cápsulas

Posologia: amenorreia secundária - 2,5 a 10 mg ao dia, durante 5 a 10 dias, iniciando entre o 16° e o 21° dia do ciclo. Repetir por três ciclos em amenorreia secundaria e por dois ciclos em hemorragia uterina disfuncional.

Indicações: insuficiência lútea, amenorreia secundária, hemorragia uterina disfuncional, reposição hormonal.

2. Medroxiprogesterona Assoc.

Acetato de Medroxiprogesterona   2,5 mg
Hidroclorotiazida   25 mg
Diazepam   5 mg
Excipiente qsp   1 cápsula
Mande.....cápsulas

Posologia: 1 cápsula ao deitar, a partir do 7° dia que antecede a menstruação.

Indicações: tensão pré-menstrual.

3. Alilestrenol

Alilestrenol   5 mg
Excipiente qsp   1 cápsula
Mande.....cápsulas

Posologia: ameaça de aborto - 1 cápsula 3 vezes ao dia, durante 5 a 7 dias; aborto habitual - 1 cápsula ao dia desde o início da gravidez, até 1 mês após o período crítico; distúrbios da nidação - 2 a 4 cápsulas ao dia, do 16° ao 26° dia de cada ciclo menstrual, até a concepção (continuar com 2 cápsulas ao dia, por um período mínimo de 16 semanas).

4. Progesterona (cápsulas de liberação lenta)

Progesterona Micronizada   100 a 200 mg
Hidroxipropilmetilcelulose   40 a 80 mg
Excipiente qsp   1 cápsula
Mande.....cápsulas

Posologia: 100 a 200 mg ao dia, pela manhã.

5. Progesterona gotas sublinguais

Progesterona Micronizada   20 mg
Triglicerídeos Ac. Cáprico/Caprílico qsp   1 ml
Mande em frasco com.....ml
Fornecer conta-gotas calibrado

Posologia: 0,5 ml (10 mg) por via sublingual, pela manhã.

Indicações: terapêutica de reposição hormonal, sangramento uterino disfuncional, amenorreia secundária, endometriose, síndrome pré-menstrual, aborto habitual, infertilidade, supressão da lactação, osteoporose.

6. Acetato de Noretindrona

Acetato de Noretindrona   2,5 mg
Excipiente qsp   1 cápsula
Mande.....cápsulas

Posologia: hemorragias uterinas disfuncionais - 2,5 a 10 mg ao dia; endometriose - 5 a 15 mg ao dia.

Estrógeno e Progestágeno

1. Tibolona

Tibolona	2,5 mg
Excipiente qsp	1 cápsula
Mande.....cápsulas	

Posologia: terapia de reposição hormonal - 1 cápsula ao dia, de preferência na mesma hora do dia. O tratamento deverá durar pelo menos 3 meses.

Obs.: a tibolona é um derivado sintético do noretinodrel com atividade estrogênica, progestagênica e androgênica fraca. O seu uso é indicado no tratamento da menopausa, promovendo uma melhora significativa do humor e da sintomatologia climatérica, a conservação da massa óssea, aumento da libido e da lubrificação vaginal. As pacientes tratadas com tibolona tendem a manter-se em amenorreia e o padrão histológico endometrial encontrado, se mostra com aspecto atrófico.

O seu uso é contraindicado na gravidez e lactação, em pacientes com tumores hormônio-dependentes, doenças cardiovasculares e cerebrovasculares, tromboflebites e processos tromboembólicos, sangramento vaginal de etiologia desconhecida e distúrbios hepáticos graves. Deve ser administrada com cautela em pacientes com hipercolesterolemia ou diabetes. A tibolona pode diminuir a tolerância à glicose e aumentar a necessidade de insulina e/ou antidiabéticos orais.

Reações adversas ocasionalmente são observadas. Podem ocorrer aumento do peso corporal, vertigem, edema de tornozelo, enxaqueca, cefaleia, reações cutâneas, hirsutismo, distúrbios gastrointestinais, alterações na função hepática, hipertensão arterial e alterações visuais. Durante o tratamento pode ocorrer hemorragia vaginal, normalmente de curta duração, cuja causa deverá ser investigada, se persistente. A tibolona não deve ser utilizada como anticoncepcional.

Associações de Estrógenos e Progestágenos (terapia de reposição hormonal)

1. Estriol e Progesterona

Estriol	2 mg
Progesterona Micronizada	50 mg
Hidroxipropilmetilcelulose	20 mg
Excipiente qsp	1 cápsula
Mande.....cápsulas	

Posologia: 1 cápsula ao dia, pela manhã.

2. Estriol, Estradiol e Progesterona

Estriol	2 mg
17-β Estradiol	0,5 mg
Progesterona Micronizada	100 mg
Hidroxipropilmetilcelulose	40 mg
Excipiente qsp	1 cápsula
Mande.....cápsulas	

Posologia: 1 cápsula ao dia, pela manhã.

3. Estrógenos Conjugados e Acetato de Medroxiprogesterona

Estrógenos Conjugados	0,625 mg
Acetato de Medroxiprogesterona	2,5 mg
Excipiente qsp	1 cápsula
Mande.....cápsulas	

4. Estrógenos Conjugados e Noretindrona

Estrógenos Conjugados	0,625 mg
Acetato de Noretindrona	1 mg
Excipiente qsp	1 cápsula
Mande.....cápsulas	

Posologia: 1 cápsula ao deitar. A administração pode ser contínua ou cíclica (3 semanas, com intervalo de 1 semana antes de recomeçar nova série).

2. Hormônios Femininos (uso tópico)   faixa de dosagem diária usual

Estradiol (17-β) .... 0,25 - 1 mg
Estriol .... 1 - 2 mg
Estrógenos Conjugados .... 625 - 1.250 mcg
Progesterona .... 50 - 200 mg

Exemplos de Fórmulas:

Formulações com Estrógenos

1. Estrógenos Conjugados

Estrógenos Conjugados	625 mcg
Creme Vaginal qsp	1 g

Mande em bisnaga com…..g
Fornecer aplicador vaginal calibrado

Modo de Usar: 1 a 2 gramas ao dia.

2. Creme Vaginal com Estriol

Estriol	1 mg
Creme Vaginal qsp	1 g

Mande em bisnaga com…..g
Fornecer aplicador vaginal calibrado

Modo de Usar: 1 g ao dia, ao deitar.

Indicações: vaginite atrófica, pré e pós-operatório em cirurgias vaginais, reposição hormonal na menopausa e pós-menopausa.

3. Creme Vaginal com Estradiol

Estradiol	1 mg
Creme Vaginal qsp	5 g

Mande em bisnaga com…..g
Fornecer aplicador vaginal (5 g).

Modo de Usar: 1 aplicação vaginal ao dia.

Indicações: reposição hormonal na menopausa e pós-menopausa.

4. Óvulos com Estradiol (baixa dosagem)

Estradiol	10 - 25 mcg
Excipiente qsp	1 óvulo

Mande…..óvulos

Modo de Usar: 1 óvulo intravaginal ao dia.

Indicações: vaginite atrófica.

Ref.: Bachmann G. Efficacy of low-dose estradiol vaginal tablets in the treatment of atrophic vaginitis. A randomized controlled trial. *Obstetrics & Gynecology*. 2008; 111:67-76.

5. Gel Hidroalcoólico com Estradiol

Estradiol (17-β)	0,25 a 1 mg
Gel Hidroalcoólico qsp	1 ml

Mande…..seringas calibradas com 10 ml ou em…..sachês monodose ou em frasco dosador calibrado (1 ml) com…..ml.

6. Gel Transdérmico PLO com Estradiol

Estradiol (17-β)	0,25 a 1 mg
Gel Transdérmico PLO qsp	1 ml

Mande…..seringas calibradas com 10 ml ou em…..sachês monodose ou em frasco dosador calibrado (1 ml) com…..ml.

Modo de Usar: 0,25 a 1 mg uma vez ao dia, alternando os locais de aplicação na pele. É recomendado iniciar o tratamento com a menor dose e aumentar progressivamente até encontrar a dose ideal.

Indicações: reposição hormonal na menopausa e pós-menopausa, com hormônio bioidêntico.

Obs.: normalmente as formulações transdérmicas em veículo hidroalcoólico são bem absorvidas, entretanto alguns pacientes podem necessitar de um veículo de administração percutânea mais uniforme e homogênea e, nestes casos, as bases transdérmicas como o PLO (*Pluronic® Lecithin Organogel*) podem ser mais eficientes. O gel transdérmico PLO tem propriedade gelificante termorreversa e se liquefaz quando resfriado em geladeira (guardar em temperatura ambiente).

7. Gel Transdérmico com Estriol

Estriol	2 mg
Propilenoglicol	1 %
Gel Transdérmico PLO qsp	1 ml

Mande.....seringas calibradas com 10 ml ou em....sachês monodose ou em frasco dosador calibrado (1 ml) com.....ml.

Modo de Usar: aplicar 1 ml ao dia, alternando os locais de aplicação na pele.

Indicações: reposição hormonal na menopausa e pós-menopausa, com hormônio bioidêntico.

Obs.: o gel transdérmico PLO tem propriedade gelificante termorreversa e se liquefaz quando resfriado em geladeira (guardar em temperatura ambiente).

Ref.: Allen Jr LV (editor). Formulations - Estriol 0.2 mg/0.1 mL in Pluronic Lecithin Organogel. *International Journal of Pharmaceutical Compounding*. 1999 Sep/Oct; 3(5):392.

8. Gel Transdérmico PLO com Estriol e Estradiol (Bi-Est)

Estriol	2 mg
Estradiol (17 beta)	0,5 mg
Etoxidiglicol ou Propilenoglicol	1 %
Gel Transdérmico PLO qsp	1 ml

Mande.....seringas calibradas com 10 ml ou em.....sachês monodose ou em frasco dosador calibrado (1 ml) com.....ml.

9. Gel Transdérmico PLO com Estriol, Estradiol e Estrona (Tri-Est)

Estriol	2 mg
Estradiol (17 beta)	0,25 mg
Estrona	0,25 mg
Etoxidiglicol ou Propilenoglicol	1 %
Gel Transdérmico PLO qsp	1 ml

Mande.....seringas calibradas com 10 ml ou em.....sachês monodose ou em frasco dosador calibrado (1 ml) com.....ml.

Modo de Usar: 0,5 a 1 ml ao dia, alternando os locais de aplicação na pele.

Indicações: reposição hormonal na menopausa e pós-menopausa, com hormônios bioidênticos.

Obs.: o gel transdérmico PLO tem propriedade gelificante termorreversa e se liquefaz quando resfriado em geladeira (guardar em temperatura ambiente). Etoxidiglicol - dietilenoglicol monoetil éter, Transcutol®.

Ref.: 1. Allen Jr LV (editor). Formulations - Estriol 2 mg/mL and Estradiol 0.5 mg/mL in Pluronic Lecithin Organogel (PLO). *International Journal of Pharmaceutical Compounding*. 2001 Sep/Oct; 5(5):374. 2. Allen Jr LV (editor). Formulations - Triple Estrogen 2.5 mg/0.1 mL PLO. *International Journal of Pharmaceutical Compounding*. 2000 Nov/Dec; 4(6):465.

Formulações com Progesterona

1. Gel Vaginal com Progesterona

Progesterona Micronizada	100 mg
Hidroxipropilmetilcelulose	15 mg
Gel de Carbopol qsp	1 g

Mande em bisnaga com.....g
Fornecer aplicador vaginal calibrado até 1 g.

Modo de Usar: aplicar 0,5 a 1 g de creme ao deitar, a critério médico.

2. Óvulos com Progesterona

Progesterona Micronizada	50 mg
Excipiente qsp	1 óvulo

Mande.....óvulos

Modo de Usar: 1 óvulo intravaginal 1 a 2 vezes ao dia.

Indicações: reposição hormonal com hormônio bioidêntico, sangramento uterino disfuncional, endometriose, síndrome pré-menstrual, aborto habitual, infertilidade, supressão da lactação, osteoporose, inibição da produção de LH na síndrome do ovário policístico.

Ref.: Bangah M *et al*. Vaginal progesterone administration in physiological doses normalizes raised luteinizing hormone levels in patients with polycystic ovarian syndrome. *Gynecol Endocrinol*. 1992 Dec; 6(4):275-82.

3. Supositórios com Progesterona

Progesterona	25 - 50 mg
Base para Supositórios qsp	1 supositório

Mande.....supositórios

Modo de Usar: 1 supositório por via retal 1 a 2 vezes ao dia.

Indicações: dismenorreia, prevenção do aborto.

4. Gel com Progesterona 1 %

Progesterona	50 mg
Gel qsp	5 ml

Mande em.....sachês com 5 ml ou em frasco dosador (5 ml) com.....ml

Modo de Usar: aplicar 5 ml ao dia, divididos nas duas mamas, com massagem suave.

Indicações: displasias mamárias e mastodinias.

5. Gel Transdérmico com Progesterona

Progesterona Micronizada	200 mg
Propilenoglicol	20 %
Gel Transdérmico PLO qsp	1 ml

Mande.....seringas calibradas com 10 ml ou em.....sachês monodose com 0,5 ou 1 ml (segundo o modo de usar) ou em frasco dosador calibrado (1 ml) com.....ml.

Modo de Usar: 0,5 a 1 ml ao dia, alternando os locais de aplicação na pele. É recomendado iniciar o tratamento com a menor dose e aumentar progressivamente até encontrar a dose ideal.

Indicações: reposição hormonal com hormônio bioidêntico, sangramento uterino disfuncional, endometriose, síndrome pré-menstrual, aborto habitual, infertilidade, supressão da lactação, osteoporose, inibição da produção de LH na síndrome do ovário policístico.

Obs.: o gel transdérmico PLO tem propriedade gelificante termorreversa e se liquefaz quando resfriado em geladeira (guardar em temperatura ambiente).

Ref.: Allen Jr LV (editor). Formulations - Progesterone 200 mg/mL in Pluronic Lecithin Organogel. *International Journal of Pharmaceutical Compounding*. 1999 Sep/Oct; 3(5):398.

3. Fitoterápicos com Ação Hormonal

faixa de dosagem diária usual

Agnus Castus, *Vitex agnus-castus* Extrato Seco .... 20 - 100 mg
Black Cohosh, *Cimicifuga racemosa* Extrato Seco .... 25 - 50 mg
Dong Quai Extrato Seco, *Angelica sinensis* Extrato Seco .... 500 - 1.000 mg
Red Clover, *Trifolium pratense* Extrato Seco .... 500 - 1.000 mg
Yam Mexicano, *Dioscorea villosa* Extrato Seco .... 100 - 500 mg

Exemplos de Fórmulas:

1. Agnus Castus

Agnus Castus Extrato Seco	20 a 100 mg
Sílica Gel Coloidal (Aerosil®)	1 %
Celulose Microcristalina qsp	1 cápsula
Mande.....cápsulas	

Posologia: 1 cápsula ao dia, antes do café da manhã.

Obs.: o extrato é obtido dos frutos e sementes de *Vitex agnus-castus* (Verbenaceae) e contém flavonoides, glicosídeos, terpenoides e óleos essenciais, entre outros princípios ativos. É padronizado para conter 0,5% de agnosídeos. São atribuídas ao extrato ação anti-inflamatória, antimicrobiana, antiandrogênica e progestagênica, estimulando a produção de hormônio luteinizante (LH) e inibindo a produção de hormônio folículo estimulante (FSH) pela hipófise.

O seu uso é indicado para o tratamento de sintomas pré-menstruais como mastalgia, retenção de líquidos, cefaleia e depressão; amenorreia secundária, oligomenorreia, metrorragia e em situações onde há diminuição dos níveis de progesterona. É usado na faixa de 20 a 100 mg do estrato seco ao dia, em uma tomada antes do café da manhã. O seu uso deve ser evitado em pacientes que recebem hormônios sexuais exógenos.

Ref.: Schellenberg R. Treatment for the premenstrual syndrome with *Agnus castus* fruit extract: prospective, randomised placebo control study. *British Medical Journal*. 2001 Jan; 322(7279):134-7.

2. Black Cohosh Extrato Seco 8 %

Cimicifuga racemosa ES 8 %	12,5 a 25 mg
Excipiente qsp	1 cápsula
Mande.....cápsulas	

Posologia: 1 cápsula 2 vezes ao dia.

3. Black Cohosh Extrato Seco 2,5 %

Cimicifuga racemosa ES 2,5 %	40 mg
Excipiente qsp	1 cápsula
Mande.....cápsulas	

Posologia: 1 cápsula 1 a 2 vezes ao dia.

Obs.: o extrato é obtido das raízes de *Cimicifuga racemosa* (Ranunculaceae), uma planta nativa do Canadá e dos Estados Unidos, que contém glicosídeos triterpênicos (principalmente 27-deoxiacteína), isoflavonas, alcaloides e ácidos fenólicos, entre outros constituintes.

Tem ação estrogênica fraca e é usado como alternativa natural na terapia de reposição hormonal para menopausa e no tratamento da tensão pré-menstrual, com menor incidência de efeitos colaterais em comparação aos estrógenos. Os efeitos colaterais são raros, podendo ocorrer tontura, náusea, vômito, diarreia, dor abdominal, alterações visuais, tremores e dores nas articulações. Há relatos de hepatotoxicidade na literatura e devem-se tomar precauções com o seu uso. É usada nas doses de 25 a 50 mg do extrato seco a 8% ao dia, correspondentes a 2 a 4 mg de 27-deoxiacteína ao dia, divididos em uma ou duas tomadas. Também são usados extratos a 2,5%, com doses de 40 mg 2 vezes ao dia correspondendo a 2 mg ao dia de deoxiacteína.

Ref.: Wuttke W *et al*. Effects of Black cohosh (*Cimicifuga racemosa*) on bone turnover, vaginal mucosa, and various blood parameters in postmenopausal women: a double-blind, placebo-controlled, and conjugated estrogens controlled study. *Menopause: The Journal of The North American Menopause Society*. 2006; 13(2):185-196.

4. Dong Quai

Angelica sinensis E. Seco	250 a 500 mg
Excipiente qsp	1 cápsula
Mande.....cápsulas	

Posologia 1 cápsula 2 vezes ao dia.

Obs.: os extratos são obtidos dos rizomas de *Angelica sinensis* (Umbelliferae) e contêm alquil ftalídeos (ligustilida), terpenos, flavonoides e cumarinas, entre outros princípios ativos. Os extratos são padronizados em 0,5 a 1% de ligustilida. É usado na medicina tradicional chinesa como fitoestrógeno em irregularidades menstruais e distúrbios da menopausa, entre outras indicações. O seu uso é contraindicado em pacientes em tratamento com anticoagulantes ou antiagregantes plaquetários, distúrbios da coagulação, sangramentos ativos e durante a gravidez, devido ao conteúdo de cumarinas em sua composição.

Ref.: Bendich A. The potential for dietary supplements to reduce premenstrual syndrome (PMS) symptoms. *Journal of the American College of Nutrition*. 2000; 19(1):3-12.

5. Red Clover

Trifolium pratense Ext. Seco	250 a 500 mg
Excipiente qsp	1 cápsula
Mande.....cápsulas	

Posologia: 1 cápsula 2 vezes ao dia.

Indicações: menopausa.

Obs.: os extratos são obtidos dos capítulos florais de *Trifolium pratense* (Leguminosae) e contêm isoflavonoides, particularmente daidzeína e genisteína, flavonoides (quercetina, campferol), cumarinas, glicosídeos e óleos voláteis, entre outras substâncias. Os extratos são padronizados em 8% de isoflavonas.

Tem ação estrogênica e é usado no tratamento dos sintomas da menopausa, nas doses de 500 a 1.000 mg do extrato seco ao dia, correspondentes a 40 a 80 mg de isoflavonas. Devem ser empregados com cautela em pacientes com sangramentos ativos, disfunções da coagulação ou em terapia com anticoagulantes e antiagregantes plaquetários, por seu conteúdo em cumarinas. O seu uso é contraindicado na gravidez e lactação.

6. Yam Mexicano

Yam Mexicano Extrato Seco	50 mg
Excipiente qsp	1 cápsula
Mande.....cápsulas	

Posologia: 1 cápsula 2 vezes ao dia durante 21 dias ao mês, deixando um intervalo de uma semana entre um ciclo e outro.

7. Yam Mexicano e Estrógenos Conjugados

Yam Mexicano Extrato Seco	100 mg
Estrógenos Conjugados	0,3 mg
Excipiente qsp	1 cápsula
Mande.....cápsulas	

Posologia: 1 cápsula ao dia durante 21 dias, deixando um intervalo de uma semana entre um ciclo e outro.

Obs.: o Yam Mexicano é um fitoterápico obtido do rizoma seco de *Dioscorea villosa* (Dioscoreaceae), que contém diosgenina, um fitoestrógeno precursor na biossíntese de estrógenos e de progesterona. Tem a capacidade de estimular os osteoblastos e aumentar a sensibilidade dos receptores de estrógenos. É usado na terapia de reposição hormonal no climatério, dismenorreia, tensão pré-menstrual, distúrbios testiculares, impotência, hipertrofia da próstata e alterações psicossexuais. Também é usado como coadjuvante no tratamento de dores e desconfortos causados pela artrite e reumatismo. Os extratos são padronizados para conter 10% de diosgenina.

4. Precursores Hormonais (uso oral)

faixa de dosagem diária usual

Dehidroepiandrosterona, DHEA, Prasterona **	5 - 50 mg
Ipriflavona	200 - 600 mg
Isoflavonas	40 - 200 mg
Pregnenolona	10 - 100 mg

** Princípio Ativo controlado pela Portaria 344 lista C-5 (SVS-MS), com receituário de controle especial em duas vias.

Exemplos de Fórmulas:

1. DHEA

Dehidroepiandrosterona	5 mg
Excipiente qsp	1 cápsula
Mande.....cápsulas	

Posologia: 1 cápsula 2 vezes ao dia.

Indicações: pós-menopausa, prevenção de doenças neurodegenerativas e dos efeitos do envelhecimento.

Obs.: é um precursor hormonal com diversas ações metabólicas, como estimulante da libido, antidepressivo, antienvelhecimento, antiaterogênica, antiosteoporótica, antiobesidade, antineoplásica e imunomoduladora.

Ref.: Bramwell BL. The clinical use of dehydroepidandrosterone in postmenopausal women. *International Journal of Pharmaceutical Compounding*. 2010 Nov/Dec; 14(6):465-471.

2. Isoflavonas

Isoflavonas	20 a 80 mg
Excipiente qsp	1 cápsula
Mande.....cápsulas	

Posologia: osteoporose - 60 mg 2 vezes ao dia, antes do almoço e do jantar; tratamento preventivo da enfermidade arterial coronariana - 60 mg ao dia; menopausa - 80 mg 2 vezes ao dia, antes do almoço e do jantar (terapia inicial) e depois 20 mg 2 vezes ao dia (terapia de manutenção).

Obs.: as isoflavonas são compostos difenólicos com o núcleo semelhante á flavona. São obtidas da soja, que apresenta uma grande concentração de isoflavonas na forma de glicosídeos, que são hidrolisados por ação de bactérias intestinais em agliconas e açúcares. As agliconas mais estudadas e com maior atividade são a genisteína e daidzeína. A semelhança química entre as isoflavonas e o núcleo do estradiol sugere uma atividade pró-estrogênica, sendo esses compostos conhecidos também como fitoesteróis, fitoestrogênios ou fitohormônios.

Estudos recentes mostram que o consumo frequente de soja contribui para aliviar sintomas da menopausa como "ondas de calor", insônia, cefaleia e irritabilidade. As referências disponíveis sobre isoflavonas, em especial a genisteína, mostram que elas possuem ação hormonal estrogênica discreta, sendo uma alternativa terapêutica para o início da menopausa. Outros estudos com isoflavonas mostram que elas possuem também ação redutora dos níveis de colesterol.

Ref.: 1. De-Fu Ma *et al*. Soy isoflavone intake increases bone mineral density in the spine of menopausal women: Meta-analysis of randomized controlled trials. *Clinical Nutrition*. 2008 Feb; 27(1): 57-64. 2. Ren MQ *et al*. Review: Isoflavones with multi-biological and clinical properties. *European Journal of Nutrition*. 2001; 40(4):135-146.

3. Ipriflavona

Ipriflavona   200 mg
Excipiente qsp   1 cápsula
Mande.....cápsulas

Posologia: 1 cápsula 3 vezes ao dia.

Obs.: a ipriflavona é um derivado sintético da daidzeína, utilizado na prevenção e tratamento da osteoporose pós-menopáusica. É usada na faixa de 200 a 600 mg ao dia, sendo que na doença de Paget podem ser utilizadas doses de até 1.200 mg ao dia. Seu mecanismo de ação está relacionado à inibição da reabsorção óssea, sendo que há indícios também de aumentar a absorção de cálcio pelo duodeno.

Ref.: 1. Halbe HW, Lopes CMC. Ipriflavona: um flavonoide sintético osteoespecífico. *Rev Bras Med*. 2001 Abr; 58(4):282-284. 2. Katase K *et al*. Ipriflavona no combate a Osteoporose. *Calcif Tissue Int*. 2001 Aug; 69(2):73-7.

4. Pregnenolona

Pregnenolona   20 mg
Excipiente qsp   1 cápsula
Mande.....cápsulas

Posologia: 1 cápsula ao dia, pela manhã.

Indicações: menopausa, pré-menopausa.

Obs.: é um precursor metabólico de diversos hormônios como dehidroepiandrosterona, androstenediona, testosterona, cortisol, estrógenos e progesterona. Sua produção no organismo diminui com a idade, sendo que aos 75 anos corresponde à metade da que ocorre aos 35 anos.

O seu uso tem sido experimentado como uma alternativa nas situações onde ocorre diminuição das concentrações hormonais, como na pré-andropausa e pré-menopausa, e mesmo na andropausa e menopausa. Também é usada para melhorar a performance do organismo, principalmente em situações de "stress", bem como do humor, memória, raciocínio e fadiga. Mais recentemente tem sido experimentada na artrite reumatoide e em doenças imunológicas, para melhorar o estado geral do organismo.

É utilizada na faixa de 10 a 100 mg ao dia, iniciando com pequenas doses, para verificar a tolerância do organismo ao produto. O seu uso é contraindicado na gravidez e lactação. Pode causar distúrbios no sistema endócrino, incluindo alterações no ciclo menstrual.

5. Precursor Hormonal (uso tópico)

faixa de dosagem diária usual

Dehidroepiandrosterona, DHEA, Prasterona ** .... 5 - 50 mg

** Princípio Ativo controlado pela Portaria 344 lista C-5 (SVS-MS), com receituário de controle especial em duas vias.

Exemplos de Fórmulas:

1. Creme Vaginal com DHEA

Dehidroepiandrosterona	10 mg
Creme Vaginal	1 ml
Mande em bisnaga com.....g	
Fornecer aplicador vaginal calibrado até 1 g	

2. Óvulos Vaginais com DHEA

Dehidroepiandrosterona	10 mg
Excipiente qsp	1 óvulo
Mande.....óvulos	

Modo de Usar: aplicar 1 g de creme vaginal ou um óvulo ao dia.

Ref.: 1. Bramwell BL. The clinical use of dehydroepidandrosterone in postmenopausal women. *International Journal of Pharmaceutical Compounding*. 2010 Nov/Dec; 14(6):465-471. 2. Labrie F *et al*. Intravaginal dehydroepiandrosterone (Prasterone), a physiological and highly efficient treatment of vaginal atrophy. *Menopause*. 2009 Sep/Oct; 16(5):907-22. 3. Labrie F *et al*. Effect of intravaginal dehydroepiandrosterone (Prasterone) on libido and sexual dysfunction in postmenopausal women. *Menopause*. 2009 Sep/Oct; 16(5):923-31.

6. Andrógenos (uso oral)

faixa de dosagem diária usual

Metiltestosterona ** ....2,5 - 5 mg

** Princípio Ativo controlado pela Portaria 344 lista C-5 (SVS-MS), com receituário de controle especial em duas vias.

Exemplos de Fórmulas:

1. Metiltestosterona (cápsulas)

Metiltestosterona	2,5 mg
Excipiente qsp	1 cápsula
Mande.....cápsulas	

Posologia: 1 cápsula ao dia, durante 20 dias.

Indicações: disfunção sexual feminina.

7. Andrógenos (uso tópico)

faixa de dosagem diária usual

Testosterona Bioidêntica Micronizada ** .... 0,3 - 10 mg
Propionato de Testosterona **.. 1 - 5 %

** Princípios Ativos controlados pela Portaria 344 lista C-5 (SVS-MS), com receituário de controle especial em duas vias.

Exemplos de Fórmulas:

1. Testosterona Transdérmica (baixa dosagem)

Testosterona Micronizada	300 mcg/ml
Propilenoglicol	3 %
Gel Transdérmico PLO qsp	1 ml

Mande.....seringas calibradas com 10 ml ou em.....sachês monodose ou em frasco dosador calibrado (1 ml) com.....ml.

2. Testosterona Creme ou Gel

Testosterona Micronizada	10 mg
Gel Alcoólico de Carbopol qsp	1 g
ou Creme não Iônico qsp	1 g

Mande em.....sachês monodose ou em frasco dosador calibrado (1 ml) com.....ml.

Modo de Usar: aplicar 1 ml ao dia, alternando os locais de aplicação na pele. Lavar as mãos com água e sabão antes e depois de usar o produto.

Indicações: disfunção sexual feminina, com testosterona bioidêntica.

Obs.: guardar em temperatura ambiente. O gel transdérmico PLO tem propriedade gelificante termorreversa e se liquefaz quando resfriado em geladeira.

Ref.: 1. Lightner DJ. Female Sexual Dysfunction. *Mayo Clin Proc*. 2002; 77:698-702. 2. Shifren JL *et al*. Transdermal Testosterone Treatment in Women with Impaired Sexual Function after Oophorectomy. *New England Journal of Medicine*. 2000; 343(10):682-688. 3. Goldstat R *et al*. Transdermal testosterone therapy improves well-being, mood, and sexual function in premenopausal women. *Menopause*. 2003 Sep/Oct; 10(5):390-8.

3. Pomada com Propionato de Testosterona

Propionato de Testosterona	5 %
Vaselina Branca qsp	10 g

Modo de Usar: em aplicações locais 2 a 3 vezes ao dia.

Indicações: atrofia vulvar.

4. Creme com Propionato de Testosterona

Propionato de Testosterona	1 %
Creme Vaginal qsp	30 g

Modo de Usar: 1 a 2 aplicações ao dia. Fornecer aplicador vaginal calibrado (1 g)

Indicações: vulvovaginite atrófica, distrofia vulvar crônica.

Obs.: as formulações com propionato de testosterona não são apropriadas para uso transdérmico, visto que o radical éster dificulta a absorção da testosterona, não servindo, portanto, para reposição hormonal.

8. Antiandrógenos
faixa de dosagem diária usual

Acetato de Ciproterona	2 mg
Cimetidina	600 - 1.200 mg
Espironolactona	25 - 200 mg
Flutamida	250 - 500 mg

Exemplos de Fórmulas:

1. Ciproterona

Acetato de Ciproterona	2 mg
Etinilestradiol	35 mcg
Excipiente qsp	1 cápsula
Mande 21 cápsulas	

Posologia: 1 cápsula ao dia durante 21 dias, a partir do 1º dia da menstruação.

Indicações: tratamento das manifestações androgênicas da mulher como acne, alopecia androgênica e hirsutismo, particularmente na síndrome de ovário policístico.

2. Flutamida

Flutamida	250 mg
Excipiente qsp	1 cápsula
Mande.....cápsulas	

Posologia: 1 cápsula 2 vezes ao dia.

Obs.: a flutamida é um antiandrógeno não esteroidal que atua por inibição da captação celular dos andrógenos e pela inibição da ligação destes hormônios com seus receptores. Inicialmente usada no tratamento paliativo do carcinoma prostático vem sendo usada, tanto internamente como topicamente, para o tratamento e controle de diversas condições relacionadas ao hiperandrogenismo feminino, como acne, seborreia, hirsutismo e alopecia androgênica feminina.

A flutamida é rapidamente metabolizada no organismo e seu principal metabólito também tem ação antiandrogênica. A meia vida de ambos é de 5 a 6 horas e a eliminação se dá principalmente pela urina. É usada na dose de 250 mg 2 a 3 vezes ao dia por via oral e em loções capilares e loções faciais nas concentrações de 1 a 2%. A duração do tratamento com flutamida no hirsutismo e na alopecia androgênica feminina é em torno de 6 meses, e na acne e seborreia em torno de 3 a 4 meses.

Apesar da flutamida não apresentar potencial mutagênico, o seu uso, mesmo tópico, em mulheres com possibilidade de engravidar deve ser acompanhado de medidas anticoncepcionais. Devemos nos assegurar que a paciente compreenda bem a importância do acompanhamento médico, do tempo exato de duração do tratamento e das medidas anticoncepcionais, esclarecendo o que poderá ocorrer a um feto submetido à ação de antiandrógenos.

É importante lembrar a hepatotoxicidade da flutamida e a importância dos testes periódicos de função hepática, antes de iniciar o tratamento e ao menos uma vez por mês, orientando a suspensão do tratamento quando observada alguma alteração. Deve-se salientar aos pacientes a importância do acompanhamento clínico e laboratorial. Já foram constatados casos de hepatite medicamentosa que evoluíram para insuficiência hepática severa, às vezes fatal.

3. Cimetidina

Cimetidina	300 mg
Excipiente qsp	1 cápsula
Mande.....cápsulas	

Posologia: 1 cápsula de 6 em 6 horas.

4. Espironolactona

Espironolactona	100 mg
Excipiente qsp	1 cápsula
Mande.....cápsulas	

Posologia: 1 cápsula 1 a 2 vezes ao dia, durante 6 meses, seguido de um descanso de 3 meses antes de começar um novo ciclo.

Indicações: tratamento das manifestações androgênicas da mulher como acne, alopecia androgênica e hirsutismo, particularmente na síndrome de ovário policístico.

9. Suplementos Nutricionais

faixa de dosagem diária usual

Ácido Fólico	0,5 - 5 mg
D-Chiro-Inositol	10 - 30 mg
Indol-3-Carbinol	200 - 800 mg
Metilfolato	0,4 - 4 mg
Mio-Inositol	1 - 2 g
Óleo de Borage	1 - 2 g
Óleo de Prímula	2 - 4 g
Ômega 3	1 - 2 g
Vitamina B6	100 - 300 mg
Vitamina E	100 - 500 mg

Exemplos de Fórmulas:

1. Ácido Fólico (cápsulas)

Ácido Fólico	400 mcg
Excipiente qsp	1 cápsula
Mande.....cápsulas	

Posologia: 1 cápsula ao dia durante um mês antes de engravidar e ao longo do primeiro trimestre de gestação.

Indicações: suplementação de ácido fólico para gestantes.

2. Ácido Fólico e Vitamina E

Ácido Fólico	5 mg
Vitamina E	500 mg
Excipiente qsp	1 cápsula
Mande.....cápsulas	

Posologia: 1 cápsula ao dia.

Indicações: melhora de sintomas da menopausa, como os fogachos.

Obs.: a dose recomendada para gestantes com fatores de risco para defeitos de abertura do tubo neural é de 4 mg ao dia.

Ref.: 1. Recomendação sobre a suplementação periconcepcional de ácido fólico na prevenção de defeitos de fechamento do tubo neural (anencefalia e outros defeitos abertos do tubo neural). Guia Prático de Condutas - Federação Brasileira das Associações de Ginecologia e Obstetrícia - FEBRASGO, 2012. 2. Gaweesh SS *et al*. Folic acid supplementation may cure hot flushes in postmenopausal women: a prospective cohort study. *Gynecol Endocrinol*. 2010 Sep; 26(9):658-62. 3. Ziaei S *et al*. The effect of vitamin E on hot flashes in menopausal women. *Gynecol Obstet Invest*. 2007; 64(4):204-7.

3. Indol-3-Carbinol

Indol-3-Carbinol	200 mg
Excipiente qsp	1 cápsula
Mande.....cápsulas	

Posologia: 1 cápsula ao dia, com alimento.

4. Indol-3-Carbinol e Isoflavonas

Indol-3-Carbinol	200 mg
Isoflavonas	40 mg
Excipiente qsp	1 cápsula
Mande.....cápsulas	

Posologia: 1 cápsula ao dia, com alimento.

Obs.: indol-3-carbinol (I3C) é uma substância encontrada em vegetais do gênero *Brassica* (repolho, brócolis, couve, couve-flor e couve de Bruxelas), produzida a partir do indol-3-glicosinolato pela ação da enzima mirosinase (tioglicosídeo glicohidrolase), presente nesses vegetais. Alguns estudos recentes indicam que o I3C apresenta atividade quimiopreventiva do câncer, por modular o metabolismo dos estrógenos, e tem sido usado como suplemento nutricional para esse fim. Também tem ação antioxidante e antiaterogênica.

Ref.: 1. Chatterji U *et al*. Indole-3-carbinol stimulates transcription of the interferon gamma receptor 1 gene and augments interferon responsiveness in human brest cancer cells. *Carcinogenises*. 2004 Jul: 25(7):1119-28. 2. Auborn KJ *et al*. Indole-3-carbinol is a negative regulator of estrogen. *J Nutr*. 2003 Jul; 133(7 Suppl):2470S-2475S. 3. Brignall MS. Prevention and Treatment of Cancer with Indole-3-Carbinol. *Altern Med Rev*. 2001 Dec; 6(6):580-589. 4. Bradlow HL *et al*. Long term responses of women to indole-3-carbinol or a high fiber diet. *Cancer Epidemiol Biomarkers Prev*. 1994 Oct/Nov; 3(7):591-5.

5. Metilfolato e Vitamina B12

L-Metilfolato	400 mcg
Vitamina B12	100 mcg
Excipiente qsp	1 cápsula
Mande.....cápsulas	

Posologia: 1 cápsula ao dia, pelo menos 3 meses antes da concepção e durante toda a gravidez e lactação. Em mulheres de alto risco são recomendadas doses de 4 mg nos primeiros 3 meses de gravidez, e depois a dose habitual de 400 microgramas.

Indicações: suplementação de folato para gestantes.

Obs.: o estudo de Leemans mostra que cerca de metade da população europeia parece ter uma mutação genética no gene que codifica a produção de metilenotetrahidrofolato redutase, a enzima que está envolvida na formação do 5-metiltetrahidrofolato, que é, por sua vez, responsável pela conversão da homocisteína em metionina. Mulheres com tal polimorfismo genético têm um risco significativamente maior de ter um aborto espontâneo ou um bebê com defeitos do tubo neural. A suplementação com metilfolato fornece folato já reduzido, imediatamente, que não precisa ser convertido pela enzima redutase.

Ref.: 1. Leemans L. Does 5-methyltetrahydrofolate offer any advantage over folic acid? *J Pharm Belg* 2012 (4):16-22. 2. Seremak-Mrozikiewicz A. Metafolin-alternative for folate deficiency supplementation in pregnant women. *Ginekol Pol*. 2013 Jul;84(7):641-6.

6. Mio-Inositol Sachê

Mio-Inositol	2 g
Ácido Fólico	200 mcg
Excipiente qsp	1 sachê
Mande.....sachês	

Posologia: 1 sachê 2 vezes ao dia, longe das refeições, dissolvido em um copo de água, com intervalo de 12 horas entre os sachês.

7. Mio-Inositol e D-Chiro-Inositol

Mio-Inositol	550 mg
D-Chiro-Inositol	13,8 mg
Ácido Fólico	200 mcg
Excipiente qsp	1 cápsula
Mande.....cápsulas	

Posologia: 1 cápsula 2 vezes ao dia, longe das refeições, com intervalo de 12 horas entre as tomadas.

Indicações: síndrome do ovário policístico.

Obs.: o inositol é um isômero da glicose, com seis átomos de carbono e seis radicais hidroxila, caracterizado como sensibilizador de insulina. A epimerização dos seis grupos hidroxila do inositol leva à formação de até nove estereoisômeros, incluindo mio-inositol e D-chiro-inositol. Ambos aumentam a atividade fisiológica dos receptores de insulina e reduzem os níveis de glicose no soro.

A síndrome do ovário policístico é a principal causa de infertilidade devido a disfunções metabólicas, hormonais e ovarianas. As mulheres afetadas geralmente sofrem de resistência à insulina e de uma hiperinsulinemia compensatória. Essas condições colocam as pacientes em risco de desenvolver vários distúrbios metabólicos. Trabalhos recentes mostram que a administração de mio-inositol e D-chiro-inositol tem sido relacionada a uma melhora da ovulação em mulheres com SOP.

Ref.: 1. Nordio M, Proietti E. The combined therapy with myo-inositol and D-chiro-inositol reduces the risk of metabolic disease in PCOS overweight patients compared to myo-inositol supplementation alone. *Eur Rev Med Pharmacol Sci*. 2012 May; 16(5):575-81. 2. Benelli E *et al*. A Combined Therapy with Myo-Inositol and D-Chiro-Inositol Improves Endocrine Parameters and Insulin Resistance in PCOS Young Overweight Women. *Int J Endocrinol*. Vol. 2016, Article ID 3204083, 5 pages.

8. Óleo de Borage (Pérolas)

Óleo de Borage	500 mg
Excipiente qsp	1 pérola
Mande.....pérolas	

Posologia: 1 pérola 3 a 4 vezes ao dia.

Indicações: STPM, dismenorreia, dermatite atópica.

Obs.: é obtido das sementes de *Borago officinalis* (Boraginaceae) e contém ácido gama-linoleico e ácido linoleico, constituintes das membranas dos tecidos e precursores das prostaglandinas. O seu uso tem sido indicado no tratamento coadjuvante da dermatite atópica, esclerose múltipla, dismenorreia e STPM, na forma de "pérolas" com 500 mg (1 pérola contém 120 mg de ácido gama-linoleico e 175 mg de ácido linoleico), na faixa de 1 a 2 g ao dia.

9. Óleo de Prímula (Pérolas)

Óleo de Prímula   500 mg
Excipiente qsp   1 pérola
Mande.....pérolas

Posologia: 2 pérolas 3 a 4 vezes ao dia.

Indicações: STPM, dismenorreia, dermatite atópica.

Obs.: o óleo de Prímula, ou *Evening Primrose Oil*, é obtido das sementes de *Oenothera biennis* (Onagraceae) e usado na forma de "pérolas" com 500 mg (1 pérola contém 60 mg de ácido gama-linoleico, 240 mg de ácido linoleico, 85 mg de ácido oleico e 10 mg de vitamina E). Como o óleo de borage, o seu uso também tem sido indicado no tratamento coadjuvante da dermatite atópica, esclerose múltipla, dismenorreia e STPM, na faixa de 2 a 4 g ao dia.

10. Pérolas com Ômega-3

Ômega 3   1 g
Mande.....pérolas

Posologia: 1 a 2 pérolas ao dia.

Obs.: é composto de ácidos graxos essenciais obtidos de peixes de água fria (1 pérola contém 180 mg de ácido eicosapentaenoico e 120 mg de ácido docosaexaenoico). Diminui os triglicérides e a fração VLDL-colesterol. É indicado como adjuvante ou opção aos fibratos. Tem ação fibrinolítica e deve ser usado com cautela em pacientes tratados com anticoagulantes. Não é opção preferencial em diabetes, por ter ação hiperglicemiante.

Em trabalho recente de revisão, os autores preconizam a suplementação nutricional do Ômega 3 durante a gestação não só para o desenvolvimento neurológico quanto para a função visual da criança. A maior necessidade dos ácidos graxos poli-insaturados de cadeia longa (AGPICL), ácido docosaexaenoico (DHA) e ácido araquidônico (AA) ocorre durante a vida intrauterina e nos primeiros meses de vida. A mãe é um fator determinante na oferta desses ácidos graxos para a criança. O bebê não tem capacidade de elongação e dessaturação dos ácidos graxos e, dessa maneira, as fórmulas infantis devem conter AGPICL pré-formados.

Ref.: 1. Silva DRB *et al*. A importância dos ácidos graxos poli-insaturados de cadeia longa na gestação e lactação. *Rev. Bras. Saúde Mater. Infant*. 2007 Apr/Jun; 7(2).

11. Vitamina B6

Vitamina B6   300 mg
Excipiente qsp   1 cápsula
Mande.....cápsulas

12. Vitamina B6 e Magnésio

Vitamina B6   100 mg
Magnésio Quelato   200 mg
Excipiente qsp   1 cápsula
Mande.....cápsulas

Posologia: 1 cápsula pela manhã, a partir do 10º dia do ciclo até o início da menstruação.

Indicações: tensão pré-menstrual.

13. Vitamina B6, Triptofano e Espironolactona

Cloridrato de Piridoxina	300 mg
Triptofano	300 mg
Espironolactona	25 mg
Excipiente qsp	1 cápsula
Mande.....cápsulas	

Posologia: 1 cápsula pela manhã. Iniciar 2 semanas antes da menstruação.

Indicações: tensão pré-menstrual.

14. Vitamina B6, Magnésio e Espironolactona

Cloridrato de Piridoxina	300 mg
Gluconato de Magnésio	300 mg
Espironolactona	25 mg
Excipiente qsp	1 cápsula
Mande.....cápsulas	

Posologia: 1 cápsula pela manhã. Iniciar 2 semanas antes da menstruação.

Indicações: tensão pré-menstrual.

Obs.: a vitamina B6 é uma vitamina hidrossolúvel, envolvida principalmente no metabolismo dos aminoácidos e também no metabolismo glicídico e lipídico. Também é necessária para formação da hemoglobina. A deficiência de piridoxina em humanos é rara, mas pode ocorrer em determinadas situações, como nos tratamentos com isoniazida.

É usada para prevenir e tratar os estados de sua deficiência, no tratamento certos distúrbios metabólicos, na depressão e outros sintomas associados à STPM e ao uso de anticoncepcionais, na profilaxia da neurite periférica induzida pela isoniazida e para o tratamento da intoxicação aguda pela isoniazida. A faixa de dosagem usual é de 20 a 300 mg ao dia. As necessidades nutricionais humanas são de 2 mg ao dia.

O cloridrato de piridoxina é convertido em sua forma fisiologicamente ativa, o piridoxal fosfato, por ação de quinases, em presença de magnésio. Uma função extremamente importante no tratamento da tensão pré-menstrual é sua ação sobre o ácido glutâmico. O piridoxal fosfato promove a descarboxilação deste aminoácido formando, posteriormente, o ácido gama-aminobutírico (GABA), que é considerado um neurotransmissor inibidor. A diminuição na concentração de GABA no SNC leva ao quadro de excitação e irritabilidade.

15. Vitamina E

Vitamina E	250 mg
Excipiente qsp	1 cápsula
Mande.....cápsulas	

Posologia: 1 a 2 cápsulas ao dia.

Indicações: prevenção do parto prematuro, aborto habitual e como antirradicais livres.

É uma vitamina lipossolúvel, envolvida com os processos metabólicos de eliminação dos radicais livres. Sua deficiência é rara, mas pode ocorrer por diminuição do suprimento dietético, na síndrome de má absorção, em crianças com distúrbios congênitos como a fibrose cística e a atresia biliar, e em crianças prematuras e de baixo peso.

É usada na faixa de 100 a 800 mg ao dia para o tratamento e prevenção dos estados de sua deficiência e como captador de radicais livres, principalmente quando a produção destes está aumentada. As necessidades nutricionais humanas são de 3 a 20 mg ao dia.

10. Outros Princípios Ativos para Uso Oral

faixa de dosagem diária usual

Anastrozol	1 mg
Citrato de Clomifeno	50 - 100 mg
Cloridrato de Isoxsuprina	20 - 80 mg
Cloridrato de Metformina	500 - 2.500 mg
Cloridrato de Raloxifeno	60 mg
Danazol	200 - 800 mg
Guaiafenesina, Éter Gliceril Guaiacólico	600 mg
Tamoxifeno [1]	20 - 40 mg
Veraliprida **	100 mg

[1] Tamoxifeno: administrado na forma de citrato, em doses equivalentes à base (15,2 mg de citrato de tamoxifeno são aproximadamente equivalentes a 10 mg de tamoxifeno base, FEq=1,52).
** Princípio Ativo controlado pela Portaria 344 lista C-5 (SVS-MS), com receituário de controle especial em duas vias.

Exemplos de Fórmulas:

1. Anastrozol

Anastrozol   1 mg
Excipiente qsp   1 cápsula
Mande.....cápsulas

Posologia: 1 cápsula ao dia.

Indicações: câncer de mama inicial em mulheres na pós-menopausa e tratamento do câncer de mama avançado.

Obs.: anastrozol é um inibidor potente e seletivo não esteroidal da aromatase, enzima que converte andrógenos em estrógenos. O seu uso é contraindicado na pré-menopausa, principalmente na gravidez.

2. Clomifeno

Citrato de Clomifeno   50 mg
Excipiente qsp   1 cápsula
Mande 5 cápsulas

Posologia: 1 cápsula ao dia durante 5 dias, a partir do 5º dia do ciclo menstrual, ou a qualquer momento em caso de amenorreia.

Obs.: é uma substância com ação tanto estrogênica como antiestrogênica, usada no tratamento da infertilidade feminina decorrente de anovulação. O tratamento é ineficaz em pacientes com falência hipofisária ou ovariana primária, e não pode ser substituído pelo tratamento específico de outras causas de falência ovulatória, como disfunções tireoidianas ou adrenais. Deve-se realizar uma avaliação cuidadosa antes do tratamento, particularmente em pacientes com metrorragia anormal, para descartar a presença de lesões neoplásicas.

O tratamento da infertilidade consiste de 3 ciclos contínuos ou alternados, devendo-se interromper a medicação se houver gravidez durante o tratamento. A dose recomendada para o primeiro ciclo é de 50 mg ao dia, durante 5 dias. Em pacientes amenorreicas o tratamento pode ser iniciado em qualquer período do ciclo menstrual.

Se for programada indução de metrorragia por progestágeno ou se ocorrer menstruação espontânea, o clomifeno deve ser administrado a partir do 5° dia do ciclo. Se a ovulação ocorrer com esta dose, mantê-la nos 2 ciclos seguintes. Se não ocorrer, deve ser instituído um segundo ciclo, com 100 mg ao dia, durante 5 dias. O aumento da dose não deve ultrapassar 100 mg ao dia durante 5 dias.

A maioria das pacientes responsivas ao clomifeno ovula após o primeiro ciclo de tratamento e 3 ciclos são suficientes para uma avaliação da terapêutica. Se não ocorrer menstruação ovulatória neste período, o diagnóstico deve ser revisto. A continuidade do tratamento após 3 ciclos não é recomendável nas pacientes que não manifestarem evidência de ovulação.

O seu uso é contraindicado na insuficiência hepática, gravidez, lactação, metrorragia de origem indeterminada e presença de cistos ovarianos. Os principais efeitos colaterais são: distúrbios gástricos e intestinais, fogachos, inchaço, cefaleia, tonturas, depressão e desconforto nas mamas.

Durante o tratamento com clomifeno ou mesmo vários dias depois de completado pode ocorrer aumento ovariano, que geralmente desaparece espontaneamente poucos dias ou semanas após a suspensão do tratamento. Na ocorrência de aumento anormal, o clomifeno deve ser descontinuado até a regressão ao tamanho anterior ao tratamento.

3. Danazol

Danazol	200 mg
Excipiente qsp	1 cápsula
Mande.....cápsulas	

Posologia: 200 a 800 mg ao dia, divididos em até 4 tomadas; mastopatias - 100 a 400 mg ao dia, mantendo-se o tratamento por no máximo 6 meses.

Indicações: supressor do eixo hipófise-ovário, endometriose, mastalgias, ginecomastia, puberdade precoce, menorragia primária, STPM.

4. Flufenazina e Bendroflumetiazida

Bendroflumetiazida	2,5 mg
Cloridrato de Flufenazina	1 mg
Excipiente qsp	1 cápsula
Mande.....cápsulas	

Posologia: 1 cápsula pela manhã 10 dias antes da data provável da menstruação.

Indicações: tensão pré-menstrual.

5. Guaiafenesina

Éter Gliceril Guaiacólico	200 mg
Excipiente qsp	1 cápsula
Mande.....cápsulas	

Posologia: 1 cápsula 3 vezes ao dia.

Indicações: dismenorreia primária.

Obs.: tradicionalmente usada como expectorante, a guaiafenesina promove dilatação cervical e sua ação mucolítica também atua sobre o muco cervical.

Ref.: Marsden JS *et al*. Guaifenesin as a Treatment for Primary Dysmenorrhea. *The Journal of the American Board of Family Practice*. 2004 Jul/Aug; 17(4):240-6.

6. Isoxsuprina

Cloridrato de Isoxsuprina   10 mg
Excipiente qsp   1 cápsula
Mande.....cápsulas

Posologia: ameaça de aborto e parto prematuro - 1 cápsula 4 vezes ao dia, durante 2 semanas (iniciar 48 horas depois de cessadas as contrações uterinas); dismenorreia primária - 1 a 2 cápsulas 3 a 4 vezes ao dia, iniciando 1 a 3 dias antes da menstruação, até o fim desta, por 3 a 4 ciclos consecutivos; câimbras da gravidez - 1 a 6 cápsulas ao dia, até a melhora dos sintomas.

Obs.: eventualmente podem ocorrer palpitações, taquicardia e vertigens passageiras, com doses elevadas. O seu uso é contraindicado em pacientes com hipertensão pulmonar, angina pectoris grave, insuficiência cardíaca congestiva, tireotoxicose, hemorragia arterial recente, eclampsia e infecções intrauterinas. Como tem ação agonista β-adrenérgica, não deve ser administrada concomitantemente a agentes betabloqueadores.

Ref.: Anotayanonth S *et al*. Betamimetics for inhibiting preterm labour. *Cochrane Database Syst Rev*. 2004 Oct 18; (4):CD004352.

7. Metformina 500 mg

Cloridrato de Metformina   500 mg
Excipiente qsp   1 cápsula
Mande.....cápsulas

Posologia: dose inicial - 1 cápsula 2 vezes ao dia, após o café da manhã e o jantar; a dose máxima recomendada é de 2.500 mg ao dia e a manutenção usual é de três cápsulas ao dia.

Indicações: síndrome do ovário policístico, complemento da insulinoterapia nos casos de diabete insulinorresistente.

Ref.: Koch YS, Ernst ME. Use of Metformin in Polycystic Ovary Syndrome. *Annals Pharmacotherapy*. 2001 Dec; 35(12):1664-7.

8. Metformina 850 mg

Cloridrato de Metformina   850 mg
Excipiente qsp   1 cápsula
Mande.....cápsulas

Posologia: 1 cápsula 2 vezes ao dia, durante 8 semanas antes da indução da ovulação com gonadotropina.

Indicações: infertilidade - tratamento na resposta ovariana em casos de síndrome do ovário policístico.

Ref.: Seval ST *et al*. The effect of metformin treatment to ovarian response in cases with PCOS. *Arch Gynecol Obstet*. 2004; 269:121-4.

9. Raloxifeno

Cloridrato de Raloxifeno   60 mg
Excipiente qsp   1 cápsula
Mande.....cápsulas

Posologia: 1 cápsula ao dia.

Indicações: prevenção e tratamento da osteoporose em mulheres na menopausa e para reduzir o risco de câncer de mama em mulheres na pós-menopausa, com osteoporose.

Obs.: é um modulador seletivo dos receptores estrogênicos, com efeito agonista nos ossos e antagonista no tecido uterino e mamário.

10. Tamoxifeno

Tamoxifeno	10 - 20 mg
Excipiente qsp	1 cápsula
Mande.....cápsulas	

Posologia: 20 mg ao dia, em dose única ou 10 mg 2 vezes ao dia. Não havendo resposta satisfatória após 1 ou 2 meses, deve-se aumentar a dose para 20 mg 2 vezes ao dia.

Obs.: é um agente não esteroide, com propriedades antiestrogênicas, usado no tratamento do câncer de mama. O efeito antiestrogênico está relacionado à sua capacidade de competir com estrogênio, ligando-se aos sítios dos tecidos ativos tais como na mama.

Antes do início do tratamento alguns aspectos devem ser levados em consideração. Pacientes na pré-menopausa devem ser cuidadosamente examinadas, para excluir possível gravidez. Devem-se tomar precauções em pacientes com leucopenia e trombocitopenia pré-existente. O tamoxifeno pode potencializar o efeito de anticoagulantes cumarínicos.

Durante o tratamento com tamoxifeno podem ocorrer alguns efeitos adversos como: ondas de calor, sangramento vaginal, prurido vulvar, intolerância gastrointestinal, dor localizada, cefaleia, tontura e retenção de fluídos. Há também casos relatados de distúrbios oculares (alterações da córnea, catarata e retinopatias), de alterações tromboembólicas (pouco frequentes) e alguns casos de hiperplasia, pólipos e carcinomas do endométrio. O seu uso é contraindicado na gravidez e lactação.

11. Veraliprida

Veraliprida	100 mg
Excipiente qsp	1 cápsula
Mande.....cápsulas	

12. Veraliprida e Estrógenos Conjugados

Veraliprida	100 mg
Estrógenos Conjugados	0,3 mg
Excipiente qsp	1 cápsula
Mande.....cápsulas	

Posologia (formulações com veraliprida): 1 cápsula ao dia durante 21 dias, deixando um intervalo de uma semana entre um ciclo e outro. Como a veraliprida pode produzir galactorreia, não é indicada antes da menopausa confirmada. O seu uso é contraindicado nas displasias mamárias.

Indicações: sintomas vasomotores da menopausa.

11. Princípios Ativos para Uso Local

faixa de dosagem diária usual

Acetato de Clostebol **	25 - 50 mg
Bromocriptina [1]	2,5 mg
Citrato de Clomifeno	125 mg
Cromoglicato Dissódico	200 - 400 mg
Danazol	100 - 200 mg
Naproxeno	500 - 2.000 mg
Sildenafila [2]	50 - 100 mg
Tintura de Thuya	0,1 - 0,25 ml

[1] Bromocriptina: administrada da forma de mesilato, em doses equivalentes à base (1,15 mg de mesilato de bromocriptina é aproximadamente equivalente a 1 mg de bromocriptina base, FEq=1,15).

[2] Sildenafila: é usada na forma de citrato de sildenafila em concentrações equivalentes à base, FEq=1,4.

** Princípio Ativo controlado pela Portaria 344 lista C-1 (SVS-MS), com receituário de controle especial em duas vias.

Exemplos de Fórmulas:

1. Bromocriptina Óvulos

Bromocriptina	2,5 mg
Base para óvulo vaginal qsp	1 óvulo
Mande.....óvulos	

Modo de Usar: aplicar um óvulo intravaginal ao dia.

Indicações: hiperprolactinemia, como alternativa para o tratamento por via oral, para diminuir a incidência de efeitos colaterais.

Ref.: 1. Kletzky AO, Vermesh M. Effectiveness of vaginal bromocriptine in treating women with hyperprolactinemia. *Fertil Steril*. 1989 Feb; 51:269-72. 2. Laws Jr ER *et al*. Bromocriptine therapy for prolactin-secreting pituitary adenomas. Departments of Neurosurgery and Internal Medicine, University of Virginia Health Sciences Center, Charlottesville, Virginia. In: http://www.c3.hu/~mavideg/jns/4.html em 16 de junho de 2020. 3. Pérez FS *et al*. Tratamiento de la hiperprolactinemia en la mujer. *Rev Cubana Endocrinol*. 1997; 8(3):223-29. 4. Shimon I. Management of Pituitary Tumors. *Annals of Internal Medicine*. 1998; 129(6):472-483.

2. Creme com Clomifeno

Citrato de Clomifeno	2,5 %
Creme Excipiente qsp	80 g
Fornecer aplicador vaginal (5 g)	

Modo de Usar: 1 aplicação ao deitar durante 15 dias.

Indicações: verrugas venéreas causadas por vírus relacionados ao câncer cervical.

Obs.: o estudo abaixo mostrou que um creme contendo 25 mg/g de citrato de clomifeno, aplicado à noite por duas semanas, fez desaparecer 100 % das verrugas vaginais, removeu o material genético do vírus (DNA) tanto do cérvix como do pênis. Esses resultados são melhores do que aqueles apenas com cirurgia.

Ref.: Schoen HJ *et al*. A new mode of treatment of human papilloma virus associated anogenital lesions using a nonsteroid estrogen analogue. *Wien Klin Wochenschgr*. 1996; 108(2):45-47.

3. Clostebol Creme Vaginal

Acetato de Clostebol	0,5 %
Sulfato de Neomicina	0,5 %
Creme Vaginal qsp	50 g
Fornecer aplicador vaginal (5 g)	

4. Clostebol Óvulos Vaginais

Acetato de Clostebol	5 mg/g
Sulfato de Neomicina	5 mg/g
Base para óvulos qsp	5 g
Mande.....óvulos	

Modo de Usar: 1 aplicador cheio ou 1 óvulo vaginal 1 a 2 vezes ao dia.

Indicações: cicatrizante.

Obs.: o acetato clostebol é um esteroide anabolizante (acetato de 4-clortestosterona) com ação tópica cicatrizante e epitelizante. O seu uso é indicado em associação com a neomicina em cremes cicatrizantes.

5. Cromoglicato 4 % Gel Vaginal

Cromoglicato Dissódico   200 mg
Gel Vaginal qsp   5 g
Mande em bisnaga com.....g
Fornecer aplicador vaginal (5 g)

Modo de Usar: aplicar 1 a 2 vezes ao dia, de acordo com a severidade dos sintomas.

Indicações: hipersensibilidade ao líquido seminal.

Obs.: a hipersensibilidade ao fluido seminal é caracterizada geralmente por coceira vulvovaginal, inchaço e vermelhidão, após o coito, com ou sem sintomas ou sinais sistêmicos. Os esforços empregados para controlar esta situação, como o uso de preservativos, às vezes são pouco aceitos ou não são bem sucedidos.

Ref.: Bosso JV *et al*. Successful prevention of local and cutaneous hypersensitivity reactions to seminal fluid with intravaginal cromolyn. *Allergy Proc* 1991; 12(2):3-6.

6. Danazol Creme Vaginal

Danazol   100 mg
Creme Vaginal qsp   1 g
Mande em bisnaga com.....g
Fornecer aplicador vaginal (1 g)

Modo de Usar: 1 aplicador cheio ao deitar.

Indicações: endometriose.

7. Danazol Óvulos Vaginais 100 mg

Danazol   100 mg
Base para óvulos qsp   1 óvulo
Mande.....óvulos

Modo de Usar: 1 óvulo vaginal ao deitar.

Indicações: endometriose.

Ref.: 1. Ferrero S *et al*. Vaginal danazol for women with rectovaginal endometriosis and pain symptoms persisting after insertion of a levonorgestrel-releasing intrauterine device. *Int J Gynaecol Obstet*. 2011 May; 113(2):116-9. 2. Mizutani T *et al*. Danazol concentrations in ovary, uterus, and serum and their effect on the hypothalamic-pituitary-ovarian axis during vaginal administration of a danazol suppository. *Fertil Steril*. 1995 Jun; 63(6):1184-9.

8. Danazol Óvulos Vaginais 200 mg

Danazol   200 mg
Base para óvulos qsp   1 óvulo
Mande.....óvulos

Modo de Usar: aplicar 1 óvulo ao deitar.

Indicações: menorragia.

Ref.: Luisi S *et al*. Efficacy of vaginal danazol treatment in women with menorrhagia during fertile age. *Fertility and Sterility*. 2009 Oct; 92(4):1351-1354.

9. Sildenafila Creme ou Gel Vaginal

Citrato de Sildenafila	25 mg
Propilenoglicol	10 %
Creme ou Gel qsp	5 g

Mande em bisnaga com.....g
Fornecer aplicador calibrado (5 g)

10. Sildenafila Óvulos Vaginais

Citrato de Sildenafila	25 mg
Base para óvulos qsp	1 óvulo

Mande.....óvulos

Modo de Usar: aplicar 5 g ou 1 óvulo 4 vezes ao dia, durante 7 dias.

Obs.: é utilizada para melhorar o fluxo arterial uterino e o desenvolvimento do endométrio em pacientes submetidas à fertilização *in vitro*.

Ref.: 1. Sher G, Fisch JD. Vaginal sildenafil (Viagra): a preliminary report of a novel method to improve uterine artery blood flow and endometrial development in patients undergoing IVF. *Hum Reprod.* 2000 Apr; 15(4):806-9. 2. Allen Jr LV (editor). Formulations - Sildenafil 1% Vaginal Cream or Gel, Sildenafil Vaginal Suppositories. *International Journal of Pharmaceutical Compounding.* 2005; 9(2):153-154.

11. Óvulos com Thuya

Tintura de Thuya	0,1 a 0,25 ml
Base para óvulos qsp	1 óvulo

Mande.....óvulos

12. Creme Vaginal com Thuya

Tintura de Thuya	2 a 5 %
Creme Vaginal qsp	60 g

Fornecer aplicador vaginal (5 g)

Modo de Usar: condiloma acuminato - 1 óvulo vaginal ou 1 aplicador cheio à noite.

Obs.: a tintura de Thuya é obtida das folhas e brotos de *Thuya occidentalis* (Cupressaceae) e contém óleos essenciais, monoterpenoides (tuiona, fenchona, limoneno e cânfora), sesquiterpenos e flavonoides (quercetina, campferol), entre outros princípios ativos. Atua sobre proliferações cutaneomucosas do tipo vegetante. Tem propriedade cáustica, anestésica, bactericida e antiviral, que a caracteriza como uma forma de terapia destrutiva. Seus resultados são controversos e são propagados quase que exclusivamente no Brasil.

Ref.: Russomano F *et al*. Tratamento da infecção subclínica pelo papiloma vírus humano (HPV) no colo uterino: consenso e controvérsias. *Jornal Brasileiro de DST*. 1998; 6:27-36.

13. Creme com Aminofilina e Arginina

Aminofilina Anidra	1,8 %
Cloridrato de L-Arginina	3,6 %
Creme Excipiente qsp	20 g

Modo de Usar: aplicar uma pequena quantidade do creme na região clitoriana, massageando para otimizar a absorção, 15 minutos antes da relação sexual.

Obs.: a arginina é um precursor do óxido nítrico, fator de relaxamento da musculatura lisa e que atua promovendo vasodilatação local. A aminofilina atua como antagonista alfa 2 adrenérgico e inibidora da fosfodiesterase, relacionada com a manutenção da ereção do clitóris. Opcionalmente pode ser acrescentado o citrato de sildenafila a 0,25 % nesta formulação.

Ref.: Allen Jr LV (editor). Formulations - Libido Cream. *International Journal of Pharmaceutical Compounding*. 2001 Sep/Oct; 5(5):376.

14. Naproxeno (supositórios)

Naproxeno	250 - 500 mg
Base para Supositórios qsp	1 supositório
Mande.....supositórios	

Modo de Usar: 1 supositório por via retal, 2 a 4 vezes ao dia.

Indicações: dor perineal pós-parto.

Ref.: Wilasrusmee S *et al*. Naproxen suppository for perineal pain after vaginal delivery. *Int J Gynecol Obstet*. 2008 Jul; 102(1):19-22.

12. Antissépticos e Acidificantes Vaginais

concentrações usuais

Ácido Bórico	1 - 3 %
Borato de Sódio	3 %
Sulfato de Oxiquinolina, Sulfato de Hidroxiquinolina	1 - 5 %
Sulfato de Zinco	1 %
Tirotricina	0,025 %

Exemplos de Fórmulas:

1. Antisséptico Líquido

Sulfato de Oxiquinolina	5 %
Tirotricina	0,025 %
Ácido Láctico	4 %
Mentol	0,1 %
Álcool	50 ml
Água Destilada qsp	100 ml

Modo de Usar: diluir 1 colher de sopa em um litro de água morna, para lavagens vaginais, 1 a 2 vezes ao dia.

Indicações: profilaxia de infecções no pré e pós-parto e nas vulvovaginites e suas manifestações.

2. Pó para Solução

Alúmen Amoniacal	4 %
Ácido Salicílico	3 %
Salicilato de Sódio	0,23 %
Salicilato de Metila	0,17 %
Sulfato de Zinco	6 %
Mentol	0,1 %
Essência de Eucalipto	0,4 %
Fenol	0,1 %
Ácido Bórico qsp	100 g

Modo de Usar: dissolver 1 colher de chá em 1 litro de água filtrada ou fervida e usar para lavagens vaginais, 1 a 2 vezes ao dia.

Indicações: para higiene íntima e profilaxia de infecções.

3. Acidificante Vaginal

Sulfato de Oxiquinolina	25 mg
Ácido Acético Glacial	0,921 mg
Ácido Bórico	3 g
Gel Vaginal qsp	100 g

Fornecer aplicador vaginal (5 g)

Modo de Usar: 1 aplicação vaginal pela manhã e à noite.

Indicações: como acidificante do meio vaginal nas vaginites e cervicites inespecíficas, na profilaxia de infecções no pré e pós-parto, ou em intervenções cirúrgicas ginecológicas.

4. Borato de Sódio Creme Vaginal

Borato de Sódio	3 %
Creme Vaginal qsp	100 g

Fornecer aplicador vaginal (5 g)

Modo de Usar: 1 aplicador cheio ao deitar.

Indicações: prevenção de recidivas de candidíase (estabiliza o pH entre 8 e 8,5). O borato de sódio (bórax) tem ação antisséptica suave, similar à do ácido bórico, e levemente adstringente.

5. Óvulos com Ácido Bórico

Ácido Bórico	600 mg
Polietilenoglicol 1.000	65 %
Polietilenoglicol 4.000	35 %
Mande.....óvulos	

Indicações: vaginose bacteriana, vulvovaginite micótica crônica.

Modo de Usar: aplicar 1 óvulo ao deitar durante 14 dias.

Ref.: 1. Allen Jr LV. Allen's Compounded Formulations. 1st ed. Washington: American Pharmaceutical Association, 2003. 2. FEBRASGO - *Manual de Orientação em Trato Genital Inferior e Colposcopia*, 2010.

6. Solução de Sulfato de Zinco a 1 %

Sulfato de Zinco	1 g
Água Destilada qsp	100 ml
Mande em frasco com.....ml	

Indicações: como coadjuvante na profilaxia e tratamento da tricomoníase recorrente.

Modo de Usar: profilaxia - 100 ml da solução, como ducha vaginal, antes da aplicação de metronidazol 500 mg (óvulos vaginais) ao deitar, por 3 noites consecutivas após a menstruação por, pelo menos, 3 meses; tratamento - após a ducha com sulfato de zinco, aplicar um óvulo de metronidazol 500 mg 2 vezes ao dia, juntamente com metronidazol oral, 200 a 400 mg 3 vezes ao dia.

Ref.: Houang E *et al*. Sucessfull treatment of four patients with recalcitrant vaginal trichomoniasis with a combination of zinc sulfate douche and metronidazole therapy. *Sexually Transmited Disease*. 1997; 24(2):116-119.

7. Antisséptico Vaginal com Clorexidina

Digliconato de Clorexidina   0,1 - 0,2 %
Creme Vaginal qsp   60 g
Fornecer aplicador vaginal (5 g)

Modo de Usar: aplicar 1 a 2 vezes ao dia.

8. Sabonete Líquido com PVPI

Iodopovidona   1 %
Sabonete Líquido qsp   100 ml

Modo de Usar: como sabonete antisséptico vaginal 1 a 2 vezes ao dia.

Formulações com *Lactobacillus acidophilus*

1. Sachês

Lactobacillus acidophilus   200 milhões UFC
Excipiente qsp   1 sachê
Mande.....cápsulas

Modo de Usar: dissolver o conteúdo de 1 sachê em 1 litro de água, para lavagens vaginais, 4 vezes ao dia, durante 5 a 7 dias.

2. Cápsulas Vaginais

Lactobacillus acidophilus   5 bilhões UFC
Excipiente qsp   1 cápsula
Mande.....cápsulas

Modo de Usar: aplicação diária intravaginal de 1 cápsula, antes de deitar, durante 7 a 14 dias.

3. Creme Vaginal

Lactobacillus acidophilus   5 bilhões UFC
Creme Vaginal qsp   60 g
Fornecer aplicador vaginal (5 g)

Modo de Usar: aplicação diária intravaginal, antes de deitar, durante 7 a 14 dias.

4. Óvulos Vaginais

Lactobacillus acidophilus   5 bilhões UFC
Excipiente qsp   1 óvulo
Mande.....óvulos

Modo de Usar: aplicação diária intravaginal de 1 óvulo, antes de deitar, durante 7 a 14 dias.

Indicações: acidificante vaginal, coadjuvante no tratamento de vulvovaginites bacterianas, fúngicas e/ou por *Trichomonas*.

Ref.: Metts J *et al*. Lactobacillus acidophilus, strain NAS (H_2O_2 positive), in reduction of recurrent candidal vulvovaginitis. *The Journal of Applied Research*. 2003; 3(4):340-348.

13. Cervicites   concentrações usuais

Ácido Bórico .... 2 %
Alantoína .... 1 %
Sulfato de Neomicina .... 0,5 %
Ureia .... 5 %

Exemplos de Fórmulas:

1. Creme Vaginal

Ácido Bórico   2 %
Ureia   5 %
Alantoína   1 %
Creme Vaginal qsp   50 g
Fornecer aplicador vaginal (5 g)

2. Gel Vaginal

Sulfato de Neomicina   0,5 %
Ureia   5 %
Alantoína   1 %
Gel Vaginal qsp   50 g
Fornecer aplicador vaginal (5 g)

Modo de Usar: 1 aplicação vaginal pela manhã e à noite.

14. Contraceptivo

concentrações usuais

Nonoxinol 9 ....5 % ou 100 - 250 mg/aplicação

Exemplos de Fórmulas:

1. Geleia Espermicida

Nonoxinol 9	5 %
Gel Vaginal qsp	80 g
Fornecer aplicador vaginal (5 g)	

2. Óvulos Espermicidas

Nonoxinol 9	100 mg
Excipiente qsp	1 óvulo gelatinoso
Mande.....óvulos	

Modo de Usar: 1 aplicação ou 1 óvulo profundamente na vagina, pelo menos 15 minutos antes da relação, preferentemente associado ao uso do diafragma.

Obs.: pertence a uma classe de substâncias, nonoxinóis ou macrogol nonilfenil éteres, com ação espermicida.

15. Fissuras dos Mamilos

concentrações usuais

Bálsamo do Peru	1 %
Benzocaína, Anestesina	1 - 2 %
Extrato de Calêndula	2 - 6 %
Lanolina Anidra Purificada	100 %
Nitrato de Prata	0,3 %
Óleo de Amêndoas	2 - 10 %
Óleo de Calêndula	1 - 5 %
Óleo de Gérmen de Trigo	100 %
Óleo de Girassol	1 - 3 %
Óleo de Prímula	2 - 5 %
Óleo de Rosa Mosqueta	2 - 10 %
Óleo de Sementes de Uva	2 - 10 %
Própolis	1 - 4 %
Subnitrato de Bismuto	10 %
Tetracaína, Ametocaína, Neotutocaína **	1 %
Vitamina A	60.000 UI %
Vitamina D	8.000 UI %

** Princípio Ativo controlado pela Portaria 344 lista C-1 (SVS-MS), com receituário de controle especial em duas vias.

Exemplos de Fórmulas:

As formulações para fissuras dos mamilos devem ser aplicadas nos mamilos limpos e secos, após amamentação. Antes de amamentar novamente, lavar os mamilos com água morna recentemente fervida.

1. Lanolina Anidra Purificada

Lanolina Anidra Purificada	100 %
Mande em bisnaga com.....g	

2. Pomada Preta

Nitrato de Prata	0,3 %
Bálsamo do Peru	1 %
Benzocaína	1,5 %
Tetracaína	1 %
Lanolina	10 %
Vaselina Sólida qsp	20 g

3. Creme com Vitaminas A e D

Bálsamo do Peru	1 %
Subnitrato de Bismuto	10 %
Benzocaína	2 %
Vitamina A	60.000 UI %
Vitamina D	8.000 UI %
Creme qsp	30 g

4. Creme com Óleo de Rosa Mosqueta

Óleo de Rosa Mosqueta	10 %
Alantoína	2 %
Benzocaína	1 %
Creme qsp	30 g

5. Creme com Própolis

Própolis	3 %
Extrato de Calêndula	2 %
Alantoína	2 %
Creme qsp	30 g

6. Creme Hidratante para os Mamilos

Alantoína	1 %
Benzocaína Cloridrato	1 %
Vitamina A	60.000 UI %
Vitamina E	2 %
Creme Base qsp	30 g

7. Creme com Corticoide

Hidrocortisona	0,5 %
Bálsamo do Peru	1 %
Irgasan	0,1 %
Lanolina Anidra	15 %
Creme qsp	30 g

8. Creme Hidratante com Camomila

Extrato Glicólico de Camomila	1 %
Alantoína	2 %
Vitamina A	60.000 UI %
Vitamina E	2 %
Creme Base qsp	30 g

9. Creme com Confrey e Própolis

Extrato Glicólico de Confrey	3 %
Própolis	3 %
Benzocaína	1 %
Óleo de Rosa Mosqueta	5 %
Creme qsp	30 g

10. Loção Adstringente

Ácido Benzoico	1,2 %
Tanino	6 %
Glicerina	6 %
Álcool 90 %	25 %
Água de Rosas qsp	60 ml

Modo de Usar: aplicar embebida em gaze ou algodão, após as mamadas. Esta formulação é apropriada para uso concomitante a uma das anteriores.

16. Prevenção de Fissuras dos Mamilos

1. Pérolas com Óleo de Gérmen de Trigo

Óleo de Gérmen de Trigo	250 mg
Mande.....pérolas	

Modo de Usar: aplicar o conteúdo de uma pérola nos mamilos, 1 a 2 vezes ao dia.

2. Óleo de Rosa Mosqueta

Óleo de Rosa Mosqueta	10 ml
Mande em frasco conta-gotas	

Modo de Usar: aplicar à noite algumas gotas nos mamilos, com massagem circular suave até a sua total absorção (2 a 3 minutos).

3. Creme com Rosa Mosqueta

Óleo de Rosa Mosqueta	10 %
Alantoína	1 %
D-Pantenol	1 %
Creme Hidratante qsp	30 g

Modo de Usar: aplicar 2 a 3 vezes ao dia, com massagem suave.

5. Creme com Óleo de Uva

Óleo de Sementes de Uva	10 %
Vitamina E	1 %
Alantoína	0,5 %
Creme qsp	30 g

Modo de Usar: aplicar 2 a 3 vezes ao dia, com massagem suave.

4. Creme com Óleo de Amêndoas

Óleo de Amêndoas	10 %
Vitamina E	1 %
Lanolina Anidra Purificada	10 %
Creme qsp	30 g

Modo de Usar: aplicar 2 a 3 vezes ao dia, com massagem suave.

6. Creme com Óleo de Calêndula e Prímula

Óleo de Calêndula	2 %
Óleo de Prímula	5 %
Alantoína	1 %
Creme qsp	30 g

Modo de Usar: aplicar 2 a 3 vezes ao dia, com massagem suave.

17. Fissuras do Períneo

concentrações usuais

Lidocaína, Lignocaína	2 %
Óxido de Zinco	10 %
Propionato de Testosterona **	1 %
Subgalato de Bismuto	2 %
Vitamina A	50.000 UI %
Vitamina D	5.000 UI %

** Princípio Ativo controlado pela Portaria 344 lista C-5 (SVS-MS), com receituário de controle especial em duas vias.

Exemplos de Fórmulas:

1. Creme com Testosterona e Hidrocortisona

Propionato de Testosterona	1 %
Hidrocortisona	1 %
Vitamina A	50.000 UI %
Vitamina D	5.000 UI %
Creme Hidratante qsp	20 g

2. Pomada com Anestésico e Corticoide

Lidocaína	2 %
Acetato de Hidrocortisona	0,5 %
Subgalato de Bismuto	2 %
Óxido de Zinco	10 %
Pomada qsp	30 g

Modo de Usar: 2 a 3 aplicações ao dia. Com a diminuição dos sintomas, reduzir para uma aplicação ao dia durante 2 a 3 dias.

Indicações: fissuras do períneo, dor e sangramento de hemorroidas internas ou externas, pruridos anais, eczema perianal, proctite branda, pré e pós-operatório em cirurgias anorretais.

18. Prurido Vulvar Essencial

concentrações usuais

Bórax	0,6 %
Fucsina Ácida	0,09 %
Hidrocortisona	1 %
Vitamina A	100.000 UI %

Exemplos de Fórmulas:

1. Creme com Fucsina

Fucsina Ácida	0,09 %
Bórax	0,6 %
Creme Vaginal qsp	50 g
Fornecer aplicador vaginal (5 g)	

Modo de Usar: 1 a 2 vezes ao dia.

Indicações: prurido vulvar, cervicites.

2. Creme com Hidrocortisona

Hidrocortisona	1 %
Vitamina A	100.000 UI %
Vitamina E	0,1 %
Creme qsp	50 g

Modo de Usar: em aplicações locais 2 a 3 vezes ao dia até melhora dos sintomas. Diminuir as aplicações progressivamente.

Indicações: prurido vulvar, vulvite crônica.

19. Vulvovaginites

Formulações com Antibióticos

concentrações usuais

Clindamicina [1]	1 - 2 %
Cloridrato de Tetraciclina	1 - 3 %
Gentamicina [2]	0,1 %
Sulfato de Neomicina	0,5 %

[1] Clindamicina: usada na forma de fosfato de clindamicina, em concentrações equivalentes à base (1,19 g de fosfato de clindamicina é aproximadamente equivalente a 1 g de clindamicina base, FEq=1,19).
[2] Gentamicina: usada na forma de sulfato de gentamicina, em concentrações equivalentes à base (1,67 g de sulfato de gentamicina é aproximadamente equivalente a 1 g de gentamicina base, FEq=1,67).

Exemplos de Fórmulas:

1. Creme Vaginal com Gentamicina

Gentamicina (Sulfato)	0,1 %
Creme Vaginal qsp	50 g
Fornecer aplicador vaginal (5 g)	

Modo de Usar: 1 a 2 aplicações ao dia.

2. Creme Vaginal com Neomicina

Sulfato de Neomicina	0,5 %
Creme Vaginal qsp	50 g
Fornecer aplicador vaginal (5 g)	

Modo de Usar: 1 a 2 aplicações ao dia.

3. Creme Vaginal com Tetraciclina

Cloridrato de Tetraciclina	2,5 %
Creme Vaginal qsp	50 g
Fornecer aplicador vaginal (5 g)	

Modo de Usar: 1 a 2 aplicações ao dia.

4. Óvulos Vaginais com Tetraciclina

Cloridrato de Tetraciclina	100 mg
Excipiente qsp	1 óvulo
Mande.....óvulos	

Modo de Usar: 1 a 2 aplicações ao dia.

5. Creme Vaginal com Clindamicina

Clindamicina (Fosfato)	2 %
Creme Vaginal qsp	50 g
Fornecer aplicador vaginal (5 g)	

Modo de Usar: 1 aplicação ao deitar durante 3 a 7 dias.

6. Óvulos com Clindamicina

Clindamicina (Fosfato)	100 mg
Excipiente qsp	1 óvulo
Mande.....óvulos	

Modo de Usar: aplicar 1 óvulo ao deitar, durante 3 a 7 dias.

Formulações com Antimicóticos

concentrações usuais

Anfotericina B	1,25 - 2,5 %
Clotrimazol	1 - 2 % ou 100 mg/óvulo vaginal
Flucitosina	12,5 %
Nistatina	100.000 UI/5g
Nitrato de Econazol	1 % ou 150 mg/óvulo vaginal
Nitrato de Isoconazol	1 % ou 600 mg/óvulo vaginal
Nitrato de Miconazol	2 % ou 100 mg/óvulo vaginal
Tioconazol	6 % ou 300 mg/óvulo vaginal

Exemplos de Fórmulas:

1. Creme Vaginal com Nistatina

Nistatina	100.000 UI/ 5 g
Creme Vaginal qsp	80 g
Fornecer aplicador vaginal (5 g)	

Modo de Usar: 1 a 2 aplicações diárias durante 7 a 10 dias. As aplicações não deverão ser interrompidas durante o período menstrual, nas afecções recidivantes.

Indicações: candidíase vaginal.

2. Creme Vaginal com Miconazol

Nitrato de Miconazol	2 %
Creme Vaginal qsp	80 g
Fornecer aplicador vaginal (5 g)	

Modo de Usar: 1 aplicação ao deitar, durante 10 a 14 dias. Também pode ser formulado em óvulos com 100 mg.

Indicações: candidíase vaginal.

3. Creme Vaginal com Clotrimazol

Clotrimazol	1 %
Creme Vaginal qsp	50 g
Fornecer aplicador vaginal (5 g)	

Modo de Usar: 1 aplicação ao deitar, durante 7 dias. Também pode ser formulado em óvulos com 100 mg.

Indicações: candidíase vaginal.

4. Óvulos Vaginais com Econazol

Nitrato de Econazol	150 mg
Excipiente qsp	1 óvulo
Mande 3 óvulos	

Modo de Usar: 1 aplicação ao deitar, durante 3 dias, repetindo, se necessário. Também pode ser formulado creme a 1 %.

Indicações: candidíase vaginal.

5. Creme Vaginal com Isoconazol

Nitrato de Isoconazol	1 %
Creme Vaginal qsp	50 g

Fornecer aplicador vaginal (5 g)

Modo de Usar: 1 aplicação ao deitar, durante 7 dias. Também pode ser formulado em óvulos com 300 mg/óvulo para aplicação durante 3 dias ou com 600 mg para aplicação única.

Indicações: candidíase vaginal.

6. Óvulos Vaginais com Tioconazol

Tioconazol	300 mg
Excipiente qsp	1 óvulo

Mande 2 óvulos

Modo de Usar: 1 aplicação ao deitar (aplicação única). Repetir após 1 semana. Também pode ser formulado em creme a 6 % (300 mg/5 g), também em aplicação única.

Indicações: candidíase vaginal.

7. Gel Vaginal com Flucitosina e Anfotericina B

Flucitosina	1 g
Anfotericina B	100 mg
Gel Vaginal qsp	8 g

Mande 14 aplicadores descartáveis com 8 g de gel.

Modo de Usar: vaginite por *Candida* refratária à terapia padrão - 1 aplicação vaginal ao deitar (14 dias).

Ref.: White DJ *et al*. Combined topical flucytosine and amphotericin B for refractory vaginal *Candida glabrata* infections. *Sexually Transmitted Infections*. 2001; 77:212-3.

Formulações com Antiprotozoários

concentrações usuais

Metronidazol [1]	10 %
Tinidazol	3 %

[1] Metronidazol: em formulações para uso tópico é usado na forma da base ou de cloridrato de metronidazol, em concentrações equivalentes à base (242 mg de cloridrato de metronidazol são aproximadamente equivalentes a 200 mg de metronidazol base, FEq=1,21).

Exemplos de Fórmulas:

1. Creme Vaginal com Metronidazol

Metronidazol	10 %
Creme Vaginal qsp	60 g

Fornecer aplicador vaginal (5 g)

Modo de Usar: 1 aplicação ao deitar, durante 10 a 20 dias.

Indicações: tricomoníase vaginal.

2. Óvulos Vaginais com Metronidazol

Metronidazol	500 mg
Excipiente qsp	1 óvulo

Mande.....óvulos

Modo de Usar: 1 aplicação ao deitar, durante 10 a 20 dias.

Indicações: tricomoníase vaginal.

Obs.: pode-se usar 100 a 200 ml de uma solução de sulfato de zinco a 1 %, como ducha vaginal antes da aplicação do metronidazol, para o tratamento da tricomoníase recorrente.

Ref.: Houang E *et al*. Successful treatment of four patients with recalcitrant vaginal trichomoniasis with a combination of zinc sulfate douche and metronidazole therapy. *Sexually Transmitted Disease*. 1997; 24(2):116-119.

Associações de Princípios Ativos

1. Gel Vaginal com Metronidazol e Nistatina

Metronidazol	500 mg
Nistatina	100.000 UI
Cloreto de Benzalcônio	5 mg
Ureia	50 mg
Gel qsp	5 g

Mande em tubo com 60 g
Fornecer aplicador vaginal (5 g)

Modo de Usar: 1 aplicador cheio ao deitar (10 dias). Também pode ser formulado em óvulos, nas mesmas concentrações.

Indicações: vulvovaginites por *Trichomonas*, *Candida* ou ambos.

3. Creme com Anfotericina B e Tetraciclina

Anfotericina B	1,25 %
Cloridrato de Tetraciclina	2,5 %
Creme Vaginal qsp	60 g

Fornecer aplicador vaginal (5 g)

Modo de Usar: 1 aplicador cheio ao deitar, durante 7 a 10 dias.

Indicações: vulvovaginites por *Trichomonas*, *Candida* e/ou bactérias e em infecções vaginais onde não se pode identificar o agente etiológico.

2. Creme com Neomicina, Clotrimazol e Tinidazol

Sulfato de Neomicina	25 mg
Clotrimazol	50 mg
Tinidazol	150 mg
Creme Vaginal qsp	5 g

Mande em tubo com 80 g
Fornecer aplicador vaginal (5 g)

Modo de Usar: 1 aplicador cheio ao deitar durante 12 dias. Também pode ser formulado em óvulos, nas mesmas concentrações.

Indicações: vulvovaginites por *Trichomonas*, *Candida* e/ou bactérias e em infecções onde não se pode identificar o agente etiológico.

4. Creme Vaginal com Tinidazol e Miconazol

Tinidazol	3 %
Nitrato de Miconazol	2 %
Creme Vaginal qsp	80 g

Fornecer aplicador vaginal (5 g)

Modo de Usar: 1 aplicador cheio ao deitar durante 14 dias ou 2 aplicações ao dia, durante 7 dias.

Indicações: vulvovaginites por *Trichomonas*, *Candida* ou ambos.

20. Produtos para Uso em Consultório de Ginecologia

1. Ácido Acético para Colposcopia

Ácido Acético Glacial	2 a 5 %
Água Destilada qsp	100 ml

3. Solução para Eliminar a Coloração do Lugol após o Teste de Schiller

Hipossulfito de Sódio	1 a 2 %
Água Destilada qsp	100 ml

2. Solução de Lugol para Teste de Schiller

Iodo Metaloide	1 a 2 %
Iodeto de Potássio	4 %
Água Destilada qsp	100 ml

4. Solução para Colposcopia e Teste de Collins

Azul de Orto Toluidina	1 a 2 %
Água Destilada qsp	50 ml

5. Solução de Formol para Conservação de Material Biopsiado

Formol	10 %
Água Destilada qsp	100 ml

6. Gel para Ultrassonografia

Carbopol 980	0,5 a 1 %
Água Destilada qsp	200 g

7. Gel Hemostático com Cloreto Férrico

Cloreto Férrico	25 %
Gel de Hidroxietilcelulose 3 % qsp	30 ml

8. Solução Hemostática com Cloreto Férrico

Cloreto Férrico	25 %
Água Destilada qsp	30 ml

9. Solução de Monsel

Subsulfato Férrico	20 %
Água Destilada qsp	100 ml

Indicações: como adstringente e hemostática em procedimentos cirúrgicos menores. A ação hemostática desses produtos é melhor se forem aplicados imediatamente, antes que comece o sangramento, para permitir o contato direto do produto com o tecido, em vez de com o sangue. Agitar antes do uso.

Preparação da solução de Monsel (USP 32): adicionar 55 ml de ácido sulfúrico a 800 ml de água em recipiente adequado, aquecer aproximadamente a 100°C, adicionar 75 ml de ácido nítrico e misturar. Fracionar 1.045 g de sulfato ferroso em 4 porções e adicionar uma por vez ao líquido aquecido, homogeneizando a cada adição até cessar a efervescência. Se após a dissolução do sulfato ferroso a solução apresentar coloração preta, adicionar ácido nítrico, algumas gotas de cada vez, com aquecimento e agitação, até cessar a formação de vapores vermelhos. Ferver a solução até que assuma cor vermelha e esteja livre de nitrato, mantendo o volume em cerca de 1.000 ml, adicionando água conforme necessário. Esfriar e adicionar água suficiente para 1.000 ml de solução. Filtrar, se necessário, até que a solução esteja límpida. A solução de Monsel deve ser armazenada em temperaturas superiores a 22°C, para evitar precipitação por formação de cristais (que podem ser redissolvidos com novo aquecimento).

Ref.: 1. Allen Jr LV. *Allen's Compounded Formulations*. 1st ed. Washington: American Pharmaceutical Association, 2003. 2. Sellors JW, Sankaranarayanan R. Colposcopia e tratamento da neoplasia intra-epitelial cervical. Disponível em http://screening.iarc.fr/colpochap.php?chap=5&lang=4, acesso em 16 de junho de 2020. 3. Solução de Monsel - *USP 32/NF 27* vol. 2, p. 2.359, 2009.

10. Antisséptico (Violeta de Genciana)

Violeta de Genciana	0,5 a 1 %
Água Destilada qsp	30 ml
ou Gel qsp	30 g

11. Antisséptico (Clorexidina)

Digliconato de Clorexidina	0,1 %
Água Destilada qsp	100 ml
ou Creme qsp	30 g

12. Ácido Tricloroacético (ATA)

Ácido Tricloroacético	30 a 90 %
Água Destilada qsp	20 ml

13. 5-Fluoruracila

5-Fluoruracila	1 a 5 %
Creme Lanette qsp	10 g

Modo de Usar: aplicar sobre as lesões, protegendo as áreas adjacentes com uma camada fina de vaselina. Pode ser formulado em gel, em concentrações até 70 %.

Modo de Usar: aplicar nas lesões uma vez ao dia, protegendo as áreas adjacentes com uma camada fina de vaselina.

Indicações: condiloma acuminato e verrugas.

Indicações: condiloma acuminato.

14. Podofilina

Resina de Podofilina	10 a 25 %
Óleo Mineral qsp	20 ml

Modo de Usar: aplicar cuidadosamente com o auxílio de um cotonete, protegendo as áreas ao redor com vaselina sólida. Deixar por 4 a 6 horas e lavar com água e sabão.

Indicações: condiloma acuminato.

Obs.: a podofilina é extraída dos rizomas de *Podophyllum peltatum* (Berberidaceae) e contém podofilotoxina e peltatinas. Tem ação antimitótica e cáustica. Por serem altamente irritantes e lesivas para a pele, as formulações com podofilina devem ser aplicadas pelo médico, em consultório, protegendo a pele em torno da lesão com vaselina sólida. A necessidade de novas aplicações dependerá da intensidade da reação local e da regressão das lesões. Tem ação teratogênica e o seu uso está contraindicado na gravidez. O seu uso também tem sido associado a casos de abortamento, partos prematuros e morte fetal. Também pode ser formulada em álcool 70% ou em tintura de benjoim.

15. Hidróxido de Potássio 10 %

Hidróxido de Potássio	10 %
Água Destilada qsp	20 ml

Modo de Usar: alcalinizar 1 gota da secreção vaginal com a solução de hidróxido de potássio. A presença de um odor característico é indicativa de infecção.

Indicações: diagnóstico de infecções por *Gardnerella* e outras bactérias anaeróbias.

16. Sabonete Líquido Antisséptico

Irgasan DP 300	0,1 %
Sabonete Líquido Neutro qsp	100 ml

17. Sabonete Líquido Antisséptico Iodado

Iodo	2 %
Sabonete Líquido Neutro qsp	100 ml

Modo de Usar: lavar a região com a solução diluída a 1:10 ou aplicar com algodão embebido.

Indicações: assepsia vaginal e vulvar para histerometria, biópsia de colo uterino, colocação de DIU, ressecção de condilomas intravaginais.

XII. Princípios Ativos para Uso em Otorrinolaringologia

1. Gotas Auriculares

Princípios Ativos   concentrações usuais

Ácido Acético	1 - 2 %
Ácido Bórico	2 - 3 %
Ácido Salicílico	1 - 5 %
Antipirina, Fenazona	5 %
Benzocaína	5 %
Dioctilsulfossuccinato de Sódio, Docusato Sódico	5 %
Fenol	4 %
Ictiol	0,5 %
Lidocaína, Lignocaína	1 %
Peróxido de Hidrogênio e Ureia, Peróxido de Carbamida, Hiperol	5 - 10 %
Sildenafila [1]	0,2 %
Trietanolamina	5 %

Antibacterianos

Ciprofloxacino [2]	0,2 - 0,3 %
Cloridrato de Tetraciclina	0,5 %
Gentamicina [3]	0,15 - 0,3 %
Rifampicina Sódica	1 %
Sulfato de Neomicina	0,5 %
Sulfato de Polimixina B	10.000 - 15.000 U/ml ou g

Antimicóticos

Cetoconazol	1 - 2 %
Ciclopirox Olamina	1 %
Clotrimazol	1 %
Miconazol	2 %
Nistatina	100.000 UI/ml

Corticoides

Acetonido de Triancinolona	0,1 %
Betametasona Fosfato Sódico [4]	0,1 %
Betametasona [4] (Valerato)	0,01 - 0,1 %
Hidrocortisona Base	0,5 - 1,5 %

[1] Sildenafila: usada na forma de citrato de sildenafila em concentrações equivalentes à base (70 mg de citrato de sildenafila são aproximadamente equivalentes a 50 mg de sildenafila base, FEq=1,4).
[2] Ciprofloxacino: usado na forma de cloridrato, em concentrações equivalentes à base (349,3 mg de cloridrato de ciprofloxacino são aproximadamente equivalentes a 300 mg de ciprofloxacino base, FEq=1,16).
[3] Gentamicina: usada na forma de sulfato, em concentrações equivalentes à base (1,67 g de sulfato de gentamicina é aproximadamente equivalente a 1 g de gentamicina base, FEq=1,67).
[4] Betametasona: usada na forma de fosfato sódico em concentrações equivalentes a base (FEq=1,31) ou como valerato em concentrações equivalentes à base (FEq=1,21).

Exemplos de Fórmulas:

1. Emoliente do Cerúmen

Trietanolamina	5 %
Carbonato de Cálcio	10 %
Glicerina	10 ml
Água Destilada	10 ml

Modo de Usar: instilar 5 gotas no conduto auditivo, 2 vezes ao dia.

3. Dioctilsulfossuccinato de Sódio

Docusato Sódico	5 %
Glicerina	10 %
Água Destilada	10 ml

Modo de Usar: instilar 5 gotas no conduto auditivo, 2 vezes ao dia.

Indicações: emoliente do cerúmen.

Obs.: tem ação emulsionante da cera, facilitando a sua remoção.

5. Descamação Epidérmica do Conduto Auditivo

Ácido Salicílico	5 %
Álcool Etílico	10 ml
Glicerina	10 ml

Modo de Usar: instilar 3 gotas no conduto auditivo, 3 vezes ao dia.

Obs.: nessa concentração, o ácido salicílico tem ação queratolítica.

7. Gotas com Ácido Bórico 2 a 3 %

Ácido Bórico	2 - 3 %
Álcool Isopropílico qsp	10 ml

Modo de Usar: instilar 1 a 2 gotas no ouvido externo, 2 a 3 vezes ao dia.

Indicações: otite externa, prevenção de otite externa em nadadores,

2. Emoliente do Cerúmen

Carbonato de Potássio	30 mg
Glicerina	5 g
Água Destilada	5 g

Modo de Usar: instilar 3 gotas no conduto auditivo, 3 vezes ao dia.

4. Peróxido de Carbamida

Hiperol	5 a 10 %
Glicerina Anidra qsp	10 ml

Modo de Usar: instilar 5 gotas em cada ouvido 3 a 4 vezes ao dia, se necessário por até 4 dias.

Indicações: emoliente do cerúmen, adjuvante no tratamento das otites média e externa.

Obs.: o hiperol sofre ação da catalase no conduto auditivo e libera oxigênio, que auxilia no debridamento do cerúmen e a sua remoção.

6. Gotas com Ácido Acético para Prevenção de Otite Externa em Nadadores

Ácido Acético Glacial	1 a 2 %
Álcool Isopropílico 85%	30 ml

Modo de Usar: instilar 5 gotas nos condutos auditivos, após a natação.

Ref.: Pray WS. Swimmer's Ear: An Ear Canal Infection. *US Pharmacist*. 2001; 26(8):1-8.

8. Solução Saturada de Ácido Bórico*

Ácido Bórico	5,55 %
Álcool Etílico 96ºGL	10 ml

* 1 g de ácido bórico / 18 ml de álcool.

Modo de Usar: instilar 1 gota no ouvido externo, 2 a 3 vezes ao dia.

Indicações: otite externa, assepsia do conduto auditivo.

Obs.: o ácido bórico tem ação adstringente, bacteriostática e fungistática. Essas formulações não devem ser utilizadas em crianças com menos de 3 anos, ou quando existam feridas abertas na pele do conduto auditivo, ou ainda quando houver perfuração da membrana timpânica.

Ref.: 1. Memento Terapêutico da Farmácia Universitária da UFRJ 2ª Ed. 2016. 2. Lachén EA, García AS, González FR. Formulario Acofarma de Otorrinolaringología, 1ª Ed. 2014.

9. Antiotálgico

Antipirina	5 %
Benzocaína	5 %
Glicerina qsp	20 ml

Modo de Usar: preencher o canal auricular e fechar com algodão, 1 a 3 vezes ao dia.

10. Gotas com Fenol para Otite Externa

Fenol	4 %
Lidocaína	1 %
Glicerina qsp	10 ml

Modo de Usar: instilar 1 a 2 gotas no conduto auditivo, 2 a 3 vezes ao dia.

11. Gotas Auriculares com Sildenafila 0,2 %

Sildenafila	50 mg
Ácido Acético	0,5 ml
Propilenoglicol	12,5 ml
Óleo de Oliva qsp	25 ml

Modo de Usar: instilar 3 a 4 gotas no conduto auditivo, 2 a 3 vezes ao dia.

Indicações: doença de Mèniere, vertigem e alguns tipos de deficiência auditiva relacionada à diminuição do fluxo sanguíneo. Sildenafila é um doador de óxido nítrico, que produz relaxamento da musculatura lisa resultando em vasodilatação.

Ref.: Holland RT, Quisling R. Sildenafil 0.2 % Otic Drops. *International Journal of Pharmaceutical Compounding*. 2000 May/Jun; 4(3):175.

Corticoides

1. Betametasona gotas auriculares

Betametasona (como fosfato sódico)	0,1 %
Propilenoglicol qsp	10 ml

2. Hidrocortisona gotas auriculares

Hidrocortisona	0,5 %
Propilenoglicol qsp	10 ml

Modo de Usar: instilar 2 a 3 gotas no conduto auditivo a cada 2 a 3 horas. Reduzir a frequência das aplicações a medida que os sintomas forem reduzidos.

Indicações: inflamação eczematosa em otite externa (deve-se evitar o uso prolongado).

3. Hidrocortisona e Ictiol

Hidrocortisona	1 %
Ictiol	0,5 %
Propilenoglicol qsp	10 ml

4. Triancinolona e Lidocaína

Acetonido de Triancinolona	0,1 %
Lidocaína	1 %
Propilenoglicol qsp	10 ml

Modo de Usar: instilar 2 a 3 gotas no conduto auditivo 3 a 4 vezes ao dia. Reduzir a frequência das aplicações a medida que os sintomas forem reduzidos.

Indicações: inflamação eczematosa em otite externa (deve-se evitar o uso prolongado).

Ref.: Lachén EA, García AS, González FR. Formulario Acofarma de Otorrinolaringología. 1ª Ed. 2014.

Antibacterianos

1. Ciprofloxacino

Ciprofloxacino	0,3 %
Aerosil	0,5 %
Propilenoglicol qsp	10 ml

Modo de Usar: instilar 2 a 3 gotas no conduto auditivo 3 a 4 vezes ao dia.

Indicações: otite externa.

2. Gentamicina

Gentamicina (como sulfato)	0,3 %
Água Purificada	2 ml
Propilenoglicol qsp	10 ml

Modo de Usar: instilar 2 a 3 gotas no conduto auditivo 3 a 4 vezes ao dia.

Indicações: otite externa.

Antibacterianos Assoc.

1. Gentamicina e Betametasona

Gentamicina (como sulfato)	0,3 %
Betametasona (como fosfato sódico)	0,1 %
Água Purificada	2 ml
Propilenoglicol qsp	10 ml

Modo de Usar: instilar 2 a 3 gotas no conduto auditivo 3 a 4 vezes ao dia.

Indicações: otite externa.

2. Tetraciclina e Hidrocortisona

Cloridrato de Tetraciclina	0,5 %
Hidrocortisona	1,5 %
Estearato de Magnésio	2,5 %
Óleo Mineral qsp	10 ml

Modo de Usar: instilar 2 a 3 gotas no conduto auditivo 3 a 4 vezes ao dia.

Indicações: otite externa.

3. Ciprofloxacino e Hidrocortisona

Ciprofloxacino	0,3 %
Hidrocortisona	1 %
Lidocaína	1 %
Glicerina qsp	10 ml

Modo de Usar: instilar 2 a 3 gotas no conduto auditivo 3 a 4 vezes ao dia.

Indicações: otite externa.

4. Rifampicina e Hidrocortisona

Rifampicina Sódica	1 %
Hidrocortisona	1 %
Lidocaína	1 %
Glicerina qsp	10 ml

Modo de Usar: instilar 2 a 3 gotas no conduto auditivo 3 a 4 vezes ao dia.

Indicações: otite externa.

5. Gentamicina, Polimixina B, Neomicina e Hidrocortisona

Gentamicina (como sulfato)	0,15 %	Polissorbato 80	0,25 %
Sulfato de Polimixina B	15.000 U/ml	Bissulfito de Sódio	0,1 %
Sulfato de Neomicina	0,5 %	Água Purificada	30 %
Hidrocortisona	1 %	Glicerina qsp	10 ml
Propilenoglicol	50 %		

Modo de Usar: instilar 2 a 3 gotas no conduto auditivo 3 a 4 vezes ao dia.

Indicações: otite externa.

Ref.: Allen Jr LV (editor). Formulations - Gentamicin, Polymyxin, Neomycin, and Hydrocortisone Otic Drops. *International Journal of Pharmaceutical Compounding*. 2001 Mar/Abr; 5(2):130.

Antimicóticos (otite externa micótica)

1. Clotrimazol gotas auriculares

Clotrimazol	1 %
Polietilenoglicol 400 qsp	10 ml

2. Miconazol gotas auriculares

Miconazol	2 %
Glicerina qsp	10 ml

Modo de Usar: instilar 2 a 3 gotas no conduto auditivo 2 a 3 vezes ao dia, durante 1 a 2 semanas.

Obs.: ocasionalmente podem ocorrer irritação local ou reação de sensibilidade.

3. Cetoconazol creme ou pomada

Cetoconazol	2 %
Creme qsp	10 g
ou Pomada qsp	10 g

4. Cetoconazol gotas auriculares

Cetoconazol	1 a 2 %
DMSO	3 ml
Polietilenoglicol 400 qsp	10 ml

Modo de Usar: creme ou pomada - aplicar pequena quantidade uma vez ao dia, durante 1 a 2 semanas; gotas auriculares - instilar 2 a 3 gotas no conduto auditivo 2 a 3 vezes ao dia, durante 1 a 2 semanas.

Obs.: ocasionalmente podem ocorrer irritação local ou reação de sensibilidade.

Ref.: 1. Munguia R, Daniel SJ. Ototopical antifungals and otomycosis: A review. *International Journal of Pediatric Otorhinolaryngology*. 2008; 72:453-459. 2. Ho T *et al*. Otomycosis: Clinical features and treatment implications. *Otolaryngology - Head and Neck Surgery*. 2006; 135:787-791.

5. Ciclopirox Olamina

Ciclopirox Olamina	1 %
Álcool Absoluto	qs
Propilenoglicol qsp	10 ml

Modo de Usar: instilar 2 gotas no conduto auditivo 2 vezes ao dia, durante 2 semanas.

Ref.: 1. Del Palacio A *et al*. Randomized prospective comparative study: short-term treatment with ciclopiroxolamine (cream and solution) versus boric acid in the treatment of otomycosis. *Mycoses*. 2002 Oct;45(8):317-28. 2. Bassiouny A *et al*. Broad spectrum antifungal agents in otomycosis. *J Laryngol Otol*. 1986 Aug;100(8):867-73.

Antimicóticos Assoc.

1. Clotrimazol e Betametasona gotas

Clotrimazol	1 %
Betametasona (Valerato)	0,01 %
Óleo de Calêndula qsp	10 ml

2. Nistatina e Hidrocortisona

Nistatina	100.000 UI/ml
Hidrocortisona	1 %
Glicerina qsp	10 ml

Modo de Usar: instilar 2 a 3 gotas no conduto auditivo 3 a 4 vezes ao dia, durante 1 a 2 semanas.

Indicações: otite externa micótica.

3. Clotrimazol, Gentamicina, Hidrocortisona e Ictiol

Clotrimazol	1 %
Gentamicina (como sulfato)	0,1 %
Hidrocortisona	1 %
Ictiol	0,5 %
Loção de Calamina qsp	10 ml

4. Cetoconazol, Ciprofloxacino, Hidrocortisona e Lidocaína

Cetoconazol	2 %
Ciprofloxacino	0,2 %
Hidrocortisona	1 %
Lidocaína	1 %
Gotas Auriculares qsp	10 ml

Modo de Usar: instilar 2 a 3 gotas no conduto auditivo 3 a 4 vezes ao dia, durante 1 a 2 semanas.

Indicações: otite externa bacteriana e micótica.

Obs.[1]: além da ação antimicótica, antibacteriana e anti-inflamatória, tem ação adstringente, antipruriginosa e antieczematosa (ictiol, calamina).

Obs.[2]: sugestão de gotas auriculares (Acofarma) - ácido acético 2%, propilenoglicol 8%, água purificada 40%, álcool etílico 96° GL 40%.

Ref.: Lachén EA, García AS, González FR. Formulario Acofarma de Otorrinolaringología. 1ª Ed. 2014.

2. Afecções Orofaríngeas

Princípios Ativos

concentrações usuais

Acetonido de Triancinolona	0,1 - 0,5 %
Ácido Benzoico	0,8 %
Bicarbonato de Sódio	3 %
Bicromato de Potássio	5 %
Borato de Sódio	6 %
Clonazepam	1 mg
Cloreto de Cetilpiridínio	0,05 %
Digliconato de Clorexidina	0,1 - 0,2 %
Eucaliptol	0,05 %
Iodeto de Potássio	5 %
Iodo	2,5 %
Iodofórmio	1 %
Lidocaína, Lignocaína	1 - 2 %
Mentol	0,01 - 0,5 %
Mesalazina, Ácido 5-Aminosalicílico, 5-ASA	5 %
Miconazol	2 %
Nistatina	100.000 UI/ml
Nitrato de Prata	2 %
Salicilato de Metila	0,05 %
Solução de Fucsina a 1 %	1 %
Sucralfato	5 - 10 %
Tanino	3 %
Timol	0,1 - 0,25 %
Violeta de Genciana	1 - 2 %

Exemplos de Fórmulas:

Formulações para aftas

1. Gel Orabase para Aftas

Acetonido de Triancinolona	0,1 a 0,5 %
Lidocaína	1 %
Gel Orabase qsp	10 g

Modo de Usar: aplicar nas lesões 2 a 3 vezes ao dia.

2. Gel Orabase para Aftas

Acetonido de Triancinolona	0,1 %
Lidocaína	2 %
Iodofórmio	1 %
Timol	0,1 %
Gel Orabase qsp	10 g

Modo de Usar: aplicar nas lesões 2 vezes ao dia.

3. Solução com Sucralfato

Sucralfato	5 %
Lidocaína	1 %
Água Purificada qsp	10 ml

Modo de Usar: tocar com um cotonete embebido na solução, 1 vez ao dia.

Indicações: aftas, estomatites, mucosite.

4. Gel Orabase com Sucralfato

Sucralfato	10 %
Lidocaína	1 %
Gel Orabase qsp	10 g

Modo de Usar: aplicar nas lesões 2 a 3 vezes ao dia.

Indicações: aftas, estomatites, mucosite.

5. Antisséptico com Mentol

Mentol	0,5 %
Iodo	2,5 %
Iodeto de Potássio	5 %
Água Destilada	6 ml
Glicerina qsp	40 ml

Modo de Usar: pincelar a mucosa inflamada 2 vezes ao dia.

Indicações: aftas, estomatites, faringites.

6. Antisséptico com Clorexidina

Digliconato de Clorexidina	0,1 %
Água Destilada qsp	100 ml

Modo de Usar: fazer bochechos de 1 minuto, 3 vezes ao dia.

Indicações: aftas e estomatites.

7. Solução com Tanino para Aftas

Borato de Sódio	6 %
Tanino	3 %
Glicerina qsp	10 ml

Modo de Usar: tocar com um cotonete embebido na solução, 2 a 3 vezes ao dia.

8. Solução com Nitrato de Prata para Aftas

Nitrato de Prata	2 %
Azul de Metileno	2 %
Glicerina qsp	10 ml

Modo de Usar: tocar com um cotonete embebido na solução, 2 a 3 vezes ao dia.

9. Solução com Bicromato de Potássio para Aftas

Bicromato de Potássio 5 %
Água Destilada qsp 10 ml

Modo de Usar: tocar com um cotonete embebido na solução, 1 vez ao dia.

Ulcerações Orais e Faríngeas

1. Mesalazina em Orabase

Ácido 5-Aminosalicílico 5 %
Creme Orabase qsp 10 g

Modo de Usar: aplicar pequena quantidade nas úlceras 3 vezes ao dia durante 14 dias.

Indicações: ulcerações orais

2. Mesalazina *spray* oral

Ácido 5-Aminosalicílico 5 %
Veículo qsp 30 ml

Modo de Usar: aplicar 3 vezes ao dia.

Indicações: ulcerações orais e faríngeas.

Ref.: 1. Collier PM *et al*. Topical 5-aminosalicylic acid: a treatment for aphthous ulcers. *Br J Dermatol*. 1992; 126(2):185-8. 2. Otake K *et al*. Successful treatment with topical 5-aminosalicylic acid ointment and spray of refractory oral and pharyngeal ulcerations in a child with Crohn disease. *J Pediatr Gastroenterol Nutr*. 2007 Mar; 44(3):378-81.

3. Suspensão para Úlceras Bucais

Hidrocortisona 55,2 mg
Cloridrato de Lidocaína 2,4 g
Eritromicina (estolato ou estearato) 1,5 g
Cloridrato de Difenidramina 150 mg
Nistatina 2.000.000 UI
Flavorizante qs
Xarope Simples qsp 120 ml

Modo de Usar: aplicar 1 a 2 ml na mucosa oral e manter em contato por algum tempo e bochechar, 4 vezes ao dia.

Ref.: Paoletti J, Mccord K. Compounding Mouthwashes and Rinses for Oral Ulcerations. *International Journal of Pharmaceutical Compounding*. 1999 Jan/Feb; 3(1):8-10.

Candidíase Oral

1. Solução com Nistatina

Nistatina 100.000 UI/ml
Veículo qsp 30 ml

2. Gel Orabase com Nistatina

Nistatina 100.000 UI/g
Gel Orabase qsp 10 g

Modo de Usar: solução - aplicar 1 a 2 ml na mucosa oral e manter em contato por algum tempo (bochechar), 4 vezes ao dia, após lavagem da cavidade oral com bicarbonato de sódio (1 colher de chá em um copo d'água); gel orabase - aplicar nas lesões após as refeições.

3. Gel com Nistatina e Triancinolona

Acetonido de Triancinolona	0,1 %
Nistatina	100.000 UI/g
Lidocaína	2 %
Gel Orabase qsp	10 g

Modo de Usar: aplicar nas lesões 2 a 3 vezes ao dia, depois das refeições.

Indicações: candidíase oral.

5. Gel Orabase com Miconazol

Miconazol	2 %
Gel Orabase qsp	10 g

Modo de Usar: aplicar nas lesões 3 a 4 vezes ao dia, depois das refeições.

7. Solução com Violeta de Genciana para Candidíase Oral

Violeta de Genciana	1 %
Lidocaína	2 %
Sacarina	0,1 %
Água Destilada qsp	30 ml

Modo de Usar: aplicar com um cotonete na mucosa oral afetada, 1 ou mais vezes ao dia.

4. Enxaguatório com Nistatina e Neomicina

Nistatina	100.000 UI/ml
Neomicina	0,5 %
Lidocaína	2 %
Água Destilada qsp	100 ml

Modo de Usar: como enxaguatório bucal, 3 a 4 vezes ao dia.

Indicações: candidíase oral, estomatites.

6. Gel Orabase com Clotrimazol

Clotrimazol	1 %
Gel Orabase qsp	10 g

Modo de Usar: aplicar nas lesões 3 a 4 vezes ao dia, depois das refeições.

8. Solução com Violeta de Genciana para Candidíase Oral

Violeta de Genciana	2 %
Benzocaína	2 %
Glicerina	4 %
Água Destilada qsp	30 ml

Modo de Usar: aplicar com um cotonete na mucosa oral afetada, 1 ou mais vezes ao dia.

Ref.: Vasquez JA. Mucosal Candidiasis. *Infect Dis Clin North Am*. 2002; 16:793-820.

Colutórios

1. Colutório com Essências

Timol	0,25 %
Essência de Canela	0,5 %
Essência de Hortelã	0,5 %
Essência de Anis	0,5 %
Sacarina	0,25 %
Solução de Fucsina 1 %	1 ml
Álcool qsp	100 ml

Modo de Usar: diluir 1 colher de chá em meio copo d'água, gargarejar e bochechar 2 a 4 vezes ao dia.

2. Colutório com Mentol

Timol	0,15 %
Ácido Benzoico	0,8 %
Salicilato de Metila	0,05 %
Mentol	0,01 %
Eucaliptol	0,05 %
Glicerina	2 %
Álcool	40 ml
Água Destilada qsp	100 ml

Modo de Usar: diluir 1 colher de chá em meio copo d'água, gargarejar e bochechar 2 a 4 vezes ao dia.

3. Colutório com Clorexidina

Digliconato de Clorexidina 20 %	0,5 a 1 ml
Flavorizante de Canela	0,15 ml
Flavorizante de Menta	0,35 ml
Polissorbato 20	1 ml
Aspartame	0,5 g
Água Destilada qsp	100 ml

Modo de Usar: como enxágue bucal 3 vezes ao dia, após as refeições.

Indicações: para prevenir infecções das úlceras bucais e favorecer sua cicatrização.

4. "Água Timolada"

Timol	0,1 %
Glicerina	2 %
Álcool Etílico	2 %
Água Destilada qsp	100 ml

Obs.: para enxague bucal diluir 1:1 com água.

Modo de Usar (sem diluição): tocar com um cotonete embebido 2 a 3 vezes ao dia.

Indicações: como antisséptico da boca e faringe.

Ref. ("água timolada"): Lachén EA, García AS, González FR. Formulario Acofarma de Otorrinolaringología, 1ª Ed. 2014.

Antissépticos Bucais

1. Solução de Cloreto de Cetilpiridínio

Cloreto de Cetilpiridínio	0,05 %
Sacarina	0,05 %
Essência	qs
Corante	qs
Água Destilada qsp	100 ml

Modo de Usar: bochechar com 1 colher medida de 15 ml uma a duas vezes ao dia.

Indicações: antisséptico catiônico para redução do acúmulo de placas bacterianas e prevenção de gengivites.

2. Gel Oral com Clorexidina

Digliconato de Clorexidina 20 %	5 ml
Fluoreto de Sódio	2,2 g
Hidroxietilcelulose	2 g
Aspartame	0,5 g
Flavorizante	qs
Água Destilada qsp	100 ml

Modo de Usar: aplicar três vezes ao dia, após as refeições.

Indicações: para prevenir infecções das úlceras bucais e favorecer sua cicatrização.

Ref.: Barros VMR *et al*. Estudo comparativo da eficiência de três métodos de antissepsia intrabucal na redução do número de estreptococos do sulco gengival. *Rev Odontol Univ São Paulo*. 1998 Jul/Set; 12(3):201-206.

Outras Formulações

1. Água Bicarbonatada 3 %

Bicarbonato de Sódio	3 %
Água Purificada qsp	100 ml

Modo de Usar: bochechar diversas vezes ao dia.

Indicações: mucosite.

2. Água Fenicada 2 %

Fenol Cristalizado	2 %
Água Purificada qsp	100 ml

Modo de Usar: diluir 1 colher de sopa em ½ copo de água morna e bochechar 3 a 4 vezes ao dia.

Indicações: infecções bucais. Tem ação bacteriostática e anestésica.

3. Enxaguatório Bucal com Clonazepam

Clonazepam	20 mg
Vanilina	10 mg
Álcool Etílico	5 ml
Sorbitol solução a 70%	20 ml
Água Purificada qsp	100 ml

Modo de Usar: bochechar com 2,5 a 5 ml da solução (0,5 a 1 mg de clonazepam) 2 a 3 vezes ao dia (não engolir).

4. Pastilhas com Clonazepam

Clonazepam	1 mg
Base para pastilhas* qsp	1 pastilha
Mande.....pastilhas	

* Base com Polietilenoglicol (PEG) 1.500.

Modo de Usar: chupar 1 pastilha e manter a saliva próxima aos locais doloridos na boca, sem engolir, por 3 minutos e depois cuspir, 2 a 3 vezes ao dia.

Indicações: síndrome de ardência bucal (*burning mouth syndrome*), estomatodinia.

Ref.: 1. Allen Jr LV (editor). Formulations - BMS Mouthwash. *International Journal of Pharmaceutical Compounding*. 2005 Jul/Aug; 9(4):310. 2. Paoletti J. Head to-Toe Solutions: A Quick Review of Current Therapies. *International Journal of Pharmaceutical Compounding*. 2004 Sep/Oct; 8(5):345-352. 3. Gremeau-Ricahrd C et al. Topical clonazepam in stomatodynia: a randomized placebo-controlled study. *Pain*. 2004 Mar; 108(1-2):51-7.

5. Enxaguatório Bucal com Capsaicina

Capsaicina	0,002 %
Água Purificada qsp	100 ml

Modo de Usar: diluir 20 gotas em 50 ml de água e bochechar por 1 minuto e 3 vezes ao dia, durante 7 dias.

6. Pastilhas com Capsaicina

Capsaicina	0,2 mg
Base para pastilhas qsp	1 pastilha
Mande.....pastilhas	

Modo de Usar: chupar 1 pastilha e manter a saliva próxima aos locais doloridos na boca, sem engolir, por 3 minutos e depois cuspir, 2 a 3 vezes ao dia.

Indicações: síndrome de ardência bucal (*burning mouth syndrome*), estomatodinia.

Obs.: base com polietilenoglicol (PEG) 1.450, adoçada e flavorizada.

Ref.: 1. Spanemberg JC et al. Burning Mouth Syndrome: Topical Application of 0.002% capsaicin (*Capsicum frutescens* L). *Revista Brasileira de Ciências da Saúde*. 2011 Abr/Jun; 9:28. 2. Allen Jr LV (editor). Formulations - Capsaicin 0,2 mg Troches. *International Journal of Pharmaceutical Compounding*. 2005 Mar/Apr; 9(2):148.

3. Formulações para Halitose

1. Pastilhas com Zinco Quelato

Zinco Elementar (Quelato)	6,8 mg
Excipiente Flavorizado qsp	1 pastilha
Mande.....pastilhas	

Posologia: deixar 1 pastilha derreter na língua 3 vezes ao dia.

2. Enxaguatório Bucal com Zinco

Acetato de Zinco	1 %
Veículo qsp	20 ml

Modo de Usar: bochechar com 1 ml da solução 2 a 3 vezes ao dia.

Obs.: halitose é a produção de odor desagradável na cavidade oral. Na maior parte dos casos é causada pela degradação de substratos orgânicos por bactérias locais, que produzem compostos voláteis contendo enxofre. O tratamento consiste basicamente na remoção dos resíduos orgânicos e na diminuição da quantidade de microrganismos através da higiene bucal, pela escovação. Também são usados produtos antissépticos como os enxaguatórios bucais.

O uso do zinco em enxaguatórios bucais tem sido estudado para o tratamento da halitose, com bons resultados, no sentido de diminuir a produção de compostos voláteis sulfurosos, responsáveis pelo mau hálito. É usado, por exemplo, na forma de acetato de zinco em concentrações em torno de 1%.

Mais recentemente, encontramos trabalhos na literatura com o uso do zinco na forma de gomas de mascar e de pastilhas, com resultados promissores. O estudo de Rösing, feito com uma associação de citrato de zinco e xilitol em gomas de mascar, mostrou que a produção de compostos voláteis sulfurosos é reduzida temporariamente após o uso dessa goma. O estudo de Young experimentou vários compostos de zinco em pastilhas, como acetato, gluconato, citrato e quelado com aminoácidos e obteve bons resultados em todos os casos. Em vários países já são produzidas industrialmente formulações com zinco quelato (Hali-Z®) na forma de tabletes com 6,8 mg de zinco elementar.

Ref.: 1. Erovic Ademovski S *et al*. Comparison of different treatment modalities for oral halitosis. *Acta Odontol Scand*. 2011 Dec 12. 2. Rösing CK *et al*. Effect of chewing gums on the production of volatile sulfur compounds (VSC) in vivo. *Acta Odontol Latinoam*. 2009; 22(1):11-4. 3. Young A *et al*. The oral anti-volatile sulphur compound effects of zinc salts and their stability constants. *Eur J Oral Sci*. 2002 Feb; 110(1):31-4.

4. Formulação Hemostática para Uso Pós-Cirúrgico

1. Subgalato de Bismuto em pó

Subgalato de Bismuto	10 g
Embalar em sachês	

Indicações: hemorragia pós-cirúrgica (tonsilectomia, adenoidectomia).

Modo de Usar: amigdalectomia - aplicar sobre a fossa amigdalina gazes estéreis impregnadas com pasta de subgalato de bismuto e deixar atuar durante 5 minutos; adenoidectomia - este mesmo procedimento se realiza sobre o leito cirúrgico e no lado oposto da adenoidectomia. Após este período de tempo irrigar com soro fisiológico a 0,9%. A pasta é preparada na hora do uso, pela mistura de 10 gramas de subgalato de bismuto com 10 ml de soro fisiológico.

Ref.: Mofina FD *et al*. A eficácia do subgalato de bismuto em tonsilectomias como agente hemostático. *Revista Brasileira de Otorrinolaringologia*. 2000 Mai/Jun; 66(3):194-197.

5. Formulações para Xerostomia

1. Saliva Artificial

Carboximetilcelulose Sódica	1 g	Cloreto de Sódio	8,4 mg
Sorbitol	3 g	Cloreto de Cálcio Anidro	14,6 mg
Cloreto de Potássio	120 mg	Cloreto de Magnésio	5,2 mg
Fosfato de Potássio Monobásico	34,2 mg	Água Destilada qsp	100 ml

Modo de Usar: pingar algumas gotas sempre que necessário.

2. Saliva Artificial (Formulário Nacional)

Cloreto de Potássio	96 mg	Sorbitol a 70%	2,4 g
Cloreto de Sódio	67 mg	Solução Conservante de Parabenos	2 g
Cloreto de Magnésio Hexaidratado	4 mg	Flavorizante de Menta	50 mg
Cloreto de Cálcio Di-hidratado	12 mg	Ácido Cítrico (25 a 50%) qs	pH 6 - 7
Fosfato de Potássio Monobásico	27 mg	Água Purificada qsp	100 ml
Carboximetilcelulose Sódica	0,8 g		

Modo de Usar: pingar algumas gotas sempre que necessário.

3. Solução com Pilocarpina

Cloridrato de Pilocarpina	100 mg	Sorbitol	25 g
Ácido Benzoico	100 mg	Aroma de Menta	qs
Ácido Cítrico	100 mg	Água Purificada qsp	100 ml
Fosfato Dissódico	370 mg		

Posologia: 5 ml 3 a 4 vezes ao dia (5 ml contêm 5 mg de pilocarpina).

Indicações: xerostomia secundária à exocrinopatias autoimunes, terapia com antidepressivos, radioterapia na região da cabeça e pescoço, síndrome de Sjögren.

4. Cápsulas com Pilocarpina

Cloridrato de Pilocarpina	5 mg
Excipiente qsp	1 cápsula
Mande.....cápsulas	

Posologia: 1 cápsula 3 a 4 vezes ao dia.

5. Pastilhas de Pilocarpina

Cloridrato de Pilocarpina	2,5 mg
Excipiente qsp	1 pastilha
Mande.....pastilhas	

Posologia: chupar 1 pastilha 2 a 3 vezes ao dia

Indicações: xerostomia secundária à exocrinopatias autoimunes, terapia com antidepressivos, radioterapia na região da cabeça e pescoço, síndrome de Sjögren.

Ref.: 1. Hamlar DD et al. Determination of the efficacy of topical oral pilocarpine for postirradiation xerostomia in patients with head and neck carcinoma. *Laryngoscope* 1996 Aug; 106(8):972-6. 2. Silvestre FJ et al. Prevention and management of radiotherapy complications in patients with head and neck tumors. *Medicina Oral* 1998; 3:136-47. 3. Nusair S, Rubinow A. The use of oral pilocarpine in xerostomia and Sjögren's syndrome. *Semin Arthritis Rheum.* 1999 Jun; 28(6):360-7. 4. Kuntz R et al. Xerostomia. *International Journal of Pharmaceutical Compounding.* 2000 May/Jun; 4(3):176-177.

6. Pastilhas com Maltose Cristalina Anidra

Maltose Cristalina Anidra	200 mg
Excipiente qsp	1 pastilha
Mande.....pastilhas	

Posologia: chupar 1 pastilha 3 vezes ao dia.

Indicações: xerostomia, síndrome de Sjögren.

Ref.: Fox PC et al. Use of orally administered anhydrous crystalline maltose for relief of dry mouth. *The Journal of Alternative and Complementary Medicine.* 2001; 7(1):33-43.

6. Formulações para Sialorreia

1. Atropina 1% gotas sublinguais

Sulfato de Atropina   10 mg
Veículo qsp   1 ml
Mande em Frasco com 5 ml

Posologia: 1 a 2 gotas sublinguais (0,5 a 1 mg), 2 a 4 vezes ao dia, não excedendo 10 mg diários. Também pode ser formulada em solução a 0,5 % (0,25 mg/gota).

Obs.: não deve ser usada em pacientes com hipertensão ocular e glaucoma.

Ref.: 1. Dias BLS et al. Sialorrhea in children with cerebral palsy. *J Pediatr (Rio J)*. 2016; 92(6):549-558. 2. Norderyd J et al. Sublingual administration of atropine eyedrops in children with excessive drooling - a pilot study. *Int J Paediatr Dent*. 2017; 27(1):22-29. 3. Rapoport A. Sublingual Atropine Drops for the Treatment of Pediatric Sialorrhea. *Journal of Pain and Symptom Management*. 2010, 40(5):783-788.

2. Glicopirrolato cápsulas

Glicopirrolato   1 - 2 mg
Excipiente qsp   1 cápsula
Mande.....cápsulas

3. Glicopirrolato suspensão oral

Glicopirrolato   2 mg
Veículo qsp   5 ml
Mande em frasco com.....ml

Posologia: 1 a 2 mg 3 vezes ao dia, 1 hora antes ou 2 horas após a refeição; crianças 3 a 16 anos - 0,02 mg/kg/dose 3 vezes ao dia (máximo 3 mg).

Obs.: é um anticolinérgico sintético que atua em receptores muscarínicos periféricos. A solução oral foi aprovada pela *Food and Drug Administration* dos EUA para crianças de 3 a 16 anos com distúrbios neurológicos, em 2010.

Ref.: 1. Banfi P et al. A review of options for treating sialorrhea in amyotrophic lateral sclerosis. *Respir Care*. 2015 Mar; 60(3):446-54. 2. Eiland LS. Glycopyrrolate for chronic drooling in children. *Clin Ther*. 2012 Apr; 34(4):735-42. 3. Garnock-Jones KP. Glycopyrrolate oral solution: for chronic, severe drooling in pediatric patients with neurologic conditions. *Paediatr Drugs*. 2012 Aug 1;14(4):263-9.

4. Propantelina (cápsulas)

Brometo de Propantelina   15 - 30 mg
Excipiente qsp   1 cápsula
Mande.....cápsulas

5. Propantelina (xarope)

Brometo de Propantelina   5 mg
Xarope Simples Flavorizado qsp   1 ml
Mande em frasco com.....ml

Posologia: 1 cápsula 3 vezes ao dia antes das refeições (idosos - 7,5 mg 3 vezes ao dia); xarope - iniciar com 5 mg, 1 vez ao dia, aumentando progressivamente até 15 mg 3 vezes ao dia. Também pode ser formulada em gotas sublinguais (1 mg/gota - 10 gotas 3 vezes ao dia) ou em gel transdérmico em sachês com 10 ou 15 mg (aplicar o conteúdo de um sachê na região retroauricular até 4 vezes ao dia).

Indicações: sialorreia. Também é usada no tratamento da síndrome do intestino irritável, úlcera péptica, incontinência urinária e enurese noturna.

Obs.: a propantelina é um fármaco anticolinérgico, com ação predominante nos receptores muscarínicos da acetilcolina. Pode causar aumento da pressão intraocular, taquicardia, retenção urinária e diminuição da contração da vesícula e ductos biliares.

Ref.: Furkin AM, Rodrigues KA. *Disfagias nas Unidades de Terapia Intensiva*. São Paulo: Editora Roca, 2014.

6. Escopolamina Transdérmica

Bromidrato de Escopolamina   0,25 mg
Solução Tampão pH 5   2,5 %
Gel Transdérmico PLO qsp   0,1 ml
Mande.....seringas calibradas "tipo insulina" com 1 ml

Modo de Usar: aplicar 0,1 ml no pulso ou atrás da orelha. Reaplicar, se necessário, 6 horas após aplicação inicial.

Indicações: sialorreia, náuseas decorrentes de viagens.

Obs.: o gel transdérmico PLO tem propriedade gelificante termorreversa e se liquefaz quando resfriado em geladeira (guardar em temperatura ambiente). A solução tampão pH 5 é obtida misturando uma solução 0,1 M de ácido cítrico com uma solução 0,2 M de fosfato dissódico na proporção de 1:1.

Ref.: Allen Jr LV (editor). Formulations - Scopolamine Hydrobromide 0.25 mg/0.1 mL Topical Gel. *International Journal of Pharmaceutical Compounding*. 1997 Jan/Feb; 1(1):38.

7. Gotas Nasais

Princípios Ativos

concentrações usuais

- Acetonido de Triancinolona .... 0,025 %
- Argirol .... 3 - 5 %
- Cloreto de Benzalcônio .... 0,01 %
- Cloreto de Sódio .... 0,9 - 3%
- Cloridrato de Efedrina .... 0,5 %
- Cloridrato de Fenilefrina .... 0,5 %
- Cloridrato de Nafazolina .... 0,025 - 0,1 %
- Cloridrato de Oximetazolina .... 0,025 - 0,05 %
- Cromoglicato Dissódico .... 2 - 4 %
- D-Pantenol .... 5 %
- Dexametasona Fosfato .... 0,05 %
- Furosemida .... 0,1 %
- Gluconato de Zinco .... 0,25 %
- Sulfato de Condroitina .... 3 %
- Sulfato de Neomicina .... 0,5 %

Exemplos de Fórmulas:

1. Soro Fisiológico

Cloreto de Sódio	0,9 %
Água Purificada qsp	30 ml

Mande em frasco conta-gotas ou *spray*

Modo de Usar: instilar 2 a 3 gotas ou 2 a 3 jatos em cada narina, várias vezes ao dia quando necessário.

Indicações: fluidificante e umidificante para higiene nasal.

2. Cloreto de Sódio Hipertônico

Cloreto de Sódio	3 %
Água Purificada qsp	30 ml

Mande em frasco *spray*

Modo de Usar: adultos - 1 ou 2 jatos em cada narina, várias vezes ao dia quando necessário; crianças - 1 ou 2 jatos 3 vezes ao dia.

Indicações: descongestionante, fluidificante e umidificante para manifestações nasais de gripes, resfriados, rinites e sinusites.

3. Descongestionante Nasal

Cloridrato de Nafazolina	0,05 %
D-Pantenol	0,5 %
Veículo Isotonizado qsp	20 ml

Modo de Usar: instilar 2 gotas em cada narina, 3 vezes ao dia.

4. Descongestionante Nasal

Cloridrato de Oximetazolina	0,025 a 0,05 %
D-Pantenol	0,5 %
Veículo Isotonizado qsp	20 ml

Modo de Usar: instilar 2 gotas em cada narina, 2 vezes ao dia.

5. Antisséptico para Mucosas (Fossas Nasais)

Solução Aquosa de Argirol a 4 %	20 ml

Modo de Usar: instilar 1 a 2 gotas nas fossas nasais, 4 vezes ao dia. Em lactentes, instilar 1 gota antes das mamadas.

6. Descongestionante e Antisséptico Nasal

Argirol	5 %
Cloridrato de Efedrina	0,5 %
Água Destilada qsp	20 ml

Modo de Usar: instilar 1 a 2 gotas em cada narina, 3 vezes ao dia.

7. Cromoglicato Dissódico

Cromoglicato Dissódico	2 a 4 %
Veículo Isotonizado qsp	20 ml

Modo de Usar: instilar 1 a 2 gotas em cada narina, 4 a 6 vezes ao dia.

Indicações: rinite alérgica.

8. Cromoglicato e Dexametasona

Cromoglicato Dissódico	2 a 4 %
Dexametasona	0,05 %
Veículo Isotonizado qsp	20 ml

Modo de Usar: instilar 1 gota em cada narina, 4 vezes ao dia.

Indicações: rinite alérgica.

9. Corticoide Nasal Assoc.

Dexametasona	0,05 %
Sulfato de Neomicina	0,5 %
Cloridrato de Fenilefrina	0,5 %
Veículo Isotonizado qsp	20 ml

10. Corticoide Nasal Assoc.

Acetonido de Triancinolona	0,025 %
Cloridrato de Nafazolina	0,05 %
Hidroxipropilmetilcelulose	0,5 %
Veículo Isotonizado qsp	20 ml

Modo de Usar: instilar 1 gota em cada narina, 3 a 4 vezes ao dia, diminuindo gradativamente a frequência das aplicações, com o alívio dos sintomas.

11. *Spray* Nasal com Gluconato de Zinco 2,5 mg/ml

Gluconato de Zinco	2,5 mg	Hidroxipropilmetilcelulose	2,5 mg
Cloreto de Sódio	5,4 mg	Água Destilada qsp	1 ml
Propilenoglicol	0,2 ml	Mande em frasco com.....ml	
Cloreto de Cetilpiridínio	2,5 mg		

Modo de Usar: resfriado comum - aplicar 1 jato de *spray* em cada narina, 4 vezes ao dia.

Ref.: Mossad SB. Effect of zincum gluconicum nasal gel on the duration and symptom severity of the common cold in otherwise healthy adults. *Q J Méd*. 2003 Jan; 96(1):35-43.

12. *Spray* Nasal com D-Pantenol 5 %

D-Pantenol	5 %
Soro Fisiológico qsp	20 ml

Modo de Usar: rinite sicca - aplicar 2 instilações em cada narina 3 vezes ao dia.

Obs.: estimula a cicatrização da mucosa nasal e alivia os sintomas da rinite sicca, por sua ação emoliente.

Ref.: Kehrl W, Sonnemann U. Dexpanthenol nasal spray as an effective therapeutic principle for treatment of rhinitis sicca anterior. *Laryngorhinootologie*. 1998 Sep; 77(9):506-512.

13. Furosemida *Spray* Nasal ou Gotas Nasais

Furosemida	0,1 %
Veículo Tamponado e Isotônico qsp	20 ml

Dispensar em frasco gotejador (0,1 ml contém 100 mcg de furosemida) ou *spray* calibrado para dose de 50 mcg de furosemida.

Modo de Usar: instilar 2 gotas ou 2 jatos calibrados em cada narina, uma vez ao dia.

Indicações: prevenção e tratamento das recidivas de sinusite crônica hiperplástica com polipose nasal.

Ref.: Passali D *et al*. Treatment of recurrent chronic hyperplastic sinusitis with nasal polyposis. *Arch Otolaryngol Head Neck Surg*. 2003 Jun; 129(6):656-9.

14. Sulfato de Condroitina *Spray* Nasal ou Gotas Nasais para Diminuição do Ronco

Sulfato de Condroitina	3 %
Tampão Fosfato Isotonizado qsp	30 ml

Mande em frasco gotejador ou *spray*.

Modo de Usar: instilar 6 gotas ou 2 a 3 jatos em cada narina antes de dormir. Apertar levemente as narinas durante 1 minuto para aumentar o contato com a mucosa nasal.

Obs.: 6 gotas contêm aproximadamente 8 mg de sulfato de condroitina.

Ref.: Lenclud C *et al*. Effects of chondroitin sulfate on snoring characteristics: a pilot study. *Curr Ther Res* 1998; 59:234-43.

8. Irrigação Nasal

Princípios Ativos   concentrações usuais

    Anfotericina B .... 0,01 %
    Budesonida .... 1 %

1. Anfotericina B 100 mcg/ml Irrigação Nasal/*Spray*

Anfotericina B envelope com   10 mg
Água Purificada Preservada frasco com 100 ml
Mande..... envelopes e frascos

Modo de Usar: dissolver a anfotericina B na solução nasal (no momento do uso) e aplicar 10 a 20 ml em cada narina duas vezes ao dia, com o auxílio de uma pera de borracha ou uma seringa, durante 3 meses.

Indicações: rinossinusite crônica.

Obs.: após a dissolução o prazo de validade é de 10 dias em geladeira.

Ref.: 1. Ponikau JU *et al*. Intranasal antifungal treatment in 51 patients with chronic rhinosinusitis. *Journal of Allergy and Clinical Immunology*. 2002 Dec; 110(6):862-6. 2 Allen Jr LV. Basics of Compounding for Fungal Sinusitis. *International Journal of Pharmaceutical Compounding*. 2004 Jul/Aug; 8(4):389-201.

2. Budesonida 1% Irrigação Nasal/*Spray*

Budesonida   200 mg
Glicerina qsp   20 ml

Modo de Usar: diluir uma gota da solução glicerinada de budesonida a 1% em 250 ml de solução fisiológica e irrigar as narinas utilizando seringas de 20 ml e aplicando a solução em jatos, durante 3 meses. Não há recomendação prévia quanto à frequência de irrigações, mas o paciente deverá aplicar o volume de 250 ml em cada dia.

Obs.: 1 gota da solução glicerinada corresponde aproximadamente a 500 mcg de budesonida.

Ref.: Kosugi EM *et al*. Topical therapy with high-volume budesonide nasal irrigations in dificult-to-treat chronic rhinosinusitis. *Braz J Otorhinolaryngol*. 2016; 82(2):191-197.

9. Inalantes

Princípios Ativos   concentrações usuais

    Cloridrato de Efedrina .... 0,4 %
    Essência de Niaouli, Gomenol.. 3 %
    Éter Gliceril Guaiacólico, Guaiafenesina .... 1 %
    Eucaliptol.. 2 - 8 %
    Mentol .... 1 %
    Tintura de Bálsamo de Tolu .... 15 %
    Tintura de Benjoim... 15 %

Exemplos de Fórmulas:

1. Inalante com Efedrina

Cloridrato de Efedrina	0,4 %
Eucaliptol	8 %
Essência de Niaouli	3 %
Tintura de Benjoim	15 %
Tintura de Bálsamo de Tolu	15 %
Alcoolato de Alfazema qsp	60 ml

Modo de Usar: fazer inalação com uma colher de chá em uma xícara de água fervente, 2 a 3 vezes ao dia.

2. Inalante com Mentol

Mentol	1 %
Eucaliptol	8 %
Tintura de Benjoim	15 %
Álcool 90 %	15 %
Água de Louro Cereja qsp	60 ml

Modo de Usar: fazer inalação com uma colher de chá em uma xícara de água fervente, 2 a 3 vezes ao dia.

3. Inalante de Kauffmann

Mentol	8 g
Eucaliptol	5 ml
Terpinol	4 ml
Essência de Terebentina	2 ml

Modo de Usar: fazer inalação com 5 a 10 gotas em uma xícara de água fervente, 1 ou mais vezes ao dia.

4. Inalante com Benjoim

Tintura de Benjoim	15 ml
Tintura de Eucalipto	15 ml
Mentol	2 g
Essência de Alfazema	2,5 ml
Álcool Etílico qsp	100 ml

Modo de Usar: fazer inalação com 1 colher de chá em uma xícara de água fervente, 1 ou mais vezes ao dia.

5. Inalante com Mentol e Cânfora

Mentol	10 %
Cânfora	4 %
Óleo de Eucalipto	10 %
Timol	1 %
Álcool Etílico qsp	10 ml

Modo de Usar: fazer inalação com 5 a 10 gotas em uma xícara de água fervente, 1 ou mais vezes ao dia.

Ref.: Allen Jr LV. Basics of Compounding for Cough. *International Journal of Pharmaceutical Compounding*. 2004 Nov/Dez; 8(6):462-465.

10. Formulações para Uso Oral

1. Ácido Láctico Xarope a 5 %

Ácido Láctico	5 g
Flavorizante de Framboesa	qs
Xarope Simples qsp	100 ml

Obs.: 5 g de ácido láctico correspondem a 5,7 ml de ácido láctico 88%.

Modo de Usar: amidalites recorrentes - 1 medida com 5 ml 2 vezes ao dia durante 30 dias. Interromper o tratamento por 1 mês e repetir mais duas vezes, sempre com intervalos de 1 mês entre cada ciclo.

Ref.: Peixoto MV, Liquornik PA. Efeito da preparação de ácido láctico na prevenção da recidiva de episódios agudos em crianças com amidalite de repetição. Anais do XXXI Congresso Brasileiro de Pediatria, Fortaleza. 2000; 1:309.

2. Solução Iodotânica de Glicerofosfato de Sódio (FYAT®)

Glicerofosfato de Sódio	0,8 g
Iodo Ressublimado	1,25 g
Tanino	2,5 g
Veículo qsp	20 ml

3. Solução Iodotânica Iodetada de Glicerofosfato de Sódio (FYAT®-K)

Glicerofosfato de Sódio	2,8 g
Iodo Ressublimado	1 g
Iodeto de Potássio	4 g
Ácido Tânico	2 g
Veículo qsp	20 ml

Posologia: 1 gota por ano de idade duas vezes ao dia, às refeições.

Indicações: rinites, amigdalites, redução de amígdalas e adenoides.

Obs.: a ausência de iodo livre deve ser confirmada por meio do teste de amido. A solução iodo-tânica deverá ser preparada, de preferência, com antecedência de 24 a 48 horas, para se formar o complexo iodo-tânico.

Ref.: *Formulário Nacional da Farmacopeia Brasileira*. 2ª Edição, Anvisa, 2012.

4. Xarope com Xilitol 40%

Xilitol	2 g
Sorbato de Potássio	6 mg
Flavorizante	qs
Água destilada qsp	5 ml
Mande em frasco com.....ml	

Posologia: 1 medida com 5 ml 4 a 5 vezes ao dia.

5. Pastilhas com Xilitol

Xilitol	1 g
Flavorizante	qs
Base para Pastilhas qsp	1 pastilha
Mande.....pastilhas	

Posologia: chupar 1 pastilha 4 a 5 vezes ao dia.

Indicações: prevenção da otite média em crianças.

Ref.: 1. Uhari M *et al*. A novel use of xylitol sugar in preventing acute otitis media. *Pediatrics*. 1998 Oct; 102(4):879-884. 2. Glasnapp A, Tribble PA. Xylitol in the prevention of otitis media. *International Journal of Pharmaceutical Compounding*. 2000; 4(3):171-175.

6. Ácido Lipoico (Ácido Tióctico)

Ácido Lipoico	200 mg
Excipiente qsp	1 cápsula
Mande.....cápsulas	

Posologia: 1 cápsula 3 vezes ao dia.

Indicações: síndrome de ardência bucal (*burning mouth syndrome*).

Ref.: Femiano F, Scully C. Burning mouth syndrome (BMS): double blind controlled study of alpha-lipoic acid (thioctic acid) therapy. *J Oral Pathol Med*. 2002 May; 31(5):267-9.

7. Cápsulas com Vitaminas C e E

Vitamina C	400 mg
Vitamina E	200 mg
Excipiente qsp	1 cápsula
Mande.....cápsulas	

Posologia: 1 cápsula 3 vezes ao dia.

8. Sachê Monodose com Vitaminas C e E

Vitamina C	1.200 mg
Vitamina E	600 mg
Excipiente qsp	1 sachê
Mande.....sachês	

Posologia: 1 sachê dissolvido em leite ou suco de frutas pela manhã.

Indicações: perda auditiva neurossensorial súbita idiopática.

Ref.: Hatano M *et al*. Vitamin E and vitamin C in the treatment of idiopathic sudden sensorineural hearing loss. *Acta Oto-Laryngologica*. 2008; 128(2):116-121.

9. Cápsulas com Sulfato de Zinco

Sulfato de Zinco	80 mg
Ácido Pangâmico	100 mg
Piridoxina	300 mg
Excipiente qsp	1 cápsula
Mande.....cápsulas	

Posologia: zumbido - 1 cápsula ao dia, entre o café da manhã e o almoço.

Obs.: o zinco foi utilizado nesse estudo por sua ação antirradicais livres e ação moduladora em sinapses do sistema auditivo.

Ref.: 1. Person OC *et al*. A relação entre hipozincemia e zumbido. *Rev Bras Otorrinolaringol*. 2004 Mai/Jun; 70(3):361-367. 2. Person OC, Féres MCLC. A fisiologia do zinco no sistema auditivo e suas implicações no zumbido. *Medicina, Ribeirão Preto* 2005; 38(1):74-81.

11. Formulação para Uso Transdérmico

Cetoprofeno e Ciclobenzaprina em Gel PLO

Cetoprofeno	10 %
Cloridrato de Ciclobenzaprina	1 %
Propilenoglicol	3 ml
Gel Transdérmico PLO qsp	1 ml

Mande.....seringas calibradas com 10 ml ou em....sachês monodose ou em frasco dosador calibrado (1 ml) com.....ml.

Modo de Usar: aplicar 1 ml nas regiões afetadas 3 a 4 vezes ao dia.

Indicações: síndrome da junção temporomandibular. Se necessário, pode-se prescrever lidocaína nesta formulação, nas concentrações de 2 a 5 %.

Obs.: PLO - Pluronic® Lecithin Organogel. Guardar em temperatura ambiente. O gel transdérmico PLO tem propriedade gelificante termorreversa e se liquefaz quando resfriado em geladeira.

XIII. Princípios Ativos para Uso em Proctologia

Princípios Ativos

concentrações usuais

Acetato de Clostebol **	0,5 - 1 %
Acetato de Hidrocortisona	0,5 - 1 %
Bálsamo do Peru	1 - 2 %
Benzocaína, Anestesina	1 - 2 %
Capsaicina	0,006 %
Castanha da Índia Extrato Glicólico	5 - 10 %
Cloreto de Betanecol	0,1 %
Cloridrato de Diltiazem	2 %
Cloridrato de Efedrina	0,2 %
Dinitrato de Isossorbida	1 - 2 %
Hamamelis Extrato Glicólico	5 - 10 %
Lidocaína, Lignocaína	2 %
Nifedipino	0,2 - 0,3 %
Óxido de Bismuto	1 - 2 %
Óxido de Zinco	4 - 12 %
Permanganato de Potássio	solução 1/10.000 - 1/40.000
Resorcina	1 %
Sildenafila[1]	10 %
Subgalato de Bismuto	2 %
Subnitrato de Bismuto	10 %
Sucralfato	100 %
Tetracaína, Ametocaína, Neotutocaína **	1 %

[1] Sildenafila: usada na forma de citrato de sildenafila em concentrações equivalentes à base (140 mg de citrato de sildenafila são aproximadamente equivalentes a 100 mg de sildenafila base, FEq=1,4).

** Princípios Ativos controlados pela Portaria 344 lista C-1 (SVS-MS), com receituário de controle especial em duas vias.

1. Formulações para Hemorroidas

Indicações: dor e sangramento de hemorroidas internas ou externas, pruridos anais, eczema perianal, proctite branda, fissuras, pré e pós-operatório em cirurgias anorretais.

Obs.: formulações orais para o tratamento de hemorroidas - ver capítulo X, item 8 (Antivaricosos).

1. Creme com Resorcina

Resorcina	1 %
Bálsamo do Peru	2 %
Óxido de Bismuto	2 %
Óxido de Zinco	12 %
Creme Anorretal qsp	30 g

2. Pomada com Subgalato de Bismuto

Subgalato de Bismuto	2 %
Bálsamo do Peru	2 %
Óxido de Bismuto	1 %
Óxido de Zinco	12 %
Pomada Anorretal qsp	30 g

Modo de Usar: uma aplicação pela manhã e à noite, após evacuação. Continuar até uma semana após o desaparecimento dos sintomas.

3. Creme com Subgalato de Bismuto

Subgalato de Bismuto	2 %
Lidocaína	2 %
Óxido de Zinco	10 %
Propilenoglicol	qs
Creme não Iônico qsp	30 g

4. Pomada com Corticoide e Anestésico

Acetato de Hidrocortisona	0,5 %
Lidocaína	2 %
Subgalato de Bismuto	2 %
Óxido de Zinco	10 %
Pomada Anorretal qsp	30 g

Modo de Usar: 2 a 3 aplicações ao dia. Com a diminuição dos sintomas, uma aplicação ao dia por 2 a 3 dias.

5. Pomada com Efedrina

Benzocaína	0,8 %
Cânfora	2 %
Cloridrato de Efedrina	0,2 %
Óxido de Zinco	4 %
Pomada Anorretal qsp	30 g

Modo de Usar: uma aplicação pela manhã e à noite, após evacuação. Continuar as aplicações até uma semana após o desaparecimento dos sintomas.

6. Pomada com Castanha da Índia e Hamamelis

Ext. Glic. de Castanha da Índia	5 %
Ext. Glic. de Hamamelis	5 %
Lidocaína	2 %
Pomada Anorretal qsp	30 g

Modo de Usar: 2 a 3 aplicações ao dia.

Obs.: essa formulação também é utilizada para profilaxia de hemorroidas.

7. Supositórios com Subgalato de Bismuto

Subgalato de Bismuto	60 mg
Bálsamo do Peru	50 mg
Óxido de Bismuto	30 mg
Óxido de Zinco	300 mg
Base para Supositórios qsp	1 supositório
Mande.....supositórios	

Modo de Usar: 1 supositório pela manhã e à noite, após evacuação. Continuar as aplicações até uma semana após o desaparecimento dos sintomas.

8. Supositórios com Corticoide e Anestésico

Acetato de Hidrocortisona	10 mg
Lidocaína	50 mg
Subgalato de Bismuto	60 mg
Óxido de Zinco	200 mg
Base para Supositórios qsp	1 supositório
Mande.....supositórios	

Modo de Usar: 1 supositório pela manhã e à noite, após evacuação. Com a diminuição dos sintomas, 1 supositório ao dia por 2 a 3 dias.

9. Supositórios com Hamamelis

Ext. Glic. de Hamamelis	50 mg
Base para Supositórios qsp	1 supositório
Mande.....supositórios	

10. Supositórios com Hamamelis e Castanha da Índia

Ext. Glic. de Hamamelis	25 mg
Ext. Glic. de Castanha da Índia	25 mg
Base para Supositórios qsp	1 supositório
Mande.....supositórios	

Modo de Usar: 1 supositório pela manhã e à noite, após evacuação. Continuar as aplicações até uma semana após o desaparecimento dos sintomas. Também são usados para profilaxia das hemorroidas.

11. Permanganato de Potássio

Permanganato de Potássio   100 mg
Mande.....envelopes

Modo de Usar: diluir o conteúdo de um envelope em 4 litros de água quente e usar em banho de assento duas vezes ao dia, com 5 minutos de duração.

Obs.: tem ação antisséptica, adstringente, secante e bactericida. As soluções de permanganato de potássio devem ser preparadas no momento do uso, nas concentrações de 1/10.000 a 1/40.000, dissolvendo o conteúdo de 1 envelope em 1 a 4 litros de água. A embalagem deve conter o sinal da caveira com as tíbias cruzadas (☠) e a indicação "para uso tópico apenas" (deve-se evitar a prescrição de permanganato de potássio na forma de comprimidos).

Os cristais e as soluções concentradas de permanganato de potássio são cáusticos e mesmo as soluções diluídas são irritantes aos tecidos e tingem a pele de marrom. No caso de acidentes por ingestão, os sintomas de envenenamento são náuseas, vômitos de cor marrom, corrosão, edema, desenvolvimento de tonalidade marrom na mucosa bucal, hemorragia gastrointestinal, danos hepático e renal e depressão cardiovascular.

2. Fissuras Anais

Obs.: as formulações com vasodilatadores como isossorbida, nifedipino e diltiazem devem ser usadas com cautela em pacientes com histórico de enxaquecas, pois podem desencadear crises.

1. Creme

Acetato de Hidrocortisona	1 %
Propionato de Testosterona	1 %
Vitamina A	50.000 UI %
Vitamina D	5.000 UI %
Creme Hidratante qsp	20 g

2. Pomada

Acetato de Hidrocortisona	0,5 %
Lidocaína	2 %
Subgalato de Bismuto	2 %
Óxido de Zinco	10 %
Pomada qsp	20 g

Modo de Usar: 2 a 3 aplicações ao dia. Com a diminuição dos sintomas, uma aplicação ao dia por 2 a 3 dias.

3. Creme Cicatrizante com Clostebol

Acetato de Clostebol	0,5 %
Sulfato de Neomicina	0,5 %
Lidocaína	2 %
Óxido de Zinco	10 %
Vitamina A	300.000 UI %
Vitamina D	40.000 UI %
Creme Hidratante qsp	30 g

Modo de Usar: aplicar após limpeza, 2 vezes ao dia.

4. Gel com Nifedipino

Nifedipino	0,2 %
Gel de Metilcelulose 3 % qsp	30 g

Modo de Usar: 2 aplicações ao dia.

Ref.: Antropoli C *et al*. Nifedipine for local use in conservative treatment of anal fissures. *Disease of the Colon and Rectum*. 1999 Aug; 42(8):1011-1015.

5. Creme ou Pomada com Isossorbida

Dinitrato de Isossorbida	1 a 2 %
Creme ou Pomada qsp	30 g

Modo de Usar: 2 a 3 aplicações ao dia.

Ref.: Rajeev A. Chronic anal fissures - nitrates as first line treatment. *Kerala Medical Journal*. 2000 Aug; 41(4):4.

6. Gel ou Pomada com Diltiazem

Cloridrato de Diltiazem	2 %
Gel de Metilcelulose 3 % qsp	30 g
ou Pomada Lanolina/Vaselina qsp	30 g

Modo de Usar: 2 a 3 aplicações ao dia.

7. Gel ou Pomada com Betanecol

Cloreto de Betanecol	0,1 %
Gel de Metilcelulose 3 % qsp	30 g
ou Pomada Lanolina/Vaselina qsp	30 g

Modo de Usar: 2 a 3 aplicações ao dia.

Ref.: 1. Carapeti EA *et al*. Topical diltiazem and bethanecol decrease anal sphincter pressure and heal anal fissures without side effects. *Dis Colon Rectum*. 2000 Oct; 43(10):1359-62. 2. Allen Jr LV (editor). Formulations - Diltiazem Hydrochloride 2% Topical Gel. *International Journal of Pharmaceutical Compounding*. 2002 Jan/Feb; 6(1):43.

8. Pomada com Sildenafila

Sildenafila	10 %
Pomada Anorretal qsp	30 g

Modo de Usar: aplicar 2 a 3 vezes ao dia.

Obs.: sildenafila reduz a pressão do esfíncter anal melhorando a ação do óxido nítrico.

Ref.: Torrabadella L *et al*. Manometric study of topical sildenafil (Viagra) in patients with chronic anal fissures: sildenafil reduces anal resting tone. *Dis Colon Rectum*. 2004 May; 47(5):733-738.

3. Prurido Anal

1. Creme com Capsaicina

Capsaicina	0,006 %
Creme Excipiente qsp	30 g

Modo de Usar: aplicar pequena quantidade na região anal 3 vezes ao dia, durante 4 semanas.

Indicações: prurido anal idiopático.

Ref.: Lysy J *et al*. Topical capsaicin - a novel and effective treatment for idiopathic intractable Pruritus ani: a randomized, placebo controlled, crossover study. *Gut*. 2003 Sep; 52(9):1323-6.

2. Pomada com Corticoide e Anestésico

Acetato de Hidrocortisona	0,5 %
Lidocaína	2 %
Pomada Anorretal qsp	30 g

Modo de Usar: 2 a 3 aplicações ao dia. Com a diminuição dos sintomas, 1 aplicação ao dia por 2 a 3 dias.

Indicações: prurido anal.

4. Enemas

1. Enema de Fosfatos

Fosfato de Sódio Monobásico	16 g
Fosfato de Sódio Dibásico	6 g
Água Destilada qsp	100 ml
Mande.....frascos	

Modo de Usar: adultos - aplicar por via retal o conteúdo de um frasco, quando necessário; crianças maiores que 2 anos - 25 a 50 ml. Utilizar frascos plásticos com cânula retal lubrificada.

Indicações: alívio da prisão de ventre, esvaziamento do intestino antes de colonoscopia, procedimentos radiológicos, cirúrgicos e partos. Não deve ser usado em quadros abdominais agudos.

2. Enema com Mesalazina (5-ASA)

Mesalazina	1 a 4 g	
Ácido Ascórbico	0,1 g	
Metabissulfito de Sódio	0,06 g	
Gel de HPMC 2 %	30 ml	
Goma Xantana	0,1 g	Obs.: conservar sob refrigeração.
Água Destilada qsp	60 ml	HPMC - hidroxipropilmetilcelulose.

Modo de usar: usar como enema 1 vez ao dia. Utilizar frascos plásticos com cânula retal lubrificada.

Indicações: colite ulcerativa, doença de Crohn.

Ref.: 1. Marshall JK. Rectal corticosteroids versus alternative treatments in ulcerative colitis: a meta-analysis. *Gut.* 40:775-781, 1997. 2. Naganuma M *et al*. Efficacy of mesalamine enema in the treatment of steroid-resistant or dependent distal ulcerative colitis. *Nippon Shokakibyo Gakkai*. 2001; 98(2):151-6.

3. Enema de Retenção com Hidrocortisona

Hidrocortisona	100 mg	
Gel de HPMC 2 %	30 ml	
Água Destilada qsp	60 ml	
Mande.....frascos com 60 ml		HPMC - hidroxipropilmetilcelulose.

Modo de Usar: aplicar por via retal 100 mg (60 ml) à noite, durante 21 dias ou até remissão clínica e proctológica. Utilizar frascos plásticos com cânula retal lubrificada.

Indicações: adjuvante no tratamento da colite ulcerativa, especialmente na forma distal, proctite ulcerativa, proctosigmoidite ulcerativa.

4. Enema de Retenção com Budesonida

Budesonida	2 mg
Gel de HPMC 2 % qsp	100 ml
Mande.....frascos	

HPMC - hidroxipropilmetilcelulose.

Modo de Usar: aplicar por via retal 100 ml (2 mg) à noite ao deitar, durante 2 a 4 semanas. Deve-se escolher uma posição adequada para dormir, procurando reter o enema durante toda a noite. Utilizar frascos plásticos com cânula retal lubrificada.

Indicações: adjuvante no tratamento da colite ulcerativa, especialmente na forma distal, proctite ulcerativa, proctosigmoidite ulcerativa.

Ref.: 1. Hanauer SB *et al*. Budesonide enema for the treatment of active, distal ulcerative colitis and proctitis: a dose-ranging study. *Gastroenterology*. 1998 Sep; 115(3):525-32. 2. Gross V *et al*. Budesonide foam versus budesonide enema in active ulcerative proctitis and proctosigmoiditis. *Aliment Pharmacol Ther*. 2006; 23:303-312.

5. Enema com Sucralfato 10 %

Sucralfato	2 g
Gel de HPMC 2 % qsp	20 ml
Mande.....frascos	

HPMC - hidroxipropilmetilcelulose.

Modo de Usar: aplicar por via retal 20 ml (2 g) 2 vezes ao dia. Utilizar frascos plásticos com cânula retal lubrificada.

Indicações: adjuvante no tratamento da colite ulcerativa actínica.

Ref.: 1. Sanguineti G *et al*. Sucralfate versus mesalazine versus hydrocortisone in the prevention of acute radiation proctitis during conformal radiotherapy for prostate carcinoma. A randomized study. *Strahlenther Onkol*. 2003 Jul; 179(7):464-70. 2. Val Antoñana A *et al*. Treatment of radiation-induced colitis with sucralfate enemas. *Rev Esp Enferm Dig*. 2002 Jul; 94(7):439-40. 3. Gul YA *et al*. Pharmacotherapy for chronic hemorrhagic radiation proctitis. *World J Surg*. 2002 Dec; 26(12):1499-502.

5. Soluções Orais para Preparo Intestinal

1. Pó para Solução Eletrolítica Oral com Polietilenoglicol (PEG)

Cloreto de Sódio	1,18 g
Cloreto de Potássio	0,6 g
Bicarbonato de Sódio	1,34 g
Sulfato de Sódio	4,55 g
Polietilenoglicol 4.000	47,2 g
Mande.....envelopes monodose	

Modo de Usar: dissolver o conteúdo do envelope em 1 litro de água e administrar na tarde anterior ao procedimento, oferecendo ao paciente aproximadamente 150 ml da solução a cada 15 minutos até o volume máximo de 4 litros ou evacuações sem resíduos.

Indicações: esvaziamento do intestino antes de colonoscopia, procedimentos radiológicos ou cirúrgicos. Não deve ser empregada em pacientes com insuficiências cardíaca, hepática ou renal.

Obs.: o preparo da solução é realizado através da dissolução do conteúdo do envelope em 1 litro de água morna, para melhor dissolução. Se conservada em geladeira, a baixa temperatura poderá ajudar a mascarar o sabor salgado da solução.

2. Solução para Preparo Intestinal com Fosfato de Sódio

Fosfato de Sódio Monobásico	24 g
Fosfato de Sódio Dibásico	10 g
Água Destilada qsp	100 ml

Posologia: dose laxativa para adultos e crianças acima de 12 anos - 40 ml ao dia; dose purgativa para adultos - 90 ml; preparo intestinal - duas doses de 90 ml, às 10:00 e 16:00 na véspera do procedimento.

Indicações: laxativo para o alívio da constipação ocasional; purgativo para limpeza do intestino no preparo para cirurgias, endoscopia ou exames radiológicos.

Obs.: não deve ser empregada em pacientes com insuficiências cardíaca ou renal, cirrose, ascite, hiperfosfatemia ou hipocalcemia.

Ref.: 1. Habr-Gama A *et al*. Preparo intestinal para cirurgia colorretal eletiva: polietilenoglicol (PEG) x fosfato de sódio (FS) - resultados de estudo prospectivo e randomizado. *Revista Brasileira de Coloproctologia*. 1998 Abr/Jun; 18(2):85-89. 2. Cordeiro F *et al*. Preparo de colo na cirurgia vídeo-laparoscópica. *Rev Bras Coloproct*. 2003; 23(3):211-214.

3. Manitol 20 % em solução

Manitol	100 g
Metilparabeno	0,5 g
Propilparabeno	0,25 g
Água destilada qsp	500 ml

Posologia: diluir 500 ml da solução de manitol com 500 ml de água, suco de laranja ou limonada e administrar aos poucos no intervalo de 1 hora, 5 a 6 horas antes do procedimento. Pode ser adicionado açúcar, se necessário.

Indicações: esvaziamento intestinal para colonoscopia.

6. Outros Produtos

1. Sucralfato Pó

Sucralfato Pó	30 - 50 g
Mande em Frasco para Talco	

Modo de Usar: após cada troca da bolsa coletora, polvilhar pequena quantidade do pó na pele ao redor da lesão, retirando o excesso com uma compressa de gaze.

Indicações: lesões cutâneas em pacientes com bolsa coletora (colostomia).

Ref.: Lyon CC *et al*. Topical sucralfate in the management of peristomal skin disease: an open study. *Clin Exp Dermatol*. 2000 Nov; 25(8):584-8.

2. Pomada com Colestiramina 6,5 %

Resina de Colestiramina	6,5 g
Polietilenoglicol 4.000	30 g
Polietilenoglicol 400 qsp	100 g

Modo de Usar: em aplicação local após higienização.

Indicações: irritação da pele perianal decorrente de anastomose ileoanal, irritação da pele ao redor de enterostomias e ileostomias.

Ref.: 1. Allen Jr LV (editor). Formulations - Cholestyramine 6.5% Ointment. *International Journal of Pharmaceutical Compounding*. 2001 Jan/Feb; 5(1):42. 2. Moller P *et al*. Cholestyramine ointment in the treatment of perianal skin irritation following ileoanal anastomosis. *Dis Colon Rectum*. 1987 Feb; 30(2):106-7. 3. Rodriguez JT *et al*. Treatment of skin irritation around enterostomies with cholestyramine ointment. *J Pediatr*. 1976 Apr; 88(4Pt.1):659-61.

3. Supositório de Glicerina

Estearato de Sódio	9 g
Glicerina qsp	100 g

Mande.....supositórios em formato para................................(adultos, crianças ou lactentes)

Modo de Usar: adultos e crianças - introduzir o supositório no reto, até que advenha a vontade de evacuar; bebês - introduzir o supositório por via retal, pela parte mais afilada. Pode-se deixar o supositório de glicerina atuar de 15 a 30 minutos. Não é necessário que o produto se dissolva completamente para que produza o efeito desejado.

Indicações: alívio da prisão de ventre, esvaziamento do intestino antes de colonoscopia, procedimentos radiológicos, cirúrgicos e partos.

Obs.: recomenda-se usar moldes de metal, previamente aquecidos. Moldes para lactentes (1 g), crianças (1,5 g a 2 g) e adultos (2,5 g a 3 g).

Ref.: *Formulário Nacional da Farmacopeia Brasileira*. 2ª Edição, Anvisa, 2012.

4. Supositórios com Bisacodil

Bisacodil	5 a 10 mg
Base para Supositórios qsp	1 supositório

Mande.....supositórios

Modo de Usar: adultos - 1 supositório (10 mg) por via retal ao dia; crianças - 1 supositório (5 mg) por via retal ao dia.

Indicação: laxante.

5. Pomada Retal com Tacrolimo

Tacrolimo	0,3 mg
Pomada Retal qsp	1 ml

Mande em frasco com.....ml

Modo de Usar: aplicar 3 ml da pomada por via retal, com auxílio de um aplicador calibrado, 2 vezes ao dia durante 8 semanas.

Indicação: proctite ulcerativa resistente.

Ref.: Lawrance IC, Copeland TS. Rectal tacrolimus in the treatment of resistant ulcerative proctitis. *Aliment Pharmacol Ther*. 2008 Nov 15; 28(10):1214-20.

XIV. Princípios Ativos para Uso em Oftalmologia

Introdução

A manipulação de fórmulas magistrais é uma opção ímpar em terapêutica oftalmológica, uma vez que muitos medicamentos não são produzidos em escala industrial. A formulação magistral também permite ao médico escolher as concentrações adequadas, associar princípios ativos necessários na mesma fórmula e prescrever formas farmacêuticas diferentes das oferecidas nas especialidades farmacêuticas industrializadas.

Além disso, ao contrário dos produtos industrializados, a manipulação de fórmulas magistrais permite a produção de colírios, pomadas e géis em condições de esterilidade, para uso extemporâneo, sem o emprego de preservativos ou conservantes (opção que deverá ser explicitada na prescrição médica), para aqueles pacientes com intolerância aos preservativos.

Estrutura Laboratorial

O laboratório de manipulação de produtos estéreis deve ser um local projetado para reduzir o risco de contaminações e facilitar aspectos funcionais da manipulação. As salas devem ser classificadas em função do controle ambiental definido em termos de contaminação por partículas viáveis e não viáveis. Devem ser utilizadas de forma a reduzir a introdução, a geração e a retenção de contaminantes em seu interior.

As áreas devem ser revestidas com material resistente aos agentes sanitizantes, lisas e impermeáveis para evitar acúmulo de partículas e microrganismos, possuindo cantos arredondados. A entrada nas áreas classificadas deve ser feita exclusivamente através de antecâmara (vestiário de barreira) com pressão inferior à área de manipulação e superior às demais áreas não classificadas da farmácia. Devem também ser projetadas para evitar, no fluxo de pessoas e materiais, a proximidade entre materiais limpos e sujos assim como entre materiais estéreis e contaminados.

Áreas Necessárias

São necessárias áreas isoladas para paramentação (antecâmara); pesagem (ISO-7); manipulação e envase com esterilização por filtração (ISO-5, circundada por ISO-7); área de limpeza, higienização e esterilização (IS0-8); área para revisão, quarentena, rotulagem e embalagem; e demais áreas (dispensação, controle de qualidade, vestiários gerais etc.).

Classificação das Áreas Limpas

As áreas limpas para manipulação de produtos estéreis podem ser classificadas de várias formas. As mais usuais são expressas na tabelas abaixo:

Tabela 1. Classificação de Áreas Limpas - ISO 14.644-1/99.

Classificação	Limites de partículas por metro cúbico de ar, para partículas de tamanho igual ou maior que os considerados abaixo.					
	0,1 µm	0,2 µm	0,3 µm	0,5 µm	1 µm	5 µm
ISO 1	10	2				
ISO 2	100	24	10	4		
ISO 3	1.000	237	102	35	8	
ISO 4	10.000	2.370	1.020	352	83	
ISO 5	100.000	23.700	10.200	3.520	832	29
ISO 6	1.000.000	237.000	102.000	35.200	8.320	293
ISO 7				352.000	83.200	2.930
ISO 8				3.520.000	832.000	29.300
ISO 9				35.200.000	8.320.000	293.000

Tabela 2. Classificação de Áreas Limpas - USP 27.

Classe	Partículas iguais ou maiores que 0,5 µm	
	metro cúbico de ar	pé cúbico de ar
M 1.5	35,3	1
M 2.5	353	10
M 3.5	3.530	100
M 4.5	35.300	1.000
M 5.5	353.000	10.000
M 6.5	3.530.000	100.000

Comparando as duas tabelas, pode-se verificar que a classe ISO 5 corresponde à classe M 3.5 ou classe 100, a classe ISO 7 corresponde à classe M 5.5 ou classe 10.000 e a classe ISO 8 corresponde à classe M 6.5 ou classe 100.000.

Parâmetros Microbiológicos para Áreas Limpas - USP 27

A USP 27 preconiza que as áreas classe 100 (M 3.5 ou ISO 5) tenham menos que 3 unidades formadoras de colônias por metro cúbico de ar (3 UFC/m^3), as áreas classe 10.000 (classe M 5.5 ou ISO 7) tenham menos que 20 UFC/m^3 de ar e as áreas classe 100.000 tenham menos que 100 UFC/m^3 de ar.

Essas avaliações são feitas aspirando-se o ar ambiente em placas de Petri com meios apropriados para o crescimento de bactérias e fungos, por meio da torre de Andersen ou de amostradores de ar por impactação, que medem o volume de ar aspirado.

Projetos de Sala Limpa

Sala limpa com fluxo direcional (ISO 5)

O uso dessa sala se destina à preparação de injetáveis, pois as capelas de fluxo laminar classe ISO 5 não comportam os equipamentos utilizados.

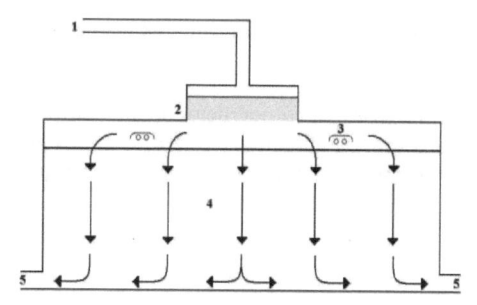

1 = ar insuflado, 2 = filtro HEPA, 3 = caixa de pressão, 4 = área limpa, 5 = ar extraído.

Sala limpa com fluxo não unidirecional (ISO-8 ou ISO-7)

As salas com fluxo não unidirecional se destinam principalmente à manipulação e envase de produtos oftalmológicos e, neste caso, devem conter capelas de fluxo laminar classe ISO 5.

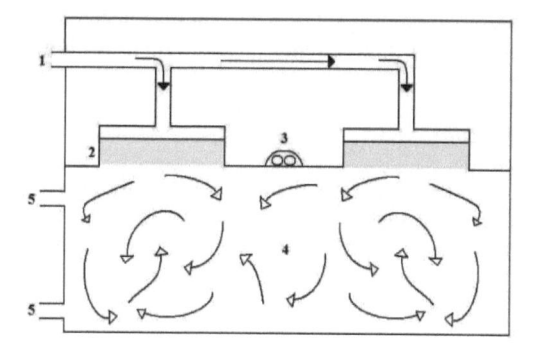

1 = ar insuflado, 2 = filtro HEPA, 3 = luminária, 4 = área limpa, 5 = ar extraído.

Farmacotécnica

A manipulação de fórmulas magistrais para uso em oftalmologia tem algumas particularidades que diferenciam esse processo dos normalmente utilizados em farmácias magistrais. As diferenças vão desde a estrutura necessária do laboratório até o controle de qualidade dos produtos manipulados.

Uma característica importante da manipulação em oftalmologia é a possibilidade da manipulação de produtos em lotes. São formulações fixas cuja farmacotécnica dificulta ou mesmo impede a manipulação de apenas uma prescrição. Dessa forma, produz-se em quantidade suficiente para atender a demanda, dentro do prazo de validade estabelecido.

Assim, para a manipulação de fórmulas em oftalmologia, torna-se necessário adotar os parâmetros das Boas Práticas de Fabricação utilizados na produção industrial de produtos oftalmológicos.

Cuidados Farmacotécnicos na Manipulação de Produtos Oftálmicos

Esterilidade

Ainda que as formulações sejam manipuladas em áreas estéreis providas de fluxo laminar, os produtos devem ser submetidos ao controle de esterilidade, para garantir a ausência de microrganismos. Todos os colírios, pomadas e géis devem ser estéreis. Os frascos e as bisnagas também devem ser esterilizados de maneira eficiente e controlada.

O prazo de validade das formulações deve ser determinado através de estudos de estabilidade. Os pacientes devem ser esclarecidos sobre a garantia de esterilidade dos produtos até o momento da abertura dos frascos ou bisnagas e, a partir desse momento, cabe a ele evitar que os produtos sejam contaminados através do uso.

Osmolaridade

O olho tolera bem a administração ocasional de pequenas quantidades de soluções oftálmicas, em limites afastados da tonicidade normal da lágrima, mas, como regra geral, procura-se manipular fórmulas oftálmicas isotônicas com os tecidos oculares.

pH

O pH ideal é igual ao normal da lágrima (aproximadamente 7,4). Normalmente utiliza-se um sistema tampão, que ajuda a restabelecer o pH próximo ao da lágrima. Um pH mais ácido ou alcalino pode causar irritação ocular e afetar a absorção da droga. Por razões farmacotécnicas, algumas drogas são veiculadas em outras faixas de pH, como por exemplo: alguns alcaloides em pH em torno de 4,5 e as sulfonamidas em torno de 9.

Outras Características do Veículo

Além da esterilidade, osmolaridade e pH, os colírios devem ter limpidez (exceção feita às suspensões) e composição precisa. O uso de espessantes tem a finalidade de aumentar a viscosidade dos colírios, de modo a permitir um contato mais prolongado dos princípios ativos com os tecidos e aumentar a penetração ocular. Os adjuvantes mais utilizados para essa finalidade são a hidroxipropilmetilcelulose e o álcool polivinílico.

O uso de tensoativos tem a finalidade de diminuir a tensão superficial da solução, de modo a facilitar a mistura do colírio com o filme lacrimal, a difusão dos princípios ativos na superfície do epitélio corneano e maior penetração destes. Os tensoativos exercem ainda uma ação direta sobre o epitélio corneano, neutralizando a barreira lipídica. Determinadas drogas, como o carbacol, somente penetram através da córnea quando veiculadas em uma solução com tensoativo, como o cloreto de benzalcônio.

Conservação e Estabilidade

Diversas formulações exigem conservação em baixas temperaturas ou, eventualmente, na ausência de luz. Outras formulações exigem que o produto seja agitado antes de usar. Todas essas informações, acrescidas do prazo de validade, devem fazer parte do rótulo do produto.

Algumas formulações, mesmo para uso extemporâneo, exigem a presença de antioxidantes. Muitas drogas usadas em Oftalmologia são instáveis, pois apresentam degradação química com o passar do tempo. Alguns fatores como a conservação em geladeira e a ausência de luz aumentam o prazo de estabilidade.

Passos da Produção

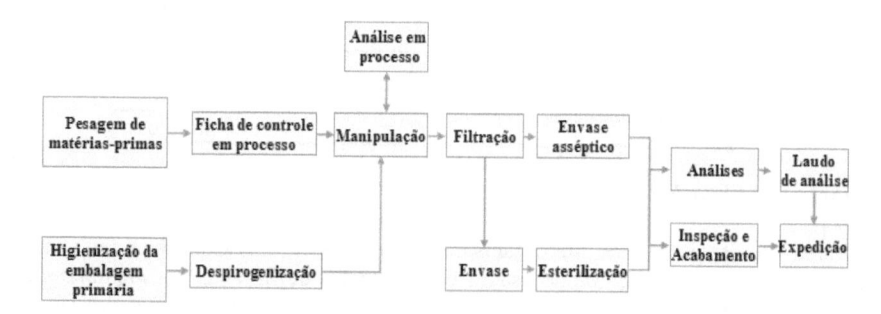

```
Pesagem de          Ficha de controle                              Envase
matérias-primas  →  em processo      → Manipulação → Filtração →  asséptico
                                           ↑                          ↓
                                      Análise em                   Análises → Laudo
                                      processo                                de análise
                                                                      ↓
Higienização da                                                  Inspeção e
embalagem      → Despirogenização →          Envase → Esterilização → Acabamento → Expedição
primária
```

Na manipulação de produtos estéreis, os materiais devem ser esterilizados ou sanitizados antes de entrar na área de envase, através de *pass-through*, e os equipamentos devem ser esterilizados. Os testes de esterilidade devem ser feito em todos os passos da produção assim como no produto acabado. Todos os procedimentos e equipamentos utilizados na manipulação de produtos estéreis devem ser validados.

Esterilização

É o conjunto de operações que objetiva destruir e/ou remover todas as formas possíveis de multiplicação e desenvolvimento durante os estágios de conservação e de utilização do produto. A esterilização pode ser terminal ou por filtração e envase asséptico.

Métodos de Esterilização

Os métodos de esterilização mais utilizados para a manipulação de produtos oftalmológicos são: vapor (produtos, plásticos), calor seco (embalagens de vidro), filtração em membrana (soluções), óxido de etileno (materiais secos) e radiação ionizante (materiais sólidos). O teste de esterilidade é feito para comprovar a eficácia do método e o desempenho dos equipamentos e do pessoal envolvido na manipulação.

1. Esterilização por calor úmido (autoclave)

O calor úmido provoca coagulação e desnaturação de proteínas e é o método de escolha na maioria dos casos em que o produto é resistente ao calor. A validação pode ser feita usando cepa de *Bacillus stearothermophillus* (ATCC 7953) autoclavando a 121°C durante 15 ou 30 minutos.

Pressão	Temperatura	Duração
10 libras	115,5°C	30 minutos
15 libras	121,5°C	20 minutos
20 libras	126,5°C	15 minutos

2. Esterilização por calor seco (estufa)

O calor seco promove inativação microbiana por desidratação das células, seguida por um processo oxidativo. A validação também é necessária e pode ser feita usando cepa de *Bacillus subtilis* (ATCC 9372). A maioria dos produtos não suporta as temperaturas necessárias para esterilização pelo calor seco. Este método pode ser usado para óleos fixos, glicerina, vaselina sólida, vaselina líquida, parafina e pós estáveis ao calor.

	Temperatura	Duração
Esterilização	160°C	120 a 180 minutos
	170°C	95 a 120 minutos
	180°C	45 a 60 minutos
Despirogenização	230°C	60 a 90 minutos
	250°C	30 a 60 minutos

3. Esterilização por filtração

Este método remove fisicamente os microrganismos, sem inativá-los. A exclusão é feita pelo tamanho do microrganismo ou por sua adsorção. São usados equipamentos de filtração por membrana e membranas com poros de 0,22 µm. A validação pode ser feita usando cepa de *Brevundimonas diminuta* (ATCC 19146) e as membranas devem ser testadas para verificar a sua integridade. Também deve ser feita a validação da técnica asséptica, através do envase simulado (*Media Fill*). Pode ser usado para isso um meio de cultura como o caldo caseína soja.

4. Esterilização pelo óxido de etileno e por irradiação

O óxido de etileno é um gás altamente tóxico, facilmente inflamável e explosivo, que promove alquilação das cadeias proteicas microbianas, impedindo a multiplicação celular. A esterilização por radiação é feita irradiando o material com radiação gama ou com partículas radioativas.

Princípios Gerais em Farmacologia Ocular

A eficácia terapêutica nas doenças oculares depende de vários fatores, como o diagnóstico correto, o conhecimento da farmacologia, a qualidade dos medicamentos utilizados e o regime terapêutico adotado pelo paciente. Infelizmente, apesar de um regime terapêutico racional, alguns pacientes não respondem adequadamente à terapia. Nestes casos, uma revisão das possíveis causas do insucesso pode orientar o reajuste do regime terapêutico.

Quanto aos fatores ligados à droga, deve-se levar em consideração o início da terapia, a escolha e/ou dosagem da droga, a resistência do agente infectante, a inacessibilidade dos tecidos, a dificuldade de penetração, o antagonismo entre as drogas e sua inativação por fatores físicos como exposição ao sol etc.

Quanto aos fatores ligados ao paciente, pode-se apontar o uso inadequado da medicação ou o abandono do tratamento; uma eventual debilidade do sistema imunológico do paciente; a existência concomitante de outra doença ocular, como o olho seco; e a presença de fatores ambientais como poluentes e irritantes químicos, que provocam efeitos às vezes creditados aos medicamentos.

Outros fatores para avaliação da resposta terapêutica são o custo efetivo da terapia; as diferenças farmacogenéticas, como variações nas respostas individuais às drogas, alergias, idiossincrasias, hipersensibilidade; e falhas no uso da medicação (muitos pacientes tornam-se progressivamente "menos cooperativos" em tratamentos prolongados, como no glaucoma).

Características dos Produtos Oftalmológicos

Colírios

As drogas em solução estão prontamente disponíveis para absorção, entretanto, soluções com viscosidade muito baixa são drenadas mais rapidamente. As soluções aquosas devem ser consideradas para drogas com solubilidade suficiente para não ocorrer formação de precipitados durante o tempo de armazenamento. Em alguns casos pode-se adicionar substâncias como o polissorbato 80, que auxiliam a dissolução da droga.

Com referência ao tamanho da gota, o volume ideal para os colírios é de 20 microlitros, mas, a maioria dos colírios tem aplicadores que fornecem uma gota de 50 microlitros, sendo que a capacidade de retenção do saco conjuntival é de 25 a 30 microlitros. O excesso da mistura droga-lágrima transborda em parte pelas margens das pálpebras e outra parte é drenada pelas vias lacrimais e absorvida pela mucosa nasal.

A estimulação reflexa produzida por uma gota induz ao lacrimejamento, que demora cerca de 5 minutos para desaparecer. A mistura droga-lágrima tem uma taxa de remoção de 16% por minuto, o que promove uma remoção completa em cerca de 6 minutos. Desta forma, para se obter um efeito terapêutico melhor, uma segunda gota do mesmo ou de outro colírio diferente, não deve ser administrada com intervalo menor do que 5 minutos.

Suspensões

Suspensões são dispersões de drogas com baixa solubilidade em água. Como o tamanho das partículas pode influenciar a solubilidade da droga, partículas micronizadas podem aumentar a parcela dissolvida, aumentar a área de contato da parcela não dissolvida e aumentar a sua biodisponibilidade.

Pomadas Oftálmicas

As pomadas têm ação mais duradoura que os colírios. Sua remoção se dá em uma taxa de 0,5% por minuto, o que leva à remoção completa em aproximadamente 3 horas e 30 minutos e lhes confere a vantagem de uma administração menos frequente que os colírios.

Apesar disso, as pomadas não conseguem proporcionar uma concentração de princípios ativos nos tecidos tão alta como as obtidas por instilações frequentes dos colírios (a cada 30 minutos ou a cada hora), o que é um problema quando se necessita de uma terapia intensiva como nas endoftalmites e úlceras corneanas infecciosas.

As pomadas oftálmicas formam uma barreira mecânica que impede a penetração de outro produto, na forma de colírio. Nesse caso, os pacientes deverão ser orientados para instilar o colírio 5 minutos antes da aplicação da pomada oftálmica.

As pomadas oftálmicas usualmente contêm lanolina anidra em base de óleo mineral ou petrolato. A lanolina é usada nas pomadas para facilitar a dispersão dos componentes hidrossolúveis, entretanto, é considerada um agente potencialmente sensibilizante, podendo causar reações alérgicas locais.

Géis Oftálmicos

O desenvolvimento de formulações em géis vem se tornando uma alternativa para o receituário médico. Sua vantagem é proporcionar um tempo de contato maior do princípio ativo com os tecidos oculares do que os colírios e possuir um efeito visual e cosmético melhor do que as pomadas.

Os géis prolongam o tempo de permanência da droga no saco conjuntival, aumentando efetivamente a sua biodisponibilidade ocular. Os polímeros mais usados em géis oftálmicos são: hidroxipropilmetilcelulose, álcool polivinílico, carbopol, éter polimetilvinil maleico, poliacrilamida, poloxamer 407 e ácido plurônico.

Seleção do Veículo

São critérios técnicos para seleção do veículo: penetração corneana ou conjuntival, tempo de permanência da droga em contato com a córnea e a conjuntiva, viscosidade do veículo, características da droga, estado inflamatório preexistente no olho etc.

O veículo no qual a droga é aplicada afeta a cinética da penetração corneana ou conjuntival e o tempo de permanência da droga em contato com a córnea e a conjuntiva determina a extensão da absorção. Os veículos mais viscosos prolongam o contato ocular, aumentando a fração da droga absorvida pelo olho.

As diferenças de absorção das drogas são compensadas pela escolha das suas concentrações, podendo-se compensar essas diferenças e proporcionar o efeito farmacológico desejado.

Alguns pacientes não toleram as pomadas oftálmicas, pelo borramento da visão que produzem e pelo depósito que formam nas pálpebras, o que causa desconforto e aparência cosmética indesejável. Para assegurar melhor aceitação da terapia, o médico pode selecionar o veículo conforme a necessidade visual do paciente: instilação mais frequente de um colírio ou aplicação menos frequente de uma pomada, ou uso conjunto de um colírio durante o dia e de uma pomada à noite.

Quanto aos preservativos, sua penetração é muito aumentada quando existem lesões, ulcerações, traumatismos e irregularidades no epitélio da córnea. A penetração excessiva pode produzir efeitos tóxicos e adversos, que são muitas vezes creditados erroneamente aos princípios ativos.

Muitos outros fatores, como pH, tonicidade, composição de eletrólitos e estabilidade, devem ser considerados para a escolha do veículo. Preservativos, tampões e antioxidantes também podem ser adicionados. As incompatibilidades entre as drogas devem ser pesquisadas principalmente quando sua combinação estiver envolvida.

Orientações para os Pacientes

Tão importantes quanto os cuidados farmacotécnicos e o controle de qualidade, são as orientações farmacêuticas que devem ser oferecidas aos pacientes. A eficácia terapêutica nas doenças oculares depende de vários fatores, entre eles, o regime terapêutico adotado pelo paciente. Muitas vezes a causa do insucesso do tratamento se deve ao uso inadequado da medicação ou mesmo ao abandono do tratamento.

1. Como aplicar um colírio

- Lave as mãos cuidadosamente.
- Incline a cabeça para trás, ou deite-se olhando para cima.
- Puxe suavemente para baixo a pálpebra inferior.
- Coloque o conta-gotas acima do olho. Evite o contato do conta-gotas com os dedos e com a superfície das pálpebras ou do olho, para evitar a contaminação do produto.
- Olhe para cima antes de pingar uma gota de colírio.
- Após pingar o colírio, olhe para baixo por alguns segundos.
- Solte a pálpebra lentamente e mantenha os olhos fechados por um ou dois minutos. Não feche os olhos com força, para não extravasar o produto.
- Aplique com os dedos uma pressão suave no canto do olho, junto ao nariz. Este procedimento minimiza a absorção do produto na fossa nasal, diminui a penetração da droga na corrente sanguínea e evita, assim, efeitos colaterais sistêmicos.
- Não esfregue o olho e evite piscar muito frequentemente.

- Não lave o conta-gotas.
- Não use colírios que apresentem alteração na coloração.
- Se tiver que aplicar mais de um colírio ou mais de uma gota do mesmo, espere pelo menos cinco minutos entre as aplicações.
- Quando a aplicação do colírio for difícil, como em crianças ou pacientes que piscam em demasia, deite o paciente com os olhos fechados e pingue o colírio no canto junto ao nariz. Faça o paciente abrir os olhos para o colírio escorrer por gravidade.

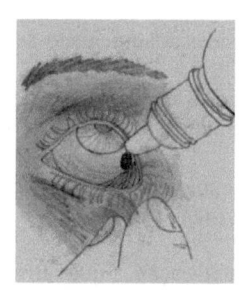

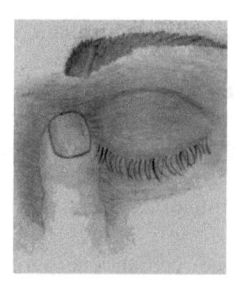

Aplicação de colírio   Pressão no canal lacrimal

2. Como aplicar uma pomada

- Lave as mãos cuidadosamente.
- Segure o tubo de pomada na mão por alguns minutos. Isto aquecerá o conteúdo, facilitando o fluxo.
- Ao abrir o tubo de pomada pela primeira vez, descarte o primeiro meio centímetro de produto, que poderá estar excessivamente seco para aplicação.
- Incline a cabeça para trás ou deite-se, olhando para cima.
- Puxe suavemente para baixo a pálpebra inferior.
- Coloque cerca de 1 cm de pomada dentro do saco conjuntival.
- Feche o olho por um ou dois minutos, girando o globo ocular em todas as direções.
- Pode ocorrer embaçamento temporário da visão. Neste caso, evite atividades que requeiram acuidade visual até o embaçamento ceder.
- Remova o excesso de pomada ao redor do olho ou da ponta do tubo com um lenço de papel.
- Se for necessária a aplicação de mais um tipo de pomada, aguarde cerca de 10 minutos entre uma aplicação e outra.

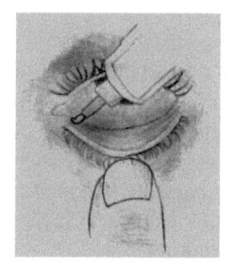

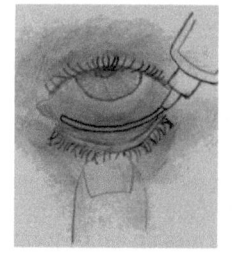

3. Observações

- As formulações magistrais são extemporâneas, isto é, devem ser usadas logo após sua manipulação, conforme prescrição médica. Não devem ser guardadas para uso posterior.

- A esterilidade dos produtos é garantida até o momento da abertura dos frascos e tubos. A partir deste momento, cabe ao paciente evitar que os produtos sejam contaminados.
- Os produtos oftalmológicos, assim como os demais medicamentos, devem ser guardados em lugar fresco, seco e ao abrigo da luz, salvo indicação em contrário (como guardar em geladeira) e sempre fora do alcance de crianças.

4. Métodos práticos para aumentar o tempo de contato ocular

O tempo de contato da medicação instilada com a córnea pode ser aumentado de várias maneiras:

1. O fechamento das pálpebras aumenta significativamente o tempo de contato da medicação instilada por diminuir o lacrimejamento, aumentar o volume de solução que o olho possa captar e aumentar a quantidade de líquido retido no fundo de saco.
2. Exercer pressão no canal lacrimal impede a saída do líquido através das vias lacrimais, aumentando o tempo de contato e minimizando os efeitos colaterais sistêmicos da medicação, pela absorção através da mucosa nasal.
3. A instilação no saco conjuntival permite que a medicação fique armazenada e seja liberada lentamente.
4. Devem-se evitar os fatores que aumentem a secreção lacrimal reflexa.

Padrões de Cores para os Colírios

Os seguintes padrões de cores para etiquetas e embalagens são propostos internacionalmente, com a finalidade de facilitar a identificação dos colírios:

Classe Terapêutica	Cor da Embalagem
Análogos de Prostaglandinas	Verde Azulado
Anti-infecciosos	Marrom
Anti-inflamatórios não Hormonais	Cinza
Anti-inflamatórios Hormonais	Rosa
Betabloqueadores	Amarelo, Azul ou ambos
Inibidores da Anidrase Carbônica	Laranja
Midriáticos e Cicloplégicos	Vermelho
Mióticos	Verde

Preservativos

A esterilidade dos produtos é garantida até o momento da abertura dos frascos e bisnagas. A partir desse momento, o paciente deve evitar que os produtos sejam contaminados através do uso. Por esta razão, é feita a inclusão de preservativos na fórmula, com a finalidade de eliminar eventuais contaminantes.

Os preservativos são tóxicos mesmo em concentrações bastante baixas. Em olhos normais não tendem a causar irritação, porém em olhos inflamados, ulcerados e após cirurgias oftálmicas, os preservativos podem ser altamente tóxicos, mesmo em concentrações normais.

Os preservativos ou conservantes são substâncias químicas empregadas nas formulações de uso tópico para evitar a contaminação dos produtos durante o uso, ou durante o período de armazenamento. O preservativo ideal deve apresentar as seguintes características:

- Espectro de ação: deve ser o mais amplo possível, contra bactérias e fungos capazes de provocar infecções.
- Continuidade de ação: deve manter sua atividade durante um longo período, mesmo em condições desfavoráveis do ambiente, como temperaturas mais elevadas.
- Rapidez de ação: se uma solução estéril for contaminada durante o uso, o preservativo deve reesterilizá-la no prazo de uma hora.
- Alergia e sensibilização: os preservativos não devem ser alérgenos e nem sensibilizantes. Isto é particularmente importante no caso de uso prolongado do medicamento, como ocorre no glaucoma e na síndrome do olho seco.
- Toxicidade: os preservativos não devem ser tóxicos nem irritantes para os tecidos oculares e não provocar alterações epiteliais.
- Compatibilidade: os preservativos devem ser compatíveis, do ponto de vista químico e farmacológico, com os outros componentes da fórmula e não devem alterar significativamente o pH e a osmolaridade da solução.

Os microrganismos a seguir devem fazer parte de um painel para teste dos preservativos: *Candida albicans*, *Aspergillus niger*, *Pseudomonas aeruginosa*, *Escherichia coli*, *Staphylococcus aureus* e *Staphylococcus epidermidis*. Adicionalmente outros microrganismos podem ser incluídos, se houver probabilidade de representarem uma possível contaminação, introduzida, por exemplo, no decorrer do uso dos produtos, ou que sejam potencialmente "devastadores" para os tecidos oculares.

Na prática, não se conseguiu ainda encontrar um preservativo que obedeça a todos estes requisitos. Os mais utilizados são o clorobutanol, os compostos de amônio quaternário (cloretos de benzalcônio, benzetônio e cetilpiridínio), antibióticos (polimixina B) e parabenos (nipagim, nipasol).

1. Clorobutanol

É considerado um dos preservativos mais satisfatórios para uso oftálmico. Possui amplo espectro de ação, ativo tanto contra Gram-positivos como Gram-negativos, inclusive *Pseudomonas aeruginosa*. Também é ativo contra alguns fungos.

É quimicamente compatível com a maioria dos princípios ativos utilizados em oftalmologia e praticamente desprovido de ação sensibilizante. Não é irritante e exerce um ligeiro efeito anestésico sobre a mucosa conjuntival, o que é favorável para a administração de certas drogas. É usado na concentração de 0,5 %.

Tem, no entanto, algumas desvantagens como inativação em meio alcalino, decomposição pela ação do calor, principalmente em pH acima de 6, e incompatibilidade com sais de prata e sulfas.

2. Cloreto de Benzalcônio

É um composto de amônio quaternário com amplo espectro de ação, ativo contra Gram-positivos e Gram-negativos, modificando a permeabilidade da membrana celular. É usado na concentração de 1:10.000 (0,01%) e é eficaz contra *Pseudomonas aeruginosa*, principalmente quando associado ao EDTA a 0,01%.

Em concentrações maiores que 1:10.000 pode ser irritante para a conjuntiva, causando edema e descamação. Por sua ação tensoativa aumenta a permeabilidade da córnea, podendo ser utilizado para esta finalidade.

Também é usado para esterilização de instrumentos e limpeza da pele e membranas mucosas. É incompatível com compostos aniônicos, nitratos e salicilatos, entre outros. Fazem parte do mesmo grupo os cloretos de benzetônio e de cetilpiridínio.

3. Sulfato de Polimixina B

É um antibiótico, eficaz principalmente contra bactérias Gram-negativas, especialmente *Pseudomonas aeruginosa*. A concentração usual como preservativo é de 1.000 UI/ml. É pouco utilizado para essa finalidade devido ao seu alto custo. Também há restrições ao seu uso pelo fato de ser um antibiótico, potencialmente tóxico e alergênico.

4. Digliconato de Clorexidina

É um derivado da guanidina, utilizado nas soluções para lentes de contato. Tem amplo espectro de ação e é eficiente contra *Pseudomonas aeruginosa*. É usada em concentrações de 0,02 a 0,05%.

É incompatível com penicilinas, sulfas, cloranfenicol, nitrato de prata e, em concentrações maiores que 0,01%, com cloretos, fosfatos e sulfatos. É muito similar ao clorobutanol e ao cloreto de benzalcônio, quanto à eficácia e toxicidade, quando usado como preservativo.

5. Ésteres do Ácido P-Hidroxibenzoico

Geralmente utiliza-se uma mistura de metilparabeno (Nipagim®) e propilparabeno (Nipasol®), para se obter um efeito antimicrobiano mais acentuado. São bem tolerados pela mucosa ocular em concentrações de até 0,5%. Têm mais ação antifúngica que antibacteriana e são mais ativos em pH menor que 8.

6. Outros preservativos

Também são utilizados conservantes mercuriais como o acetato de fenilmercúrio (0,002% a 0,004%), o nitrato de fenilmercúrio (0,02 a 0,04%) e o timerosal (0,01%). Deve-se, entretanto, observar a legislação brasileira em vigor antes de utilizar estes derivados mercuriais. Os sais de fenilmercúrio são usados em preferência ao cloreto de benzalcônio em soluções de salicilatos e nitratos, assim como em soluções de fisostigmina e epinefrina que contenham sulfito de sódio.

Princípios Ativos para Uso em Oftalmologia

1. Agentes Hiperosmóticos

concentrações usuais

Cloreto de Sódio	2 - 5 %
Dimetilpolisiloxane	100 %
Glicerol	100 %
Glicose	40 %

Exemplos de Fórmulas:

1. Cloreto de Sódio Colírio

Cloreto de Sódio	3 %
Veículo qsp	10 ml

2. Cloreto de Sódio Gel ou Pomada

Cloreto de Sódio	5 %
Gel ou Pomada Oftálmica qsp	3,5 g

Modo de Usar: colírio - 1 a 2 gotas cada 3 a 4 horas; pomada ou gel - pequena quantidade 2 a 4 vezes ao dia.

Indicações: terapia adjunta para redução do edema de córnea de várias etiologias, incluindo ceratite bolhosa.

3. Cloreto de Sódio e Corticoide Colírio

Cloreto de Sódio	5 %
Dexametasona	0,01 %
Veículo qsp	5 ml

4. Cloreto de Sódio e Corticoide Pomada

Cloreto de Sódio	5 %
Dexametasona	0,01 %
Pomada Oftálmica qsp	3,5 g

Modo de Usar: colírio - 1 a 2 gotas cada 3 a 4 horas; pomada - pequena quantidade 2 a 4 vezes ao dia.

Indicações: terapia adjunta para redução do edema de córnea de várias etiologias, incluindo ceratite bolhosa.

5. Dimetilpolisiloxane Colírio

Octilfenol Polioxietileno	0,25 %
Diestearato de Polietilenoglicol	0,5 %
Dimetilpolisiloxane qsp	10 ml

Modo de Usar: 1 a 6 gotas ao dia. Se o paciente estiver usando simultaneamente outros produtos oftálmicos, deve ser lembrado para aplicar em primeiro lugar os colírios aquosos, 5 minutos depois o colírio de dimetilpolisiloxane e depois de mais 5 minutos, as pomadas ou géis.

Indicações: edema de córnea, erosões da córnea, prevenção de aderências conjuntivais e ceratoconjuntivais, tratamento de simbléfaros e pterígios, prevenção de reações alérgicas profissionais, presença de corpo estranho, estenose das vias lacrimais e clareamento da córnea para exames, como fundo de olho em traumatizados. Este colírio não deve ser empregado nos edemas supervenientes ao curso de uveítes agudas ou subagudas.

Obs.: Ophthasiloxane® Alcon (Noruega).

6. Glicerol Colírio

Glicerol P.A.   10 ml

Modo de Usar: 1 a 2 gotas antes do exame ou da aplicação. A ação irritante e dolorosa da glicerina pode ser evitada instilando-se antes um anestésico local.

Indicações: preparo da córnea para aplicação de laser na retina e na câmara anterior, exames oftalmoscópicos e gonioscópicos no glaucoma agudo, ceratite bolhosa e distrofia endotelial de Fuchs.

7. Glicose 40 % Colírio

Glicose	40 %
Veículo qsp	10 ml

8. Glicose 40 % Gel ou Pomada

Glicose	40 %
Gel ou Pomada Oftálmica qsp	3,5 g

Modo de Usar: aplicar pequena quantidade no saco conjuntival, 2 a 6 vezes ao dia. A duração do efeito é de aproximadamente 4 horas.

Indicações: osmoterapia tópica para a redução do edema de córnea.

Obs.: Glucose-40 Ophthalmic® Ciba Vision (USA).

2. Anestésicos Locais   concentrações usuais

Cloridrato de Lidocaína	1 - 4 %
Cloridrato de Proparacaína, Cloridrato de Proximetacaína **	0,5 %
Cloridrato de Tetracaína, Cloridrato de Ametocaína **	0,5 - 1 %

** Princípios Ativos controlados pela Portaria 344 lista C-1 (SVS-MS), com receituário de controle especial em duas vias.

Exemplos de Fórmulas:

1. Lidocaína 1 % Colírio

Cloridrato de Lidocaína	1 %
Veículo qsp	5 ml

2. Lidocaína 4 % Colírio

Cloridrato de Lidocaína	4 %
Veículo qsp	5 ml

3. Proparacaína Colírio

Cloridrato de Proparacaína	0,5 %
Veículo qsp	5 ml

4. Tetracaína Colírio

Cloridrato de Tetracaína	1 %
Veículo qsp	5 ml

Indicações: como anestésico local. O colírio de lidocaína a 4%, sem preservativo, é indicado para anestesia tópica em cirurgias oftálmicas.

3. Antifúngicos   concentrações usuais

Anfotericina B	0,25 - 1 %
Cetoconazol	1 - 5 %
Clotrimazol	1 %
Flucitosina	1 %

Fluconazol .... 0,2 - 0,3 %
Itraconazol .... 1 %
Nistatina .... 50.000 - 100.000 UI/g
Nitrato de Miconazol .... 1 %
Pimaricina (Natamicina) .... 1 - 5 %
Propionato de Sódio .... 5 %
Tiabendazol .... 4 - 10 %

Exemplos de Fórmulas:

1. Anfotericina B Colírio

Anfotericina B	0,25 - 1 %
Veículo qsp	5 ml

2. Anfotericina B Pomada

Anfotericina B	0,25 - 1 %
Pomada Oftálmica qsp	3,5 g

Modo de Usar: colírio - 1 gota a cada hora durante o dia e a cada 2 - 4 horas à noite; pomada oftálmica - pequena quantidade ao deitar.

Indicações: infecções micóticas dos olhos e anexos oculares.

Obs.: Tem ação fungistática contra uma grande variedade de fungos e leveduras como *Aspergillus, Histoplasma, Blastomyces, Criptococcus, Coccidioides* e várias espécies de *Candida*. Os colírios com Anfotericina B são instáveis, devem ser usados dentro de 10 dias e guardados sob refrigeração. As pomadas com Anfotericina B são estáveis.

3. Cetoconazol Colírio

Cetoconazol	1 - 5 %
Veículo qsp	5 ml

Modo de Usar: 1 gota a cada hora nos primeiros dias, reduzindo gradativamente até 1 gota 6 vezes ao dia, dependendo da resposta clínica (agite antes de usar).

Indicações: infecções micóticas dos olhos e anexos oculares.

Obs.: o seu espectro de ação inclui *Candida, Paracoccidioides, Histoplasma, Coccidioides, Aspergillus* e *Cryptococcus*. O colírio de cetoconazol é bem tolerado pelo olho, mesmo em tratamentos prolongados, o que permite associar o tratamento por via oral com a via tópica.

4. Clotrimazol Colírio

Clotrimazol	1 %
Veículo qsp	5 ml

5. Clotrimazol Pomada

Clotrimazol	1 %
Pomada Oftálmica qsp	3,5 g

Modo de Usar: colírio (agite antes de usar) - 1 gota a cada hora nos primeiros dias, reduzindo gradativamente até 1 gota 6 vezes ao dia, dependendo da resposta clínica; pomada - pequena quantidade ao deitar.

Indicações: infecções micóticas dos olhos e anexos oculares.

Obs.: tem o mesmo espectro de ação que o Miconazol.

6. Flucitosina Colírio

Flucitosina	1 %
Veículo qsp	5 ml

Modo de Usar: 1 gota a cada hora nos primeiros dias, reduzindo gradativamente até 1 gota 6 vezes ao dia.

Indicações: infecções micóticas dos olhos e anexos oculares.

Obs.: representa um recurso de segunda linha no tratamento de algumas micoses do globo ocular. Entre elas estão a Candidíase e a infecção por *Criptococcus neoformans*. Nas infecções por *Candida*, cerca de metade das cepas são resistentes à flucitosina.

7. Fluconazol Colírio

Fluconazol	0,2 - 0,3 %
Veículo qsp	5 ml

Modo de Usar: 1 gota a cada hora nos primeiros dias, reduzindo gradativamente até 1 gota 6 vezes ao dia.

Indicações: infecções micóticas dos olhos e anexos oculares.

Obs.: é um antimicótico de amplo espectro, ativo contra *Candida*, *Cryptococcus*, *Microsporum* e *Coccidioides*. Poucas evidências são referidas quanto à sua eficácia no tratamento de infecções causadas por *Aspergillus* e *Fusarium*.

8. Itraconazol Suspensão Oftálmica

Itraconazol	1 %
Veículo qsp	5 ml

Modo de Usar: 1 gota a cada hora nos primeiros dias, reduzindo gradativamente até 1 gota 6 vezes ao dia.

Indicações: infecções micóticas dos olhos e anexos oculares.

Obs.: é um antimicótico com espectro um pouco mais amplo que o cetoconazol, ativo contra *Aspergillus*, *Blastomyces*, *Candida*, *Coccidioides*, *Cryptococcus*, *Epidermophyton*, *Histoplasma*, *Malassezia*, *Microsporum*, *Paracoccidioides*, *Sporothrix* e *Trichophyton*. Pode ocorrer resistência cruzada com cetoconazol em *Candida*.

9. Miconazol Colírio

Nitrato de Miconazol	1 %
Veículo qsp	5 ml

10. Miconazol Pomada

Nitrato de Miconazol	1 %
Pomada Oftálmica qsp	3,5 g

Modo de Usar: colírio (agite antes de usar) - 1 gota a cada hora nos primeiros dias, reduzindo gradativamente até 1 gota 6 vezes ao dia, dependendo da resposta clínica; pomada - pequena quantidade ao deitar.

Indicações: infecções micóticas dos olhos e anexos oculares.

Obs.: é um antimicótico com amplo espectro de ação, ativo contra *Alternaria*, *Aspergillus*, *Blastomyces*, *Candida*, *Coccidioides*, *Criptococcus*, *Epidermophyton*, *Nocardia*, *Sporothrix* e *Trichophyton*, entre outros. Tem também alguma atividade contra Gram-positivos.

11. Nistatina Colírio

Nistatina	100.000 UI/ml
Veículo qsp	5 ml

12. Nistatina Pomada

Nistatina	100.000 UI/g
Pomada Oftálmica qsp	3,5 g

Modo de Usar: colírio (agite antes de usar) - 1 gota a cada hora nos primeiros dias, reduzindo gradativamente até 1 gota 6 vezes ao dia, dependendo da resposta clínica; pomada - pequena quantidade 3 a 5 vezes ao dia.

Indicações: infecções oculares externas causadas por *Candida*.

Obs.: os colírios com nistatina são instáveis, devem ser usados dentro de 10 dias e guardados sob refrigeração. As pomadas com nistatina são estáveis.

13. Pimaricina Colírio

Pimaricina	1 - 5 %
Veículo qsp	10 ml

14. Pimaricina Pomada

Pimaricina	1 - 5 %
Pomada Oftálmica qsp	3,5 g

Modo de Usar: colírio (agite antes de usar): infecções da córnea - 1 gota a cada 1 - 2 horas durante os primeiros 2 ou 3 dias, reduzindo para 1 gota a cada 3 - 4 horas por 2 a 3 semanas ou até a resolução da ceratite fúngica ativa. Demais indicações - 1 gota 4 a 6 vezes ao dia. Pomada oftálmica - pequena quantidade ao deitar.

Indicações: infecções fúngicas das pálpebras, conjuntiva e córnea. Uso profilático nos traumatismos oculares.

Obs.: tem amplo espectro de ação, inclusive contra *Candida, Aspergillus, Cephalosporium* e *Penicillium*. É a droga de escolha na ceratite por *Fusarium solanii* e nas suspeitas de ceratites fúngicas. É menos tóxica que a anfotericina B, porém menos eficaz. Sua eficácia é indiscutível nas infecções superficiais, contudo, perde o valor nas infecções profundas devido à sua baixa solubilidade e difusibilidade tissular.

15. Propionato de Sódio Colírio

Propionato de Sódio	5 %
Veículo qsp	10 ml

Modo de Usar: 1 gota 4 vezes ao dia.

Indicações: tratamento antisséptico das conjuntivites, ceratites, cerato-conjuntivites e blefarites.

Obs.: tem ação antifúngica efetiva contra *Epidermophyton, Microsporum* e *Trichophyton*, além da ação antisséptica.

16. Tiabendazol Colírio

Tiabendazol	10 %
Veículo qsp	10 ml

17. Tiabendazol Pomada

Tiabendazol	4 %
Pomada Oftálmica qsp	3,5 g

Modo de Usar: colírio (agite antes de usar) - 1 gota a cada hora nos primeiros dias, reduzindo gradativamente até 1 gota 6 vezes ao dia, dependendo da resposta clínica; pomada - pequena quantidade ao deitar.

Indicações: infecções micóticas dos olhos e anexos oculares.

Obs.: tem ação antiparasitária e antifúngica, especialmente contra *Aspergillus*, *Epidermophyton*, *Microsporum* e *Trichophyton*. Altamente susceptível ao tiabendazol é o *Aspergillus fumigatus*, um organismo relatado como causador de ceratomicose.

4. Antiglaucomatosos

concentrações usuais

Mióticos (Colinérgicos)

Carbacol	0,75 - 3 %
Cloridrato de Pilocarpina	0,5 - 6 %

Mióticos (Inibidores da Colinesterase)

Sulfato de Eserina, Sulfato de Fisostigmina	0,25 - 1 %

Simpatomiméticos

Cloridrato de Dipivefrina (Dipivalil Epinefrina)	0,1 %
Epinefrina	0,25 - 2 %

Beta Bloqueadores

Betaxolol [1]	0,25 - 0,5 %
Cloridrato de Levobunolol	0,25 - 0,5 %
Timolol [2]	0,25 - 0,5 %

[1] Betaxolol: usado na forma de cloridrato de betaxolol em concentrações equivalentes à base (559 mg de cloridrato de betaxolol são aproximadamente equivalentes a 500 mg de betaxolol base, FEq=1,12).
[2] Timolol: usado na forma de maleato de timolol em concentrações equivalentes à base (683 mg de maleato de timolol são aproximadamente equivalentes a 500 mg de timolol base, FEq=1,37).

Exemplos de Fórmulas:

Mióticos (Colinérgicos)

Os mióticos colinérgicos ou parassimpatomiméticos de ação direta estimulam os receptores muscarínicos, causando contração da musculatura ciliar e do esfíncter da íris. A redução da pressão ocular ocorre por aumento da facilidade de escoamento, devido à abertura dos espaços da malha trabecular.

1. Carbacol Colírio

Carbacol	1,5 %
Cloreto de Benzalcônio	0,01 %
Veículo qsp	5 ml

2. Carbacol Gel ou Pomada

Carbacol	3 %
Cloreto de Benzalcônio	0,01 %
Gel ou Pomada Oftálmica qsp	3,5 g

Modo de Usar: colírio - 1 a 2 gotas 3 a 4 vezes ao dia; pomada ou gel - pequena quantidade ao deitar ou 2 vezes ao dia.

Indicações: reduzir a pressão intraocular no glaucoma, principalmente em casos de resistência ou intolerância à pilocarpina.

Obs.: início da miose em 10 a 20 minutos, máximo em 2 a 4 horas e duração de 8 horas. A presença do cloreto de benzalcônio visa facilitar a passagem do princípio ativo pela córnea.

3. Pilocarpina Colírio

Cloridrato de Pilocarpina	2 %
Veículo qsp	5 ml

4. Pilocarpina Gel ou Pomada

Cloridrato de Pilocarpina	4 %
Gel ou Pomada Oftálmica qsp	3,5 g

Modo de Usar: colírio - 1 a 2 gotas 2 a 6 vezes ao dia; pomada ou gel - pequena quantidade ao deitar ou 2 vezes ao dia.

Indicações: glaucoma, estrabismo acomodativo, cirurgias oftálmicas, hifema e para antagonizar os efeitos dos midriáticos.

Obs.: inicio da miose em 10 a 30 minutos, máximo em 2 a 4 horas e duração de 4 a 8 horas. Os colírios de pilocarpina podem ser formulados também em veículo com metilcelulose a 0,4%, que tem a finalidade de aumentar a biodisponibilidade da pilocarpina para os tecidos oculares.

Mióticos (Inibidores da Colinesterase)

Os inibidores da colinesterase aumentam os níveis de acetilcolina, reduzindo a pressão intraocular.

1. Eserina Colírio

Sulfato de Eserina	0,5 %
Veículo qsp	5 ml

2. Eserina Pomada

Sulfato de Eserina	0,25 %
Gel ou Pomada Oftálmica qsp	3,5 g

Modo de Usar: 1 a 2 gotas 2 a 4 vezes ao dia.

Indicações: no tratamento de várias formas de glaucoma e na miastenia ocular grave.

Obs.: início da miose em 10 minutos, máximo em 30 minutos, duração de 12 a 36 horas.

Simpatomiméticos

Os simpatomiméticos têm diferentes ações sobre a pressão intraocular: produzem constrição da arteríola aferente do processo ciliar, reduzindo o aporte sanguíneo e a porção de humor aquoso produzida por ultrafiltração e difusão, por estímulo nos receptores α-adrenérgicos; aumento da secreção ativa de humor aquoso, por estímulo nos receptores β-adrenérgicos do epitélio ciliar; e aumento da drenagem de humor aquoso, por estímulo nos receptores β-adrenérgicos do endotélio.

1. Epinefrina Colírio

Epinefrina	1 %
Veículo qsp	5 ml

Modo de Usar: 1 gota 1 a 2 vezes ao dia.

Indicações: redução da pressão intraocular no glaucoma de ângulo aberto.

Obs.: efeito máximo em 2 a 4 horas e duração de 12 a 24 horas. É frequente a ocorrência de efeitos colaterais tópicos como hiperemia conjuntival, blefaroconjuntivite alérgica e dor ou ardor à instilação.

2. Dipivefrina Colírio

Cloridrato de Dipivefrina	0,1 %
Veículo qsp	10 ml

Modo de Usar: colírio - 1 gota de 12 em 12 horas.

Indicações: redução da pressão intraocular no glaucoma de ângulo aberto.

Obs.: início da ação em 30 minutos, efeito máximo em 1 hora e duração de 12 horas. A dipivefrina é convertida em epinefrina no olho, por hidrólise enzimática. A administração na forma de pró-droga tem a vantagem de aumentar a absorção e diminuir a incidência de efeitos colaterais ou indesejáveis.

Beta Bloqueadores

Os β-bloqueadores reduzem a pressão intraocular pela diminuição da produção de humor aquoso no epitélio ciliar.

1. Betaxolol Colírio

Betaxolol	0,25 - 0,5 %
Veículo qsp	5 ml

Modo de Usar: 1 gota de 12 em 12 horas.

Indicações: hipertensão ocular, glaucoma crônico de ângulo aberto. É bem tolerado em pacientes usando lentes de contato (duras e gelatinosas) e em pacientes afácicos.

Obs.: bloqueador β 1. Início da ação em 30 minutos, efeito máximo em 2 horas e duração de 12 horas.

2. Levobunolol Colírio

Levobunolol	0,25 - 0,5 %
Veículo qsp	5 ml

Modo de Usar: 1 gota ao dia ou de 12 em 12 horas.

Indicações: hipertensão ocular, glaucoma crônico de ângulo aberto.

Obs.: bloqueador β 1 e β 2. Início da ação entre 30 e 60 minutos, efeito máximo em 2 a 6 horas e duração de 12 a 24 horas.

3. Timolol Colírio

Timolol	0,25 - 0,5 %
Veículo qsp	5 ml

Modo de Usar: 1 gota de 12 em 12 horas.

Indicações: hipertensão ocular, glaucoma crônico de ângulo aberto, crise hipertensiva do glaucoma de ângulo estreito, glaucoma congênito, glaucoma secundário e em pacientes afácicos com glaucoma.

Obs.: bloqueador β 1 e β 2. Início da ação em 30 minutos, efeito máximo em 1 a 2 horas e duração de 12 a 24 horas.

Associações de Antiglaucomatosos

1. Pilocarpina e Epinefrina Colírio

Cloridrato de Pilocarpina	2 %
Epinefrina	1 %
Veículo qsp	5 ml

2. Pilocarpina e Epinefrina Gel ou Pomada

Cloridrato de Pilocarpina	4 %
Epinefrina	1 %
Gel ou Pomada qsp	3,5 g

Modo de Usar: colírio - 1 a 2 gotas 2 vezes ao dia; pomada ou gel - pequena quantidade ao deitar ou 2 vezes ao dia.

Indicações: para reduzir a pressão intraocular no glaucoma crônico de ângulo aberto.

Obs.: a associação de pilocarpina com epinefrina proporciona um efeito aditivo na redução da pressão intraocular. As ações opostas sobre a pupila previnem uma acentuada miose ou midríase. O tempo de ação das drogas, entretanto, é diferente, e o médico deve levar este fato em consideração (pilocarpina: 1 gota 4/4 horas, epinefrina: 1 gota 12/12 horas).

3. Pilocarpina e Eserina Colírio

Cloridrato de Pilocarpina	2 %
Sulfato de Eserina	0,25 %
Veículo qsp	5 ml

4. Pilocarpina e Eserina Gel

Cloridrato de Pilocarpina	2 %
Sulfato de Eserina	0,25 %
Gel qsp	3,5 g

Modo de Usar: 1 a 2 gotas até 4 vezes ao dia.

Indicações: hipertensão ocular, glaucoma.

5. Anti-Infecciosos Tópicos (antibacterianos)

Indicações: tratamento de endoftalmites infecciosas e de infecções oculares superficiais como conjuntivites, ceratites, cerato-conjuntivites, blefarites, blefaroconjuntivites, úlceras de córnea etc., causadas por microrganismos sensíveis à droga em questão.

Modo de Usar: infecções agudas: colírio - 1 a 2 gotas a cada 15 a 30 minutos, reduzindo gradativamente a frequência das aplicações à medida que a infecção for sendo controlada; pomada oftálmica - pequena quantidade a cada 3 a 4 horas. Infecções moderadas: colírio - 1 a 2 gotas 4 a 6 vezes ao dia; pomada oftálmica - pequena quantidade 2 a 3 vezes ao dia.

Obs.: uso conjunto - para melhor eficácia do tratamento, pode ser usado o colírio durante o dia e a pomada oftálmica ao deitar.

Aminoglicosídeos

concentrações usuais

Amicacina [1]	0,5 - 5 %
Gentamicina [2]	0,3 - 1,2 %
Sulfato de Neomicina	0,5 - 1 %
Tobramicina [3]	0,3 - 1,2 %

[1] Amicacina: usada na forma de sulfato em concentrações equivalentes à base (1,33 g de sulfato de amicacina é aproximadamente equivalente a 1 g de amicacina base, FEq=1,33).

[2] Gentamicina: usada na forma de sulfato, em concentrações equivalentes à base (1,67 g de sulfato de gentamicina é aproximadamente equivalente a 1 g de gentamicina base, FEq=1,67).
[3] Tobramicina: usada na forma de sulfato, em concentrações equivalentes à base (1,52 g de sulfato de tobramicina é aproximadamente equivalente a 1 g de tobramicina base, FEq=1,52).

Os aminoglicosídeos têm ação predominante sobre microrganismos Gram-negativos como *Pseudomonas, E. coli, Klebsiella, Enterobacter, Proteus* etc. A neomicina não é ativa contra *Pseudomonas*. Tanto a gentamicina quanto a tobramicina tem ação sinérgica com a carbenicilina, fato de utilidade em infecções por algumas cepas resistentes de *Pseudomonas*. Podem ser formulados na forma de colírios e pomadas.

Exemplos de Fórmulas:

1. Amicacina Colírio

Amicacina	1 - 5 %
Veículo qsp	5 ml

2. Amicacina Pomada

Amicacina	1 %
Pomada Oftálmica qsp	3,5 g

3. Gentamicina Colírio

Gentamicina	0,3 - 1,2 %
Veículo qsp	5 ml

4. Gentamicina Pomada

Gentamicina	0,3 - 1,2 %
Pomada Oftálmica qsp	3,5 g

5. Neomicina Colírio

Sulfato de Neomicina	0,5 - 1 %
Veículo qsp	5 ml

6. Neomicina Pomada

Sulfato de Neomicina	0,5 - 1 %
Pomada Oftálmica qsp	3,5 g

7. Tobramicina Colírio

Tobramicina	0,3 - 1,2 %
Veículo qsp	5 ml

8. Tobramicina Pomada

Tobramicina	0,3 - 1,2 %
Pomada Oftálmica qsp	3,5 g

Cefalosporinas

concentrações usuais

Cefalotina [1]	2 - 5 %
Cefazolina [2]	2 - 5 %

[1] Cefalotina: usada na forma de sal sódico em concentrações equivalentes à base (1,06 g de cefalotina sódica é aproximadamente equivalente a 1 g de cefalotina base, FEq=1,06).
[2] Cefazolina: usada na forma de sal sódico em concentrações equivalentes à base (1,05 g de cefazolina sódica é aproximadamente equivalente a 1 g de cefazolina base, FEq=1,05).

As cefalosporinas têm um espectro de ação mais amplo que as penicilinas. São ativas contra microrganismos Gram-positivos, inclusive os produtores de penicilinase, e alguns Gram-negativos como *E. coli, Klebsiella pneumoniae, Proteus mirabilis, Salmonella* e *Shigella*. Também são ativas contra *Haemophilus* e *Neisseria*. São frequentemente inativas contra *Bacteroides, Enterobacter, Pseudomonas, Listeria, Serratia, Proteus* (indol positivo), micobactérias, micoplasmas e fungos.

Exemplos de Fórmulas:

1. Cefalotina Colírio ou Pomada

Cefalotina	2 - 5 %
Veículo qsp	5 ml
ou Pomada Oftálmica qsp	3,5 g

2. Cefazolina Colírio ou Pomada

Cefazolina	2 - 5 %
Veículo qsp	5 ml
ou Pomada Oftálmica qsp	3,5 g

Quinolonas

concentrações usuais

Ciprofloxacino [1]	0,3 - 0,6 %
Cloridrato de Lomefloxacino	0,3 %
Norfloxacino	0,3 % - 0,6 %
Ofloxacino	0,3 % - 0,6 %

[1] Ciprofloxacino: usado na forma de cloridrato, em concentrações equivalentes à base (349,3 mg de cloridrato de ciprofloxacino são aproximadamente equivalentes a 300 mg de ciprofloxacino base, FEq=1,16).

Exemplos de Fórmulas:

1. Ciprofloxacino Colírio

Ciprofloxacino	0,3 - 0,6 %
Veículo qsp	5 ml

Obs.: é um antibiótico de amplo espectro com ação bactericida contra diversos Gram-positivos e Gram-negativos, como *Pseudomonas aeruginosa*, *Serratia marcescens*, *Staphylococcus aureus*, *Staphylococcus epidermidis* e *Streptococcus pneumoniae*.

2. Lomefloxacino Colírio

Lomefloxacino	0,3 %
Veículo qsp	5 ml

Obs.: é um agente antibacteriano de amplo espectro, com atividade contra microrganismos aeróbicos Gram-positivos (Staphylococcus epidermidis e Corynebacterium); Gram-negativos como enterobactérias, *Branhamella catarrhalis*, *Neisseria sp*, *Acinetobacter sp*, *Alcaligenes faecalis*, *Haemophilus influenza*, *Klebsiella sp*, *Moraxella sp*, *Proteus sp*, *Pseudomonas aeruginosa* e *Serratia sp*; e anaeróbios como *Propionibacterium acnes*. Menos sensíveis são os estreptococos, enterococos e *Staphylococcus aureus*.

3. Norfloxacino Colírio

Norfloxacino	0,3 - 0,6 %
Veículo qsp	5 ml

Obs.: é um agente antibacteriano de amplo espectro, com atividade contra microrganismos aeróbicos Gram-positivos, como estafilococos e estreptococos, e Gram-negativos como *E. coli*, *Citrobacter*, *Enterobacter*, *Klebsiella*, *Proteus*, *Salmonella*, *Shigella*, *Yersinia*, *Haemophilus*, *Neisseria*, *Serratia* e *Pseudomonas aeruginosa* (inclusive cepas resistentes à gentamicina).

4. Ofloxacino Colírio

Ofloxacino	0,3 - 0,6 %
Veículo qsp	5 ml

Obs.: é um antibiótico de amplo espectro, com maior grau de penetração ocular (proporcionando maiores concentrações no humor aquoso) e menor grau de resistência bacteriana, em comparação às outras quinolonas. São particularmente susceptíveis microrganismos como *Staphylococcus*, *Streptococcus*, *Serratia*, *Haemophilus* e *Pseudomonas aeruginosa*.

Tetraciclinas
concentrações usuais

Cloridrato de Tetraciclina	0,5 - 1 %
Oxitetraciclina [1]	0,5 - 1 %

[1] Oxitetraciclina: usada na forma di-hidratada ou de cloridrato em concentrações equivalentes à base (1,08 g de oxitetraciclina di-hidratada é aproximadamente equivalente a 1,08 g de cloridrato de oxitetraciclina e a 1 g de oxitetraciclina base).

Exemplos de Fórmulas:

1. Tetraciclina Colírio ou Pomada

Cloridrato de Tetraciclina	0,5 - 1 %
Veículo qsp	5 ml
ou Pomada Oftálmica qsp	3,5 g

2. Oxitetraciclina Colírio ou Pomada

Oxitetraciclina	0,5 - 1 %
Veículo qsp	5 ml
ou Pomada Oftálmica qsp	3,5 g

Obs.: têm amplo espectro de ação, agindo sobre microrganismos Gram-positivos e Gram-negativos, rickettsias, borrélias, clamídias, micoplasmas e outros. São usadas também para a profilaxia da oftalmia neonatal por *Neisseria gonorrhoeae* e *Chlamydia trachomatis*. Várias cepas de estafilococos, *Pseudomonas* e *Proteus* são, entretanto, resistentes.

Outros Anti-Infecciosos
concentrações usuais

Ampicilina [1]	1 - 5 %
Bacitracina	250 - 1.000 UI/ml ou g
Bacitracina Fortificada	5.000 - 10.000 UI/ml ou g
Claritromicina	1 %
Clindamicina [2]	0,2 %
Cloranfenicol	0,5 - 1 %
Eritromicina	0,5 - 1 %
Imipeném/Cilastatina	0,5 %
Metronidazol [3]	0,5 %
Rifamicina Sódica	1 %
Vancomicina [4]	2,5 - 5 %

[1] Ampicilina: usada na forma de sal sódico em concentrações equivalentes à base (1,06 g de ampicilina sódica é aproximadamente equivalente a 1 g de ampicilina base, FEq=1,06).
[2] Clindamicina: usada na forma de fosfato em concentrações equivalentes à base (1,19 g de fosfato de clindamicina é aproximadamente equivalente a 1 g de clindamicina base, FEq=1,19).
[3] Metronidazol: em formulações para uso tópico é usado na forma da base ou de cloridrato de metronidazol, em concentrações equivalentes à base (242 mg de cloridrato de metronidazol são aproximadamente equivalentes a 200 mg de metronidazol base, FEq=1,21).

[4] Vancomicina: usada na forma de cloridrato em concentrações equivalentes à base (1,03 g de cloridrato de vancomicina é aproximadamente equivalente a 1 g de vancomicina base, FEq=1,03).

Exemplos de Fórmulas:

1. Ampicilina Colírio

Ampicilina	1 - 5 %
Veículo qsp	5 ml

Obs.: é um derivado semissintético da penicilina, com amplo espectro de ação. É ativa contra microrganismos Gram-positivos (inclusive *Streptococcus pneumoniae*) e bacilos Gram-negativos como *Bordetella pertussis*, *Haemophilus influenzae* e enterobactérias (*Escherichia coli*, *Proteus mirabilis*, *Salmonella* e *Shigella*). É inativa entretanto contra *Pseudomonas aeruginosa*. É ativa também contra alguns cocos Gram-negativos como *Neisseria gonorrhoeae* e *Neisseria meningitidis*, e outros microrganismos como *Actinomyces* e alguns anaeróbios. As formulações com ampicilina são pouco estáveis, devem ser guardadas em geladeira e usadas dentro de um período não superior a uma semana.

2. Bacitracina Colírio ou Pomada

Bacitracina	1.000 UI/ ml ou g
Veículo qsp	5 ml
ou Pomada Oftálmica qsp	3,5 g

3. Bacitracina Fortificada

Bacitracina	5.000 UI/ml ou g
Veículo qsp	5 ml
ou Pomada Oftálmica qsp	3,5 g

Obs.: tem ação predominante sobre microrganismos Gram-positivos, como a penicilina, sendo preferível a esta para uso tópico pelo fato de raramente induzir resistência e reações alérgicas. Também é ativa contra *Treponema pallidum* e alguns cocos Gram-negativos. As soluções com bacitracina são pouco estáveis, devem ser usadas dentro de 3 semanas e mantidas sob refrigeração.

4. Claritromicina Colírio

Claritromicina	1 %
Veículo qsp	5 ml

Obs.: tem o mesmo espectro de ação que a eritromicina sendo mais ativa que esta contra algumas micobactérias como as do complexo aviário e a *M. leprae*. Em oftalmologia tem sido experimentada para o tratamento de ceratites por micobactérias, por via oral e na forma de colírio de claritromicina a 1%, associada aos colírios de amicacina a 1,5% e ofloxacino a 0,3%.

Ref.: Accioly F *et al*. Ceratite estromal profunda por micobactéria - resistência após 6 meses de tratamento. Apresentado no XXXII Congresso Brasileiro de Oftalmologia. *Arquivos Brasileiros de Oftalmologia* 2003; 66(4).

5. Clindamicina Colírio

Clindamicina	1 - 5 %
Veículo qsp	5 ml

Obs.: também pode ser manipulada para uso subconjuntival (15 - 50 mg) e intravítreo (1.000 mcg). É um derivado da lincomicina, com espectro de ação semelhante, e o antibiótico de escolha para tratar as infecções por Gram-positivos resistentes à penicilina e eritromicina.

6. Cloranfenicol Colírio

Cloranfenicol	0,5 - 1 %
Veículo qsp	5 ml

7. Cloranfenicol Pomada

Cloranfenicol	0,5 - 1 %
Pomada Oftálmica qsp	3,5 g

Obs.: tem amplo espectro de ação, sendo efetivo contra uma grande variedade de microrganismos Gram-positivos e Gram-negativos, espiroquetas, clamídias, micoplasmas e rickettsias. Tem pouca ação, entretanto, contra *Pseudomonas aeruginosa*.

8. Eritromicina Colírio

Eritromicina	1 - 5 %
Veículo qsp	5 ml

9. Eritromicina Pomada

Eritromicina	1 %
Pomada Oftálmica qsp	3,5 g

Obs.: tem ação bacteriostática ou bactericida, dependendo da concentração. É ativa contra diversos microrganismos Gram-positivos como estafilococos, estreptococos, *Corynebacterium diphtheriae* e *Listeria monocytogenes*. Também é ativa contra alguns Gram-negativos como *Bordetella pertussis, Branhamella catarrhalis, Neisseria, Campylobacter, Haemophilus* e outros. Outros microrganismos suscetíveis são: *Chlamydia*, algumas rickettsias, *Mycoplasma pneumoniae, Treponema pallidum* e *Entamoeba histolytica*. As enterobactérias, como *Pseudomonas aeruginosa*, são geralmente resistentes. Nos últimos anos, a eritromicina ganhou popularidade em algumas situações, como nas infecções estafilocócicas das pálpebras, profilaxia da oftalmia neonatal, tracoma e conjuntivites por clamídias.

10. Imipeném/Cilastatina Colírio

Imipeném/Cilastatina	0,5 %
Veículo qsp	5 ml

Obs.: é um antibiótico de amplo espectro, com excelente ação contra microrganismos Gram-positivos e Gram-negativos. Atua de modo semelhante às penicilinas e é resistente à hidrólise provocada por muitas penicilinases. Entre os germes sensíveis estão os estafilococos e os estreptococos. A *Listeria* e algumas cepas de *Pseudomonas* também são sensíveis. Os anaeróbios são altamente suscetíveis. A cilastatina é uma substância capaz de impedir a hidrólise do imipeném pela di-hidropeptidase renal, que é a responsável pelo rápido metabolismo do imipeném no organismo. Os colírios com imipeném são instáveis, devem ser usados dentro de 48 horas e guardados sob refrigeração.

11. Metronidazol Colírio

Metronidazol	0,5 %
Veículo qsp	5 ml

Obs.: tem ação antibacteriana e é usado principalmente no tratamento de infecções por anaeróbios. Tem também ação amebicida, particularmente contra *Trichomonas sp*.

12. Rifamicina Colírio

Rifamicina Sódica	1 %
Veículo qsp	5 ml

13. Rifamicina Pomada

Rifamicina Sódica	1 %
Pomada Oftálmica qsp	3,5 g

Obs.: tem amplo espectro de ação, efetivo contra muitos microrganismos Gram-positivos e alguns Gram-negativos, como *Pseudomonas, Haemophilus, Neisseria* e *Proteus*. É particularmente ativa contra *Mycobacterium tuberculosis*.

14. Vancomicina Colírio

Vancomicina	2,5 - 5 %
Veículo qsp	5 ml

15. Vancomicina Pomada

Vancomicina	2,5 - 5 %
Pomada Oftálmica qsp	3,5 g

Obs.: é altamente ativa contra cocos Gram-positivos e uma das drogas de escolha para o tratamento de infecções severas causadas por estafilococos resistentes a outros antibióticos. São resistentes, entretanto, os Gram-negativos e as micobactérias. As formulações a 5 % podem provocar irritação, principalmente em olhos inflamados. Há um consenso internacional de se usar a vancomicina apenas como última escolha, devido ao surgimento de cepas multirresistentes de *Staphylococcus aureus*.

Anti-Infecciosos Usados em Associações

Princípio Ativo concentrações usuais

Lisozima .... 2.000 UI/g

É uma polissacaridase com atividade contra microrganismos Gram-positivos, possivelmente por transformação dos polissacarídeos insolúveis da parede bacteriana em mucopeptídeos solúveis. Também é ativa contra vários Gram-negativos e alguns vírus. É usada em associação aos antibióticos para aumentar a atividade destes.

Princípio Ativo concentrações usuais

Sulfato de Polimixina B .... 5.000 - 15.000 U/ml ou g

Tem ação bactericida contra bacilos Gram-negativos, particularmente *Pseudomonas aeruginosa, E. coli, Haemophilus influenzae, Bordetella, Enterobacter, Klebsiella, Salmonella* e *Shigella*. Não é ativa entretanto contra *Proteus, Serratia, Bacteroides, Neisseria* e Gram-positivos.

Exemplos de Fórmulas:

1. Neomicina e Polimixina B Colírio ou Pomada

Sulfato de Neomicina	0,5 %
Sulfato de Polimixina B	15.000 UI/g
Veículo qsp	5 ml
ou Pomada Oftálmica qsp	3,5 g

2. Neomicina e Vitamina A Colírio ou Pomada

Sulfato de Neomicina	0,5 %
Vitamina A	10.000 UI/g
Veículo qsp	5 ml
ou Pomada Oftálmica qsp	3,5 g

3. Oxitetraciclina e Polimixina B Colírio ou Pomada

Oxitetraciclina	0,5 %
Sulfato de Polimixina B	10.000 UI/g
Veículo qsp	5 ml
ou Pomada Oftálmica qsp	3,5 g

4. Tetraciclina e Lisozima Colírio ou Pomada

Cloridrato de Tetraciclina	0,5 %
Lisozima	2.000 UI/g
Veículo qsp	5 ml
ou Pomada Oftálmica qsp	3,5 g

5. Cloranfenicol, Vitamina A e Aminoácidos Pomada

Cloranfenicol	5 mg/g
Vitamina A	10.000 UI/g
Aminoácidos Essenciais	25 mg/g
Metionina	5 mg/g
Pomada Oftálmica qsp	3,5 g

6. Neomicina, Polimixina B e Bacitracina Pomada

Sulfato de Neomicina	0,5 %
Sulfato de Polimixina B	10.000 UI/g
Bacitracina	400 UI/g
Pomada Oftálmica qsp	3,5 g

7. Tetraciclina, Cloranfenicol e Pantotenato de Cálcio Pomada

Cloridrato de Tetraciclina	0,5 %
Cloranfenicol	1 %
Pantotenato de Cálcio	1,5 %
Pomada Oftálmica qsp	3,5 g

8. Cloranfenicol e Lisozima Colírio

Cloranfenicol	0,5 %
Lisozima	2.000 UI/ml
Veículo qsp	5 ml

Obs.: a presença de vitamina A, metionina, pantotenato de cálcio e de aminoácidos essenciais em algumas destas formulações, se deve à propriedade cicatrizante destes princípios ativos.

Sulfas

concentrações usuais

Sulfacetamida Sódica ....5 - 30%

Tem efeito bacteriostático contra uma grande variedade de Gram-positivos, como estafilococos, estreptococos e *Clostridium*, e de Gram-negativos, como as enterobactérias, *Haemophilus ducrey*, *Haemophilus influenzae*, *Neisseria sp* e *Vibrio cholerae*. Outros microrganismos sensíveis são: *Actinomyces*, *Nocardia*, *Chlamydia* e protozoários como *Plasmodium falciparum* e *Toxoplasma gondii*.

Exemplos de Fórmulas:

1. Sulfacetamida 15 % Colírio ou Pomada

Sulfacetamida	15 %
Veículo qsp	10 ml
ou Pomada Oftálmica qsp	3,5 g

2. Sulfacetamida 30 % Pomada

Sulfacetamida	30 %
Pomada Oftálmica qsp	3,5 g

3. Sulfacetamida e Cloranfenicol

Sulfacetamida	10 %
Cloranfenicol	0,5 %
Veículo qsp	5 ml
ou Pomada Oftálmica qsp	3,5 g

4. Sulfacetamida e Sulfato de Zinco Colírio

Sulfacetamida	5 %
Sulfato de Zinco	0,1 %
Veículo qsp	10 ml

5. Sulfacetamida e Fenilefrina Colírio

Sulfacetamida	15 %
Cloridrato de Fenilefrina	0,125 %
Veículo qsp	5 ml

6. Sulfacetamida e Prednisolona

Sulfacetamida	10 %
Prednisolona	0,5 %
Veículo qsp	5 ml
ou Pomada Oftálmica qsp	3,5 g

7. Sulfacetamida, Cloranfenicol e Tetraciclina Colírio ou Pomada

Sulfacetamida	5 %
Cloranfenicol	1 %
Cloridrato de Tetraciclina	1 %
Veículo qsp	5 ml
ou Pomada Oftálmica qsp	3,5 g

8. Sulfacetamida, Prednisolona e Fenilefrina Colírio

Sulfacetamida	10 %
Prednisolona	0,25 %
Cloridrato de Fenilefrina	0,125 %
Veículo qsp	5 ml

Modo de Usar: colírio - 1 a 3 gotas cada 2 a 3 horas; pomada - pequena quantidade 1 a 4 vezes ao dia e ao deitar.

Indicações: infecções superficiais oculares causadas por microrganismos sensíveis, úlceras de córnea.

6. Anti-Inflamatórios Hormonais
concentrações usuais

Acetato de Prednisolona	0,125 - 1 %
Acetonido de Fluocinolona	0,025 - 0,1 %
Betametasona Fosfato Sódico [1]	0,1 %
Dexametasona	0,05 - 0,1 %
Dexametasona Fosfato Sódico [2]	0,05 - 0,1 %
Fluormetolona	0,1 - 0,25 %
Hidrocortisona Acetato	0,5 - 1,5 %
Hidrocortisona Base	0,5 - 1,5 %

[1] Betametasona: usada na forma de fosfato sódico em concentrações equivalentes a base (1,31 mg de fosfato sódico de betametasona é aproximadamente equivalente a 1 mg de betametasona base, FEq=1,31).
[2] Dexametasona: usada na forma da base ou na forma de fosfato sódico de dexametasona em concentrações equivalentes ao fosfato de dexametasona (1,09 mg de fosfato sódico de dexametasona é aproximadamente equivalente a 1 mg de fosfato de dexametasona, FEq=1,09).

Indicações: tratamento das inflamações da conjuntiva, pálpebras, córnea e segmento anterior do olho como conjuntivite alérgica, ceratite superficial não específica, ceratite por Herpes Zoster, irites, ciclites etc.

Modo de Usar: colírios - 1 a 2 gotas a cada hora durante o dia e a cada 2 horas à noite. Quando uma resposta favorável for observada, reduzir a dosagem para 1 gota cada 4 horas e depois 1 gota 3 a 4 vezes ao dia; pomadas - pequena quantidade 3 a 4 vezes ao dia. Quando uma resposta favorável for observada, reduzir o número de aplicações para 2 vezes ao dia e, finalmente, 1 vez ao dia.

Obs.: a duração do tratamento varia com o tipo de lesão e pode durar desde poucos dias até várias semanas, dependendo da resposta terapêutica. As pomadas são particularmente convenientes quando forem usados curativos oculares e são as formulações de escolha quando for necessário um contato prolongado da droga com os tecidos.

Contra Indicações: O uso de corticoides é contraindicado na ceratite herpética aguda, infecções fúngicas das estruturas oculares, vaccinia, varicela e outras infecções virais da córnea e conjuntiva, tuberculose ocular, hipersensibilidade e após remoção de corpo estranho.

Associações com Corticosteroides:

1. Dexametasona e Cloranfenicol Colírio ou Pomada

Dexametasona	0,1 %
Cloranfenicol	0,5 %
Veículo qsp	5 ml
ou Pomada Oftálmica qsp	3,5 g

2. Dexametasona e Gentamicina Colírio ou Pomada

Dexametasona	0,05 %
Gentamicina	0,3 %
Veículo qsp	5 ml
ou Pomada Oftálmica qsp	3,5 g

3. Dexametasona e Neomicina Colírio ou Pomada

Dexametasona	0,1 %
Sulfato de Neomicina	0,5 %
Veículo qsp	5 ml
ou Pomada Oftálmica qsp	3,5 g

4. Dexametasona e Tobramicina Colírio ou Pomada

Dexametasona	0,05 %
Tobramicina	0,3 %
Veículo qsp	5 ml
ou Pomada Oftálmica qsp	3,5 g

5. Dexametasona, Cloranfenicol e Tetrahidrozolina Colírio

Dexametasona	0,05 %
Cloranfenicol	0,5 %
Tetrahidrozolina	0,025 %
Veículo qsp	5 ml

6. Dexametasona, Nafazolina e Sulfato de Zinco Colírio

Dexametasona	0,05 %
Nafazolina	0,05 %
Sulfato de Zinco	0,5 %
Veículo qsp	5 ml

7. Dexametasona, Neomicina e Polimixina B Colírio ou Pomada

Dexametasona	0,1 %
Sulfato de Neomicina	0,5 %
Sulfato de Polimixina B	10.000 UI/g ou ml
Veículo qsp	5 ml
ou Pomada Oftálmica qsp	3,5 g

8. Dexametasona, Amicacina e Fenilefrina Colírio

Dexametasona	0,1 %
Amicacina	0,5 %
Cloridrato de Fenilefrina	0,125 %
Veículo qsp	5 ml

9. Dexametasona e Ciprofloxacino Colírio ou Pomada

Dexametasona	0,1 %
Ciprofloxacino	0,3 %
Veículo qsp	5 ml
ou Pomada Oftálmica qsp	3,5 g

10. Hidrocortisona e Neomicina Colírio ou Pomada

Hidrocortisona	1,5 %
Neomicina	0,5 %
Veículo qsp	5 ml
ou Pomada Oftálmica qsp	3,5 g

11. Hidrocortisona, Neomicina, Bacitracina e Polimixina B Colírio ou Pomada

Hidrocortisona	1 %
Sulfato de Neomicina	0,5 %
Bacitracina	400 UI/g ou ml
Sulfato de Polimixina B	5.000 UI/g ou ml
Veículo qsp	5 ml
ou Pomada Oftálmica qsp	3,5 g

12. Hidrocortisona, Cloranfenicol, Vitamina A e Vitamina D Pomada

Hidrocortisona	1 %
Cloranfenicol	1 %
Vitamina A	5.000 UI/g
Vitamina D	625 UI/g
Pomada Oftálmica qsp	3,5 g

13. Hidrocortisona, Cloranfenicol e Polimixina B Colírio ou Pomada

Hidrocortisona	0,5 %
Cloranfenicol	1 %
Sulfato de Polimixina B	10.000 UI/g ou ml
Veículo qsp	5 ml
ou Pomada Oftálmica qsp	3,5 g

14. Prednisolona, Tetraciclina e Tetrahidrozolina Colírio

Acetato de Prednisolona	0,125 %
Cloridrato de Tetraciclina	1 %
Cloridrato de Tetrahidrozolina	0,05 %
Veículo qsp	5 ml

15. Prednisolona e Cloranfenicol Colírio ou Pomada

Acetato de Prednisolona	0,25 %
Cloranfenicol	1 %
Veículo qsp	5 ml
ou Pomada Oftálmica qsp	3,5 g

16. Prednisolona e Gentamicina Colírio ou Pomada

Acetato de Prednisolona	1 %
Gentamicina	0,3 %
Veículo qsp	5 ml
ou Pomada Oftálmica qsp	3,5 g

17. Prednisolona, Neomicina e Polimixina B

Acetato de Prednisolona	0,5 %
Sulfato de Neomicina	0,5 %
Sulfato de Polimixina B	10.000 UI/g ou ml
Veículo qsp	5 ml
ou Pomada Oftálmica qsp	3,5 g

18. Prednisolona e Vitamina A Pomada

Acetato de Prednisolona	1 %
Vitamina A	5.000 UI/g
Pomada Oftálmica qsp	3,5 g

Obs.: nessas formulações a fenilefrina, nafazolina e tetrahidrozolina são usadas por sua ação vasoconstritora e descongestionante, o sulfato de zinco por sua ação adstringente suave e as vitaminas A e D por sua ação cicatrizante.

7. Anti-Inflamatórios não Hormonais

concentrações usuais

Diclofenaco Sódico	0,1 %
Indometacina	1 %
Cetorolaco Trometamol	0,5 %

Exemplos de Fórmulas:

1. Diclofenaco Sódico Colírio

Diclofenaco Sódico	0,1 %
Veículo qsp	5 ml

Modo de Usar: colírio - 1 gota 4 a 5 vezes ao dia.

Indicações: tratamento das reações inflamatórias do segmento anterior do olho, traumatismos dolorosos da conjuntiva e da córnea, conjuntivite crônica, ceratoconjuntivite, pré e pós-operatório de cirurgias oculares.

2. Indometacina Colírio

Indometacina	1 %
Veículo qsp	5 ml

Modo de Usar: no dia anterior à cirurgia, 1 gota 4 vezes ao dia; no dia da cirurgia, 1 gota 45 minutos antes da mesma; após a cirurgia, 1 gota 4 vezes ao dia por 10 a 12 semanas. Agite antes de usar.

Indicações: prevenção e tratamento do edema macular cistoide após cirurgia de catarata, inibição da miose intraoperatória, uveíte não granulomatosa, particularmente quando associada a distúrbios reumáticos.

3. Cetorolaco Colírio

Cetorolaco Trometamol	0,5 %
Veículo qsp	5 ml

Modo de Usar: 1 gota 4 vezes ao dia.

Indicações: prevenção e tratamento do edema macular cistoide após cirurgia de catarata, controle da inflamação pós-operatória nas extrações intra ou extracapsular com implante de lente intraocular, e para o alívio dos sintomas nas conjuntivites alérgicas.

8. Antiparasitários (*Demodex folliculorum*)

concentrações usuais

Ivermectina VO	200 mcg/kg
Ivermectina tópica	1 %
Metronidazol [1]	1 - 2 %
Permetrina	1 - 5 %
Cloridrato de Pilocarpina	4 %
Sulfacetamida Sódica	10 %
Sulfeto de Selênio	0,5 %

[1] Metronidazol: em formulações para uso tópico é usado na forma da base ou de cloridrato de metronidazol, em concentrações equivalentes à base (242 mg de cloridrato de metronidazol são aproximadamente equivalentes a 200 mg de metronidazol base, FEq=1,21).

Tratamento das Infestações Palpebrais por *Demodex folliculorum*

Vários esquemas para o tratamento das infestações por *Demodex folliculorum* têm sido propostos. Inicialmente, deve-se fazer a limpeza e higiene uma vez ao dia, com água e xampu neutro, a fim de remover as caspas e crostas presentes nos cílios. A terapia da blefarite crônica em associação com *Demodex* pode incluir antibióticos e corticosteroides[1,2].

O tratamento clássico é feito com pomada de óxido amarelo de mercúrio nas concentrações de 1 a 2% [2,3,4]. Também são usados parasiticidas como o lindano a 1% [2,3,4,5] ou permetrina a 5%[5]. A massagem das bordas palpebrais é importante para a penetração do medicamento no complexo pilo-sebáceo[2].

Mascarós relata o tratamento com acaricidas e também com metronidazol, administrado por via oral e tópica[6]. Junk *et al* descreveram a utilização do metronidazol gel a 2% como uma alternativa efetiva para o tratamento da blefarite crônica por *Demodex*, em um paciente onde a terapia convencional com óxido amarelo de mercúrio era contraindicada por alergia ao mercúrio[7].

O uso da pilocarpina em gel a 4% tem sido feito com sucesso para reduzir a infestação por *Demodex* e aliviar o prurido[4,8] mas seus efeitos tóxicos limitam o seu uso[4]. English preconiza a limpeza das bordas palpebrais com solução salina seguida de aplicação de pomada com sulfacetamida ou associação de neomicina, polimixina B e bacitracina ao deitar, por várias semanas[9].

Corredor-Osorio *et al* preconizam a instilação de uma gota de colírio anestésico, seguida de assepsia da borda palpebral com um cotonete embebido em éter, friccionando vigorosamente. Dessa forma são removidos os excrementos dos parasitas e os próprios ácaros começam a sair dos folículos, podendo-se observá-los à lâmpada de fenda. Em seguida preconizam aplicar sulfeto de selênio a 0,5% isoladamente ou em associação com acetato de hidrocortisona a 0,5%, em base de petrolato. Também preconizam o metronidazol tópico a 2%, permetrina a 1%, lindano a 1% e pilocarpina gel a 4%, entre outros princípios ativos[10].

Mais recentemente tem sido usada a ivermectina por via oral, na dose de 200 mcg/kg em dose única associada ao tratamento tópico semanal com gel de permetrina a 5% em dermatite "tipo rosácea" nas pálpebras[11].

Referências:

1. Roque MR, Foster CS. *Demodicosis*. In.: http://emedicine.medscape.com/article/1203895-overview em 16 de junho de 2020.
2. Jünemann AA. *Demodex folliculorum* in chronic blepharitis. *Online J Ophthalmol* 1998; 1:1.
3. Demmler M, Kaspar HM, Möhring C, Klauß V. Blepharitis: Demodex folliculorum, associated germ spectrum and specific therapy. *Der Ophthalmologe*. Abstract 1997; 94(3):191-196.
4. Cheikh-Rouhou F *et al*. Parasitoses et mycoses oculaires: bilan des cas diagnostiqués dans le CHU de Sfax entre 1996 et 1999. Laboratoire de parasitologie-mycologie, Chu H. Bourguiba, Sfax,Tunisie. Manuscrit n°2182. *Parasitologie*. Reçu le 28 mars 2000. Accepté le 25 juillet 2000.
5. Ortega BP. Patologia infecciosa en atención primaria. Aula Acreditada - El Medico Interactivo n° 801/802 octubre 2001.
6. Mascarós, E.M. Parasitación por *Demodex folliculorum*. In.: https://www.seimc.org/contenidos/ccs/revisionestematicas/parasitologia/demodex.pdf em 16 de junho de 2020.
7. Junk AK *et al*. Topical administration of metronidazole gel as an effective therapy alternative in chronic Demodex blepharitis-a case report. *Klin Monatsbl Augenheilkd* 1998; 213:48-50.
8. Fulk GW *et al*. Pilocarpine gel for the treatment of demodicosis - a case series. *Optom Vis Sci*. 1996 Dec; 73(12):742-5.
9. Fraunfelder FT, Roy FH. *Current Ocular Therapy*. Philadelphia: W.B. Saunders Company, 2000.
10. Corredor-Osorio R *et al*. Blefaritis por *Demodex folliculorum*. *Revista de la Facultad de Medicina*. 2000 Jul/Ago; 43(4).
11. Forstinger C, Kittler H, Binder M. Treatment of rosacea-like demodicidosis with oral ivermectin and topical permethrin cream. *J Am Acad Dermatol*. 1999 Nov; 41(5Pt1):775-7.

Exemplos de Fórmulas:

1. Ivermectina Cápsulas (uso oral)

Ivermectina	200 mcg/kg
Excipiente qsp	1 cápsula
Mande.....cápsulas	

Posologia: 1 cápsula por via oral em dose única.

2. Gel ou Pomada com Permetrina

Permetrina	1 - 5 %
Gel qsp	3,5 g
ou Pomada qsp	3,5 g

Modo de Usar: aplicar nas bordas palpebrais uma vez por semana, com um cotonete.

3. Ivermectina 1 %

Ivermectina	1 %
Lanolina Anidra	10 %
Vaselina Sólida qsp	3,5 g

4. Ivermectina 1 % e Hidrocortisona 0,5 %

Ivermectina	1 %
Hidrocortisona	0,5 %
Pomada Oftálmica qsp	3,5 g

Modo de Usar: aplicar nas bordas palpebrais 1 vez ao dia, com um cotonete.

Indicações: rosácea cutânea palpebral por *Demodex folliculorum*.

Ref.: Sobolewska B *et al*. Efficacy of Topical Ivermectin for the Treatment of Cutaneous and Ocular Rosacea. *Ocul Immunol Inflamm*. 2020 Apr 7:1-5.

5. Gel com Metronidazol

Metronidazol	2 %
Gel qsp	3,5 g

Modo de Usar: aplicar à noite nas bordas palpebrais, com massagem.

6. Gel com Pilocarpina

Cloridrato de Pilocarpina	4 %
Gel qsp	3,5 g

Modo de Usar: aplicar à noite nas bordas palpebrais, com um cotonete, após limpeza.

Modo de Usar: aplicar à noite nas bordas palpebrais, com um cotonete, após limpeza.

7. Sulfeto de Selênio

Sulfeto de Selênio	0,5 %
Pomada qsp	3,5 g

8. Sulfeto de Selênio e Hidrocortisona

Sulfeto de Selênio	0,5 %
Hidrocortisona	0,5 %
Pomada qsp	3,5 g

Modo de Usar: aplicar à noite nas bordas palpebrais, com um cotonete, após limpeza.

9. Sulfacetamida Pomada

Sulfacetamida Sódica	10 %
Pomada qsp	3,5 g

10. Neomicina, Polimixina e Bacitracina

Sulfato de Neomicina	0,5 %
Sulfato de Polimixina B	10.000 UI/g
Bacitracina	400 UI/g
Pomada qsp	3,5 g

Modo de Usar: aplicar à noite nas bordas palpebrais, com um cotonete, após limpeza.

9. Antiprotozoários

concentrações usuais

Biguanida (Polihexametileno Biguanida, PHMB) .... 0,02 %
Clotrimazol .... 1 %
Digliconato de Clorexidina .... 0,02 - 0,05 %
Nitrato de Miconazol .... 1 %

Exemplos de Fórmulas:

1. Biguanida Colírio

Biguanida	0,02 %
Veículo qsp	10 ml

Modo de Usar: 1 gota a cada hora por 1 a 3 dias, 1 gota a cada 2 horas (durante o dia) e a cada 4 horas (à noite) nos 4 a 7 dias subsequentes, 1 gota a cada 4 horas durante 1 a 3 semanas e manutenção de 1 gota ao dia, por 6 meses.

Indicações: ceratite por *Acanthamoeba*, principalmente na falha da terapia convencional.

2. Clorexidina Colírio

Digliconato de Clorexidina	0,02 - 0,05 %
Veículo qsp	5 ml

Modo de Usar: a critério médico.

Obs.: é um derivado da biguanida usado também como antisséptico ocular. Na ceratite por *Acanthamoeba* pode ser utilizado em conjunto com a biguanida.

Indicações: ceratite por *Acanthamoeba*. É um derivado da biguanida usado também como antisséptico ocular.

Obs.: o tratamento é prolongado e feito juntamente com o isetionato de propamidina a 0,1% (Brolene® Aventis Pharma - Inglaterra, colírio).

Ref.: Pereira L *et al*. Clorhexidina y Poliheximetil Biguanida Tópica para el Manejo de Queratitis por Acanthamoeba. *Rev Oftalmol Venez*. Caracas 2003 Oct; 59(4).

3. Antifúngicos com atividade contra *Acanthamoeba*

Miconazol Colírio

Nitrato de Miconazol	1 %
Veículo qsp	5 ml

Clotrimazol Colírio

Clotrimazol	1 %
Veículo qsp	5 ml

Modo de Usar: a critério médico.

Indicações: ceratite por *Acanthamoeba*.

4. Associações de Anti-Infecciosos com atividade contra *Acanthamoeba*

Colírio

Sulfato de Neomicina	0,5 %
Sulfato de Polimixina B	10.000 UI/ml
Gramicidina	0,025 %
Veículo qsp	5 ml

Pomada

Sulfato de Neomicina	0,5 %
Sulfato de Polimixina B	10.000 UI/g
Bacitracina	400 UI/g
Pomada Oftálmica qsp	3,5 g

Modo de Usar: a critério médico.

Indicações: anti-infeccioso, usado também nas ceratites por *Acanthamoeba*.

Obs.: Neosporin® Wellcome (USA).

10. Antissépticos   concentrações usuais

Ácido Bórico	1 - 2 %
Argirol	2 - 10 %
Digliconato de Clorexidina	0,02 - 0,05 %

448 Formulário Médico-Farmacêutico

Iodopovidona (PVPI) .... 1 - 5 %
Nitrato de Prata .... 1 %
Sulfato de Zinco .... 0,25 %

Exemplos de Fórmulas:

1. Água Boricada

Ácido Bórico   1 - 2 %
Veículo qsp   50 ml

Modo de Usar: aplicar 2 a 3 vezes ao dia, com auxílio de compressas de gaze ou algodão.

Indicações: como antisséptico suave e levemente adstringente.

2. Ácido Bórico Pomada

Ácido Bórico   5 - 10 %
Pomada Oftálmica qsp   3,5 g

Modo de Usar: aplicar pequena quantidade na superfície interna da pálpebra inferior, 1 a 2 vezes ao dia.

Indicações: irritações e inflamações das pálpebras.

Obs.: o ácido bórico também é usado em formulações para banhos oculares.

3. Argirol Colírio

Argirol   2 - 10 %
Veículo qsp   5 ml

Modo de Usar: pré-operatório - 2 a 3 gotas (lavar em seguida com solução estéril para irrigação); infecções - 1 a 3 gotas cada 3 a 4 horas.

Indicações: pré-operatório em cirurgias oftálmicas, antisséptico para as infecções oculares.

Obs.: o uso do argirol no pré-operatório de cirurgias oftálmicas é feito por sua propriedade de colorir e precipitar os filamentos de muco, facilitando a sua remoção. As soluções de argirol podem ser acrescidas de solução de adrenalina milesimal, em partes iguais.

4. Clorexidina Colírio

Digliconato de Clorexidina   0,02 - 0,05 %
Veículo qsp   5 ml

Modo de Usar: a critério médico.

Indicações: antisséptico ocular.

Obs.: é um derivado da biguanida, usado também na ceratite por *Acanthamoeba*.

5. Iodopovidona Colírio

Iodopovidona   1 - 5 %
Veículo qsp   10 ml

Modo de Usar: 2 a 3 gotas (lave em seguida com solução estéril para irrigação).

Indicações: pré-operatório de cirurgias oftálmicas.

Obs.: a iodopovidona é um iodóforo com ação contra fungos, bactérias, vírus, protozoários, cistos e esporos. Na concentração de 1% tem ação inclusive contra *Chlamydia trachomatis* e *Neisseria gonorrhoeae*. Na concentração de 5% tem ação contra Herpes Simples tipo II.

6. Nitrato de Prata

Nitrato de Prata	1 %
Veículo qsp	5 ml

Modo de Usar: 2 gotas em cada olho, logo após o nascimento.

Indicações: prevenção da oftalmia gonocócica neonatal.

Obs.: concentrações maiores de nitrato de prata devem ser evitadas, pois podem levar à cegueira por opacificação da córnea. O uso do nitrato de prata, para a prevenção da oftalmia gonocócica neonatal, foi preconizado por Credé em 1879, que verificou uma redução de 10 para 0,5% na incidência desta enfermidade, com o uso de uma solução a 2% instilada em cada olho logo após o nascimento. Exceto pela redução de 2% para 1% na concentração de nitrato de prata, o método de Credé ainda hoje é prática generalizada e exigida pelas autoridades sanitárias.

Em relato de 2004 do Centro de Vigilância Sanitária de São Paulo (CVS-SP) sobre conjuntivite química em neonatos (https://www.cremesp.org.br/?siteAcao=LegislacaoBusca&nota=165, Acesso: 20/07/2020) foi apresentada uma revisão da literatura sobre os métodos de profilaxia da oftalmia gonocócica neonatal e alternativas ao método de Credé com o uso de pomadas de tetraciclina a 1% ou de eritromicina a 0,5%, ou colírio de iodopovidona a 2,5%.

Ref.: Passos AF, Agostini FS. Conjuntivite neonatal com ênfase na sua prevenção. *Rev Bras Oftalmol*. 2011; 70 (1): 57-67.

7. Sulfato de Zinco

Sulfato de Zinco	0,25 %
Veículo qsp	10 ml

Modo de Usar: 2 gotas 2 a 3 vezes ao dia.

Indicações: como adstringente suave, para o alívio temporário das irritações menores dos olhos.

Obs.: também é usado associado a descongestionantes em colírios e ao ácido bórico em formulações para banho ocular, nas concentrações de 0,1% a 0,5%.

11. Antivirais

concentrações usuais

Aciclovir	3 %
Ganciclovir	0,15 %
Idoxuridina (IDU)	0,1 - 0,5 %
Trifluridina	1 %

Exemplos de Fórmulas:

1. Aciclovir Colírio

Aciclovir	3 %
Veículo qsp	5 ml

2. Aciclovir Pomada

Aciclovir	3 %
Pomada Oftálmica qsp	3,5 g

Modo de Usar: aplicar 5 vezes ao dia (colírio - uso diurno; pomada oftálmica - uso noturno). Continuar por ao menos 3 dias após a cicatrização completa.

Indicações: herpes simples (ceratite dendrítica, ceratite intersticial e iridociclite) e herpes zoster.

3. Idoxuridina Colírio

Idoxuridina	0,1 %
Veículo qsp	5 ml

4. Idoxuridina Gel ou Pomada

Idoxuridina	0,5 %
Gel ou Pomada Oftálmica qsp	3,5 g

Modo de Usar: colírio - 1 gota a cada hora durante o dia e a cada 2 horas durante a noite; gel - pequena quantidade a cada 2 horas; pomada - pequena quantidade 5 vezes ao dia; uso conjunto - 1 gota de colírio a cada hora e 1 aplicação de gel ou pomada ao deitar.

Indicações: ceratite por herpes simples.

Obs.: para minimizar a recorrência, continuar o tratamento por 5 a 7 dias após o desaparecimento das lesões. Não administrar soluções contendo ácido bórico concomitantemente, pois este pode causar irritação na presença de IDU.

5. Trifluridina Colírio

Trifluridina	1 %
Veículo qsp	5 ml

6. Trifluridina Pomada

Trifluridina	1 %
Pomada Oftálmica qsp	3,5 g

Modo de Usar: colírio - 1 gota a cada 2 horas (até 9 gotas ao dia) até a completa reepitelização da córnea, após este período, 1 gota a cada 4 horas durante 7 dias; pomada - aplicar pequena quantidade no saco conjuntival, 3 a 4 vezes ao dia.

Indicações: infecções corneanas recentes por herpes simples.

Obs.: se não houver sinais de melhora após 7 dias ou se a reepitelização completa não ocorrer em 14 dias de terapia, outras formas de tratamento devem ser consideradas. A administração da trifluridina por mais de 3 semanas deve ser evitada, por sua potencial toxicidade ocular.

7. Ganciclovir Colírio

Ganciclovir	0,15 %
Metilcelulose	0,5 %
Veículo qsp	5 ml

Modo de Usar: aplicar 1 gota 5 vezes ao dia até a completa reepitelização corneana, passando então para 1 gota 3 vezes ao dia. A duração do tratamento normalmente é de 21 dias.

Indicações: ceratite herpética aguda.

Obs.: Virgan® Chauvin (Inglaterra). O seu uso deve ser evitado na gravidez e durante a amamentação. Eventualmente pode ocorrer irritação ocular, distúrbios visuais e ceratite punctata superficial.

12. Associações para Banho Ocular

1. Solução Salina Balanceada

Cloreto de Sódio	0,64 %
Cloreto de Potássio	0,075 %
Cloreto de Cálcio	0,048 %
Cloreto de Magnésio	0,03 %
Acetato de Sódio	0,39 %
Citrato de Sódio	0,17 %
Cloreto de Benzalcônio	0,01 %
Água Destilada qsp	100 ml

Obs.: solução semelhante à lágrima, para irrigação extraocular.

2. Formulação com Hamamelis

Ácido Bórico	1 %
Sulfato de Zinco	0,125 %
Cloreto de Benzalcônio	0,01 %
Hidrolato de Hamamelis	24 ml
Água Destilada qsp	200 ml

3. Formulação com Hidrolato de Rosa

Ácido Bórico	2 %
Carbonato de Sódio	0,1 %
Cloreto de Benzalcônio	0,01 %
Hidrolato de Rosa	4 ml
Água Destilada qsp	200 ml

Obs.: estas formulações têm ação antisséptica suave e levemente adstringente.

4. Formulação com Tília e Camomila

Extrato de Tília	1 ml
Extrato de Camomila	1 ml
Digliconato de Clorexidina	0,005 %
Veículo qsp	200 ml

5. Formulação com Calêndula

Extrato Glicerinado de *Calendula officinalis*	0,25 ml
Veículo qsp	200 ml

Obs.: os extratos de tília e camomila são usados por sua ação anti-inflamatória e descongestionante suave. O extrato de calêndula é usado por sua ação anti-inflamatória e descongestionante suave.

13. Descongestionantes e Antialérgicos

Descongestionantes

concentrações usuais

Cloridrato de Fenilefrina	0,125 %
Cloridrato de Nafazolina	0,01 - 0,1 %
Cloridrato de Oximetazolina	0,025 %
Cloridrato de Tetrahidrozolina	0,01 - 0,05 %

Duração do efeito dos descongestionantes:

Fenilefrina	0,5 a 1,5 horas
Nafazolina	3 a 4 horas
Oximetazolina	4 a 6 horas
Tetrahidrozolina	1 a 4 horas

Exemplos de Fórmulas:

Indicações: por sua ação vasoconstritora, são usados para o alívio de irritações oculares, como as causadas pela febre do feno, resfriados, poeira, fumaça, lentes de contato rígidas etc.

1. Fenilefrina e Álcool Polivinílico Colírio

Cloridrato de Fenilefrina	0,12 %
Álcool Polivinílico	1,4 %
Veículo qsp	10 ml

2. Fenilefrina e Metilcelulose Colírio

Cloridrato de Fenilefrina	0,12 %
Metilcelulose	0,5 %
Veículo qsp	10 ml

3. Fenilefrina e Zinco Colírio

Cloridrato de Fenilefrina	0,12 %
Sulfato de Zinco	0,25 %
Veículo qsp	10 ml

4. Fenilefrina e Antipirina Colírio

Cloridrato de Fenilefrina	0,12 %
Antipirina	0,1 %
Veículo qsp	10 ml

5. Tetrahidrozolina Colírio

Cloridrato de Tetrahidrozolina	0,05 %
Sulfato de Zinco	0,25 %
Veículo qsp	10 ml

6. Nafazolina Colírio

Cloridrato de Nafazolina	0,02 %
Sulfato de Zinco	0,25 %
Álcool Polivinílico	0,25 %
Veículo qsp	10 ml

7. Tetrahidrozolina, Nafazolina e Zinco Colírio

Tetrahidrozolina	0,025 %
Nafazolina	0,025 %
Sulfofenato de Zinco	0,05 %
Veículo qsp	10 ml

Modo de Usar (formulações acima): 1 a 2 gotas 2 a 4 vezes ao dia.

Obs.: nessas formulações, o álcool polivinílico e a metilcelulose tem por finalidade aumentar o tempo de contato do colírio com os olhos, a antipirina é usada por sua ação anestésica local fraca e o sulfato de zinco por sua ação adstringente suave.

Antialérgicos

concentrações usuais

Cetotifeno [1]	0,025 - 0,05 %
Cloridrato de Antazolina	0,5 %
Cromoglicato Dissódico	2 - 4 %
Maleato de Clorfeniramina	0,3 %
Maleato de Feniramina	0,5 %
Maleato de Pirilamina	0,1 %

[1] Cetotifeno: usado na forma de fumarato, em concentrações equivalentes à base (1,38 mg de fumarato de cetotifeno é aproximadamente equivalente a 1 mg de cetotifeno base, FEq=1,38).

Exemplos de Fórmulas:

1. Cromoglicato Colírio

Cromoglicato Dissódico	4 %
Veículo qsp	5 ml

2. Cromoglicato e Dexametasona Colírio

Cromoglicato Dissódico	4 %
Dexametasona	0,05 %
Veículo qsp	5 ml

Modo de Usar: 1 a 2 gotas 4 a 6 vezes ao dia.

Indicações: distúrbios alérgicos oculares, incluindo conjuntivite primaveril, ceratoconjuntivite primaveril, ceratite primaveril e ceratoconjuntivites alérgicas.

Obs.: as formulações com cromoglicato de sódio podem ser manipuladas sem o uso de preservativos.

3. Cromoglicato e Antazolina Colírio

Cromoglicato Dissódico	4 %
Cloridrato de Antazolina	0,5 %
Veículo qsp	5 ml

4. Cromoglicato e Clorfeniramina Colírio

Cromoglicato Dissódico	4 %
Maleato de Clorfeniramina	0,2 %
Veículo qsp	5 ml

Modo de Usar: 1 gota 2 a 4 vezes ao dia.

Indicações: reações alérgicas agudas das pálpebras e da conjuntiva.

5. Pirilamina e Fenilefrina Colírio

Maleato de Pirilamina	0,1 %
Cloridrato de Fenilefrina	0,125 %
Veículo qsp	5 ml

6. Feniramina e Fenilefrina Colírio

Maleato de Feniramina	0,5 %
Cloridrato de Fenilefrina	0,125 %
Veículo qsp	5 ml

7. Clorfeniramina e Nafazolina Colírio

Maleato de Clorfeniramina	0,3 %
Cloridrato de Nafazolina	0,025 %
Veículo qsp	5 ml

8. Antazolina e Nafazolina Colírio

Cloridrato de Antazolina	0,5 %
Cloridrato de Nafazolina	0,05 %
Veículo qsp	5 ml

Modo de Usar (formulações acima): 1 gota 2 a 4 vezes ao dia.

Indicações: reações alérgicas agudas das pálpebras e da conjuntiva.

Obs.: são geralmente usados em associação aos descongestionantes oculares (vasoconstritores), visto que as reações alérgicas são quase sempre acompanhadas de hiperemia.

9. Cetotifeno Colírio

Cetotifeno	0,25 - 0,5 %
Veículo qsp	5 ml

Modo de Usar: 1 gota 2 a 4 vezes ao dia.

Indicações: conjuntivite alérgica.

14. Lágrimas Artificiais

concentrações usuais

Ácido Hialurônico	0,1 - 0,5 %
Álcool Polivinílico	1 - 3 %
Metilcelulose (Hidroxipropilmetilcelulose)	0,5 - 2 %
Povidona	0,5 - 2 %

Exemplos de Fórmulas:

Indicações: para o alívio dos olhos secos e irritações oculares associadas à produção deficiente de lágrimas, lubrificação de próteses oculares.

1. Ácido Hialurônico 0,2 % Colírio

Ácido Hialurônico	0,2 %
Veículo qsp	10 ml

2. Ácido Hialurônico 0,5 % Colírio

Ácido Hialurônico	0,5 %
Veículo qsp	10 ml

3. Álcool Polivinílico Colírio

Álcool Polivinílico	1,4 %
Veículo qsp	10 ml

4. Álcool Polivinílico 3 % Colírio

Álcool Polivinílico	3 %
Veículo qsp	10 ml

5. Álcool Polivinílico e Metilcelulose Colírio

Álcool Polivinílico	1 %
Metilcelulose	0,5 %
Veículo qsp	10 ml

6. Álcool Polivinílico e PEG Colírio

Álcool Polivinílico	1 %
Polietilenoglicol	2 %
Veículo qsp	10 ml

7. Álcool Polivinílico e Povidona Colírio

Álcool Polivinílico	1,4 %
Povidona	0,6 %
Veículo qsp	10 ml

8. Metilcelulose Colírio

Metilcelulose	0,5 - 2 %
Veículo qsp	10 ml

9. Metilcelulose e Dextran Colírio

Metilcelulose	0,3 %
Dextran 70	0,1 %
Veículo qsp	10 ml

10. Povidona Colírio

Povidona	1,67 %
Veículo qsp	10 ml

Modo de Usar: 1 a 2 gotas 3 a 4 vezes ao dia, ou quando necessário.

Obs.: o colírio de metilcelulose a 2 % também é indicado para exames gonioscópicos.

15. Lubrificantes Oculares

concentrações usuais

Dimetilpolisiloxane (Óleo de Silicone)	100 %
Glicerol	0,3 %
Metilcelulose (Hidroxipropilmetilcelulose)	2,5 %
Óleo de Rícino	100 %

Exemplos de Fórmulas:

1. Glicerol 0,3 % Colírio

Glicerol	0,3 %
Veículo qsp	10 ml

Modo de Usar: 1 gota sempre que necessário.

Indicações: lubrificação ocular, prevenção e alívio da irritação no olho seco, alívio temporário nas irritações menores dos olhos, como na exposição ao sol e ao vento.

Obs.: Glycerin - Dry Eye®Bausch & Lomb (USA).

3. Óleo de Rícino Colírio

Óleo de Rícino	10 ml

Modo de Usar: 1 gota sempre que necessário.

Indicações: lubrificação ocular.

Obs.: Minims® Castor Oil S.N.P. (Inglaterra).

5. Pomada Lubrificante

Vaselina Sólida	55 %
Vaselina Líquida	42,5 %
Lanolina não Iônica	2,5 %
Mande em Bisnaga com 3,5 g	

2. Metilcelulose 2,5 % Gel

Metilcelulose	2,5 %
Gel qsp	3,5 g

Modo de Usar: pequena quantidade, sempre que necessário.

Indicações: lubrificação ocular. O gel de metilcelulose também é indicado para uso profissional, em exames gonioscópicos.

4. Dimetilpolisiloxane

Octilfenol Polioxietileno	0,25 %
Diestearato de Polietilenoglicol	0,5 %
Dimetilpolisiloxane qsp	10 ml

Modo de Usar: 1 gota sempre que necessário.

Indicações: lubrificação ocular.

Obs.: Ophthasiloxane® Alcon (Noruega).

6. Pomada Lubrificante sem Lanolina

Vaselina Sólida	70 %
Vaselina Líquida	30 %
Mande em Bisnaga com 3,5 g	

Modo de Usar: aplicar pequena quantidade no saco conjuntival, quando necessário. Não usar com lentes de contato.

Indicações: proteção e lubrificação do olho em ceratite de exposição, sensibilidade corneana diminuída, erosão corneana de repetição, ceratite sicca (para uso à noite), após remoção de corpo estranho, em cirurgias oftálmicas para proteger o olho não envolvido durante a cirurgia, em cirurgias não oftálmicas para lubrificar e proteger os olhos e para uso pós-cirúrgico, como lubrificante.

16. Midriáticos e Cicloplégicos

concentrações usuais

Bromidrato de Escopolamina, Bromidrato de Hioscina	0,25 - 0,5 %
Bromidrato de Homatropina	1 - 5 %
Cloridrato de Ciclopentolato **	0,5 - 2 %
Cloridrato de Fenilefrina	1 - 10 %
Sulfato de Atropina	0,25 - 2 %
Tropicamida	0,5 - 1 %

** Princípio Ativo controlado pela Portaria 344 lista C-1 (SVS-MS), com receituário de controle especial em duas vias.

456 Formulário Médico-Farmacêutico

	Midríase		Cicloplegia	
	Pico (minutos)	Duração (dias)	Pico (minutos)	Duração (dias)
Atropina	30 - 40	7 - 12	60 - 180	6 - 14
Ciclopentolato	15 - 30	1	25 - 75	1
Escopolamina	20 - 30	3 - 7	30 - 60	3 - 7
Fenilefrina	10 - 60	3 - 6 horas	-	-
Homatropina	40 - 60	1 - 3	30 - 60	1 - 3
Tropicamida	20 - 40	4 - 6 horas	20 - 35	4 - 6 horas

Exemplos de Fórmulas:

1. Atropina Colírio

Sulfato de Atropina	1 %
Veículo qsp	5 ml

2. Atropina Pomada

Sulfato de Atropina	2 %
Pomada Oftálmica qsp	3,5 g

Modo de Usar: colírio - 1 a 2 gotas 2 a 4 vezes ao dia; pomada - pequena quantidade 1 a 2 vezes ao dia. Refração a critério médico.

Indicações: refração, uveítes anteriores, cirurgias oftálmicas, pós-operatórios.

Obs.: midríase - máximo em 30 - 40 minutos e duração de 7 a 12 dias; cicloplegia - máximo em 60 - 180 minutos e duração de 6 a 14 dias.

3. Ciclopentolato Colírio

Cloridrato de Ciclopentolato	1 %
Veículo qsp	5 ml

Modo de Usar: 1 gota, seguida por outra após 5 ou 10 minutos.

Indicações: refração (efeitos rápidos e pouco duradouros), uveítes brandas, pré e pós-operatório de cirurgias oftálmicas, nas alergias à atropina e quando for necessária uma ação midriática pouco duradoura.

Obs.: midríase - máximo em 15 - 30 minutos e duração de 24 horas; cicloplegia - máximo em 25 - 75 minutos e duração de 24 horas.

4. Escopolamina Colírio

Bromidrato de Escopolamina	0,5 %
Veículo qsp	5 ml

Modo de Usar: 1 a 2 gotas 1 a 3 vezes ao dia. Refração a critério médico.

Indicações: como substituto da atropina em casos de alergia, ou quando um período de cicloplegia menor que o da atropina for requerido, como na irite branda.

Obs.: midríase - máximo em 20 - 30 minutos e duração de 3 a 7 dias; cicloplegia - máximo em 30 - 60 minutos e duração de 3 a 7 dias.

5. Fenilefrina 2,5 % Colírio

Cloridrato de Fenilefrina	2,5 %
Veículo qsp	5 ml

6. Fenilefrina 10 % Colírio

Cloridrato de Fenilefrina	10 %
Veículo qsp	5 ml

Modo de Usar: 1 a 2 gotas 1 a 3 vezes ao dia.

Indicações: pré-operatório de cirurgias oftálmicas, prevenção de cistos causados por mióticos, ptose palpebral, tratamento auxiliar da irite, ruptura de sinéquias posteriores e para fins diagnósticos.

Obs.: midríase - colírio a 2,5% - máximo em 15 a 60 minutos e duração de 3 horas; colírio a 10% - máximo em 10 a 60 minutos e duração de 6 horas. Tem ação descongestionante nas concentrações de 0,125% a 0,25%.

A concentração de 10% não deve ser usada em crianças ou idosos, no hipertiroidismo, em pacientes hipertensos, cardíacos, diabéticos, ou ainda em pacientes recebendo reserpina, guanetidina ou antidepressivos tricíclicos, pelo fato de aumentarem a susceptibilidade aos efeitos vasopressores da fenilefrina. O seu uso é contraindicado no glaucoma de ângulo fechado.

7. Homatropina Colírio

Bromidrato de Homatropina	2 %
Veículo qsp	5 ml

Modo de Usar: 1 a 2 gotas 2 a 3 vezes ao dia; refração - 1 gota em cada olho. Repetir 2 ou 3 vezes, com intervalos de 10 a 15 minutos.

Indicações: uveítes anteriores, pré e pós-operatório de cirurgias oftálmicas, refração.

Obs.: midríase - máximo em 40 - 60 minutos e duração de 1 a 3 dias; cicloplegia - máximo em 30 - 60 minutos e duração de 1 a 3 dias.

8. Tropicamida Colírio

Tropicamida	0,5 %
Veículo qsp	5 ml

Modo de Usar: refração - 1 gota do colírio a 1%, seguida por outra, 5 minutos depois; exame de fundo de olho - 1 gota do colírio a 0,5%, 15 a 20 minutos antes do exame.
Indicações: refração, exame de fundo de olho, pré e pós-operatório de cirurgias oftálmicas, quando for necessária uma ação midriática pouco duradoura, diagnóstico da doença de Alzheimer (colírio a 0,01%).

Obs.: midríase - máximo em 20 - 40 minutos e duração de 4 a 6 horas; cicloplegia - máximo em 20 - 35 minutos e duração de 4 a 6 horas. A concentração de 0,5% é recomendada quando se deseja obter apenas efeito midriático. Para se obter também efeito cicloplégico, recomenda-se a concentração de 1%.

Ref.: Robles A *et al*. Experiencia con el test pupilar de tropicamida en la enfermedad de Alzheimer. Servicio de Neurología, Hospital Xeral de Galicia, Santiago de Compostela. *Rev Neurol*. 1996 En; 24(125):65-8.

9. Associações com Fenilefrina (efeito descongestionante)

Atropina e Fenilefrina Colírio

Sulfato de Atropina	1 %
Cloridrato de Fenilefrina	0,25 %
Veículo qsp	5 ml

Atropina e Fenilefrina Pomada

Sulfato de Atropina	1 %
Cloridrato de Fenilefrina	0,125 %
Pomada Oftálmica qsp	3,5 g

Modo de Usar: colírio - 1 a 2 gotas 2 a 4 vezes ao dia; pomada - pequena quantidade 1 a 2 vezes ao dia.

Indicações: refração, uveítes anteriores, cirurgias oftálmicas.

Obs.: a fenilefrina em baixas concentrações proporciona um efeito descongestionante, de utilidade para diminuir a irritação produzida pela atropina em determinados pacientes.

10. Associações com Fenilefrina (efeito midriático)

Atropina e Fenilefrina Colírio

Sulfato de Atropina	1 %
Cloridrato de Fenilefrina	5 %
Veículo qsp	5 ml

Ciclopentolato e Fenilefrina Colírio

Cloridrato de Ciclopentolato	1 %
Cloridrato de Fenilefrina	5 %
Veículo qsp	5 ml

Modo de Usar: a critério médico.

Indicações: refração, cirurgias oftálmicas, ruptura de sinéquias.

Obs.: a associação de atropina ou ciclopentolato com fenilefrina, em concentrações em torno de 5%, proporciona uma dilatação da pupila mais ampla, mais resistente à luz e mais estável para as cirurgias oftálmicas.

17. Produtos para Blefarites

concentrações usuais

Cetoconazol	2 %
Dehyton	1,5 %
Miranol	1,5 %
Sulfacetamida Sódica	10 %
Sulfeto de Selênio	0,5 %

Exemplos de Fórmulas:

1. Xampu com Dehyton

Dehyton	1,5 %
Sulfato de Zinco	0,005 %
Piridoxina	0,02 %
Xampu qsp	50 ml

2. Xampu com Miranol

Miranol	1,5 %
Sulfato de Zinco	0,005 %
Piridoxina	0,02 %
Xampu qsp	50 ml

Modo de Usar: limpar a região afetada com cotonete 1 vez ao dia ou sempre que necessário.

Indicações: xampus neutros, com ação antimicrobiana, para limpeza das pálpebras nas blefarites.

Obs.: Dehyton é um tensoativo anfótero derivado da betaína, com atividade antimicrobiana. Tem alta compatibilidade com a pele e as mucosas. Miranol é um tensoativo anfótero, com a ação detergente dos tensoativos aniônicos e a ação desinfetante dos catiônicos. Esta característica anfotérica confere ao produto baixa irritabilidade para os olhos.

3. Xampu com Sulfeto de Selênio

Sulfeto de Selênio	0,5 %
Xampu qsp	50 ml

Modo de Usar: aplicar cuidadosamente nas margens das pálpebras, 1 vez ao dia.

Indicações: blefarite seborreica.

4. Xampu com Cetoconazol e Miranol

Cetoconazol	2 %
Miranol	1,5 %
Xampu qsp	50 ml

Modo de Usar: limpar a região afetada 1 vez ao dia, ou sempre que necessário.

Indicações: blefarite seborreica.

5. Sulfeto de Selênio Assoc. Pomada

Sulfeto de Selênio	0,5 %
Hidrocortisona	0,25 %
Gentamicina	0,3 %
Pomada qsp	3,5 g

6. Sulfeto de Selênio Assoc. Gel

Sulfeto de Selênio	0,5 %
Hidrocortisona	0,5 %
Cloranfenicol	0,5 %
Gel de Metilcelulose qsp	3,5 g

Modo de Usar: aplicar nos bordos palpebrais, 2 vezes ao dia. Evitar o contato do produto com a conjuntiva.

Indicações: blefarite seborreica.

7. Sulfacetamida e Prednisolona Colírio

Sulfacetamida Sódica	10 %
Prednisolona	0,25 %
Veículo qsp	5 ml

8. Sulfacetamida e Prednisolona Pomada

Sulfacetamida Sódica	10 %
Prednisolona	0,25 %
Pomada Oftálmica qsp	3,5 g

Modo de Usar: colírio - 2 gotas 4 a 6 vezes ao dia; pomada - aplicar pequena quantidade 3 a 4 vezes ao dia.

Indicações: blefarites, conjuntivites e demais infecções oculares externas.

9. Sulfacetamida e Neomicina Pomada

Sulfacetamida Sódica	8 %
Sulfato de Neomicina	0,5 %
Pomada Oftálmica qsp	3,5 g

Modo de Usar: aplicar pequena quantidade nas pálpebras 3 a 4 vezes ao dia.

Indicações: blefarites, conjuntivites e demais infecções oculares externas.

18. Produtos para Catarata

O uso de produtos anticatarata encontra defensores e críticos no meio oftalmológico. Seus críticos alegam a falta de evidências quanto à eficácia destes produtos, enquanto seus defensores justificam este uso principalmente no sentido de retardar a evolução da catarata, evitando assim cirurgias desnecessárias.

1. Iodeto de Sódio e Cloridrato de Colina

Iodeto de Sódio	0,4 %
Cloridrato de Colina	0,1 %
Veículo qsp	10 ml

Modo de Usar: 1ou 2 gotas 3 a 4 vezes ao dia.

Indicações: opacidades incipientes do cristalino, infiltrações corneanas e leucomas recentes.

Obs.: Colin Resol® Frumtost

2. Iodeto de Potássio e Cloreto de Cálcio

Iodeto de Potássio	0,5 %
Cloreto de Cálcio	0,5 %
Veículo qsp	10 ml

Modo de Usar: 1 gota 1 a 3 vezes ao dia.

Indicações: catarata senil.

Obs.: Chibro-Iodo-Calcique® Chibret (França)

3. Iodeto de Rubídio Colírio

Iodeto de Rubídio	0,8 %
Iodeto de Sódio	1,2 %
Formiato de Cálcio	0,5 %
Ascorbato de Sódio	0,225 %
Vitamina B1	0,25 %
Veículo qsp	10 ml

Modo de Usar: 1 gota 2 a 3 vezes ao dia.

Indicações: catarata, "moscas volantes", irites, esclerites, episclerites, coroidites, miopia com alterações cório-retinianas.

Obs.: Rubjovit® SIFI (Itália)

4. Iodeto de Rubídio, Sódio e Potássio

Iodeto de Rubídio	1 %
Iodeto de Sódio	1 %
Iodeto de Potássio	1 %
Cloreto de Cálcio	0,253 %
Veículo qsp	10 ml

Modo de Usar: 1 gota 2 a 3 vezes ao dia.

Indicações: catarata inicial, opacidades da córnea, cristalino e vítreo.

Obs.: Polijodurato® Farmigea (Itália)

19. Produtos para Diagnóstico

concentrações usuais

Azul de Metileno	0,5 %
Azul de Toluidina	1 %
Cloreto de Metacolina	2,5 %
Cloridrato de Pilocarpina	0,0625 %
Fluoresceína Sódica (Oral)	7,5 - 25 mg/kg
Fluoresceína Sódica	1 - 2 %
Fluorexon (Fluoresceína Macromolecular)	0,35 %
Metilcelulose (Hidroxipropilmetilcelulose)	2 %
Rosa Bengala	1 %
Sacarina	1 - 2 %
Verde de Lissamina	0,5 - 1 %

Exemplos de Fórmulas:

1. Azul de Metileno

Azul de Metileno	0,5 %
Veículo qsp	5 ml

Indicações: para tingir o saco lacrimal facilitando a sua observação, em cirurgias como dacriocistorrinostomia ou extirpação do saco lacrimal.

2. Azul de Toluidina

Azul de Toluidina	1 %
Veículo qsp	5 ml

Modo de Usar: instila-se inicialmente 1 gota de colírio anestésico seguido de 1 gota de azul de toluidina a 1%. Após 1 minuto, instila-se 1 gota de água boricada. O teste será positivo se as lesões adquirirem uma coloração azul rutilante.

Indicações: coloração "in vivo" para o diagnóstico de lesões neoplásicas e displásicas da conjuntiva.

Ref.: Barros JN et al. Predictive index to differentiate invasive squamous cell carcinoma from preinvasive ocular surface lesions by impression cytology. *British Journal of Ophthalmology*. 2009; 93;209-14.

3. Cloreto de Metacolina Colírio

Cloreto de Metacolina	2,5 %
Veículo qsp	5 ml

Indicações: exame de resposta anormal da pupila (pupila de Adie) e para o diagnóstico da disautonomia familiar (síndrome de Riley-Day).

4. Cloridrato de Pilocarpina 0,0625 % Colírio

Cloridrato de Pilocarpina	0,0625 %
Veículo qsp	5 ml

Indicações: como alternativa a metacolina para o exame de resposta anormal da pupila (pupila de Adie).

5. Fluoresceína Colírio

Fluoresceína Sódica	1 - 2 %
Veículo qsp	5 ml

6. Fluoresceína "strips"

Fluoresceína Sódica	1 mg/"strip"
Mande....."strips" secos e estéreis	

Modo de Usar: colírio - 1 a 2 gotas antes do exame ou procedimento. Lavar o excesso com solução estéril para irrigação. "Strips" - molhar o "strip" com água estéril e colocar no fundo de saco inferior próximo ao ponto lacrimal. Para melhores resultados, o paciente deve fechar as pálpebras firmemente sobre o "strip" até a coloração desejada ser obtida. O paciente deverá piscar várias vezes após a aplicação.

Indicações: para verificar a adaptação de lentes de contato rígidas, tonometria de aplanação, diagnóstico de ulcerações e abrasões na córnea, diagnóstico de lesões herpéticas e para verificar a presença de corpo estranho, se ainda não houve epitelização. Também é usada para o teste de drenagem lacrimal (teste de Jones), pesquisa de Seidel e em cirurgias oftálmicas.

7. Fluoresceína com Anestésico Colírio

Fluoresceína Sódica	0,25 %
Cloridrato de Proparacaína	0,5 %
Veículo qsp	5 ml

Modo de Usar: 1 a 2 gotas antes do procedimento oftálmico.

Indicações: para uso em procedimentos oftálmicos com anestesia para a córnea e conjuntiva, como remoção de corpo estranho ou suturas, e procedimentos como tonometria.

Obs.: Fluorocaine® Medical Ophthalmics (USA). Tem ação anestésica rápida e de curta duração.

8. Fluoresceína cápsulas

Fluoresceína	100 a 500 mg
Excipiente qsp	1 cápsula
Mande.....cápsulas	

Modo de Usar: administrar em dose única 20 a 30 minutos antes do exame (crianças - 7,5 mg/kg; adultos - 25 mg/kg).

Indicações: angiofluoresceinografia retiniana, angiofluoroscopia, avaliação da vascularização da íris, distinção entre tecidos viáveis e não viáveis, observação do fluxo aquoso, diagnóstico diferencial de tumores malignos e não malignos, determinação do tempo e da adequação da circulação.

9. Fluoresceína e Rosa Bengala Colírio

Fluoresceína Sódica	1 %
Rosa Bengala	1 %
Veículo qsp	5 ml

Modo de Usar: 1 a 2 gotas antes do exame ou procedimento.

Indicações: as mesmas das formulações isoladas de fluoresceína e de rosa bengala em colírio e, principalmente, na avaliação de pacientes em uso de lentes de contato rígidas, olho seco, traumas da córnea e conjuntiva, e alterações posicionais das pálpebras.

Obs.: a fluoresceína e a rosa bengala tem propriedades tintoriais distintas, que se completam para fins diagnósticos.

10. Fluorexon Colírio

Fluorexon	0,35 %
Veículo qsp	5 ml

Modo de Usar: 1 a 2 gotas antes do exame ou procedimento.

Indicações: avaliação diagnóstica e da adaptação de lentes de contato gelatinosas.

Obs.: fluoresceína macromolecular (tem aproximadamente duas vezes o peso molecular da fluoresceína).

11. Metilcelulose 2% colírio (Hidroxipropilmetilcelulose)

Metilcelulose   2 %
Veículo qsp   10 ml

Modo de usar: 1 a 2 gotas quando necessário.

Indicações: exames gonioscópicos. Também é utilizado para o alívio dos olhos secos e irritações oculares associadas à produção deficiente de lágrimas, lubrificação de próteses oculares.

12. Rosa Bengala Colírio

Rosa Bengala   1 %
Veículo qsp   5 ml

13. Rosa Bengala "strips"

Rosa Bengala   1,3 mg/"strip"
Mande....."strips" secos e estéreis

Modo de Usar: colírio - 1 a 2 gotas antes do exame ou procedimento; "strips" - umedecer o "strip" com água estéril ou outra solução oftálmica também estéril e colocá-lo em contato com a conjuntiva bulbar (com o paciente olhando para baixo). Orientar o paciente para piscar várias vezes após a aplicação.

Indicações: é um corante vital usado para exame dos tecidos da córnea e conjuntiva, diagnóstico de ceratites, ceratoconjuntivite seca, abrasões e corrosões da córnea e detecção de corpo estranho. Tem a propriedade de corar as células em sofrimento ou desvitalizadas, fato importante para o diagnóstico do olho seco.

Obs.: pacientes usuários de lente de contato hidrofílica devem lavar os olhos rigorosamente com solução salina estéril após o exame com rosa bengala e aguardar pelo menos uma hora antes de recolocar as lentes.

14. Sacarina 1 - 2% colírio

Sacarina   1 - 2 %
Veículo qsp   10 ml

Indicações: para diagnóstico de obstrução do duto lacrimal.

15. Verde de Lissamina Colírio

Verde de Lissamina   0,5 - 1 %
Veículo qsp   5 ml

16. Verde de Lissamina "Strips"

Verde de Lissamina   1,5 mg/"strip"
Mande....."strips" secos e estéreis

Indicações: diagnóstico precoce da xeroftalmia. É um corante vital, não tóxico, que cora células mortas e degeneradas.

Modo de Usar: colírio - 1 a 2 gotas antes do exame; "strips" - umedecer o "strip" com água estéril ou soro fisiológico estéril e colocá-lo em contato com a conjuntiva. Orientar o paciente para piscar várias vezes após a aplicação.

20. Produtos para Próteses Oculares

concentrações usuais

Dimetilpolisiloxane .... 100 %
Tyloxapol.. 0,25 %

Exemplos de Fórmulas:

1. Tyloxapol

Tyloxapol	0,25 %
Cloreto de Benzalcônio	0,02 %
Veículo qsp	10 ml

Indicações: solução para limpeza e lubrificação de próteses oculares.

Obs.: Enuclene®Alcon (USA). O tyloxapol é um detergente não iônico, obtido por polimerização de 4-(1,1,3,3-tetrametilbutil)-fenol com óxido de etileno e formaldeído.

2. Dimetilpolisiloxane

Octilfenol Polioxietileno	0,25 %
Diestearato de Polietilenoglicol	0,5 %
Dimetilpolisiloxane qsp	10 ml

Modo de Usar: 1 gota sempre que necessário.

Indicações: lubrificação de próteses oculares.

21. Produtos com Vitaminas

1. Vitamina A Colírio

Vitamina A	5.000 UI/ml
EDTA Dissódico	0,05 %
Veículo qsp	5 ml

2. Vitamina A Pomada

Vitamina A	5.000 UI/g
Pomada Oftálmica qsp	3,5 g

Modo de Usar: colírio - 1 gota 4 vezes ao dia; pomada - pequena quantidade 2 a 3 vezes ao dia.

Indicações: como cicatrizante nas perdas de substância corneana, como nas ceratites, cerato-conjuntivites, lesões e queimaduras da córnea, úlceras traumáticas, pós-operatório de ceratoplastias e em formas severas de síndrome de olho seco. O colírio com Vitamina A também é usado para adaptação de lente de contato descontínua, tirando a sensação de desconforto e irritação da córnea.

3. Vitaminas A e D Colírio

Vitamina A	5.000 UI/ml
Vitamina D	600 UI/ml
Veículo qsp	5 ml

4. Vitaminas A e D Pomada

Vitamina A	5.000 UI/g
Vitamina D	600 UI/g
Pomada Oftálmica qsp	3,5 g

Modo de Usar: colírio - 1 gota 4 vezes ao dia; pomada - pequena quantidade 2 a 3 vezes ao dia.

Indicações: como cicatrizante nas lesões corneanas.

5. Associação de Vitaminas do Complexo B

Vitamina B1	0,05 %
Vitamina B2	0,005 %
Nicotinamida	0,4 %
Veículo qsp	10 ml

Modo de Usar: 1 gota 4 a 6 vezes ao dia.

Indicações: lesões corneanas superficiais, ceratites, olho seco.

Obs.: Vita B®H. Faure (França).

6. Vitamina B12 (Cianocobalamina)

Vitamina B12	0,05 %
Veículo qsp	10 ml

Modo de Usar: 1 gota 3 a 4 vezes ao dia.

Indicações: para abreviar a cicatrização em lesões traumáticas e infecciosas da córnea, ceratites de diversas etiologias principalmente as meta-herpéticas, sequelas de uveítes e retinites pigmentares.

7. Vitamina C Colírio

Ácido Ascórbico	2 %
Veículo qsp	10 ml

Modo de Usar: 1 gota 2 a 6 vezes ao dia.

Indicações: lesões corneanas superficiais, envelhecimento do cristalino.

8. Vitaminas A, C e D Pomada

Vitamina A	2.000 UI/g
Vitamina C	2 %
Vitamina D	400 UI/g
Excipiente qsp	3,5 g

Modo de Usar: 2 a 3 aplicações ao dia.

Indicações: como cicatrizante nas perdas de substância corneana, como nas ceratites, cerato-conjuntivites, lesões e queimaduras da córnea, úlceras traumáticas e no pós-operatório de ceratoplastias.

22. Outros Produtos para Uso Tópico

Queimaduras Oculares

Princípios Ativos   concentrações usuais

Ácido Ascórbico (Vitamina C)	10 %
Citrato de Sódio	10 %
EDTA Dissódico	0,35 %
Gluconato de Cálcio	1 - 2 %

Exemplos de Fórmulas:

1. Ácido Ascórbico 10 % suspensão oftálmica

Ácido Ascórbico	10 %
Veículo qsp	10 ml

Modo de Usar: em irrigações a cada hora.

Indicações: queimaduras corneanas por álcalis.

Obs.: acertar o pH entre 5,5 e 7 com solução diluída de hidróxido de sódio.

2. Citrato de Sódio Colírio

Citrato de Sódio	10 %
Veículo qsp	10 ml

3. Citrato de Sódio e Acetilcisteína Colírio

Acetilcisteína	10 %
Citrato de Sódio	10 %
Veículo qsp	10 ml

Modo de Usar: 1 a 2 gotas a cada 2 horas.

Indicações: para reduzir a infiltração de leucócitos polimorfonucleares nas queimaduras corneanas por álcalis.

4. EDTA Dissódico Colírio

EDTA Dissódico	0,35 %
Veículo qsp	10 ml

Modo de Usar: 1 gota 4 vezes ao dia.

Indicações: para inibir a formação de colagenase que ocorre nas queimaduras químicas e impedir a ação desta enzima sobre o estroma corneano. Também é usado como quelante de íons cálcio nas opacidades da córnea em que existe depósito deste íon.

5. Gluconato de Cálcio Colírio

Gluconato de Cálcio	1 - 2 %
Veículo qsp	10 ml

Indicações: para prevenir ou minimizar os danos oculares após exposição ao ácido fluorídrico, um material altamente corrosivo usado em diversos processos industriais.

Obs.: o primeiro passo para o tratamento da exposição ao ácido fluorídrico é a irrigação abundante dos tecidos afetados durante 15 minutos, usando 2 litros de água, soro fisiológico ou solução de gluconato de cálcio a 1%. O paciente deve ser encaminhado ao atendimento médico de urgência onde serão feitas novas irrigações com gluconato de cálcio para retirada do flúor.

Modo de Usar: após o tratamento inicial, aplicar 1 a 2 gotas a cada 2 horas, durante 2 a 3 dias.

Olho Seco

Princípios Ativos

	concentrações usuais
Acetilcisteína	5 - 15 %
Ciclosporina	0,05 - 2 %
Soro Autólogo	20 - 100 %
Tacrolimo	0,03 - 0,1 %

Exemplos de Fórmulas:

1. Acetilcisteína Colírio

Acetilcisteína	5 a 15 %
Metilcelulose	0,35 %
Veículo qsp	10 ml

Modo de Usar: 1 a 2 gotas 3 a 4 vezes ao dia.

2. Acetilcisteína e Prednisolona Colírio

Acetilcisteína	5 a 15 %
Prednisolona	0,25 %
Veículo qsp	10 ml

Indicações: síndrome do olho seco, associada à deficiência de secreção lacrimal ou produção anormal de muco; como mucolítico tópico para a conjuntivite primaveril; e para inibir a formação de colagenase que ocorre nas queimaduras químicas, impedindo sua ação sobre o estroma corneano.

3. Ciclosporina 0,05 % Colírio

Ciclosporina	0,05 %
Álcool Polivinílico	1,4 %
Veículo qsp	5 ml

4. Ciclosporina 0,05 % Assoc. colírio

Ciclosporina	0,05 %
Dexametasona	0,01 %
Álcool Polivinílico	1,4 %
Veículo qsp	5 ml

Modo de Usar: ceratoconjuntivite sicca - 1 gota 2 vezes ao dia.

5. Ciclosporina 1 a 2 % Colírio

Ciclosporina	1 a 2 %
Veículo Oleoso qsp	5 ml

6. Ciclosporina 0,2 % Pomada

Ciclosporina	0,2 %
Pomada Oftálmica qsp	3,5 g

Modo de Usar: colírio - 1 gota 2 a 4 vezes ao dia; pomada - aplicar pequena quantidade ao deitar.

Indicações: para prevenir a rejeição em transplantes de córnea e em processos autoimunes como uveíte endógena e ceratoconjuntivite primaveril.

7. Tacrolimo 0,03 % Pomada

Tacrolimo	0,03 %
Pomada qsp	3,5 g

Modo de Usar: aplicar pequena quantidade 2 vezes ao dia nas pálpebras.

Indicações: dermatite atópica palpebral, particularmente em crianças.

8. Tacrolimo 0,1 % Pomada

Tacrolimo	0,1 %
Pomada qsp	3,5 g

Modo de Usar: aplicar pequena quantidade 2 vezes ao dia nas pálpebras.

Indicações: dermatite atópica palpebral.

9. Tacrolimo 0,02 % Suspensão Aquosa

Tacrolimo	0,02 %
Veículo qsp	5 ml

Modo de Usar: 1 gota 1 a 3 vezes ao dia.

Indicações: ceratoconjuntivite seca.

10. Tacrolimo 0,03 % Colírio Oleoso

Tacrolimo	0,03 %
Óleo de Oliva qsp	5 ml

Obs.: a suspensão aquosa e o colírio oleoso são utilizados com sucesso em Oftalmologia Veterinária, para o tratamento do olho seco. A pomada a 0,03 % e os colírios também são usados em medicina veterinária no tratamento da ceratite pigmentar, particularmente em cães da raça Pug.

Ref.: Berdoulay A et al. Effect of topical 0.02% tacrolimus aqueous suspension on tear production in dogs with keratoconjunctivitis sicca. Vet Ophthalmol. 2005 Jul/Aug; 8(4):225-32.

11. Tacrolimo 0,005 % Colírio

Tacrolimo	0,005 %
Veículo qsp	5 ml

Modo de Usar: 1 gota 4 vezes ao dia.

Indicações: ceratoconjuntivite primaveril.

Ref.: Kheirkhah A et al. Topical 0.005% tacrolimus eye drop for refractory vernal keratoconjunctivitis. Eye (Lond). 2011 Jul; 25(7):872-80.

12. Soro Autólogo 100 %

Soro Autólogo	100 %
Mande em frasco com 10 ml	

13. Soro Autólogo 20 - 50 %

Soro Autólogo	20 - 50 %
Metilcelulose 0,5 % qsp	10 ml
ou Soro Fisiológico qsp	10 ml

Modo de Usar: 1 gota a cada hora ou a cada 4 horas, dependendo da severidade dos sintomas. Pode-se utilizar o colírio de soro autólogo puro ou diluído, conforme a gravidade do problema. Em geral, diluem-se em concentrações de 20 % a 50 % em solução salina ou metilcelulose 0,5%.

Indicações: olho seco, manifestações oculares de pacientes submetidos à quimioterapia e das síndromes de Sjögren e Stevens-Johnson e em transplantes de córnea.

Obs.: este soro é preparado a partir do sangue do próprio paciente, para seu uso exclusivo. Não possui preservativos e deve ser conservado em geladeira. É um produto extemporâneo e não deve ser guardado para uso posterior. O paciente deve ser orientado para coletar o sangue após jejum de 8 a 12 horas, a evitar o contato do conta-gotas com os dedos e com a superfície das pálpebras ou do olho, para não contaminar o soro, e a interromper o seu uso se notar qualquer alteração na cor e no odor.

Ref.: 1. Gomes JAP. Atualização no tratamento das ceratoconjuntivites cicatriciais. Arq. Bras. Oftalmol. 2000, vol.63, n.1, pp.91-96. 2. Revisão Bibliográfica em: Processo-Consulta CFM nº 70/2016 – Parecer CFM nº 40/2017.

Citostáticos

Princípios Ativos   concentrações usuais

5-Fluoruracila	1 - 5 %
Mitomicina C	0,02 - 0,04 %
Tiotepa	0,05 %

Exemplos de Fórmulas

1. 5-Fluoruracila Colírio

5-Fluoruracila	1 - 5 %
Veículo qsp	5 ml

Indicações: colírio a 1 % - uso tópico em lesões pré-malignas da córnea, conjuntiva e pálpebras; colírio a 5 % - uso tópico para prevenir a recidiva do pterígio, após cirurgia.

2. Mitomicina C Colírio

Mitomicina C	0,02 - 0,04 %
Veículo qsp	5 ml

Modo de Usar: 1 gota 4 vezes ao dia, por 1 a 2 semanas após a cirurgia.

Indicações: prevenção da recidiva do pterígio, após cirurgia.

3. Tiotepa Colírio e Gel

Tiotepa	0,05 %
Veículo qsp	10 ml
ou Gel qsp	3,5g

Modo de Usar: colírio - 1 gota a cada 4 horas, durante o dia; gel - pequena quantidade ao deitar. O tratamento deve ser iniciado no segundo dia após a cirurgia, e ter duração aproximada de 6 semanas. Deve ser feito uso concomitante de um colírio com associação de antibiótico e corticoide, 1 gota 4 vezes ao dia. Os pacientes devem ser orientados para enxugar cuidadosamente as pálpebras após a instilação do colírio de tiotepa, usar óculos escuros durante o dia, e conservar os colírios que não estão em uso em geladeira.

Indicações: prevenção da recidiva do pterígio após cirurgia; cirurgias de Lasik e PRK.

Obs.: é um agente antimitótico que impede a neoformação vascular e deprime a atividade fibroblástica no limbo e no leito do pterígio. Pode ser associado à dexametasona 0,005%.

Outros Produtos

Princípios Ativos   concentrações usuais

Acetato de Medroxiprogesterona	1 - 2 %
Ácido Épsilon Aminocaproico	30 %
Cloridrato de Cisteamina	0,55 %
Cloridrato de Ibopamina	1 - 2 %
Heparina Sódica	5.000 UI/ml
Mesilato de Deferoxamina	10 %
Monossulfato de Guanetidina	5 %
Sulfato Sódico de Nandrolona	1 %

Exemplos de Fórmulas:

1. Ácido Épsilon Aminocaproico Colírio

Ácido Épsilon Aminocaproico	30 %
Metilcelulose	2 %
Veículo qsp	5 ml

Modo de Usar: 1 gota cada 6 horas, após anestesia tópica com cloridrato de proparacaína a 0,5% (a anestesia tópica é utilizada para aumentar a absorção do ácido épsilon aminocaproico).

Indicações: hifema traumático.

2. Cisteamina Colírio

Cloridrato de Cisteamina	0,55 %
Metilcelulose	1 %
Veículo qsp	5 ml

Modo de Usar: 1 gota a cada hora, 10 a 12 vezes ao dia; após o desaparecimento da deposição corneana, a manutenção é feita com 1 gota 4 vezes ao dia.

Indicações: deposição corneana de cristais de cistina em pacientes com cistinose.

3. Deferoxamina Colírio

Mesilato de Deferoxamina	10 %
Metilcelulose	1 %
Veículo qsp	5 ml

Modo de Usar: 1 gota 4 a 6 vezes ao dia.

Indicações: para remoção de depósitos de ferro na córnea.

Obs.: Desferal® Ciba. A deferoxamina é um potente e específico agente quelante de íons ferro. Por sua baixa toxicidade, pode ser usado clinicamente para remover seletivamente depósitos de ferro em tecidos do organismo. A apresentação em colírio não é eficaz na hemossiderose intraocular.

4. Guanetidina Colírio

Monossulfato de Guanetidina	5 %
Veículo qsp	5 ml

Modo de Usar: exoftalmo - 1 gota 3 a 4 vezes ao dia (a duração do tratamento deve ser prolongada por semanas ou meses); glaucoma - 1 gota 1 a 2 vezes ao dia.

Indicações: retrações palpebrais do hipertiroidismo (exoftalmo), glaucoma crônico simples de ângulo aberto.

Obs.: Ismelin® Zyma (Inglaterra). A guanetidina potencializa a ação da epinefrina e pode ser usada (1 gota) alguns minutos antes da instilação do colírio de epinefrina (2%) pela manhã, no tratamento do glaucoma.

5. Heparina Sódica Colírio

Heparina Sódica	5.000 UI/ml
Vitamina E	0,1 %
Veículo qsp	5 ml

Modo de Usar: 2 gotas 3 vezes ao dia.

Indicações: hemorragias intraoculares e suas consequências, resíduos de catarata, opacidades corneanas, ceratite bolhosa, queimaduras térmicas e químicas da conjuntiva e da córnea.

Obs.: Vit Eparin® Difa-CooperVision (Itália).

6. Ibopamina 1 - 2 % Colírio

Cloridrato de Ibopamina	1 - 2 %
Veículo qsp	5 ml

Modo de Usar: hipotonia ocular pós-cirúrgica - 1 gota 6 a 8 vezes ao dia, segundo a necessidade clínica; teste diagnóstico (provocação) do glaucoma - colírio a 2%, 1 gota seguida por outra 5 minutos depois e avaliando a pressão intraocular após 45 minutos; midríase diagnóstica - 1 a 2 gotas (adultos: colírio a 2%, crianças e neonatos: colírio a 1%); midríase pré-operatória (anestesia local) - 1 a 2 gotas do colírio a 2%, 60, 30 e 5 minutos antes da cirurgia isoladamente ou em associação a outro midriático com mecanismo de ação diferente, como a tropicamida; midríase pós-operatória - 1 gota do colírio a 1 ou 2% 2 a 4 vezes ao dia durante 4 a 6 dias;

Indicações: tratamento da hipotonia ocular pós-cirúrgica; teste diagnóstico (provocação) do glaucoma; midríase diagnóstica para exame de fundo de olho e angiofluorografia; midríase pré-operatória; midríase pós-operatória, para prevenir a formação de sinéquias. Tem ação midriática sem ação cicloplégica. O seu uso é contraindicado no glaucoma de ângulo fechado ou estreito.

Obs.: Trazyl® Angelini (Itália).

7. Inosinato Dissódico Colírio

Inosinato Dissódico	0,1 %
Clorexidina Digliconato	0,005 %
Veículo qsp	10 ml

Modo de Usar: 1 gota 2 vezes ao dia durante 15 dias e a seguir 1 gota 2 vezes ao dia, em dias alternados. Para melhorar a relação CA/A antes e após o tratamento - 1 gota 4 vezes ao dia durante 1 mês (em geral este período é suficiente para se verificar o interesse terapêutico deste colírio nos problemas da visão binocular). Estrabismo acomodativo - 1 gota 2 vezes ao dia.

Indicações: astenopia por emetropia, astigmatismo, presbiopia inicial, heteroforias do tipo insuficiência de convergência, exoforias, estrabismo, estrabismo acomodativo, redução do ângulo em paciente estrábico não operado, redução do ângulo residual após cirurgia de estrabismo.

Obs.: Correctol®Alcon (França). A ação do inosinato dissódico se manifesta melhorando a acomodação, como fazem os mióticos, porém sem modificar o diâmetro pupilar. No estrabismo acomodativo, após tratamento com miótico forte, o inosinato dissódico favorece o relaxamento, associado ou não a um tratamento ortóptico. O uso desta formulação pode ser feito concomitantemente com qualquer tipo de lente de contato.

8. Medroxiprogesterona Colírio ou Pomada

Acetato de Medroxiprogesterona	1 %
Veículo qsp	5 ml
ou Pomada Oftálmica qsp	3,5 g

Modo de Usar: 1 gota cada 2 horas.

Indicações: ceratoconjuntivites cicatriciais, lesões corneanas, ceratite herpética necrotizante, processos inflamatórios da câmara anterior.

Obs.: apesar de possuir menos efeito anti-inflamatório que os corticosteroides, a medroxiprogesterona pode ser utilizada em substituição a estes quando for necessária ação anti-inflamatória, sem alterar a reparação do estroma corneano (ação inibidora da colagenase) ou quando se deseja evitar aumento da pressão intraocular.

9. Medroxiprogesterona Suspensão Oftálmica (Assoc.)

Acetato de Medroxiprogesterona	2 %
Nafazolina	0,05 %
Cloranfenicol *	0,5 %
Veículo qsp	5 ml

Modo de Usar: 1 gota 3 a 4 vezes ao dia.

Indicações: processos inflamatórios da câmara anterior do olho, conjuntivite primaveril, alérgica, aguda ou crônica, principalmente quando existe ou se suspeita de uma infecção bacteriana associada.

Obs.: Colircusí® Medrivás Antibiótico - Alcon (Portugal)

* Usado na forma de succinato sódico de cloranfenicol em concentrações equivalentes à base (1,38 g de succinato sódico de cloranfenicol equivalem aproximadamente a 1 g de cloranfenicol base, FEq=1,38).

10. Nandrolona Colírio

Sulfato Sódico de Nandrolona	1 %
Veículo Oleoso qsp	5 ml

Modo de Usar: 2 gotas 4 a 5 vezes ao dia.

Indicações: como estimulante do crescimento celular nos processos atróficos da córnea, lesões e úlceras da córnea, pós-operatório de transplante de córnea.

Obs.: a nandrolona é um andrógeno sintético com ação anabolizante, que estimula o crescimento e a resistência celular.

23. Produtos para Uso Oral

1. Acetazolamida Cápsulas

Acetazolamida	125 a 250 mg
Excipiente qsp	1 cápsula
Mande.....cápsulas	

2. Acetazolamida e Potássio Cápsulas

Acetazolamida	250 mg
Cloreto de Potássio	100 mg
Excipiente qsp	1 cápsula
Mande.....cápsulas	

Obs.: a acetazolamida também pode ser formulada em suspensão oral a 25 mg/ml.

Posologia: adultos - 250 mg 1 a 4 vezes ao dia; crianças - 10 a 15 mg/kg/dia em 3 ou 4 tomadas.

Indicações: glaucoma crônico simples de ângulo aberto, glaucoma secundário, pré-operatório do glaucoma agudo de ângulo fechado quando se deseja protelar a cirurgia, com a finalidade de reduzir a pressão intraocular.

Obs.: a acetazolamida é um inibidor da anidrase carbônica que diminui a secreção do humor aquoso e, consequentemente, a pressão intraocular. Pode produzir acidose metabólica, hipercloremia, hipocalemia, supressão da medula óssea, alcalose urinária e irritação do trato gastrointestinal. A dose deve ser ajustada em pacientes com insuficiência renal e hepática. A reposição de bicarbonato de sódio pode ser requerida.

A acetazolamida também é utilizada no tratamento da insuficiência cardíaca congestiva, por sua ação diurética, e na epilepsia por sua ação anticonvulsivante.

3. Diclorfenamida Cápsulas

Diclorfenamida	25 - 50 mg
Excipiente qsp	1 cápsula
Mande.....cápsulas	

Posologia: dose inicial - 100 a 200 mg, seguida de 100 mg a cada 12 horas, até que a resposta desejada seja obtida; dose de manutenção - 25 a 50 mg 1 a 3 vezes ao dia.

Indicações: glaucoma crônico simples de ângulo aberto, glaucoma secundário, pré-operatório do glaucoma agudo de ângulo fechado quando se deseja protelar a cirurgia, com a finalidade de reduzir a pressão intraocular.

4. Ácido Épsilon Aminocaproico

Ácido Épsilon Aminocaproico	500 mg

Posologia: 50 a 100 mg/kg a cada 4 horas, até o máximo de 30 g ao dia.

Indicações: prevenção do ressangramento após hifema traumático.

5. Cápsulas com Óleo de Linhaça

Óleo de Linhaça	1 g
Mande.....cápsulas (softgel)	

Posologia: 1 a 2 cápsulas ao dia.

Indicações: tratamento do olho seco de pacientes portadores da síndrome de Sjögren.

Ref.: Pinheiro Jr MN *et al*. Uso oral do óleo de linhaça (*Linum usitatissimum*) no tratamento do olho seco de pacientes portadores da síndrome de Sjögren. *Arq Bras Oftalmol*. 2007; 70(4):649-55.

6. Levodopa e Benserazida

Levodopa	0,23 mg/kg
Benserazida	0,058 mg/kg
Excipiente qsp	1 cápsula
Mande.....cápsulas	

Posologia: 1 cápsula 3 vezes ao dia, após as refeições (levodopa 0,7 mg/kg/dia com ¼ de benserazida, 0,175 mg/kg/dia, divididos em 3 doses diárias).

Indicações: ambliopia.

Obs.: a benserazida é administrada na forma de cloridrato, em doses equivalentes à base (57 mg de cloridrato de benserazida são aproximadamente equivalentes a 50 mg de benserazida base, FEq=1,14).

Ref.: Procianoy E *et al*. Resultados do tratamento da ambliopia com levodopa combinada à oclusão. *Arq Bras Oftalmol*. 2004; 67(5):717-20.

7. Luteína

Luteína	6 mg
Excipiente qsp	1 cápsula
Mande.....cápsulas	

Posologia: 1 cápsula ao dia, no almoço ou jantar.

8. Luteína e Zeaxantina

Luteína	5 mg
Zeaxantina	1 mg
Excipiente qsp	1 cápsula
Mande.....cápsulas	

Posologia: 1 cápsula ao dia, no almoço ou jantar.

Indicações: antioxidante, captador de radicais livres, degeneração macular relacionada à idade, prevenção da catarata. O seu uso também tem sido estudado para melhoria da função cognitiva na infância e nas doenças neurodegenerativas relacionadas à idade, como a doença de Alzheimer.

Obs.: a luteína e seu isômero, a zeaxantina, são carotenoides encontrados em frutas, verduras como o espinafre e a couve, milho e gemas de ovos. Ambos são encontrados na retina, sendo que a luteína predomina na retina periférica e a zeaxantina na mácula central.

Ref.: 1. Jia YP *et al*. The Pharmacological Effects of Lutein and Zeaxanthin on Visual Disorders and Cognition Diseases. *Molecules*. 2017 Apr 20;22(4). 2. Mares J. Lutein and Zeaxanthin Isomers in Eye Health and Disease. *Annu Rev Nutr*. 2016 Jul 17;36:571-602. 3. Barclay L. Lutein Improves Visual Function in Age-Related Macular Degeneration. *Optometry*. 2004; 75(4):1-15. 4. Berendschot TTJM *et al*. Influence of Lutein Supplementation on Macular Pigment Assessed with Two Objective Techniques. *Investigative Ophthalmology and Visual Science*. 2000; 41:3322-3326.

9. Complexo Oftalmoprotetor com Luteína

Luteína	6 mg
Vitamina A	750 mcg
Vitamina C	250 mg
Vitamina E	34 mg
Zinco Quelato	10 mg
Cobre Quelato	0,5 mg
Excipiente qsp	1 cápsula
Mande.....cápsulas	

Posologia: 1 cápsula ao dia, com alimento.

10. Complexo Oftalmoprotetor com Luteína e Zeaxantina

Luteína	5 mg
Zeaxantina	1 mg
Cobre Quelato	0,5 mg
Selênio Aminoácido Complexo	50 mcg
Zinco Quelato	7,5 mg
Vitamina C	100 mg
Excipiente qsp	1 cápsula
Mande.....cápsulas	

Posologia: 1 cápsula ao dia, com alimento.

Indicações: suplemento nutricional antioxidante, catarata, degeneração macular senil.

Ref.: 1. Korobelnik JF et al. Effect of Dietary Supplementation With Lutein, Zeaxanthin, and ω-3 on Macular Pigment: A Randomized Clinical Trial. *JAMA Ophthalmol*. 2017 Nov 1;135(11):1259-1266. 2. Bartlett H, Eperjesi F. A randomised controlled trial investigating the effect of nutritional supplementation on visual function in normal, and age-related macular disease affected eyes: design and methodology. *Nutr J*. 2003 Oct; 2:12.

11. Picnogenol, Coenzima Q-10 e Vitamina E

Picnogenol	50 mg
Vitamina E	30 mg
Coenzima Q-10	20 mg
Excipiente qsp	1 cápsula
Mande.....cápsulas	

Posologia: 1 cápsula ao dia, pela manhã.

Indicações: como suplemento nutricional nas retinopatias.

Obs.: o picnogenol é um composto extraído da casca de *Pinus maritima* e contém procianidinas, glicosídeos fenólicos, entre outras substâncias. Tem ação antioxidante e protetora sobre a parede vascular da microcirculação. Tem também ação protetora contra a radiação ultravioleta.

A coenzima Q-10 (ubiquinona, ubidecarenona) é uma coenzima de ocorrência natural, envolvida no transporte de elétrons nas mitocôndrias, e também ação antioxidante.

A vitamina E tem ação antioxidante e retarda tanto a formação de peróxidos como a oxidação de lipídios, protegendo, portanto as lipoproteínas da membrana celular.

Ref.: Domanico D et al. Circulating levels of reactive oxygen species in patients with nonproliferative diabetic retinopathy and the influence of antioxidant supplementation: 6-month follow-up. *Indian J Ophthalmol*. 2015 Jan; 63(1):9-14.

12. Selênio e Vitamina E

Vitamina E	200 mg
Selênio (elementar)	50 mcg
Excipiente qsp	1 cápsula
Mande.....cápsulas	

Posologia: degenerações retinianas - 2 cápsulas 1 a 2 vezes ao dia.

13. Selênio, Betacaroteno, Vitaminas C e E

Vitamina E	200 mg
Betacaroteno	5.000 UI
Vitamina C	100 mg
Selênio (elementar)	50 mcg
Excipiente qsp	1 cápsula
Mande.....cápsulas	

Posologia: degenerações retinianas - 2 cápsulas 1 a 2 vezes ao dia.

14. Complexo Antioxidante

Zinco (elementar)	40 mg
Cobre (elementar)	2 mg
Selênio (elementar)	40 mcg
Vitamina A (Betacaroteno)	5.000 UI
Vitamina C	60 mg
Vitamina E	30 UI
Excipiente qsp	1 cápsula
Mande.....cápsulas	

Posologia: 1 cápsula 1 a 2 vezes ao dia, às refeições.

Indicações: degeneração macular senil e da musculatura estriada do olho, catarata, cegueira noturna, xeroftalmia, hemorragias nas câmaras anterior e posterior.

XV. Princípios Ativos para Uso em Dermatologia

1. Acne e Rosácea

Para o tratamento da acne deve-se levar em conta a gravidade do quadro clínico, a intolerância a certos medicamentos, a idade e o sexo do paciente. Na acne leve ou moderada (formas predominantes na puberdade) são utilizadas formulações tópicas com antissépticos, adstringentes, esfoliantes, queratolíticos, antisseborreicos, antibióticos e retinoides, entre outros princípios ativos. Na acne severa ou conglobata, com acentuada reação inflamatória, o tratamento pode ser complementado com administração sistêmica de antibióticos, antiandrógenos ou retinoides.

A atividade das glândulas sebáceas é influenciada pelos hormônios androgênicos (testosterona e seu metabólito di-hidrotestosterona). Esses hormônios produzem aumento da secreção sebácea, induzindo a formação de comedões e a hiperqueratinização, que facilitam a infecção por bactérias microaerófilas, como *Propionibacterium acnes*, e a inflamação.

Os antiandrógenos inibem a ação desses hormônios e diminuem a atividade secretora das glândulas sebáceas. São utilizados no tratamento de mulheres com manifestações de androgenização (síndrome SAHA - seborreia, alopecia, hirsutismo e acne), sobretudo na síndrome do ovário policístico ou que apresentam acne severa depois dos 25 anos de idade. O uso de antiandrógenos para o tratamento da acne é contraindicado em homens.

A isotretinoína é um derivado sintético da vitamina A que atua em todas as etapas da etiopatogenia da acne. Tem efeito sebossupressor, antiqueratinizante e anti-inflamatório, e também interfere na proliferação do *Propionibacterium acnes*. O seu uso é indicado para o tratamento de formas severas de acne nodular ou em pacientes com acne moderada, mas que não respondem ao tratamento convencional. O seu uso é associado à alta teratogenicidade e com reações adversas severas, com quadros de depressão e síndrome de hipervitaminose A.

Na acne rosácea, o tratamento se dirige ao controle dos sintomas. Em casos leves ou moderados se utiliza a terapia tópica, e nos casos severos ou na rosácea ocular se recomenda o emprego de antibióticos sistêmicos, como as tetraciclinas e a eritromicina. A proliferação de ácaros *Demodex folliculorum* pode estar associada a alterações tissulares, especialmente na forma papulopustulosa. Existe uma possível relação causal com a infecção gástrica pelo *Helicobacter pylori*, e alguns antibióticos utilizados para sua erradicação, como a claritromicina e o metronidazol, podem ser úteis.

Uso Oral

Antiandrógenos   faixa de dosagem diária usual

    Acetato de Ciproterona .... 2 mg
    Cimetidina .... 200 - 1.000 mg
    Espironolactona .... 25 - 100 mg
    Flutamida * .... 125 - 250 mg

* Ver capítulo XI - Princípios Ativos para Uso em Ginecologia - item 8, Antiandrógenos.

Antibacterianos   faixa de dosagem diária usual

    Clindamicina[1] .... 300 - 600 mg
    Dapsona, DDS, Diaminodifenilsulfona .... 50 - 100 mg
    Doxiciclina [2] .... 100 - 200 mg
    Minociclina [3] .... 100 - 200 mg

478 Formulário Médico-Farmacêutico

   Oxitetraciclina [4] .... 1.000 - 2.000 mg
   Sulfametoxipiridazina.. 500 - 1.000 mg
   Tetraciclina, Cloridrato [5] .... 1.000 - 2.000 mg
   Tetraciclina, Fosfato Complexo [5] .... 1.000 - 2.000 mg

Obs.: clindamicina - princípio ativo incluído na RDC nº 354, de 18 de dezembro de 2003 (substâncias de baixo índice terapêutico).

[1] Clindamicina: administrada nas formas de cloridrato (cápsulas) ou palmitato (suspensão), em doses equivalentes à base (325,74 mg de cloridrato de clindamicina são aproximadamente equivalentes a 300 mg de clindamicina base, FEq=1,09, e 494,1 mg de palmitato de clindamicina são aproximadamente equivalentes a 300 mg de clindamicina base, FEq=1,64).

[2] Doxiciclina: administrada na forma monoidratada ou como cloridrato (hiclato), em doses equivalentes à base (104,05 mg de doxiciclina monoidratada são aproximadamente equivalentes a 100 mg de doxiciclina base, FEq=1,04, e 115,39 mg de cloridrato de doxiciclina são aproximadamente equivalentes a 100 mg de doxiciclina base, FEq=1,15).

[3] Minociclina: administrada na forma de cloridrato, em doses equivalentes à base (107,8 mg de cloridrato de minociclina são aproximadamente equivalentes a 100 mg de minociclina base, FEq=1,08) ou na forma de cloridrato di-hidratado em doses equivalente à base (116 mg de cloridrato de minociclina di-hidratado são aproximadamente equivalentes a 100 mg de minociclina base, FEq=1,16).

[4] Oxitetraciclina: administrada na forma de cloridrato, em doses equivalentes à base (539,5 mg de cloridrato de oxitetraciclina são aproximadamente equivalentes a 500 mg de oxitetraciclina base, FEq=1,08) ou na forma de oxitetraciclina di-hidratada em doses equivalentes à base (530,09 mg de oxitetraciclina di-hidratada são aproximadamente equivalentes a 500 mg de oxitetraciclina base, FEq=1,08).

[5] Tetraciclina: administrada na forma de cloridrato de tetraciclina e também na forma de fosfato complexo de tetraciclina, em doses equivalentes ao cloridrato (565 mg de fosfato complexo de tetraciclina são aproximadamente equivalentes a 500 mg de cloridrato de tetraciclina, FEq=1,13).

Antiparasitário   faixa de dosagem diária usual

   Ivermectina (rosácea com infestação por *Demodex folliculorum*).........................200 mcg/kg

Fitoterápico

   Guggul, *Commiphora mukul* Extrato Seco .... 1 - 2 g

Sais de Zinco

   Sulfato de Zinco .... 220 - 660 mg
   Zinco Gluconato .... 10 - 60 mg
   Zinco Quelato .... 10 - 60 mg

Exemplos de Fórmulas:

Formulações com Antiandrógenos

1. Ciproterona e Etinilestradiol

Acetato de Ciproterona   2 mg
Etinilestradiol   0,035 mg
Excipiente qsp   1 cápsula
Mande 21 cápsulas

Posologia: 1 cápsula ao dia durante 21 dias, a partir do 1º dia da menstruação. Após um intervalo de 7 dias, inicia-se novo ciclo de tratamento.

Indicações: tratamento de manifestações androgênicas da mulher como acne, alopecia androgênica e hirsutismo, particularmente na síndrome de ovário policístico.

Obs.: a ciproterona é um derivado da progesterona, que atua mediante inibição competitiva dos receptores androgênicos, além de possuir um efeito antigonadotrópico. Deve ser utilizada em combinação com um estrógeno para evitar irregularidades no ciclo menstrual. O seu uso é contraindicado em pacientes com antecedentes de episódios trombóticos arteriais ou venosos. Requer-se um período de 3 a 6 meses para avaliar sua eficácia.

2. Cápsulas com Cimetidina

Cimetidina	200 mg
Excipiente qsp	1 cápsula
Mande.....cápsulas	

Posologia: 1 cápsula 2 a 4 vezes ao dia.

3. Cápsulas com Espironolactona

Espironolactona	100 mg
Excipiente qsp	1 cápsula
Mande.....cápsulas	

Posologia: 1 cápsula 1 a 2 vezes ao dia, durante 6 meses, seguido de um descanso de 3 meses.

Obs.: além de sua ação diurética (antagonista da aldosterona), a espironolactona bloqueia os receptores androgênicos e reduz a produção de testosterona. O seu uso é indicado em mulheres jovens quando não se deseja bloquear o eixo hipotálamo-hipófise. Os efeitos secundários mais comuns são: hiperpotassemia, hipotensão e irregularidades menstruais. Não deve ser utilizada durante a gravidez (risco de feminização de fetos masculinos). Por sua ação antiandrogênica, o uso da espironolactona requer acompanhamento ginecológico periódico.

Ref.: 1. Zouboulis CC, Piquero-Martin J. Update and future of systemic acne treatment. *Dermatology*. 206(1):37-53, 2003. 2. Schmidt JB. Other antiandrogens. *Dermatology*. 196(1):153-7, 1998. 3. Bednarek-Tupikowska G *et al*. Treatment of hyperandrogenic manifestations in polycystic ovary syndrome. *Pol Tyg Lek*. 48(27-28):620-3, 1993.

Formulações com Antibacterianos

Há muitos esquemas posológicos para tratamento da acne com antibacterianos, sendo apresentados abaixo alguns exemplos.

1. Cápsulas com Doxiciclina

Doxiciclina	100 mg
Excipiente qsp	1 cápsula
Mande.....cápsulas	

Posologia: 1 cápsula 2 vezes ao dia no primeiro dia, seguido de 1 cápsula ao dia.

2. Cápsulas com Doxiciclina e Zinco

Doxiciclina	50 a 100 mg
Zinco Quelato	10 a 20 mg
Excipiente qsp	1 cápsula
Mande.....cápsulas	

Posologia: 50 a 100 mg de doxiciclina a cada 12 horas durante 10 dias e 50 a 100 mg ao dia até completar 2 ou 3 meses.

Obs.: o uso da doxiciclina associada ao Levamisol (2,5 mg/kg 1 vez por semana) é uma forma eficaz para o tratamento da acne refratária a outros tratamentos. O levamisol atua sinergicamente com os antibióticos através da imunomodulação.

Ref.: Ansarin H *et al*. Doxycycline plus levamisole: combination treatment for severe nodulocystic acne. *J Drugs Dermatol*. 2008 Aug; 7(8):737-40.

3. Cápsulas com Minociclina

Minociclina	50 mg
Excipiente qsp	1 cápsula
Mande.....cápsulas	

Posologia: 1 cápsula 2 vezes ao dia durante 4 a 8 semanas e, depois, 1 cápsula ao dia durante 8 semanas.

5. Cápsulas com Oxitetraciclina

Oxitetraciclina	100, 250, 500 mg
Excipiente qsp	1 cápsula
Mande.....cápsulas	

Posologia: 100 a 1.000 mg ao dia, a critério médico.

7. Cápsulas com Dapsona (DDS)

Dapsona (DDS)	100 mg
Excipiente qsp	1 cápsula
Mande.....cápsulas	

Posologia: iniciar com 100 mg 3 vezes por semana e reduzir gradativamente até a supressão, na medida do controle do quadro.

4. Minociclina, Zinco e Vitaminas

Minociclina	50 mg
Zinco (Glicina)	15 mg
Vitamina A	25.000 UI
Vitamina B 6	40 mg
Vitamina D	400 UI
Vitamina E	200 mg
Excipiente qsp	1 cápsula
Mande.....cápsulas	

Posologia: 1 cápsula 2 vezes ao dia, reduzindo para 1 vez ao dia, de acordo com a resposta.

6. Cápsulas com Tetraciclina

Cloridrato de Tetraciclina	100, 250, 500 mg
Excipiente qsp	1 cápsula
Mande.....cápsulas	

Posologia: 100 a 1.000 mg ao dia, a critério médico.

8. Cápsulas com Sulfametoxipiridazina

Sulfametoxipiridazina	500 mg
Excipiente qsp	1 cápsula
Mande.....cápsulas	

Posologia: 2 cápsulas no primeiro dia e, a seguir, 1 cápsula ao dia.

Formulação com Fitoterápico

1. Extrato de Guggul

Guggul Extrato Seco	500 mg
Excipiente qsp	1 cápsula
Mande.....cápsulas	

Posologia: 2 cápsulas 2 vezes ao dia.

Obs.: é um extrato obtido da resina da árvore *Commiphora mukul* (Burseraceae) utilizada na Ásia como um agente redutor do colesterol com base na medicina indiana Ayurvedica (1 g do extrato seco a 2,5 % contém 25 mg de guggulsteronas). No estudo abaixo, foi constatada uma ação equivalente à da tetraciclina, principalmente em pacientes com pele oleosa. O seu uso é controverso, há relatos de hepatotoxicidade e mais estudos são necessários para estabelecer os efeitos e segurança de formulações contendo guggul.

Ref.: Thappa DM, Dogra J. Nodulocystic acne: oral gugulipid versus tetracycline. *J Dermatol*. 1994 Oct; 21(10):729-31.

Formulações com Zinco

1. Cápsulas com Sulfato de Zinco

Sulfato de Zinco	220 mg
Excipiente qsp	1 cápsula
Mande.....cápsulas	

Posologia: 1 cápsula 2 a 3 vezes ao dia

2. Cápsulas com Gluconato de Zinco

Zinco (Gluconato)	30 mg
Excipiente qsp	1 cápsula
Mande.....cápsulas	

Posologia: 1 cápsula pela manhã, em jejum.

Obs.: 220 mg de sulfato de zinco heptaidratado contêm 50 mg de zinco elementar; 230 mg de gluconato de zinco contêm 30 mg de zinco elementar.

3. Cápsulas com Zinco Quelato

Zinco (Glicina)	50 mg
Vitamina A	50.000 UI
Excipiente qsp	1 cápsula
Mande.....cápsulas	

Posologia: 1 cápsula pela manhã, em jejum.

Indicações (formulações com zinco): acne, acrodermatite enteropática, seborreia e úlceras.

Obs.: o zinco tem ação sebolítica, ação antilipase sobre *Propionibacterium acnes* e ação anti-inflamatória. Embora possa não ser tão eficiente quanto outros agentes utilizados para acne, ele tem algumas vantagens sobre as terapias existentes. O zinco não é teratogênico e pode ser usado durante a gestação (quando os retinoides são contraindicados). Além disso, em comparação aos retinoides, não causa fotossensibilidade. Comparado aos antibióticos orais, o zinco pode ser usado em casos de alergia ou resistência. Os efeitos colaterais mais significativos do zinco são náuseas e vômitos, mas esses efeitos são temporários e dose dependentes. As doses orais mais comumente usadas são de 30 a 90 mg de zinco elementar ao dia. Essas doses foram bem toleradas e eficazes em vários estudos. Deve ser tomado em jejum para evitar possíveis quelações do metal. O gluconato de zinco apresenta melhor tolerância gástrica.

Ref.: 1. Dréno B *et al*. Acne, pregnant women and zinc salts: a literature review. *Ann Dermatol Venereol*. 2008; 135(1):27-33. 2. Dréno B *et al*. Effect of zinc gluconate on *Propionibacterium acnes* resistant to erythromycin in patients with inflammatory acne: in vitro and in vivo study. *Eur J Dermatol*. 2005; 15(3):152-5. 3. Stephan F *et al*. Zinc salts in dermatology. *Ann Dermatol Venereol*. 2004; 131(5):455-60.

Formulação com Antiparasitário

1. Ivermectina Cápsulas

Ivermectina	200 mcg/kg
Excipiente qsp	1 cápsula
Mande 1 cápsula	

Posologia: 1 cápsula (dose única).

Indicações: acne rosácea com infestação por *Demodex folliculorum*.

Obs.: é um produto semissintético, derivado de lactonas macrocíclicas produzidas por *Streptomyces avermitilis*, com ação antiparasitária microfilaricida na oncocercose e filariose. Também é usada no tratamento da estrongiloidíase, escabiose e pediculose.

Uso Tópico

Antiandrógenos concentrações usuais

Ácido Azelaico	10 - 20 %
Cimetidina	2 %
Diglicinato de Azeloil Potássio, Azeloglicina®	5 - 10 %
Espironolactona	1 - 5 %
Flutamida	1 - 2 %

Antibacterianos concentrações usuais

Clindamicina [1]	1 - 2 %
Dapsona, DDS, Diaminodifenilsulfona	2,5 - 5 %
Eritromicina Base	1 - 4 %
Metronidazol [2]	0,5 - 2 %
Sulfacetamida Sódica	5 - 10 %

[1] Clindamicina: usada na forma de fosfato de clindamicina, em concentrações equivalentes à base (1,19 g de fosfato de clindamicina é aproximadamente equivalente a 1 g de clindamicina base, FEq=1,19).

[2] Metronidazol: em formulações para uso tópico é usado na forma da base ou de cloridrato de metronidazol, em concentrações equivalentes à base (242 mg de cloridrato de metronidazol são aproximadamente equivalentes a 200 mg de metronidazol base, FEq=1,21).

Antiparasitário (infestação por *Demodex folliculorum*) concentrações usuais

Permetrina	1 - 5 %

Antisseborreicos concentrações usuais

Enxofre Líquido, Biosulfur	0,5 - 10 %
Enxofre Precipitado	2 - 10 %
Etil Lactato (Lactato de Etila)	10 %

Antissépticos concentrações usuais

Digliconato de Clorexidina	0,05 - 1 %
Óleo de Melaleuca	2 - 5 %
Óleo de Melaleuca Microencapsulado, Epicutin® TT	3 - 5 %

Queratolíticos concentrações usuais

Ácido Glicólico	2 - 10 %
Ácido Mandélico	2 - 10 %
Ácido Retinoico, Tretinoína	0,01 - 0,1 %
Ácido Salicílico	2 - 5 %
Adapaleno	0,1 %
Gluconolactona	2 - 10 %
Resorcina	2 - 5 %

Outros Princípios Ativos concentrações usuais

Ácido Láctico	5 %
Cloridrato de Piridoxina, Vitamina B6	0,2 - 2 %
Lactato de Amônio	12 %
Metilsulfonilmetano (MSM)	5 - 10 %
Nicotinamida	4 %
Peróxido de Benzoíla	2 - 10 %

Pidolato de Cobre, *Cooper* PCA, Cuivridone®..0,1 - 1 %
Pidolato de Zinco, Zinc PCA, Zincidone®...0,1 - 1 %
Silimarina ....1 %
Sulfato de Zinco ....0,5 - 1 %
Tartarato de Brimonidina.. 0,5 %

Princípios Ativos Cosmiátricos concentrações usuais

Copolímero de Polimetacrilato, Polytrap®...1 - 4 %
Extrato de *Iris germanica*, Cytobiol® Íris.. 5 %
Extrato de *Willow Bark*, *Salix nigra* ....5 - 10 %
Furfuriladenina, Kinetin®, Adenin®... 0,1 %
Polyolprepolymer® 2, PP 2..1 - 10 %
Silicato de Alumínio Sintético, Takallophane® ....3 - 8 %

Obs.: os excipientes *oil free* mencionados nos exemplos de fórmulas são excipientes livres de óleos comedogênicos.

Exemplos de Fórmulas:

Formulações com Enxofre

1. Lotio Alba

Sulfato de Zinco	4 %
Sulfeto de Potássio	4 %
Água Destilada qsp	100 ml

Modo de Usar: aplicar 1 a 2 vezes ao dia (agite antes de usar).

Indicações: acne.

2. Loção de Kummerfeld

Enxofre Precipitado	6 %
Álcool Canforado	10 %
Goma Adragante	1,5 %
Álcool Etílico	10 %
Água Destilada qsp	100 ml

Modo de Usar: aplicar à noite nas regiões afetadas (agite antes de usar).

Indicações: acne.

Obs.: o sulfeto de potássio tem ação queratolítica e é usado associado ao sulfato de zinco na *Lotio Alba*. Quando recentemente preparada, esta contém monossulfeto de zinco, polissulfetos de zinco, hidróxido de zinco e enxofre livre em suspensão numa solução com íons sulfato, tiossulfato e potássio. Deve ser guardada ao abrigo da luz, pois a exposição ao ultravioleta ou ao sol resulta na formação de água oxigenada, que oxida os sulfetos e sulfitos a sulfatos, inativando a suspensão.

3. Creme Antisseborreico e Queratolítico

Ácido Salicílico	2 %
Enxofre Precipitado	5 %
Óxido de Zinco Micronizado	2 %
Creme *Oil Free* qsp	100 g

Modo de Usar: aplicar à noite nas regiões afetadas.

Indicações: acne, rosácea.

4. Loção Antisseborreica e Queratolítica

Ácido Salicílico	2 %
Enxofre Líquido (Biosulfur)	5 %
Óxido de Zinco Micronizado	2 %
Loção Cremosa *Oil Free* qsp	100 ml

Modo de Usar: aplicar à noite nas regiões afetadas.

Indicações: acne, rosácea.

5. Solução de Vleminckx

Enxofre Sublimado	25 g
Óxido de Cálcio	16,5 g
Água Destilada qsp	100 ml

Modo de Usar: aplicar 1 a 2 vezes ao dia, pura ou diluída em água quente, em compressas.

Indicações: acne nodular, escabiose, dermatite seborreica e infecções pustulares.

6. Gel Antiacne com Enxofre e Irgasan

Enxofre Líquido (Biosulfur)	0,5 %
Irgasan	0,5 %
Gel de Carbopol qsp	100 g

Modo de Usar: aplicar 2 vezes ao dia nas regiões afetadas.

Indicações: acne, seborreia da face.

Obs.: a solução de Vleminckx ou solução de cal sulfurada é uma solução aquosa que contém polissulfetos de cálcio e tiossulfato de cálcio; é preparada mediante ebulição do enxofre sublimado com hidróxido de cálcio em água.

7. Loção de Hees

Enxofre Precipitado	3 %
Óxido de Zinco	5 %
Sulfato de Zinco	3 %
Borato de Sódio	5 %
Cânfora	0,5 %
Álcool Etílico	33 %
Acetona	33 %
Água de Rosas qsp	100 ml

Indicações: acne.

8. Loção Rosada

Enxofre Precipitado	10 %
Resorcina	5 %
Ácido Láctico	1 %
Glicerina	1 %
Bentonita	5 %
Fenol	0,02 %
Álcool Canforado	10 %
Água de Rosas qsp	100 ml

Indicações: acne.

Modo de Usar: aplicar sobre a pele, deixar agir por alguns minutos e retirar utilizando sabão neutro 1 a 2 vezes ao dia.

Formulações com Antibacterianos e Antissépticos para Acne e Rosácea

1. Formulações com Clindamicina

Fosfato de Clindamicina	1,2 %
Propilenoglicol	6 %
Água Destilada	20 ml
Álcool Isopropílico qsp	50 ml
ou Álcool 70 % qsp	50 ml
ou Gel de Carbopol qsp	50 g

2. Loção com Clindamicina e Resorcina

Fosfato de Clindamicina	1,2 %
Ácido Salicílico	3 %
Resorcina	2 %
Propilenoglicol	5 %
Álcool 70% qsp	50 ml

3. Clindamicina e Ácido Retinoico

Fosfato de Clindamicina	1,2 %
Ácido Retinoico	0,025 - 0,5 %
Alantoína	0,5 %
Gel ou Creme qsp	50 g

4. Loção com Clindamicina e Própolis

Fosfato de Clindamicina	1,2 %
Alantoína	0,5 %
Própolis	2 %
Cânfora	0,2 %
Loção Alcoólica 70 % qsp	50 ml

Modo de Usar (formulações com clindamicina): aplicar à noite com um chumaço de algodão ou cotonete. Podem ser utilizadas 2 vezes ao dia, se necessário, evitando-se exposição solar.

5. Loção ou Gel Alcoólico com Eritromicina

Eritromicina Base	2 %
Propilenoglicol	5 %
Álcool 70 % qsp	50 ml
ou Gel de Carbopol qsp	50 g

6. Gel com Eritromicina e Sulfato de Zinco

Eritromicina Base	4 %
Sulfato de Zinco	1 %
Gel Hidroalcoólico de HPC* qsp	50 g
* Hidroxipropilcelulose	

Modo de Usar: aplicar à noite com um chumaço de algodão ou cotonete. Podem ser utilizadas 2 vezes ao dia, se necessário, evitando-se exposição solar.

7. Gel com Dapsona

Dapsona	5 %
Gel de Carbopol qsp	30 g

Modo de Usar: aplicar 1 a 2 vezes ao dia.

Indicações: acne.

8. Gel com Dapsona e Óxido de Zinco

Dapsona	2,5 %
Óxido de Zinco	3 %
Gel de Natrosol qsp	30 g

Modo de Usar: aplicar 1 a 2 vezes ao dia.

Indicações: acne.

Ref.: Draelos ZD et al. Two randomized studies demonstrate the efficacy and safety of dapsone gel, 5% for the treatment of acne vulgaris. J Am Acad Dermatol. 2007 Mar; 56(3):439.e 1-10.

9. Gel com Clorexidina

Digliconato de Clorexidina	1 %
D-Pantenol	0,5 %
Sorbitol	2 %
Gel de Carbopol qsp	30 g

Modo de Usar: aplicar pequena quantidade sobre a região afetada, com massagem ligeira, 1 a 2 vezes ao dia.

Indicações: antisséptico para pele acneica.

10. Loção com Clorexidina

Digliconato de Clorexidina	1 %
Extrato de Calêndula	15 %
Sorbitol	10 %
Água Destilada qsp	100 ml

Modo de Usar: aplicar sobre a pele molhada massageando suavemente e enxaguar, 1 a 2 vezes ao dia.

Indicações: antisséptico para pele acneica.

Formulações com Retinoides e Análogos

1. Loção Cremosa com Ácido Retinoico

Ácido Retinoico	0,05 %
Drieline	2 %
Loção Cremosa qsp	60 ml

2. Gel com Ácido Retinoico e Bisabolol

Ácido Retinoico	0,025 %
Alfa Bisabolol	1 %
Gel de Carbopol qsp	30 g

3. Creme com Ácido Retinoico

Ácido Retinoico	0,05 %
Polyolprepolymer 2	2 %
Creme Hidratante qsp	30 g

4. Gel Creme com Adapaleno

Adapaleno	0,1 %
EDTA Dissódico	0,1 %
Gel Creme qsp	30 g

5. Gel com Adapaleno e Ciclometicone

Adapaleno	0,1 %
EDTA Dissódico	0,1 %
Ciclometicone	2 %
Gel qsp	30 g

6. Loção com Adapaleno

Adapaleno	0,1 %
Propilenoglicol	5 %
EDTA Dissódico	0,1 %
Álcool 70 % qsp	60 ml

Modo de Usar (formulações anteriores): aplicar à noite nas regiões afetadas, com cuidado para não atingir as mucosas dos olhos, nariz e boca. Recomenda-se o uso de fotoprotetores (UV-A + UV-B) durante o dia. Nas primeiras semanas de tratamento pode eventualmente ocorrer exacerbação temporária da acne, o que não deve implicar em suspensão do tratamento. O seu uso não deve ser prolongado além de 2 ou 3 meses.

Ref.: Kawashima M *et al*. Adapalene gel 0.1% is effective and safe for Japanese patients with acne vulgaris: A randomized, multicenter, investigator-blinded, controlled study. *Journal of Dermatological Science*. 2008 Mar; 49(3):241-248.

Formulações com Peróxido de Benzoíla

1. Gel com Peróxido de Benzoíla

Peróxido de Benzoíla	5 %
Propilenoglicol	6 ml
Gel Carbopol qsp	60 g

2. Gel com Peróxido de Benzoíla e Biosulfur

Peróxido de Benzoíla	5 %
Enxofre Líquido (Biosulfur)	2 %
Gel de Carbopol qsp	60 g

3. Gel com Peróxido de Benzoíla e Enxofre Precipitado

Peróxido de Benzoíla	8 %
Enxofre Precipitado	2 %
Gel de Carbopol qsp	30 g

4. Gel com Peróxido de Benzoíla e Clindamicina

Peróxido de Benzoíla	2,5 a 5 %
Fosfato de Clindamicina	1,2 %
Gel de Carbopol qsp	30 g

Modo de Usar (formulações com peróxido de benzoíla): aplicar à noite nas regiões afetadas. Pode ocorrer descamação após uma ou duas semanas de uso, e consequente perda de melanina. Por esta razão, recomenda-se o uso de fotoprotetores (UV-A + UV-B) durante o dia.

Ref.: 1. Thiboutot D *et al*. An aqueous gel fixed combination of clindamycin phosphate 1.2% and benzoyl peroxide 2.5% for the once-daily treatment of moderate to severe acne vulgaris: assessment of efficacy and safety in 2813 patients. *J Am Acad Dermatol*. 2008 Nov; 59(5):792-800. 2. Lookingbill DP *et al*. Treatment of acne with a combination clindamycin/benzoyl peroxide gel compared with clindamycin gel, benzoyl peroxide gel and vehicle gel; combined result of two double-blind investigations. *J Am Acad Dermatol*. 1997; 37:590-595.

5. Gel com Peróxido de Benzoíla e Adapaleno

Peróxido de Benzoíla	2,5 %
Adapaleno	0,1 %
Gel qsp	30 g

Modo de Usar: aplicar à noite.

Ref.: Feldman SR *et al*. The efficacy of adapalene-benzoyl peroxide combination increases with number of acne lesions. *J Am Acad Dermatol*. 2011 Jun; 64(6):1085-1091.

Formulações com Ácido Azelaico

1. Creme com Ácido Azelaico

Ácido Azelaico	20 %
Creme Hidratante não Iônico qsp	30 g

Modo de Usar: aplicar 1 a 2 vezes ao dia nas regiões afetadas, após limpeza da pele.

Indicações: acne papulopustulosa.

2. Gel com Ácido Azelaico

Ácido Azelaico	10 %
Gel de Aristoflex qsp	30 g

Modo de Usar: aplicar à noite nas regiões afetadas, após limpeza da pele.

Indicações: acne, rosácea.

3. Creme com Ácido Azelaico e Alfa Bisabolol

Ácido Azelaico	20 %
Alfa Bisabolol	0,5 %
Creme Hidratante não Iônico qsp	30 g

Modo de Usar: aplicar 1 a 2 vezes ao dia nas regiões afetadas, após limpeza da pele.

Indicações: acne papulopustulosa.

4. Creme com Ácido Azelaico e Eritromicina

Ácido Azelaico	10 %
Eritromicina Base	2 %
Creme Hidratante não Iônico qsp	30 g

Modo de Usar: aplicar à noite nas regiões afetadas, após limpeza da pele.

Indicações: acne, rosácea.

Formulações com Alfa Hidroxiácidos

1. Gel com Ácido Glicólico

Ácido Glicólico	6 %
Ácido Glicirrhízico	0,5 %
Gel de Aristoflex qsp	100 g

2. Gel Fluido com Ácido Mandélico

Ácido Mandélico	2 - 10 %
Extrato Glicólico de Chá Verde	5 %
Gel Fluido de Natrosol qsp	30 ml

3. Gel com Ácido Glicólico e Drieline

Ácido Glicólico	4 %
Drieline	1 %
Gel de Natrosol qsp	30 g

4. Gel com Ácido Glicólico e Fucogel

Ácido Glicólico	6 %
Fucogel	2 %
Gel de Hostacerin qsp	30 g

Modo de Usar (formulações acima): aplicar à noite durante alguns minutos e remover em seguida com água corrente. Aumentar o tempo de contato com a pele, de acordo com a sensibilidade individual.

Indicações: acne, queratose actínica.

Formulações com Poli-Hidroxiácido

1. Creme Hidratante com Gluconolactona

Gluconolactona	2 - 10 %
Creme Base Hidratante qsp	100 g

2. Gel Creme com Gluconolactona

Gluconolactona	2 - 10 %
Gel Creme com Hostacerin qsp	100 g

Modo de Usar: aplicar 1 a 2 vezes ao dia nas regiões afetadas, após limpeza de pele.

Ref.: Draelos ZD et al. An evaluation of a polyhydroxy acid skin care regimen in combination with azelaic acid 15% gel in rosacea patients. *Journal of Cosmetic Dermatology*. 2006; 5:23-29.

Formulações com Antiandrógenos

1. Creme com Cimetidina

Cimetidina	2 %
Creme Excipiente qsp	30 g

2. Loção Cremosa com Cimetidina

Cimetidina	2 %
Loção Cremosa qsp	60 ml

Modo de Usar: aplicar duas vezes ao dia nas regiões afetadas.

Indicações: acne comedoniana.

Obs.: tem ação antiandrogênica. Os efeitos imunomoduladores e os efeitos nos vasos cutâneos são outras possíveis explicações para a eficácia clínica da cimetidina tópica na acne.

Ref.: Schmidt JB, Spona J. Topical cimetidine treatment of acne. *Z Hautkr*. 1986 Aug 1;61(15):1065-72.

3. Creme com Espironolactona 5 %

Espironolactona	5 %
Creme Excipiente qsp	30 g

4. Loção com Espironolactona 2 %

Espironolactona	2 %
Propilenoglicol	2 %
Loção Facial Hidroalcoólica qsp	60 ml

Modo de Usar: aplicar à noite nas regiões afetadas.

Ref.: Shaw JC, White LE. Long-term safety of spironolactone in acne: results of an 8-year followup study. *J Cutan Med Surg*. 2002 Nov/Dec; 6(6):541-5. Califano L *et al*. Experience in acne with the topical administration of spironolactone as an antiandrogen. *Clin Ter*. 1990; 135(3):193-9.

5. Loção com Flutamida

Flutamida	2 %
Loção Facial Hidroalcoólica qsp	100 ml

Modo de Usar: aplicar à noite nas regiões afetadas.

Indicações: acne e seborreia femininas, hirsutismo, alopecia androgenética feminina.

Obs.: a flutamida é um antiandrógeno não esteroidal que atua por inibição da captação celular dos andrógenos e pela inibição da ligação destes hormônios com seus receptores. Inicialmente usada no tratamento paliativo do carcinoma prostático vem sendo usada, tanto por via oral como tópica, para o tratamento e controle de diversas condições relacionadas ao hiperandrogenismo feminino, como acne, seborreia, hirsutismo e alopecia androgênica feminina. É importante lembrar a hepatotoxicidade da flutamida. Já foram constatados casos de hepatite medicamentosa que evoluíram para insuficiência hepática severa, às vezes fatal. Apesar da flutamida não apresentar potencial mutagênico, o seu uso, mesmo tópico, em mulheres com potencial de engravidar, deve ser acompanhado de medidas anticoncepcionais.

Formulações com Óleo de Melaleuca

1. Gel com Óleo de Melaleuca

Óleo de Melaleuca	5 %
Alantoína	0,4 %
Gel de Sepigel qsp	50 g

2. Gel com Óleo de Melaleuca e Biosulfur

Óleo de Melaleuca	5 %
Enxofre Líquido (Biosulfur)	1 %
Óxido de Zinco	3 %
Gel de Aristoflex qsp	30 g

3. Gel Suave com Melaleuca e Biosulfur

Óleo de Melaleuca	2 %
Enxofre Líquido (Biosulfur)	0,5 %
Alfa Bisabolol	0,2 %
Gel de Sepigel qsp	50 g

4. Gel Fluido com Epicutin

Epicutin TT	5 %
Alfa Bisabolol	0,5 %
Ácido Salicílico	2 %
Gel Fluido de Sepigel qsp	30 ml

Modo de Usar (formulações acima): aplicar pela manhã e ao deitar, após limpeza da pele.

Indicações: acne.

Formulações para Rosácea

A rosácea papulopustular é uma doença inflamatória crônica caracterizada por pápulas, pústulas faciais e eritema persistente. É altamente prevalente e associada com impacto negativo na qualidade de vida, muitas vezes causando depressão. A etiologia da rosácea é multifatorial. Além de desregulação neurovascular, a pele facial de pacientes com rosácea é afetada por respostas imunes pró-inflamatórias aumentadas. Fatores exógenos, como a luz ultravioleta, calor, álcool e presença de ácaros, como o *Demodex folliculorum*, podem desencadear a rosácea.

1. Creme, Gel ou Loção com Metronidazol

Metronidazol	0,5 - 2 %
Creme, Gel ou Loção qsp	100 g

Modo de Usar: aplicar à noite nas regiões afetadas, com massagem suave.

Indicações: acne rosácea.

Ref.: 1. Dahl MV *et al*. Topical Metronidazole Maintains Remissions of Rosacea. *Arch Dermatol*. 1998; 134:679-683. 2. Aksakal AB *et al*. A comparative study of metronidazole 1% cream versus azelaic acid 20% cream in the treatment of acne. *Gazi Medical Journal*. 1997; 8:144-147. 3.

2. Permetrina Creme

Permetrina	1 - 5 %
Creme Base qsp	30 g

Modo de Usar: aplicar 1 vez por semana na região afetada.

Indicações: acne rosácea com infestação por *Demodex folliculorum*.

Ref.: 1. Forstinger C *et al*. Treatment of rosacea-like demodicidosis with oral ivermectin and topical permethrin cream. *J Am Acad Dermatol*. 1999 Nov; 41(5 Pt 1):775-7. 2. Koçak *et al*. Permethrin 5% cream versus metronidazole 0.75% gel for the treatment of papulopustular rosacea. A randomized double-blind placebo-controlled study. *Dermatology*. 2002; 205(3):265-70.

3. Ivermectina Tópica

Ivermectina	1 %
Creme Hipoalergênico qsp	30 g

Modo de Usar: aplicar uma vez ao dia, ao deitar.

Indicação: acne rosácea com infestação por *Demodex folliculorum*.

Ref.: Stein L *et al*. Efficacy and safety of ivermectin 1% cream in treatment of papulopustular rosacea: results of two randomized, double-blind, vehicle-controlled pivotal studies. *J Drugs Dermatol*. 2014 Mar; 13(3):316-23.

4. Gel com Brimonidina

Tartarato de Brimonidina	0,5 %
Gel de Carbopol qsp	30 g

Modo de Usar: aplicar uma vez ao dia, em quantidade não superior a 1g. Recomenda-se o uso de fotoprotetores (UV-A + UV-B) durante o dia, que devem ser aplicados após secar completamente o gel com brimonidina.

Indicações: para reduzir o eritema na acne rosácea.

Obs.: é um agonista alfa 2 adrenérgico usado no tratamento do glaucoma. Na acne rosácea é usada devido ao seu envolvimento na regulação neurovascular e por sua ação vasoconstritora. Em algumas literaturas a concentração é expressa em termos de brimonidina base, sendo que 0,5 % de tartarato de brimonidina equivalem a 0,33 % de brimonidina base.

Ref.: Micali G *et al*. Treatment of erythemato-telangiectatic rosacea with brimonidine alone or combined with vascular laser based on preliminary instrumental evaluation of the vascular component. *Lasers Med Sci*. 2018 Aug; 33(6):1397-1400. 2. Moore A *et al*. Long-term safety and efficacy of once-daily topical brimonidine tartrate gel 0.5% for the treatment of moderate to severe facial erythema of rosacea: results of a 1-year open-label study. *J Drugs Dermatol*. 2014 Jan;13(1):56-61.

5. Creme ou Gel com MSM e Silimarina

Metilsulfonilmetano	5 - 10 %
Silimarina	1 %
Vitamina A	100.000 UI %
Vitamina E	1 %
Creme não Iônico ou Gel qsp	60 g

Modo de Usar: aplicar 2 vezes ao dia nas regiões afetadas. Recomenda-se o uso de fotoprotetores (UV-A + UV-B) durante o dia.

Indicações: acne rosácea.

Obs.: a associação de metilsulfonilmetano (MSM) e silimarina é útil para o controle dos sinais e sintomas da rosácea, especialmente quando há eritema e telangiectasias. Tem ação moduladora sobre as citocinas e angiocinas envolvidas no processo patológico.

Ref.: Berardesca E *et al*. Combined effects of silymarin and methylsulfonylmethane in the management of rosacea: clinical and instrumental evaluation. *J Cosmet Dermatol*. 2008 Mar; 7(1):8-14.

6. Loção com Kinetin® (Adenin)

Furfuriladenina	0,1 %
PCA-Na	1 %
Loção Hidratante não Iônica qsp	100 ml

Modo de Usar: aplicar duas vezes ao dia nas regiões afetadas. Recomenda-se o uso de fotoprotetores (UV-A + UV-B) durante o dia.

Indicações: acne rosácea inflamatória leve a moderada.

Ref.: Wu JJ *et al*. Topical kinetin 0.1% lotion for improving the signs and symptoms of rosacea. *Clin Exp Dermatol*. 2007 Nov; 32(6):693-5.

Formulações Antisseborreicas

1. Loção Antisseborreica

Lauril Sulfato de Sódio	0,5 %
Álcool	20 ml
Acetona	20 ml
Água de Rosas qsp	100 ml

Modo de Usar: aplicar 1 a 2 vezes ao dia, com algodão embebido no rosto e demais áreas adjacentes.

Indicações: acne e seborreia da face.

2. Loção Antisseborreica e Queratolítica

Ácido Salicílico	3 %
Resorcina	2 %
Licor de Hoffmann qsp	100 ml

Modo de Usar: aplicar à noite nas regiões afetadas, com um chumaço de algodão.

Indicações: acne e seborreia da face.

3. Loção com Takallophane

Takallophane	8 %
D-Pantenol	2 %
Extrato de Aloe	2 %
Loção *Oil Free* qsp	100 ml

Modo de Usar: aplicar à noite.

Indicações: acne.

4. Gel Antisseborreico

Pidolato de Cobre	0,5 %
Pidolato de Zinco	0,5 %
Gel de Aristoflex qsp	30 g
ou Gel de Amigel qsp	30 g

Modo de Usar: aplicar 1 vez ao dia, ao deitar.

Indicações: acne, seborreia.

5. Gel com Nicotinamida

Nicotinamida	4 %
Gel de Carbopol qsp	30 g

6. Gel com Nicotinamida e Polytrap

Nicotinamida	4 %
Polytrap	2 %
Gel de Carbopol qsp	30 g

Modo de Usar: aplicar 2 vezes ao dia, com a pele limpa.

Indicações: acne rosácea, acne inflamatória, seborreia.

Ref.: 1. Shalita AR *et al*. Topical nicotinamide compared with clindamycin gel in the treatment of inflammatory acne vulgaris. *Int Journal of Dermatol*. 1995 Jun; 34(6):434-7. 2. Otte N *et al*. Nicotinamide - biologic actions of an emerging cosmetic ingredient. *International Journal of Cosmetic Science*. 2005; 27:255-261.

7. Gel com Cytobiol Íris

Cytobiol Íris	5 %
Polytrap	1 %
Alantoína	0,5 %
Gel de Carbopol qsp	30 g

Modo de Usar: aplicar à noite.

Indicações: acne, seborreia.

8. Loção com Sulfacetamida Sódica

Sulfacetamida Sódica	10 %
Azuleno	0,01 %
Lauril Sulfato de Sódio	0,5 %
Álcool	20 ml
Acetona	10 ml
Água Destilada qsp	100 ml

Modo de Usar: aplicar 2 vezes ao dia.

Indicações: acne, seborreia.

9. Loção com Ácido Láctico

Ácido Láctico	5 %
Alantoína	1 %
Loção Hidratante qsp	100 ml

Modo de Usar: aplicar à noite.

Indicações: acne, seborreia.

10. Gel com Lactato de Amônio

Lactato de Amônio	5 %
Alfa Bisabolol	1 %
Gel de Carbopol qsp	60 g

Modo de Usar: aplicar à noite.

Indicações: acne, seborreia.

Ref.: Garg T *et al*. Long term topical application of lactic acid/lactate lotion as a preventive treatment for acne vulgaris. *Indian J Dermatol Venereol Leprol*. 2002 May/Jun; 68(3):137-9.

11. Loção com Lactato de Amônio

Lactato de Amônio	12 %
PCA-Na	2 %
Alfa Bisabolol	1 %
Loção *Oil Free* qsp	60 g

Modo de Usar: aplicar à noite nos locais afetados, lavando pela manhã.

Indicações: acne, seborreia, foliculite.

12. Loção ou Creme com Etil Lactato

Etil Lactato	10 %
Irgasan	0,1 %
Propilenoglicol	5 %
Loção Alcoólica 70 % qsp	100 ml
ou Creme não Iônico qsp	100 g

Modo de Usar: aplicar à noite nas regiões afetadas.

Indicações: acne.

Formulações para Higiene Cutânea (pele acneica)

1. Loção para Higiene Cutânea

Azuleno	0,01 %
Irgasan	0,1 %
Ácido Salicílico	0,5 %
Propilenoglicol	5 %
Álcool Canforado	10 %
Água Destilada qsp	100 ml

Modo de Usar: aplicar com algodão embebido, 1 a 2 vezes ao dia.

2. Loção Antisséptica e Adstringente

Digliconato de Clorexidina	1 %
Sulfato de Zinco	1 %
Extrato de Hamamelis	3 %
Álcool 50 % qsp	100 ml

Modo de Usar: aplicar 2 a 3 vezes ao dia.

3. Sabonete Calmante para Pele Acneica

Cloridrato de Piridoxina	0,5 %
Sulfato de Zinco	0,5 %
Extrato de Camomila	4 %
Sabonete Líquido qsp	100 ml

Modo de Usar: lavar o rosto 1 a 2 vezes ao dia.

5. Sabonete com Peróxido de Benzoíla

Peróxido de Benzoíla	5 %
Sabonete Cremoso qsp	100 g

Modo de Usar: lavar o rosto 1 a 2 vezes ao dia.

7. Sabonete Abrasivo

Anidrido Silícico	5 %
Óleo de Melaleuca	3 %
Extrato Glicólico de Camomila	4 %
Sabonete Cremoso qsp	100 g

Modo de Usar: lavar o rosto 1 vez ao dia, com massagem suave.

9. Gel Antisséptico e Adstringente

Irgasan	0,1 %
Mentol	0,05 %
Extrato de Hamamelis	2 %
Gel Alcoólico a 5 % qsp	100 g

Modo de Usar: aplicar no rosto após a limpeza da pele.

4. Sabonete Adstringente para Pele Acneica

Cloridrato de Piridoxina	0,5 %
Sulfato de Zinco	0,5 %
Extrato de Hamamelis	4 %
Sabonete Líquido qsp	100 ml

Modo de Usar: lavar o rosto 1 a 2 vezes ao dia.

6. Sabonete com Enxofre Líquido

Enxofre Líquido (Biosulfur)	0,5 %
Sabonete Líquido qsp	100 ml

Modo de Usar: lavar o rosto 1 a 2 vezes ao dia.

8. Sabonete Gel Abrasivo

Pó de Sementes de Apricot	5 %
Extrato Glicólico de Própolis	4 %
Alantoína	0,5 %
Sabonete Gel qsp	100 g

Modo de Usar: lavar o rosto 1 vez ao dia, com massagem suave.

10. Loção Tônica para Pele Acneica

Polytrap	3 %
Extrato de *Willow Bark*	8 %
Loção Tônica qsp	100 ml

Modo de Usar: aplicar após a limpeza da pele.

Obs.: para outros exemplos de fórmulas para acne, ver capítulo XVI - Princípios Ativos para Produtos Cosméticos e Cosmiátricos, item 14 - Formulações Cosmiátricas para Acne.

2. Alopecias

O emprego de agentes terapêuticos deve ser guiado pela etiopatogenia da alopecia. A alopecia androgênica é determinada pelo impacto hormonal em pessoas geneticamente predispostas. A testosterona inibe o crescimento do cabelo no couro cabeludo e estimula o crescimento de pelos no rosto e no corpo. No tratamento oral da alopecia feminina são utilizados antiandrógenos, estrógenos e suplementos nutricionais (vitaminas, aminoácidos sulfurados, sais minerais e oligoelementos). Na alopecia masculina são utilizados a finasterida e os suplementos nutricionais. O tratamento tópico é feito com diversos princípios ativos, tais como minoxidil, estimulantes do fator de crescimento do endotélio vascular local, revulsivantes e corticoides, entre outros.

Uso Oral

Princípios Ativos   faixa de dosagem diária usual

    Cimetidina .... 200 - 1.000 mg
    Dutasterida .... 0,5 - 2,5 mg
    Espironolactona .... 25 - 100 mg
    Finasterida .... 1 mg
    Flutamida .... 125 - 250 mg
    Sabal serrulata, Serenoa repens, Saw Palmetto Extrato Seco .... 160 - 320 mg

Exemplos de Fórmulas:

1. Flutamida

Flutamida   62,5 - 125 mg
Excipiente qsp   1 cápsula
Mande.....cápsulas

Posologia: alopecia androgênica feminina - 1 cápsula 2 vezes ao dia. A duração do tratamento é de cerca de 6 meses.

Obs.: a flutamida é um antiandrógeno não esteroidal que atua por inibição da captação celular dos andrógenos e pela inibição da ligação destes hormônios com seus receptores. Inicialmente usada no tratamento paliativo do carcinoma prostático vem sendo usada, tanto por via oral como tópica, para o tratamento e controle de diversas condições relacionadas ao hiperandrogenismo feminino, como acne, seborreia, hirsutismo e alopecia androgênica feminina.

É importante lembrar a hepatotoxicidade da flutamida. Já foram constatados casos de hepatite medicamentosa que evoluíram para insuficiência hepática severa, às vezes fatal. Apesar da flutamida não apresentar potencial mutagênico, o seu uso, mesmo tópico, em mulheres com potencial de engravidar, deve ser acompanhado de medidas anticoncepcionais. Por precaução, devem ser feitos testes de função hepática nos pacientes em tratamento prolongado.

Ref.: Paradisi R *et al*. Prospective cohort study on the effects and tolerability of flutamide in patients with female pattern hair loss. *Ann Pharmacother*. 2011 Apr; 45(4):469-75.

2. Finasterida

Finasterida	1 mg
Excipiente qsp	1 cápsula
Mande.....cápsulas	

Posologia: alopecia androgenética masculina - 1 cápsula ao dia. O seu uso é contraindicado em mulheres em idade fértil, mas pode ser feito na pós-menopausa.

3. Dutasterida

Dutasterida	0,5 - 2,5 mg
Excipiente qsp	1 cápsula
Mande.....cápsulas	

Posologia: 1 cápsula ao dia. É um inibidor da 5-alfa-redutase, enzima responsável pela conversão de testosterona em di-hidrotestosterona na próstata, fígado e na pele.

Ref.: 1. Eun HC et al. Efficacy, safety, and tolerability of dutasteride 0,5 mg once daily in male patients with male pattern hair loss: A randomized, double-blind, placebo-controlled, phase III study. *Journal of the American Academy of Dermatology*. 2010; 63(2):252-258. 2. Olsen EA et al. The importance of dual 5-alpha-reductase inhibition in the treatment of male pattern hair loss: results of a randomized placebo-controlled study of dutasteride versus finasteride. *J Am Acad Dermatol*. 2006; 55(6):1014-23).

4. Cimetidina

Cimetidina	200 mg
Excipiente qsp	1 cápsula
Mande....cápsulas	

Posologia: alopecia androgênica feminina - 1 cápsula 2 a 4 vezes ao dia.

5. Espironolactona

Espironolactona	100 mg
Excipiente qsp	1 cápsula
Mande.....cápsulas	

Posologia: 1 cápsula 1 a 2 vezes ao dia, durante 6 meses, seguido de um descanso de 3 meses.

Obs.: por sua ação antiandrogênica, o uso da cimetidina ou da espironolactona requer acompanhamento ginecológico periódico.

Ref.: 1. Aram H. Treatment of female androgenetic alopecia with cimetidine. *Int J Dermatol*. 1987 Mar; 26(2):128-30. 2. Rathnayake D, Sinclair R. Use of spironolactone in dermatology. *Skinmed*. 2010; 8(6):328-32.

6. Saw Palmetto Assoc.

Saw Palmetto Ext. Seco	160 mg
Biotina	600 mcg
L-Cisteína	100 mg
Zinco Quelato	25 mg
Excipiente qsp	1 cápsula
Mande.....cápsulas	

Posologia: 1 cápsula 2 vezes ao dia, após as refeições.

7. Saw Palmetto Assoc.

Saw Palmetto Ext. Seco	160 mg
Biotina	100 mcg
Nicotinamida	15 mg
Piridoxina	100 mg
Excipiente qsp	1 cápsula
Mande.....cápsulas	

Posologia: 1 cápsula 2 vezes ao dia, após as refeições.

Obs.: tradicionalmente usado no tratamento da hiperplasia benigna da próstata, o Saw Palmetto (*Sabal serrulata, Serenoa repens*) tem sido experimentado no tratamento da alopecia androgenética, com menor incidência de efeitos adversos em comparação com os antiandrógenos.

Ref.: 1. Murugusundram S. *Serenoa repens*: Does It have Any Role in the Management of Androgenetic Alopecia? *J Cutan Aesthet Surg*. 2009; 2(1):31-32. 2. Fasculo C. Effectiveness of *Serenoa repens* in androgenetic alopecia. *4th intercontinental meeting of hair research societies*. 2004; 17-19. 3. Prager N *et al*. A randomized, double-blind, placebo-controlled trial to determine the effectiveness of botanically derived inhibitors of 5-alpha-reductase in the treatment of androgenetic alopecia. *J Altern Complement Med*. 2002; 8(2):143-52.

Suplementos Nutricionais para a Prevenção da Queda dos Cabelos

1. Cápsulas com Cisteína e Piridoxina

Cisteína	100 mg
Cloridrato de Piridoxina	100 mg
Excipiente qsp	1 cápsula
Mande.....cápsulas	

2. Cápsulas com Cistina, PABA e Vitaminas*

Vitamina B6	60 mg
Pantotenato de Cálcio	60 mg
Queratina	60 mg
PABA	20 mg
Cistina	20 mg
Excipiente qsp	1 cápsula
Mande.....cápsulas	

Posologia (formulações acima): 1 cápsula 2 vezes ao dia, antes das refeições.

* Comercializado em alguns países, com pequenas variações na composição, com o nome Pantogar®.

3. Cápsulas com Metionina, Cistina, Cisteína e Vitaminas

Metionina	200 mg	Vitamina B2	1 mg
Cisteína	80 mg	Vitamina B6	10 mg
Cistina	25 mg	Biotina	0,2 mg
Hidrolisado de Proteína	25 mg	Vitamina E	3 mg
Extrato de Painço (Millet Extract)	20 mg	Excipiente qsp	1 cápsula
Pantotenato de Cálcio	25 mg	Mande.....cápsulas	

Posologia: 2 cápsulas 3 vezes ao dia por 1 a 2 semanas, e a seguir 1 cápsula 3 vezes ao dia, às refeições.

Obs.: comercializado em alguns países, com pequenas variações na composição, com o nome Pill-Food®. O extrato de painço é utilizado por seu alto teor de silício.

4. Cápsulas com Aminoácidos, Vitaminas e Minerais

Hidrolisado de Proteína Marinha	300 mg	Zinco Quelato	7,5 mg
Extrato de Acerola	120 mg	Extrato de Cavalinha	25 mg
Niacina	8 mg	Extrato de Painço (Millet Extract)	5 mg
Biotina	75 mcg	Excipiente qsp	1 cápsula
Ferro Quelato	7 mg	Mande.....cápsulas	

Posologia: 1 cápsula 2 vezes ao dia por 3 a 6 meses, às refeições, e a seguir 1 cápsula ao dia.

Obs.: comercializado em alguns países, com pequenas variações na composição, com o nome Viviscal®. O hidrolisado de proteína marinha se refere à cartilagem de tubarões e proteína de ostras. O extrato de acerola contém 25% de vitamina C. Os extratos de painço e de cavalinha são utilizados por seu alto teor de silício.

Formulações com Silício

O silício faz parte da estrutura da elastina, colágeno, proteoglicanos e glicoproteínas. As formulações com silício orgânico ou com fitoterápicos contendo silício orgânico em sua composição são utilizadas para o fortalecimento de unhas, cabelos e cartilagens e como *anti-aging* oral para aumentar a hidratação e a elasticidade da pele. Sua suplementação visa suprir deficiências que ocorrem principalmente com a idade.

1. Cavalinha

Cavalinha Extrato Seco	500 mg
Excipiente qsp	1 cápsula
Mande.....cápsulas	

Posologia: 1 cápsula 2 vezes ao dia.

2. Silício Quelato

Silício Quelato	10 mg
Excipiente qsp	1 cápsula
Mande.....cápsulas	

Posologia: 1 cápsula 2 vezes ao dia.

Obs.: os extratos de cavalinha são obtidos das partes aéreas de *Equisetum arvense* (Equisetaceae). Contêm compostos solúveis de silício, taninos, saponinas (equisetonina), flavonoides (isoquercetina, equisetrina e canferol), alcaloides (nicotina, palustrina e outros), vitamina C e minerais (Ca, Mg, Na, F, Mn, S, P, Cl, K etc.). Tem ação remineralizante, diurética, hemostática e anti-inflamatória.

3. Exsynutriment®

Exsynutriment	100 a 300 mg
Excipiente qsp	1 cápsula
Mande.....cápsulas	

Posologia: 1 cápsula ao dia, em jejum, durante 3 a 6 meses.

4. Nutricolin®

Nutricolin	100 a 300 mg
Excipiente qsp	1 cápsula
Mande.....cápsulas	

Posologia: 1 cápsula ao dia, em jejum, durante 3 a 6 meses.

Obs.: Exsynutriment® é um composto biodisponível formado por ácido ortosilícico ligado aminoácidos (100 mg de Exsynutriment® contêm 1,67 mg de silício). Nutricolin® é um composto biodisponível formado por ácido ortosilícico estabilizado com colina (100 mg de Nutricolin® contêm entre 1,3 e 1,7 mg de silício).

5. SiliciuMax®

SiliciuMax	100 a 300 mg
Excipiente qsp	1 cápsula
Mande.....cápsulas	

Posologia: 1 cápsula ao dia, em jejum, durante 3 a 6 meses.

Obs.: SiliciuMax® é um composto biodisponível formado por ácido ortosilícico estabilizado com maltodextrina (100 mg de SiliciuMax® contêm 1,63 mg de silício).

Uso Tópico

Antiandrógenos — concentrações usuais

- Espironolactona .... 1 - 2 %
- Finasterida .... 0,05 - 1 %
- Flutamida .... 2 %

Formulário Médico-Farmacêutico

Corticosteroides
concentrações usuais

Acetato de Hidrocortisona	0,5 - 1 %
Acetonido de Fluocinolona	0,01 - 0,2 %
Acetonido de Triancinolona	0,025 - 0,1 %
Betametasona [1] (Valerato)	0,01 - 0,1 %
Desonida, Acetonido de Desfluortriancinolona	0,05 - 0,1 %
Dexametasona	0,01 - 0,1 %
Halcinonida	0,025 - 0,1 %
Hidrocortisona	0,5 - 1 %

[1] Betametasona: usada como valerato de betametasona em concentrações equivalentes à base (FEq=1,21).

Hormônios Femininos
concentrações usuais

Benzoato de Estradiol	0,001 - 0,005 %
Estrógenos Conjugados	0,01 - 0,06 %
Progesterona	1 - 2 %

Revulsivantes
concentrações usuais

Ácido Acético Glacial	1 - 5 %
Ácido Retinoico	0,01 - 0,1 %
Água Canforada	10 - 20 %
Capsaicina	0,001 - 0,003 %
Hidrato de Cloral *	2 - 6 %
Tintura de Alecrim	5 - 20 %
Tintura de Cantáridas	5 - 15 %
Tintura de Cápsicum	3 - 10 %
Tintura de Quina	5 - 15 %

* Princípio Ativo controlado pela Portaria 344 lista C-2 (SVS-MS), com receituário de controle especial em duas vias.

Outros Princípios Ativos
concentrações usuais

17-α Estradiol	0,02 - 0,1 %
Adenosina	0,75 %
Cloridrato de Pilocarpina	0,1 - 1 %
D-Pantenol	0,5 - 2 %
Difenciprona	0,01 - 2 %
Latanoprosta	0,005%
Liquor Carbonis Detergens (LCD)	1 - 5 %
Minoxidil	1 - 3 %
Sulfato de Minoxidil [1]	1 - 5 %
Tintura de Jaborandi	10 - 20 %
Valproato de Sódio [2]	7,2 - 8,3 %
Vitamina B6, Cloridrato de Piridoxina	0,2 - 2 %

[1] Sulfato de Minoxidil: usado na forma de sulfato em concentrações equivalentes à base.
[2] Valproato de Sódio: usado na forma de sal sódico em concentrações equivalentes ao ácido valproico.

Princípios Ativos Cosmiátricos
concentrações usuais

Acetilmetionato de Metilsilanol, Methiosilane® C	2 - 6 %
Bioex® Capilar	3 - 10 %
Carboxietil Ácido Gama-Aminobutírico, Cegaba®	0,5 - 4 %

Extrato de Tussilagem, Milefólio e Quina, Auxina Tricógena® .... 8 - 15 %
Lipossomas com Extrato de *Panax japonicus*, Aquasome® HG .... 5 - 20 %

Exemplos de Fórmulas:

Formulações com Hidrato de Cloral

1. Loção com Hidrato de Cloral

Hidrato de Cloral	6 %
Ácido Acético Glacial	4 %
Licor de Hoffmann qsp	50 ml

Modo de Usar: aplicar com um cotonete nas áreas afetadas, 1 a 2 vezes ao dia. Interromper temporariamente em caso de irritação muito acentuada.

Indicações: alopecia areata.

2. Loção com Cloral e Resorcina

Hidrato de Cloral	3 %
Resorcina	3 %
Cloridrato de Pilocarpina	0,2 %
Tintura de Quina	15 %
Tintura de Cantáridas	10 %
Alcoolato de Melissa qsp	200 ml

Modo de Usar: friccionar no couro cabeludo, em dias alternados. Para pessoas com cabelos claros ou descoloridos, substituir a resorcina por ácido salicílico a 1 %.

Indicações: alopecia areata e androgenética.

Formulações com Tinturas

1. Loção com Tinturas Revulsivantes

Tintura de Cápsicum	10 %
Tintura de Cantáridas	15 %
Tintura de Jaborandi	15 %
Tintura de Alecrim	15 %
Água de Colônia	15 %
Álcool 90 % qsp	100 ml

Modo de Usar: friccionar no couro cabeludo diariamente.

3. Loção com Pilocarpina e Cápsicum

Cloridrato de Pilocarpina	0,5 %
Tintura de Cápsicum	10 %
Ácido Salicílico	0,2 %
Álcool 70 % qsp	100 ml

Modo de Usar: friccionar no couro cabeludo 1 a 2 vezes ao dia.

2. Loção com Triancinolona e Tinturas

Acetonido de Triancinolona	0,1 %
Tintura de Cápsicum	5 %
Tintura de Cantáridas	10 %
Ácido Salicílico	1 %
Álcool Isopropílico	15 %
Álcool Etílico qsp	100 ml

Modo de Usar: friccionar no couro cabeludo em dias alternados.

4. Loção com Ácido Acético e Tinturas

Ácido Acético Glacial	2 %
Tintura de Alecrim	15 %
Tintura de Cantáridas	10 %
Tintura de Jaborandi	15 %
Bálsamo de Fioravanti qsp	100 ml

Modo de Usar: friccionar no couro cabeludo 1 a 2 vezes ao dia.

Indicações (formulações com tinturas): alopecia areata e androgenética.

Formulações com Minoxidil

1. Loção ou Mousse com Minoxidil

Minoxidil	3 %
Propilenoglicol	10 %
Loção Capilar ou Mousse qsp	50 ml

2. Loção com Minoxidil e DMSO

Minoxidil	3 %
DMSO	20 %
Álcool 60 % qsp	50 ml

Obs.: para aumentar a eficácia do minoxidil no tratamento da alopecia areata, tem sido preconizado o uso conjunto com ditranol a 0,5 % em aplicação local à noite, por 30 a 60 minutos, removido em seguida lavando-se com xampu. As formulações com ditranol são veiculadas em creme Lanette ou vaselina.

3. Espuma com Minoxidil 5 %

Minoxidil	5 %
Propilenoglicol	10 %
Loção Capilar Espumadora qsp	50 ml

4. Gel com Minoxidil

Minoxidil	1 - 3 %
Propilenoglicol	10 %
Gel de HPMC qsp	50 g

Modo de Usar (formulações acima): aplicar no couro cabeludo com massagem suave, 1 a 2 vezes ao dia.

Indicações: alopecia areata e androgenética.

Ref.: 1. Blume-Peytavi U *et al*. A randomized, single-blind trial of 5% minoxidil foam once daily versus 2% minoxidil solution twice daily in the treatment of androgenetic alopecia in women. *J Am Acad Dermatol*. 2011 Dec; 65(6):1126-1134. 2. Sreenivasa R *et al*. Preparation and Evaluation of Minoxidil Gels for Topical Application in Alopecia. *Indian Journal of Pharmaceuticals Sciences*. 2006, 68(4):432-436.

5. Loção com Minoxidil e Ácido Retinoico

Minoxidil	2 %
Ácido Retinoico	0,02 %
Propilenoglicol	10 %
Álcool Isopropílico qsp	60 ml

Modo de Usar: aplicar no couro cabeludo 2 a 3 vezes ao dia, com massagem suave.

Indicações: alopecia areata e androgenética.

6. Loção com Minoxidil e Cápsicum

Minoxidil	1 %
D-Pantenol	2 %
Tintura de Cápsicum	3 %
Loção Hidroalcoólica qsp	100 ml

Modo de Usar: aplicar no couro cabeludo 2 a 3 vezes ao dia, com massagem suave.

Indicações: alopecia androgenética.

7. Loção com Minoxidil e Capsaicina

Minoxidil	1 %
Capsaicina	0,003 %
Propilenoglicol	10 %
Loção Hidroalcoólica qsp	100 ml

Modo de Usar: aplicar no couro cabeludo 2 a 3 vezes ao dia, com massagem suave.

Indicações: alopecia androgenética.

8. Loção com Minoxidil e Tinturas

Minoxidil	1 %
Tintura de Cápsicum	10 %
Tintura de Quina	15 %
Tintura de Alecrim	15 %
Água Canforada	10 %
Álcool 70 % qsp	100 ml

Modo de Usar: aplicar no couro cabeludo 2 a 3 vezes ao dia, com massagem suave.

Indicações: alopecia androgenética.

9. Loção com Minoxidil e Espironolactona

Minoxidil	1 %
Espironolactona	1 %
Propilenoglicol	10 %
Álcool 70% qsp	60 ml

Modo de Usar: aplicar no couro cabeludo 1 a 2 vezes ao dia, com massagem suave.

Indicações: alopecia areata e androgenética.

10. Espuma com Minoxidil e Bioex Capilar

Minoxidil	3 %
Bioex Capilar	5 %
Loção Capilar Espumadora qsp	60 ml

Modo de Usar: aplicar no couro cabeludo 1 a 2 vezes ao dia, com massagem suave.

Indicações: alopecia areata e androgenética.

Formulações com Corticoides

1. Loção Alcoólica com Betametasona

Betametasona (Valerato)	0,1 %
Álcool Isopropílico qsp	30 ml

2. Loção Alcoólica com Desonida

Desonida	0,05 %
Loção Alcoólica qsp	30 ml

Modo de Usar: aplicar pequena quantidade no couro cabeludo pela manhã e à noite, até a melhora, diminuindo as aplicações progressivamente.

Indicações: dermatoses do couro cabeludo sensíveis à corticoterapia, como dermatite seborreica, alopecia androgenética e dermatites com descamação.

Formulações com Antiandrógenos

1. Loção com Flutamida

Flutamida	2 %
Álcool Etílico	8 %
Água Destilada qsp	60 ml

Modo de Usar: aplicar no couro cabeludo com massagem suave, à noite, por até 4 meses.

Indicações: alopecia androgenética.

2. Loção com Espironolactona

Espironolactona	1 %
Propilenoglicol	10 %
Álcool 70 % qsp	100 ml

Modo de Usar: aplicar 20 gotas no couro cabeludo 1 a 2 vezes ao dia.

Indicações: alopecia androgenética.

Obs.: apesar da flutamida não apresentar potencial mutagênico, o seu uso, mesmo tópico, em mulheres com potencial de engravidar, deve ser acompanhado de medidas anticoncepcionais.

3. Loção com Finasterida

Finasterida	0,05 %
Etoxidiglicol	1 %
Propilenoglicol	5 %
Álcool 70 % qsp	100 ml

4. Loção com Finasterida e Minoxidil

Finasterida	0,1 %
Minoxidil	3 %
Propilenoglicol	20 %
Álcool 70 % qsp	100 ml

Modo de Usar: aplicar 20 gotas 1 a 2 vezes ao dia no couro cabeludo, com massagem suave.

Indicações: alopecia androgenética.

Ref.: 1. Shokri J *et al.* Formulation of topical finasteride and evaluation of its percutaneous absorption. *J Pharm Sciences*; 2004, n.1, p. 97-106. 2. Allen Jr LV (editor). Formulations - Minoxidil 3% and

Finasteride 0.1% Topical Liquid. *International Journal of Pharmaceutical Compounding*. 1999 Mar/Apr; 3(2):132.

5. Gel com Finasterida 1 %

Finasterida	1 %	* HPMC (hidroxipropilmetilcelulose) com 40 % de água purificada e 60 % de álcool etílico.
Gel Hidroalcoólico de HPMC* qsp	100 ml	
Mande em frasco dosador calibrado (1 ml)		

Modo de Usar: aplicar 1 ml ao dia no couro cabeludo.

Indicações: alopecia androgenética.

Ref.: Hajheydari Z *et al*. Comparing the therapeutic effects of finasteride gel and tablet in treatment of the androgenetic alopecia. *Indian J Dermatol Venereol Leprol*. 2009 Jan/Feb; 75(1):47-51.

Formulações com Hormônios Femininos

1. Loção com Estrógenos Conjugados

Estrógenos Conjugados	0,01 %
Cloridrato de Pilocarpina	0,1 %
Água Canforada	15 %
Glicerina	2 %
Alcoolato de Lavanda qsp	100 ml

2. Loção com Benzoato de Estradiol

Benzoato de Estradiol	0,005 %
D-Pantenol	2 %
Tintura de Alecrim	10 %
Álcool Isopropílico qsp	100 ml

Modo de Usar: aplicar no couro cabeludo diariamente, com fricção.

Indicações: alopecia androgenética feminina. Em virtude da absorção epidérmica dos estrógenos, suas ações sistêmicas deverão ser controladas.

3. Loção com Progesterona e Bioex

Progesterona	2 %
Bioex Capilar	4 %
Propilenoglicol	10 %
Loção Hidroalcoólica qsp	100 ml

4. Loção com Progesterona e Dexametasona

Progesterona	1 %
Dexametasona	0,05 %
Propilenoglicol	5 %
Álcool 70 % qsp	100 ml

Modo de Usar: aplicar diariamente no couro cabeludo, massageando suavemente.

Indicações: alopecia androgenética feminina.

5. Loção com Progesterona e Espironolactona

Progesterona	1 %
Espironolactona	2 %
Propilenoglicol	10 %
Loção Hidroalcoólica qsp	100 ml

6. Loção com Progesterona, Dexametasona e Espironolactona

Progesterona	1 %
Dexametasona	0,05 %
Espironolactona	1 %
Álcool 70 % qsp	100 ml

Modo de Usar: aplicar no couro cabeludo 1 a 2 vezes ao dia, massageando suavemente.

Indicações: alopecia androgenética feminina.

Outras Formulações para Alopecias

1. Loção com 17-α Estradiol

17-α Estradiol	0,025 %
Loção Hidroalcoólica qsp	100 ml

Mande em frasco dosador calibrado (1 ml)

2. Loção com 17-α Estradiol e Dexametasona

17-α Estradiol	0,025 %
Dexametasona	0,01 %
Loção Hidroalcoólica qsp	100 ml

Mande em frasco dosador calibrado (1 ml)

3. Loção com 17-α Estradiol e Minoxidil

17-α Estradiol	0,025 %
Minoxidil	3 %
D-Pantenol	0,5 %
DMSO	3 %
Loção Hidroalcoólica qsp	100 ml

Mande em frasco dosador calibrado (1 ml)

Modo de Usar (formulações acima): aplicar 2 a 3 ml 1 vez ao dia, com fricção suave.

Indicações: alopecia androgenética.

Obs.: 17-α estradiol é um isômero do estrógeno 17-β estradiol que, ao contrário deste, apresenta baixa afinidade com os receptores de estrógenos. Antagoniza o efeito inibitório da testosterona e da di-hidrotestosterona sobre os folículos capilares, por inibição da testosterona 5-α redutase, e aumenta a conversão da testosterona em estradiol, por indução da aromatase.

4. Loção com Adenosina

Adenosina	0,75 %
Loção Capilar qsp	60 ml

5. Adenosina e Fatores de Crescimento

Adenosina	0,75 %
VEGF	1,5 %
IGF-1	1,5 %
Loção Capilar qsp	60 ml

Modo de Usar: aplicar no couro cabeludo 2 vezes ao dia.

Obs.: adenosina é um nucleosídeo da adenina que faz parte dos ácidos nucleicos e de muitas coenzimas. Participa do transporte de elétrons no processo de respiração celular e na formação do ATP. A adenosina regula positivamente a expressão do Fator de Crescimento Endotelial Vascular (VEGF) e do Fator de Crescimento de Fibroblastos IGF-1 (Fator de Crescimento Insulínico) em células da papila dérmica cultivadas. O seu uso em alopecias é feito para induzir a proliferação de células foliculares capilares ativando esses fatores de crescimento. Vários estudos mostraram que a adenosina estimula o crescimento dos cabelos, aumenta a espessura dos fios e previne a queda.

Ref.: 1. Iwabuchi T *et al*. Topical adenosine increases the proportion of thick hair in Caucasian men with androgenetic alopecia. *J Dermatol*. 2016; 43(5):567-70. 2. Watanabe Y *et al*. Topical adenosine increases thick hair ratio in Japanese men with androgenetic alopecia. *Int J Cosmet Sci*. 2015 Dec; 37(6):579-87. 3. Faghihi G *et al*. Comparison of the efficacy of topical minoxidil 5% and adenosine 0.75% solutions on male androgenetic alopecia and measuring patient satisfaction rate. *Acta Dermatovenerol Croat*. 2013; 21(3):155-9. 4. Oura H *et al*. Adenosine increases anagen hair growth and thick hairs in Japanese women with female pattern hair loss: a pilot, double-blind, randomized, placebo-controlled trial. *J Dermatol.* 2008 Dec; 35(12):763-7.

6. Loção com Capsaicina

Capsaicina	0,003 %
Álcool 70 % qsp	100 ml

Modo de Usar: aplicar 1 vez ao dia, com fricção.

Indicações: alopecia areata.

7. Xampu com Capsaicina

Capsaicina	0,001 %
Xampu qsp	100 ml

Modo de Usar: lavar o couro cabeludo 2 a 3 vezes por semana.

Indicações: alopecia areata.

8. Loção com Difenciprona

Difenciprona	0,01 - 2 %
Acetona qsp	5 ml

Modo de Usar: inicialmente é feita a sensibilização com difenciprona a 2%. Após a sensibilização, aplicar semanalmente em concentrações progressivas a partir de 0,01% até alcançar a concentração necessária, a menor possível, para produzir eritema e prurido.

Indicações: alopecia areata, verrugas virais.

Obs.: tem ação sensibilizante cutânea e induz reação de hipersensibilidade tardia. Deve-se evitar o contato com outras áreas da pele, que não a afetada (usar luvas para fazer a aplicação). Os pacientes devem ser acompanhados de perto, pois há relatos na literatura de urticária generalizada logo no início do tratamento.

Ref.: 1. El-Zawahry BM *et al*. Five-year experience in the treatment of alopecia areata with DPC. *J Eur Acad Dermatol Venereol*. 2010 Mar; 24(3):264-9. 2. Sotiriadis D *et al*. Topical immunotherapy with diphenylcyclopropenone in the treatment of chronic extensive alopecia areata. *Clin Exp Dermatol*. 2007 Jan; 32(1):48-51. 3. Cotellessa C *et al*. The use of topical diphenylcyclopropenone for the treatment of extensive alopecia areata. *J Am Acad Dermatol*. 2001 Jan; 44(1):73-6.

9. Loção com Latanoprosta

Latanoprosta	0,005 %
Polissorbato 20	3 %
Álcool 96° GL	15 %
Água Destilada qsp	30 ml

10. Loção com Latanoprosta e Minoxidil

Latanoprosta	0,005 %
Minoxidil	5 %
Propilenoglicol	20 %
Solução Hidroalcoólica qsp	30 ml

Modo de Usar: aplicar nas áreas afetadas 2 vezes ao dia.

Indicações: alopecia do couro cabeludo, cílios e sobrancelhas.

Obs.: a latanoprosta também pode ser formulada em espuma ou em sérum.

Ref.: Alía Fernández-Montes E *et al*. Latanoprost en el tratamiento de la alopecia de cejas, pestañas y cuero cabeludo. *Más Dermatol.*, 22:22-26, 2014.

11. Loção com LCD

Liquor Carbonis Detergens	5 %
Ácido Salicílico	1 %
Tintura de Jaborandi	10 %
Alcoolato de Lavanda qsp	100 ml

Modo de Usar: aplicar no couro cabeludo diariamente, com fricção.

Indicações: alopecia androgenética, seborreia do couro cabeludo.

12. Loção com LCD e Dexametasona

Liquor Carbonis Detergens	5 %
Dexametasona	0,05 %
Água Destilada	20 %
Álcool Isopropílico qsp	100 ml

Modo de Usar: aplicar no couro cabeludo 1 a 2 vezes ao dia.

Indicações: alopecia androgenética, seborreia do couro cabeludo.

13. Loção com Extrato de *Panax japonicus*

Aquasome HG	15 %
D-Pantenol	1 %
Veículo Hidroalcoólico qsp	100 ml

Modo de Usar: aplicar após lavagem dos cabelos, com fricção, 3 vezes por semana.

Indicações: alopecia androgenética, seborreia do couro cabeludo.

14. Loção Capilar com Vitamina B6

Cloridrato de Piridoxina	0,5 %
Sulfato de Zinco	0,5 %
Veículo Hidroalcoólico qsp	100 ml

Modo de Usar: aplicar diariamente no couro cabeludo, massageando suavemente.

Indicações: alopecia androgenética, seborreia do couro cabeludo.

15. *Spray* com Valproato de Sódio

Valproato de Sódio	7,2 %
Veículo qsp	100 ml

Modo de usar: aplicar no couro cabeludo 2 vezes ao dia.

Indicações: alopecia androgenética moderada.

Obs.: o ácido valproico inibe a enzima glicogênio sintase quinase 3β e ativa a via Wnt/β-catenina, que está associada ao ciclo de crescimento capilar e à indução da fase anágena.

Ref.: 1. Kakunje A *et al*. Valproate: It's Effects on Hair. *Int J Trichology*. 2018 Jul-Aug; 10(4): 150-153.
2. Jo SJ *et al*. Topical valproic acid increases the hair count in male patients with androgenetic alopecia: a randomized, comparative, clinical feasibility study using phototrichogram analysis. *J Dermatol*. 2014 Apr; 41(4):285-91.

Produtos para Prevenção da Queda dos Cabelos

1. Xampu Antiqueda com Cegaba

Cegaba	0,5 %
Tintura de Quina	5 %
Xampu Base qsp	100 ml

Modo de Usar: aplicar como xampu para higiene dos cabelos, com massagens leves e contato de 2 a 3 minutos, 3 vezes por semana.

2. Loção Antiqueda com Cegaba

Cegaba	1 %
Aquasome HG	5 %
Loção Capilar qsp	100 ml

Modo de Usar: aplicar diariamente no couro cabeludo, massageando suavemente.

3. Xampu Antiqueda com Bioex Capilar

Bioex Capilar	5 %
Methiosilane C	2 %
Xampu Base qsp	100 ml

Modo de Usar: aplicar como xampu para higiene dos cabelos, com massagens leves e contato de 2 a 3 minutos, 3 vezes por semana.

5. Loção ou Xampu com Auxina Tricógena

Auxina Tricógena	12 %
Loção Capilar qsp	100 ml
ou Xampu qsp	100 ml

Modo de Usar: aplicar diariamente no couro cabeludo, massageando suavemente (loção) ou para limpeza dos cabelos (xampu).

4. Loção Antiqueda com Bioex Capilar

Bioex Capilar	6 %
Methiosilane C	2 %
Propilenoglicol	2 %
Loção Hidroalcoólica qsp	100 ml

Modo de Usar: aplicar diariamente no couro cabeludo, massageando suavemente.

6. Loção com *Willow Bark*

Extrato de *Willow Bark*	6 %
Extrato de Hamamelis	4 %
Tintura de Jaborandi	10 %
Loção Hidroalcoólica qsp	100 ml

Modo de Usar: aplicar diariamente no couro cabeludo com massagem suave.

3. Anestésicos Locais

concentrações usuais

Benzocaína, Anestesina	5 - 10 %
Lidocaína Base, Lignocaína Base	2 - 5 %
Lidocaína Cloridrato, Lignocaína Cloridrato	2 - 5 %
Prilocaína Base	2,5 %
Tetracaína, Ametocaína, Neotutocaína **	0,25 - 1 %

** Princípio Ativo controlado pela Portaria 344 lista C-1 (SVS-MS), com receituário de controle especial em duas vias.

Exemplos de Fórmulas:

1. Benzocaína

Benzocaína	10 %
Creme Excipiente ou Gel qsp	20 g

3. Tetracaína

Tetracaína	1 %
Creme Excipiente ou Gel qsp	20 g

2. Lidocaína

Cloridrato de Lidocaína	2 - 5 %
Creme Excipiente ou Gel qsp	20 g

4. Lidocaína e Prilocaína

Lidocaína base	2,5 %
Prilocaína base	2,5 %
Creme Excipiente ou Gel qsp	20 g

Modo de Usar (formulações acima): aplicar e ocluir por 1 hora, antes do procedimento cirúrgico.

Indicações: anestésico tópico, curetagem de molusco, tratamentos com laser e depilação.

Obs.: a associação de lidocaína base 2,5% e prilocaína base 2,5% forma uma mistura eutética (EMLA - *eutetic mixture of local anaesthetics*), usada na forma de cremes para curativos oclusivos, para produzir anestesia local da pele antes de procedimentos que requeiram punções com agulhas e tratamentos cirúrgicos de lesões localizadas. Também é usada, sem oclusão, para a remoção de verrugas genitais. O seu uso é contraindicado em recém-nascidos.

4. Antibacterianos Tópicos

concentrações usuais

Ácido Fusídico	2 %
Bacitracina Zíncica	25.000 - 50.000 UI %
Clioquinol, Iodoclorohidroxiquinoleína, Viofórmio	1 - 3 %
Cloridrato de Tetraciclina	1 - 3 %
Gentamicina [1]	0,1 - 0,3 %
Nitrofurazona	0,2 %
Sulfadiazina de Prata	1 %
Sulfato de Neomicina	0,5 %
Vancomicina [2]	2,5 - 5 %

[1] Gentamicina: usada na forma de sulfato, em concentrações equivalentes à base (1,67 g de sulfato de gentamicina é aproximadamente equivalente a 1 g de gentamicina base, FEq=1,67).
[2] Vancomicina: usada na forma de cloridrato em concentrações equivalentes à base (1,03 g de cloridrato de vancomicina é aproximadamente equivalente a 1 g de vancomicina base, FEq=1,03).

Exemplos de Fórmulas:

1. Creme com Gentamicina

Gentamicina (como Sulfato)	0,3 %
Creme Excipiente qsp	20 g

2. Pomada com Neomicina

Sulfato de Neomicina	0,5 %
Pomada qsp	20 g

3. Neomicina e Bacitracina

Sulfato de Neomicina	0,5 %
Bacitracina	25.000 UI %
Creme ou Pomada qsp	20 g

4. Neomicina, Bacitracina e Óxido de Zinco

Sulfato de Neomicina	0,5 %
Bacitracina	25.000 UI %
Óxido de Zinco	2 %
Creme ou Pomada qsp	20 g

Modo de Usar (formulações acima): aplicar pequena quantidade sobre a região afetada após a limpeza, 3 a 4 vezes ao dia até a melhora, diminuindo as aplicações progressivamente. Quando necessário, cobrir a região com bandagem ou compressa de gaze estéril.

5. Creme com Ácido Fusídico

Ácido Fusídico	2 %
Creme Excipiente qsp	20 g

6. Ácido Fusídico e Betametasona

Ácido Fusídico	2 %
Valerato de Betametasona	0,1 %
Creme Excipiente qsp	20 g

Modo de Usar: aplicar uma camada fina sobre a área afetada, 2 a 3 vezes ao dia, durante 7 dias.

7. Creme com Sulfadiazina de Prata

Sulfadiazina de Prata	1 %
Creme Base p/ Sulfadiazina de Prata qsp	100 g

8. Creme com Sulfadiazina de Prata e Cério

Sulfadiazina de Prata	1 %
Nitrato de Cério	0,4 %
Creme Base p/ Sulfadiazina de Prata qsp	100 g

Modo de Usar: aplicar 2 vezes ao dia após limpeza da pele.

Indicações: feridas decorrentes de queimaduras de 2° e 3° graus, recuperação de tecido cutâneo em úlceras varicosas infectadas, herpes zoster.

Obs.: o nitrato de cério tem ação dessensibilizante, melhora a propriedade antibacteriana da sulfadiazina de prata e acelera a cicatrização.

Ref.: 1. Gracia CG. An open study comparing topical silver sulfadiazine and topical silver sulfadiazine-cerium nitrate in the treatment of moderate and severe burns. *Burns*. 2001 Feb; 27(1):67-74. 2. Ross DA et al. The use of cerium nitrate-silver sulphadiazine as a topical burns dressing. *Br J Plast Surg*. 1993 Oct; 46(7):582-4.

9. Pomada com Tetraciclina

Cloridrato de Tetraciclina	3 %
Lanolina	20 %
Vaselina qsp	20 g

10. Creme com Neomicina e Hidrocortisona

Sulfato de Neomicina	0,5 %
Acetato de Hidrocortisona	0,5 %
Creme Excipiente qsp	30 g

11. Neomicina Assoc.

Sulfato de Neomicina	0,5 %
Dexametasona	0,01 %
Nitrato de Miconazol	2 %
Loção Cremosa qsp	30 ml

12. Gentamicina Assoc.

Gentamicina (como Sulfato)	0,1 %
Acetato de Hidrocortisona	1 %
Clioquinol	1 %
Clotrimazol	1 %
Creme ou Pomada qsp	20 g

Modo de Usar (formulações acima): aplicar pequena quantidade sobre a região afetada, 2 a 3 vezes ao dia até a melhora, diminuindo as aplicações progressivamente.

13. Pomada com Nitrofurazona

Nitrofurazona	0,2 %
Pomada PEG qsp	100 g

Modo de Usar: aplicar 1 a 2 vezes ao dia diretamente na lesão ou utilizando gaze esterilizada.

Indicações: feridas decorrentes de queimaduras de 2° e 3° graus. Pode produzir reações alérgicas e de fotossensibilização.

14. Creme com Clioquinol 3 %

Clioquinol	1,5 g
EDTA Dissódico	50 mg
Creme com Polietilenoglicol qsp	50 g

15. Pomada com Clioquinol 3 %

Clioquinol	1,5 g
Vaselina Sólida qsp	50 g

Modo de Usar: aplicar 2 a 3 vezes ao dia em uma camada fina sobre toda a superfície da lesão a ser tratada. Deve-se evitar aplicação em ferimentos abertos e os tratamentos não devem ultrapassar uma semana.

Indicações: antibacteriano e antimicótico.

Obs.: clioquinol também pode ser formulado em gel de carbopol, pasta d'água ou pasta lipofílica.

Ref.: Formulaire Therapeutique Magistral Belgique. 1ʳᵉ Edition - Pharmaciens, 2003.

16. Pomada com Vancomicina

Vancomicina 2,5 %
Pomada qsp 20 g

Modo de Usar: aplicar 2 vezes ao dia nas regiões afetadas, durante 14 dias.

Indicações: infecções da pele por *Staphylococcus aureus* multirresistente.

Ref.: Ikeda H *et al*. Vancomycin ointment for MRSA infection at a cranioplasty site. *Ann Pharmacother*. 2004 Jan; 38(1):70-2.

5. Anti-Inflamatórios Hormonais Tópicos (Corticosteroides) concentrações usuais

Muito Potentes

Acetonido de Fluocinolona	0,2 %
Halcinonida	0,1 %
Propionato de Clobetasol	0,05 %

Potentes

Acetonido de Fluocinolona	0,025 %
Acetonido de Triancinolona	0,1 - 0,5 %
Betametasona [1] (Dipropionato)	0,05 %
Betametasona [1] (Valerato)	0,1 %
Desonida, Acetonido de Desfluortriancinolona	0,05 - 0,1 %
Halcinonida	0,025 %

Moderadamente Potentes

Acetato de Dexametasona [2]	0,1 %
Acetato de Hidrocortisona	1 - 2,5 %
Acetonido de Fluocinolona	0,01 %
Dexametasona (Base)	0,1 %
Hidrocortisona (Base)	1 - 2,5 %
Betametasona[1] (Valerato)	0,01 - 0,025 %

Pouco Potentes

Acetato de Hidrocortisona	0,1 - 1 %
Hidrocortisona (Base)	0,1 - 1 %

[1] Betametasona: usada como dipropionato ou como valerato em concentrações equivalentes à base (64 mg de dipropionato de betametasona são aproximadamente equivalentes a 50 mg betametasona base, FEq=1,28); 121 mg de valerato de betametasona são aproximadamente equivalentes a 100 mg de betametasona base, FEq=1,21).

[2] Dexametasona: usada como base ou como acetato, em concentrações equivalentes à base (111 mg de acetato de dexametasona são aproximadamente equivalentes a 100 mg de dexametasona base, FEq=1,11).

Obs.: os corticoides podem ser formulados nos mais diversos veículos, de acordo com as necessidades dos pacientes, como por exemplo, cremes, pomadas, loções cremosas, loções capilares e unguentos. As pomadas e os cremes hidrófobos são mais eficazes para o tratamento de dermatoses liquenificadas, hiperqueratósicas, enquanto os cremes são mais eficazes nas dermatoses úmidas, agudas e subagudas. O fato da potência dos corticosteroides variar com a concentração permite obter formulações para o tratamento das diversas fases das dermatoses.

Os corticosteroides muito potentes são utilizados durante um curto período, no tratamento de dermatoses mais resistentes, como psoríase, líquen plano, lúpus eritematoso discoide, eczemas e outras dermatites que não respondem de forma satisfatória aos esteroides menos potentes. As formulações tópicas potentes são indicadas em tratamentos de curta e média duração, devendo-se evitar o seu uso em regiões com pele mais fina (face e dobras), para evitar a absorção sistêmica. As formulações menos potentes são indicadas em tratamentos prolongados ou de manutenção.

Exemplos de Fórmulas:

Corticosteroides Muito Potentes

Modo de Usar: aplicar pequena quantidade sobre a região afetada, 1 a 2 vezes ao dia até a melhora, diminuindo as aplicações progressivamente.

1. Clobetasol Creme ou Pomada

Propionato de Clobetasol	0,05 %
Creme ou Pomada qsp	30 g

2. Clobetasol *Spray*

Propionato de Clobetasol	0,05 %
Veículo Hidroalcoólico qsp	60 ml
Mande em frasco borrifador	

3. Fluocinolona Creme ou Pomada

Acetonido de Fluocinolona	0,2 %
Creme ou Pomada qsp	30 g

4. Halcinonida Creme ou Pomada

Halcinonida	0,1 %
Creme ou Pomada qsp	30 g

5. Fluocinolona e Ácido Salicílico

Acetonido de Fluocinolona	0,2 %
Ácido Salicílico	3 %
Ureia	5 %
Creme ou Loção Alcoólica qsp	30 g

6. Clobetasol e *Liquor Carbonis Detergens*

Propionato de Clobetasol	0,05 %
Liquor Carbonis Detergens (LCD)	5 %
Alantoína	0,5 %
Creme Hidratante qsp	30 g

Indicações: formulação com ácido salicílico - dermatoses crônicas hiperqueratósicas como psoríase, dermatite atópica crônica, líquen simples crônico, líquen plano, eczemas, dermatites eczematosas, desidrose, dermatite seborreica do couro cabeludo, ictiose; formulação com *Liquor Carbonis Detergens* (LCD) - psoríase e ictiose.

Corticosteroides Potentes

Modo de Usar: aplicar pequena quantidade sobre a região afetada, 2 a 3 vezes ao dia até a melhora, diminuindo as aplicações progressivamente.

1. Betametasona (Dipropionato)

Betametasona (como dipropionato)	0,05 %
Creme ou Pomada qsp	30 g

2. Betametasona (Valerato)

Betametasona (como valerato)	0,1 %
Creme, Pomada ou Loção Alcoólica qsp	30 ml

3. Desonida

Desonida	0,05 - 0,1 %
Creme, Pomada ou Loção qsp	10 g

4. Fluocinolona

Acetonido de Fluocinolona	0,025 %
Creme, Pomada ou Loção qsp	10 g

5. Halcinonida

Halcinonida	0,025 %
Creme, Pomada ou Loção qsp	10 g

6. Triancinolona

Acetonido de Triancinolona	0,1 %
Creme, Pomada ou Loção qsp	10 g

7. Betametasona (Dipropionato) e Ácido Salicílico

Betametasona (como dipropionato)	0,05 %
Ácido Salicílico	3 %
Creme ou Loção Alcoólica qsp	30 g

8. Betametasona (Valerato), Cetoconazol e Gentamicina

Betametasona (como valerato)	0,1 %
Cetoconazol	2 %
Gentamicina (como sulfato)	0,1 %
Creme ou Pomada qsp	20 g

9. Fluocinolona e Clioquinol

Acetonido de Fluocinolona	0,025 %
Clioquinol	3 %
Creme qsp	20 g

Indicações: dermatoses infectadas.

10. Fluocinolona e Neomicina

Acetonido de Fluocinolona	0,025 %
Sulfato de Neomicina	0,5 %
Creme ou Loção Cremosa qsp	20 ml

Indicações: dermatoses infectadas.

11. Desonida Associada

Desonida	0,05 %
Óleo de Borage	3 %
Calamina	1 %
Creme Hipoalergênico qsp	20 g

Indicações: dermatoses de origem alérgica.

12. Triancinolona Associada

Acetonido de Triancinolona	0,2 %
Ácido Salicílico	2 %
Cloreto de Benzalcônio	0,05 %
Solução Hidroalcoólica qsp	30 ml

Indicações: dermatoses hiperqueratósicas agudas e crônicas do couro cabeludo e em outras regiões pilosas.

Corticosteroides Moderadamente Potentes

Modo de Usar: aplicar pequena quantidade sobre a região afetada, 2 a 3 vezes ao dia até a melhora, diminuindo as aplicações progressivamente.

1. Betametasona (Valerato)

Betametasona (como valerato)	0,01 - 0,025 %
Creme, Pomada ou Loção qsp	20 g

2. Dexametasona (Acetato)

Dexametasona (como acetato)	0,1 %
Creme, Pomada ou Loção qsp	20 g

3. Fluocinolona

Acetonido de Fluocinolona	0,01 %
Creme, Pomada ou Loção qsp	20 g

4. Hidrocortisona Base

Hidrocortisona Base	1 - 2,5 %
Creme, Pomada ou Loção qsp	20 g

5. Acetato de Hidrocortisona

Acetato de Hidrocortisona	1 - 2,5 %
Creme, Pomada ou Loção qsp	20 g

6. Fluocinolona e Ácido Salicílico

Acetonido de Fluocinolona	0,01 %
Ácido Salicílico	2 %
Creme qsp	20 g

Corticosteroides Pouco Potentes

Modo de Usar: aplicar pequena quantidade sobre a região afetada, 2 a 3 vezes ao dia até a melhora, diminuindo as aplicações progressivamente.

1. Hidrocortisona Base

Hidrocortisona Base	0,5 %
Creme, Pomada ou Loção qsp	30 g

2. Acetato de Hidrocortisona

Acetato de Hidrocortisona	0,5 %
Creme, Pomada ou Loção qsp	30 g

3. Associação com Hidrocortisona

Acetato de Hidrocortisona	1 %
Gentamicina (como Sulfato)	0,1 %
Clioquinol	1 %
Clotrimazol	1 %
Creme ou Pomada qsp	20 g

4. Associação com Hidrocortisona

Acetato de Hidrocortisona	0,5 %
Sulfato de Neomicina	0,5 %
Nitrato de Miconazol	2 %
Alantoína	1 %
Loção Cremosa qsp	30 ml

6. Anti-Inflamatórios e Descongestionantes Cutâneos

concentrações usuais

Ácido Glicirrhízico	0,1 - 2 %
Alfa Bisabolol	0,1 - 1 %
Azuleno	0,01 - 0,03 %
Extrato de Calêndula	2 - 6 %
Extrato de Camomila	2 - 4 %
Extrato de *Saccharomyces cerevisiae*, Drieline®	1 - 2 %
Óleo de Borage	2 - 10 %
Óleo de Calêndula (*Marigold Oil*)	1 - 5 %
Óleo de Prímula	2 - 5 %
Óxido de Zinco	2 - 10 %

Exemplos de Fórmulas:

1. Creme Ácido Glicirrhízico e Azuleno

Ácido Glicirrhízico	1 %
Azuleno	0,01 %
Creme Hipoalergênico qsp	30 g

2. Creme com Drieline e Camomila

Drieline	2 %
Extrato de Camomila	3 %
Creme Hipoalergênico qsp	30 g

3. Creme com Calêndula

Óleo de Calêndula	2 %
Alantoína	0,5 %
Alfa Bisabolol	0,5 %
Creme Hipoalergênico qsp	30 g

4. Creme com D-Pantenol

D-Pantenol	2 %
Alfa Bisabolol	0,5 %
Alantoína	0,5 %
Óxido de Zinco Micronizado	5 %
Creme Hipoalergênico qsp	30 g

5. Creme com Azuleno e Abacate

Azuleno	0,02 %
Óleo de Abacate	5 %
Creme Hipoalergênico qsp	30 g

Modo de Usar (formulações anteriores): aplicar pequena quantidade sobre a região afetada, 2 a 3 vezes ao dia até a melhora, diminuindo as aplicações progressivamente.

7. Antimicóticos Tópicos

concentrações usuais

Ácido Benzoico	2 - 10 %
Ácido Undecilênico	1 - 10 %
Cetoconazol	1 - 2 %
Ciclopirox Olamina	1 %
Cloridrato de Terbinafina [1]	1 %
Clotrimazol	1 %
Fluconazol	2 %
Griseofulvina	1 - 2 %
Hipossulfito de Sódio, Tiossulfato de Sódio	20 - 40 %
Iodo Metaloide	1 - 2,5 %
Nistatina	100.000 UI/g
Nitrato de Econazol	1 %
Nitrato de Isoconazol	1 - 2 %
Nitrato de Miconazol	2 %
Óleo de Melaleuca	10 %
Sulfeto de Selênio	1 - 2,5 %
Tioconazol	1 - 2 %
Violeta de Genciana	0,5 - 2 %

[1] Para uso tópico, a terbinafina é usada em concentrações do cloridrato de terbinafina, sem equivalência com a base.

Exemplos de Fórmulas:

1. Miconazol

Nitrato de Miconazol	2 %
Creme, Loção Cremosa, Pomada, Loção Alcoólica ou Talco qsp	30 ml

Modo de Usar: aplicar nos locais afetados 2 a 3 vezes ao dia, até o desaparecimento completo das lesões, o que ocorre geralmente após 2 a 5 semanas de tratamento, que deve ser mantido por mais uma semana, a fim de evitar recidivas.

Indicações: micoses superficiais por dermatófitos, leveduras e saprófitas.

2. Formulações com Cetoconazol

Cetoconazol	2 %
Creme, Loção Cremosa ou Xampu qsp	50 g

Modo de Usar: aplicar 1 a 2 vezes ao dia.

Indicações: micoses superficiais por dermatófitos, leveduras e saprófitas.

3. Cetoconazol e Neomicina

Cetoconazol	2 %
Sulfato de Neomicina	0,5 %
Creme ou Loção Cremosa qsp	50 g

Modo de Usar: aplicar 1 a 2 vezes ao dia.

Indicações: micoses superficiais por dermatófitos, leveduras e saprófitas, acompanhadas de infecção bacteriana.

4. Clotrimazol

Clotrimazol	1 %
Creme ou Loção Cremosa qsp	30 g

Modo de Usar: aplicar 1 a 2 vezes ao dia.

Indicações: micoses superficiais por dermatófitos, leveduras e saprófitas.

5. Econazol

Nitrato de Econazol	1 %
Creme, Loção Cremosa ou Talco qsp	30 g

Modo de Usar: aplicar 2 vezes ao dia.

Indicações: candidíase, micoses superficiais.

6. Isoconazol

Nitrato de Isoconazol	2 %
Creme ou Loção Cremosa qsp	30 g

Modo de Usar: aplicar uma vez ao dia, após higiene local.

Indicações: micoses superficiais (tinhas, candidíase, ptiríase versicolor).

7. Tioconazol

Tioconazol	1 %
Creme, Loção Cremosa ou Talco qsp	30 g

Modo de Usar: aplicar 1 a 2 vezes ao dia.

Indicações: dermatofitoses, candidíase, ptiríase versicolor.

8. Fluconazol Xampu

Fluconazol	2 %
Xampu qsp	60 ml

Modo de Usar: aplicar nas regiões afetadas, deixar por 5 minutos e enxaguar.

Indicações: ptiríase versicolor, dermatite seborreica facial.

Ref.: Allen Jr LV (editor). Formulations - Fluconazol 2% Xampu. *International Journal of Pharmaceutical Compounding*. 1997 Nov/Dec; 1(6):413.

9. Ciclopirox Olamina

Ciclopirox Olamina	1 %
Creme ou Loção Cremosa qsp	30 g

Modo de Usar: aplicar 2 vezes ao dia.

Indicações: dermatofitoses, candidíase.

10. Terbinafina

Cloridrato de Terbinafina	1 %
Creme ou Loção Hidroalcoólica qsp	30 g

Modo de Usar: aplicar 1 a 2 vezes ao dia.

Indicações: infecções fúngicas da pele, onicomicoses, candidíase, ptiríase versicolor.

11. Creme com Nistatina

Nistatina	100.000 UI/g
Óxido de Zinco	20 %
Creme Excipiente qsp	50 g

Modo de Usar: aplicar nos locais afetados 3 a 4 vezes ao dia, após higiene local.

Indicações: candidíase, dermatite amoniacal, intertrigos, paroníquias por *Candida*.

12. Vaselina Salicilada com Cetoconazol

Ácido Salicílico	20 %
Ureia	20 %
Cetoconazol	2 %
Vaselina Sólida qsp	50 g

Modo de Usar: aplicar à noite nos locais afetados.

Indicações: dermatofitoses plantares crônicas, com hiperqueratose.

13. Pomada de Whitfield

Ácido Salicílico	3 %
Ácido Benzoico	6 %
Pomada PEG com propilenoglicol qsp	50 g

Modo de Usar: aplicar à noite nos locais afetados.

Indicações: dermatofitoses plantares crônicas, com hiperqueratose.

14. Solução com Ácido Benzoico

Ácido Benzoico	3 %
Iodo Metaloide	1 %
Iodeto de Potássio	0,3 %
Licor de Hoffmann qsp	30 ml

Modo de Usar: aplicar nos locais afetados 3 vezes ao dia, até a cura. Para prevenção de recidivas, continuar as aplicações 2 vezes por semana durante um mês.

Indicações: onicomicoses, micoses das mãos e dos pés, tinhas causadas por *Trichophyton*, *Epidermophyton* e *Microsporum*.

15. Loção Antimicótica

Iodo Metaloide	1 %
Ácido Benzoico	2 %
Ácido Salicílico	2 %
Tintura de Benjoim	5 %
Álcool 70 % qsp	60 ml

Modo de Usar: aplicar nos locais afetados 2 a 3 vezes ao dia.

Indicações: dermatofitoses.

16. Solução Alcoólica com Griseofulvina

Griseofulvina	1 - 2 %
Acetona	40 %
Álcool Isopropílico	20 %
Álcool Benzílico qsp	100 ml

Modo de Usar: aplicar 2 vezes ao dia.

Indicações: dermatofitoses, ptiríase versicolor.

17. Tintura de Castellani

Fucsina Básica	0,4 %	Acetona	5 ml
Fenol	4 %	Álcool Etílico	10 ml
Ácido Bórico	0,8 %	Água Purificada qsp	100 ml
Resorcina	8 %		

Modo de Usar: aplicar 1 vez ao dia, preferencialmente à noite, por 4 a 6 semanas.

Indicações: tinea pedis, tinea cruris.

A tintura de Castellani tem ação antimicrobiana e antimicótica, além de secativa, queratolítica, adstringente e antipruriginosa.

18. Talco Antimicótico

Ácido Undecilênico	3 %
Ácido Bórico	3 %
Ácido Tânico	5 %
Carbonato de Cálcio	10 %
Talco qsp	100 g

Modo de Usar: aplicar 1 vez ao dia, após o banho.

Indicações: dermatofitoses.

19. Talco Antimicótico

Ácido Benzoico	5 %
Nitrato de Miconazol	2 %
Ácido Salicílico	2 %
Mentol	0,5 %
Talco qsp	100 g

Modo de Usar: aplicar nos pés 2 vezes ao dia, de preferência após o banho.

Indicações: micoses dos pés.

20. Gel com Sulfeto de Selênio

Sulfeto de Selênio	1 - 2,5 %
Gel de Natrosol qsp	100 ml

21. Xampu com Sulfeto de Selênio

Sulfeto de Selênio	2,5 %
Xampu qsp	100 ml

Modo de Usar (formulações com sulfeto de selênio): aplicar uma vez ao dia, 15 minutos antes do banho, durante 20 dias.

Indicações: ptiríase versicolor, dermatite seborreica.

Obs.: não deve ser aplicado em áreas inflamadas ou exsudativas da pele e deve-se evitar o contato com os olhos. Após o tratamento com sulfeto de selênio, recomenda-se fazer exposição ao sol, para igualar a tonalidade da pele.

22. Solução de Hipossulfito de Sódio

Hipossulfito de Sódio	40 %
Água de Colônia	5 %
Água Destilada qsp	100 ml

23. Solução de Ácido Tartárico 5 %

Ácido Tartárico	5 %
Água Destilada qsp	100 ml

Modo de Usar: aplicar uma vez ao dia, após o banho, seguida de uma solução acidificante de ácido tartárico a 5 % em água, durante 20 dias.

Indicações: ptiríase versicolor.

Obs.: tem ação antifúngica devido ao enxofre nascente que se forma na presença da solução acidificante de ácido tartárico. Após o tratamento da ptiríase versicolor, recomenda-se fazer exposição ao sol, para igualar a tonalidade da pele.

24. Creme com Óleo de Melaleuca

Óleo de Melaleuca	10 %
Creme Excipiente qsp	50 g

Modo de Usar: aplicar nas regiões afetadas 2 vezes ao dia.

Indicações: micoses superficiais.

25. Creme com Ácido Salicílico e Enxofre

Ácido Salicílico	3 %
Enxofre Precipitado	5 %
Creme Excipiente qsp	30 g

Modo de Usar: aplicar 2 a 3 vezes ao dia

Indicações: ptiríase versicolor, acne vulgar e seborreia.

26. Sabonete com Ácido Salicílico e Enxofre

Ácido Salicílico	3 %
Enxofre Precipitado	10 %
Sabonete Cremoso qsp	100 g

Modo de Usar: aplicar no local afetados 2 a 3 vezes ao dia. Fazer espuma abundante e deixar por 2 a 5 minutos.

Indicações: ptiríase versicolor, acne vulgar e seborreia.

8. Antiparasitários

Uso Oral

faixa de dosagem diária usual

Ivermectina .... 3 - 15 mg

Exemplos de Fórmulas:

1. Ivermectina

Ivermectina	3 mg
Excipiente qsp	1 cápsula
Mande.....cápsulas	

Posologia (dose oral única): 15 a 25 kg - 3 mg; 25 a 35 kg - 6 mg; 35 a 50 kg - 9 mg; 50 a 65 kg - 12 mg; 65 a 80 kg - 15 mg.

Indicações: escabiose e pediculose. Também é utilizado no tratamento da estrongiloidíase e da filariose.

Uso Tópico

concentrações usuais

Bálsamo do Peru .... 10 - 20 %
Benzoato de Benzila .... 10 - 25 %
Benzocaína .... 2 %
Deltametrina .... 0,02 %
Enxofre Precipitado .... 5 - 20 %
Ivermectina .... 0,5 - 1 %
Malation .... 0,5 - 1 %
Permetrina .... 1 - 5 %
Tiabendazol .... 5 - 15 %

Obs.: pode-se utilizar também o monossulfiram como acaricida e parasiticida, no tratamento da escabiose e da pediculose. É formulado em solução alcoólica a 25%, que se dilui em 2 a 3 partes de água imediatamente antes do uso. Assim como o dissulfiram, uma droga usada no tratamento do alcoolismo, o monossulfiram interfere com o metabolismo do álcool etílico, e mesmo por uso tópico é um pouco absorvido pela pele, de modo que deve ser evitado o consumo de bebidas alcoólicas durante o tratamento.

Exemplos de Fórmulas:

Formulações para Escabiose

1. Pasta D'Água com Enxofre

Enxofre Precipitado	10 %
Pasta D'Água qsp	200 g

Modo de Usar: aplicar 1 a 2 vezes ao dia, durante 5 dias. Repetir o tratamento após uma semana.

Indicações: escabiose, principalmente quando houver infecção secundária.

Obs.: como o enxofre precipitado é menos irritante que outros agentes escabicidas, o seu uso é particularmente indicado em crianças e gestantes. O enxofre precipitado é usado a 5% em lactentes, a 10% em crianças e a 20% em adultos.

2. Pomada com Bálsamo do Peru

Bálsamo do Peru	10 %
Polietilenoglicol 1.500	15 %
Lanolina Anidra	25 %
Vaselina Branca qsp	100 g

Modo de Usar: aplicar 1 a 2 vezes ao dia, durante 5 dias. Repetir o tratamento após uma semana.

Indicações: escabiose infantil e em pessoas com a pele muito sensível.

3. Pomada de Millian

Polissulfureto de Potássio	5 %
Óxido de Zinco	0,5 %
Vaselina-Lanolina qsp	100 g

Modo de Usar: aplicar 1 a 2 vezes ao dia nas regiões afetadas, durante 3 a 5 dias, devendo tomar banho com sabonete após cada aplicação. Repetir após uma semana.

Indicações: escabiose.

4. Loção com Benzoato de Benzila 25 %

Benzoato de Benzila	25 %
Benzocaína	2 %
Trietanolamina	0,5 %
Ácido Oleico	2 %
Água Destilada qsp	100 ml

Modo de Usar: aplicar em todo o corpo após o banho, do pescoço aos pés, durante 3 dias. Repetir após uma semana.

Indicações: escabiose.

5. Sabonete com Benzoato de Benzila

Benzoato de Benzila	10 %
Sabonete Cremoso qsp	100 g

Modo de Usar: usar como sabonete ao tomar banho.

Indicações: escabiose.

6. Loção com Benzoato de Benzila 10 %

Benzoato de Benzila	10 %
Loção Hipoalergênica qsp	50 ml

Modo de Usar: aplicar em todo o corpo após o banho, do pescoço aos pés, seguida de uma segunda aplicação 15 minutos depois. A duração da aplicação deve ser de 6 horas nos recém-nascidos ou crianças com baixo peso, 12 horas em crianças com menos de 6 meses e de 24 horas em crianças com mais de 6 meses.

Indicações: escabiose infantil e do recém-nascido.

Ref.: Boralevi F. La gale du nourrisson. *Dermatologie Pediatrique* - 28 mars 2003. Questions Flash, Unité de Dermatologie Pédiatrique, Hôpital Pellegrin-Enfants, Bordeaux (Ascabiol® al 10%).

7. Creme com Permetrina

Permetrina	5 %
Creme Lanette qsp	60 g

8. Loção com Permetrina Assoc.

Permetrina	5 %
Gentamicina (como sulfato)	0,1 %
Hidrocortisona	1 %
Loção Cremosa qsp	100 ml

Modo de Usar: aplicar em todo o corpo após o banho, do pescoço aos pés, e lavar após 8 a 12 horas. Se durante esse período as mãos forem lavadas com sabonete, o creme deverá ser reaplicado. Em crianças, idosos e pacientes imunocomprometidos pode ser necessário aplicar também na face, couro cabeludo e orelhas. Se necessário, repetir o tratamento após uma semana.

Indicações: escabiose.

9. Loção Hipoalergênica com Ivermectina

Ivermectina	1 %
Loção Hipoalergênica qsp	50 ml

Modo de Usar: aplicar em todo o corpo após o banho, do pescoço aos pés.

Indicações: escabiose infantil e do recém-nascido.

10. Loção com Deltametrina

Deltametrina	0,02 %
Loção Excipiente qsp	100 ml

Modo de Usar: aplicar sobre os locais afetados, após o banho, durante 4 dias. Repetir o tratamento após uma semana.

Indicações: escabiose.

Ref.: 1. Zargari O *et al*. Clinical applications of topical ivermectin in dermatology. *Dermatol Online J*. 2016 Sep 15;22(9). 2. Ahmad HM *et al*. Clinical efficacy and safety of topical versus oral ivermectin in treatment of uncomplicated scabies. *Dermatol Ther*. 2016 Jan-Feb; 29(1):58-63. 3. Goldust M *et al* Treatment of scabies: the topical ivermectin vs. permethrin 2.5% cream. *Ann Parasitol*. 2013; 59(2):79-84.

Formulações para Pediculose

1. Xampu com Deltametrina

Deltametrina	0,02 %
Xampu qsp	100 ml

2. Xampu com Permetrina

Permetrina	1 %
Xampu qsp	100 ml

Modo de Usar: aplicar nos cabelos e couro cabeludo, deixar por 10 minutos e lavar em seguida, durante 4 dias. Repetir o tratamento após uma semana. As lêndeas podem ser retiradas com um pente fino, molhando-se os cabelos com água e vinagre, na proporção de 1:1.

3. Loção Capilar com Ivermectina

Ivermectina	0,5 - 1 %
Propilenoglicol	15 ml
Álcool Etílico qsp	100 ml

Modo de Usar: aplicar nos cabelos e couro cabeludo e deixar por 10 minutos antes de lavar.

4. Creme Condicionador com Ivermectina

Ivermectina	1 %
Creme Condicionador qsp	100 ml

Modo de Usar: aplicar após o xampu ou loção, para enxaguar os cabelos e remover as lêndeas.

Ref.: 1. Ahmad HM *et al*. Assessment of topical versus oral ivermectin as a treatment for head lice. *Dermatol Ther*. 2014 Sep-Oct;27(5):307-10. 2. Deeks LS *et al*. Topical ivermectin 0.5% lotion for treatment of head lice. *Ann Pharmacother*. 2013 Sep; 47(9):1161-7. 3. Allen Jr LV. Basics of Compounding for Pediculosis. *International Journal of Pharmaceutical Compounding*. 2003 Sep/Oct; 7(5):366-369.

5. Gel ou Loção com Permetrina

Permetrina	1 - 5 %
Gel ou Loção Hidroalcoólica qsp	60 g

Modo de Usar: aplicar nos cabelos e couro cabeludo em quantidade suficiente. Deixar por 10 a 30 minutos e lavar em seguida. Reaplicar após 1 semana. A concentração a 5 % é usada em casos refratários.

6. Loção com Malation 0,5 %

Malation	500 mg
Óleo de Lavanda	30 gotas
Óleo de Pinho	3 gotas
Álcool Isopropílico 70 %	68 ml
Álcool Etílico 95 % qsp	100 ml

Modo de Usar: aplicar nos cabelos e couro cabeludo e deixar por até 12 horas antes de lavar. Repetir após 1 semana.

Obs.: malation é um inseticida organofosforado, inibidor da colinesterase. Devem-se tomar precauções durante a manipulação e o uso do produto. Na pediculose, elimina tanto piolhos adultos como ovos.

Ref.: Allen Jr LV. Basics of Compounding for Pediculosis. *International Journal of Pharmaceutical Compounding*. 2003 Sep/Oct; 7(5):366-369.

Formulações para Larva Migrans

1. Creme ou Loção com Tiabendazol

Tiabendazol	5 %
Propilenoglicol	10 %
Creme ou Loção Cremosa qsp	100 g

2. Creme com Tiabendazol e Neomicina

Tiabendazol	5 %
Sulfato de Neomicina	0,5 %
Creme Excipiente qsp	100 g

Modo de Usar: friccionar durante 5 minutos nas áreas afetadas, 3 vezes ao dia, durante 5 dias.

Obs.: a associação com neomicina é utilizada quando houver infecção secundária. Também pode ser formulado em pomada de polietilenoglicol.

Formulação para Miíase

1. Loção com Ivermectina

Ivermectina	1 %
Propilenoglicol qsp	20 ml

Modo de Usar: aplicar em gaze embebida no local, por 2 horas.

Obs.: a miíase é uma infestação do organismo por larvas de moscas. No estudo abaixo, quatro casos de miíase traumática causada por *Cochliomyia hominivorax* foram tratados topicamente com solução a 1% de ivermectina em propilenoglicol, por 2 horas. Em 15 minutos houve diminuição da dor e em 1 hora a maioria das larvas estava morta. Em 24 horas não havia mais nenhuma larva viável.

Ref.: 1. Victoria J *et al.* Myiasis: a successful treatment with topical ivermectin. *Int J Dermatol.* 1999 Feb; 38(2):142-4. 2. Assen L *et al.* Ivermectin: pharmacology and application in dermatology. *International Journal of Dermatology.* 2005; 44:981-988.

9. Antipruriginosos

concentrações usuais

Água de Cal	25 - 50 %
Alfa Bisabolol	0,1 - 1 %
Amido	10 - 25 %
Calamina	4 - 20 %
Cânfora	0,1 - 1 %
Cloridrato de Doxepina** [1]	5 %
Mentol	0,25 - 1 %
Óxido de Zinco	10 - 25 %

[1] Para uso tópico, a doxepina é utilizada em concentrações de cloridrato de doxepina, sem equivalência com a base.

** Princípio Ativo controlado pela Portaria 344 lista C-1 (SVS-MS), com receituário de controle especial em duas vias.

Exemplos de Fórmulas:

1. Pasta D'Água

Óxido de Zinco	50 g
Talco	50 g
Glicerina	50 ml
Água de Cal	50 ml

Modo de Usar: aplicar 2 a 3 vezes ao dia nos locais afetados, exceto em zonas pilosas.

Indicações: irritações cutâneas, queimaduras solares, assaduras etc.

2. Pasta D'Água com Calamina

Óxido de Zinco	50 g
Talco	50 g
Calamina	20 g
Glicerina	40 ml
Água de Cal qsp	200 ml

Modo de Usar: aplicar 2 a 3 vezes ao dia nos locais afetados, exceto em zonas pilosas.

Indicações: dermatites eczematosas, irritações cutâneas, queimaduras solares etc.

3. Pasta D'Água Mentolada

Mentol	1 %
Pasta D'Água qsp	200 g

Modo de Usar: aplicar 2 a 3 vezes ao dia nos locais afetados, exceto em zonas pilosas.

Indicações: irritações cutâneas, queimaduras solares, assaduras etc.

4. Pasta de Lassar

Óxido de Zinco	25 g
Amido	25 g
Vaselina Sólida	50 g

Modo de Usar: amolecer em banho-maria e aplicar nos locais afetados 2 a 3 vezes ao dia, podendo cobrir com gaze hidrófila os locais de aplicação.

Indicações: dermatoses pruriginosas e como antisséptico, secativo e cicatrizante no tratamento de feridas e úlceras.

Obs.: tem ação emoliente, protetora e levemente adstringente. Serve de veículo para vários agentes terapêuticos como o ictiol, ácido salicílico etc. Para retirá-la da pele, usar óleo mineral.

5. Gliceróleo de Amido

Amido	10 %
Goma Adragante	0,5 %
Água Destilada	20 %
Glicerina qsp	100 g

Modo de Usar: aplicar 2 a 3 vezes ao dia nos locais afetados. Serve também de veículo a diversos princípios ativos.

Indicações: dermatoses pruriginosas.

6. Linimento Óleo Calcário

Água de Cal	50 ml
Óleo de Amêndoas qsp	100 ml
ou	
Óleo de Linhaça qsp	100 ml

Modo de Usar: aplicar 3 a 4 vezes ao dia nos locais afetados, diretamente ou embebido em gaze hidrófila.

Indicações: dermatoses pruriginosas, queimaduras.

7. Linimento de Calamina

Calamina	12 %
Óxido de Zinco	12 %
Linimento Óleo Calcário qsp	100 ml

Modo de Usar: aplicar 2 a 3 vezes ao dia nos locais afetados.

Indicações: dermatoses pruriginosas.

8. Creme com Doxepina

Cloridrato de Doxepina	5 %
Creme Excipiente qsp	50 g

Modo de Usar: aplicar 2 a 4 vezes ao dia.

Indicações: prurido, em pacientes com dermatite atópica.

9. Loção com Alfa Bisabolol

Alfa Bisabolol	1 %
Óleo de Amêndoas	5 %
Loção não Iônica qsp	50 ml

Modo de Usar: aplicar 2 a 3 vezes ao dia nos locais afetados.

Indicações: prurido, queimaduras solares.

11. Talco Mentolado

Mentol	1 %
Talco Purificado qsp	100 g

Modo de Usar: aplicar 2 a 3 vezes ao dia nos locais afetados.

Indicações: dermatoses pruriginosas (deve ser evitado em lesões úmidas e secretantes).

13. Loção com Difenidramina

Cloridrato de Difenidramina	1 %
Calamina	5 %
Cânfora	0,2 %
Extrato de Camomila	3 %
Loção Cremosa qsp	50 ml

Modo de Usar: aplicar 3 a 4 vezes ao dia nos locais afetados.

Indicações: prurido, queimaduras solares, picadas de insetos, urticária e dermatoses (crianças, acima de 2 anos).

15. Creme com Calamina, Cânfora e Mentol

Calamina	8 %
Cânfora	0,1 %
Mentol	1 %
Creme Excipiente qsp	30 g

Modo de Usar: aplicar 2 a 3 vezes ao dia nos locais afetados.

10. Loção com Cânfora e Mentol

Cânfora	0,5 %
Mentol	0,5 %
Loção Cremosa qsp	100 ml

Modo de Usar: aplicar 2 a 3 vezes ao dia nos locais afetados.

Indicações: prurido, queimaduras solares. Tem ação calmante e refrescante.

12. Talco para Miliária

Ácido Salicílico	1 %
Ácido Bórico	3 %
Amido	10 %
Óxido de Zinco	40 %
Talco Purificado qsp	100 g

Modo de Usar: aplicar 2 a 3 vezes ao dia nos locais afetados.

Indicações: miliária, dermatoses exsudativas.

14. Loção com Calamina e Aquileia

Calamina	15 %
Extrato de Aquileia	5 %
Alfa Bisabolol	0,5 %
Mentol	0,3 %
Loção Cremosa qsp	50 ml

Modo de Usar: aplicar 2 a 3 vezes ao dia nos locais afetados.

Indicações: prurido, queimaduras solares, picadas de insetos, urticária e dermatoses.

16. Loção com Calamina, Cânfora e Mentol

Calamina	2 %
Cânfora	0,3 %
Mentol	0,15 %
Loção Cremosa qsp	100 ml

Indicações: tratamento antipruriginoso de várias afecções dermatológicas, picadas de inseto, queimaduras solares.

Obs.: a calamina é uma mistura de óxido de zinco e óxido de ferro, com propriedade exsudativa, adstringente, antieczematosa e antipruriginosa; a cânfora tem ação rubefaciente, antipruriginosa, antisséptica e analgésica suave; o mentol dilata os vasos sanguíneos causando sensação de frio seguida de analgesia e alívio de pruridos.

Ref.: Memento Terapêutico da Farmácia Universitária da UFRJ 2ª Ed. 2016.

10. Antisseborreicos

concentrações usuais

Ácido Salicílico	1 - 2 %
Cetoconazol	1 - 2 %
Cetrimida	1 - 3 %
Ciclopirox Olamina	1 %
Climbazol	0,1 - 2 %
Cloreto de Benzalcônio	0,2 - 0,5 %
Cloridrato de Piridoxina	0,2 - 2 %
Enxofre Líquido, Biosulfur	0,5 - 2 %
Enxofre Precipitado	2 - 10 %
Óleo de Melaleuca	2 - 10 %
Pidolato de Cobre, Cooper PCA, Cuivridone®	0,1 - 1 %
Pidolato de Zinco, Zinc PCA, Zincidone®	0,1 - 1 %
Piritionato de Zinco, Zincomadine®	1 - 2 %
Piroctona Olamina, Octopirox®	0,5 - 1 %
Resorcina	2 - 5 %
Sulfacetamida Sódica	5 - 10 %
Sulfato de Zinco	0,5 %
Sulfeto de Selênio	1 - 2,5 %

Exemplos de Fórmulas:

1. Loção Antisseborreica

Ácido Salicílico	2 %
Resorcina	2 %
Glicerina	2 %
Álcool Etílico	50 %
Água Destilada qsp	200 ml

Modo de Usar: aplicar no couro cabeludo, com fricção, diariamente, após o banho.

Indicações: seborreia do couro cabeludo.

2. Loção Antisseborreica com Corticoide

Acetonido de Fluocinolona	0,01 %
Ácido Salicílico	2 %
Álcool Isopropílico	5 %
Álcool 70 % qsp	50 ml

Modo de Usar: aplicar no couro cabeludo, com fricção, em dias alternados.

Indicações: seborreia do couro cabeludo.

Obs.: a resorcina pode manchar os cabelos, de modo que esta formulação não deve ser usada por pessoas com cabelos claros.

3. Loção Queratolítica e Antisseborreica

Ácido Salicílico	2 %
Extrato de Aloe	2 %
Loção Cremosa qsp	100 ml

Modo de Usar: aplicar nas crostas duas vezes ao dia.

Indicações: dermatite seborreica em bebês.

4. Loção com Sulfacetamida

Sulfacetamida Sódica	5 %
Álcool	20 %
Água Destilada qsp	100 ml

Modo de Usar: aplicar 1 a 2 vezes ao dia no couro cabeludo, com fricção.

Indicações: seborreia do couro cabeludo.

5. Loção e Creme para Prurido do Couro Cabeludo (uso conjunto)

Ácido Salicílico	3 %
Álcool 70 % ou Gel Alcoólico qsp	30 ml

Acetato de Hidrocortisona	1 %
Creme não Iônico qsp	30 g

Modo de Usar: aplicar a solução com ácido salicílico pela manhã e o creme com acetato de hidrocortisona à noite.

Ref.: Draelos Z. An evaluation of topical 3 % salicylic acid and 1 % hydrocortisone in the maintenance of scalp pruritus. *Journal of Cosmetic Dermatology*. 2005; 4:193-197.

Formulações em Xampus

Modo de Usar: aplicar em quantidade suficiente para produzir bastante espuma, friccionando bem. Esperar 5 minutos e enxaguar. Usar 2 a 3 vezes por semana.

1. Xampu com Enxofre Precipitado

Enxofre Precipitado	6 %
Ácido Salicílico	1 %
Alantoína	0,5 %
Xampu qsp	100 ml

Indicações: seborreia do couro cabeludo.

2. Xampu com *Liquor Carbonis Detergens*

Liquor Carbonis Detergens (LCD)	2 %
Ácido Salicílico	1 %
Propilenoglicol	20 %
Xampu qsp	100 ml

Indicações: seborreia do couro cabeludo.

3. Xampu com Cloreto de Benzalcônio

Cloreto de Benzalcônio	0,5 %
Xampu qsp	100 ml

Indicações: seborreia do couro cabeludo.

4. Xampu com Sulfato de Zinco

Sulfato de Zinco	0,5 %
Vitamina B6	0,5 %
Xampu qsp	100 ml

Indicações: anticaspa e seborreia do couro cabeludo.

5. Xampu com Climbazol

Climbazol	0,5 %
Silicone Volátil	1 %
Xampu qsp	100 ml

Indicações: anticaspa.

6. Xampu com Climbazol e *Lemongrass*

Climbazol	1 %
Óleo de *Lemongrass*	1 %
Xampu Neutro qsp	100 ml

Indicações: anticaspa.

7. Xampu com Cetoconazol

Cetoconazol	2 %
Alantoína	0,5 %
Xampu qsp	100 ml

Indicações: anticaspa e seborreia do couro cabeludo.

8. Xampu com Cetoconazol Assoc.

Cetoconazol	2 %
Ácido Salicílico	1 %
Alantoína	0,5 %
Cloreto de Benzalcônio	0,5 %
Xampu qsp	100 ml

Indicações: anticaspa e seborreia do couro cabeludo.

9. Xampu com Ciclopirox

Ciclopirox Olamina	1 %
Xampu qsp	100 ml

Indicações: anticaspa e seborreia do couro cabeludo. Também pode ser usado para profilaxia da caspa, 1 vez por semana ou a cada 2 semanas.

10. Xampu com Sulfeto de Selênio

Sulfeto de Selênio	2 %
Xampu qsp	100 ml

Indicações: anticaspa e seborreia do couro cabeludo. O uso contínuo durante meses, pode determinar uma discreta alopecia e mesmo exacerbar a seborreia. Não deve ser usado quando houver inflamação ou prurido.

11. Xampu com Enxofre Líquido

Biosulfur	2 %
Xampu qsp	100 ml

Indicações: anticaspa.

12. Xampu com Sulfacetamida

Sulfacetamida Sódica	10 %
Xampu qsp	100 ml

Indicações: anticaspa.

13. Xampu com Cetrimida

Cetrimida	3 %
Xampu qsp	100 ml

Indicações: anticaspa.

14. Xampu com Zincomadine

Piritionato de Zinco	1 %
Xampu qsp	100 ml

Indicações: anticaspa.

15. Xampu com Octopirox

Piroctona Olamina	1 %
Fucogel	3 %
Xampu qsp	100 ml

Indicações: anticaspa.

16. Xampu com Cobre e Zinco

Pidolato de Cobre	0,5 %
Pidolato de Zinco	0,5 %
Xampu qsp	100 ml

Indicações: anticaspa.

17. Xampu com Óleo de Melaleuca

Óleo de Melaleuca	5 %
Xampu qsp	100 ml

Indicações: anticaspa e seborreia do couro cabeludo.

18. Condicionador com Óleo de Melaleuca

Óleo de Melaleuca	2 %
Condicionador qsp	100 ml

Modo de Usar: usar como condicionador, após o xampu.

Ref.: Satchell AC et al. Treatment of dandruff with 5% tea tree oil shampoo. *Journal of the American Academy of Dermatology*. 2002 Dec; 47(6):852-5.

11. Antissépticos e Antiexsudativos

concentrações usuais

Acetato de Alumínio .... 5 %
Ácido Bórico .... 1 - 3 %
Álcool Etílico .... 70 %
Álcool Isopropílico .... 75 %
Cetrimida .... 0,1 - 1 %
Cloreto de Benzalcônio .... 0,01 - 0,1 %
Digliconato de Clorexidina .... 0,05 - 1 %
Eosina .... 1 - 3 %
Fenol .... 0,25 %
Hipoclorito de Cálcio .... 0,2 %
Iodo .... 1 - 2,5 %
Irgasan, Triclosan .... 0,1 - 1 %
Permanganato de Potássio .... solução 1/10.000 - 1/40.000
Peróxido de Hidrogênio .... 3 %
PVPI, Iodopovidona, Polivinil Pirrolidona Iodo .... 4 - 10 %
Sulfadiazina de Prata .... 1 %

Exemplos de Fórmulas:

Formulações Líquidas

1. Líquido de Bürow

Acetato de Alumínio	5 %
Água Destilada qsp	100 ml

Modo de Usar: diluir com água entre 1/10 e 1/40 e fazer compressas a cada 3 ou 4 horas.

Indicações: dermatites agudas, processos exsudativos cutâneos, alívio de queimaduras.

Obs.: tem ação antisséptica e adstringente.

2. Água Boricada

Ácido Bórico	2 - 3 %
Água Destilada qsp	100 ml

Modo de Usar: aplicar em compressas 2 a 3 vezes ao dia.

Indicações: dermatites exsudativas, oftalmites etc.

Obs.: tem ação antisséptica, calmante e levemente adstringente.

3. Água D'Alibour

Sulfato de Cobre	1 %
Sulfato de Zinco	3,5 %
Álcool Canforado	1 %
Tintura de Açafrão	1 %
Água Destilada qsp	100 ml

Modo de Usar: como antisséptico local no tratamento do impetigo, piodermites e ferimentos, diluída a 10 % em água, em banhos ou compressas, 1 a 2 vezes ao dia.

4. Líquido de Dakin

Hipoclorito de Cálcio	2 %
Carbonato de Sódio	1 %
Bicarbonato de Sódio	0,8 %
Água Destilada qsp	100 ml

Modo de Usar: como antisséptico local para limpeza de feridas e úlceras. A solução deve conter cerca de 0,5 % de cloro ativo e ser neutra à fenolftaleína.

5. Pomada de Reclus Modificada

Fenol	0,25 %
Salicilato de Fenila	0,6 %
Iodofórmio	0,5 %
Antipirina	2,5 %
Ácido Bórico	1,5 %
Álcool Etílico	0,5 %
Vaselina Sólida qsp	100 g

Modo de usar: em aplicações locais sobre gaze ou pasta de algodão 1 a 2 vezes ao dia. Seu emprego deve ser precedido de compressas úmidas detergentes.

Indicações: como analgésico, antisséptico e cicatrizante no tratamento de feridas e úlceras.

Obs.: a formulação original continha ainda 0,01% de cloreto mercúrico. O fenol tem ação antipruriginosa, anestésica e antisséptica; o salicilato de fenila e a antipirina ação analgésica e anti-inflamatória; o iodofórmio ação anti-infecciosa; e o ácido bórico ação adstringente e antisséptica.

Ref.: 1. Memento Terapêutico da Farmácia Universitária da UFRJ 2ª Ed. 2016. 2. Lucas V. *Formulário Médico-Farmacêutico Brasileiro*, 2ª Ed, Rio de Janeiro: Editora Científica, 1959.

6. Solução de Tierch modificada

Ácido Bórico	1,2 %
Ácido Salicílico	0,2 %
Mentol	0,2 %
Álcool	5 %
Água Destilada qsp	200 ml

Modo de Usar: aplicar em compressas, várias vezes ao dia.

Indicações: eczemas agudos.

7. Água Oxigenada 10 Volumes

Solução Concentrada de Peróxido de Hidrogênio qs	3 g de H_2O_2
Acetanilida em qs de álcool etílico	0,5 g
Água Purificada qsp	100 ml

Modo de Usar: em aplicação tópica, com auxilio de algodão ou gaze.

Indicações: antisséptico tópico.

8. Clorexidina 0,05 %

Digliconato de Clorexidina	0,05 %
Álcool	30 - 70 %
Água Destilada qsp	100 ml

Indicações: para limpeza de ferimentos.

9. Clorexidina 0,5 %

Digliconato de Clorexidina	0,5 %
Álcool	30 - 70 %
Água Destilada qsp	100 ml

Indicações: como antisséptico pré-operatório.

10. Solução Aquosa de Eosina 2 %

Eosina	2 %
Água Purificada qsp	100 ml

Modo de usar: aplicar 3 vezes ao dia nas superfícies ulceradas, e uma vez ao dia sob curativos hidrocoloides.

11. Solução Alcoólica de Eosina 3 %

Eosina	3 %
Álcool Etílico qsp	100 ml

Modo de Usar: aplicar uma vez a cada 12 ou 24 horas.

Indicações: antisséptico para ferimentos cutâneos, úlceras, assaduras, eczemas, intertrigo, impetigo, piodermites.

Ref.: 1. Callabed J. *Fórmulas Magistrales en Pediatría*. Barcelona: Acofarma, 2011. 2. Lapidoth M *et al*. Efficacy of topical application of eosin for ulcerated hemangiomas. *J Am Acad Dermatol*. 2009 Feb; 60(2):350-1.

Formulações com PVPI

1. Solução de PVPI

Iodopovidona	10 %
Solução Tampão Fosfato qsp	100 ml

Modo de Usar: aplicar 2 a 3 vezes ao dia.

Indicações: assepsia pré e pós-cirúrgica, curativos, micoses superficiais, candidíase e infecções bacterianas.

2. Sabonete Líquido com PVPI

Iodopovidona	10 %
Sabonete Líquido qsp	100 ml

Modo de Usar: como sabonete para assepsia.

Indicações: degermação de mãos, couro cabeludo, pele, superfícies, materiais cirúrgicos e afecções cutâneas, como acne, queimaduras, escoriações, furúnculos etc.

3. Creme com PVPI

Iodopovidona	10 %
Lidocaína	2 %
Creme Excipiente qsp	20 g

4. Pomada com PVPI

Iodopovidona	10 g
Polietilenoglicol 400	55 g
Polietilenoglicol 4.000	25 g
Água Purificada qsp	10 g

Modo de Usar: aplicar uma fina camada no local afetado, 3 vezes ao dia, após higienização.

Indicações: em curativos para ferimentos, escoriações, queimaduras e infecções bacterianas ou fúngicas.

Formulações em Cremes e Loções

1. Sulfadiazina de Prata

Sulfadiazina de Prata	1 %
Creme Base p/ Sulfadiazina de Prata qsp	100 g

Modo de Usar: aplicar 1 a 2 vezes ao dia.

Indicações: prevenção e tratamento de lesões sépticas em queimaduras, escaras, úlceras, piodermites e herpes zoster.

Ref.: 1. Gracia CG. An open study comparing topical silver sulfadiazine and topical silver sulfadiazine-cerium nitrate in the treatment of moderate and severe burns. *Burns*. 2001 Feb; 27(1):67-74. 2. Ross DA *et al*. The use of cerium nitrate-silver sulphadiazine as a topical burns dressing. *Br J Plast Surg*. 1993 Oct; 46(7):582-4.

2. Loção Cremosa Antisséptica

Irgasan	0,1 %
Alantoína	1 %
Propilenoglicol	5 %
Óleo de Silicone	1 %
Loção Lanette qsp	100 ml

Modo de Usar: aplicar 1 a 2 vezes ao dia.

Indicações: dermatoses exsudativas e higiene corporal, especialmente em crianças.

3. Creme com Cetrimida

Cetrimida	0,2 %
Creme Excipiente qsp	100 g

4. Loção com Cetrimida

Cetrimida	0,2 %
Loção Cremosa qsp	100 ml

Modo de Usar: aplicar 1 a 2 vezes ao dia após limpeza da pele.

Indicações: queimaduras solares, ulcerações da pele, prevenção e tratamento de assaduras.

Formulações com Álcool (Formulário Nacional 2ª Ed)

1. Álcool Etílico 70 % (p/p)

Álcool Etílico 96° GL	75,73 g
Água Purificada qsp	100 g

2. Álcool Etílico 77 % (v/v)

Álcool Etílico 96° GL	81,3 ml
Água Purificada qsp	100 ml

Indicações: como antisséptico para pele, materiais e superfícies.

Obs.: as duas formulações são equivalentes, diferem apenas na expressão das quantidades.

3. Álcool Etílico Glicerinado

Álcool Etílico 96° GL	83,33 ml
Glicerol 98%	1,45 ml
Peróxido de Hidrogênio 3%	4,17 ml
Água Purificada qsp	100 ml

Indicações: como antisséptico para a pele.

4. Álcool Isopropílico Glicerinado

Álcool Isopropílico 99,8% (v/v)	75,15 ml
Glicerol 98%	1,45 ml
Peróxido de Hidrogênio 3%	4,17 ml
Água Purificada qsp	100 ml

Indicações: como antisséptico para a pele.

5. Álcool Gel

Álcool Etílico 96° GL	75,73 g
Carbômero 980	0,5 g
Solução de Trietanolamina 50% (p/v)	qs
Água Purificada qsp	100 g

Indicações: como antisséptico para pele, materiais e superfícies.

6. Álcool Iodado

Iodo	2 g
Iodeto de Potássio	2,5 g
Água Purificada	25 ml
Álcool Etílico 96° GL qsp	100 ml

Indicações: como antisséptico para a pele.

Outras Formulações

1. Pasta D'Água com Acetato de Alumínio

Acetato de Alumínio	0,5 %
Pasta D'Água qsp	100 g

Modo de Usar: aplicar 2 a 3 vezes ao dia sobre as lesões.

Indicações: dermatite em fase subaguda.

2. Sabonete com Irgasan

Irgasan	1 %
Sabonete Líquido qsp	100 ml

Modo de Usar: lavar os locais afetados 1 a 2 vezes ao dia.

Indicações: prevenção e tratamento da acne, eczemas, dermatite alérgica e assaduras.

3. Permanganato de Potássio

Permanganato de Potássio	100 mg
Mande.....envelopes	

Modo de Usar: diluir o conteúdo de um envelope em 4 litros de água quente e usar em compressas ou banhos.

Indicações: dermatites exsudativas. Tem ação antisséptica, adstringente, secante e bactericida.

Obs.: as soluções de permanganato de potássio devem ser preparadas no momento do uso, nas concentrações de 1/10.000 a 1/40.000, dissolvendo o conteúdo de 1 envelope em 1 a 4 litros de água. A embalagem deve conter o sinal da caveira com as tíbias cruzadas (☠) e a indicação "para uso tópico apenas" (deve-se evitar a prescrição de permanganato de potássio na forma de comprimidos).

Os cristais e as soluções concentradas de permanganato de potássio são cáusticos e mesmo as soluções diluídas são irritantes aos tecidos e tingem a pele de marrom. No caso de acidentes por ingestão, os sintomas de envenenamento são náuseas, vômitos de cor marrom, corrosão, edema, desenvolvimento de tonalidade marrom na mucosa bucal, hemorragia gastrointestinal, danos hepático e renal e depressão cardiovascular.

12. Antivirais

Uso Oral

faixa de dosagem diária usual

Aciclovir	400 - 1.000 mg
Isoprinosine, Inosiplex, Inosine Pranobex	3 - 4 g
L-Lisina	600 - 3.000 mg
Sulfato de Zinco Heptaidratado	100 - 600 mg

Exemplos de Fórmulas:

1. Aciclovir cápsulas

Aciclovir	200 a 400 mg
Excipiente qsp	1 cápsula
Mande.....cápsulas	

2. Aciclovir suspensão

Aciclovir	200 mg
Veículo qsp	5 ml
Mande em frasco com.....ml	

Posologia: herpes simples - 200 mg 5 vezes ao dia (intervalos de 4 horas) durante 7 a 10 dias; herpes zoster - 400 a 800 mg 5 vezes ao dia (intervalos de 4 horas) durante 7 a 10 dias. A dose máxima de aciclovir é de 4 g ao dia, dependendo do *clearance* de creatinina.

3. Isoprinosine cápsulas

Isoprinosine	500 mg
Excipiente qsp	1 cápsula
Mande.....cápsulas	

4. Isoprinosine suspensão

Isoprinosine	250 mg
Veículo qsp	5 ml
Mande em frasco com.....ml	

Posologia: herpes simples mucocutâneo - 2 cápsulas 4 vezes ao dia, durante 1 a 2 semanas; herpes simples genital - 2 cápsulas 3 vezes ao dia, durante 2 a 4 semanas.

Ref.: Gordon P *et al*. Anti-Herpesvirus Action of Isoprinosine. *Antimicrob Agents Chemother*. 1974 Feb; 5(2):153-160.

5. Lisina

Lisina	500 mg
Excipiente qsp	1 cápsula
Mande.....cápsulas	

Posologia: 2 cápsulas 3 vezes ao dia, durante 6 meses.

Indicações: para diminuir as recidivas do herpes simples e como suplemento nutricional para imunoestimulação.

Ref.: 1. Gaby AR. Natural remedies for Herpes simplex. *Altern Med Rev*. 2006 Jun; 11(2):93-101. 2. L-Lysine - Monograph. *Alternative Medicine Review*. 2007; 12(2):169-172. 3. Griffith RS *et al*. Success of L-lysine therapy in frequently recurrent herpes simplex infection. Treatment and prophylaxis. *Dermatológica*. 1987; 175(4):183-90.

6. Sulfato de Zinco

Sulfato de Zinco Heptaidratado	200 mg
Excipiente qsp	1 cápsula
Mande.....cápsulas	

Posologia: adultos com 60 kg ou mais - 1 cápsula 3 vezes ao dia; ou 10 mg/kg ao dia divididos em 3 tomadas, até o máximo de 600 mg ao dia.

Indicações: verrugas virais recalcitrantes.

Ref.: 1. Mun JH *et al*. Oral zinc sulfate treatment for viral warts: an open-label study. *J Dermatol*. 2011 Jun; 38(6):541-5. 2. Stefani M *et al*. Comparação entre a eficácia da cimetidina e do sulfato de zinco no tratamento de verrugas múltiplas e recalcitrantes. *An Bras Dermatol*. 2009; 84(1):23-29. 3. Al-Gurairi FT *et al*. Oral zinc sulphate in the treatment of recalcitrant viral warts: randomized placebo-controlled clinical trial. *British Journal of Dermatology*. 2002; 146:423-431.

Uso Tópico   concentrações usuais

Aciclovir	3 - 5 %
Cidofovir	1 - 3 %
Cloridrato de Lisozima	2 %
DMSO, Dimetilsulfóxido	5 - 10 %
Docosanol	10 %

Foscarnet Sódico .... 1 - 2,5 %
Glutaraldeído .... 1 - 2 %
Idoxuridina (IDU) .... 0,1 - 0,5 %
Nitrato de Prata .... 0,5 - 1 %
Nonoxinol 9 .... 5 %
Sulfadiazina de Prata .... 1 %
Sulfato de Zinco .... 0,25 %
Vermelho Neutro (cloridrato de 3 amino 7 dimetilamino 2 metilfenazina) .... 0,1 %

Exemplos de Fórmulas:

1. Creme com Aciclovir

Aciclovir	5 %
Creme Excipiente qsp	10 g

2. Creme Labial com Aciclovir

Aciclovir	5 %
Tween 80	2 %
Monoestearato de Glicerila	20 %
Creme Base Hidrofílico qsp	20 g

Modo de Usar: aplicar nas lesões 5 vezes ao dia, por 5 a 10 dias. Deve ser utilizado logo no início da infecção.

Indicações: herpes simples tipos 1 e 2.

Ref.: 1. Allen Jr LV (editor). Formulations - Acyclovir Lip Balm. *International Journal of Pharmaceutical Compounding.* 1997 Nov/Dec; 1(6):405.

3. Pomada Labial com Aciclovir

Aciclovir	5 %
Salicilato de Octila	2,5 %
Gel de Petrolato e Polietileno qsp	10 g

4. Gel Transdérmico com Aciclovir

Aciclovir	5 %
Gel Transdérmico PLO qsp	1 ml

Mande.....seringas calibradas com 10 ml ou em.....sachês monodose ou em frasco dosador calibrado (1 ml) com.....ml.

Modo de Usar: aplicar nos lábios 5 vezes ao dia, por 5 a 10 dias.

Modo de Usar: aplicar até 5 vezes ao dia, por 5 a 10 dias.

Indicações: herpes labial.

Indicações: herpes simples.

Obs.: as formulações com aciclovir podem ser prescritas com lidocaína, na faixa de 2 a 5%.

5. Creme com Cidofovir

Cidofovir	1 - 3 %
Creme Excipiente qsp	10 g

Modo de Usar: aplicar 2 vezes ao dia. O estudo abaixo relata diminuição do tamanho após 3 dias de uso e cura clínica em 8 semanas.

Indicações: verrugas virais resistentes.

Ref.: 1. Zabawski Jr EJ. A Review of Topical and Intralesional Cidofovir (Vistide® 75 mg/ml Gilead Sciences - USA). *Dermatology Online Journal.* 6(1):3 In.: http://dermatology.cdlib.org/DOJvol6num1/therapy/cidofovir/zabawski.html, acesso em 16 de junho de 2020. 2. McElhiney LF. Cidofovir for Tretament of Resistant Viral Infections. *International Journal of Pharmaceutical Compounding.* 2006 Sep/Oct; 10(5):324-328.

6. Creme com Foscarnet 1 %

Foscarnet Sódico	1 %
Creme Excipiente qsp	10 g

Modo de Usar: aplicar pequena quantidade nas lesões, 5 vezes ao dia.

Indicações: herpes simples mucocutâneo.

Ref.: Javaly K *et al*. Treatment of mucocutaneous HSV infections unresponsive to acyclovir with topical foscarnet cream in aids patients: a phase I/II study. *J Acquir Immune Defic Syndr*. 1999; 21(4):301-6.

7. Creme com Foscarnet 2,5 %

Foscarnet Sódico	2,5 %
Creme Excipiente qsp	10 g

Modo de Usar: aplicar pequena quantidade nas lesões, durante 20 minutos, 2 vezes ao dia.

Indicações: herpes genital resistente ao aciclovir.

Ref.: Pechere M *et al*. Treatment of acyclovir-resistant herpetic ulceration with topical foscarnet and antiviral sensitivity analysis. *Dermatology*. 1998; 197(3):278-280.

8. Pomada ou Loção com IDU e DMSO

Idoxuridina	0,5 %
DMSO	5 %
Pomada ou Loção qsp	10 g

Modo de Usar: aplicar pequena quantidade nas lesões 2 ou mais vezes ao dia. O DMSO ajuda a penetração do IDU e aumenta o seu efeito.

Indicações: herpes simples e genital, condiloma acuminato.

9. Gel com Dimetilsulfóxido

DMSO	5 - 10 %
Gel de Natrosol ou Aristoflex qsp	20 g

Modo de Usar: aplicar nas lesões com o auxílio de um *swab* (zaragatoa). Tem também ação anti-inflamatória e analgésica.

Indicações: herpes genital.

10. Creme com Docosanol 10 %

Docosanol	10 %
Creme Excipiente qsp	10 g

Modo de Usar: aplicar 5 vezes ao dia.

Indicações: episódios agudos do herpes simples labial. É eficaz na redução da duração da dor e dos sintomas associados (prurido, queimação e/ou "formigamento").

Ref.: Sacks SL *et al*. Clinical efficacy of topical docosanol 10% cream for herpes simplex labialis: a multicenter, randomized, placebo-controlled trial. *J Am Acad Dermatol*. 2001; 45:222-230.

11. Solução de Glutaraldeído

Glutaraldeído	2 %
Água Destilada qsp	30 ml

Modo de Usar: pincelar no local 2 a 3 vezes ao dia.

Indicações: herpes simples.

12. Creme com L-Lisina

L-Lisina	1 - 5 %
Creme Base qsp	15 g

Modo de Usar: aplicar 3 vezes ao dia nas lesões.

Indicações: herpes simples (profilaxia).

13. Pomada com Lisozima

Cloridrato de Lisozima	2 %
Pomada qsp	20 g

Modo de Usar: aplicar 2 a 3 vezes ao dia nas lesões. Se houver vesículas bolhosas, rompê-las antes da aplicação.

Indicações: herpes simples e genital.

14. Nitrato de Prata

Nitrato de Prata	0,5 - 1 %
Água Destilada qsp	20 ml

Modo de Usar: aplicar 2 a 3 vezes ao dia nas lesões. Se houver vesículas bolhosas, rompê-las antes da aplicação.

Indicações: herpes simples e genital.

15. Creme com Nonoxinol

Nonoxinol 9	5 %
Creme não Iônico qsp	20 g

Modo de Usar: aplicar de hora em hora enquanto estiver acordado, desde os primeiros sintomas, durante 5 dias.

Indicações: herpes simples.

16. Solução de Sulfato de Zinco

Sulfato de Zinco	0,25 %
Água Canforada qsp	30 ml

Modo de Usar: aplicar 8 a 10 vezes ao dia.

Indicações: herpes simples.

17. Creme com Sulfadiazina de Prata

Sulfadiazina de Prata	1 %
Creme Base p/ Sulfadiazina de Prata qsp	100 g

Modo de Usar: aplicar nas regiões afetadas 4 vezes ao dia. Não deve ser usado em crianças com até 2 meses.

Indicações: herpes zoster.

Obs.: após 24 a 72 horas de uso, verifica-se o completo secamento das vesículas, visível redução do eritema e do edema, diminuição da dor e da sensação de queimação e neuralgia pós-herpética leve ou inexistente. Tem também ação antibacteriana e cicatrizante, sendo por isso usada em queimaduras de 2° e 3° grau.

Ref.: Montes LF *et al*. Response of varicella zoster virus and herpes zoster to silver sulfadiazine. *Cutis*. 1986 Dec; 38(6):363-5.

18. Vermelho Neutro Solução

Vermelho Neutro	0,1 %
Água Destilada qsp	10 ml

Modo de Usar: romper as vesículas com uma agulha esterilizada, aplicar a solução de vermelho neutro até que as vesículas captem o corante e se tornem vermelhas. Após 8 horas, expor à luz branca (lâmpada de tungstênio ou fluorescente) por 20 minutos, a uma distância de 15 cm. Aplicar novamente após 24 horas.

Indicações: herpes simples.

13. Cáusticos

concentrações usuais

5-Fluoruracila	1 - 5 %
Ácido Láctico	10 - 20 %
Ácido Nítrico	fumegante
Ácido Pirúvico	70 %
Ácido Salicílico	10 - 20 %
Ácido Tricloroacético	10 - 90 %
Antralina, Ditranol, Cignolina	1 - 2 %
Glutaraldeído	5 - 10 %
Hidróxido de Potássio	5 - 15 %
Nitrato de Prata	5 - 10 %
Podofilina	5 - 30 %
Podofilotoxina	0,5 %
Tintura de Thuya	10 %

As aplicações de produtos cáusticos devem ser feitas preferencialmente em consultório, pelo médico assistente. No rótulo devem constar advertências como "cuidado ao manusear, produto cáustico".

Exemplos de Fórmulas:

1. Ácido Tricloroacético

Ácido Tricloroacético	30 %
Água Destilada qsp	20 ml

Modo de Usar: aplicar com o auxílio de um cotonete, de 3 em 3 dias, protegendo a pele ao redor com vaselina sólida.

Indicações: verrugas, molusco contagioso.

2. Ácido Nítrico Fumegante

Ácido Nítrico Fumegante	10 ml

Obs.: uso exclusivo pelo médico.

Modo de Usar: aplicar no local 2 vezes por semana, protegendo a pele ao redor com vaselina sólida.

Indicações: verruga plantar.

3. Ácido Pirúvico a 70 %

Ácido Pirúvico	70 %
Água Destilada qsp	20 ml

4. Ácido Pirúvico e 5-Fluoruracila

Ácido Pirúvico	70 %
5-Fluoruracila	0,5 %
Água Destilada qsp	20 ml

Modo de Usar (formulações acima): aplicar sobre as lesões, protegendo as áreas adjacentes com uma camada fina de vaselina. Pode ser formulado em gel, na mesma concentração.

Ref.: Halasz CL. Treatment of warts with topical pyruvic acid: with and without added 5-flurouracil. *Cutis*. 1998 Dec; 62(6):283-5.

5. Antralina

Antralina	2 %
Ácido Salicílico	0,5 %
Creme Excipiente qsp	20 g

Modo de Usar: aplicar 1 vez ao dia, com o auxílio de um cotonete, protegendo a pele ao redor com vaselina sólida.

Indicações: verruga plantar.

6. Colódio Láctico-Salicilado

Ácido Salicílico	17,5 %
Ácido Láctico	17,5 %
Ácido Acético Glacial	10 %
Colódio Elástico qsp	20 ml

Modo de Usar: aplicar 1 vez ao dia, durante 1 semana, protegendo as áreas ao redor com vaselina sólida. Aplicar 4 camadas de colódio, esperando secar antes da reaplicação. Evitar o contato com as mucosas e com a pele sã.

Indicações: verrugas comuns e calosidades.

7. Colódio Láctico-Salicilado (Forte)

Ácido Salicílico	27 %
Ácido Láctico	5 %
Éter	10 %
Colódio Elástico qsp	10 ml

Modo de Usar: aplicar 1 vez ao dia, com o auxílio de um cotonete, protegendo a pele ao redor com vaselina sólida.

Indicações: verruga plantar.

Obs.: o colódio elástico é uma solução etéreo-alcoólica de piroxilina (nitrocelulose, algodão pólvora) 5%, óleo de rícino 5%, álcool etílico 20% e éter qsp 100%. Colocado sobre a pele evapora-se o álcool e o éter, ficando uma fina película aderente de piroxilina ricínica. Possui ação tópica protetora e serve de veículo para incorporação de diversas substâncias.

8. Colódio Elástico com Podofilina

Ácido Salicílico	25 %
Ácido Láctico	25 %
Resina de Podofilina	10 %
Colódio Elástico qsp	10 ml

9. Colódio Elástico com Podofilina e Cantaridina

Ácido Salicílico	30 %
Cantaridina	1 %
Resina de Podofilina	5 %
Colódio Elástico qsp	10 ml

Modo de Usar (formulações acima): aplicar 1 vez ao dia, protegendo as áreas ao redor. Evitar o contato com as mucosas e com a pele sã. Pode ser feito curativo oclusivo impermeável para macerar a lesão e aumentar o efeito terapêutico. Antes de realizar nova aplicação, eliminar o tecido destruído por raspagem. A duração do tratamento depende da evolução do processo.

10. 5-Fluoruracila

5-Fluoruracila	1 - 5 %
Propilenoglicol qsp	20 ml

Modo de Usar: aplicar 1 vez ao dia, com o auxílio de um cotonete, protegendo a pele ao redor com vaselina sólida.

Indicações: verrugas, condiloma acuminato.

Ref.: 1. Dogra A et al. Comparative efficacy of topical 5% 5-fluorouracil with electrosurgery in treatment of warts. *Indian Journal of Dermatology*. 2006; 51(2):108-110. 2. Salk SS et al. Topical 5% 5-fluorouracil cream in the treatment of plantar warts: a prospective, randomized, and controlled clinical study. *Journal of Drugs in Dermatology*. 2006 May; 5(5):418-24.

11. Colódio com 5-Fluoruracila

5-Fluoruracila	1 - 3 %
Ácido Salicílico	5 - 15 %
Ácido Láctico	5 - 15 %
Colódio Elástico qsp	20 ml

Modo de Usar: aplicar 1 vez ao dia, com o auxílio de um cotonete, protegendo a pele ao redor com vaselina sólida.

Indicações: verrugas plantares.

12. Glutaraldeído

Glutaraldeído	5 - 10 %
Água Destilada qsp	30 ml

Modo de Usar: antes do tratamento, aplicar um algodão embebido em água sobre a verruga durante 15 minutos; em seguida aplicar a solução de glutaraldeído. O tratamento é feito geralmente à noite, protegendo a pele sadia ao redor com vaselina sólida, diariamente, durante 3 a 4 meses.

Indicações: verrugas resistentes.

Obs.: o glutaraldeído foi usado até recentemente em concentrações de até 20% porém, com o surgimento de casos de ulceração e necrose cutânea associadas a esse uso, as concentrações foram reduzidas para 5 a 10%.

Ref.: 1. Hirose R et al. Topical treatment of resistant warts with glutaraldehyde. *J Dermatol*. 1994 Apr; 21(4):248-53. 2. Prigent F et al. Cutaneous necrosis secondary to topical treatment of wart with 20 p. 100 glutaraldehyde solution. *Ann Dermatol Venereol*. 1996; 123(10):644-6. 3. Shah MK. Glutaraldehyde solution. *Indian J Dermatol Venereol Leprol*. 2004 Sep/Oct; 70(5):319-320.

13. Hidróxido de Potássio

Hidróxido de Potássio	5 - 15 %
Água Destilada qsp	30 ml

Modo de Usar: aplicar 2 vezes ao dia.

Indicações: molusco contagioso.

Ref.: 1. Romiti R et al. Treatment of molluscum contagiosum with potassium hydroxide: A clinical approach in 35 children. *Pediatr Dermatol*. 1999; 16:228-231. 2. Romiti R et al. Evaluation of the effectiveness of 5% potassium hydroxide for the treatment of molluscum contagiosum. *Pediatr Dermatol*. 2000; 17(6):495. 3. Hinostroza-da-Conceição D, Beirana-Palencia A. Tratamiento del molusco contagioso con hidróxido de potasio al 15% en solución acuosa. *Dermatol Peru*. 2004 Set/Dic; 14(3):185-191.

14. Nitrato de Prata

Nitrato de Prata	5 %
Água Destilada qsp	10 ml

Modo de Usar: aplicar 1 vez ao dia, com o auxílio de um cotonete, protegendo a pele ao redor com vaselina sólida.

Indicações: verrugas, condiloma acuminato.

15. Nitrato de Prata em Bastão

Nitrato de Prata	63,3 %
Nitrato de Potássio	36,7 %
Mande 1 bastão com 6 g	

Modo de Usar: higienizar a região da pele com álcool 70% onde o bastão vai ser aplicado e proteger a pele saudável ao redor com vaselina sólida. Umedecer a ponta do bastão de nitrato de prata antes do uso. Deve ser aplicado preferencialmente pelo médico assistente.

Indicações: granuloma umbilical do recém-nascido, verrugas e outros crescimentos da pele. Não deve ser aplicado em mucosas.

Orientações para o preparo: misturar cuidadosamente o nitrato de prata com o nitrato de potássio, derreter a mistura em um cadinho de porcelana, despejar em um molde adequado, desenformar depois de esfriar e retirar a rebarba dos bastões. Conservar ao abrigo da luz.

Ref.: Bâtons au nitrate d'argent à 633 mg/g. Formulaire National Pharmacopée Française, 2012.

16. Podofilina Oleosa

Resina de Podofilina	10 - 25 %
Óleo Mineral qsp	20 ml

17. Tintura de Podofilina

Resina de Podofilina	10 - 25 %
Tintura de Benjoim qsp	20 ml

18. Loção com Podofilina e Verde Brilhante

Resina de Podofilina	10 %
Verde Brilhante	1 %
Formol	10 %
Acetona	20 %
Álcool 70 % qsp	30 ml

Modo de Usar (formulações com podofilina): aplicar 1 vez ao dia com o auxílio de um cotonete, protegendo a pele ao redor com vaselina sólida ou pomada com óxido de zinco. Deixar por 6 a 8 horas e lavar com água e sabão. A necessidade de novas aplicações dependerá da intensidade da reação local e da regressão das lesões.

Indicações: condiloma acuminato, verrugas.

19. Podofilotoxina

Podofilotoxina	0,5 %
Álcool 90 % qsp	20 ml

Modo de Usar: aplicar 2 vezes ao dia, durante 3 dias, com o auxílio de um cotonete, protegendo a pele ao redor com vaselina sólida. Suspender durante 4 dias e repetir o procedimento por até 4 semanas.

Indicações: verrugas, condiloma acuminato.

20. Pomada com Thuya

Tintura de Thuya	10 %
Lanolina-Vaselina qsp	20 g

Modo de Usar: aplicar no local 1 vez ao dia, com o auxílio de um cotonete, protegendo a pele ao redor com vaselina sólida.

Indicações: verrugas.

14. Cicatrizantes, Escaras e Úlceras

Uso Oral

	faixa de dosagem diária usual
Asiaticosídeo	20 - 60 mg
Centella asiatica Extrato Seco	50 - 200 mg
Colágeno Hidrolisado	1 - 3 g
N-Acetil Hidroxiprolina, Oxaceprol	200 - 600 mg
Zinco elementar (Sulfato)	10 - 60 mg
Zinco Quelato	10 - 60 mg

Exemplos de Fórmulas:

1. Asiaticosídeo

Asiaticosídeo	20 mg
Excipiente qsp	1 cápsula
Mande.....cápsulas	

Posologia: 1 cápsula 2 vezes ao dia, às refeições.

2. *Centella asiatica*

Centella asiatica Extrato Seco	100 mg
Excipiente qsp	1 cápsula
Mande.....cápsulas	

Posologia: 1 cápsula 2 vezes ao dia, às refeições.

Indicações: como cicatrizante em ulcerações e queimaduras, úlcera varicosa, varizes, fragilidade capilar, telangiectasias, celulite.

Obs.: a *Centella asiatica* (Apiaceae) contém saponinas triterpênicas (asiaticosídeo, ácido asiático e ácido madecássico), flavonoides (quercetina, campferol), taninos e alcaloides, entre outras substâncias. Os extratos são padronizados para conter de 10 a 30% de asiaticosídeo. Tem ação anti-inflamatória, cicatrizante, eutrófica para o tecido conjuntivo e normalizadora da circulação venosa de retorno. São utilizados tanto a *Centella asiatica* como seu principal princípio ativo, o asiaticosídeo, para melhorar o processo de cicatrização, em casos de fragilidade capilar, úlcera varicosa e celulite.

Ref.: Lee J *et al*. 1. Asiaticoside induces human collagen I synthesis through TGFbeta receptor I kinase (TbetaRI kinase)-independent Smad signaling. *Planta Med*. 2006 Mar; 72(4):324-8. 2. Bonte F *et al*. Influence of asiatic acid, madecassic acid, and asiaticoside on human collagen I synthesis. *Planta Med*. 1994 Apr; 60(2):133-5.

3. N-Acetil Hidroxiprolina

N-Acetil Hidroxiprolina	200 mg
Excipiente qsp	1 cápsula
Mande.....cápsulas	

Posologia: 1 cápsula 3 vezes ao dia.

Indicações: para promover a formação normal de tecido conjuntivo nos casos de cirurgia plástica, transplantes de pele, ferimentos, queimaduras superficiais e nas esclerodermias. Também é usado como coadjuvante na terapêutica das osteoartrites e nas úlceras de estase, onde reduz a dor, aumenta a mobilidade e permite, frequentemente, a redução da dose dos analgésicos e anti-inflamatórios.

4. Colágeno Hidrolisado

Colágeno Hidrolisado	400 mg
Vitamina C	100 mg
Excipiente qsp	1 cápsula
Mande.....cápsulas	

Posologia: 2 cápsulas 2 a 3 vezes ao dia, com o estômago vazio.

Indicações: como fonte de aminoácidos para a síntese de novas fibras de colágeno, pelo organismo.

Obs.: trabalhos recentes mostraram que, embora a capacidade proliferativa e a síntese de colágeno sejam idade-dependentes, o ácido ascórbico é capaz de estimular a proliferação celular, bem como a síntese de colágeno pelos fibroblastos dérmicos, independentemente da idade do paciente. O uso do colágeno tem sido estudado também para manutenção saudável da pele, unhas e cabelos, na prevenção do envelhecimento precoce e da flacidez, assim como das estrias gravídicas.

Ref.: 1. Moskowitz RW. Role of collagen hydrolysate in bone and joint disease. *Semin Arthritis Rheum*. 2000 Oct; 30(2):87-99. 2. Velosa APP *et al*. Colágeno na cartilagem osteoartrótica. *Rev Bras Reumatol*. 2003 Mai/Jun; 43(3):160-6.

5. Cápsulas com Sulfato de Zinco

Sulfato de Zinco	220 mg
Excipiente qsp	1 cápsula
Mande.....cápsulas	

Posologia: 1 cápsula 3 vezes ao dia.

6. Cápsulas com Zinco Quelato

Zinco (Glicina)	15 mg
Vitamina A	50.000 UI
Excipiente qsp	1 cápsula
Mande.....cápsulas	

Posologia: 1 cápsula 3 vezes ao dia.

Indicações: úlceras, acne, acrodermatite enteropática e seborreia.

Obs.: 220 mg de sulfato de zinco heptaidratado correspondem a 50 mg de zinco elementar.

Uso Tópico

concentrações usuais

Acetato de Clostebol *	0,5 - 1 %
Alantoína	0,2 - 2 %
Alumínio Metálico em Pó	10 - 50 %
Bálsamo do Peru	1 %
D-Pantenol	0,5 - 2 %
Extrato de *Aloe vera*	2 - 10 %

Extrato de Calêndula .... 2 - 6 %
Extrato de Caracol .... 1 - 5 %
Extrato de Confrey .... 5 %
Extrato de *Phyllanthus emblica*, Emblica® .... 1 - 2 %
Fenitoína, Difenil-hidantoína ** .... 2 - 5 %
Metronidazol [1] .... 1 - 2 %
Óleo de Calêndula (Marigold Oil) .... 1 - 5 %
Óxido de Zinco .... 5 - 40 %
Papaína .... 2 - 10 %
Pentoxifilina .... 5 - 10 %
Sucralfato .... 2 - 25 %
Sulfadiazina de Prata .... 1 %
Tintura de Benjoim .... 5 - 10 %

** Princípios Ativos controlados pela Portaria 344 lista C-5 (SVS-MS), com receituário de controle especial em duas vias.

[1] Metronidazol: em formulações para uso tópico é usado na forma da base ou de cloridrato de metronidazol, em concentrações equivalentes à base (242 mg de cloridrato de metronidazol são aproximadamente equivalentes a 200 mg de metronidazol base, FEq=1,21).

Exemplos de Fórmulas:

Formulações Cicatrizantes

1. Pomada Hidrófila Cicatrizante com Vitamina A e D

Vitamina A	100.000 UI
Vitamina D	40.000 UI
Óxido de Zinco	10 g
Pomada PEG com propilenoglicol qsp	100 g

Modo de Usar: aplicar sobre a região lesada, após limpeza.

Indicações: como secativo e cicatrizante e na prevenção e tratamento de assaduras e brotoejas.

2. Creme Cicatrizante

Acetato de Clostebol	0,5 %
Sulfato de Neomicina	0,5 %
Vitamina A	300.000 UI %
Vitamina D	40.000 UI %
Creme Hidratante qsp	100 g

Modo de Usar: aplicar sobre a região lesada, após limpeza, 2 vezes ao dia.

Indicações: ferimentos e ulcerações cutâneas, queimaduras, dermatoses erosivas da pele.

3. Creme ou Pomada com Emblica

Extrato de *Phyllanthus emblica*	2 %
Creme qsp	30 g
ou Pomada qsp	30 g

Modo de Usar: aplicar 1 a 2 vezes ao dia.

Indicações: ferimentos e ulcerações cutâneas.

Ref.: Sumitra M *et al*. Emblica officinalis (=*Phyllanthus emblica*) exerts wound healing action through up-regulation of collagen and extracellular signal-regulated kinases (ERK1/2). *Wound Repair Regen*. 2009 Jan/Feb; 17(1):99-107.

4. Creme com Extrato de Caracol

Extrato de Caracol	1 - 5 %
Creme qsp	30 g

5. *Spray* com Extrato de Caracol

Extrato de Caracol	1 - 5 %
Veículo qsp	50 ml
Mande em Frasco *Spray*	

Modo de Usar: aplicar à noite nas áreas afetadas.

Indicações: ferimentos, dermatite induzida por radioterapia.

Ref.: Brieva A *et al*. Molecular Basis for the Regenerative Properties of a Secretion of the Mollusk *Cryptomphalus aspersa*. *Skin Pharmacol Physiol*. 2008; 21:15-22.

Formulações para Úlceras

1. Creme com Ácido Linoleico

Ômega 3	5 %
Óleo de Girassol	10 %
Óleo de Soja	10 %
Creme não Iônico qsp	100 g

2. Óleo com Ácido Linoleico

Ômega 3	10 %
Óleo de Prímula	5 %
Óleo de Girassol	10 %
Óleo de Soja qsp	100 g

Modo de Usar: após limpeza, aplicar sobre a lesão e cobrir com gaze.

Modo de Usar: após limpeza, cobrir a lesão com gaze embebida.

Indicações: tratamento de úlceras crônicas de difícil cicatrização.

Obs.: concentração de ácido linoleico em óleos vegetais: óleo de girassol - 75 %, óleo de prímula - 50 %, óleo de soja - 25 %.

Ref.: Declair V. Tratamento de Úlceras Crônicas de Difícil Cicatrização com Ácido Linoleico. *Jornal Brasileiro de Medicina*. 2002; 82(6):36-41.

3. Creme com Fenitoína 2 %

Fenitoína	2 %
Óxido de Zinco	10 %
Creme Hipoalergênico qsp	50 g

4. Pomada com Fenitoína 5 %

Fenitoína	5 %
Gel de Petrolato e Polietileno * qsp	50 g

* Crodabase SQ® - base autoemulsionante, combinação de tensoativos e álcoois graxos, usada como alternativa às pomadas.

Modo de Usar (formulações acima): aplicar nas lesões 1 a 2 vezes ao dia ou a cada limpeza do curativo.

Indicações: úlceras, ferimentos, queimaduras.

Obs.: a fenitoína tem ação inibidora sobre a colagenase sendo por isso usada, experimentalmente, para o tratamento da úlcera varicosa. Estimula a formação de tecido cicatricial e reduz em aproximadamente 50% o tempo de cicatrização.

Ref.: 1. Inchingolo F *et al*. Bedsores successfully treated with topical phenytoin. *Acta Biomed*. 2017; 88(1): 45–48.2. Rhodes RS *et al*. Topical Phenytoin Treatment of Stage II Decubitus Ulcers in the Elderly. *Ann Pharmacother*. 2001 Jun;35(6):675-81.

5. Creme com Fenitoína e Metronidazol

Fenitoína	2 %
Metronidazol	1 %
Óxido de Zinco	10 %
Creme Hipoalergênico qsp	50 g

6. Pomada com Fenitoína Assoc.

Fenitoína	2 %
Metronidazol	2 %
Lidocaína (base)	2 %
Cetoprofeno	2 %
Creme ou Gel de Petrolato qsp	50 g

Modo de Usar (formulações acima): aplicar nas lesões 1 a 2 vezes ao dia ou a cada limpeza do curativo.
Indicações: úlceras infectadas, ferimentos, queimaduras.

7. Loção Cremosa com Metronidazol

Metronidazol	1 - 2 %
Loção Cremosa qsp	50 g

Modo de Usar: aplicar em compressas úmidas 3 vezes ao dia.

Indicações: escaras, úlceras varicosa e diabética.

8. Gel com Metronidazol

Metronidazol	1 - 2 %
Gel de Hidroxietilcelulose qsp	60 g

Modo de Usar: aplicar 1 a 2 vezes ao dia ou em cada troca de curativo.

Indicações: úlceras e lesões cutâneas com mau odor.

9. *Spray* Tópico com Metronidazol

Metronidazol	1 - 2 %
Propilenoglicol	10 %
Água Destilada qsp	100 ml

Modo de Usar: aplicar o *spray* sobre as lesões no momento do curativo.

Indicações: úlceras e lesões cutâneas com mau odor.

Ref.: 1. Allen Jr LV (editor). Formulations - Metronidazole 1% Topical Spray - *International Journal of Pharmaceutical Compounding*. 2002 Mar/Apr; 6(2). 2. Mekrut-Barrows C. Softening the Pain of Cancer-Related Wounds. *Ostomy Wound Management*. 2006 Sep; 52(9):12-3.

10. Creme com Sucralfato

Sucralfato	10 %
Gentamicina (como Sulfato)	0,3 %
Hidróxido de Alumínio	1,5 %
Creme Base qsp	50 g

Modo de Usar: aplicar 1 a 2 vezes ao dia.

Indicações: úlceras, ferimentos e escaras.

Obs.: o sucralfato atua formando uma barreira física com o meio ambiente e se ligando aos fatores de crescimento dos fibroblastos, impedindo a sua degradação e, deste modo, promovendo a cicatrização. Tem também atividade antibacteriana.

Ref.: 1. Tsakayannis D *et al*. Sucralfate and chronic venous stasis ulcers. *Lancet*. 1994; 343:424-5. 2. Allen LV. Decubitus ulcer wound care ointment. *US Pharmacist*. 1991; 84:76-7. 3. Alpsoy E *et al*. The use of sucralfate suspension in the treatment of oral and genital ulceration of Behçet disease: a randomized, placebo-controlled, double-blind study. *Arch Dermatol*. 1999; 135:529-32. 4. Folkman J *et al*. Sucralfate affinity for fibroblast growth factor. *J Cell Biol*. 1990; 111:223a.

11. Pomada com Sucralfato e Ác. Hialurônico

Sucralfato	25 %
Ácido Hialurônico	0,6 %
Pectina	7,5 %
Gelatina	7,5 %
Carboximetilcelulose Sódica	5 %
Óleo de Coco Fracionado qsp	50 g

Modo de Usar: aplicar 1 a 2 vezes ao dia.

Indicações: úlceras e ferimentos.

12. Sucralfato, Metronidazol e Lidocaína

Sucralfato	4 %
Metronidazol	2 %
Propilenoglicol	5 %
Cloridrato de Lidocaína	1 %
Gel de Metilcelulose 3 % qsp	50 g

Modo de Usar: aplicar 1 a 2 vezes ao dia.

Indicações: úlceras e ferimentos.

Ref.: 1. Allen Jr LV (editor). Formulations - Sucralfate and Hyaluronic Acid Ointment. *International Journal of Pharmaceutical Compounding*. 2008 Jul/Aug; 12(4):359. 2. Wynn T, Williams LA. Compounding with Sucralfate for the Treatment of External Wounds. *International Journal of Pharmaceutical Compounding*. 2009 Jan/Feb; 132(1):26-29. 3. Banati A *et al*. Topical use of Sucralfate Cream in second and third degree burns. *Burns*. 2001 Aug; 27(5):465-9.

13. Creme com Sulfadiazina de Prata

Sulfadiazina de Prata	1 %
Creme Base p/ Sulfadiazina de Prata qsp	100 g

14. Creme com Sulfadiazina de Prata e Nitrato de Cério

Sulfadiazina de Prata	1 %
Nitrato de Cério	0,4 %
Creme Base p/ Sulfadiazina de Prata qsp	100 g

15. Creme com Sulfadiazina de Prata e Ácido Hialurônico

Sulfadiazina de Prata	1 %
Ácido Hialurônico	0,2 %
Creme Base p/ Sulfadiazina de Prata qsp	100 g

Modo de Usar (formulações acima): aplicar uma camada de 3 a 5 mm, após limpeza e debridamento da área, com luva ou espátula (estéreis), uma vez ao dia. O tratamento deve ser mantido até o processo de cicatrização mostrar-se satisfatório ou a região estiver pronta para um enxerto de pele.

Indicações: feridas decorrentes de queimaduras de 2° e 3° graus, recuperação de tecido cutâneo em úlceras varicosas infectadas, herpes zoster.

Obs.: o nitrato de cério tem ação dessensibilizante, melhora a propriedade antibacteriana da sulfadiazina de prata e acelera a cicatrização.

Ref.: 1. Abdalla S, Dadalti P. Uso da sulfadiazina de prata associada ao nitrato de cério em úlceras venosas: relato de dois casos. *An Bras Dermatol*. 2003 Mar/Abr; 78(2):227-233. 2. Gracia CG. An open study comparing topical silver sulfadiazine and topical silver sulfadiazine-cerium nitrate in the treatment of moderate and severe burns. *Burns*. 2001 Feb; 27(1):67-74. 3. Ross DA *et al*. The use of cerium nitrate-silver sulphadiazine as a topical burns dressing. *Br J Plast Surg*. 1993 Oct; 46(7):582-4. 4. Costagliola M,

Agrosì M. Second-degree burns: a comparative, multicenter, randomized trial of hyaluronic acid plus silver sulfadiazine vs. silver sulfadiazine alone. *Curr Med Res Opin*. 2005 Aug; 21(8):1235-40.

16. Creme com Pentoxifilina 5 %

Pentoxifilina	5 %
Propilenoglicol	5 %
Creme Excipiente qsp	50 g

17. Gel Transdérmico com Pentoxifilina

Pentoxifilina	10 %
Gel Transdérmico PLO qsp	10 ml

Mande.....seringas calibradas com 10 ml ou em.....sachês monodose ou em frasco dosador calibrado (1 ml) com.....ml.

Modo de Usar (formulações acima): aplicar 1 a 2 vezes ao dia, ao redor das lesões.

Indicações: para aumentar a circulação local ao redor da úlcera e favorecer a cicatrização.

Ref.: 1. Helmke CD. Current Topical Treatmentes in Wound Healing. *International Journal of Pharmaceutical Compounding*. 2004 Jul/Aug; 8(4):269-274. 2. Allen Jr LV (editor). Formulations - Pentoxifylline 5% Topical Cream. *International Journal of Pharmaceutical Compounding*. 2004 Jul/Aug; 8(4):301.

18. Pasta de Unna

Óxido de Zinco	15 %
Gelatina	15 %
Glicerina	35 %
Água Destilada qsp	100 g
Preparar.....gramas	

Modo de Usar: aquecer em banho-maria e aplicar embebida em atadura de gaze.

Indicações: úlcera varicosa não infectada, varizes, edemas linfáticos.

Confecção da bota de Unna: lavar a perna ou pé e aplicar um talco após secar. A pasta de Unna previamente aquecida é então aplicada sobre as partes afetadas e, a seguir, coberta com bandagem de gaze. Em geral são aplicadas 4 camadas de pasta, sendo todas recobertas por bandagem. A bota deve ser substituída inicialmente a cada 3 dias e depois mais espaçadamente. Se as condições da pele circundante não forem boas, pode-se fazer compressão com atadura elástica. Na confecção da bota de Unna, o enfaixamento deve começar na parte distal em direção à proximal (do pé para a panturrilha).

Ref.: Figueiredo M. Úlcera Varicosa. Angiologia e cirurgia vascular: guia ilustrado. Maceió: UNCISAL/ECMAL & LAVA; 2003.

Formulações para Escaras

1. Pasta de Alumínio

Alumínio Metálico em Pó	50 %
Vaselina Sólida qsp	100 g

Modo de Usar: aplicar 1 a 2 vezes ao dia.

Indicações: escaras.

2. Pomada com Bálsamo de Peru

Bálsamo do Peru	1 %
Vaselina Sólida qsp	100 g

Modo de Usar: em curativos oclusivos diários.

Indicações: escaras, úlcera de perna.

3. Pasta de Alumínio e Óxido de Zinco

Alumínio Metálico em Pó	10 %
Óxido de Zinco	5 %
Vaselina Líquida	5 %
Vaselina Sólida sp	100 g

Modo de Usar: aplicar 1 a 2 vezes ao dia.

Indicações: escaras.

4. Pasta com Benjoim e Bálsamo do Peru

Tintura de Benjoim	5 %
Bálsamo do Peru	1 %
Óxido de Zinco	40 %
Óleo de Amêndoas qsp	100 g

Modo de Usar: aplicar 1 a 2 vezes ao dia.

Indicações: escaras.

5. Loção com Confrey

Extrato de Confrey	5 %
Água Destilada qsp	100 ml

Modo de Usar: aplicar em compressas durante 30 minutos, 2 a 3 vezes ao dia.

Indicações: escaras, úlceras de perna.

6. Creme com Tintura de Benjoim

Tintura de Benjoim	10 %
Cold Cream qsp	100 g

Modo de Usar: aplicar 1 a 2 vezes ao dia.

Indicações: prevenção de escaras.

7. Pomada com Tintura de Benjoim

Tintura de Benjoim	10 %
Óleo de Rícino	10 %
Lanolina	12 %
Vaselina Sólida qsp	100 g

Modo de Usar: aplicar 1 a 2 vezes ao dia.

Indicações: prevenção de escaras.

8. Cerato com Tintura de Benjoim

Tintura de Benjoim	10 %
Cera Branca	20 %
Óleo de Amendoim	35 %
Vaselina Sólida qsp	100 g

Modo de Usar: aplicar 1 a 2 vezes ao dia.

Indicações: prevenção de escaras.

Formulações para Queimaduras Solares / Irradiação

1. Creme, Gel ou Pomada com *Aloe vera*

Extrato de *Aloe vera*	5 - 10 %
Vitamina E	1 - 3 %
Creme, Gel ou Pomada qsp	30 g

2. Creme com *Aloe vera* e Pentoxifilina

Extrato de *Aloe vera*	5 %
Pentoxifilina	5 %
Creme Excipiente qsp	30 g

Modo de Usar (formulações acima): aplicar 1 a 2 vezes ao dia.

Indicações: queimaduras solares, radiodermites, ulcerações provocadas pelo frio, escaras.

Ref.: 1. Datta R, Apte CV. Frostbite of the Pinna and Nose. *Medical Journal Armed Forces India*. 2007; 63(3):286-287. 2. Puvabanditsin P, Vongtongsri R. Efficacy of aloe vera cream in prevention and treatment of sunburn and suntan. *J Med Assoc Thai*. 2005 Sep; 88 Suppl 4:S173-6. 3. Miller MB, Koltai PJ. Treatment of experimental frostbite with pentoxifylline and aloe vera cream. *Arch Otolaryngol Head Neck Surg*. 1995 Jun; 121(6):678-80.

3. Creme com Calêndula

Extrato de Calêndula	5 %
Óleo de Calêndula	2,5 %
Alantoína	0,5 %
Alfa Bisabolol	0,5 %
Creme Hidratante qsp	100 g

Modo de usar: aplicar na área irradiada, após cada sessão.

Indicações: prevenção da dermatite aguda em paciente submetidos à irradiação, radiodermites.

4. Creme para Queimaduras Solares

Alantoína	0,5 %
D-Pantenol	2 %
Vitamina A	400.000 UI %
Vitamina D	30.000 UI %
Creme Hidratante qsp	100 g

Modo de Usar: aplicar 1 a 2 vezes ao dia, nas regiões afetadas.

Indicações: queimaduras solares.

Ref.: Pommier P *et al*. Phase III randomized trial of *Calendula officinalis* compared with trolamine for the prevention of acute dermatitis during irradiation for breast cancer. *J Clin Oncol*. 2004 Apr; 22(8):1447-53.

Outras Formulações

1. Gel com Papaína

Papaína	2 - 10 %
Gel de Carbopol qsp	100 g

Modo de usar: aplicar sobre a lesão e ocluir. Remover no dia seguinte com soro fisiológico e reaplicar.

Indicações: para remoção de tecido necrótico em ferimentos, úlceras e queimaduras.

Obs.: o gel deve ser conservado em frasco bem vedado, para evitar a oxidação e desnaturação da enzima.

Ref.: 1. Velasco MVR. Desenvolvimento e padronização de gel contendo papaína para uso tópico. São Paulo, 1993 (Dissertação de mestrado - Faculdade de Ciências Farmacêuticas da Universidade de São Paulo). 2. Mandelbaum SH *et al*. Cicatrização: conceitos atuais e recursos auxiliares. *An Bras Dermatol*. Rio de Janeiro, 2003 Set/Out; 78(5):525-542.

2. Creme com Papaína

Papaína	2 - 10 %
EDTA	0,2 %
Creme não iônico qsp	100 g

Modo de usar: aplicar sobre a lesão e ocluir. Remover no dia seguinte com soro fisiológico e reaplicar.

Indicações: tratamento de úlceras por pressão, diabética, venosa, arterial; tratamento de queimaduras. Também é usado no tratamento da doença de Peyronie por sua ação proteolítica nas bordas das placas fibróticas.

Ref.: Memento Terapêutico da Farmácia Universitária da UFRJ 2ª Ed. 2016.

3. Gel com Gluconato de Cálcio

Gluconato de Cálcio	2,5 %
Hidroxipropilmetilcelulose *	2 %
Água Purificada qsp	100 g

* Methocel® E4M Premium.

4. Gel com Gluconato de Cálcio e Lidocaína

Gluconato de Cálcio	2,5 %
Cloridrato de Lidocaína	2 %
Hidroxipropilmetilcelulose *	2 %
Água Purificada qsp	100 g

Modo de Usar: aplicar nas áreas afetadas a cada 2 ou 3 horas.

Indicações: tratamento de queimaduras por ácido fluorídrico.

Obs.: a aplicação imediata de gluconato de cálcio reduz os danos causados pela exposição da pele ao ácido fluorídrico. Os íons cálcio neutralizam os íons fluoreto, produzindo fluoreto de cálcio, insolúvel. Se houver necrose, deve-se debridar a lesão para permitir a penetração mais profunda do gluconato de cálcio. O ácido fluorídrico, além do uso industrial, é encontrado em soluções para limpeza e removedores de ferrugem.

Ref.: 1. Piraccini BM *et al*. Peri and subungual burns caused by hydrofluoric acid. *Contact Dermatitis*. 2005 Apr; 52(4):230-2. 2. Allen Jr LV (editor). Formulations - Calcium Gluconate 2.5% Topical Gel. *International Journal of Pharmaceutical Compounding*. 2008 May/Jun; 12(3):262.

15. Dermatite Atópica

A dermatite atópica é uma enfermidade com um componente hereditário, caracterizada por hiper-reatividade imune e cujos sintomas principais são descamação, prurido e erupção cutânea. O paciente tem a pele seca e é conveniente aplicar cremes emolientes que contenham ureia ou ácido láctico depois do banho diário.

No tratamento das lesões exsudativas podem ser utilizados produtos hidratantes e calmantes, e em lesões secas e descamativas pode-se empregar formulações antipruriginosas e/ou corticoides tópicos. Os corticoides sistêmicos em ciclos curtos são úteis em casos agudos e graves.

Os anti-histamínicos antagonistas H_1 são empregados para controlar o prurido, porém estão contraindicados por via tópica devido ao seu efeito fotossensibilizante. Em casos refratários podem ser administrados psicofármacos como a doxepina (antagonista H_1 e H_2), ou antagonistas de receptores H_2 como a cimetidina. O emprego de suplementos de óleos essenciais por via oral ajuda melhorar a pele seca.

Uso Oral

faixa de dosagem diária usual

Cimetidina	600 - 1.200 mg
Cloridrato de Papaverina	100 - 600 mg
Doxepina[1]	10 - 30 mg
Montelucaste[2]	5 - 10 mg
Óleo de Borage	1 - 2 g
Óleo de Prímula	2 - 4 g
Vitamina D3 (colecalciferol)	10 - 2.500 mcg (400 - 100.000 UI)
Lactobacillus acidophilus*	$2 \times 10^8 - 20 \times 10^8$ UFC
Lactobacillus bifidum*	$2 \times 10^8 - 20 \times 10^8$ UFC
Lactobacillus bulgaricus*	$2 \times 10^8 - 20 \times 10^8$ UFC
Lactobacillus casei*	$2 \times 10^8 - 20 \times 10^8$ UFC
Lactobacillus rhamnosus*	$2 \times 10^8 - 20 \times 10^8$ *UFC*

[1] Doxepina: administrada na forma de cloridrato em doses equivalentes à base (28,26 mg de cloridrato de doxepina são aproximadamente equivalentes a 25 mg de doxepina base, FEq=1,13). É um princípio ativo controlado pela Portaria 344 lista C-1 (SVS-MS), com receituário de controle especial em duas vias.
[2] Montelucaste: administrado na forma de sal sódico em doses equivalentes à base (10,38 mg de montelucaste de sódio equivalem aproximadamente a 10 mg de montelucaste base, FEq=1,04).

* Quantidades expressas em UFC (unidades formadoras de colônias): 2×10^8 = duzentos milhões, 20×10^8 = 2 bilhões. Para uso infantil, a dosagem deve ser reduzida à metade. Deve-se usar a relação UFC/g constante no certificado de análise do produto para calcular a quantidade a ser pesada para atender às prescrições.

Exemplos de Fórmulas:

1. Cimetidina

Cimetidina	300 mg
Excipiente qsp	1 cápsula
Mande.....cápsulas	

Posologia: 1 cápsula a cada 12 horas, por 30 dias.

2. Doxepina

Doxepina	5 a 10 mg
Excipiente qsp	1 cápsula
Mande.....cápsulas	

Posologia: 5 mg 2 vezes ao dia (ou 10 mg ao deitar) a 10 mg 3 vezes ao dia.

3. Papaverina (cápsulas)

Cloridrato de Papaverina	100 mg
Excipiente qsp	1 cápsula
Mande.....cápsulas	

Posologia: adultos - 1 a 2 cápsulas 2 a 3 vezes ao dia.

4. Papaverina (suspensão)

Cloridrato de Papaverina	100 mg
Veículo qsp	15 ml
Mande em frasco com.....ml	

Posologia: crianças - 100 a 150 mg a dia, divididos em 2 a 3 tomadas.

Ref.: Ayres Jr S. Atopic Dermatitis: Papaverine Therapy Versus the Scholtz Regimen. *J Am Acad Dermatol*. 1986 Nov;15(5 Pt 1):1052-3.

5. Montelucaste (cápsulas)

Montelucaste	5 - 10 mg
Excipiente qsp	1 cápsula
Mande.....cápsulas	

Posologia: crianças de 6 a 14 anos - 5 mg ao deitar; acima de 15 anos - 10 mg ao deitar.

Obs.: os leucotrienos são mediadores pró-inflamatórios potentes derivados do ácido araquidônico através da via da 5-lipoxigenase. Dados experimentais sugerem um papel para os cisteinil-leucotrienos na patogênese da dermatite atópica e há, assim, uma base racional para a utilização de agentes farmacológicos para antagonizar os seus efeitos no tratamento dessa patologia. O montelucaste é um potente bloqueador da ação de leucotrienos, que inibe a união destes a seu receptor.

Ref.: 1. Angelova-Fischer I, Tsankov N. Successful treatment of severe atopic dermatitis with cysteinyl leukotriene receptor antagonist montelukast. *Acta Dermatovenerol Alp Pannonica Adriat*. 2005 Sep;14(3):115-9. 2. Rackal JM, Vender RB. The treatment of atopic dermatitis and other dermatoses with leukotriene antagonists. *Skin Therapy Lett*. 2004 Feb; 9(2):1-5. 3. Capella GL *et al*. A randomized trial of leukotriene receptor antagonist montelukast in moderate-to-severe atopic dermatitis of adults. *European Journal of Dermatology*. 2001, 11(3):209-213.

6. Vitamina D3

Vitamina D3	1.600 UI
Excipiente qsp	1 cápsula
Mande.....cápsulas	

Posologia: 1 cápsula ao dia.

Ref.: Amestejani M *et al*. Vitamin D supplementation in the treatment of atopic dermatitis: a clinical trial study. *J Drugs Dermatol*. 2012 Mar; 11(3):327-30.

7. Óleo de Borage (Pérolas)

Óleo de Borage	500 mg
Excipiente qsp	1 pérola
Mande.....pérolas	

Posologia: 1 pérola 3 a 4 vezes ao dia.

Indicações: dermatite atópica, dismenorreia e STPM.

8. Óleo de Prímula (Pérolas)

Óleo de Prímula	500 mg
Excipiente qsp	1 pérola
Mande.....pérolas	

Posologia: 2 pérolas 3 a 4 vezes ao dia.

Indicações: dermatite atópica, dismenorreia e STPM.

Obs.: o óleo de borage é obtido das sementes de *Borago officinalis* (Boraginaceae) e contém ácido gama-linoleico e ácido linoleico, constituintes das membranas dos tecidos e precursores das prostaglandinas. O seu uso tem sido indicado no tratamento coadjuvante da dermatite atópica, esclerose múltipla, dismenorreia e STPM, na forma de "pérolas" com 500 mg (1 pérola contém 120 mg de ácido gama-linoleico e 175 mg de ácido linoleico). O óleo de Prímula, ou *Evening Primrose Oil*, é obtido das sementes de *Oenothera biennis* (Onagraceae) e usado na forma de "pérolas" com 500 mg (1 pérola contém 60 mg de ácido gama-linoleico, 240 mg de ácido linoleico, 85 mg de ácido oleico e 10 mg de vitamina E).

Ref.: Senapati S *et al*. Evening primrose oil is effective in atopic dermatitis: a randomized placebo-controlled trial. *Indian J Dermatol Venereol Leprol*. 2008 Sep-Oct; 74(5):447-52.

9. *Pool* de Lactobacilos com FOS

Lactobacillus acidophilus	300 milhões UFC
Lactobacillus bifidum	300 milhões UFC
Lactobacillus bulgaricus	300 milhões UFC
Lactobacillus casei	300 milhões UFC
Lactobacillus rhamnosus	300 milhões UFC
FOS qsp	1 cápsula
Mande.....cápsulas	

Posologia: 1 cápsula ao dia, pela manhã.

10. *Pool* de Lactobacilos com Inulina

Lactobacillus acidophilus	300 milhões UFC
Lactobacillus bifidum	300 milhões UFC
Lactobacillus bulgaricus	300 milhões UFC
Lactobacillus casei	300 milhões UFC
Lactobacillus rhamnosus	300 milhões UFC
Inulina qsp	500 mg
Mande.....cápsulas	

Posologia: 1 cápsula ao dia, pela manhã.

Obs.: os lactobacilos inibem o crescimento de outros microrganismos como *Clostridium perfringens*, *Bacillus subtilis*, *Escherichia coli*, *Proteus vulgaris*, *Candida albicans* e outros. Auxiliam a manutenção da flora bacteriana intestinal, a estabilização do pH, a síntese de vitamina K e vitaminas do complexo B. Melhoram a digestão dos alimentos e a biodisponibilidade dos nutrientes. O seu uso é indicado em infecções intestinais, terapia com antibióticos por tempo prolongado e alergias alimentares. Para uso infantil, a dosagem deve ser reduzida à metade.

FOS (fruto-oligossacarídeos) são carboidratos compostos por uma molécula de d-glicose e 2 a 4 de d-frutose, não hidrolisáveis pelas enzimas digestivas humanas. São fermentados pelos lactobacilos e bifidobactérias da flora intestinal, sendo, por isso, considerados produto prebiótico, estimulante do crescimento dessas bactérias. Nesta fermentação são produzidos lactato, butirato, propionato e acetato, que reduzem o pH intestinal e, consequentemente, a população de bactérias como *Clostridium* e *E. coli*. É usado como prebiótico na faixa de 4 a 10 g ao dia. A sua ingestão pode estar associada à flatulência, e isto se torna mais flagrante em indivíduos que possuem intolerância à lactose.

Inulina é um polissacarídeo composto por frutose e uma unidade de glicose terminal. Ao contrário dos fruto-oligossacarídeos, que tem até 10 unidades de frutose, a inulina tem mais de 10 unidades. Não é hidrolisável pelas enzimas digestivas humanas, mas sim por bactérias do trato intestinal como os lactobacilos e as bifidobactérias. Como os fruto-oligossacarídeos, a inulina é considerada um prebiótico estimulante do crescimento dessas bactérias. É usada na faixa de 4 a 10 g ao dia. Pode ocorrer flatulência, mas com menor frequência em comparação com fruto-oligossacarídeos.

Ref.: 1. Kim SO *et al*. Effects of probiotics for the treatment of atopic dermatitis: a meta-analysis of randomized controlled trials. *Ann Allergy Asthma Immunol*. 2014 Jun 19. S1081-1206(14)00370-6. 2. Panduru M *et al*. Probiotics and primary prevention of atopic dermatitis: a meta-analysis of randomized controlled studies. *J Eur Acad Dermatol Venereol*. 2014 Apr 4.

Uso Tópico

concentrações usuais

Ácido Láctico	5 - 15 %
Arginina	2,5 %
Cafeína	10 - 30 %
Cetoconazol	2 %
Cloridrato de Doxepina **	5 %
Cloridrato de Naltrexona **	1 %
Cromoglicato Dissódico	4 %
Glicerol	20 %
Pimecrolimo	1 %
Tacrolimo	0,03 - 0,1 %
Vitamina B12	0,07 %

** Princípios Ativos controlados pela Portaria 344 lista C-1 (SVS-MS), com receituário de controle especial em duas vias. Para uso tópico, são usadas concentrações do cloridrato de doxepina, sem equivalência com a base.

Exemplos de Fórmulas:

1. Corticosteroides

Ver item 5 - Anti-Inflamatórios Hormonais - Uso Tópico.

2. Gel com Cafeína

Cafeína	10 %
Transcutol	5 %
Gel qsp	60 g

Modo de Usar: aplicar nas lesões 3 a 4 vezes ao dia.

3. Cafeína e Hidrocortisona creme ou loção

Cafeína	30 %
Acetato de Hidrocortisona	0,5 %
Transcutol	5 %
Creme ou Loção Lanette qsp	100 g

Modo de Usar: aplicar 1 a 2 vezes ao dia.

Obs.: a cafeína tem ação antiproliferativa e pode aumentar o efeito da hidrocortisona no tratamento da dermatite atópica.

Ref.: 1. Kaplan RJ et al. Atopic dermatitis: clinical and immunologic aspects and treatment. *Postgrad Med*. 1978 Dec; 64(6):52-6. 2. Kaplan RJ et al. Topical use of caffeine with hydrocortisone in the treatment of atopic dermatitis. *Arch Dermatol*. 1978 Jan; 114(1):60-2. 3. Levi-Schaffer F et al. Diethylene glycol monoethyl ether (Transcutol) displays antiproliferative properties alone and in combination with xanthines. *Skin Pharmacol* 1996; 9(1):53-9.

4. Creme com Cromoglicato 0,21 %

Cromoglicato de Sódio	0,21 %
Creme Base Emoliente qsp	100 g

Modo de Usar: aplicar pequena quantidade do creme nas regiões afetadas 1 a 2 vezes por dia, por pelo menos 1 mês.

Indicações: estabilizador de mastócitos em casos de dermatite atópica.

Obs.: no estudo abaixo foi usada uma formulação com baixa concentração de cromoglicato de sódio em um veículo hidrossolúvel, para o tratamento de dermatite atópica de moderada a severa, com significante diminuição nos pontos de eczema.

Ref.: Moore C et al. Topical sodium cromoglycate in the treatment of moderate to severe atopic dermatitis. *Ann Allergy Asthma Immunol*. 1998 Nov; 81(5 Pt 1):452-8.

5. Loção com Cromoglicato 4 %

Cromoglicato de Sódio	4 %
Loção Emoliente qsp	100 ml

Modo de Usar: aplicar nas regiões afetadas 1 a 2 vezes ao dia.

Indicações: estabilizador de mastócitos em casos de dermatite atópica.

Obs.: no estudo abaixo, o grupo tratado com cromoglicato mostrou melhoria clínica importante, permitindo redução na aplicação de corticoides.

Ref.: Stainer R et al. Efficacy and acceptability of a new topical skin lotion of sodium cromoglicate (Altoderm) in atopic dermatitis in children aged 2-12 years: a double-blind, randomized, placebo-controlled trial. *Br J Dermatol*. 2005 Feb; 152(2):334-41.

6. Creme com Doxepina

Cloridrato de Doxepina	5 %
Creme Excipiente qsp	30 g

7. Creme com Doxepina e Triancinolona

Cloridrato de Doxepina	5 %
Acetonido de Triancinolona	0,1 %
Creme Excipiente qsp	30 g

Modo de Usar: aplicar sobre as lesões 2 a 4 vezes ao dia.

Indicações: prurido, em pacientes com dermatite atópica.

8. Creme com Naltrexona

Cloridrato de Naltrexona	1 %
Creme Excipiente qsp	30 g

Modo de Usar: aplicar sobre as lesões 2 vezes ao dia.

Indicações: prurido, em pacientes com dermatite atópica.

Ref.: 1. Fernández Vozmediano JM, Armario Hita JC. Nuevas perspectivas terapéuticas en dermatitis atópica. *Med Cutan Iber Lat Am.* 2011; 39(1):30-36. 2. Sendagorta Cudós E, Lucas Laguna R. Tratamiento de la dermatitis atópica. *Rev Pediatr Aten Primaria.* 2009; 11(15):49-67.

9. Creme com Pimecrolimo

Pimecrolimo	1 %
Creme qsp	30 g

Modo de Usar: aplicar pequena quantidade 2 vezes ao dia.

Indicações: eczema atópico, lesão cutânea refratária de lúpus eritematoso sistêmico.

Ref.: 1. Ring J *et al*. Control of atopic eczema with pimecrolimus cream 1% under daily practice conditions: results of a > 2000 patient study. *Journal of the European Academy of Dermatology & Venereology.* 2008 Feb; 22(2):195-203. 2. Rangel LV *et al*. Terapia Tópica com Pimecrolimus em Lesão Cutânea Refratária de Lúpus Eritematoso Sistêmico. *Rev Bras Reumatol.* 2006 Mai/Jun; 46(3):230-233.

10. Tacrolimo Pomada

Tacrolimo	0,03 - 0,1 %
Pomada qsp	30 g

Modo de Usar: adultos (a partir de 16 anos) - tratamento inicial - aplicar a pomada a 0,1 % duas vezes ao dia durante 3 semanas; manutenção - é feita com a pomada a 0,03 %, duas vezes ao dia, até o desaparecimento das lesões; crianças (2 a 15 anos) - tratamento inicial - aplicar a pomada a 0,03 % duas vezes ao dia durante 3 semanas; manutenção - aplicar a pomada a 0,03 % uma vez ao dia até o desaparecimento das lesões.

Indicações: dermatite atópica, psoríase, ptiríase alba, vitiligo.

Ref.: 1. Doss N *et al*. Superiority of tacrolimus 0.1% ointment compared with fluticasone 0.005% in adults with moderate to severe atopic dermatitis of the face: results from a randomized, double-blind trial. *British Journal of Dermatology.* 2009 Aug, 161(2):427-434. 2. Olano DG. Tacrolimus como tratamiento de la dermatitis atópica: estudio piloto observacional en la práctica clínica. *Alergol Inmunol Clin.* 2003; 18:269-273.

11. Creme com Cetoconazol

Cetoconazol	2 %
Creme Excipiente qsp	30 g

Modo de Usar: aplicar 1 a 2 vezes ao dia.

Indicações: dermatite atópica.

12. Creme com Vitamina B12

Vitamina B12	0,07 %
Óleo de Abacate	3 - 5 %
Creme Emoliente qsp	60 g

Modo de Usar: aplicar 2 vezes ao dia nas regiões afetadas.

Indicações: dermatite atópica, psoríase.

Obs.: a vitamina B12 inibe a produção de citocinas pelos linfócitos e, consequentemente, a produção de óxido nítrico, modulando assim a atividade das células T.

Ref.: Stucker M *et al.* Topical vitamin B12 - a new therapeutic approach in atopic dermatitis - evaluation of efficacy and tolerability in a randomized placebo-controlled multicentre clinical trial. *British Journal of Dermatology.* 2004; 150:977-83.

13. Creme com Ácido Láctico

Ácido Láctico	10 %
Creme Excipiente qsp	50 g

Modo de Usar: aplicar 1 a 2 vezes ao dia.

14. Gel com Ácido Láctico

Ácido Láctico	5 a 15 %
Gel de Natrosol qsp	50 g

Modo de Usar: aplicar 1 a 2 vezes ao dia.

15. Creme com Ácido Láctico e Ureia

Ácido Láctico	5 %
Ureia	10 %
Creme não Iônico qsp	50 g

Modo de Usar: aplicar 1 a 2 vezes ao dia.

Indicações (formulações com ácido láctico): dermatite atópica, hiperqueratose, ictiose, psoríase.

Ref.: Valda L *et al.* Dermatitis atópica: Etiopatogenia, diagnóstico y manejo terapeútico. *Revista Hospital Clínico Universidad de Chile.* 2001; 12(2):119-128.

16. Arginina

Cloridrato de Arginina	2,5 %
Pomada qsp	60 g

Modo de Usar: aplicar 2 vezes ao dia nas regiões afetadas.

Indicações: dermatite atópica, pele seca.

Obs.: a arginina promove um aumento significativo do conteúdo de ureia no estrato córneo, melhorando assim a hidratação cutânea.

Ref.: 1. Nenoff P *et al.* Topically applied arginine hydrochloride. Effect on urea content of stratum corneum and skin hydration in atopic eczema and skin aging. *Hautarzt.* 2004 Jan; 55(1):58-64. 2. Wohlrab J *et al.* The influence of L-arginine on the regulation of epidermal arginase. *Skin Pharmacol Appl Skin Physiol.* 2002 Jan/Feb; 15(1):44-54.

17. Emulsão de Glicerol a 20%

Glicerol	20 %
Emulsão Cremosa qsp	100 ml

Modo de Usar: aplicar 2 vezes ao dia nas regiões afetadas.

Indicações: dermatite atópica, pele seca.

Obs.: o glicerol aumenta a hidratação do estrato córneo, diminui os sinais clínicos da inflamação e melhora a função barreira da epiderme. É um princípio ativo seguro e eficaz no alívio dos sintomas da dermatite atópica.

Ref.: 1. Breternitz M *et al*. Placebo-controlled, double-blind, randomized, prospective study of a glycerol-based emollient on eczematous skin in atopic dermatitis: biophysical and clinical evaluation. *Skin Pharmacol Physiol*. 2008; 21(1):39-45. 2 Andersen F *et al*. Comparison of the effect of glycerol and triamcinolone acetonide on cumulative skin irritation in a randomized trial. *J Am Acad Dermatol*. 2007 Feb; 56(2):228-35.

16. Discromias

Hipercromias

Uso Oral

faixa de dosagem diária usual

Betacaroteno	50 - 100 mg
Licopeno	5 - 20 mg
Picnogenol	75 mg
Polypodium leucotomos Extrato Seco	160 - 480 mg
Romã Extrato Seco, Pomegranate	250 - 500 mg

Exemplos de Fórmulas:

1. Betacaroteno cápsulas

Betacaroteno	50 mg
Excipiente qsp	1 cápsula
Mande.....cápsulas	

Posologia: 1 cápsula 2 vezes ao dia por um período de 2 a 3 semanas, reduzindo-se para 1 cápsula ao dia durante 1 mês.

Indicações: como fotoprotetor sistêmico em doenças fotossensitivas (lúpus eritematoso, porfirias).

2. Licopeno

Licopeno	5 a 10 mg
Excipiente qsp	1 cápsula
Mande.....cápsulas	

Posologia: 1 cápsula 2 vezes ao dia, antes das principais refeições.

Indicações: como antioxidante e fotoprotetor sistêmico contra a radiação ultravioleta.

Obs.: o licopeno é um carotenoide presente nos tomate, *Solanum lycopersicum* (Solanaceae) e em outros frutos, com ação antioxidante potente. Assim como outros carotenoides, protege as células contra os radicais livres. Sua estrutura química é semelhante à do betacaroteno, mas possui 2 ligações duplas a mais e anéis abertos, o que lhe confere maior ação antioxidante.

Ref.: González S *et al*. The latest on skin photoprotection. *Clinics in Dermatology*. 2008; 26:614-626.

3. Picnogenol

Picnogenol	25 mg
Excipiente qsp	1 cápsula
Mande.....cápsulas	

Posologia: 1 cápsula 3 vezes ao dia, às refeições.

Obs.: é um extrato obtido da casca do pinheiro francês (*Pinus maritima*), originário da região costeira do sudeste da França. Contém procianidinas, catequinas e glicosídeos fenólicos, entre outras substâncias. Estudos *in vitro* mostraram que o picnogenol tem ação antioxidante e varredora de radicais livres, várias vezes mais potente do que vitamina E e a vitamina C. Além disso, ele recicla a vitamina C, regenera a vitamina E e aumenta as enzimas antioxidantes do sistema endógeno. O picnogenol também protege contra a radiação ultravioleta, sendo por isso usado no tratamento do melasma. O seu uso, entretanto, não dispensa o de fotoprotetores.

Ref.: 1. Ni Z *et al*. Treatment of melasma with Pycnogenol. *Phytother Res*. 2002 Sep; 16(6):567-571. 2. Packer L *et al*. Antioxidant activity and biologic properties of a procyanidin-rich extract from pine *(Pinus maritima)* bark, pycnogenol. *Free Radical Biology & Medicine*. 1999; 27(5-6):704-724.

4. *Polypodium leucotomos* cápsulas

Polypodium leucotomos	160 mg
Excipiente qsp	1 cápsula
Mande.....cápsulas	

Posologia: 1 cápsula 3 vezes ao dia.

Indicações: como fotoprotetor oral na erupção polimórfica à luz e nas fotodermatites idiopáticas. Também é usado na prevenção do fotoenvelhecimento cutâneo.

Obs.: é um extrato seco obtido dos rizomas de uma espécie de samambaia, *Polypodium leucotomos* (Polipodiaceae) com ação fotoprotetora por via oral. Também tem atividade estimuladora dos linfócitos T supressores, anti-inflamatória, nootrópica e antioxidante. O seu uso é contraindicado no diabetes, pois pode induzir hiperglicemia nesses pacientes, e na úlcera gastroduodenal.

Ref.: 1. Tanew A *et al*. Oral administration of a hydrophilic extract of *Polypodium leucotomos* for the prevention of polymorphic light eruption. *J Am Acad Dermatol*. 2012 Jan; 66(1):58-62. 2. Gonzalez S *et al*. Mechanistic insights in the use of a *Polypodium leucotomos* extract as an oral and topical photoprotective agent. *Photochem Photobiol Sci*. 2010 Apr; 9(4):559-63. 3. Caccialanza M *et al*. Photoprotective activity of oral *Polypodium leucotomos* extract in 25 patients with idiopathic photodermatoses. *Photodermatol Photoimmunol Photomed*. 2007 Feb; 23(1):46-7.

5. Romã

Romã Extrato Seco	250 mg
Excipiente qsp	1 cápsula
Mande.....cápsulas	

Posologia: 1 cápsula 2 vezes ao dia.

Obs.: o extrato seco das sementes da romã ou pomegranate, *Punica granatum* (Lythraceae), contém 40 % de ácido elágico, um polifenol com potente ação antioxidante, além de outros compostos como a genisteína, um fitoestrógeno. O seu uso tem sido estudado como clareador da pele em hipercromias melanodérmicas e também na profilaxia do câncer de próstata.

Ref.: 1. Bell C, Hawthorne S. Ellagic acid, pomegranate and prostate cancer - a mini review. *J Pharm Pharmacol*. 2008 Feb; 60(2):139-44. 2. Kasai K *et al*. Effects of Oral Administration of Ellagic Acid-Rich Pomegranate Extract on Ultraviolet-Induced Pigmentation in the Human Skin. *J Nutr Sci Vitaminol* (Tokyo). 2006 Oct; 52(5):383-8.

Uso Tópico

concentrações usuais

Melanodérmicas

Ácido Ascórbico 2-Glicosado, AA2G®	0,5 - 2 %
Ácido Azelaico	10 - 20 %
Ácido Fítico	0,5 - 2 %
Ácido Glicólico	4 - 8 %
Ácido Kójico	1 - 3 %
Ácido Mandélico	2 - 10 %
Ácido Retinoico	0,05 - 0,1 %
Ácido Tranexâmico	2 - 3 %
Arbutin, Hidroquinona Beta D-Glucopiranosídeo	1 - 5 %
Butilresorcinol	0,1 - 0,3 %
Cloridrato de Cisteamina	5 %
Extrato de Asafétida	2 %
Extrato de *M. nigra*, *S. stolonifera*, *S. baicalensis* e *V. vinifera*, Biowhite®	1 - 4 %
Diglicinato de Azeloil Potássio, Azeloglicina®	5 - 10 %
Fosfato de Ascorbil Magnésio, VC-PMG®	1 - 3 %
Haloxyl®	2 %
Hidroquinona	2 - 10 %
Metimazol	5 %
Nicotinamida	4 %
Palmitato de Ascorbila	2 - 10 %
Silicato de Alumínio Sintético, Antipollon® HT	0,5 - 4 %
Skin Whitening Complex®	2 - 5 %
Sulfato de Zinco	10 %

Não Melanodérmicas

Ácido Tioglicólico	2 - 20 %
Ácido Tranexâmico	2 - 3 %
Mesilato de Deferoxamina	2,5 - 5 %

Hipercromias Melanodérmicas

As formulações clareadoras devem ser usadas à noite, nas regiões hiperpigmentadas. Durante o dia, é importante para o sucesso do tratamento, o uso de fotoprotetores (UV-A + UV-B), não apenas nas manchas como também em toda região adjacente. Após o tratamento, os pacientes deverão continuar com o uso de fotoprotetores (UV-A + UV-B), para evitar recidivas.

Nas associações de um agente clareador com o ácido glicólico ou retinoico, o acompanhamento dos resultados deve ser feito logo no início do tratamento. Em caso de irritação da pele, ou em pacientes com pele muito sensível, pode-se associar um anti-inflamatório como o ácido glicirrhízico ou o alfa bisabolol.

Quando ocorrer uma irritação mais intensa, recomenda-se fazer o uso em separado dos princípios ativos: em primeiro lugar aplicar o ácido glicólico ou retinoico durante alguns minutos, retirando-se em seguida com água corrente, para depois aplicar o agente clareador. Mais formulações são apresentadas no capítulo de Produtos Cosméticos e Cosmiátricos (despigmentantes e formulações cosmiátricas para hipercromias).

Exemplos de Fórmulas

Formulações com Hidroquinona

1. Loção Alcoólica

Hidroquinona	10 %
Propilenoglicol	10 %
Álcool 70 % qsp	100 ml

2. Creme com Ácido Retinoico

Hidroquinona	7 %
Ácido Retinoico	0,05 %
Creme Lanette qsp	60 g

3. Creme com Ác. Retinoico e Dexametasona

Hidroquinona	8 %
Ácido Retinoico	0,05 %
Dexametasona	0,04 %
Creme Lanette qsp	60 g

4. Gel ou Creme com Ácido Glicólico

Hidroquinona	3 %
Ácido Glicólico	6 %
Alfa Bisabolol	0,5 %
Gel de Natrosol ou Creme Lanette qsp	30 g

5. Gel ou Creme com Ácido Glicólico, para Pele Sensível

Hidroquinona	3 %
Ácido Glicólico	4 %
Drieline	2 %
Gel de Natrosol ou Creme Lanette qsp	30 g

Modo de Usar (formulações acima): aplicar nas regiões afetadas à noite. Recomenda-se o uso de fotoprotetor (UV-A + UV-B) durante o dia.

Obs.: as formulações com hidroquinona devem conter um antioxidante como o metabissulfito de sódio.

Formulações com Ácido Kójico

1. Gel com Ácido Glicólico

Ácido Kójico	2 %
Ácido Glicólico	8 %
Gel de Natrosol ou Amigel qsp	30 g

2. Gel ou Creme para Pele Sensível

Ácido Kójico	3 %
Alfa Bisabolol	1 %
Gel ou Creme qsp	30 g

Modo de Usar (formulações acima): aplicar nas regiões afetadas à noite. Recomenda-se o uso de fotoprotetor (UV-A + UV-B) durante o dia.

Formulações com Hidroquinona e Ácido Kójico

1. Associação com Ácido Glicólico

Hidroquinona	3 %
Ácido Kójico	2 %
Ácido Glicólico	6 %
Gel de Natrosol ou Creme Lanette qsp	30 g

2. Associação com Ácido Retinoico

Hidroquinona	3 %
Ácido Kójico	2 %
Ácido Retinoico	0,05 %
Hidrocortisona	1 %
Gel de Natrosol ou Creme Lanette qsp	30 g

Modo de Usar (formulações acima): aplicar nas regiões afetadas à noite. Recomenda-se o uso de fotoprotetor (UV-A + UV-B) durante o dia.

Obs.: as formulações com hidroquinona e ácido kójico devem conter um antioxidante como o metabissulfito de sódio e um quelante como o EDTA.

Formulações com Arbutin

1. Gel com Arbutin e VC-PMG

Arbutin	3 %
VC-PMG	1 %
Gel de Natrosol qsp	60 g

2. Creme ou Loção com Antipollon HT

Arbutin	1 %
Silicato de Alumínio Sintético	1 %
Creme ou Loção Cremosa qsp	60 g

3. Creme com Arbutin e Antipollon HT

Arbutin	2 %
Silicato de Alumínio Sintético	5 %
Palmitato de Ascorbila	10 %
Creme Excipiente qsp	100 g

4. Loção com Arbutin e Ácido Kójico

Arbutin	1,5 %
Ácido Kójico	2 %
Ácido Ascórbico 2-Glicosado	0,5 %
Loção Cremosa qsp	100 ml

Modo de Usar (formulações acima): aplicar nas regiões afetadas à noite. Recomenda-se o uso de fotoprotetor (UV-A + UV-B) durante o dia.

Outras Formulações Clareadoras

1. Creme com Ácido Azelaico

Ácido Azelaico	15 %
Creme Excipiente qsp	60 g

2. Gel com VC-PMG

VC-PMG	1 %
Gel de Natrosol ou Amigel qsp	30 g

3. Creme com Antipollon HT

Esqualano	4 %
Óleo de Jojoba	3 %
Vitamina E	0,1 %
Silicato de Alumínio Sintético	4 %
Creme Excipiente qsp	60 g

4. Loção com Biowhite

Biowhite	2 %
Arbutin	1,5 %
Thalasferas com Vitamina C	8 %
Loção Cremosa qsp	100 ml

5. Formulações com Ácido Fítico

Ácido Fítico	1 %
Ácido Glicólico	5 %
Creme Excipiente qsp	30 g
ou Gel de Natrosol qsp	30 g
ou Gel de Amigel qsp	30 g

Obs.: pH entre 4 e 4,5

6. Formulações com Ácido Fítico

Ácido Fítico	2 %
Ácido Mandélico	2 - 10 %
Creme Excipiente qsp	30 g
ou Gel de Natrosol qsp	30 g
ou Gel de Amigel qsp	30 g

Obs.: pH entre 3,5 e 4,5

7. Gel Fluido com Azeloglicina

Azeloglicina	6 %
Ácido Ascórbico 2-Glicosado	0,5%
Gel Fluido qsp	30 ml

8. Creme com Asafétida

Extrato de Asafétida	2 %
Creme Hidratante qsp	30 g

Modo de Usar (formulações anteriores): aplicar nas regiões afetadas à noite. Recomenda-se o uso de fotoprotetor (UV-A + UV-B) durante o dia.

Ref. (asafétida): Allen Jr LV. Basics of Compounding for Skin Discolorations. *International Journal of Pharmaceutical Compounding*. 2004 Sep/Oct; 8(5):376-380.

9. Creme com Cisteamina

Cloridrato de Cisteamina	5 %
Creme Excipiente qsp	30 g

Modo de Usar: aplicar uma camada fina sobre a pele afetada e deixar por 15 minutos, à noite. Remover suavemente lavando com água e sabonete, e aplicando em seguida um creme hidratante. Recomenda-se o uso de fotoprotetor (UV-A + UV-B) durante o dia.

Indicações: hipercromias melanodérmicas.

Ref.: 1. Mansouri P *et al*. Evaluation of the efficacy of cysteamine 5% cream in the treatment of epidermal melasma: a randomized double-blind placebo-controlled trial. *Br J Dermatol*. 2015 Jul; 173(1):209-17. 2. Farshi S, Mansouri P, Kasraee B. Efficacy of cysteamine cream in the treatment of epidermal melasma, evaluating by Dermacatch as a new measurement method: a randomized double blind placebo controlled study. *J Dermatolog Treat*. 2018 Mar; 29(2):182-189.

10. Creme com Metimazol

Metimazol	5 %
Creme Excipiente qsp	30 g

Modo de Usar: aplicar nas manchas à noite. Recomenda-se o uso de fotoprotetor (UV-A + UV-B) durante o dia.

Indicações: hipercromias melanodérmicas.

Obs.: a ação do metimazol tópico se dá por inibição da peroxidase.

Ref.: 1. Gheisari M *et al*. The efficacy and safety of topical 5% methimazole vs 4% hydroquinone in the treatment of melasma: A randomized controlled trial. *J Cosmet Dermatol*. 2019 May 17. 2. Malek J *et al*.

Successful treatment of hydroquinone-resistant melasma using topical methimazole. *Dermatol Ther*. 2013 Jan-Feb; 26(1):69-72.

11. Creme com Nicotinamida

Nicotinamida	4 %
Creme Excipiente qsp	30 g

Modo de Usar: aplicar nas áreas afetadas 2 vezes ao dia, pela manhã e à noite. Recomenda-se o uso de fotoprotetor (UV-A + UV-B) durante o dia.

Indicações: melasma.

Obs.: a nicotinamida tópica tem vários efeitos benéficos para a pele, como o efeito anti-inflamatório, útil no tratamento da acne, rosácea e psoríase; na prevenção da fotoimunossupressão e fotocarcinogênese; e na supressão da transferência de melanossomos, com redução da pigmentação. Além disso, aumenta a biossíntese de ceramidas, assim como de outros lipídios do *stratum corneum*, melhorando a função barreira de permeabilidade epidérmica, com efeito antienvelhecimento.

Ref.: Navarrete-Solís J *et al*. A Double-Blind, Randomized Clinical Trial of Niacinamide 4% versus Hydroquinone 4% in the Treatment of Melasma. *Dermatology Research and Practice*. Volume 2011, Article ID 379173. Disponível em: https://www.hindawi.com/journals/drp/2011/379173/. Acesso em 16 de junho de 2020.

12. Despigmentante com *Skin Whitening Complex*®

Skin Whitening Complex	5 %
Creme Excipiente qsp	50 g

Modo de Usar: aplicar nas regiões afetadas à noite. Recomenda-se o uso de fotoprotetor (UV-A + UV-B) durante o dia.

Obs.: é um complexo despigmentante vegetal que contém extrato de uva ursi, rico em arbutin; biofermentado de *Aspergillus* com ação quelante de íons cobre, essencial para a atividade da tirosina; extrato de *grape fruit*, rico em ácido cítrico e ácido málico, com ação esfoliante suave e que auxiliam na eliminação de células pigmentadas; extrato de arroz, rico em oligossacarídeos com ação hidratante; e ácido fítico, que também tem ação clareadora.

Ref.: Haddad AL *et al.* A clinical, prospective, randomized, double-blind trial comparing skin whitening complex with hydroquinone vs. placebo in the treatment of melasma. *Int J Dermatol*. 2003 Feb; 42(2):153-6.

13. Creme ou Sérum com Ácido Tranexâmico

Ácido Tranexâmico	3 %
Creme ou Sérum qsp	30 g

14. Ácido Tranexâmico e Nicotinamida

Ácido Tranexâmico	2 %
Nicotinamida	2 %
Creme qsp	30 g

Modo de Usar: aplicar nas áreas afetadas pela manhã e à noite. Recomenda-se o uso de fotoprotetor (UV-A + UV-B) durante o dia.

Obs.: o ácido tranexâmico é um agente antifibrinolítico eficaz no tratamento de episódios hemorrágicos. Tem ação inibidora da síntese de melanina, por redução da atividade da tirosinase e possivelmente pela interferência com a interação dos melanócitos e queratinócitos através da inibição do sistema plasmina-plasminogênio. Tem também a capacidade de quelar o ferro existente na hemossiderina, sendo por isso usado também nas hipercromias não melanodérmicas, como no clareamento de olheiras. A associação com nicotinamida proporciona um clareamento mais uniforme da hiperpigmentação.

Ref.: 1. Steiner D et al. Estudo de avaliação da eficácia do ácido tranexâmico tópico e injetável no tratamento do melasma. *Surgical & Cosmetic Dermatology*. 2009; 1(4):174-177. 2. Lee DH et al. Reduction in facial hyperpigmentation after treatment with a combination of topical niacinamide and tranexamic acid: a randomized, double-blind, vehicle-controlled trial. *Skin Res Technol*. 2014 May; 20(2):208-12.

15. Solução de Sulfato de Zinco a 10%

Sulfato de Zinco Heptaidratado	10 %
Propilenoglicol	5 %
Água Preservada qsp	100 ml

Modo de Usar: aplicar nas manchas 2 vezes ao dia, durante 2 meses. Usar fotoprotetor (UV-A + UV-B) durante a exposição à luz solar.

Indicações: melasma. O sulfato de zinco é usado por sua ação antioxidante.

Ref.: Sharquie KE et al. Topical 10% zinc sulfate solution for treatment of melasma. *Dermatol Surg*. 2008 Oct; 34(10):1346-9.

16. Creme com 4-N-butilresorcinol

Butilresorcinol	0,1 %
Creme Excipiente qsp	30 g

Modo de Usar: aplicar duas vezes ao dia.

Indicações: melasma.

17. Sérum com 4-N-butilresorcinol

Butilresorcinol	0,3 %
Sérum qsp	30 ml

Modo de Usar: aplicar à noite, ao deitar.

Obs.: 4-N-butilresorcinol, um derivado do resorcinol, é usado no tratamento de hiperpigmentações por seu efeito inibidor sobre a tirosinase. Deve-se usar fotoprotetor com proteção contra UVA e UVB durante o dia, com FPS de acordo com o fototipo do paciente.

Ref.: 1. Huh SY et al. The Efficacy and Safety of 4-n-butylresorcinol 0.1% Cream for the Treatment of Melasma: A Randomized Controlled Split-face Trial. *Ann Dermatol,* 22(1):21-25, 2010. 2. Steiner D et al. Treatment of melasma: systematic review. *Surgical & Cosmetic Dermatology*; 1(2):87-94, 2009.

18. Clareador para Recidivas de Melasma

Ácido Tranexâmico	3 %	Vitamina E	1 %
Arbutin	5 %	Ácido Ferúlico	1 %
Skin Whitening Complex	5 %	Alfa Bisabolol	1 %
Thalasferas com Vitamina C	5 %	Gel de Natrosol qsp	30 g

Modo de Usar: aplicar nas regiões afetadas à noite. Durante o dia, recomenda-se o uso de fotoprotetor.

Ref.: Lin FH et al. Ferulic acid stabilizes a solution of vitamins C and E and doubles its photoprotection of skin. *J Invest Dermatol*. 2005 Oct; 125(4):826-32.

Hipercromias não Melanodérmicas

1. Gel com Ácido Tioglicólico 10 - 20 %

Ácido Tioglicólico	1,5 - 3 g
Propilenoglicol	10 g
Goma Xantana	0,3 g
Água destilada qsp	15 g

Modo de Usar: como *peeling* para hipercromias periorbitais, na concentração de 10%, aplicado em 5 sessões, com intervalo de 15 dias entre as sessões - aplicar o gel na pele limpa, deixar no máximo por 10 minutos e lavar com água abundante ou solução neutralizadora com bicarbonato de sódio. Em hiperpigmentações de membros inferiores desencadeadas por insuficiência venosa, dermatite ocre de estase - mesmo procedimento, que pode ser realizado semanalmente até a resolução da hiperpigmentação. Caso não apresente reações colaterais severas, as aplicações seguintes de ácido tioglicólico podem ser de até 20 minutos. Deve ser utilizado sob supervisão médica.

Ref.: 1. Costa A *et al*. Peeling de gel de ácido tioglicólico 10%: opção segura e eficiente na pigmentação infraorbicular constitucional. *Surg Cosmet Dermatol*. 2010; 2(1):29-33. 4. Souza DM *et al*. Periorbital hyperchromia. *Surg Cosmet Dermatol* 2011; 3(3):233-9. 2. Goldman N *et al*. Tratamento das Hiperpigmentações de Membros Inferiores Desencadeadas por Insuficiência Venosa Através do Ácido Tioglicólico. *Revista da Sociedade Brasileira de Medicina Estética*. 2003; 14:16-20. 3. Tullii R *et al.* El papel del ácido tioglicólico en las pigmentaciones férricas. *Rev Panam Flebol Linfol*. 2001 Jun; 41:57-63.

2. Sérum com Ácido Tioglicólico 2,5 %

Ácido Tioglicólico	2,5 %
Sérum qsp	10 ml
Mande em frasco *roll on*	

3. Bastão com Ácido Tioglicólico 2,5 %

Ácido Tioglicólico	2,5 %
Polietilenoglicol 4.000	40 %
Polietilenoglicol 1.500	5 %
Polietilenoglicol 400 qsp	1 bastão

Modo de Usar: aplicar uma vez ao dia.

Indicações: hiperpigmentação periorbital.

Ref.: Souza DM *et al*. Comparação entre ácido tioglicólico 2.5%, hidroquinona 2%, haloxyl 2% e peeling de ácido glicólico 10% no tratamento da hiperpigmentação periorbital. *Surg Cosmet Dermatol*. 2013; 5(1):4651.

4. Deferoxamina Creme

Mesilato de Deferoxamina	2,5 %
Creme não Iônico qsp	20 g

Modo de Usar: aplicar nas regiões afetadas 2 vezes ao dia.

Indicações: púrpura traumática em cirurgias, hematomas.

Ref.: Reinharez D. Pigmentation following sclerosis. *Phlebologie*. 1983 Oct/Dec; 36(4):337-44.

5. Gel com Haloxyl

Haloxyl	2 %
Cafeisilane	3 %
Nodema	3 %
Gel de Pemulen qsp	15 ml

6. Emulsão com Haloxyl

Haloxyl	2 %
CoffeeSkin	3 %
Ginkgo biloba ext. glicólico	3 %
Emulsão de Olivem qsp	15 ml

7. Sérum com Haloxyl

Haloxyl	2 %
Thalasferas com Vitamina C	8 %
Hamamelis Extrato Glicólico	3 %
Camomila Extrato Glicólico	3 %
Sérum qsp	15 ml

Modo de Usar (formulações acima): aplicar nas áreas afetadas pela manhã e à noite.

Obs.: Haloxyl® é um produto composto por N-hidroxisuccinimida, crisina e matriquinas. A N-hidroxisuccinimida e a crisina agem como quelantes de ferro e seus derivados, respectivamente, diminuindo a pigmentação local. As matriquinas são peptídeos liberados por proteólise de macromoléculas da matriz extracelular (palmitoil tripeptídeo-1 e palmitoil tetrapeptídeo-7). Essas matriquinas estimulam a síntese dos componentes da matriz extracelular (colágeno, fibronectina e ácido hialurônico) reforçando o tônus palpebral. Por suas ações é usado no tratamento de hipercromias não melanodérmicas, como o clareamento de olheiras, na concentração de 2%.

Ref.: 1. Souza DM *et al*. Comparação entre ácido tioglicólico 2.5%, hidroquinona 2%, haloxyl 2% e peeling de ácido glicólico 10% no tratamento da hiperpigmentação periorbital. *Surg Cosmet Dermatol.* 2013; 5(1):4651.

Hipocromias

Uso Oral

faixa de dosagem diária usual

Fenilalanina	50 - 100 mg/kg
Ginkgo biloba Extrato Seco (24 %)	120 mg
Metoxisaleno, Methoxsalen	10 - 20 mg
Polypodium leucotomos	250 - 750 mg
Quelina	50 - 100 mg
Trioxisaleno, Trioxsalen, Trisoralen®,	5 - 10 mg

Exemplos de Fórmulas:

1. Metoxisaleno

Metoxisaleno	10 a 20 mg
Excipiente qsp	1 cápsula
Mande.....cápsulas	

2. Trioxisaleno

Trioxisaleno	5 a 10 mg
Excipiente qsp	1 cápsula
Mande.....cápsulas	

Posologia: 10 a 20 mg de metoxisaleno ou 5 a 10 mg de trioxsaleno 2 horas antes da exposição à luz ultravioleta A (320 - 400 nm). As exposições devem ser progressivas, começando nos primeiros dias com 1 a 2 minutos (1 a 2 joules/cm^2) até o máximo de 30 minutos (15 a 20 joules/cm^2) ao final de 14 dias (duração do tratamento). No caso de não se dispor de fontes artificiais de ultravioleta A, poderá ser usada a luz solar desde que observadas as exposições progressivas, recobrindo em seguida as áreas vitiliginosas com fotoprotetor (UV-A + UV-B).

Indicações: vitiligo, psoríase.

Efeitos Colaterais: ocasionalmente os psoralenos podem provocar irritação gástrica, náuseas e, às vezes, vertigens e excitação nervosa. Mais raramente podem provocar disfunções hepáticas. Em longo prazo e com largo uso, podem provocar alterações actínicas da pele, câncer e catarata.

Precauções: não devem ser administrados em crianças com menos de 12 anos e em pacientes com doenças fotossensitivas, como as porfirias e o lúpus eritematoso. Não se devem administrar outras drogas fotossensibilizantes concomitantemente.

Obs.: a sensibilidade da pele à radiação aparece 1 hora após a administração, alcança o máximo após 2 horas e desaparece ao término de 8 horas. Por esta razão dá-se preferência ao tratamento noturno, com fontes de UV-A, evitando-se assim o risco de queimaduras solares com exposições incorretas à luz do sol. Os psoralenos devem ser empregados somente sob supervisão médica.

3. Suplemento de Fenilalanina

Fenilalanina 500 mg
Excipiente qsp 1 cápsula
Mande.....cápsulas

Posologia: 50 a 100 mg/kg ao dia e exposição à luz solar ou UV-A, 30 a 50 minutos após a administração. Outro esquema utilizado é de 50 a 200 mg/kg 3 vezes por semana, também com exposição à luz solar ou UV-A, 30 minutos após a administração.

4. Creme ou Gel com Fenilalanina

Fenilalanina 10 %
Cold Cream ou Gel qsp 50 g

Modo de Usar: aplicar nas manchas antes da exposição solar ou à radiação UV-A, juntamente com o suplemento de fenilalanina por via oral.

Ref.: 1. Camacho F *et al*. Oral and topical L-phenylalanine, clobetasol propionate, and UVA/sunlight - a new study for the treatment of vitiligo. *J Drugs Dermatol*. 2002 Sep; 1(2):127-31. 2. Siddiqui AH *et al*. L-phenylalanine and UVA irradiation in the treatment of vitiligo. *Dermatology*. 1994; 188(3):215-8.

5. *Ginkgo biloba*

Ginkgo biloba Extrato Seco 60 mg
Excipiente qsp 1 cápsula
Mande.....cápsulas

Posologia: 1 cápsula 2 vezes ao dia.

Indicações: como antirradicais livres, no tratamento do vitiligo.

Obs. o extrato seco de Ginkgo é obtido das folhas de *Ginkgo biloba* (Ginkgoaceae) e padronizado para conter 24 % de glicosídeos flavonídicos e 6% de lactonas terpênicas (ginkgólidos e bilobálidos). Suas ações farmacológicas se traduzem por aumento da irrigação tissular, ativação do metabolismo energético (melhor captação e utilização da glicose, normalização do consumo de oxigênio), diminuição do risco trombótico microcirculatório e ação antirradicais livres. É usado no tratamento do vitiligo por sua ação antioxidante e captadora de radicais livres formados na pele, responsáveis pela degradação da melanina. O seu uso também é indicado no tratamento de distúrbios cognitivos, sequelas de acidentes vasculares cerebrais, alterações vasculares periféricas e distúrbios neurossensoriais de causa vascular em oftalmologia ou otorrinolaringologia.

Ref.: 1. Szczurko O et al. Ginkgo biloba for the treatment of vitilgo vulgaris: an open label pilot clinical trial. *BMC Complement Altern Med.* 2011 Mar; 11:21. 2. Parsad D et al. Effectiveness of oral Ginkgo biloba in treating limited, slowly spreading vitiligo. *Clin Exp Dermatol.* 2003 May; 28(3):285-7.

6. *Polypodium leucotomos* cápsulas

Polypodium leucotomos	250 mg
Excipiente qsp	1 cápsula
Mande.....cápsulas	

Posologia: vitiligo - 1 cápsula 3 vezes ao dia; fotodermatoses - 1 cápsula 2 vezes ao dia.

Indicações: vitiligo. Também é usado como fotoprotetor oral na erupção polimórfica à luz, nas fotodermatites idiopáticas e na prevenção do fotoenvelhecimento cutâneo.

Obs.: é um extrato seco obtido dos rizomas de uma espécie de samambaia, *Polypodium leucotomos* (Polipodiaceae) com atividade estimuladora dos linfócitos T supressores, anti-inflamatória, nootrópica, antioxidante e fotoprotetora por via oral. Parece atenuar o curso de enfermidades imunológicas de maneira favorável em processos como vitiligo, artrite reumatoide, psoríase, esclerose múltipla ou esclerodermias. O seu uso é contraindicado no diabetes, pois pode induzir hiperglicemia nesses pacientes, e na úlcera gastroduodenal.

Ref.: 1. Palomino OM. Current knowledge in *Polypodium leucotomos* effect on skin protection. *Arch Dermatol Res.* 2015 Apr;307(3):199-209. 2. Nestor M et al. Polypodium leucotomos as an Adjunct Treatment of Pigmentary Disorders. *J Clin Aesthet Dermatol.* 2014 Mar; 7(3):13-7. 3. Middelkamp-Hup MA et al. Treatment of vitiligo vulgaris with narrow-band UVB and oral Polypodium leucotomos extract: a randomized double-blind placebo-controlled study. *J Eur Acad Dermatol Venereol.* 2007 Aug; 21(7):942-50.

7. *Ginkgo biloba* e *Polypodium leucotomos*

Ginkgo biloba Extrato Seco	40 mg
Polypodium leucotomos	250 mg
Excipiente qsp	1 cápsula
Mande.....cápsulas	

Posologia: 1 cápsula 3 vezes ao dia.

Indicações: vitiligo. Também é usado como fotoprotetor oral na erupção polimórfica à luz, nas fotodermatites idiopáticas e na prevenção do fotoenvelhecimento cutâneo.

8. Quelina

Quelina	50 - 100 mg
Excipiente qsp	1 cápsula
Mande.....cápsulas	

Posologia: 1 cápsula ao dia, 1 hora antes da exposição ao sol (15 min).

Indicações: vitiligo, psoríase.

Obs.: é um furocromo encontrado nos frutos e sementes de *Ammi visnaga* (Apiaceae), estudado e usado como tratamento fotoquimioterapêutico na psoríase e no vitiligo. Forma um complexo molecular de coloração escura com o DNA das células da pele, porém com baixa taxa de fotoligação. Com a irradiação subsequente (365 nm), ele forma um composto fotoconjugado. A quelina é menos fototóxica que os psoralenos, podendo ser utilizada com mais segurança.

Ref.: Hofer A *et al.* Long-term results in the treatment of vitiligo with oral khellin plus UVA. *Eur J Dermatol.* 2001; 11(3):225-9.

Uso Tópico

concentrações usuais

Di-hidroxiacetona	1 - 10 %
Eritrulose	1 - 5 %
Essência de Bergamota	10 - 20 %
Fenilalanina	10 - 20 %
Metoxisaleno, Methoxsalen	0,1 - 1 %
Quelina	1 - 5 %
Tacrolimo	0,1 %
Trioxisaleno, Trioxsalen, Trisoralen®	0,01 - 0,1 %

Exemplos de Fórmulas:

1. Loção com Metoxisaleno

Metoxisaleno	1 %
Propilenoglicol	50 %
Álcool Etílico qsp	50 ml

2. Loção com Trioxisaleno

Trioxisaleno	0,1 %
Propilenoglicol	50 %
Álcool Etílico qsp	50 ml

Modo de Usar (formulações acima): aplicar somente nas manchas vitiliginosas, uma vez por semana, seguida de exposição à luz solar ou UV-A, por não mais que 1 minuto. Logo após, recobrir os locais da aplicação com fotoprotetor (UV-A + UV-B).

Indicações: para induzir a pigmentação em pequenas áreas vitiliginosas.

Precauções: com as aplicações tópicas podem aparecer bolhas e a fotossensibilidade persistir por vários dias, daí a importância do uso de fotoprotetores (UV-A + UV-B). Deve se utilizada sob supervisão médica.

3. Loção com Essência de Bergamota

Essência de Bergamota	20 %
Loção Alcoólica qsp	10 ml

4. Loção com Bergamota e Di-hidroxiacetona

Essência de Bergamota	10 %
Di-hidroxiacetona	10 %
Polissorbato 20	5 %
Álcool Etílico	30 %
Água Destilada qsp	100 ml

Modo de Usar (formulações acima): aplicar nas manchas vitiliginosas e, 15 minutos após, expor à luz solar ou UV-A por 1 minuto. As aplicações devem ser feitas em dias alternados, aumentando o tempo de exposição gradativamente até produzir eritema, quando as aplicações deverão ser espaçadas. Após as exposições, recobrir os locais de aplicação com fotoprotetor (UV-A + UV-B).

Indicações: vitiligo.

5. Tacrolimo Pomada

Tacrolimo	0,1 %
Pomada qsp	30 g

Modo de Usar: aplicar pequena quantidade 2 vezes ao dia.

Indicações: vitiligo, dermatite atópica, psoríase, ptiríase alba.

Ref.: 1. Tamler C et al. Pomada de tacrolimo 0,1% no tratamento de vitiligo: série de casos. *An Bras Dermatol*. 2011; 86(1):169-71. 2. Lepe V et al. A double-blind randomized trial of 0.1% tacrolimus vs. 0.05% clobetasol for the treatment of childhood vitiligo. *Arch Dermatol*. 2003 May; 139(5):581-5.

6. Pseudocatalase

Cloreto de Manganês	1 g
Cloreto de Cálcio Anidro	0,7 g
Bicarbonato de Sódio	11 g
Água Destilada	14,5 ml
Creme Evanescente	452 g

Modo de Usar: aplicar 2 vezes ao dia.

Indicações: vitiligo. O creme com pseudocatalase é usado para remover os peróxidos formados na pele, responsáveis pela despigmentação em pacientes com vitiligo. Os resultados começam a aparecer após 2 a 4 meses de uso.

Ref.: 1. Schallreuter KU et al. Treatment of vitiligo with a topical application of pseudocatalase and calcium in combination with short-term UVB exposure: a case study on 33 patients. *Dermatology*. 1995; 190(3):223-9. 2. Schallreuter KU et al. Successful treatment of oxidative stress in vitiligo. *Skin Pharmacol Appl Skin Physiol*. 1999 May/Jun; 12(3):132-8. 3. Schallreuter KU et al. Rapid initiation of repigmentation in vitiligo with Dead Sea climatotherapy in combination with pseudocatalase (PC-KUS). *Int J Dermatol*. 2002 Aug; 41(8):482-7.

7. Quelina

Quelina	1 - 5 %
Álcool Etílico 50 % qsp	60 ml

Modo de Usar: aplicar 1 vez ao dia nas lesões 30 minutos antes da exposição à radiação solar ou UVA, durante 10 a 15 minutos. Deve-se usar fotoprotetor com FPS alto sobre as regiões não afetadas.

Indicações: vitiligo, psoríase.

Obs.: também pode ser formulado em gel de carbopol hidroalcoólico, cremes hipoalergênicos ou loções hipoalergênicas.

Ref.: 1. Hofer A et al. Long-term results in the treatment of vitiligo with oral khellin plus UVA. *Eur J Dermatol*. 2001; 11(3):225-9. 2. Vargas N et al. Vitíligo bilateral: tratamiento con tacrolimus 0.1% y kelina 3%. *Revista Colombiana de Dermatología y Cirugía Dermatológica*. 2007; 15(3):224-226.

8. Loção com Di-hidroxiacetona

Di-hidroxiacetona	10 %
Acetona	qs
Loção Cremosa qsp	100 ml

9. Loção com Di-hidroxiacetona e Eritrulose

Di-hidroxiacetona	5 %
Eritrulose	2 %
Loção Cremosa qsp	100 ml

10. Loção Alcoólica com Di-hidroxiacetona

Di-hidroxiacetona	10 %
Polissorbato 20	5 %
Álcool Etílico	30 %
Água Destilada qsp	100 ml

Modo de Usar (formulações acima): aplicar nas manchas vitiliginosas 1 a 2 vezes ao dia.

Indicações: vitiligo.

17. Eczemas

concentrações usuais

Alcatrão de Hulha, Coal Tar	1 - 5 %
Cafeína	5 - 10 %
Colestiramina	5 - 10 %
D-Pantenol	2 - 5 %
Fomblin® HC-25 (peso molecular aproximado 3.200)	0,1 - 2 %
Ictiol	2 - 5 %
Óleo de Borage	1 - 5 %
Óleo de Cade	5 - 10 %
Óleo de Calêndula (Marigold Oil)	1 - 5 %
Óleo de Rosa Mosqueta	2 - 10 %
Óxido de Zinco	5 - 50 %
Resorcina	2 - 5 %
Simeticone, Óleo de Silicone	3 - 10 %

Exemplos de Fórmulas:

1. Corticosteroides

Ver item 5 - Anti-Inflamatórios Hormonais - Uso Tópico.

2. Creme com Cafeína e Corticoide

Cafeína	5 %
Acetato de Hidrocortisona	1 %
Creme Excipiente qsp	30 g

Modo de Usar: aplicar 1 a 2 vezes ao dia.

Indicações: eczemas.

3. Loção com Óleo de Cade e Borage

Óleo de Cade	8 %
Óleo de Borage	4 %
Loção Cremosa qsp	50 ml

Modo de Usar: aplicar 2 a 3 vezes ao dia.

Indicações: eczemas.

4. Pomada com Coal Tar e Resorcina

Coal Tar	3 %
Resorcina	5 %
Óxido de Zinco	15 %
Cânfora	1 %
Pomada qsp	100 g

Modo de Usar: aplicar 2 vezes ao dia.

Indicações: eczemas crônicos.

5. Creme com Coal Tar e Óleo de Cade

Coal Tar	3 %
Óleo de Cade	5 %
Alantoína	1 %
Mentol	1 %
Creme Excipiente qsp	100 g

Modo de Usar: aplicar 2 vezes ao dia.

Indicações: eczemas crônicos.

6. Creme com Coal Tar e Ácido Salicílico

Coal Tar	5 %
Ácido Salicílico	5 %
Creme Excipiente qsp	100 g

Modo de Usar: aplicar à noite.

Indicações: eczemas crônicos.

7. Pasta de Lassar com Ictiol

Ictiol	3 %
Óleo de Oliva	10 %
Pasta de Lassar qsp	100 g

Modo de Usar: amolecer em banho-maria e aplicar nos locais afetados, 2 vezes ao dia.

Indicações: eczemas em fase subaguda.

8. Pasta com Óxido de Zinco

Óxido de Zinco	50 g
Óleo de Amêndoas	50 ml

Modo de Usar: em aplicação local após troca de fralda.

Indicações: dermatite amoniacal, assaduras.

9. Pasta D'Água com Pantenol e Alantoína

D-Pantenol	2 %
Alantoína	1 %
Pasta D'Água qsp	30 g

Modo de Usar: aplicar 2 a 3 vezes ao dia, após limpeza do local.

Indicações: dermatite amoniacal, eczemas.

10. Creme com Óleo de Rosa Mosqueta

Óleo de Rosa Mosqueta	10 %
Óleo de Calêndula	5 %
Alantoína	1 %
Creme Excipiente qsp	50 g

Modo de Usar: aplicar na região afetada 2 a 3 vezes ao dia.

Indicações: dermatite amoniacal, eczemas.

11. Creme com Óxido de Zinco e Silicone

Óxido de Zinco	10 %
Óleo de Silicone	5 %
Creme Excipiente qsp	50 g

Modo de Usar: aplicar 1 a 2 vezes ao dia.

Indicações: dermatite de contato, eczema amoniacal, assaduras.

12. Creme Barreira com Silicone

Óleo de Silicone	10 %
Creme Excipiente qsp	100 g

Modo de Usar: aplicar nas mãos várias vezes ao dia.

Indicações: prevenção de eczema de contato nas mãos.

13. Creme Barreira com Fomblin

Fomblin HC-25	2 %
Creme Excipiente qsp	100 g

Modo de Usar: aplicar várias vezes ao dia.

Indicações: prevenção de eczema de contato nas mãos.

14. Creme com Silicone e Ureia

Óleo de Silicone	3 - 10 %
Ureia	2 - 10 %
Creme Excipiente qsp	100 g

Modo de Usar: aplicar várias vezes ao dia.

Indicações: prevenção de eczema de contato, prevenção de escaras.

15. Pomada com Colestiramina

Resina de Colestiramina	6,5 g
Polietilenoglicol 4.000	30 g
Polietilenoglicol 400 qsp	100 g

Modo de Usar: em aplicação local após troca de fralda.

Indicações: dermatite amoniacal, assaduras, irritações perianais.

Ref. (colestiramina): 1. Allen Jr LV (editor). Formulations - Cholestyramine 6.5% Ointment. *International Journal of Pharmaceutical Compounding*. 2001 Jan/Feb; 5(1):42. 2. White CM *et al*. Cholestyramine ointment to treat buttocks rash and anal excoriation in an infant. *Ann Pharmacother*. 1996 Sep; 30(9):954-956. 3. Senon G *et al*. Treatment of severe perianal cutaneous lesions in hospitalized neonates: Orabase ointment interest. *J Gynecol Obstet Biol Reprod* (Paris). 2005 Feb; 34(1 Suppl):S84-8. 4. Paoletti J. Head-To-Toe Slutions: A Quick Review of Current Therapies. *International Journal of Pharmaceutical Compounding*. 2004 Sep/Oct; 8(5):345-352.

16. Creme com Óxido de Zinco

Óxido de Zinco	15 %
Vitamina A	500.000 UI %
Vitamina D	40.000 UI %
Vitamina E	0,3 %
Creme Excipiente qsp	100 g

Modo de Usar: em aplicação local após troca de fralda.

Indicações: eczema amoniacal, assaduras.

17. Gel Creme com D-Pantenol

D-Pantenol	5 %
Óleo Mineral	10 %
Polietilenoglicol 400	15 %
Pluronic F-127	20 %
Água Purificada qsp	100 g

Modo de Usar: aplicar 2 a 3 vezes ao dia.

Indicações: eczemas, assaduras, irritações menores da pele.

Ref.: Allen Jr LV (editor). Formulations - Dexpanthenol 5% Gel-Cream. *International Journal of Pharmaceutical Compounding*. 2010 Mar/Apr; 14(2):155.

18. Fotoprotetores

Fotoprotetores são preparados que incluem um ou mais filtros solares, que são substâncias que oferecem uma proteção adequada da pele frente à radiação solar. São capazes de absorver ou refletir parte da radiação solar e são utilizados para a prevenção dos efeitos dessa radiação.

Radiação Ultravioleta e a Pele

O espectro ultravioleta pode ser classificado em 3 categorias, de acordo com o comprimento de onda:

1. UV-A (320 - 400 nm): causa eritema fraco, tem alto poder melanógeno, menor conteúdo energético em relação ao UV-B e é a radiação responsável pela pigmentação direta da pele. A radiação UV-A é atualmente subclassificada em UV-A1 ou UV-A longos (340 a 400 nm) e UV-A2 ou UV-A curtos (320 a 340 nm).
2. UV-B (280 - 320 nm): tem alto poder eritematógeno e é a radiação responsável pelas queimaduras solares (eritema, edema e bolhas).
3. UV-C (200 - 280 nm): é a radiação mais nociva, devido à sua grande energia; essa radiação é absorvida pelas camadas mais altas da atmosfera e praticamente não chega à superfície terrestre. É também emitida por fontes artificiais e tem poder eritematógeno e pouco pigmentógeno.

Efeitos da Radiação Ultravioleta na Pele

UV-A (320-400 nm) - é a radiação responsável pelo bronzeado direto da pele, com eritema fraco. A reação máxima do eritema é atingida em 72 horas, após exposição ao sol. Pode causar efeitos alérgicos de fotossensibilização e envelhecimento cutâneo prematuro fotoinduzido (dá origem a radicais livres que desestruturam o colágeno e a elastina).

UV-B (280-320 nm) - é a radiação responsável direta pelo eritema. A reação máxima de eritema é atingida em 6 a 20 horas após exposição. Também induz à formação de melanina (bronzeado indireto) e torna a camada córnea mais espessa. Pode provocar alterações no DNA e, em longo prazo e com exposição frequente, pode causar câncer de pele.

Fototipos de Pele

As características físicas das pessoas permitem estabelecer o grau de sensibilidade à exposição solar e prever as consequências da exposição à radiação ultravioleta. São classificados geralmente em 5 ou 6 grupos.

Tipo	Cor	Sensibilidade	Consequências da Exposição ao UV
I.	Pele branca clara, sardenta, olhos azuis.	Muito sensível (sensibilidade máxima)	Sempre se queimam e quase nunca se bronzeiam.
II.	Pele branca, olhos azuis, verdes ou castanhos claros, cabelos louros ou ruivos.	Muito sensível	Sempre se queimam e bronzeiam ligeiramente.
III.	Pele morena clara, cabelos ruivos ou castanhos.	Sensível	Queimam-se moderadamente, bronzeiam-se de forma gradual e uniforme.
IV.	Pele morena escura, cabelos castanhos escuros e olhos escuros.	Pouco sensível	Queimam-se pouco, bronzeiam-se bastante.
V.	Pele parda, olhos e cabelos escuros.	Muito pouco sensível	Raramente se queimam, bronzeiam-se muito.
VI.	Pele Negra.	Muito pouco sensível (sensibilidade mínima)	Quase nunca se queimam, a pele é profundamente pigmentada.

Melanogênese

É o processo de produção e distribuição da melanina na epiderme. A melanina é sintetizada a partir de um aminoácido, a tirosina, por ação da tirosinase, através de várias reações químicas. Este processo ocorre nos melanossomas das células pigmentadas. A melanina é uma molécula química complexa (biopolímero) responsável pela cor da pele e do cabelo. Existem dois tipos de melanina:

1. Eumelaninas: pigmentos pardos a negros, que proporcionam as colorações escuras.
2. Feomelaninas: pigmentos amarelos a avermelhados, que proporcionam as colorações claras.

Os dois tipos de melaninas se encontram em todos os indivíduos e formam combinações complexas que dão origem aos múltiplos matizes.

Síntese de Vitamina D

A vitamina D é uma vitamina lipossolúvel obtida por irradiação ultravioleta do 7-desidrocolesterol na pele. Encontrada no homem e em animais superiores, é essencial para a absorção de cálcio e fósforo no organismo e para a formação dos ossos e dentes.

Fatores que Influenciam a Ação da Radiação Ultravioleta

A atmosfera terrestre absorve parte da radiação ultravioleta e, dependendo do ângulo de incidência sobre a Terra, esta pode ser mais ou menos absorvida. Até as 10 horas da manhã e após as 16 horas da tarde, a radiação UV-B é mais absorvida do que a radiação UV-A. Entre esses horários a radiação UV-B é pouco absorvida e atinge a superfície terrestre em grande quantidade. Por isso deve-se evitar a exposição solar entre as 10 e as 16 horas. A camada de ozônio impede a passagem da radiação UV-C.

Outros fatores como a estação do ano, a latitude, a altitude sobre nível do mar e o efeito de superfícies refletoras como água, areia ou neve, afetam a quantidade de radiação UV-B que alcança a Terra naquele momento.

Filtros Solares

Filtros solares são substâncias que aplicadas sobre a pele, a protegem da radiação ultravioleta, impedindo a passagem de determinados comprimentos de onda. São usados nos fotoprotetores UV-B, fotoprotetores UVA + UV-B, bronzeadores e nos cosméticos destinados à prevenção do envelhecimento cutâneo precoce.

Classificação dos Filtros Solares

Os filtros solares são classificados em 3 grupos, segundo o espectro de absorção da radiação ultravioleta:

1. Filtros UV-A: são indicados para a prevenção do envelhecimento cutâneo precoce (elastose actínica), uma vez que cerca de 50% da radiação UV-A atinge as células germinativas e 35% a derme, acelerando este fenômeno.
2. Filtros UV-B: são usados nos protetores solares, para evitar os efeitos eritematógenos da luz solar, e também nos bronzeadores, por permitir a passagem da radiação UV-A e promover, portanto, o bronzeamento da pele.
3. Filtros UV-A + UV-B: são os chamados "bloqueadores solares", que conferem proteção não somente às queimaduras solares, como também aos efeitos da luz solar no vitiligo, cloasma, porfiria, lúpus

eritematoso e aos efeitos fotodinâmicos, fotossensibilizantes e fototóxicos de diversas drogas. O termo "bloqueador solar" não é mais utilizado para se referir aos fotoprotetores UVA+UVB.

Mecanismo de Ação dos Filtros Solares

Os fotoprotetores podem ser classificados, por seu modo de ação, em físicos e químicos.

Filtros Físicos

São substâncias opacas que refletem a luz, impedindo que as radiações atinjam a pele. São usados principalmente o óxido de zinco e o dióxido de titânio, disponíveis também na forma micronizada para uma melhor aceitação cosmética, isoladamente ou em associação aos fotoprotetores químicos.

Filtros Químicos

São substâncias capazes de absorver a radiação ultravioleta, impedindo, assim, os danos causados pela radiação na pele. A absorção da energia provoca alteração da configuração dos elétrons da substância química, por ressonância dos grupos aromáticos. Quando os elétrons voltam à configuração original, a energia absorvida é liberada na forma de radiação visível e calor. Podem ser de três tipos, filtros UVA, UVB ou UVA+UVB. Entretanto, não absorvem a radiação visível.

Filtro Solar	Faixa de Absorção	Pico de Absorção	Concentrações Usuais
Ácido Fenilbenzimidazol Sulfônico, Ensulizol (Eusolex® 232, Neo Heliopan® Hydro, Parsol® HS)	UV-B 290 - 320 nm	300 nm	1 - 4 %
Associação de Ensulizol com Sulizobenzona (benzofenona-4) (Filtro UVA/B Merck® Hidrossolúvel)	UV-A e UV-B	-	5 - 20 %
Avobenzona, Butilmetoxidibenzoilmetano (Eusolex® 9020, Parsol® 1789, Neo Heliopan® 357, Uvinul®)	UV-A 340 - 400 nm	360 nm	1 - 5 %
Benzofenona-1, Di-hidroxibenzofenona (Uvinul® 400)	UV-A		2 - 6 %
Benzofenona-3, Oxibenzona, 2-hidroxi-4-metoxi-benzofenona (Escalol® 567, Eusolex® 4360, Tinosorb® B3, Neo Heliopan® BB, Uvinul® M 40)	UV-A 320 - 360 nm UV-B 290 - 320 nm	-	2 - 6 %
Benzofenona-4, Sulizobenzona, 2-hidroxi-4-metoxi-benzofenona 5-sulfônico (Escalol® 577, Uvinul® MS 40)	UV-A 320 - 360 nm UV-B 290 - 320 nm	-	1 - 10 %
Di-hidróxi-octiloxi-benzofenona (Uvinul® 3008)	UV-B 280 - 320 nm	290 nm	
Dióxido de Titânio	filtro físico	-	1 - 10 %
Dióxido de Titânio Micronizado (transparente)	filtro físico	-	1 - 10 %
Isopropildibenzoilmetano (Eusolex® 8020)	UV-A	350 nm	1 - 3 %
Metilbenzilideno Cânfora (Eusolex® 6300, Neo Heliopan® MBC, Parsol® HS)	UV-B	300 nm	1 - 6 %
Metoxicinamato de Isoamila (Neo Heliopan® E1000)	UV-B	305 nm	2 - 10 %
Metoxicinamato de Octila (Escalol® 557, Eusolex® 2292, Neo Heliopan® AV, Parsol® MCX, Uvinul® MC80, Tinosorb® OMC)	UV-B 300 a 310 nm	306 nm	2 - 7,5 %

Filtro Solar	Faixa de Absorção	Pico de Absorção	Concentrações Usuais
Octil Dimetil PABA (Escalol® 507, Eusolex® 6007, Padimate® O)	UV-B 290 - 315 nm	310 nm	1 - 8 %
Octocrileno (Escalol® 597, Eusolex® OCR, Neo Heliopan® 303, Uvinul® N 539)	UV-A e UV-B	-	7 - 10 %
Óxido de Zinco	filtro físico	-	0,5 - 5 %
Óxido de Zinco Micronizado (transparente)	filtro físico	-	0,5 - 5 %
PABA, Ácido Para-Aminobenzoico	UV-B 280 a 320 nm	290 nm	2 - 10 %
Salicilato de Homomentila, Homosalato	UV-B 300 - 310 nm	-	4 - 10 %
Salicilato de Octila, Salicilato de Etil Hexila (Escalol® 587, Eusolex® OS, Neo Heliopan® OS)	UV-B 300 - 310 nm	300 nm	3 - 5 %

Toxicidade dos Filtros Solares

Já foi demonstrado que alguns filtros UV apresentam efeitos estrogênicos similares ao estrogênio natural, além do potencial de induzir efeitos tóxicos sobre o desenvolvimento de animais. Às vezes, são detectados níveis ambientais muito próximos aos que são capazes de causar efeitos deletérios em animais.

Alguns países da Oceania, como Palau, já proibiram a comercialização e o uso de fotoprotetores com filtros solares considerados nocivos ao ambiente, pelos danos que causam aos recifes de corais. Outras regiões, como o Havaí e as ilhas Key West já tem em seus programas a proibição de fotoprotetores contendo oxibenzona, por danos aos recifes de corais, e octinoxato, que pode comprometer o desenvolvimento embrionário de peixes. No Brasil já há restrições quanto ao uso de fotoprotetores em Fernando de Noronha, que deverão ser estendidas para locais considerados santuários ecológicos.

Muitos estudos têm sido feitos para avaliar a toxicidade dos filtros solares UV em humanos. Assim, enquanto não são obtidos resultados bem definidos quanto à toxicidade, o uso desses filtros deve ser reservado para quando houver efetivamente exposição à radiação ultravioleta.

Ref.: 1. DiNardo JC, Downs CA. Dermatological and environmental toxicological impact of the sunscreen ingredient oxybenzone/benzophenone-3. *J Cosmet Dermatol*. 2018 Feb; 17(1):15-19. 2. Ghazipura M *et al*. Exposure to benzophenone-3 and reproductive toxicity: A systematic review of human and animal studies. *Reprod Toxicol*. 2017 Oct; 73:175-183. 3. Rainieri S *et al*. Occurrence and toxicity of musks and UV filters in the marine environment. *Food Chem Toxicol*. 2017 Jun; 104:57-68. 4. Zdravkovic B *et al*. The influence of nano-TiO2 on metabolic activity, cytotoxicity and ABCB5 mRNA expression in WM-266-4 human metastatic melanoma cell line. *Buon J*. 2019 Jan-Feb; 24(1):338-346. 5. Skotarczak K *et al*. Photoprotection: facts and controversies. *Eur Rev Med Pharmacol Sci*. 2015 Jan; 19(1):98-112.

Radiação Infravermelha

A radiação infravermelha é responsável pela sensação de calor e sua energia provoca a dilatação dos vasos sanguíneos, que provoca uma vermelhidão imediata com aspecto marmoreado da pele que desaparece em 1 hora, sem deixar vestígios. A radiação infravermelha pode acentuar os efeitos da radiação UV-B.

Filtro Infravermelho concentração usual

  Nitreto de Boro ....3 - 10 %

O nitreto de boro é um pó fino semelhante ao talco, que proporciona melhor espalhamento dos cosméticos em que é incorporado e sensação sedosa à pele. Como o dióxido de titânio, reflete a luz solar inclusive na faixa do infravermelho. É usado em formulações fotoprotetoras para complementar a prevenção do eritema imediato.

Fator de Proteção Solar (FPS e FPUVA)

A eficácia dos filtros solares depende das características da pele do indivíduo e é avaliada por um índice denominado Fator de Proteção Solar (FPS), que exprime a relação existente entre o tempo de desenvolvimento de eritema com o uso do filtro solar e o desenvolvimento do mesmo eritema sem o uso do filtro solar.

Determinação do FPS

O FPS é determinado através de testes "in vivo" com voluntários e se refere à proteção contra a radiação UV-B, uma vez que avalia o eritema formado. O FPS de uma formulação não expressa o grau de proteção contra a radiação UV-A.

Fator de Proteção UVA (FPUVA)

É a razão entre a dose mínima pigmentária em uma pele protegida por um protetor solar com filtro UVA e a dose mínima pigmentária na mesma pele, desprotegida. As recomendações de agências reguladoras como o FDA e a Comissão da Comunidade Europeia são de que os protetores solares devem apresentar um fator de proteção UVA de no mínimo 1/3 do FPS. Essas agências também preconizam que a absorção da radiação UVA ultrapasse o comprimento de onda de 370 nm, para o produto ser considerado um protetor solar de amplo espectro (UVB + UVA).

O teste *in vivo* mais aceito no Brasil é o PPD (*persistent pigment darkening*). O PPD é medido duas horas após a aplicação de UVA nas doses entre 6 e 25 J/cm^2 e mede a oxidação da melanina após a exposição à UVA.

- PPD 2 a 4: baixa proteção contra UVA
- PPD 4 a 8: moderada proteção contra UVA
- PPD ≥ 8: alta proteção contra UVA

Eficácia dos Fotoprotetores

A eficácia dos fotoprotetores depende de vários fatores como: faixa de absorção da radiação ultravioleta, resistência à água e ao suor, estabilidade do produto antes e depois de aplicado, não penetração cutânea, composição do excipiente etc.

A eficácia dos fotoprotetores depende mais da frequência das aplicações do que do FPS propriamente dito. Os valores de FPS não aumentam proporcionalmente a proteção UV-B e o risco potencial aumenta com a concentração dos princípios ativos.

- FPS 15 absorve 93 % da radiação
- FPS 30 absorve 97 % da radiação
- FPS 70 absorve 99 % da radiação

A FDA (*Food and Drug Administration*) considera atualmente que o FPS máximo dos filtros solares não deve exceder a 30. Com o aumento do FPS aumenta a concentração de filtros solares e, consequentemente, o risco potencial de reações adversas, como sensibilização cutânea. O uso de fotoprotetores deve ser evitado em bebês até 6 meses por sua absorção, metabolização e risco de toxicidade.

Fatores que Influenciam o FPS

Os filtros solares não são igualmente eficientes e nenhum filtro solar atinge sozinho um FPS elevado. Filtros químicos hidrossolúveis e lipossolúveis associados potencializam seus efeitos aumentando o FPS da formulação, principalmente em situações de suor excessivo, onde os filmes oleosos podem perder sua continuidade.

A associação de filtros químicos com filtros físicos também aumenta o FPS, permite reduzir a quantidade de filtros químicos e diminui, consequentemente, os riscos de irritação. Além disso, filtros físicos como o óxido de zinco e o dióxido de titânio têm ação anti-inflamatória.

Princípios Ativos e Matérias-Primas

Alguns princípios ativos dermatológicos e/ou matérias-primas utilizadas nas formulações podem causar alteração no espectro de absorção dos filtros solares. O resultado pode ser tanto benéfico, aumentando o FPS, quanto danoso, reduzindo-o.

Muitos ésteres graxos apresentam a capacidade de aumentar o fator de proteção solar, principalmente pela capacidade de solubilizar os filtros químicos, que podem apresentar problemas de baixa solubilidade ou até mesmo recristalização.

Excipientes

Outros fatores além do tipo de filtro podem influir na eficácia de um produto antissolar, como por exemplo, a composição do excipiente:

Excipientes	Características
Loções Hidroalcoólicas	Proporcionam a menor proteção. O álcool etílico presente resseca a pele.
Óleos	Excipiente clássico, ainda usual, principalmente em formulações com FPS baixo. Proporcionam maior proteção que as loções hidroalcoólicas.
Géis Hidrossolúveis	Podem ser aquosos ou alcoólicos. Proporcionam o mesmo efeito protetor loções hidroalcoólicas.
Géis Lipossolúveis	São formulações oleosas gelificadas. Proporcionam maior proteção que os óleos tradicionais.
Emulsões Cremosas "óleo em água" (O/A)	Proporcionam alta proteção. São as mais usuais, pela estabilidade das formulações e facilidade de aplicação.
Emulsões Cremosas "água em óleo" (A/O)	Apresentam a maior proteção possível, porém trazem o desconforto da oleosidade excessiva.
Bastão	Composições cerosas que podem ser utilizadas para proteção da face e dos lábios.

Quantidade Aplicada sobre a Pele

Quanto maior a quantidade de produto aplicada sobre a pele, melhor é a proteção obtida. O ideal é que sejam aplicados 2 mg do produto por cm^2 de pele, sendo que a aplicação de quantidades menores reduz o FPS da formulação. Um adulto com superfície corporal de 1,70 m^2 necessita de aproximadamente 35 ml (equivalente a uma xícara de café) para cobrir o corpo inteiro.

Também é muito importante a viscosidade do produto, uma vez que os mais viscosos proporcionam maior efeito protetor. Outros fatores, como o ato de se esfregar ou enxugar com toalha, o suor, a imersão em água e as atividades físicas, diminuem o FPS, mesmo das preparações resistentes à água ou à prova d'água.

Determinação da Resistência à Água

As várias metodologias disponíveis visam determinar a quantidade de filtro solar residual na pele ou em substrato adequado. Após um determinado período de tempo em contato com a água verifica-se a quantidade de filtro presente. Quanto maior a quantidade de filtro residual maior a proteção e a resistência do produto na água. Segundo o tempo de resistência à imersão, o produto poderá ser considerado "resistente à água" ou "impermeável à água".

Características das Formulações

Os fotoprotetores devem apresentar amplo espectro de absorção UV-B e os bloqueadores amplo espectro UV-A e UV-B. Podem também conter filtro infravermelho, para evitar que esta radiação potencialize os efeitos do ultravioleta. As formulações devem ser suficientemente viscosas para facilitar a aplicação e formar uma película sobre a pele, permitindo, assim, uma boa proteção. Não devem ser irritantes, alergênicas ou fotossensibilizantes.

Irritabilidade

Testes para avaliar o potencial de irritabilidade são indispensáveis nos produtos solares, pois o risco potencial que os mesmos apresentam é bastante considerável. São fatores com potencial de irritabilidade: altas concentrações dos filtros solares, tipo de emulsionantes e emolientes utilizados, presença de substâncias fotossensibilizantes, conservantes, corantes e fragrâncias, sensibilidade específica do indivíduo e exposição excessiva ao sol.

Ácido Para-Aminobenzoico (PABA) e derivados

O PABA foi um dos primeiros filtros solares a ser comercializado, era utilizado em veículo alcoólico e associado a muitas reações adversas, além de manchar a roupa. Já os ésteres do PABA, especialmente o octil dimetil PABA (Padimate® O), são compatíveis com diversas substâncias e registram menor incidência de efeitos adversos.

Formulações PABA Free

Não possuem ácido para-aminobenzoico ou seus derivados em sua composição. Essas substâncias podem manchar as roupas ou a pele, alguns pacientes podem manifestar dermatite de contato e pode haver reação alérgica cruzada com anestésicos (benzocaína, procaína) e sulfas.

Aplicação dos Filtros Solares

Os filtros solares químicos devem ser aplicados em todas as áreas do corpo que serão expostas ao sol e devem ser reaplicados após duas horas de exposição contínua ou após mergulhos, exercícios físicos e transpiração excessiva.

Protetor Solar Infantil

A exposição à luz solar na infância parece ser o maior fator de risco para o desenvolvimento do câncer de pele. Recomenda-se, portanto, a utilização de filtros solares desde a infância.

O uso de protetores solares em crianças exige consideração especial, devido as suas características cutâneas peculiares e à maior proporção de superfície corporal em relação ao volume. O FDA não recomenda o uso de protetores solares em crianças com menos de seis meses de idade, devido à maior absorção percutânea. Esses produtos devem ser específicos e preferencialmente conter somente filtros físicos, o que reduz significativamente o potencial alergênico do produto.

Fotoprotetores UV-B

1. Loção Hidratante Fotoprotetora

Filtro Solar UV-B qsp	FPS 15
Loção Hidratante qsp	100 ml

2. Creme Fotoprotetor com Neutracolor

Filtro Solar UV-B qsp	FPS 10
Creme com Neutracolor qsp	100 g

3. Loção Cremosa Fotoprotetora

Filtro Solar UV-B qsp	FPS 10
Loção Cremosa qsp	100 ml

4. Loção Cremosa Paba *Free*

Filtro Solar UV-B Paba *Free* qsp	FPS 10
Loção Cremosa qsp	100 ml

5. Fotoprotetor Físico para Pele Acneica

Dióxido de Titânio Micronizado	5 %
Extrato de Aloe	2 %
Óleo de Melaleuca	5 %
Gel Cremoso qsp	100 g

6. Fotoprotetor para Pele Acneica

Filtro Solar UV-B qsp	FPS 10
Loção *Oil Free* qsp	100 ml

7. Filtro Solar e Base para Maquiagem

D-Pantenol	2 %
Neutracolor	qs
Filtro Solar UV-B qsp	FPS 20
Creme Hidratante qsp	50 g

8. Loção com Nitreto de Boro

Dióxido de Titânio	10 %
Nitreto de Boro	5 %
Filtro Solar UV-B qsp	FPS 15
Loção Hidratante qsp	100 ml

Modo de Usar: aplicar uma ou mais vezes ao dia nas áreas expostas ao sol e sempre que a sudorese for muito intensa.

Fotoprotetores (UV-A + UV-B)

1. Fotoprotetor (UV-A + UV-B) FPS 15

Filtros UV-A e UV-B qsp	FPS 15
Dióxido de Titânio Micronizado	2 %
Loção Hidratante qsp	100 ml

2. Fotoprotetor (UV-A + UV-B) FPS 20

Filtros UV-A e UV-B qsp	FPS 20
Dióxido de Titânio Micronizado	2 %
Loção Hidratante qsp	100 ml

3. Fotoprotetor (UV-A + UV-B) FPS 30

Filtros UV-A e UV-B qsp	FPS 30
Dióxido de Titânio Micronizado	2 %
Loção Hidratante qsp	100 ml

4. Fotoprotetor (UV-A + UV-B) para as Mãos

Filtros UV-A e UV-B qsp	FPS 15
Óleo de Silicone	3 %
Creme Hidratante qsp	100 g

5. Fotoprotetor (UV-A + UV-B) com Óxido de Zinco

Filtros UV-A e UV-B qsp	FPS 30
Óxido de Zinco Micronizado	3 %
Loção Hidratante qsp	100 ml

6. Fotoprotetor (UV-A + UV-B) e Base para Maquiagem

Filtros UV-A e UV-B qsp	FPS 30
Neutracolor	qs
Gel Base qsp	100 g

Modo de Usar: aplicar uma ou mais vezes ao dia nas áreas expostas ao sol e sempre que a sudorese for muito intensa.

Antioxidantes Tópicos

concentrações usuais

Ácido Lipoico	1 - 5 %
Astaxantina	5 %
Extrato Glicólico de Chá Verde	5 - 10 %
Extrato de Café, *Coffeeberry Extract*	0,1 - 1 %
Thalasferas com Vitamina C	5 - 15 %
Vitamina C	5 - 15 %
Vitamina E	1 - 5 %

Exemplos de Fórmulas:

1. Sérum com Chá Verde

Extrato Glicólico de Chá Verde	10 %
Ácido Alfa Lipoico	1 %
Thalasferas com Vitamina C	15 %
Vitamina E Oleosa	3 %
Óleo de Sementes de Uva	3 %
Sérum de Pemulen 0,3 % qsp	100 ml

Modo de Usar: aplicar no rosto e nos locais que serão expostos ao sol, 1 a 2 vezes ao dia.

2. Loção após Sol com Chá Verde

Extrato Glicólico de Chá Verde	8 %
Ácido Alfa Lipoico	1 %
Ácido Hialurônico	1 %
D-Pantenol	2 %
Manteiga de Manga	1 %
Loção Hidratante qsp	100 ml

Modo de Usar: Aplicar no corpo e no rosto, após exposição ao sol.

Indicações: proteção antioxidante contra a radiação UV.

Ref.: 1. Elmets CA *et al*. Cutaneous photoprotection from ultraviolet injury by green tea polyphenols. *Journal of the American Academy of Dermatology*. 2001 Mar; 44(3):425-432. 2. Lin JY *et al*. UV photoprotection by combination topical antioxidants vitamin C and vitamin E. *J Am Acad Dermatol*. 2003 Jun; 48(6):866-74.

3. Creme ou Loção *Anti-Aging* com Ácido Lipoico

Ácido Lipoico	5 %
Creme não Iônico qsp	30 g
ou Loção não Iônica qsp	30 ml

Mande em frasco *air less*

Modo de Usar: aplicar no rosto 1 a 2 vezes ao dia.

Indicações: prevenção do fotoenvelhecimento, atenuação de rugas.

Ref.: Beitner H. Randomized, placebo-controlled, double blind study on the clinical efficacy of a cream containing 5% alpha-lipoic acid related to photoageing of facial skin. *Br J Dermatol*. 2003 Oct; 149(4):841-849.

4. Creme ou Loção Nutritiva com Astaxantina

Astaxantina	5 %
Creme Nutritivo qsp	30 g
ou Loção não Iônica qsp	30 ml

Mande em frasco *air less*

Modo de usar: aplicar no rosto duas vezes ao dia.

Indicações: prevenção do fotoenvelhecimento, atenuação de rugas.

Ref.: Tominaga K *et al*. Cosmetic benefits of astaxanthin on humans subjects. *Acta Biochim Pol*. 2012; 59(1):43-7.

5. Vitamina C Tópica

Vitamina C	15 %
Vitamina E	1 %
Ácido Ferúlico	0,5 %
Sérum de Pemulen 0,3 % qsp	30 ml

Modo de Usar: aplicar.....gotas no rosto 1 a 2 vezes ao dia.

Indicações: proteção da pele contra o fotodano, *anti-aging*.

Ref.: Lin FH *et al*. Ferulic acid stabilizes a solution of vitamins C and E and doubles its photoprotection of skin. *J Invest Dermatol*. 2005 Oct; 125(4):826-32.

6. Creme com Idebenona, Chá Verde e *Coffeeberry*

Idebenona	0,5 - 1 %
Extrato Glicólico de Chá Verde	5 %
Coffeeberry Extract	1 %
Creme não Iônico qsp	30 g

Modo de Usar: aplicar no rosto e locais que expostos ao sol, 1 a 2 vezes ao dia.

Indicações: proteção da pele contra o fotodano, *anti-aging*.

Ref.: Farris P. Idebenone, green tea, and Coffeeberry extract: new and innovative antioxidants. *Dermatol Ther*. 2007 Sep/Oct; 20(5):322-9.

Bronzeadores e Aceleradores do Bronzeamento

concentrações usuais

Acetiltirosinato de Metilsilanol, Tyrosilane® C	3 - 6 %
Complexo com Tirosina, Adenosina e Colágeno, Unipertan®	2 - 5 %
Complexo com Acetiltirosina, Riboflavina e Colágeno, Unitan®	1 - 7 %
Óleo de Cenoura	1 - 5 %
Óleo de Urucum	1 - 5 %

Autobronzeadores

Di-hidroxiacetona	1 - 10 %
Eritrulose	1 - 5 %

Exemplos de Fórmulas:

1. Creme Antissolar para a Praia e Piscina

Filtro Solar UV-B qsp	FPS 8
Óleo de Silicone	3 %
Creme *Waterproof* qsp	100 g

2. Loção Bronzeadora

Filtro Solar UV-B qsp	FPS 8
Vitamina E	0,5 %
Loção Cremosa *Waterproof* qsp	100 ml

3. Óleo Bronzeador com Urucum

Filtro Solar UV-B qsp	FPS 8
Óleo de Urucum	5 %
Óleo Mineral qsp	100 ml

4. Óleo Bronzeador com Cenoura

Filtro Solar UV-B qsp	FPS 8
Óleo de Cenoura	5 %
Óleo Mineral qsp	100 ml

Modo de Usar: aplicar antes de se expor ao sol, com o corpo seco. Reaplicar a cada 2 horas ou sempre que se banhar.

5. Creme Pré-Bronzeamento

Unipertan	5 %
Extrato de Camomila	2 %
Lubrajel	5 %
Creme qsp	100g

6. Loção Pré-Bronzeamento

Tyrosilane C	4 %
Extrato de Calêndula	2 %
Lubrajel	5 %
Loção Cremosa qsp	100g

Modo de Usar: como hidratante 1 vez ao dia, após o banho, a partir de 1 semana antes da exposição ao sol. O seu uso após os dias de exposição ao sol aumenta a duração do bronzeado.

7. Filtro Solar com Acelerador

Unitan	5 %
Óleo de Urucum	3 %
Filtro Solar UV-B qsp	FPS 8
Creme ou Loção Cremosa qsp	100g

8. Filtro Solar com Acelerador

Unipertan	3 %
Óleo de Cenoura	3 %
Filtro Solar UV-B qsp	FPS 8
Creme ou Loção Cremosa qsp	100g

Modo de Usar: aplicar antes de se expor ao sol, com o corpo seco. Reaplicar a cada 2 horas ou sempre que se banhar.

Autobronzeadores

1. Loção Autobronzeadora

Di-hidroxiacetona	5 %
Loção Cremosa qsp	100 ml

2. Autobronzeador Assoc.

Di-hidroxiacetona	3,5 %
Eritrulose	1,5 %
Creme ou Loção Cremosa qsp	100 g

Modo de Usar: aplicar uniformemente nas áreas desejadas, com o corpo seco (usar luvas para aplicação).

Ref.: 1. Draelos ZD. Self-tanning lotions: are they a healthy way to achieve a tan? *Am J Clin Dermatol*. 2002; 3(5):317-8. 2. Rajatanavin N *et al*. Dihydroxyacetone: a safe camouflaging option in vitiligo. *Int J Dermatol*. 2008 Apr; 47(4):402-6.

Fotoprotetores Labiais

1. Batom Fotoprotetor

Filtros UV-A e UV-B qsp	FPS 15
Massa Excipiente qsp	1 batom

Modo de Usar: aplicar nos lábios várias vezes ao dia.

2. Batom Fotoprotetor

Filtros UV-A e UV-B qsp	FPS 30
Massa Excipiente qsp	1 batom

Modo de Usar: aplicar nos lábios várias vezes ao dia.

Fotoprotetores Orais

faixa de dosagem diária usual

Astaxantina	4 - 100 mg
Betacaroteno	50 - 100 mg
Licopeno	5 - 20 mg
Polypodium leucotomos	160 - 480 mg

Exemplos de Fórmulas:

1. Astaxantina cápsulas

Astaxantina	6 mg
Excipiente qsp	1 cápsula
Mande.....cápsulas	

Posologia: 1 cápsula ao dia.

Indicações: prevenção do fotoenvelhecimento, atenuação de rugas.

2. Betacaroteno cápsulas

Betacaroteno	50 mg
Excipiente qsp	1 cápsula
Mande.....cápsulas	

Posologia: 1 cápsula 2 vezes ao dia por um período de 2 a 3 semanas, reduzindo-se para 1 cápsula ao dia durante 1 mês.

Indicações: como fotoprotetor sistêmico em doenças fotossensitivas (lúpus eritematoso, porfirias) e como bronzeador oral.

Ref.: Tominaga K *et al*. Cosmetic benefits of astaxanthin on humans subjects. *Acta Biochim Pol*. 2012; 59(1):43-7.

3. Licopeno

Licopeno	5 a 10 mg
Excipiente qsp	1 cápsula
Mande.....cápsulas	

Posologia: 1 cápsula 2 vezes ao dia, antes das principais refeições.

Indicações: como antioxidante e fotoprotetor sistêmico contra a radiação ultravioleta.

Obs.: o licopeno é um carotenoide presente nos tomate, *Solanum lycopersicum* (Solanaceae) e em outros frutos, com ação antioxidante potente. Assim como outros carotenoides, protege as células contra os radicais livres. Sua estrutura química é semelhante à do betacaroteno, mas possui 2 ligações duplas a mais e anéis abertos, o que lhe confere maior ação antioxidante.

Ref.: González S *et al*. The latest on skin photoprotection. *Clinics in Dermatology*. 2008; 26:614-626.

4. *Polypodium leucotomos* cápsulas

Polypodium leucotomos	160 mg
Excipiente qsp	1 cápsula
Mande.....cápsulas	

Posologia: 1 cápsula 3 vezes ao dia.

Indicações: como fotoprotetor oral na erupção polimórfica à luz e nas fotodermatites idiopáticas. Também é usado na prevenção do fotoenvelhecimento cutâneo.

Obs.: é um extrato seco obtido dos rizomas de uma espécie de samambaia, *Polypodium leucotomos* (Polipodiaceae) com ação fotoprotetora por via oral. Também tem atividade estimuladora dos linfócitos T supressores, anti-inflamatória, nootrópica e antioxidante. O seu uso é contraindicado no diabetes, pois pode induzir hiperglicemia nesses pacientes, e na úlcera gastroduodenal.

Ref.: 1. Caccialanza M *et al*. Photoprotective activity of oral *Polypodium leucotomos* extract in 25 patients with idiopathic photo-dermatoses. *Photodermatol Photoimmunol Photomed*. 2007 Feb; 23(1):46-7. 2. Gonzalez S *et al*. Mechanistic insights in the use of a *Polypodium leucotomos* extract as an oral and topical photoprotective agent. *Photochem Photobiol Sci*. 2010 Apr; 9(4):559-63. 3. Tanew A *et al*. Oral administration of a hydrophilic extract of *Polypodium leucotomos* for the prevention of polymorphic light eruption. *J Am Acad Dermatol*. 2012 Jan; 66(1):58-62.

Produtos para Uso Pós-Solar

1. Creme para Eritema Solar

Extrato de *Centella asiatica*	5 %
Óleo de Calêndula	5 %
Creme Hidratante qsp	100 g

Modo de Usar: aplicar 2 a 3 vezes ao dia, nas regiões afetadas.

2. Creme para Queimaduras Solares

Alantoína	0,5 %
D-Pantenol	2 %
Vitamina A	400.000 UI %
Vitamina D	30.000 UI %
Creme Hidratante qsp	100 g

Modo de Usar: aplicar 1 a 2 vezes ao dia, nas regiões afetadas.

3. Loção após Sol

Polawax	4,5 %
Estearato de Butila	4,5 %
Óleo Mineral	3 %
Propilenoglicol	4 %
Ureia	4 %
Ácido Láctico	1,5 %
Mentol	0,2 %
Cânfora	0,2 %
Água Destilada qsp	100 ml

Modo de Usar: aplicar 1 a 2 vezes ao dia, nas regiões afetadas. É uma emulsão altamente viscosa, hidratante, emoliente e refrescante.

4. Loção após Sol com Calamina

Calamina	10 %
Alfa Bisabolol	1 %
Mentol	0,2 %
Fucogel	5 %
Vitamina A	150.000 UI
Loção Cremosa qsp	100 ml

Modo de Usar: aplicar 1 a 2 vezes ao dia, nas regiões afetadas.

19. Foliculite da Barba

faixa de dosagem diária usual

Eritromicina Base .... 1 - 3 %
Fosfato de Clindamicina [1] .... 1 - 2 %
Lactato de Amônio .... 12 %

[1] Clindamicina: usada na forma de fosfato de clindamicina, em concentrações equivalentes à base (1,19 g de fosfato de clindamicina é aproximadamente equivalente a 1 g de clindamicina base, FEq=1,19).

Exemplos de Fórmulas:

1. Formulações com Clindamicina

Fosfato de Clindamicina	1,2 %
Loção Cremosa qsp	100 ml
ou Gel de Carbopol qsp	100 g

Modo de Usar: aplicar 1 vez ao dia.

2. Formulações com Eritromicina

Eritromicina Base	2 %
Loção Cremosa qsp ou	100 ml
Gel de Carbopol Alcoólico 30 % qsp	100 g

Modo de Usar: aplicar 1 vez ao dia.

3. Loção com Clindamicina

Fosfato de Clindamicina	1,2 %
Ácido Salicílico	0,5 %
Azuleno	0,03 %
Loção Hidroalcoólica qsp	100 ml

Modo de Usar: aplicar após a barba

4. Loção com Eritromicina

Eritromicina Base	2 %
Alfa Bisabolol	0,5 %
Extrato de Própolis	2 %
Loção Hidroalcoólica qsp	100 ml

Modo de Usar: aplicar após a barba

5. Gel com Lactato de Amônio

Lactato de Amônio	12 %
PCA-Na	2 %
Alfa Bisabolol	1 %
Gel de Carbopol qsp	60 g

Modo de Usar: aplicar à noite, lavando o rosto pela manhã.

6. Loção após Barba

Lactato de Amônio	12 %
Alantoína	0,2 %
Triclosan	0,1 %
Loção Hidroalcoólica qsp	100 ml

Modo de Usar: aplicar após a barba.

20. Hemangiomas

faixa de dosagem diária usual

Cloridrato de Propranolol .... 1 %
Timolol[1] .... 0,5 %

[1] Timolol: usado na forma de maleato de timolol em concentrações equivalentes à base (683 mg de maleato de timolol são aproximadamente equivalentes a 500 mg de timolol base, FEq=1,37).

Exemplos de Fórmulas:

1. Propranolol Creme

Cloridrato de Propranolol	1 %
Creme qsp	30 g

2. Propranolol Gel

Cloridrato de Propranolol	1 %
Gel de Hialuronato de Sódio 3 % qsp	30 g

Modo de Usar: aplicar uma camada de 1 a 2 mm de espessura do creme ou do gel nas lesões e massagear, 2 vezes ao dia.

Indicações: tratamento alternativo do hemangioma infantil não complicado.

Obs.: o mecanismo de ação do propranolol em reduzir o tamanho dos hemangiomas ainda não é conhecido, mas acredita-se que a regulação dos fatores angiogênicos (*down-regulation*) e da apoptose das células endoteliais dos capilares (*up-regulation*) podem ser responsáveis pela redução do tamanho dos hemangiomas.

Ref.: 1. Memento Terapêutico da Farmácia Universitária da UFRJ 2ª Ed. 2016. 2. Schneider M *et al*. Topical treatment with propranolol gel as a supplement to the existing treatment of hemangiomas. *World J Pediatr*. 2014 Nov; 10(4):313-7. 3. Kovačević M *et al*. Topical propranolol cream in treatment of superficial infantile hemangiomas: a literature review and 4 years of clinical experience. *Acta Dermatovenerol Alp Pannonica Adriat*. 2014; 23(4):75-8. 4. Kunzi-Rapp K. Topical propranolol therapy for infantile hemangiomas. *Pediatr Dermatol*. 2012 Mar-Apr; 29(2):154-9. 5. Xu G *et al*. Topical propranolol for treatment of superficial infantile hemangiomas. *J Am Acad Dermatol*. 2012 Dec; 67(6):1210-3.

3. Timolol Gotas

Maleato de Timolol	0,5 %
Veículo qsp	30 ml

4. Timolol Creme ou Gel

Maleato de Timolol	0,5 %
Creme ou Gel de Carbopol qsp	30 g

Modo de Usar: aplicar 2 gotas ou a quantidade equivalente do creme ou gel em cada 2 cm² nas lesões e massagear, 2 vezes ao dia.

Indicações: tratamento alternativo do hemangioma infantil não complicado.

Obs.: os β-bloqueadores não seletivos podem inibir a proliferação e desencadear a regressão do hemangioma.

Ref.: 1. Danarti R *et al*. Topical Timolol Maleate 0.5% for Infantile Hemangioma: Its Effectiveness Compared to Ultrapotent Topical Corticosteroids - A Single-Center Experience of 278 Cases. *Dermatology*. 2016;232(5):566-571. 2. Pope E, Chakkittakandiyil A. Topical timolol gel for infantile hemangiomas: a pilot study. *Arch Dermatol*. 2010 May; 146(5):564-5. 3. Darrow DH *et al*. Diagnosis and Management of Infantile Hemangioma. *Pediatrics*. 2015 Oct; 136(4):e1060-104.

21. Hidroses

concentrações usuais

Abscents®	2 - 5 %
Ácido Bórico	1 - 3 %
Ácido Tânico	2 - 6 %
Alúmen de Potássio	2 - 5 %
Bicarbonato de Sódio	1 - 10 %
Cloreto de Alumínio	5 - 20 %
Cloridrato de Alumínio, Cloridróxido de Alumínio	5 - 20 %
Formol, Formaldeído	0,5 - 5 %
Glicopirrolato	0,5 - 2 %
Glutaraldeído	2 - 10 %
Metenamina	5 %
Sesquicloridrato de Alumínio, Aloxicoll®	15 %
Sulfato de Alumínio	1 - 10 %

Exemplos de Fórmulas:

1. Desodorante Antiperspirante

Cloridrato de Alumínio	7 %
Irgasan	0,5 %
Alantoína	0,5 %
Sorbitol	2 %
Álcool 70 % qsp	100 ml

Modo de Usar: aplicar após o banho.

Indicações: hiperidrose axilar, bromidrose.

2. Antiperspirante não Alcoólico

Cloridrato de Alumínio	5 %
Ureia	5 %
Dehyquart A	0,5 %
Água Destilada qsp	100 ml

Modo de Usar: aplicar 1 a 2 vezes ao dia, de preferência após o banho.

Indicações: hiperidrose axilar, bromidrose.

3. Desodorante Antiperspirante

Cloridrato de Alumínio	10 %
Eritromicina	2 %
Alantoína	0,5 %
Essência	qs
Solução Hidroalcoólica qsp	100 ml
Mande em Frasco *Spray*	

Modo de Usar: aplicar 2 vezes ao dia.

Indicações: hiperidrose, bromidrose.

4. Desodorante Antiperspirante

Cloridrato de Alumínio	10 %
Óleo de Melaleuca	1 %
Alantoína	0,5 %
Sorbitol	2 %
Solução Hidroalcoólica qsp	100 ml
Mande em Frasco *Spray*	

Modo de Usar: aplicar 1 a 2 vezes ao dia.

Indicações: hiperidrose, bromidrose.

5. Desodorante com Formaldeído

Formaldeído	1 %
Ácido Bórico	1 %
Cloridrato de Alumínio	5 %
Álcool de Cereais	6 %
Água Destilada qsp	100 ml
Mande em Frasco *Spray*	

Modo de Usar: aplicar 1 a 2 vezes ao dia.

Indicações: hiperidrose.

6. Desodorante *Roll On*

Cloridróxido de Alumínio	10 %
Silicone DC® 245	10 %
Silicone DC® 9.040	3 %
Silicone DC® 5225C	7,5 %
Essência	qs
Água Destilada qsp	60 ml
Mande em Frasco *Roll On*	

Modo de Usar: aplicar após o banho.

Indicações: hiperidrose.

7. Creme para Hiperidrose das Mãos

Sulfato de Alumínio	1 %
Propilenoglicol	5 %
Creme Excipiente qsp	100 g

Modo de Usar: aplicar nas mãos 2 a 3 vezes ao dia.

Indicações: hiperidrose palmar e plantar.

8. Loção com Metenamina

Metenamina	5 %
Hidroxietilcelulose	1 %
Água Destilada qsp	100 ml

Modo de Usar: aplicar 1 vez ao dia, após o banho.

Indicações: hiperidrose localizada.

9. Loção para Hiperidrose das Mãos

Ácido Salicílico	1 %
Formol	1 %
Álcool Canforado	5 %
Alcoolato de Lavanda	25 %
Álcool 60 % qsp	100 ml

Modo de Usar: aplicar nas mãos 3 a 4 vezes ao dia.

Indicações: hiperidrose palmar.

10. Creme ou Loção com Glicopirrolato

Glicopirrolato	1 %
Propilenoglicol	qs
Digliconato de Clorexidina	1 %
Alfa Bisabolol	1 %
Creme ou Loção qsp	100 ml

Modo de Usar: aplicar 1 vez ao dia, após o banho.

Indicações: hiperidrose, bromidrose.

Obs.: o glicopirrolato a 1% pode ser manipulado em gel fluido e embalado em frasco *roll-on*, para facilitar a aplicação. É um antimuscarínico com estrutura de amônio quaternário, que atua bloqueando os receptores de acetilcolina.

Ref.: 1. Glasnapp A, Schroeder B. Topical Therapy *for* Localized Hyperhidrosis. *International Journal of Pharmaceutical Compounding*. 2001 Jan/Feb; 5(1):28-29. 2. Albornoz López R *et al*. Formulación de glicopirrolato tópico en hiperhidrosis. *Farm Hosp*. 2008; 32(6):358-63. 3. Gago Sánchez AI *et al*. Glicopirrolato: un tratamiento efectivo y seguro para la hiperhidrosis. Tenerife: LII Congreso Nacional de la SEFH. 2007; 31(n.º ext.1):75.

11. Talco Antisséptico e Desodorante

Carbonato de Cálcio	5 %
Galato Básico de Bismuto	0,3 %
Timol	0,1 %
Óxido de Zinco	10 %
Talco qsp	100 g

Modo de Usar: aplicar após o banho.

Indicações: desodorante.

12. Talco Antisséptico e Desodorante

Ácido Bórico	2 %
Óxido de Zinco	10 %
Subgalato de Bismuto	1 %
Subnitrato de Bismuto	1 %
Talco qsp	100 g

Modo de Usar: aplicar após o banho.

Indicações: desodorante.

13. Talco Antisséptico

Iodeto de Potássio	1 %
Calamina	2 %
Óxido de Zinco	2 %
Mentol	0,5 %
Alantoína	0,5 %
Amido	30 %
Talco qsp	100 g

Modo de Usar: aplicar 1 a 2 vezes ao dia.

Indicações: hiperidrose, bromidrose.

14. Loção Desodorante e Refrescante para os Pés

Mentol	0,5 %
Ácido Bórico	2 %
Irgasan	0,5 %
Formol	1 %
Essência de Citronela	4 %
Álcool 60 % qsp	100 ml

Modo de Usar: aplicar nos pés 1 a 2 vezes ao dia, após o banho.

Indicações: hiperidrose, bromidrose plantar.

15. Solução Antiperspirante para os Pés

Alúmen de Potássio	4 %
Água Destilada qsp	200 ml

Modo de Usar: aplicar nos pés após o banho. Por ser irritante e levemente corrosiva, não deve ser usada em tratamentos prolongados.

Indicações: hiperidrose plantar.

16. Solução Antisséptica para os Pés e as Mãos

Glutaraldeído	5 %
Bicarbonato de Sódio	0,8 %
Água Destilada qsp	100 ml

Modo de Usar: aplicar nos pés e nas mãos após o banho.

Indicações: hiperidrose palmar e plantar.

17. Talco Antisséptico para os Pés

Ácido Salicílico	2 %
Ácido Bórico	3 %
Óxido de Zinco	35 %
Ácido Tartárico	10 %
Talco Mentolado qsp	100 g

Modo de Usar: aplicar nos pés após o banho.

Indicações: hiperidrose plantar.

18. Talco Desodorizante para os pés

Abscents	5 %
Óxido de Zinco	35 %
Estearato de Magnésio	5 %
Irgasan	0,2 %
Talco qsp	100 g

Modo de Usar: aplicar nos pés após o banho.

Indicações: hiperidrose plantar.

19. Talco Desodorante com Bicarbonato

Bicarbonato de Sódio	10 %
Ácido Bórico	3 %
Óxido de Zinco	10 %
Talco qsp	100 g

Modo de Usar: aplicar 1 a 2 vezes ao dia.

Indicações: desodorante.

20. Gel com Peróxido de Benzoíla

Peróxido de Benzoíla	5 %
Propilenoglicol	6 ml
Gel Carbopol qsp	60 g

Modo de Usar: aplicar nos pés após o banho.

Indicações: bromidrose.

Uso Oral

1. Oxibutinina (cápsulas)

Cloridrato de Oxibutinina	2,5 a 5 mg
Excipiente qsp	1 cápsula
Mande.....cápsulas	

Posologia: 2,5 mg ao deitar durante 1 semana, seguir com 2,5 mg 2 vezes ao dia da 2ª a 6ª semana e 5 mg 2 vezes ao dia da 7ª a 12ª semana.

Indicações: hiperidrose facial e das axilas.

Obs.: a oxibutinina tem ação anticolinérgica, pode acarretar retenção urinária, diminuição da motilidade gastrointestinal, boca seca e alterações do ritmo cardíaco. Os idosos são mais sensíveis a seus efeitos colaterais. Devem-se tomar precauções em pacientes com glaucoma, obstrução intestinal, constipação, megacólon, colite ulcerativa grave e miastenia. Não deve ser usado em pacientes com disfunção hepática, hipertiroidismo, problemas coronários, taquicardia, hipertensão e hérnia de hiato, pois apresentam piora com o uso da droga. Não deve ser usado, ainda, em gestantes e lactentes. A oxibutinina pode interagir com outras drogas anticolinérgicas, incluindo alguns anti-histamínicos. O efeito no sistema nervoso é aumentado se o paciente estiver em uso de barbitúricos e anticonvulsivantes.

Ref.: 1. Wolosker N et al. The use of oxybutynin for treating facial hyperhidrosis. *An Bras Dermatol*. 2011; 86(3):451-6. 2. Wolosker N et al. The Use of Oxybutynin for Treating Axillary Hyperhidrosis. *Annals of Vascular Surgery*. 2011 Nov; 25(8).

Bromidrose Plantar

Diversas recomendações podem ser feitas para o controle da bromidrose como lavar os pés com sabonete antibacteriano, esfregando fortemente para remover o excesso de queratina. Secar os pés especialmente entre os dedos podendo usar um secador de cabelos para isso. Trocar as meias frequentemente e deixar os sapatos secar naturalmente em ambiente ventilado pelo menos por um dia antes de usá-los novamente.

Podem ser usados produtos como talcos antissépticos e desodorantes com cloridrato de alumínio. Também podem ser usadas formulações com peróxido de benzoíla para inibir o crescimento bacteriano. Outro procedimento eficaz é banhar os pés em chá preto durante 20 a 30 minutos, que tem efeito desodorante e impede a transpiração, ao menos temporariamente, ou banhos com vinagre. Para problemas mais severos são recomendadas soluções com alumínio, antibióticos tópicos aplicados pela manhã e ao deitar, como a eritromicina a 2 % ou a clindamicina a 1 %, e loções com glutaraldeído.

22. Hiperqueratose, Ictiose

concentrações usuais

Ácido Glicólico	4 - 10 %
Ácido Láctico	5 - 15 %
Ácido Retinoico	0,05 - 0,1 %
Ácido Salicílico	2 - 10 %
Gluconolactona	2 - 10 %
Lactato de Amônio	12 %
N-Acetilcisteína	10 %
Óleo de Rosa Mosqueta	2 - 10 %
Resorcina	2 - 5 %
Ureia, Carbamida	10 - 20 %

Exemplos de Fórmulas:

1. Ácido Retinoico 0,1 %

Ácido Retinoico	0,1 %
Creme ou Loção Cremosa qsp	100 g

Modo de Usar: aplicar à noite nos locais afetados. Aplicar creme hidratante durante o dia ou, se as aplicações forem feitas em áreas expostas ao sol, fotoprotetor (UV-A + UV-B).

Indicações: hiperqueratose, hiperqueratose folicular (loção), ictiose.

2. Vaselina Salicilada

Ácido Salicílico	4 %
Vaselina Branca qsp	100 g

Modo de Usar: aplicar à noite nos locais afetados.

Indicações: hiperqueratose, ictiose.

3. Creme com Ureia e Ácido Salicílico

Ureia	20 %
Ácido Salicílico	3 %
Óleo de Amêndoas	10 %
Creme Excipiente qsp	100 g

Modo de Usar: aplicar à noite nos locais afetados. Aplicar creme ou loção hidratante durante o dia.

Indicações: hiperqueratose, ictiose.

5. Creme com Ácido Glicólico

Ácido Glicólico	10 %
Creme não Iônico qsp	50 g

Modo de Usar: aplicar 1 a 2 vezes ao dia.

Indicações: hiperqueratose.

7. Loção Cremosa com Ureia

Ureia	12 %
Loção Cremosa qsp	100 ml

Modo de Usar: aplicar 1 a 2 vezes ao dia.

Indicações: hiperqueratose, ictiose, xerodermia.

9. Gel com Lactato de Amônio

Lactato de Amônio	12 %
PCA-Na	2 %
Alfa Bisabolol	1 %
Gel de Carbopol qsp	60 g

Modo de Usar: aplicar 2 vezes ao dia.

Indicações: ictiose, xerodermia.

11. Gel Queratolítico

Ácido Salicílico	6 %
Propilenoglicol	60 %
Álcool	20 %
Gel de Natrosol qsp	30 g

Modo de Usar: aplicar à noite e retirar pela manhã, por 3 a 5 dias.

Indicações: hiperqueratose, ictiose.

4. Pomada com Ácido Salicílico e Resorcina

Ácido Salicílico	4 %
Resorcina	5 %
Alantoína	1 %
Creme ou Pomada qsp	100 g

Modo de Usar: aplicar à noite nos locais afetados.

Indicações: hiperqueratose, ictiose.

6. Creme com Ácido Láctico

Ácido Láctico	10 %
Creme não Iônico qsp	50 g

Modo de Usar: aplicar 1 a 2 vezes ao dia.

Indicações: hiperqueratose.

8. Creme com Ácido Láctico e Ureia

Ácido Láctico	5 %
Ureia	10 %
Óleo de Rosa Mosqueta	2 %
Creme não Iônico qsp	50 g

Modo de Usar: aplicar 1 a 2 vezes ao dia.

Indicações: hiperqueratose, ictiose, xerodermia.

10. Solução de Jessner

Resorcina	14 %
Ácido Salicílico	14 %
Ácido Láctico 85 %	14 ml
Álcool 95 % qsp	100 ml

Modo de Usar: aplicar 1 a 2 vezes ao dia.

Indicações: hiperqueratose, *peelings*.

Obs.: com a melhora, as aplicações devem ser espaçadas. Durante o dia, deve-se usar creme ou loção hidratante. Não se deve recobrir mais do que 20 % da superfície corpórea, para prevenir a absorção excessiva do ácido salicílico, que pode resultar em salicilismo.

12. Creme Queratolítico com Rosa Mosqueta

Ácido Salicílico	5 %
Betametasona (como valerato)	0,1%
Óleo de Rosa Mosqueta	5 %
Creme Excipiente qsp	50 g

Modo de Usar: aplicar 1 a 2 vezes ao dia, por 5 dias.

Indicações: hiperqueratose, ictiose.

13. Creme Queratolítico com Ureia

Ureia	15 %
Ácido Salicílico	8 %
Alfa Bisabolol	1 %
Creme Excipiente qsp	50 g

Modo de Usar: aplicar 1 a 2 vezes ao dia.

Indicações: hiperqueratose, ictiose.

14. Loção para Ictiose em Neonatos

N-Acetilcisteína	10 %
Loção Hipoalergênica qsp	100 ml

Indicações: ictiose em neonatos.

Ref.: Sarýcý SÜ et al. Topical N-acetyl cysteine treatment in neonatal ichthyosis. *The Turkish J of Pediatrics*. 2003; 45:245-247.

15. Creme para Ictiose

N-Acetilcisteína	10 %
Creme Hidratante qsp	100 g

Indicações: ictiose.

Ref.: Redondo P, Bauza A. Topical N-acetylcysteine for lamellar ichthyosis. *Lancet*. 1999 Nov; 354(9193):1880.

Obs.: a N-acetilcisteína tem ação antiproliferativa em queratinócitos humanos e pode ser utilizada no tratamento da ictiose e outras doenças hiperproliferativas da pele.

16. Creme ou Loção com Acetilcisteína e Ureia

N-Acetilcisteína	10 %
Ureia	5 %
Creme ou Loção qsp	100 ml

Indicações: ictiose.

Modo de Usar (formulações com N-acetilcisteína): aplicar 1 a 2 vezes ao dia nas regiões afetadas.

Ref.: Davila-Seijo P et al. Topical N-acetylcysteine for the treatment of lamellar ichthyosis: an improved formula. *Pediatr Dermatol*. 2014 May-Jun;31(3):395-7.

17. Creme ou Loção com Gluconolactona

Gluconolactona	10 %
Óleo de Amêndoas	5 %
Creme ou Loção qsp	100 ml

18. Gel Creme com Gluconolactona

Gluconolactona	4 %
Óleo de Sementes de Maracujá	5 %
Gel Creme de Hostacerin qsp	100 ml

Modo de Usar (formulações com gluconolactona): aplicar 1 a 2 vezes ao dia.

Indicações: ictiose, xerodermia.

23. Hirsutismo

Uso Oral

faixa de dosagem diária usual

```
Acetato de Ciproterona ............................................................................. 2 mg
Cimetidina ............................................................................................ 200 - 1.000 mg
Espironolactona ................................................................................... 25 - 100 mg
Finasterida ........................................................................................... 1 mg
Flutamida ............................................................................................. 125 - 250 mg
Sabal serrulata, Serenoa repens, Saw Palmetto Extrato Seco .......... 160 - 320 mg
```

Obs.: o uso da cimetidina e da espironolactona no tratamento do hirsutismo, alopecia, acne e dermatite seborreica, tem sido feito procurando aproveitar a ação antiandrogênica dessas substâncias.

Exemplos de Fórmulas:

1. Flutamida

Flutamida	125 mg
Excipiente qsp	1 cápsula
Mande.....cápsulas	

Posologia: 1 cápsula 2 vezes ao dia.

2. Finasterida

Finasterida	1 mg
Excipiente qsp	1 cápsula
Mande.....cápsulas	

Posologia: 1 cápsula ao dia.

Obs.: a flutamida é um antiandrógeno não esteroidal que atua por inibição da captação celular dos andrógenos e pela inibição da ligação destes hormônios com seus receptores. Inicialmente usada no tratamento paliativo do carcinoma prostático vem sendo usada, tanto por via oral como tópica, para o tratamento e controle de diversas condições relacionadas ao hiperandrogenismo feminino, como acne, seborreia, hirsutismo e alopecia androgênica feminina.

É importante lembrar a hepatotoxicidade da flutamida. Já foram constatados casos de hepatite medicamentosa que evoluíram para insuficiência hepática severa, às vezes fatal.

Apesar da flutamida não apresentar potencial mutagênico, o seu uso, mesmo tópico, em mulheres com potencial de engravidar, deve ser acompanhado de medidas anticoncepcionais. Por precaução, devem ser feitos testes de função hepática nos pacientes em tratamento prolongado.

3. Cimetidina

Cimetidina	300 mg
Excipiente qsp	1 cápsula
Mande.....cápsulas	

Posologia: 1 cápsula de 6 em 6 horas.

4. Espironolactona

Espironolactona	100 mg
Excipiente qsp	1 cápsula
Mande.....cápsulas	

Posologia: 1 cápsula 1 a 2 vezes ao dia, durante 6 meses, seguido de um descanso de 3 meses.

Obs.: por sua ação antiandrogênica, o uso da cimetidina ou da espironolactona requerem acompanhamento ginecológico periódico.

5. Ciproterona e Etinilestradiol

Acetato de Ciproterona	2 mg
Etinilestradiol	35 mcg
Excipiente qsp	1 cápsula

Mande 21 cápsulas

Posologia: 1 cápsula ao dia durante 21 dias, a partir do 1º dia da menstruação. Após um intervalo de 7 dias, inicia-se novo ciclo de tratamento. É usada no tratamento de manifestações androgênicas da mulher como acne, alopecia androgênica e hirsutismo, particularmente na síndrome de ovário policístico.

6. Saw Palmetto

Saw Palmetto Ext. Seco	160 mg
Excipiente qsp	1 cápsula

Mande.....cápsulas

Posologia: 1 cápsula 2 vezes ao dia, após as refeições.

Ref.: Paoletti J. Head-To-Toe Slutions: A Quick Review of Current Therapies. *International Journal of Pharmaceutical Compounding*. 2004 Sep/Oct; 8(5):345-352.

Uso Tópico

concentrações usuais

Acetato de Medroxiprogesterona	0,2 %
Espironolactona	1 - 2 %
Finasterida	1 %
Flutamida	1 - 2 %
Progesterona	1 - 2 %

Exemplos de Fórmulas:

1. Pomada com Medroxiprogesterona

Acetato de Medroxiprogesterona	0,2 %
Lanolina-Vaselina qsp	30 g

Modo de Usar: aplicar 1 vez ao dia.

2. Creme com Espironolactona

Espironolactona	2 %
Creme Excipiente qsp	30 g

Modo de Usar: aplicar 1 a 2 vezes ao dia.

3. Loção com Flutamida

Flutamida	2 %
Loção Hidroalcoólica qsp	60 ml

Modo de Usar: aplicar à noite nas regiões afetadas.

4. Loção com Finasterida

Finasterida	1 %
Loção Hidroalcoólica qsp	60 ml

Modo de Usar: aplicar à noite nas regiões afetadas.

Obs.: apesar da flutamida não apresentar potencial mutagênico, o seu uso, mesmo tópico, em mulheres com potencial de engravidar, deve ser acompanhado de medidas anticoncepcionais.

5. Loção com Progesterona

Progesterona	2 %
Espironolactona	2 %
Loção Hidroalcoólica qsp	60 ml

Modo de Usar: aplicar 1 a 2 vezes ao dia.

24. Língua Nigra Vilosa

concentrações usuais

Ácido Retinoico	0,05 - 0,1 %
Ácido Salicílico	2 - 10 %
Resina de Podofilina	10 - 20 %
Ureia, Carbamida	10 - 20 %

Exemplos de Fórmulas:

1. Tintura de Podofilina em Álcool

Resina de Podofilina	20 %
Álcool qsp	10 ml

Modo de Usar: pincelar cuidadosamente a área atingida 1 vez por semana.

2. Solução com Ureia

Ureia	20 %
Água Destilada qsp	30 ml

Modo de Usar: aplicar na língua alguns minutos antes de raspar com uma escova de dentes macia.

3. Ácido Retinoico

Ácido Retinoico	0,05 %
Propilenoglicol qsp	50 ml

Modo de Usar: aplicar com uma espátula 1 a 2 vezes ao dia.

4. Gel com Ácido Salicílico

Ácido Salicílico	6 %
Gel de Natrosol qsp	50 g

Modo de Usar: aplicar com uma espátula 1 a 2 vezes ao dia.

Indicações (formulações acima): língua nigra vilosa.

25. Onicopatias

concentrações usuais

Ácido Benzoico	2 - 10 %
Ácido Retinoico	1 %
Ácido Salicílico	2 - 5 %
Bifonazol	1 %
Ciclopirox Olamina	8 %
Fluconazol	1 - 2 %
Formol	2 - 10 %
Glutaraldeído	10 %
Griseofulvina	5 %
Hydroxyprolisilane® C	2 - 6 %
Iodo Metaloide	1 - 2,5 %
Liquor Carbonis Detergens (LCD)	15 %
Methiosilane® C	2 - 6 %
Óleo de Cravo	0,5 %

Óleo de Melaleuca .... 0,5 - 5 %
Onymyrrhe® .... 3 - 5 %
Propionato de Clobetasol .... 8 %
Psodermax® .... 3 - 5 %
Timol .... 2 %
Tioconazol .... 28 %
Ureia .... 20 - 40 %
Vitamina A .... 1 - 2 %

Exemplos de Fórmulas:

1. Solução com Timol

Timol	2 %
Sorbitol	4 %
Álcool Absoluto qsp	50 ml

2. Solução com Glutaraldeído

Glutaraldeído	10 %
Tween 80	0,1 %
Solução Aquosa pH 7-8 qsp	20 ml

Modo de Usar (formulações acima): aplicar com um pincel ou cotonete nas unhas afetadas, 1 a 2 vezes ao dia.

Indicações: onicomicose, paroníquias e onicólise.

Ref. (glutaraldeído): Rosales Zábal JM, Muñoz Beltrán JC. Formulación Magistral en Atención Primaria. *Medicina de Familia*. 2001 Mar; 2(1):53-58.

3. Solução com Timol e Iodo Metaloide

Timol	2 %
Iodo Metaloide	2 %
Ácido Benzoico	4 %
Ácido Salicílico	4 %
Álcool Absoluto qsp	50 ml

4. Solução com Formol e Iodo

Formol	2 %
Iodo Metaloide	2 %
Iodeto de Potássio	4 %
Ácido Salicílico	4 %
Glicerina	4 %
Ácido Benzoico	4 %
Álcool/Éter qsp	30 ml

Modo de Usar (formulações acima): aplicar com um pincel ou cotonete nas unhas afetadas, 1 a 2 vezes ao dia.

Indicações: onicomicose, paroníquias e onicólise.

5. Fluconazol em DMSO

Fluconazol	2 %
DMSO qsp	30 ml

Modo de Usar: aplicar 2 a 3 vezes ao dia sobre as unhas, com um pincel ou cotonete.

Indicações: onicomicoses por dermatófitos e leveduras.

6. Loção ou Esmalte com Tioconazol

Tioconazol	28 %
Loção ou Esmalte para as Unhas qsp	10 ml

Modo de Usar: aplicar 1 vez ao dia sobre as unhas, com um pincel ou cotonete.

Indicações: onicomicoses por dermatófitos e leveduras.

7. Unguento com Griseofulvina

Griseofulvina	5 %
Vaselina Líquida	5 ml
Vaselina Sólida qsp	20 g

Modo de Usar: aplicar 2 vezes ao dia sobre as unhas, com um pincel ou cotonete.

Indicações: onicomicoses por dermatófitos.

8. Ciclopirox Olamina 8 %

Ciclopirox Olamina	0,8 g
Verniz Ungueal qsp	10 ml

Modo de Usar: aplicar nas unhas previamente lixadas, em dias alternados, diminuindo as aplicações gradativamente, após 1 mês de uso.

Indicações: onicomicoses por dermatófitos.

Ref. (griseofulvina): Callabed J. *Fórmulas Magistrales en Pediatría*. Barcelona: Acofarma, 2011.

9. Creme com Bifonazol e Ureia

Bifonazol	1 %
Ureia	40 %
Creme Excipiente qsp	10 g

10. Creme com Bifonazol

Bifonazol	1 %
Creme Excipiente qsp	10 g

Modo de Usar: aplicar 1 vez ao dia em quantidade suficiente para cobrir a unha com uma camada delgada do creme e ocluir com uma fita adesiva impermeável. A cada troca de curativo, banhar em água morna, lixar a unha e aplicar novamente o creme, com a unha seca. A duração do tratamento com esta associação é de 7 a 14 dias, até a remoção química da unha afetada, e deve ser seguido de um tratamento com creme de bifonazol a 1%, isoladamente, durante 4 semanas.
Indicações: onicomicose.

Obs.: a pele ao redor da unha deve ser protegida com vaselina sólida ou pasta com óxido de zinco, que ajuda a controlar a irritação cutânea.

Ref.: 1. Friedman-Birnbaum R *et al*. Treatment of onychomycosis: a randomized, double-blind comparison study with topical bifonazole-urea ointment alone and in combination with short-duration oral griseofulvin. *International Journal of Dermatology*. 1997; 36(1):67.

11. Pomada Queratolítica para as Unhas

Ureia	20 - 40 %
Anidrido Silícico	10 %
Parafina	5 %
Lanolina Anidra	20 %
Vaselina Sólida qsp	20 g

Modo de Usar: proteger a cutícula e aplicar a pomada nas unhas. Deixar por 5 a 7 dias em oclusão.

Indicações: onicomicose (remoção química das unhas).

12. Verniz com Clobetasol 8%

Propionato de Clobetasol	0,8 g
Acetato de Etila	3,3 ml
Gantrez® ES-435	3 ml
Álcool Isopropílico qsp	10 ml

Modo de Usar: aplicar diariamente à noite durante 3 semanas e, após este período, duas vezes por semana durante 9 meses.

Indicações: psoríase ungueal.

Obs.: o Gantrez® ES-435 pode ser substituído pelo Gantrez® ES-425 e, neste caso, substituir também o álcool isopropílico pelo álcool etílico absoluto. Gantrez® ES-435 e Gantrez® ES-425 fazem parte de uma série de copolímeros n-butil éster de polimetilvinil éter / ácido maleico (*Butyl Ester of PVM/MA Copolymer*) com diferentes pesos moleculares.

Ref.: Sánchez Regaña M *et al*. Treatment of nail psoriasis with 8% clobetasol nail lacquer: positive experience in 10 patients. *J Eur Acad Dermatol Venereol*. 2005 Sep; 19(5):573-7.

13. Loção para Psoríase Ungueal

Liquor Carbonis Detergens (LCD)	15 %
Ureia	10 %
Vitamina A	1 %
Psodermax	3 %
Óleo de Melaleuca	5 %
DMSO	3 %
Álcool Etílico 20 % qsp	15 ml

Fornecer em caneta aplicadora

Modo de Usar: aplicar sobre as unhas afetadas 2 vezes ao dia.

Obs.: Psodermax® é um produto que contém fragmentos de interleucina-4 (IL-4) e de interleucina-10 (IL-10), usados topicamente para o tratamento da psoríase, onde há desequilíbrio entre a resposta dos linfócitos T-helper 1 (Th1) e linfócitos T-helper 2 (Th2). Os fragmentos de IL-4 e IL-10 modulam a resposta imune para o padrão Th2, aumentando o número de células regulatórias e resposta humoral e diminuindo o padrão Th1, que envolve respostas imunes celulares granulomatosas. É usado em cremes, géis e loções nas concentrações de 3 a 5%.

14. Formulações para Psoríase Ungueal (uso conjunto)

a. Loção para Controle

Ácido Retinoico	1 %
DMSO	5 %
Psodermax	3 %
Vitamina A	2 %
Álcool Etílico 20 % qsp	15 ml

Fornecer em caneta aplicadora

Modo de Usar: aplicar 2 vezes ao dia apenas na zona psoriática ungueal.

b. Loção Reestruturadora

Methiosilane C	5 %
Hydroxyprolisilane C	5 %
Ceramidas	2 %
Óleo de Cravo	0,5 %
Vitamina A	2 %
Transcutol	5 %
Álcool Etílico 40 % qsp	15 ml

Fornecer em caneta aplicadora

Modo de Usar: aplicar 2 vezes ao dia apenas na zona cuticular ungueal.

15. Loção para Unhas Frágeis

Formol	16 ml
Carbonato de Cálcio	4 g

Modo de Usar: aplicar 1 vez ao dia com um pincel ou cotonete, protegendo as cutículas.

Indicações: onicólise e onicomadese.

16. Esmalte para Unhas Frágeis

Formol	10 %
Esmalte Base qsp	10 ml

Modo de Usar: aplicar 1 vez ao dia com um pincel, protegendo as cutículas.

Indicações: onicólise e onicomadese.

17. Esmalte Fortalecedor

Carbonato de Cálcio	10 %
Formol	5 %
Óleo de Cravo	0,5 %
Óleo de Melaleuca	0,5 %
Esmalte Base qsp	10 ml

Modo de Usar: aplicar 2 vezes por semana.

Indicações: prevenção de onicomicoses ou recidivas.

18. Base para as Unhas

Ácido Acético	2,5 %
Ácido Salicílico	2 %
Benzocaína	0,5 %
Fenol	0,5 %
Resorcina	1 %
Base para Unhas qsp	10 ml

Modo de Usar: como base sob o esmalte.

Indicações: prevenção de onicomicoses ou recidivas. Esperar 1 hora antes de aplicar o esmalte colorido por cima.

19. Solução para Onicofagia

Tintura de Aloe	10 ml

Modo de Usar: aplicar 1 a 2 vezes ao dia sobre as unhas, com um pincel ou cotonete.

Indicações: onicofagia.

20. Onymyrrhe

Onymyrrhe	10 ml

Modo de Usar: aplicar 1 vez ao dia sobre as unhas, com um pincel ou cotonete.

Indicações: fragilidade ungueal, onicofagia.

Obs.: Onymyrrhe - deve ser aplicado com massagem sobre as unhas, em seu leito quando for o caso, e principalmente sobre a matriz das unhas. O seu uso deve ser feito após a retirada de esmaltes e completa limpeza das mãos e das unhas. Pode ser aplicado puro ou diluído em propilenoglicol ou soluções alcoólicas, nas concentrações de 3 a 5 %. Devem-se lavar as mãos após 3 a 5 minutos de aplicação, a fim de remover o excesso do produto. O tempo de 5 minutos não deverá ser excedido, para evitar que as unhas fiquem manchadas. No caso de se optar por um tratamento conjunto com endurecedores das unhas, como por exemplo esmaltes contendo formol ou queratina, o onymyrrhe deverá ser aplicado antes, retirado após 3 a 5 minutos e, a seguir, poderá ser aplicado o esmalte endurecedor (nunca simultaneamente).

21. Onymyrrhe Assoc.

Onymyrrhe	2 %
Ureia	5 %
Óleo de Lavanda	0,5 %
Óleo de Melaleuca	1 %
Propilenoglicol	5 %
Álcool 70 % qsp	15 ml
Fornecer em caneta aplicadora	

Modo de Usar: aplicar nas unhas 1 a 2 vezes ao dia.

Indicações: fortalecimento das unhas e prevenção de onicomicoses.

22. Onymyrrhe Assoc.

Onymyrrhe	10 %
Methiosilane C	5 %
Propilenoglicol	5 %
Álcool 70 % qsp	15 ml
Fornecer em caneta aplicadora	

Modo de Usar: aplicar nas unhas 1 a 2 vezes ao dia.

Indicações: fortalecimento das unhas.

Suplementos Nutricionais para Unhas Frágeis

1. Cápsulas com Biotina

Biotina	2,5 mg
Excipiente qsp	1 cápsula
Mande.....cápsulas	

Posologia: 1 cápsula ao dia, durante 6 a 12 meses.

Obs.: a síndrome das unhas frágeis é queixa comum, caracterizada por aumento da fragilidade das lâminas ungueais. Afeta quase 20% da população geral, sendo mais comum em mulheres. Ocorre por distúrbios nos fatores de adesão intercelular nas unhas, que se manifestam clinicamente como onicosquizia (descamação lamelar da borda livre ungueal) e onicorrexe, alteração na matriz ungueal caracterizada por alteração da espessura da lâmina ungueal.

Mesmo sendo tão usual e afetando os pacientes de maneira importante em seu cotidiano, o tratamento das unhas frágeis avançou pouco nas últimas décadas e ainda se baseia principalmente no uso da biotina. Após a verificação de ser a biotina, na dose de 30 mg/dia, útil no tratamento da recomposição dos cascos de cavalos, o uso de 2,5 mg/dia de biotina em humanos demonstrou, por meio da microscopia eletrônica, auxiliar na melhora das fragilidade ungueal.

Ref.: Costa IMC *et al*. Síndrome das unhas frágeis. *Anais Bras Dermatol*. 2007; 82(3):263-270.

2. Cápsulas com Metionina, Cistina e Cisteína

Metionina	200 mg
Cisteína	100 mg
Cistina	50 mg
Excipiente qsp	1 cápsula
Mande.....cápsulas	

Posologia: 1 cápsula 2 a 3 vezes ao dia, às refeições.

Formulações com Silício

O silício faz parte da estrutura da elastina, colágeno, proteoglicanos e glicoproteínas. As formulações com silício orgânico ou com fitoterápicos contendo silício orgânico em sua composição são utilizadas para o fortalecimento de unhas, cabelos e cartilagens e como *anti-aging* oral para aumentar a hidratação e a elasticidade da pele. Sua suplementação visa suprir deficiências que ocorrem principalmente com a idade.

1. Cavalinha

Cavalinha Extrato Seco	500 mg
Excipiente qsp	1 cápsula
Mande.....cápsulas	

Posologia: 1 cápsula 2 vezes ao dia.

2. Silício Quelato

Silício Quelato	10 mg
Excipiente qsp	1 cápsula
Mande.....cápsulas	

Posologia: 1 cápsula 2 vezes ao dia.

Obs.: os extratos de cavalinha são obtidos das partes aéreas de *Equisetum arvense* (Equisetaceae). Contêm compostos solúveis de silício, taninos, saponinas (equisetonina), flavonoides (isoquercetina, equisetrina e canferol), alcaloides (nicotina, palustrina e outros), vitamina C e minerais (Ca, Mg, Na, F, Mn, S, P, Cl, K etc.). Tem ação remineralizante, diurética, hemostática e anti-inflamatória.

3. Exsynutriment®

Exsynutriment 100 a 300 mg
Excipiente qsp 1 cápsula
Mande.....cápsulas

Posologia: 1 cápsula ao dia, em jejum, durante 3 a 6 meses.

4. Nutricolin®

Nutricolin 100 a 300 mg
Excipiente qsp 1 cápsula
Mande.....cápsulas

Posologia: 1 cápsula ao dia, em jejum, durante 3 a 6 meses.

Obs.: Exsynutriment® é um composto biodisponível formado por ácido ortosilícico ligado aminoácidos (100 mg de Exsynutriment® contêm 1,67 mg de silício). Nutricolin® é um composto biodisponível formado por ácido ortosilícico estabilizado com colina (100 mg de Nutricolin® contêm entre 1,3 e 1,7 mg de silício).

5. SiliciuMax®

SiliciuMax 100 a 300 mg
Excipiente qsp 1 cápsula
Mande.....cápsulas

Posologia: 1 cápsula ao dia, em jejum, durante 3 a 6 meses.

Obs.: SiliciuMax® é um composto biodisponível formado por ácido ortosilícico estabilizado com maltodextrina (100 mg de SiliciuMax® contêm 1,63 mg de silício).

26. *Peelings* Químicos (Esfoliantes Químicos)

concentrações usuais

Ácido Glicólico	30 - 70 %
Ácido Láctico	10 - 85 %
Ácido Mandélico	30 - 50 %
Ácido Retinoico	1 - 10 %
Ácido Salicílico	10 - 30 %
Ácido Tricloroacético	10 - 90 %
Resorcina	30 - 60 %

Exemplos de Fórmulas:

1. *Peeling* com Ácido Glicólico

Solução ou Gel de Ácido Glicólico 30 a 70 % - 30 ml

Indicações: *peeling* de moderado a severo, dependendo da concentração e da oleosidade da pele, para queratose senil, queratose actínica, cicatrizes superficiais, rugas e linhas de expressão, seborreia da face e acne comedoniana. Deve ser aplicado em consultório, sob supervisão médica.

Técnica para aplicação do *peeling* facial com ácido glicólico a 30 %: aplicar o *peeling* após limpeza da pele e deixar por 1 a 10 minutos, dependendo do tipo de pele. Lavar em seguida com água corrente.

Técnica para aplicação do *peeling* facial com ácido glicólico a 70 %: lavar a pele com sabonete neutro, aplicar uma loção adstringente, aplicar o ácido glicólico em toda a face e pescoço (iniciar nas regiões oleosas) e deixar por 2 a 3 minutos (peles finas e sensíveis), ou 3 a 5 minutos (peles normais) ou 5 a 7 minutos (peles grossas e oleosas), a critério médico.

A neutralização é feita com solução de bicarbonato de sódio (1 a 10 %), lavando-se em seguida com água corrente ou soro fisiológico. Aplicar se necessário um gel ou loção com corticoide ou anti-inflamatórios como o ácido glicirrhízico a 0,2 % associado ou não ao alfa bisabolol a 0,5 %.

Obs.: deve-se tomar cuidado com o tempo de aplicação do ácido glicólico (em virtude das suas ações), principalmente nas concentrações maiores. Embora seja um produto seguro em comparação aos outros usados em *peelings*, podem ocorrer efeitos colaterais indesejáveis, como eritema persistente, hiperpigmentação, aumento da predisposição ao herpes simples e, eventualmente, pode deixar cicatrizes hipertróficas. Pode-se associar nitrato de estrôncio na faixa de 10 a 20 %, para diminuir a irritação causada pelo ácido glicólico.

Ref.: 1. Fischer TC *et al*. Chemical peels in aesthetic dermatology: an update 2009. *J Eur Acad Dermatol Venereol*. 2010 Mar; 24(3):281-92. 2. Zhai H *et al*. Strontium nitrate suppresses chemically-induced sensory irritation in humans. *Contact Dermatitis*. 2000 Feb; 42(2):98-100.

2. *Peeling* com Ácido Láctico

Ácido Láctico	10 a 85 %
Hidroxietilcelulose (Natrosol®)	3 %
Solução Hidroalcoólica qsp	30 ml

Indicações: *peeling* de moderado a severo, dependendo da concentração e da oleosidade da pele, para queratose senil, queratose actínica, cicatrizes superficiais, rugas e linhas de expressão, seborreia da face e acne comedoniana.

Modo de Usar (sob supervisão médica): aplicar após limpeza da pele por 1 a 10 minutos, dependendo do tipo de pele ou da concentração de ácido láctico. Neutralizar com solução de bicarbonato de sódio (1 a 10%) e lavar em seguida com água corrente. Aplicar, se necessário, gel ou loção com corticoide, associado ao ácido glicirrhízico a 2% e/ou alfa bisabolol a 0,5%.

Ref.: Magalhães GM *et al*. Peeling de ácido láctico no tratamento do melasma: avaliação clínica e impacto na qualidade de vida. *Surg Cosmet Dermatol*. 2010; 2(3):173-9.

3. *Peeling* com Ácido Mandélico

Ácido Mandélico	30 a 50 %
Gel de Natrosol 0,5 % qsp	30 ml

Indicações: *peeling* superficial para o tratamento de problemas comuns de pele como acne, fotoenvelhecimento e pigmentação irregular. Sua molécula é maior que a do ácido glicólico, o que permite uma penetração mais lenta e uniforme na pele. É um princípio ativo mais seguro que outros para ser aplicado em peles negras ou morenas.

Modo de Usar (sob supervisão médica): aplicações quinzenais de 5 minutos. Lavar em seguida com água corrente.

Obs.: antes do *peeling*, a pele deverá ser desengordurada com solução alcoólica ou acetona. Após o *peeling*, podem ser necessárias compressas com água fria para diminuir a sensação de ardor. Na manipulação do gel, pode ser empregado o polietilenoglicol 400 para ajudar na solubilização do ácido mandélico. Também pode ser formulado em álcool absoluto com 20 % de etoxidiglicol (dietilenoglicol monoetil éter).

Ref.: Taylor MB. Summary of Mandelic Acid for the Improvement of Skin Conditions. *Cosmetic Dermatology*. 1999 Jun; 12:26-28.

4. *Peeling* de Ácido Retinoico

Ácido Retinoico	1 a 10 %
Gel qsp	30 ml

Indicações: *peeling* superficial para o tratamento da acne, seborreia da face, manchas solares, cicatrizes superficiais, queratose actínica, rugas finas, linhas de expressão e estrias.

Modo de Usar: aplicações semanais de até 30 minutos. Pode ser formulado também em gel fluido ou em propilenoglicol. Deve ser aplicado em consultório, sob supervisão médica.

Obs.: o ácido retinoico melhora as características da pele, diminui a queratose actínica, proporciona uma dispersão mais uniforme dos grânulos de melanina, formação de novas fibras de colágeno na derme, aumento do fluxo sanguíneo e aumento da permeabilidade da epiderme. No caso das rugas, o efeito mais evidente é constatado em rugas finas e em linhas de expressão. Durante o dia, recomenda-se o uso de fotoprotetores.

Ref.: 1. Odo MEY, Chichierchio AL. *Práticas em Cosmiatria e Medicina Estética*. 2ª ed. São Paulo: Tecnopress, 1999. 2. Kadunc B *et al*. *Tratado de Cirurgia Dermatológica, Cosmiatria e Laser*. Rio de Janeiro: Elsevier, 2012.

5. *Peeling* com Ácido Salicílico

Ácido Salicílico	20 a 30 %
Álcool 95 % qsp	30 ml

Indicações: *peeling* superficial para o tratamento da acne comedoniana, inflamatória e seborreia da face.

Modo de Usar (sob supervisão médica): aplicações semanais de 7 a 10 minutos. Lavar em seguida com água corrente.

Obs.: antes do *peeling*, a pele deverá ser desengordurada com solução alcoólica ou acetona. Após o *peeling*, podem ser necessárias compressas com água fria para diminuir a sensação de ardor. O ácido salicílico também é usado para *peeling* dos braços e mãos (manchas senis, queratose actínica, rugas e perda de elasticidade da pele) na forma de pasta a 50 %.

6. *Peeling* com Ácido Tricloroacético

Ácido Tricloroacético	10 a 90 %
Água qsp	20 ml

Indicações: *peeling* de suave a forte, dependendo da concentração.

- 10 a 25 %: usadas em *peelings* superficiais para tratamento da acne comedogênica, seborreia da face, rugas finas e linhas de expressão.
- 25 a 50 %: usadas em *peelings* de média profundidade para tratamento de rugas, cicatrizes superficiais, queratose actínica e discromias pigmentares.
- 50 a 90 %: usadas em *peelings* profundos, com a finalidade de destruir os tecidos até o nível da derme reticular, para tratamentos de rejuvenescimento cutâneo, remoção de tatuagens, verrugas e condiloma acuminato.

Modo de Usar (em consultório, sob supervisão médica):

- *peelings* superficiais - em aplicações semanais ou quinzenais, conforme a concentração e o tempo de exposição, a critério médico.
- *peelings* de média profundidade - em aplicações mensais, conforme a concentração e o tempo de exposição, a critério médico.
- *peelings* profundos - aplicar na região a ser tratada, protegendo as áreas adjacentes com uma camada fina de vaselina.

Antes da aplicação a pele deve ser limpa e desengordurada. A neutralização pode ser feita com solução de bicarbonato de sódio 5 a 10 %, após a exposição.

7. Máscara com Ácido Tricloroacético

Ácido Tricloroacético	15 a 35 %
Silicato de Alumínio	10 %
Sorbitol	5 %
Glicerol	5 %
Colágeno Hidrolisado	0,5 %
Óxido de Zinco	2 %
Água de Flor de Laranjeiras qsp	20 ml

Indicações: *peeling* de suave a forte, dependendo da concentração.

Modo de Usar (sob supervisão médica): aplicar com a pele limpa e desengordurada. Retirar com água após 2 a 15 minutos.

Obs.: a associação com hidratantes (sorbitol, glicerol e colágeno) e um anti-inflamatório (óxido de zinco) proporciona uma ação mais suave e segura.

8. *Peeling* com Fenol (Fórmula de Baker-Gordon)

Fenol 88 %	3 ml
Água Purificada	2 ml
Óleo de Cróton	3 gotas
Sabão Líquido	8 gotas

9. *Peeling* com Fenol (Fórmula de Hetter)

Fenol 88 %	4 ml
Água Purificada	6 ml
Óleo de Cróton	2 gotas
Sabão Líquido	16 gotas

Indicações: clareamento da pele, rugas, hiperpigmentação ou pigmentação heterogênea, tratamento da acne, cicatrizes, lentigos actínicos, queratoses solares e seborreicas.

Modo de Usar: aplicar a solução de fenol com algodão, gaze ou cotonete, na pele previamente desengordurada, a critério médico. O desengorduramento é importante para haver penetração uniforme do fenol.

Obs.: o óleo de cróton é obtido das sementes de *Croton tiglium* (Euphorbiaceae). Tem ação irritante e vesicante e é usado para aumentar a capacidade do fenol em coagular a queratina da pele. O sabão líquido é utilizado para emulsificar as gorduras presentes na pele, facilitando a penetração do fenol.

Ref.: 1. Velasco MVR *et al*. Rejuvenescimento da pele por peeling químico: enfoque no peeling de fenol. *An Bras Dermatol*. 2004 Jan/Fev; 79(1):91-99. 2. Vasconcelos BN *et al*. Estudo comparativo de hemifaces entre 2 *peelings* de fenol (fórmulas de Baker-Gordon e de Hetter), para a correção de rítides faciais. *Surg Cosmet Dermatol*. 2013; 5(1):40-44.

10. *Peeling* com Resorcina

Resorcina	30 a 60 %
Veículo qsp	30 g

Indicações: *peeling* superficial de moderado a severo, dependendo da concentração. É particularmente indicado para pessoas com manchas escuras na pele e cicatrizes de acne.

Modo de Usar (sob supervisão médica): aplicações semanais ou quinzenais de 30 a 60 minutos.

Obs.: a resorcina tem ação queratolítica, antipruriginosa, antisseborreica e antisséptica. Também é usada em cremes, pomadas e loções alcoólicas, nas concentrações de 2 a 5%, geralmente associada a outros princípios ativos, para o tratamento da acne, eczema, hiperqueratose e psoríase.

11. Solução de Jessner

Resorcina	14 %
Ácido Salicílico	14 %
Ácido Láctico (85 %)	14 %
Álcool 95 % qsp	100 ml

Indicações: *peeling* superficial para eliminar manchas da pele, rugas finas e linhas de expressão, e no tratamento da acne, seborreia da face e hiperqueratoses.

Modo de Usar (sob supervisão médica): aplicar o *peeling* após limpeza da pele.

Obs.: o seu uso pode ser conjugado com o *peeling* de ácido tricloroacético a 35 %, para média profundidade. Na primeira etapa usa-se a solução de Jessner para diminuir a espessura e a compactação do extrato córneo e, em seguida, a solução de ácido tricloroacético. Após o procedimento, aplicar compressas de água gelada para diminuir a sensação dolorosa e, eventualmente, utilizar um anti-inflamatório e/ou analgésico.

Formulações Pré-*Peeling*s

Formulações para Estimular a Renovação Celular

1. Ácido Retinoico e Ácido Glicirrhízico

Ácido Retinoico	0,05 %
Ácido Glicirrhízico	0,5 %
Creme ou Loção Cremosa qsp	60 ml

2. Ácido Retinoico e Bisabolol

Ácido Retinoico	0,025 %
Alfa Bisabolol	1 %
Gel qsp	50 g

Modo de Usar: aplicar à noite nas regiões afetadas. Recomenda-se o uso de fotoprotetores (UV-A + UV-B) durante o dia.

3. Ácido Glicólico e Ácido Glicirrhízico

Ácido Glicólico	5 a 10 %
Ácido Glicirrhízico	0,5 %
Gel ou Loção qsp	100 ml

4. Ácido Glicólico e Drieline

Ácido Glicólico	4 %
Drieline	1 %
Gel qsp	30 g

Modo de Usar: aplicar à noite durante alguns minutos e remover em seguida com água corrente. Aumentar o tempo de contato com a pele, de acordo com a sensibilidade individual. Recomenda-se o uso de fotoprotetores (UV-A + UV-B) durante o dia.

Formulações para Renovação Celular e Clareamento

1. Associação com Hidroquinona e Ácido Glicirrhízico

Hidroquinona	3 a 5 %
Ácido Glicólico	5 %
Ácido Glicirrhízico	1 %
Creme ou Gel qsp	50 g

2. Associação com Hidroquinona e Ácido Kójico

Hidroquinona	3 a 5 %
Ácido Glicólico	6 %
Ácido Kójico	2 %
Fucogel	3 %
Creme ou Gel qsp	30 g

3. Associação com Hidroquinona e Dexametasona

Hidroquinona	3 a 5 %
Ácido Retinoico	0,025 %
Dexametasona	0,04 %
Creme ou Gel qsp	50 g

4. Associação com Hidroquinona e Hidrocortisona

Hidroquinona	3 a 5 %
Ácido Retinoico	0,05 %
Hidrocortisona	1 %
Creme ou Gel qsp	30 g

Modo de Usar: usar à noite nas regiões hiperpigmentadas. Durante o dia, usar fotoprotetor (UV-A + UV-B) nas manchas hipercrômicas e nas regiões adjacentes.

Formulações Pós-*Peelings*

Formulações para Uso em Consultório, Pós-Peeling Imediato

1. Loção Pós-*Peeling*

Ácido Fítico	2 %
Acetato de Clostebol	0,5 %
Sulfato de Neomicina	0,5 %
Extrato Glicólico de Camomila	3 %
Alfa Bisabolol	0,5%
Água Destilada qsp	100 ml

Modo de Usar: aplicar com um chumaço de algodão após a neutralização do *peeling*. Deixar por 10 minutos.

2. Máscara Descongestionante

Cloridrato de Nafazolina	0,1 %
D-Pantenol	2 %
Alantoína	2 %
Extrato Glicólico de Hamamelis	2 %
Extrato Glicólico de *Mimosa tenuiflora*	2 %
Máscara Gel qsp	50 g

Modo de Usar: aplicar após a loção pós-*peeling*, por 10 minutos, como descongestionante e hidratante.

3. Máscara Pós-*Peeling* (pele mista ou oleosa)

Alfa Bisabolol	0,5%
Extrato Glicólico de Algas Marinhas	2 %
Biodynes	3 %
Passion Flower Oil	1 %
Máscara Gel qsp	50 g

4. Máscara Pós-*Peeling* (pele seca ou normal)

Ácido Glicirrhízico	0,5 %
Extrato Glicólico de *Aloe vera*	5 %
Alantoína	1 %
Óleo de Calêndula	5 %
Máscara Cremosa qsp	50 g

Modo de Usar: aplicar após a loção pós-*peeling*, por 10 minutos, como anti-inflamatório e hidratante.

Formulações Pós-Peeling com Corticoides

1. Creme Pós-*Peeling* (pele seca e normal)

Hidrocortisona	0,5 %
Extrato Glicólico de *Aloe vera*	2 %
Ácido Hialurônico	2 %
Creme Hidratante qsp	30 g

2. Loção Pós-*Peeling* (pele mista ou oleosa)

Hidrocortisona	0,5 %
Extrato de Confrey	3 %
Drieline	2 %
Loção Hidratante qsp	30g

3. Creme Pós-*Peeling* Hipoalergênico

Desonida	0,05 %
Óleo de Prímula	2 %
Alantoína	0,5 %
Creme Hipoalergênico qsp	30 g

4. Gel Pós-*Peeling*

Alfa Bisabolol	2 %
Hidrocortisona	0,5 %
Fucogel	3 %
Gel de Natrosol qsp	30 g

Modo de Usar: aplicar 2 vezes ao dia, durante 7 a 10 dias.

Formulações Hidratantes Pós-Peeling

1. Loção Hidratante Pós-*Peeling*

Alfa Bisabolol	1 %
Alantoína	1 %
Óleo de Cereja	2 %
Óleo de Calêndula	2 %
Loção Hidratante qsp	30 ml

2. Loção Hidratante Pós-*Peeling*

Ácido Glicirrhízico	0,2 %
Azuleno	0,02 %
D-Pantenol	1 %
Óleo de Prímula	3 %
Loção Hidratante qsp	30 ml

3. Loção Pós-*Peeling*

Ácido Glicirrhízico	0,2 %
Hydroxyprolisilane C	2 %
Sulfato de Condroitina	1 %
Extrato Glicólico de *Ginseng*	2 %
Loção Hidratante *Oil Free* qsp	30 ml

4. Loção Pós-*Peeling*

Drieline	1 %
Azuleno	0,02 %
Biodynes	2 %
Extrato Glicólico de Calêndula	2 %
Loção Hidratante *Oil Free* qsp	30 ml

Modo de Usar: aplicar 3 vezes ao dia durante 7 a 10 dias.

5. Gel com Óleo de Macadâmia

Óleo de Macadâmia	3 %
Ácido Hialurônico	1 %
Gel de Hostacerin qsp	50 g

6. Loção com Biodynes

Biodynes	4 %
Óleo de Calêndula	2 %
Loção Hidratante não Iônica qsp	100 ml

Modo de Usar: aplicar pela manhã e sempre que sentir necessário, após liberação pelo médico para o uso de hidratantes.

Formulações Pós-Peeling Tardio

1. Gel com Ácido Retinoico

Ácido Retinoico	0,025 %
Alfa Bisabolol	1 %
Gel qsp	50 g

2. Loção com Ácido Glicólico

Ácido Glicólico	10 %
PCA-Na	3 %
Loção qsp	60 ml

3. Gel com Ácido Glicólico

Ácido Glicólico	10 %
Ácido Hialurônico	2 %
Drieline	1 %
Gel de Natrosol qsp	50 g

4. Creme com Ácido Glicólico e Mimosa

Ácido Glicólico	10 %
Extrato de *Mimosa tenuiflora*	3 %
Alfa Bisabolol	0,5 %
Creme não Iônico qsp	50 g

Modo de Usar: aplicar à noite nas regiões afetadas. Recomenda-se o uso de fotoprotetores (UV-A + UV-B) durante o dia.

Formulações para Limpeza da Pele

1. Sabonete Gel Pós-*Peeling*

Extrato Glicólico de *Aloe vera*	4 %
Alfa Bisabolol	0,5 %
Sabonete Gel qsp	60 g

2. Sabonete Líquido Pós-*Peeling*

Extrato Glicólico de Camomila	2 %
Alfa Bisabolol	0,5 %
Sabonete Líquido qsp	60 ml

Modo de Usar (formulações acima): como sabonete para higiene do rosto, de manhã e à noite.

3. Leite de Limpeza Pós-*Peeling*

Extrato Glicólico de Calêndula	3 %
Ácido Glicirrhízico	0,1 %
Leite de Limpeza qsp	50 ml

4. Loção de Limpeza Pós-*Peeling*

Álcool Cetílico	3 %
Álcool Esteárilico	2 %
Lauril Sulfato de Sódio	0,5 %
Extrato de Camomila	3 %
Propilenoglicol	20 %
Água Destilada qsp	150 ml

Modo de Usar: como leite de limpeza para higiene do rosto, de manhã e à noite.

Modo de Usar: como loção de limpeza para higiene do rosto, de manhã e à noite.

27. Pênfigo

1. Potaba (Para Aminobenzoato de Potássio)

Potaba 500 mg
Mande.....cápsulas

Posologia: 2 a 4 cápsulas (1 a 2 gramas) 6 vezes ao dia, juntamente com alimentos.

Indicações: pênfigo, esclerodermias, dermatomiosite, líquen escleroso e doença de Peyronie.

2. Gel com Pilocarpina 4 %

Pilocarpina 4 %
Gel qsp 60 ml

Modo de Usar: aplicar nas lesões.

Indicações: o uso tópico de agonistas colinérgicos é feito para acelerar a epitelização das lesões bolhosas do pênfigo vulgar.

Ref.: Iraji F, Yoosefi A. Healing effect of Pilocarpine gel 4% on skin lesions of pemphigus vulgaris. *Int J Dermatol*. 2006 Jun; 45(6):743-6.

28. Psoríase

Uso Oral

faixa de dosagem diária usual

- Clofazimina .... 50 - 100 mg
- Colchicina .... 0,5 - 1,5 mg
- D-Penicilamina .... 100 - 200 mg
- Metotrexato .... 2,5 - 25 mg
- Metoxisaleno, Methoxsalen .... 10 - 20 mg
- Picnogenol .... 150 - 300 mg
- Quelina .... 50 - 100 mg
- Trioxisaleno, Trioxsalen, Trisoralen® .... 5 - 10 mg

Obs.: colchicina - princípio ativo incluído na RDC nº 354, de 18 de dezembro de 2003 (substâncias de baixo índice terapêutico) pela RDC nº 232, de 17 de agosto de 2005.

Exemplos de Fórmulas:

1. Metoxisaleno

Metoxisaleno 10 a 20 mg
Excipiente qsp 1 cápsula
Mande.....cápsulas

2. Trioxisaleno

Trioxisaleno 5 a 10 mg
Excipiente qsp 1 cápsula
Mande.....cápsulas

Posologia: 10 a 20 mg de metoxisaleno ou 5 a 10 mg de trioxisaleno 2 horas antes da exposição à luz ultravioleta A (320 - 400 nm). As exposições devem ser progressivas, começando nos primeiros dias com 1 a 2 minutos (1 a 2 joules/cm2) até o máximo de 30 minutos (15 a 20 joules/cm2), ao final de 14 dias (duração do tratamento). No caso de não se dispor de fontes artificiais de ultravioleta A, poderá ser usada a luz solar, desde que sejam observadas as exposições progressivas e se proteja a pele com fotoprotetor (UV-A + UV-B) logo após a exposição.

Indicações: psoríase, vitiligo.

Efeitos Colaterais: ocasionalmente os psoralenos podem provocar irritação gástrica e náuseas, e às vezes vertigens e excitação nervosa. Mais raramente podem provocar disfunções hepáticas. Em longo prazo e com largo uso, podem provocar alterações actínicas da pele, câncer e catarata.

Precauções: não devem ser administrados em crianças com menos de 12 anos e em pacientes com doenças fotossensitivas, como as porfirias e o lúpus eritematoso. Não se devem administrar outras drogas fotossensibilizantes concomitantemente.

Obs.: a sensibilidade da pele à radiação aparece 1 hora após a administração, alcança o máximo após 2 horas e desaparece ao término de 8 horas. Por esta razão dá-se preferência ao tratamento noturno, com fontes de UV-A, evitando-se assim o risco de queimaduras solares com exposições incorretas à luz do sol. Os psoralenos devem ser empregados somente sob supervisão médica.

3. D-Penicilamina

D-Penicilamina 100 mg
Excipiente qsp 1 cápsula
Mande.....cápsulas

Posologia: 100 a 200 mg ao dia.

Indicações: artrite psoriática, artrite reumatoide, esclerodermias.

4. Metotrexato

Metotrexato 2,5 mg
Excipiente qsp 1 cápsula
Mande.....cápsulas

Posologia: terapia inicial - 2,5 a 25 mg por semana; manutenção - 2,5 mg por semana.

Indicações: psoríase em placa, eritrodermia psoriática.

Obs. (penicilamina): também pode ser formulada em suspensão oral com 50 mg/ml. É um agente alquilante e forma complexos com o DNA, impedindo sua replicação.

Obs. (metotrexato): também pode ser formulado em suspensão oral com 2,5 mg/ml. É um agente antifolato que reduz a síntese de DNA e RNA e, consequentemente, inibe a divisão celular. Este efeito citotóxico ocorre, principalmente, nas células em que ocorre proliferação rápida. Alguns efeitos adversos como estomatite, alopecia, alterações digestivas e depressão medular com citopenia são decorrentes da falta de folato e podem ser prevenidos ou tratados com ácido fólico. Deve ser administrado com 1 a 2 mg/dia de ácido fólico para prevenir os efeitos gastrointestinais ou da depressão medular.

Não é nefrotóxico, mas se houver insuficiência renal o acúmulo pode acarretar dano hepático ou cerebral, de origem tóxica. A excreção de metotrexato pode ser intensificada através da hidratação adequada e da alcalinização da urina. Pode ocorrer pneumonite por hipersensibilidade. Recomenda-se monitorização periódica através de provas bioquímicas e hematológicas basais. O seu uso é contraindicado na gravidez (ação teratogênica e prejuízo no desenvolvimento fetal) e lactação.

5. Clofazimina

Clofazimina	50 a 100 mg
Excipiente qsp	1 cápsula
Mande.....cápsulas	

Posologia: terapia Inicial - 50 a 100 mg 3 vezes ao dia durante 4 dias; manutenção - 50 mg 2 vezes por semana, durante 6 meses.

Indicações: psoríase pustular, lúpus eritematoso, doença de Crohn, hanseníase, leishmaniose.

6. Colchicina

Colchicina	0,5 mg
Excipiente qsp	1 cápsula
Mande.....cápsulas	

Posologia: 0,5 a 1,5 mg ao dia, a critério médico.

Indicações: psoríase, gota, amiloidose, dermatite herpetiforme, dermatomiosites, esclerodermia, púrpura trombocitopênica idiopática, queloides, síndrome de Behçet e vasculite necrotizante.

Obs.: devem-se tomar extremas precauções no processo de manipulação das formulações com colchicina e também no seu uso, visto que dosagens acima de 6 mg podem ser letais.

7. Sulfassalazina

Sulfassalazina	500 mg
Excipiente qsp	1 cápsula
Mande.....cápsulas	
Mande.....cápsulas com revestimento entérico.	

Posologia: 1 cápsula ao dia durante uma semana, aumentando 500 mg a cada semana, até o máximo de 3 g ao dia, divididos em 2 a 4 tomadas.

Indicações: artrite reumatoide, artrite psoriática, psoríase pustulosa e psoríase em placas.

Obs.: também é indicada na colite ulcerativa crônica, diverticulite e doença de Crohn. A sulfassalazina diminui a absorção de ácido fólico e interfere com seu metabolismo, de modo que a sua suplementação pode ser necessária.

8. Quelina

Quelina	50 - 100 mg
Excipiente qsp	1 cápsula
Mande.....cápsulas	

Posologia: 1 cápsula ao dia, 1 hora antes da exposição ao sol (15 min).

Indicações: psoríase, vitiligo.

Obs.: é um furocromo encontrado nos frutos e sementes de *Ammi visnaga* (Apiaceae), estudado e usado como tratamento fotoquimioterapêutico na psoríase e no vitiligo. Forma um complexo molecular de coloração escura com o DNA das células da pele, porém com baixa taxa de fotoligação. Com a irradiação subsequente (365 nm), ele forma um composto fotoconjugado. A quelina é menos fototóxica que os psoralenos, podendo ser utilizada com mais segurança.

Ref.: Fattah AA *et al*: Preliminary Report on the Therapeutic Effect of Khellin in Psoriasis. *Dermatologica*. 1983; 167(2):109-110.

9. Picnogenol

Picnogenol	50 mg
Excipiente qsp	1 cápsula
Mande.....cápsulas	

Posologia: 1 cápsula 3 vezes ao dia.

Indicações: psoríase.

Obs.: é um composto extraído da casca de *Pinus maritima* e contém procianidinas, glicosídeos fenólicos e ésteres de ácidos orgânicos. Tem ação antioxidante e protetora sobre a parede vascular da microcirculação. Um de seus principais componentes, a catequina, tem a capacidade de proteger a elastina e o colágeno contra a atividade das enzimas elastase e colagenase, liberadas durante o processo inflamatório. Devido a essa atividade, seu uso previne a flacidez e a falta de elasticidade da pele.

Ref.: Belcaro G *et al*. Improvement in signs and symptoms in psoriasis patients with Pycnogenol® supplementation. *Panminerva Med*. 2014; 56:41-8.

Uso Tópico

concentrações usuais

Ácido Láctico	10 - 15 %
Ácido Salicílico	2 - 10 %
Alantoína	0,2 - 2 %
Aloe vera (mucilagem)	70 %
Aminofilina	4 %
Antralina, Ditranol, Cignolina	0,1 - 2 %
Cafeína	10 %
Calcipotriol	0,005 %
Capsaicina	0,025 %
Coal Tar, Alcatrão de Hulha	1 - 5 %
Colchicina	0,25 - 1 %
Liquor Carbonis Detergens (LCD)	5 - 20 %
Metoxisaleno, Methoxsalen	0,1 - 1 %
Metotrexato	0,1 - 1 %
Óleo de Cade	5 - 10 %
Piritionato de Zinco	0,25 %
Quelina	1 - 5 %
Resorcina	2 - 5 %
Tacrolimo	0,1 - 0,5 %
Ureia, Carbamida	10 - 40 %
Vitamina B12	0,07 %

Exemplos de Fórmulas:

Corticosteroides Isolados

Ver item 5 Anti-Inflamatórios Hormonais - Uso Tópico.

Corticosteroides Associados

1. Creme com Betametasona, Ácido Salicílico e Ureia

Betametasona (como dipropionato)	0,05 %
Ácido Salicílico	10 %
Ureia	15 %
Creme Excipiente qsp	100 g

Modo de Usar: aplicar a noite e retirar pela manhã.

2. Creme com Fluocinolona, Coal Tar, Ácido Salicílico e Enxofre Precipitado

Acetonido de Fluocinolona	0,05 %
Coal Tar	2 %
Enxofre Precipitado	3 %
Ácido Salicílico	1 %
Creme Excipiente qsp	100 g

Modo de Usar: aplicar a noite e retirar pela manhã. Caso seja aplicado durante o dia, evitar exposição à luz solar.

3. Creme com Clobetasol e Antralina

Propionato de Clobetasol	0,01 %
Antralina	0,5 %
Creme não Iônico qsp	50 g

Modo de Usar: aplicar 1 a 2 vezes ao dia.

4. Creme com Clobetasol e Ureia

Propionato de Clobetasol	0,05 %
Ureia	20 %
Creme Excipiente qsp	50 g

Modo de Usar: aplicar 1 a 2 vezes ao dia.

Formulações com Agentes Redutores para Psoríase

1. Creme com Coal Tar

Coal Tar	1 - 2 %
Creme Excipiente qsp	100 g

Modo de Usar: uso local à noite, com remoção pela manhã. Pode ser aplicado também em associação a exposições progressivas de luz ultravioleta (método de Goeckerman).

2. Creme com Antralina

Antralina	0,4 %
Ácido Salicílico	2 %
Creme Excipiente qsp	100 g

Modo de Usar: uso local à noite, com remoção pela manhã. Pode ser aplicado também em associação a exposições progressivas de luz ultravioleta (método de Ingram).

Obs. (antralina): como é uma substância altamente irritante, deve ser evitado o contato com as mucosas. O uso de cremes com corticoides durante o dia pode ser feito, para melhorar a irritação cutânea.

3. Creme com Óleo de Cade

Óleo de Cade	8 %
Ácido Salicílico	3 %
Resorcina	2 %
Creme Excipiente qsp	100 g

Modo de Usar: aplicar 1 a 2 vezes ao dia nas regiões afetadas.

4. Pomada com Coal Tar e Óleo de Cade

Coal Tar	3 %
Óleo de Cade	2 %
Vaselina Sólida qsp	100 g

Modo de Usar: uso local à noite, com remoção pela manhã.

5. Pomada com Coal Tar e Ácido Salicílico

Coal Tar	5 %
Ácido Salicílico	3 %
Pomada Simples qsp	100 g

Modo de Usar: aplicar 1 a 2 vezes ao dia nas regiões afetadas.

6. Creme com LCD, Enxofre e Ác. Salicílico

Liquor Carbonis Detergens	4 %
Enxofre Precipitado	3 %
Ácido Salicílico	3 %
Creme Excipiente qsp	100 g

Modo de Usar: aplicar 2 a 3 vezes ao dia nas regiões afetadas.

7. Creme com LCD

Liquor Carbonis Detergens	5 %
Ácido Salicílico	2 %
Alantoína	1 %
Creme Excipiente qsp	100 g

Modo de Usar: uso local após o banho. Para psoríase do couro cabeludo, substituir o excipiente por xampu.

8. LCD em *stick*

Liquor Carbonis Detergens	1,25 ml
Propilenoglicol	3,5 g
Estearato de Sódio	0,5 g

Modo de Usar: aplicar sobre a região afetada 2 vezes ao dia até a melhora. Diminuir as aplicações progressivamente.

Obs.: o tratamento pode ser combinado com exposição à luz ultravioleta (método de Goeckerman), para suprimir síntese de DNA epidérmico.

Ref.: 1. Pardasani AG *et al*. Treatment of Psoriasis: An Algorithm-Based Approach for Primary Care Physicians. *Am Fam Physician*. 2000; 61(3):725-733. 2. Allen Jr LV (editor). Formulations - *International Journal of Pharmaceutical Compounding*. 2000 Sep/Oct; 4(5):378.

Formulações com Ureia

1. Creme com Ureia

Ureia	10 %
Creme Excipiente qsp	50 g

Modo de Usar: aplicar 2 a 3 vezes ao dia nas regiões afetadas.

Indicações: psoríase, ictiose, hiperqueratose, eczemas, dermatite atópica.

2. Loção Cremosa com Ureia

Ureia	15 %
Loção Cremosa qsp	100 ml

Modo de Usar: aplicar 1 a 2 vezes ao dia nas regiões afetadas.

Indicações: psoríase, ictiose, hiperqueratose, eczemas, dermatite atópica.

3. Loção Cremosa com Ureia e *Centella asiatica*

Ureia	5 %
Extrato de *Centella asiatica*	1 %
Vitamina E	5 %
Óleo de Rosa Mosqueta	5 %
Glicerina	10 %
Loção Cremosa qsp	100 ml

Modo de Usar: aplicar 2 vezes ao dia nas regiões afetadas.

Indicações: psoríase, ictiose, hiperqueratose, eczemas, dermatite atópica.

Formulações para o Couro Cabeludo

1. Xampu com Antralina

Antralina	0,25 - 0,5 %
Xampu Base qsp	100 ml

Modo de Usar: aplicar 1 vez ao dia no couro cabeludo e friccionar até produzir bastante espuma, enxaguando em seguida.

Indicações: psoríase do couro cabeludo.

2. Xampu com Óleo de Cade

Óleo de Cade	2 %
Ácido Salicílico	2 %
Xampu Base qsp	100 ml

Modo de Usar: aplicar no couro cabeludo e friccionar até produzir bastante espuma. Deixar por 10 minutos e enxaguar bem. Aplicar 2 a 3 vezes por semana.

Indicações: psoríase do couro cabeludo, seborreia.

Obs.: o xampu com óleo de cade também pode ser formulado associando-se enxofre precipitado a 3 %.

3. Xampu com LCD

Liquor Carbonis Detergens	5 %
Ácido Salicílico	2 %
Alantoína	0,5 %
Clioquinol	2 %
Irgasan	0,3 %
Xampu qsp	100 ml

Modo de Usar: aplicar no couro cabeludo e friccionar até produzir bastante espuma. Deixar por 10 minutos e enxaguar bem. Aplicar 2 a 3 vezes por semana.

Indicações: psoríase e seborreia do couro cabeludo.

4. Loção Capilar com LCD e Fluocinolona

Liquor Carbonis Detergens	10 %
Acetonido de Fluocinolona	0,01 %
Ácido Salicílico	3 %
Alantoína	1 %
Álcool Isopropílico	20 %
Álcool Etílico qsp	100 ml

Modo de Usar: friccionar no couro cabeludo uma vez ao dia, após o banho.

Indicações: psoríase e seborreia do couro cabeludo.

5. Loção Capilar com Triancinolona, Ureia e Resorcina

Acetonido de Triancinolona	0,1 %
Ureia	10 %
Resorcina	5 %
Creme Lanette	15 %
Água Destilada qsp	100 ml

Modo de Usar: friccionar no couro cabeludo uma vez ao dia, após o banho.

Indicações: psoríase e seborreia do couro cabeludo.

6. Gel com LCD e Ureia

Liquor Carbonis Detergens	5 %
Ureia	20 %
Gel Alcoólico de Carbopol qsp	100 g

Modo de Usar: aplicar 1 a 2 vezes ao dia.

Indicações: psoríase do couro cabeludo.

Obs. (resorcina): para pessoas com cabelos claros ou descoloridos, substituir a resorcina por ácido salicílico a 5 %, pois esta pode manchar os cabelos.

7. Loção Capilar com Antralina, LCD e Ácido Salicílico

Antralina	0,2 %
Liquor Carbonis Detergens	3 %
Ácido Salicílico	2 %
Loção Capilar qsp	100 ml

Modo de Usar: friccionar no couro cabeludo uma vez ao dia, após o banho.

Indicações: psoríase do couro cabeludo.

8. *Spray* Tópico com Piritionato de Zinco e Clobetasol

Piritionato de Zinco	1 %
Propionato de Clobetasol	0,05 %
Álcool Isopropílico	20 %
Miristato de Isopropila qsp	100 ml

Modo de Usar: aplicar 1 a 2 vezes ao dia.

Indicações: psoríase do couro cabeludo.

Outras Formulações

1. Creme ou Pomada com Aminofilina 4 %

Aminofilina	4 %
Creme ou Pomada qsp	100 g

Modo de Usar: aplicar 1 a 2 vezes ao dia.

Indicações: psoríase.

Obs.: tem ação inibidora da fosfodiesterase, evitando a hidrólise do AMP-cíclico e regulando a proliferação dos queratinócitos.

Ref.: Golchai J, Kishavars D. Treatment of psoriasis with topical aminophylline. *Int J Dermatol*. 1994 Dec; 33(12):885.

2. Gel ou Creme com Cafeína

Cafeína	10 %
Transcutol	5 %
Gel ou Creme qsp	60 g

Modo de Usar: aplicar nas lesões 3 vezes ao dia.

Indicações: psoríase.

Obs.: a cafeína tem ação antiproliferativa sobre os queratinócitos.

Ref.: Vali A *et al*. Evaluation of the efficacy of topical caffeine in the treatment of psoriasis vulgaris. *J Dermatolog Treat*. 2005; 16(4):234-7.

3. Creme com *Aloe vera* (mucilagem)

Aloe vera (mucilagem)	70 %
Creme Excipiente qsp	100 g

Modo de Usar: aplicar 2 vezes ao dia.

Indicações: psoríase

Ref.: Choonhakarn C *et al*. A prospective, randomized clinical trial comparing topical aloe vera with 0.1% triamcinolone acetonide in mild to moderate plaque psoriasis. *J Eur Acad Dermatol Venereol*. 2010 Feb; 24(2):168-72.

4. Creme com Calcipotriol

Calcipotriol	0,005 %
Creme qsp	50 g

5. Creme com Calcipotriol e Nicotinamida

Calcipotriol	0,005 %
Nicotinamida	4 %
Creme qsp	50 g

Modo de Usar: aplicar 2 vezes ao dia. A quantidade usada durante a semana não deve exceder 100 g.

Indicações: placas psoriáticas.

Obs.: a associação com nicotinamida aumenta a eficácia do calcipotriol.

Ref.: Siadat AH *et al*. Topical nicotinamide in combination with calcipotriol for the treatment of mild to moderate psoriasis: A double-blind, randomized, comparative study. *Adv Biomed Res*. 2013 Nov 30; 2:90.

6. Creme com Capsaicina

Capsaicina	0,025 %
Creme Excipiente qsp	50 g

Modo de Usar: aplicar 3 a 4 vezes ao dia, por 6 semanas, ou a critério médico.

Indicações: psoríase pruriginosa em pacientes com comprometimento neurogênico.

7. Pomada com Colchicina

Colchicina	0,25 - 1 %
Pomada qsp	30 g

Modo de Usar: aplicar pequena quantidade 1 vez ao dia nas regiões afetadas.

Indicações: psoríase em placas, recalcitrante.

Obs.: as pomadas a 0,25 e 0,5 % são mais eficientes sob oclusão. O tratamento tópico com a colchicina pode ser útil quando outras medidas falham no controle das placas psoriáticas localizadas.

Ref.: Kaidbey KH *et al*. Topical colchicine therapy for recalcitrant psoriasis. *Arch Dermatol*. 1975 Jan; 111(1):33-36.

8. Creme com Metoxisaleno

Metoxisaleno	0,1 - 1 %
Creme Excipiente qsp	50 g

Modo de Usar: aplicar somente nas placas psoriáticas, uma vez por semana, seguida de exposições à luz UV-B de banda estreita.

Indicações: psoríase em placas.

9. Solução Tópica com Metoxisaleno

Metoxisaleno	0,1 - 1 %
Propilenoglicol	50 ml
Álcool Etílico 96 ºGL	50 ml

Modo de Usar: aplicar 1 a 2 vezes ao dia, com exposição à luz solar.

Indicações: psoríase.

Obs.: as formulações com metoxisaleno devem ser empregadas sob supervisão médica, bem como as exposições ao UV-B.

Ref.: 1. Asawanonda P *et al*. Topical 8-methoxypsoralen enhances the therapeutic results of targeted narrowband ultraviolet B phototherapy for plaque-type psoriasis. *Journal of the European Academy of Dermatology & Venereology*. 2008 Jan; 22(1):50-55. 2. Menter A *et al*. Guidelines of care for the management of psoriasis and psoriatic arthritis: Section 5. Guidelines of care for the treatment of psoriasis with phototherapy and photochemotherapy. *J Am Acad Dermatol*. 2010 Jan; 62(1):114-35.

10. Base Emoliente com Piritionato de Zinco

Piritionato de Zinco	0,25 %
Óleo de Oliva	8 %
Isoestearato de Sorbitano	1 %
Propilenoglicol	5 %
Água Destilada qsp	100 g

Modo de Usar: aplicar nas lesões 2 vezes ao dia.

Indicações: psoríase.

Ref.: Sadeghian G *et al*. Treatment of localized psoriasis with a topical formulation of zinc pyrithione. *Acta Dermatovenerol Alp Pannonica Adriat*. 2011; 20(4):187-90.

11. Pomada com Tacrolimo 0,1 %

Tacrolimo	0,1 %
Pomada qsp	30 g

Modo de Usar: aplicar pequena quantidade a cada 2 ou 3 dias e fazer oclusão.

12. Creme com Tacrolimo e Ácido Salicílico

Tacrolimo	0,3 %
Ácido Salicílico	6 %
Creme Base qsp	30 g

Modo de Usar: aplicar 2 vezes ao dia.

Indicações: psoríase em placas, dermatite atópica, ptiríase alba, vitiligo.

Obs.: a eficácia da pomada com tacrolimo no tratamento da psoríase pode ser aumentada associando ao tratamento um gel com ácido salicílico a 6%, aplicado 2 vezes ao dia.

Ref.: 1. Callabed J. *Fórmulas Magistrales en Pediatría*. Barcelona: Acofarma, 2011. 2. Carroll CL *et al*. Topical Tacrolimus Ointment Combined With 6% Salicylic Acid Gel for Plaque Psoriasis Treatment. *Arch Dermatol*. 2005; 141:43-46. 3. Scheinfeld N. The use of topical tacrolimus and pimecrolimus to treat psoriasis: A review. *Dermatology Online Journal*. 2004; 10(1):3.

13. Gel com Tacrolimo 0,3 %

Tacrolimo	0,3 %
Gel Base qsp	10 g

Modo de Usar: aplicar 2 vezes ao dia.

14. Creme com Tacrolimo 0,5 %

Tacrolimo	0,5 %
Creme Base qsp	10 g

Modo de Usar: aplicar 2 vezes ao dia.

Ref.: Vissers WH *et al*. Topical treatment of mild to moderate plaque psoriasis with 0.3% tacrolimus gel and 0.5% tacrolimus cream: the effect on SUM score, epidermal proliferation, keratinization, T-cell subsets and HLA-DR expression. *Br J Dermatol*. 2008 Apr; 158(4):705-12. 2. Ortonne JP *et al*. 0.3%

Tacrolimus gel and 0.5% Tacrolimus cream show efficacy in mild to moderate plaque psoriasis: Results of a randomized, open-label, observer-blinded study. *Acta Derm Venereol.* 2006; 86(1):29-33.

15. Gel com Metotrexato

Metotrexato	0,25 - 1 %
Gel Hidrofílico qsp	100 g

Modo de Usar: aplicar 2 vezes ao dia.

Indicações: psoríase vulgar.

Ref.: 1. Syed TA *et al*. Management of Psoriasis Vulgaris with Methotrexate 0.25% In a Hydrophilic Gel: A Placebo-Controlled, Double-Blind Study. *Journal of Cutaneous Medicine and Surgery*. 2001; 5(4):299-302. 2. Eskicirak B *et al*. The treatment of psoriasis vulgaris: 1% topical methotrexate gel. *Int J Dermatol.* 2006 Aug; 45(8):965-9.

16. Solução com Metotrexato

Metotrexato	0,1 %
Soro Fisiológico qsp	50 ml

Modo de Usar: aplicar em compressas, com ou sem oclusão, 1 a 2 vezes ao dia.

Indicações: psoríase pustulosa, em placa, palmo-plantar e eritrodérmica.

17. Gel com Metotrexato e Ácido Salicílico

Metotrexato	0,1 %
Ácido Salicílico	6 %
Transcutol	2 %
Gel qsp	50 g

Modo de Usar: aplicar pequena quantidade 1 vez ao dia nas regiões afetadas.

Indicações: psoríase e outras doenças hiperproliferativas da pele.

Obs.: a associação com ácido salicílico e transcutol visa aumentar a absorção percutânea do metotrexato, necessária para inibir a síntese de DNA epidérmico.

Ref.: Javadzadeh Y, Hamishehkar H. Enhancing percutaneous delivery of methotrexate using different types of surfactants. *Colloids and Surfaces B: Biointerfaces.* 2011 Feb; 82(2):422-426.

18. Creme com Vitamina B12

Vitamina B12	0,07 %
Óleo de Abacate	3 - 5 %
Creme Emoliente qsp	60 g

Modo de Usar: aplicar 2 vezes ao dia nas regiões afetadas.

Indicações: psoríase, dermatite atópica.

Obs.: a vitamina B12 inibe a produção de citocinas pelos linfócitos e, consequentemente, a produção de óxido nítrico, modulando assim a atividade das células T.

Ref.: Stucker M *et al*. Vitamin B12 Cream Containing Avocado Oil in the Therapy of Plaque Psoriasis. *Dermatology*. 2001; 203:141-7.

19. Solução Alcoólica com Eosina

Eosina	2 %
Álcool Etílico 50 % qsp	100 ml

Modo de Usar: aplicar 2 vezes ao dia.

Indicações: psoríase, fase inicial.

Obs.: a eosina tem efeito de curto prazo semelhante aos esteroides tópicos. O baixo custo do tratamento e seus efeitos colaterais limitados sugerem que a eosina pode ser um agente eficaz na fase inicial do tratamento da psoríase. Pode ser usada em dias alternados, em tratamento conjunto com corticoides ou agentes redutores.

Ref.: 1. Tabolli S et al. A randomized controlled trial to evaluate short-term treatment with eosin vs. topical steroids in psoriasis. *Clin Exp Dermatol*. 2009 Apr; 34(3):304-8.

20. Quelina

Quelina	1 - 5 %
Álcool Etílico 50 % qsp	60 ml

Modo de Usar: aplicar 1 vez ao dia nas lesões 30 minutos antes da exposição à radiação solar ou UVA durante 10 a 15 minutos. Deve-se usar fotoprotetor com FPS alto sobre as regiões não afetadas.

Indicações: psoríase, vitiligo.

Obs.: também pode ser formulado em gel de carbopol hidroalcoólico, cremes hipoalergênicos ou loções hipoalergênicas.

Ref.: Fattah AA et al: Preliminary Report on the Therapeutic Effect of Khellin in Psoriasis. *Dermatologica*. 1983; 167(2):109-110.

29. Ptiríase Alba   concentrações usuais

Alcatrão de Hulha, Coal Tar	1 - 5 %
Di-iodohidroxiquinoleína	1 %
Tacrolimo	0,1 %

Exemplos de Fórmulas:

1. Creme com Coal Tar

Coal Tar	2 %
Di-iodohidroxiquinoleína	1 %
Hidrocortisona	0,5 %
Creme Excipiente qsp	60 g

Modo de Usar: aplicar 3 vezes ao dia.

Obs.: a ptiríase alba é uma dermatose mais frequente em crianças e jovens de pele escura.

Ref.: Gonzalez OA et al. Treatment of pityriasis alba with a combination of coal tar, diiodohydroxyquinolin and hydrocortisone. *Med Cutan Ibero Lat Am*. 1980; 8(1-3):69-72.

2. Pomada com Tacrolimo

Tacrolimo 0,1 %
Pomada qsp 20 g

Modo de Usar: aplicar pequena quantidade 2 vezes ao dia.

Indicações: ptiríase alba, vitiligo, dermatite atópica, psoríase.

Ref.: Rigopoulos D et al. Tacrolimus ointment 0.1% in pityriasis alba: an open-label, randomized, placebo-controlled study. Br J Dermatol. 2006 Jul; 155(1):152-5.

30. Púrpuras

concentrações usuais

Digitoxina... 0,01 - 0,03 %
Mesilato de Deferoxamina... 2,5 - 5 %
Vitamina K_1, Fitomenadiona .... 1 - 5 %

Exemplos de Fórmulas:

1. Creme com Vitamina K a 1 %

Vitamina K_1 1 %
Alantoína 1 %
Creme Hidratante qsp 50 g

2. Vitamina K para a Área dos Olhos

Vitamina K_1 1 %
Alfa Bisabolol 1 %
Creme para a área dos olhos qsp 30 g

Modo de Usar: aplicar nas regiões afetadas 2 vezes ao dia.

Indicações: púrpura traumática em cirurgias, hematomas, fragilidade vascular, olheiras.

Ref.: Elson MI. Fitomenadiona Tópica (Vitamina K1) no Tratamento de Púrpura Actínica e Traumática. *Revista de Cosmiatria & Medicina Estética*. 1996; 4(1):27-32.

3. Creme com Vitamina K_1 e Vitamina A

Vitamina K_1 1 %
Retinol 0,3 %
Creme Hidratante qsp 50 g

4. Creme com Vitamina K_1 e Vitamina C

Vitamina K_1 5 %
Vitamina C 1 %
Creme Emoliente qsp 50 g

Modo de Usar: aplicar nas regiões afetadas 1 a 2 vezes ao dia.

Indicações: para reduzir a severidade das lesões após tratamentos com Laser.

Ref.: Paoletti J. Head-To-Toe Slutions: A Quick Review of Current Therapies. *International Journal of Pharmaceutical Compounding*. 2004 Sep/Oct; 8(5):345-352.

5. Deferoxamina Creme

Mesilato de Deferoxamina 2,5 %
Creme não Iônico qsp 20 g

Modo de Usar: aplicar nas regiões afetadas 2 vezes ao dia.

Indicações: púrpura traumática em cirurgias, hematomas.

6. Creme com Digitoxina e Vitamina A

Digitoxina	0,03 %
Vitamina A Palmitato	100.000 UI %
Vitamina E Acetato	1 %
Creme Hidratante qsp	50 g

Modo de Usar: aplicar nas regiões afetadas 2 vezes ao dia.

Indicações: púrpuras, vasculites purpúricas.

7. Creme com Vitamina K1 e Rutina

Vitamina K_1	1 %
Rutina	2 %
Creme Excipiente qsp	30 g

Modo de Usar: aplicar nas regiões afetadas 2 vezes ao dia.

Indicações: púrpura traumática em cirurgias, hematomas, fragilidade vascular.

31. Queloides e Atenuação de Cicatrizes

concentrações usuais

Alantoína	0,2 - 2 %
Citrato de Tamoxifeno	0,1 %
Extrato de *Allium cepa* (Cebola)	10 %
Heparina	5.000 UI %
Óleo de Rosa Mosqueta	3 - 30 %

Exemplos de Fórmulas:

1. Creme com Tamoxifeno

Citrato de Tamoxifeno	0,1 %
Óleo de Rosa Mosqueta	10 %
Propilenoglicol	qs
Creme Hidratante qsp	50 g

2. Creme com Tamoxifeno Assoc.

Citrato de Tamoxifeno	0,1 %
Alantoína	1 %
Cloridrato de Difenidramina	1 %
Manteiga de Karité	1 %
Creme Excipiente qsp	100 g

Modo de Usar: aplicar 1 a 2 vezes ao dia ou a cada mudança de curativo, por 3 semanas.

Indicações: tratamento de cicatrizes hipertróficas e queloides.

Obs.: o tamoxifeno é um agente não esteroide, com propriedades antiestrogênicas, usado no tratamento do câncer de mama. Por via tópica é utilizado para o tratamento de queloides. A formação de queloides ocorre pela ação exagerada, em alguns pacientes, do fator transformador de crescimento beta (TGF-β) que aumenta a atividade dos fibroblastos e a produção de colágeno, durante o processo de cicatrização. O citrato de tamoxifeno inibe a atividade do fator TGF-β, sendo por isso usado na prevenção e tratamento de queloides.

Podem-se associar formulações com ácido retinoico (0,02 a 0,2 %), quando for necessária renovação celular, ou hidroquinona (1 a 4 %), nas cicatrizes hipercrômicas. Devem ser usados filtros solares se as cicatrizes ou queloides ficarem expostos à luz solar. A difenidramina é usada por sua ação anti-histamínica local (natureza prurítica das cicatrizes queloidais). A alantoína e a manteiga de karité são usadas por sua ação hidratante, emoliente e nutritiva.

Ref.: 1. Glasnapp A. Tamoxifen Citrate - A Potential Therapy for the Treatment of Keloids *International Journal of Pharmaceutical Compounding*. 1999 Sep/Oct; 3(5):380-381. 2. Mikulec AA *et al*. Effect of tamoxifen on transforming growth factor beta1 production by keloid and fetal fibroblasts. *Arch Facial Plast Surg*. 2001 Apr/Jun; 3(2):111-4.

3. Gel com *Allium cepa* e Rosa Mosqueta

Extrato de *Allium cepa*	10 %
Óleo de Rosa Mosqueta	10 %
Alantoína	1 %
Gel Excipiente qsp	20 g

4. Gel com *Allium cepa* e Heparina

Extrato de *Allium cepa*	10 %
Heparina	5.000 UI %
Alantoína	1 %
Gel Excipiente qsp	20 g

Modo de Usar: aplicar 2 a 3 vezes ao dia, massageando suavemente.

Indicações: tratamento de cicatrizes hipertróficas e queloides.

5. Creme para Atenuação de Cicatrizes

Vitamina A	50.000 UI %
Vitamina D	30.000 UI %
Vitamina E	0,2 %
Óleo de Rosa Mosqueta	3 %
Creme Hidratante qsp	50 g

6. Creme para Atenuação de Cicatrizes

Dexametasona	0,04 %
Extrato de Calêndula	2 %
Extrato de Confrey	2 %
Óleo de Rosa Mosqueta	5 %
Creme Hidratante qsp	50 g

Modo de Usar: aplicar nas regiões afetadas 1 a 2 vezes ao dia, com massagem suave.

Indicações: tratamento de cicatrizes hipertróficas e queloides.

7. Creme para Cicatrizes e Queloides

Acetato de Hidrocortisona	0,5 %
Extrato de *Allium cepa*	10 %
Óleo de Rosa Mosqueta	10 %
DMSO	10 %
Creme Hidrossolúvel qsp	100 g

8. Óleo para Atenuação de Cicatrizes

Óleo de Rosa Mosqueta	30 %
Óleo de Sementes de Uva	10 %
Óleo de Apricot	3 %
Vaselina Líquida qsp	20 ml

Modo de Usar: aplicar nas regiões afetadas 2 a 3 vezes ao dia, com massagem suave.

Indicações: tratamento de cicatrizes hipertróficas e queloides.

32. Queratose Actínica

concentrações usuais

Colchicina	0,5 - 1 %
Diclofenaco Sódico	3 %
5-Fluoruracila	1 - 5 %
Imiquimode	5 %

Exemplos de Fórmulas:

1. Loção com 5-Fluoruracila

5-Fluoruracila	1 %
Propilenoglicol qsp	60 ml

2. Creme com 5-Fluoruracila

5-Fluoruracila	2 - 5 %
Creme Excipiente qsp	60 g

Modo de Usar: aplicar à noite nas regiões afetadas.

Obs.: a formulação a 1 % em propilenoglicol é indicada para lesões no rosto e as formulações em creme (2 a 5%) para outros locais. Utilizar fotoprotetor (UV-A + UV-B) durante o dia.

3. Gel com Colchicina

Colchicina	0,5 - 1 %
Gel de Natrosol qsp	30 g

Modo de Usar: aplicar 2 vezes ao dia nas regiões afetadas.

Obs.: utilizar fotoprotetor (UV-A + UV-B) durante o dia.

Ref.: 1. Grimaitre M *et al*. Topical colchicine therapy for actinic keratoses. *Dermatology*. 2000; 200(4):346-348. 2. Akar A *et al*. Efficacy and safety assessment of 0.5% and 1% colchicine cream in the treatment of actinic keratoses. *J Dermatolog Treat*. 2001 Dec; 12(4):199-203.

4. Gel com Diclofenaco

Diclofenaco Sódico	3 %
Ácido Hialurônico	2,5 %
Etoxidiglicol	10 %
Gel qsp	60 g

Modo de Usar: aplicar 2 vezes ao dia nas regiões afetadas.

Indicações: queratose actínica, queilite actínica.

Obs.: utilizar fotoprotetor (UV-A + UV-B) durante o dia.

Ref.: 1. Rivers JK. Topical 3% Diclofenac in 2.5% Hyaluronan Gel for the Treatment of Actinic Keratoses. *Skin Therapy Letter*. 2004 Jan; 9(1):1-3. 2. Ulrich C *et al*. Management of actinic cheilitis using diclofenac 3% gel: a report of six cases. *J Dermatol*. 2007 May; 156 Suppl 3:43-6. 3. Dirschka T *et al*. Topical 3.0% diclofenac in 2.5% hyaluronic acid gel induces regression of cancerous transformation in actinic keratoses. *J Eur Acad Dermatol Venereol*. 2010 Mar; 24(3):258-63.

5. Creme com Imiquimode

Imiquimode	5 %
Creme qsp	5 g

Mande em sachês monodose com 250 mg.

6. Creme com Imiquimode e 5-Fluoruracila

Imiquimode	5 %
5-Fluoruracila	5 %
Creme qsp	5 g

Mande em sachês monodose com 250 mg.

Modo de Usar: aplicar o conteúdo de um sachê 2 vezes por semana, com intervalos de 3 ou 4 dias, durante 3 meses.

Obs.: o imiquimode é usado no tratamento da queratose actínica do rosto ou couro cabeludo, isoladamente ou em associação com 5-fluoruracila.

Ref.: 1. Korman N *et al*. Dosing With 5% Imiquimod Cream 3 Times per Week for the Treatment of Actinic Keratosis Results of Two Phase 3, Randomized, Double-blind, Parallel-Group, Vehicle-Controlled Trials. *Arch Dermatol*. 2005; 141:467-473. 2. Price NM. The treatment of actinic keratoses with a combination of 5-fluorouracil and imiquimod creams. *J Drugs Dermatol*. 2007 Aug; 6(8):778-81.

33. Repelentes de Insetos

concentrações usuais

Dimetilftalato + Dietiltoluamida + Etilhexanodiol, Unirep® .... 10 - 50 %
Etil -3- [n-n-butil-n-acetil] - Aminopropionato, Repelente Merck 3535® .... 5 - 20 %
Icaridina .... 20 - 25 %
Óleo de Andiroba .... 1 - 5 %
Óleo de Citronela .... 3 - 10 %
Permetrina .... 25 %

Exemplos de Fórmulas:

1. Loção Repelente

Unirep	15 %
Loção Cremosa qsp	100 ml

2. Repelente de Insetos para Bebês

Óleo de Citronela	10 ml
Loção Cremosa qsp	100 ml

3. Loção Alcoólica Repelente

Óleo de Citronela	5 %
Álcool 70 % qsp	100 ml

4. Óleo Repelente

Óleo de Citronela	10 %
Óleo de Rícino qsp	100 ml

5. Loção Repelente

Repelente Merck 3535	10 %
Loção Cremosa qsp	100 ml

6. Solução Repelente de Insetos

Repelente Merck 3535	20 %
Solução Base qsp	100 ml

7. Repelente com Óleo de Andiroba

Óleo de Andiroba	5 %
Extrato de *Aloe vera*	2 %
Loção Cremosa qsp	100 ml

8. Repelente com Óleo de Melaleuca

Óleo de Citronela	5 %
Óleo de Melaleuca	1 %
Loção Cremosa qsp	100 ml

Modo de Usar (formulações acima): aplicar nos locais expostos a picadas de insetos, sempre que necessário.

7. Repelente com Icaridina em Gel

Icaridina	20 %
Gel qsp	60 ml

8. Repelente com Icaridina, *Spray*

Icaridina	25 %
Veículo qsp	100 ml

Modo de Usar: aplicar nos locais expostos a picadas de insetos. A proteção oferecida é por até 10 horas, em temperaturas inferiores a 30°C ou por 5 horas, acima de 30°C. O gel é usado em crianças a partir de 6 meses e o *spray* a partir de 2 anos.

Obs.: a icaridina é um princípio ativo derivado da pimenta, eficaz contra uma grande variedade de insetos, inclusive o *Aedes aegypti*, transmissor da dengue, zika, chikungunya e febre amarela; anófeles, transmissor da malária; flebótomo, transmissor da leishmaniose; e carrapato-estrela, transmissor da febre maculosa, entre outros. Não interage com fotoprotetores, que devem ser aplicados meia hora antes do uso do repelente.

9. Repelente com Permetrina para Uso em Roupas, Telas e Mosquiteiros

Permetrina	25 %
Polissorbato 20	25 %
Álcool Etílico qsp	30 ml

Modo de Usar: diluir 5 ml dessa solução em meio litro de água, colocar em um frasco com válvula spray, agitar e borrifar sobre as roupas, telas ou mosquiteiros, em local arejado.

Obs.: esse produto não deve ser aplicado diretamente sobre a pele.

Ref.: Stefani GP et al. Repelentes de insetos: recomendações para uso em crianças. *Rev Paul Pediatr.*, 27(1):81-9, 2009.

34. Formulações para Picadas de Insetos

1. Gel para Picadas de Insetos

Cânfora	0,2 %
EDTA Dissódico	0,1 %
Gel Alcoólico de Carbopol qsp	100 g

2. Stick para Picadas de Insetos

Cânfora	1 %
Fenol	0,5 %
Mentol	1 %
Base para Stick	qs

Modo de Usar: aplicar quando necessário.

Ref.: 1. Willians AL, Allen Jr LV. Treatment and Prevention of Insect Bites: Mosquitoes. *International Journal of Pharmaceutical Compounding*. 2012 May/Jun; 16(3):210-218.

3. Loção para Picadas de Insetos

Sulfato de Alumínio	20 %
Água Destilada qsp	100 ml

Modo de Usar: em aplicação local logo após as picadas de insetos. Também é utilizada nas reações locais produzidas por organismos marinhos como "águas-vivas".

35. Higienização de Ambientes

1. Água Fenicada 5 %

Fenol Cristalizado	5 %
Água Purificada qsp	100 ml

Indicações: desinfecção de superfícies, armários e paredes com mofo.

Modo de Usar: aplicar nas superfícies com um pano umedecido na solução, deixar secar.

2. Loção Antiácaros

Benzoato de Benzila	25 %
Álcool Cetoestearílico	3 %
Laurilsulfato de Trietanolamina qsp	100 ml

Preparo para o Uso: diluir na hora de usar, na proporção de 1 colher de sopa para um litro de água.

Modo de Usar: aplicar a solução diluída 1 vez por semana, pela manhã e em dia ensolarado, com o auxílio de um pano limpo, esponja ou pulverizador, nos móveis, colchões, almofadas, cortinas, pisos etc., após aspirar adequadamente o pó do ambiente. Deixar o ambiente exposto à aeração e ao calor, e no final da tarde proceder a uma nova aspiração, cuidadosamente. Repetir semanalmente este procedimento durante 3 meses, e após este período reduzir para 1 aplicação mensal. Deve-se aproveitar o dia da aplicação para trocar as roupas de cama.

Ácaros

São organismos que vivem em geral na poeira doméstica, tapetes, carpetes, cortinas, roupas de cama, frestas de assoalhos, rodapés, cobertores, arranjos florais, objetos de pano ou pelúcia e, principalmente, colchões (ambas as faces), travesseiros e almofadas. Estes organismos se alimentam de fungos e de pele humana descamada.

Os fragmentos de ácaros mortos e suas fezes entram no aparelho respiratório e provocam alergia ou complicações respiratórias como asma brônquica e rinite alérgica. As larvas destes ácaros, ao parasitar a pele, provocam coceira, podendo até causar lesões graves.

Mesmo em ambientes que são limpos regularmente, pode haver mais de mil ácaros em 1 grama de pó (ou entre 5 e 10 mil ácaros por metro quadrado). O Laboratório de Acarologia da USP preconiza normas para higienização correta dos ambientes, para que o ácaro domiciliar possa ser controlado.

Controle Físico

Manter os ambientes sempre secos e arejados evitando, assim, o desenvolvimento de bolores ou mofo. Aspirar o pó dos ambientes, pelo menos duas vezes por semana. O mesmo deve ser feito com os colchões (ambas as faces), almofadas, travesseiros, estrados de camas etc. Trocar os lençóis e fronhas duas vezes por semana. Usar lençóis e fronhas de algodão. As roupas devem ser passadas com ferro quente. Colchões, travesseiros, estofados, roupas pesadas de uso eventual (como casacos, ternos e malhas), devem ser expostos ao sol, por 3 a 4 horas, semanalmente. Os tapetes, carpetes e cortinas de tecidos pesados devem ser evitados em locais utilizados por pacientes alérgicos.

Controle Químico

O uso da loção antiácaros é muito importante pois, ao mesmo tempo em que limpa a superfície, mata os ácaros presentes, por sua ação desinfetante. O uso correto da loção antiácaros não causa efeitos tóxicos para o ser humano.

Ref.: Baggio, D. Normas para Higienização de Ambientes contra Ácaros. Apostila do Instituto de Ciências Biomédicas, Laboratório de Acarologia, Universidade de São Paulo.

XVI. Princípios Ativos para Produtos Cosméticos e Cosmiátricos

1. Adstringentes
concentrações usuais

    Extrato de Algas Marinhas ....2 - 4 %
    Extrato de Hamamelis (*Hamamelis virginiana*) ....2 - 4 %
    Pidolato de Cobre, *Cooper* PCA, Cuivridone®..0,1 - 1 %
    Pidolato de Zinco, Zinc PCA, Zincidone®...0,1 - 1 %

2. Anti-Inflamatórios e Descongestionantes Cutâneos
concentrações usuais

    Abyssine®..0,5 - 5 %
    Ácido Glicirrhízico ....0,1 - 2 %
    Alfa Bisabolol..0,1 - 1 %
    Azuleno ....0,01 - 0,03 %
    Biorusol®...0,5 - 1 %
    Epilami®..2 - 10 %
    Extrato de Arnica (*Arnica montana*) ....2 - 10 %
    Extrato de Calêndula (*Calendula officinalis*) ....2 - 6 %
    Extrato de Camomila (*Matricaria chamomilla*) ....2 - 4 %
    Extrato de Hera (*Hedera helix*)...2 - 6 %
    Extrato de Portulaca..3 - 5 %
    Extrato de *Saccharomyces cerevisiae*, Drieline®..1 - 2 %
    Óleo de Borage..2 - 10 %
    Óleo de Calêndula (*Marigold Oil*)...1 - 5 %
    Óleo de Prímula (*Evening Primrose Oil*) ....2 - 5 %

3. Antirradicais Livres
concentrações usuais

    CoffeeSkin®...3 - 8 %
    Extrato de *Ginkgo biloba*..2 - 5 %
    Extrato Glicólico de Chá Verde (*Green Tea*) ....5 - 10 %
    Extrato de *Helianthus annuus*, Helioxine®..1 - 3 %
    Extrato de *Mimosa tenuiflora*, Tepescohuite ....1 - 5 %
    Extrato de *Phyllanthus emblica*, Emblica®...0,5 - 1 %
    Fator Antirradicais Livres, FARL...3 - 6 %
    L-Glutation ....0,3 - 0,5 %
    Lipossomas com Coenzima Q-10..3 - 10 %
    Lipossomas com Vitaminas A e E, Aquasome® AE...2 - 10 %
    Lipossomas com Vitaminas C e E, Aquasome® EC ....2 - 10 %
    Lipossomas SOD (Superóxido Dismutase) ....2 - 5 %
    Pectinato de Ascorbil Metilsilanol, Ascorbosilane® C ....3 - 4 %
    Radizen® A ....2 - 10 %
    Thalasferas com Vitamina C ....5 - 15 %
    Vitamina E..0,1 - 5 %

4. Cicatrizantes
concentrações usuais

    Alantoína ....0,2 - 2 %
    D-Pantenol..0,5 - 2 %
    Extrato de Cavalinha (*Equisetum arvense*)...2 - 5 %
    Extrato de Hera (*Hedera helix*)..2 - 6 %

Própolis .... 1 - 4 %
Óleo de Calêndula (*Marigold Oil*) .... 1 - 5 %
Óleo de Rosa Mosqueta .... 2 - 10 %
Vitamina D .... 5.000 - 100.000 UI %

5. Emolientes
concentrações usuais

Extrato de Aloe .... 2 - 6 %
Manteiga de Karité .... 1 - 3 %
Manteiga de Manga .... 1 - 3 %
Óleo de Abacate .... 2 - 10 %
Óleo de Amêndoas .... 2 - 10 %
Óleo de Apricot .... 2 - 5 %
Óleo de Calêndula (*Marigold Oil*) .... 1 - 5 %
Óleo de Cereja .... 2 - 5 %
Óleo de Gérmen de Trigo .... 0,5 - 1,5 %
Óleo de Jojoba .... 1 - 5 %
Óleo de Macadâmia .... 0,5 - 5 %
Óleo de Sementes de Maracujá (*Passion Flower Oil*) .... 1 - 5 %
Óleo de Sementes de Uva .... 2 - 10 %

6. Esfoliantes e Abrasivos
concentrações usuais

Anidrido Silícico, Dióxido de Silício .... 5 - 10 %
Extrato de *Salix nigra* (*Black Willow Bark Extract*) .... 5 - 10 %
Gluconolactona .... 2 - 10 %
Sementes de Apricot em Pó, Sementes de Damasco em Pó .... 1 - 10 %

Obs.: o uso de microesferas de polietileno como esfoliante, mesmo em concentrações baixas como 0,5 a 1%, deve ser evitado em produtos farmacêuticos e cosméticos, por ser um poluente orgânico persistente, com longo período necessário para sua degradação no ambiente.

7. Estimulantes e Regeneradores Tissulares
concentrações usuais

Aspartato de Metilsilanol Hidroxiprolina, Hydroxyprolisilane® C .... 2 - 6 %
Biodynes® TRF .... 3 - 10 %
Densiskin® .... 2 - 6 %
Extrato de *Aloe vera* 200:1 .... 0,5 - 3 %
Extrato de Arnica (*Arnica montana*) .... 2 - 10 %
Extrato de Ginseng do Brasil (*Pfaffia paniculata*) .... 2 - 5 %
Extrato de Hera (*Hedera helix*) .... 2 - 6 %
Extrato de *Iris florentina*, (*Orris Root Extract*), Íris Iso® .... 3 - 5 %
Extrato de Mimosa (*Mimosa tenuiflora*) .... 1 - 5 %
Lanablue® .... 1 - 5 %
Manuronato de Metilsilanotriol, Algisium® C .... 4 - 6 %
Óleo de Rosa Mosqueta .... 2 - 10 %
Palmitoil Tripeptídeo, Syn-Coll® .... 1 - 3 %
Palmitato de Retinol Microencapsulado, Vitaline® A .... 0,5 - 5 %
Pectinato de Ascorbil Metilsilanol, Ascorbosilane® C .... 3 - 4 %
Pó de Pérolas, Pearl Extract® .... 1 - 5 %
Unitrienol® T 272 .... 2 - 8 %
Vitamina A .... 50.000 - 1.000.000 UI %

8. Fatores de Crescimento
concentrações usuais

    Fator de Crescimento Insulínico (IGF-1, *Human Oligopeptide*-2)................................1 - 3 %
    Fator de Crescimento Fibroblástico Básico (bFGF, *Human Oligopeptide*-3) ....1 - 3 %
    Fator de Crescimento Endotelial Vascular (VEGF, *Human Oligopeptide*-11).............1 - 3 %
    Fator de Crescimento Transformador (TGF-β, *Human Oligopeptide*-7).....................1 - 3 %
    TGP2 Peptídeo (*Transforming Growth Peptide*-2)...1 - 3 %
    Peptídeo com Cobre (*glycyl-L-histidyl-L-lysine-copper II complex*)...........................1 - 3 %

9. Formadores de Filme
concentrações usuais

    Fomblin® HC-R (peso molecular aproximadamente 6.250).......................................0,2 - 4 %
    Óleo de Silicone, Dimeticone..3 - 10 %

10. Tensores
concentrações usuais

    Acetil Hexapeptídeo-3, Argireline®...3 - 10 %
    Coup D'Eclat®..10 - 25 %
    DMAE, Deanol, Dimetilaminoetanol..3 - 5 %
    Pentacare® HP ....3 - 8 %
    Pepha-Tight®..1 - 5 %
    Raffermine®...2 - 5 %
    Sesaflash®..5 - 10 %
    Syn®-Ake...1 - 4 %
    Tensine® ....3 - 10 %
    Vialox® (asiaticosídeos) ....0,05 - 0,3 %

11. Hidratantes
concentrações usuais

    Ácido Hialurônico, Hyasol®..1 - 3 %
    Alantoína ....0,2 - 2 %
    Extrato de *Codium tomentosum*, Codiavelane®.. 2 - 5 %
    Extrato de Confrey (*Symphytum officinale*)..2 - 5 %
    Extrato de Gérmen de Trigo ....0,5 - 1,5 %
    Extrato de *Padina pavonica*, HPS 3® ....2 - 5 %
    Fucogel®..2 - 10 %
    Galactosan® ....1 - 10 %
    Hialuronato de Dimetilsilanol, DSH® C ....4 - 6 %
    Hidroviton®, Fator de Hidratação Natural, NMF ....1 - 5 %
    PCA-Na®, Nalidone, Pidolato de Sódio, Piroglutamato de Sódio ....1 - 5 %
    Pentaglycan® ....2 - 5 %
    Pentavitin®..2 - 6 %
    Physiogenyl®..0,5 - 3 %
    Sensiva® SC 50 ....0,3 - 3 %
    Squalane ....3 - 10 %
    Sulfato de Condroitina...1 - 5 %
    Ureia ....2 - 10 %
    Vitamina E...0,1 - 0,5 %
    Vitamina F ....0,5 - 1 %

12. Nutrientes
concentrações usuais

    Colágeno Solúvel...2 - 10 %
    Dermonectin® ....6 - 12 %

Elastina Solúvel ....1 - 3 %
Extrato de Caviar, Caviar HS® ....1 - 5 %
Extrato de Placenta...2 - 5 %
Lipossome Mixture®...3 - 6 %

13. Princípios Ativos para a Área dos Olhos concentrações usuais

Biorusol®..0,5 - 1 %
Dermatan Sulfato..0,2 - 2 %
Extrato de Arnica (*Arnica montana*) ....2 - 10 %
Extrato de Castanha da Índia...2 - 6 %
Extrato de Cavalinha (*Equisetum arvense*)...2 - 5 %
Extrato de Hamamelis (*Hamamelis virginiana*)..2 - 4 %
Extrato de Hera (*Hedera helix*)...2 - 6 %
Extrato de *Iris florentina*, (*Orris Root Extract*), Íris Iso®................................3 - 5 %
Extrato de Placenta...2 - 5 %
Extrato de Sementes de Arroz (*Oryza sativa*), Colhibin®................................2 - 5 %
Extrato de Sementes de Soja (*Glycine max*), Elhibin® ....3 - 7 %
Eye Contour Complex® ....4 - 10 %
Hydrasil®..3 - 6 %
Nodema® ....3 - 10 %
Palmitoil Pentapeptídeo, Matrixyl® ....3 - 8 %
Regu-Age®...2 - 5 %

14. Princípios Ativos Cosmiátricos para Acne concentrações usuais

Acne Control® ....2 - 8 %
Copolímero de Polimetacrilato, Polytrap®...1 - 4 %
Cytobiol® Íris (Extrato de *Iris asiatica*, Zn, Vitamina A)................................5 %
Diglicinato de Azeloil Potássio, Azeloglicina® ....5 - 10 %
Enxofre Líquido, Biosulfur..0,5 - 2 %
Extrato de Alecrim (*Rosmarinus officinalis*)..2 - 6 %
Extrato de Algas Marinhas (*Fucus vesiculosus*)..2 - 4 %
Extrato de Aquileia (*Achillea millefolium*)...0,5 - 5 %
Extrato de Calêndula (*Calendula officinalis*) ....2 - 6 %
Extrato de Camomila (*Matricaria chamomilla*) ....2 - 4 %
Extrato de Hamamelis (*Hamamelis virginiana*)...2 - 4 %
Extrato de *Salix nigra (Black Willow Bark Extract)*..5 - 10 %
Furfuriladenina, Adenin®..0,005 - 0,1%
Óleo de Melaleuca Microencapsulado, Epicutin® TT ....3 - 5 %
Óleo de Melaleuca..0,5 - 2 %
Própolis...1 - 4 %
Sebonormine®..2 - 5 %

15. Princípios Ativos Despigmentantes concentrações usuais

Ácido Ascórbico 2-Glicosado, AA2G®..0,5 - 2 %
Ácido Fítico...0,5 - 2 %
Ácido Kójico...1 - 3 %
Extrato de Alcaçuz, Extrato de Licorice, Aqua Licorice® PT ....0,5 - 1 %
Extrato de *M. nigra, S. stolonifera, S. baicalensis* e *V. vinífera*, Biowhite®.....1 - 4 %
Diglicinato de Azeloil Potássio, Azeloglicina® ....5 - 10 %
Extrato de *Bellis perennis*, Belides®...2 - 5 %

Produtos Cosméticos e Cosmiátricos 633

Extrato de *Phyllanthus emblica*, Emblica®..1 - 2 %
Extrato de Uva Ursi (*Arctostaphylos officinalis*), Melfade®..................3 - 8 %
Fosfato de Ascorbil Magnésio, VC-PMG®..1 - 3 %
Idebenona...0,1 - 1 %
Palmitato de Ascorbila..2 - 10 %
Skin Whitening Complex®..2 - 5 %
Thalasferas com Vitamina C ....5 - 15 %

16. Princípios Ativos Usados em Tratamentos Capilares concentrações usuais

Acetilmetionato de Metilsilanol, Methiosilane® C ....2 - 6 %
Aminoácidos da Seda, Crosilk®...1 - 2 %
Aminoácidos do Trigo, Cropeptide® W...2 - 5 %
Bioex® Capilar...3 - 10 %
Carboxietil Ácido Gama-Aminobutírico, Cegaba® ....0,5 - 4 %
Ciclometicone, Silicone Volátil..1 - 5 %
Cloridrato de Piridoxina ....0,2 - 2 %
D-Pantenol..0,5 - 2 %
Extrato de Alecrim (*Rosmarinus officinalis*)...2 - 6 %
Extrato de Tussilagem, Milefólio e Quina, Auxina Tricógena®...........8 - 15 %
Lipossomas com Extrato de *Panax japonicus*, Aquasome® HG ....5 - 20 %
Piritionato de Zinco, Zincomadine® ....1 - 2 %
Piroctona Olamina, Octopirox®...0,5 - 1 %
Proteína Hidrolisada ....2 - 5 %
Queratina Hidrolisada...2 - 5 %

17. Princípios Ativos Usados no Tratamento da Celulite concentrações usuais

Ácido Carboxietil Gama-Aminobutírico, Cegaba® ....1 - 2 %
Adipol®..2 - 5 %
Aminofilina...1 - 2 %
Asiaticosídeo ....0,2 - 2 %
Bioex® Antilipêmico ....2 - 10 %
Cafeína..3 - 5 %
Cafeinato de Silanol saturado com Cafeína, Cafeisilane® C ....3 - 6 %
Cânfora ....1 - 3 %
Cloridrato de Ioimbina..0,5 - 2 %
Coaxel®..3 - 8 %
Escina ....0,2 - 2 %
Extrato de Algas Marinhas (*Fucus vesiculosus*)...................................2 - 4 %
Extrato de Cavalinha (*Equisetum arvense*)...2 - 5 %
Extrato de *Centella asiatica* ....2 - 5 %
Extrato de Hera (*Hedera helix*)...2 - 6 %
Hialuronidase.. 10.000 - 20.000 UTR %
Liporeductyl® ....5 - 10 %
Manuronato de Metilsilanotriol, Algisium® C ....4 - 6 %
Mentol ....0,25 - 2 %
Teofilinato de Metilsilanol, Theophyllisilane® C ....2 - 6 %
Nicotinato de Metila...0,05 - 0,1 %
Salicilato Misto de Polioxi-Etilenoglicol e Amina, Cellulinol® ....2 - 5 %
Thiomucase... 10.000 - 20.000 UTR %
Troxerrutina, Tri-hidroxietilrutina..1 - 3 %

Formulações de Produtos Cosméticos e Cosmiátricos

1. Formulações para Limpeza da Pele

1. Creme de Limpeza para Pele Oleosa

Extrato de Algas Marinhas	2 %
Vitamina F	1 %
Óleo de Sementes de Uva	3 %
Óleo de Amêndoas	3 %
Creme de Limpeza qsp	100 g

2. Loção de Limpeza para Pele Oleosa

Ácido Salicílico	1,5 %
Biosulfur	1 %
Extrato de Camomila	2 %
Extrato de Hamamelis	2 %
Loção de Limpeza qsp	100 ml

3. Creme de Limpeza para Pele Seca

Óleo de Gérmen de Trigo	1 %
Óleo de Sementes de Uva	4 %
Creme de Limpeza qsp	100 g

4. Loção de Limpeza para Pele Seca

Extrato de Gérmen de Trigo	1 %
Óleo de Jojoba	3 %
Loção de Limpeza qsp	100 ml

5. Creme de Limpeza para Pele Sensível

Extrato de Camomila	2 %
Óleo de Prímula	2 %
Creme de Limpeza qsp	100 ml

6. Loção de Limpeza para Pele Sensível

Extrato de Aloe	2 %
Extrato de Calêndula	2 %
Loção de Limpeza qsp	100 ml

Modo de Usar (formulações acima): aplicar no rosto e pescoço com movimentos circulares. Retirar o excesso com algodão e lavar com água ou solução para limpeza.

7. Leite de Limpeza para Pele Oleosa

Lauril Sulfato de Sódio	1 %
Leite de Limpeza qsp	100 ml

8. Leite de Limpeza para Pele Seca

Lauril Sulfossuccinato de Sódio	2 %
Leite de Limpeza qsp	100 ml

Indicações (leites de limpeza): usar como sabonete líquido, para remover o excesso dos cremes e loções de limpeza.

Modo de Usar: aplicar com auxílio de algodão, com movimentos giratórios suaves. Retirar o excesso com algodão embebido em água.

9. Loção Antisseborreica

Azuleno	0,01 %
Lauril Sulfato de Sódio	0,2 %
Álcool	20 %
Acetona	20 %
Água de Rosas qsp	100 ml

10. Loção de Limpeza para Pele Acneica

Azuleno	0,01 %
Irgasan	0,1 %
Ácido Salicílico	0,5 %
Propilenoglicol	5 %
Álcool Canforado	10 %
Água Destilada qsp	100 ml

Modo de Usar (formulações acima): aplicar 1 a 2 vezes ao dia, embebida em algodão, para limpeza da pele no rosto e áreas adjacentes.

2. Formulações para Tonificação Facial

1. Loção Tônica para Pele Seca ou Sensível

Extrato de Camomila	2 %
Extrato de Ginseng do Brasil	2 %
Alantoína	0,2 %
Propilenoglicol	5 %
Água Destilada qsp	100 ml

2. Loção Tônica e Adstringente para Pele Oleosa ou Acneica

Mentol	0,2 %
Própolis	1 %
Água de Hamamelis	20 %
Álcool 70 %	10 %
Água Destilada qsp	100 ml

3. Loção Tônica para Pele Oleosa

Extrato de Camomila	3 %
Extrato de Calêndula	3 %
Azuleno	0,02 %
Álcool 70 %	10 %
Água Destilada qsp	100 ml

4. Gel Antisséptico e Adstringente

Irgasan	0,1 %
Mentol	0,05 %
Extrato de Hamamelis	2 %
Extrato de *Mimosa tenuiflora*	1 %
Gel Alcoólico a 5 % qsp	100 g

Modo de Usar (formulações acima): aplicar uma ou mais vezes ao dia no rosto, após limpeza da pele.

3. Hidratantes Faciais

1. Creme Hidratante com Ácido Hialurônico

Ácido Hialurônico	2 %
Alantoína	0,5 %
Extrato de Algas Marinhas	2 %
Creme Hidratante qsp	50 g

2. Loção Cremosa com Ácido Hialurônico

Ácido Hialurônico	3 %
Galactosan	5 %
Passion Flower Oil	2 %
Loção Cremosa qsp	60 ml

3. Creme Hidratante e Descongestionante

Alantoína	0,5 %
Hidroviton (NMF)	3 %
Azuleno	0,02 %
Creme Hidratante qsp	100 g

4. Loção Hidratante e Descongestionante

Alantoína	1 %
Extrato de Aloe	2 %
Extrato de Camomila	2 %
Loção Hidratante qsp	100 ml

5. Gel Hidratante com Hyasol e Unitrienol

Ácido Hialurônico	3 %
Unitrienol	4 %
Gel de Lubrajel qsp	60 g

6. Loção Hidratante com Codiavelane

Codiavelane	2 %
Ácido Ascórbico 2-Glicosado	0,5 %
Loção Hidratante qsp	50 ml

7. Creme Hidratante com Aloe

Extrato de *Aloe vera* 200:1	5 %
Vitamina F	0,5 %
Óleo de Macadâmia	1 %
Creme Hidratante qsp	50 g

8. Creme Hidratante e Revitalizante

Extrato de *Padina pavonica*	3 %
Extrato de *Ginkgo biloba*	5 %
PCA-Na	2 %
Creme Hidratante qsp	50 g

Modo de Usar (formulações acima): aplicar no rosto após a limpeza da pele, com movimentos circulares.

9. Creme Hidratante com DSH-C

Hialuronato de Dimetilsilanol	4 %
Extrato de *Ginkgo biloba*	3 %
Creme Hidratante qsp	100 g

10. Gel com Hydroxyprolisilane C

Hydroxyprolisilane C	2 %
Alfa Bisabolol	0,1 %
Gel de Sepigel qsp	100 g

11. Creme Hidratante com Pentaglycan

Pentaglycan	2 %
Alantoína	0,5 %
Vitamina F	1 %
Creme Hidratante qsp	100 g

12. Creme Hidratante com Pentavitin

Pentavitin	2 %
Pentaglycan	3 %
Extrato de *Mimosa tenuiflora*	3 %
Creme Hidratante qsp	50 g

Modo de Usar (formulações acima): aplicar no rosto após a limpeza da pele, com movimentos circulares.

13. Hidratante Facial com Sensiva

Sensiva SC 50	3 %
Fucogel	3 %
Extrato de *Mimosa tenuiflora*	3 %
Creme Hidratante qsp	30 g

14. Loção Hidratante com Vitamina C

Ácido Ascórbico 2-Glicosado	0,5 %
Drieline	1 %
Syn-Coll	1 %
Loção Hidratante qsp	15 ml

15. Loção Hidratante e Dessensibilizante

Abyssine	2 %
Fucogel	2 %
Hidroviton (NMF)	2 %
Loção Hidratante qsp	50 ml

16. Loção Hidratante *Anti-Aging*

Extrato de Placenta	2 %
Extrato de *Iris florentina*	3 %
Pó de Pérolas	1 %
Loção Hidratante qsp	15 ml

17. Gel Creme com Caviar

Extrato de Caviar	3 %
Lipossomas com Coenzima Q-10	3 %
Aquasome EC	3 %
Gel Creme qsp	20 g

18. Loção Hidratante *Anti-Aging*

Dermonectin	5 %
Nodema	4 %
Pó de Pérolas	1 %
Loção Hidratante qsp	15 ml

Modo de Usar (formulações acima): aplicar 1 ou mais vezes ao dia no rosto, pescoço e demais áreas adjacentes expostas ao vento ou ao sol.

4. Máscaras Faciais e Tensores

1. Máscara Antisséptica para Pele Oleosa

Biosulfur	2 %
Irgasan	0,2 %
Mentol	0,2 %
Base para Máscara Adstringente qsp	100 g

2. Máscara Secante para Pele Acneica

Biosulfur	2 %
Cânfora	0,1 %
Base para Máscara Adstringente qsp	100 g

Modo de Usar (formulações acima): aplicar 1 vez por semana, após limpeza da pele. Deixar por 10 a 15 minutos e retirar com algodão embebido em água ou loção de limpeza.

3. Máscara Hidratante para Pele Seca

Extrato de Placenta	0,5 %
Extrato de Confrey	2 %
Máscara Plástica "Peel Off" qsp	100 g

4. Máscara para Pele Sensível e Hiperêmica

Extrato de Calêndula	2 %
Extrato de Camomila	2 %
Gel de Aristoflex qsp	100 g

5. Máscara Anti-Inflamatória

Extrato de Arnica	5 %
Azuleno	0,03 %
Base para Máscara Adstringente qsp	100 g

6. Máscara Calmante

Ácido Glicirrhízico	0,5 %
Mentol	0,1 %
Gel de Aristoflex qsp	100 g

Modo de Usar (formulações acima): aplicar 1 vez por semana, após limpeza da pele. Deixar por 10 a 15 minutos e retirar com algodão embebido em água ou loção de limpeza.

7. Gel Hidratante e Tensor para o Rosto

Coup D'Eclat	10 %
Ácido Hialurônico	3 %
Extrato de *Padina pavonica*	2 %
Gel de Sepigel qsp	50 g

8. Gel Hidratante e Tensor (*Long Lasting*)

Raffermine	3 %
Tensine	5 %
DMAE	3 %
Gel de Hostacerin qsp	30 g

9. Firmador Facial (Pele Oleosa ou Normal)

Raffermine	5 %
Tensine	5 %
Extrato de *Iris florentina*	3 %
Gel Sepigel qsp	30 g

10. Firmador Facial (Pele Seca)

Raffermine	5 %
Tensine	5 %
Extrato de *Padina pavonica*	2 %
Creme Gel qsp	30 g

11. Firmador Facial (Ação Prolongada)

Tensine	5 %
Raffermine	4 %
Extrato de *Willow Bark*	5 %
Gel de Sepigel qsp	30 g

12. Sérum Firmador Antirradicais Livres

Tensine	5 %
Lipossomas com Coenzima Q-10	5 %
Extrato de *Mimosa tenuiflora*	2 %
Gel Fluido de Sepigel qsp	30 ml

13. Creme *Anti-Aging*

Densiskin	5 %
Thalasferas com Vitamina C	5 %
Hydrasil	3 %
Creme Hidratante qsp	30 g

14. Loção Firmadora com Pó de Pérolas

Pó de Pérolas Extract	1,5 %
Pepha-Tight	2 %
Lanablue	3 %
Loção Hidratante	20 g

Modo de Usar (formulações acima): aplicar no rosto após a limpeza da pele.

15. *Lifting* Facial Instantâneo

Sesaflash	10 %
Tensine	5 %
Argireline	5 %
Gel de Carbopol qsp	30 g

16. Sérum *Lifting* (Facial)

Palmitato de Retinol Microencaps.	0,5 %
Pepha-Tight	1 %
Syn-Coll	1 %
Sérum qsp	30 ml

Modo de Usar: aplicar sobre a face limpa, aguardar a secagem completa antes de aplicar o fotoprotetor e\ou maquiagem.

17. Sérum Tensor com Syn®-Ake

Syn-Ake	4 %
Sérum Siliconado qsp	20 g

18. Sérum Tensor e Revitalizante

Syn-Ake	4 %
Extrato Glicólico de Hamamelis	3 %
Extrato Glicólico de *Aloe vera*	3 %
Arginina	1,5 %
Sérum qsp	20 ml

19. Creme Tensor e Hidratante com Syn®-Ake

Syn-Ake	4 %
Ácido Hialurônico	1 %
Vitamina E	1 %
Creme com Textura Porcelana qsp	20 g

20. Emulsão Tensora com Syn®-Ake

Syn-Ake	4 %
Nicotinamida	4 %
Alantoína	1 %
Emulsão de Cristais Líquidos* qsp	20 ml

Modo de Usar (formulações acima): aplicar no rosto, pescoço e colo duas vezes ao dia, pela manhã e à noite (* efeito talco).

Indicações: antirrugas, prevenção do envelhecimento precoce, obtenção de efeito tensor sobre a pele.

5. Formulações Nutritivas para o Rosto

1. Creme Nutritivo com Colágeno e Elastina

Colágeno	5 %
Elastina	3 %
Vitamina A	500.000 UI %
Vitamina D	70.000 UI %
Vitamina E	0,5 %
Creme Hidratante qsp	50 g

2. Loção Nutritiva com Colágeno e Elastina

Colágeno	3 %
Elastina	2 %
Vitamina A	300.000 UI %
Vitamina D	40.000 UI %
Vitamina E	0,2 %
Loção Cremosa qsp	60 ml

3. Creme Nutritivo com Placenta

Extrato de Placenta	5 %
Alantoína	1 %
Extrato de Gérmen de Trigo	1 %
Creme Hidratante qsp	50 g

4. Loção Nutritiva com Placenta

Extrato de Placenta	3 %
Hidroviton (NMF)	3 %
Óleo de Gérmen de Trigo	1 %
Loção Cremosa qsp	60 ml

Modo de Usar (formulações acima): aplicar 1 vez ao dia após limpeza da pele, no rosto, pescoço e demais áreas adjacentes. A loção é indicada preferencialmente para uso diurno e o creme para uso noturno.

5. Creme Nutritivo com Estrógenos

Colágeno	5 %
Elastina	2 %
Estrógenos Conjugados	0,02 %
Hidroviton (NMF)	3 %
Extrato de Hamamelis	2 %
Creme Hidratante qsp	50 g

6. Loção Nutritiva com Estradiol

Colágeno	3 %
Elastina	1 %
Benzoato de Estradiol	0,001 %
Alantoína	1 %
Azuleno	0,01 %
Loção Cremosa qsp	60 ml

Modo de Usar (formulações acima): aplicar 1 vez ao dia após limpeza da pele, em quantidade não superior a 4 gramas, no rosto, pescoço e demais áreas adjacentes. A loção é indicada preferencialmente para uso diurno e o creme para uso noturno. É aconselhável a cada mês de aplicação fazer um descanso por igual período, utilizando-se cremes e loções hidratantes ou nutritivas. O seu uso não é recomendável durante a gravidez e por mulheres antes da menopausa.

7. Creme Nutritivo com Estriol

Estriol	0,1 %
Palmitato de Ascorbila	5 %
Ácido Lipoico	1 %
Vitamina E Acetato	1 %
Creme Evanescente qsp	50 g

8. Gel Nutritivo com Estradiol

Valerato de Estradiol	0,02 %
Matrixyl	5 %
Ácido Retinoico	0,01 %
Hydroxyprolisilane C	5 %
Gel qsp	30 g

Modo de Usar (formulações acima): aplicar 2 vezes do dia nas regiões afetadas.

Ref.: Schmidt JB et al. Treatment of skin aging with topical estrogens. Int J Dermatol. 1996 Sep; 35(9):669-74.

9. Gel com Biodynes

Biodynes TRF	5 %
Gel de Sepigel qsp	50 g

10. Loção com Biodynes

Biodynes TRF	3 %
Loção para pele sensível qsp	100 ml

Modo de Usar (formulações acima): aplicar no rosto após limpeza da pele, antes de deitar.

Obs.: por sua propriedade regeneradora de células, Biodynes é usado em vários tratamentos como pós-radioterapia, pós-cirurgia e pós-*peeling*, ou quando forem necessários nutrientes facilmente disponíveis na pele, como no envelhecimento cutâneo.

11. Sérum Nutritivo Facial

Extrato de Caviar	1,5 %
Physiogenyl	3 %
Extrato de *Iris florentina*	3 %
Sérum Acetinado qsp	30 g

12. Creme Nutritivo com Gluconolactona

Gluconolactona	6 %
Extrato de *Iris florentina*	3 %
Lanablue	3 %
Creme Hidrante qsp	30 g

Modo de Usar (formulações acima): aplicar no rosto após limpeza da pele, antes de deitar.

6. Formulações Antienvelhecimento

1. Estimulante e Renovador Celular

Extrato de *Iris florentina*	3 %
Furfuriladenina	0,05 %
Lipossomas com Coenzima Q-10	5 %
Gel de Aristoflex qsp	20 g

2. Gel Fluido Antirradicais Livres

Extrato de *Willow Bark*	5 %
Extrato de *Padina pavonica*	2 %
Extrato de *Mimosa tenuiflora*	3 %
Gel Fluido qsp	20 g

3. Renovador Celular (Fotoenvelhecimento)

Furfuriladenina	0,05 %
Lipossomas com Vitaminas A e E	3 %
Lipossomas com Vitaminas C e E	3 %
Gel de Hostacerin qsp	30 g

4. Renovador Celular (Pele Sensível)

Furfuriladenina	0,02 %
Lipossomas com Coenzima Q-10	10 %
Extrato de *Mimosa tenuiflora*	4 %
Gel qsp	20 g

5. *Anti-Aging* para o Rosto

Tensine	5 %
Raffermine	3 %
Extrato de *Iris florentina*	5 %
PCA-Na	2 %
Loção *Oil Free* qsp	30 ml

6. *Anti-Aging* para Colo e Pescoço

Extrato de *Iris florentina*	3 %
PCA-Na	2 %
Óleo de Macadâmia	2 %
Ácido Ascórbico 2-Glicosado	0,5 %
Creme Excipiente qsp	30 g

7. *Anti-Aging* com Idebenona

Idebenona	0,1 %
Ácido Ascórbico 2-Glicosado	0,5 %
Íris Iso	4 %
Creme Gel qsp	30 ml

8. Emulsão Antioxidante para Peles Sensíveis

Idebenona	0,1 %
Aloe vera Extrato 200:1	2 %
Extrato de Portulaca	4 %
Emulsão qsp	30 g

9. Emulsão *Anti-Aging*

Extrato de *Iris florentina*	5 %
Ácido Hialurônico	2 %
Ascorbosilane	3 %
Lipossomas com Coenzima Q-10	0,2 %
Emulsão Hidratante qsp	30 ml

10. Gel *Anti-Aging* com L-Glutation

L-Glutation	0,3 %
Pepha-Tight	2 %
Óleo de Prímula	2 %
Extrato de *Padina pavonica*	2 %
Gel de Sepigel qsp	30 g

Modo de Usar (formulações anteriores): aplicar nas regiões afetadas à noite. Durante o dia, recomenda-se o uso de fotoprotetores.

11. Emulsão *Anti-Aging* com Íris Iso

Íris Iso	5 %
Ácido Hialurônico	2 %
Lipossomas com Coenzima Q-10	0,2 %
Óleo de Rosa Mosqueta	3 %
Thalasferas com Vitamina C	5 %
Creme Base Hidratante qsp	30 g

12. Gel-Creme Noturno com Íris Iso

Íris Iso	5 %
Vitamina A Acetato Oleosa	0,1 %
Vitamina E Acetato Oleosa	2 %
NET-FS	5 %
Gel de Carbopol a 1 % qsp	30 ml

Modo de Usar: aplicar diariamente no rosto.

Modo de Usar: Aplicar uma camada fina à noite, antes de deitar.

13. *Anti-Aging* com Fatores de Crescimento

Ácido Retinoico	0,01 %
Fator de Crescimento IGF-1	1,5 %
Fator de Crescimento bFGF	1,5 %
Fator de Crescimento TGF-β	1,5 %
Fator de Crescimento VEGF	1,5 %
Gel de Sepigel qsp	30 g

14. *Anti-Aging* e Preenchedor de Rugas

Ácido Retinoico	0,01 %
Fator de Crescimento IGF-1	1,5 %
Fator de Crescimento VEGF	1,5 %
Extrato de *Padina pavonica*	5 %
Hydroxyprolisilane C	3 %
Gel de Sepigel qsp	30 g

Modo de Usar (formulações acima): aplicar após limpeza da pele no rosto, à noite. Durante o dia, recomenda-se o uso de fotoprotetor.

7. Formulações Antirrugas

1. Óleo de Rosa Mosqueta 10 ml

Modo de Usar: aplicar à noite poucas gotas do óleo sobre a região a ser tratada, com massagem circular suave até a sua total absorção (2 a 3 minutos). Após melhora dos sinais, o tratamento de manutenção pode ser feito com o creme ou a loção cremosa.

2. Creme com Rosa Mosqueta

Óleo de Rosa Mosqueta	10 %
Creme Hidratante qsp	50 g

3. Loção com Rosa Mosqueta

Óleo de Rosa Mosqueta	5 %
Loção Cremosa qsp	60 ml

Modo de Usar (creme e loção): aplicar nas regiões afetadas 1 a 2 vezes ao dia, com massagem suave.

Indicações: para atenuar rugas e linhas de expressão, bem como cicatrizes. Também é indicado para prevenir o aparecimento de rugas e o desenvolvimento de estrias na gravidez. Tanto o óleo puro como os cremes e loções com Rosa Mosqueta não devem ser usados em pessoas com pele oleosa ou acneica, pois pode ocorrer exacerbação.

4. Creme Antirradicais Livres

Lipossomas SOD	3 %
Pentaglycan	3 %
Óleo de Cereja	2 %
Creme Hidratante qsp	50 g

5. Creme com Vitamina A

Palmitato de Retinol microencaps.	2 %
Manteiga de Karité	1,5 %
Ácido Hialurônico	2 %
Creme Hidratante qsp	50 g

Modo de Usar (formulações acima): aplicar nas regiões afetadas 1 a 2 vezes ao dia, com massagem suave.

6. Creme com Ácido Retinoico

Ácido Retinoico	0,01 - 0,05 %
Creme Excipiente qsp	50 g

7. Gel Antirrugas para Pele Sensível

Ácido Retinoico	0,01 - 0,05 %
Alfa Bisabolol	0,5 %
Gel de Lubrajel qsp	50 g

Modo de Usar (formulações acima): aplicar nas regiões afetadas à noite. Durante o dia, recomenda-se o uso de fotoprotetores.

8. Gel com Ácido Mandélico

Ácido Mandélico	2 %
Óleo de Prímula	1 %
Extrato de *Ginkgo biloba*	2 %
Creme, Gel ou Gel-Creme qsp	30 g

9. Gel com Pentacare HP

Pentacare HP	5 %
Ácido Hialurônico	2 %
Gel de Sepigel qsp	30g

Modo de Usar (formulações acima): aplicar nas regiões afetadas à noite. Durante o dia, recomenda-se o uso de fotoprotetores.

10. Gel com Efeito "Cinderela"

Extrato de Caviar	1 %
Lanablue	3 %
Argireline	4 %
Sérum qsp	30 g

11. Gel com Efeito "Cinderela"

Lanablue	3 %
Tensine	4 %
Pentacare HP	3 %
Gel qsp	30 g

Modo de Usar (formulações acima): aplicar no rosto pela manhã, antes do fotoprotetor ou da maquiagem.

12. Loção com Argireline

Argireline	10 %
Elastina	5 %
Gel Fluido qsp	30 ml

13. Creme Gel Antirrugas com Argireline

Argireline	10 %
Ácido Lipoico	5 %
Palmitato de Ascorbila	5 %
Creme Gel qsp	30 g

Modo de Usar: aplicar no rosto pela manhã, antes do fotoprotetor.

Modo de Usar: Aplicar uma vez ao dia, ao deitar.

Ref.: Blanes-Mira C *et al*. A synthetic hexapeptide (Argireline) with antiwrinkle activity. *International Journal of Cosmetic Science*. 2002; 24:303-310.

14. Loção com Vialox

Vialox	0,3 %
Gel Fluido qsp	30 ml

15. Emulsão Antirrugas com Biotina

Biotina	0,25 %
Emulsão Cremosa qsp	30 g

Modo de Usar: aplicar 2 vezes ao dia na face e pescoço.

Modo de Usar: aplicar 1 a 2 vezes ao dia.

Ref. (biotina): Gilli L, Floersheim GL. Influence of topically applied biotin on fine wrinkles in the skin of elderly patients. *Congrès Aachener Dermatologenabend*. 1995; 70(6):448-464.

8. Formulações para a Área dos Olhos

1. Creme com Colágeno e Elastina

Colágeno	2 %
Elastina	1,5 %
Óleo de Amêndoas	2 %
Creme Base não Iônico com Óleo de Amêndoas e de Uva qsp	30 g

2. Creme com Hydroxyprolisilane C

Hydroxyprolisilane C	2,5 %
Ascorbosilane	3 %
Vitamina E	0,2 %
Creme Base não Iônico com Óleo de Amêndoas e de Uva qsp	30 g

3. Gel com Algisium C

Algisium C	5 %
Óleo de Apricot	3 %
Gel qsp	30 g

4. Gel com *Ginkgo biloba*

Extrato de *Ginkgo biloba*	5 %
Aquasome AE	2 %
Gel de Lubrajel qsp	30 g

5. Gel Cremoso com Glutation

L-Glutation	2 %
Vitamina E	0,2 %
Vitamina F	1,5 %
Gel de Sepigel qsp	30 g

6. Creme com Lipossomas SOD

Lipossomas SOD	3 %
Elastina	2 %
Vitamina E	0,3 %
Creme p/ área dos olhos qsp	30 g

Modo de Usar (formulações anteriores): aplicar ao redor dos olhos à noite, com movimentos circulares, após limpeza da pele. Durante o dia, recomenda-se o uso de uma loção hidratante ou nutritiva.

7. *Anti-Aging* para o Contorno dos Olhos

Nodema	3 %
Manteiga de Manga	2 %
Hydroxyprolisilane C	2 %
Ácido Hialurônico	1 %
Gel de Hostacerin qsp	20 g

8. *Anti-Aging* para o Contorno dos Olhos

Extrato de *Iris florentina*	5 %
Furfuriladenina	0,05 %
PCA-Na	3 %
Ácido Hialurônico	1 %
Gel de Sepigel qsp	30 g

9. Creme para Olheiras

Fosfato de Ascorbil Magnésio	1 %
Manteiga de Manga	1 %
Hydroxyprolisilane C	2 %
Extrato de Cavalinha	3 %
Gel de Sepigel qsp	20 g

10. Gel para "Bolsas" e Edemas dos Olhos

Nodema	3 %
Hydroxyprolisilane C	2 %
Extrato de Cavalinha	4 %
Extrato de Arnica	3 %
Gel Fluido de Sepigel qsp	20 ml

11. Tratamento de Olheiras (Pele Sensível)

Troxerrutina	2 %
Extrato de Cavalinha	5 %
Biodynes TRF	3 %
Gel Fluido de Sepigel qsp	20 g

12. Clareador de Olheiras Resistentes

Ácido Glicólico	4 %
Extrato de *Padina pavonica*	2 %
Troxerrutina	2 %
Dermatan Sulfato	1 %
Gel de Hostacerin qsp	20 g

Modo de Usar (formulações acima): aplicar ao redor dos olhos à noite, com movimentos circulares, após limpeza da pele. Durante o dia, recomenda-se o uso de uma loção hidratante ou nutritiva.

13. *Roll On* para Área dos Olhos

Vialox	0,05 %
DMAE	4 %
Extrato de *Mimosa tenuiflora*	2 %
Sérum para Área dos Olhos qsp	10 ml

14. Sérum para Área dos Olhos

Lanablue	3 %
Argireline	10 %
Pepha-Tight	1 %
Sérum qsp	30 ml

15. *Roll On* para Área dos Olhos

Densiskin	4 %
DMAE	4 %
Hydrasil	4 %
Sérum para Área dos Olhos qsp	10 ml
Mande em frasco *Roll On*	

16. *Roll On* para Área dos Olhos

Regu-Age	4 %
Eye Contour Complex	4 %
Densiskin	3 %
Sérum para Área dos Olhos qsp	10 ml
Mande em frasco *Roll On*	

Modo de Usar (formulações acima): aplicar na área dos olhos 1 a 2 vezes ao dia.

17. Sérum para Área dos Olhos

Nodema	3 %
Argireline	10 %
Pepha-Tight	1 %
Sérum qsp	30 ml

18. Sérum para Área dos Olhos

Lanablue	3 %
Eye Contour Complex	4 %
DMAE	5 %
Sérum qsp	10 ml

Modo de Usar (formulações acima): aplicar na área dos olhos 1 a 2 vezes ao dia.

19. Antiedema para Bolsas Periorbitais

Regu-Age	3 %
Troxerrutina	2 %
Algisium C	3 %
Gel com Silicone qsp	30 g

Modo de Usar: aplicar na área dos olhos 2 a 3 vezes ao dia.

20. *Anti-Aging* com Castanha da Índia

Extrato de Castanha da Índia	3 %
Ácido Lipoico	1 %
Thalasferas com Vitamina C	15 %
Sérum ou Gel de Pemulen qsp	20 ml

Modo de Usar: aplicar na área dos olhos 3 vezes ao dia.

Ref. (castanha da Índia): Fujimura T *et al*. A horse chestnut extract, which induces contraction forces in fibroblasts, is a potent anti-aging ingredient. *International Journal of Cosmetic Science*. 2007; 29:139-141.

21. Sérum ou Gel para Olheiras

Ácido Kójico	1 %
Regu-Age	4 %
Densiskin	3 %
Ácido Hialurônico	1 %
Vitamina K	1 %
Sérum para Área dos Olhos qsp	15 ml
Mande em frasco *Roll On*	

22. Sérum ou Gel para Olheiras

Ácido Fítico	2 %
Ácido Kójico	1 %
Tintura de Arnica	4 %
Extrato de Castanha da Índia	3 %
Vitamina K	1 %
Sérum para Área dos Olhos qsp	15 ml
Mande em frasco *Roll On*	

23. Gel para Olheiras com Ácido Tioglicólico

Ácido Tioglicólico	1 - 2 %
Sérum para Área dos Olhos qsp	15 ml
Mande em frasco *Roll On*	

24. Loção Cicatrizante Pós-Cirurgia

Dermonectin	5 %
Nodema	3 %
Extrato Glicólico de Arnica	5 %
Loção de alta absorção qsp	100 ml

Modo de Usar (formulações acima): aplicar na área dos olhos 1 a 2 vezes ao dia.

25. Sérum para Estimular o Crescimento das Sobrancelhas

Fator de Crescimento IGF-1	1,5 %
Fator de Crescimento bFGF	1,5 %
Fator de Crescimento VEGF	1,5 %
Óleo Essencial de Alecrim	0,5 %
Sérum qsp	15 ml

26. Sérum para Estimular o Crescimento das Sobrancelhas

Cooper Peptídeo	1,5 %
Sulfato de Minoxidil	5 %
Auxina Tricógena	8 %
Óleo Essencial de Alecrim	0,5 %
Sérum qsp	15 ml

Modo de Usar: aplicar nas sobrancelhas pela manhã e à noite.

9. Formulações com DMAE

1. Prevenção de "Bolsas" ao Redor dos Olhos e Flacidez do Pescoço

DMAE	3 %
Troxerrutina	2 %
Vitamina E	0,5 %
Gel de Sepigel qsp	30 g

2. Creme Hidratante com DMAE

DMAE	4 %
Extrato de *Iris florentina*	5 %
Algisium C	4 %
Creme Gel qsp	30 g

3. Gel Hidratante com DMAE

DMAE	5 %
Extrato de *Iris florentina*	5 %
Ácido Hialurônico	2 %
Gel de Pemulen qsp	30 g

4. Loção Tônica com DMAE

DMAE	1 %
Extrato de *Mimosa tenuiflora*	3 %
Extrato de Hamamelis	2 %
Loção Tônica sem Álcool qsp	100 ml

Modo de Usar (formulações acima): aplicar no rosto todo, colo e pescoço, pela manhã e à noite.

5. Gel com DMAE

DMAE	3 %
Fucogel	2 %
Gel de Hostacerin qsp	30 g

6. Creme com DMAE

DMAE LB (*liquid base*)	3 %
Coenzima Q-10	1 %
Óleo Essencial de Alecrim	3 %
Creme Nutritivo qsp	50 g

Modo de Usar: aplicar o produto ao redor dos olhos, colo e pescoço, pela manhã e à noite.

7. DMAE, Ácido Lipoico e Ácido Glicólico

DMAE LB (*liquid base*)	3 - 5 %
Ácido Lipoico	1 - 5 %
Ácido Glicólico	5 %
Creme, Gel ou Gel-Creme qsp	30 g

8. DMAE, Ácido Glicólico e Matrixyl

DMAE LB (*liquid base*)	3 - 5 %
Ácido Glicólico	5 %
Thalasferas com Vitamina C	10 %
Creme *Oil Free* qsp	100 g

Obs.: pode-se utilizar como excipiente um creme base não iônico ou gel de pemulen, aristoflex, hostacerin ou natrosol (não se deve utilizar géis transdérmicos como excipiente para produtos cosméticos ou cosmiátricos).

Modo de Usar: aplicar duas vezes ao dia, após limpeza da pele, de preferência ao acordar e antes de dormir.

Indicações: como produto antienvelhecimento e antirrugas, por seu efeito hidratante e tensor na pele.

Ref.: 1. Cole CA *et al*. A clinical evaluation of skin firming and anti-aging benefits with topical DMAE. In: Scientific Poster Presentations - American Academy of Dermatology - 60th Annual Meeting, New Orleans, 2002. 2. Uhoda I *et al*. Split face study on the cutaneous tensile effect of 2-Dimethylaminoetanol (deanol) gel. *Skin Research and Technology*. 2002 Aug; 8(3):164. 3. Robinson LR *et al*. Topical palmitoyl pentapeptide provides improvement in photoaged human facial skin. *Int J Cosmet Sci*. 2005 Jun; 27(3):155-60.

9. Creme com DMAE e Caviar

DMAE	3 %
Extrato de Caviar	3 %
Gluconolactona	4 %
Creme qsp	20 g

10. Creme Revitalizante com DMAE

DMAE LB (*liquid base*)	3 - 5 %
Íris Iso	2 %
Abyssine	0,5 %
Creme Hidratante qsp	30 g

Modo de Usar: aplicar pequena quantidade no rosto 1 a 2 vezes ao dia.

10. Formulações Antirradicais Livres

1. Creme com L-Glutation

L-Glutation	0,5 %
Óleo de Amêndoas	5 %
Creme não Iônico qsp	30 g

2. Creme com Coenzima Q-10 Lipossomada

Lipossomas com Coenzima Q-10	5 %
Óleo de Amêndoas	5 %
Creme não Iônico qsp	30 g

3. Gel com Aquasome AE

Aquasome AE	5 %
Gel qsp	30 g

4. Gel com Lipossomas SOD

Lipossomas SOD	2 %
Gel qsp	30 g

5. Gel Cremoso com Emblica

Extrato de *Phyllanthus emblica*	0,5 - 1 %
Gel Cremoso qsp	30 g

6. Creme com Radizen A

Radizen A	5 %
Óleo de Amêndoas	5 %
Creme não Iônico qsp	30 g

Modo de Usar (formulações acima): aplicar 1 a 2 vezes ao dia, no rosto, pescoço e demais áreas adjacentes expostas ao sol.

11. Formulações Cosmiátricas para Acne

1. Loção com Ácido Salicílico

Ácido Salicílico	1 %
Ácido Glicólico	3 %
Extrato Glicólico de Hamamelis	3 %
Loção *Oil Free* qsp	30 ml

2. Gel com Biosulfur

Biosulfur	0,5 %
Óleo de Melaleuca	0,5 %
Extrato Glicólico de Camomila	3 %
Gel Base qsp	30 g

3. Gel com Azeloglicina e Alcaçuz

Azeloglicina	5 %
Extrato de Alcaçuz	1 %
Alantoína	0,5 %
Gel de Sepigel qsp	30 g

4. Gel com Azeloglicina, Aquileia e Melaleuca

Azeloglicina	5 %
Extrato de Aquileia	2 %
Óleo de Melaleuca	2 %
Gel de Sepigel qsp	30 g

5. Gel com *Willow Bark* e Epicutin TT

Extrato de *Willow Bark*	5 %
Epicutin TT	4 %
Nitreto de Boro	3 %
Gel de Sepigel qsp	50 g

6. Gel com *Willow Bark* e Polytrap

Extrato de *Willow Bark*	5 %
Polytrap	2,5 %
Dióxido de Titânio	3 %
Gel de Sepigel qsp	30 g

Modo de Usar (formulações anteriores): aplicar nos locais afetados 1 a 2 vezes ao dia.

7. Loção Adstringente

Óleo de *Lemongrass*	1 %
Extrato de Hamamelis	3 %
Extrato de Confrey	3 %
Loção Adstringente qsp	100 ml

8. Sérum Antiacne (Efeito Mate)

Extrato de *Iris germanica*	5 %
Polytrap	3 %
Epicutin TT	5 %
Gel Fluido de Sepigel qsp	30 ml

Modo de Usar (formulações acima): aplicar nos locais afetados 1 a 2 vezes ao dia.

9. Gel Creme com Sebonormine

Sebonormine	3 %
Azeloglicina	5 %
Alfa Bisabolol	2 %
Gel Creme *Oil Free* qsp	30 g

10. Gel Creme com Sebonormine

Sebonormine	3 %
Acne Control	3 %
Gel Creme com Elastômeros qsp	30 g

Modo de Usar (formulações acima): aplicar nas áreas afetadas pela manhã e à noite.

12. Formulações Cosmiátricas para Hipercromias

As formulações clareadoras devem ser usadas à noite, nas regiões hiperpigmentadas. Durante o dia, é importante, para o sucesso do tratamento, o uso de bloqueadores solares, não apenas nas manchas como também em todas as regiões adjacentes. Após o tratamento, os pacientes deverão continuar com o uso de bloqueadores solares, para evitar recidivas.

1. Despigmentante para Uso Prolongado

Extrato de Alcaçuz	1 %
Melfade	6 %
Ácido Ascórbico 2-Glicosado	0,5 %
Loção Base Hidratante qsp	30 ml

2. Despigmentante (Pele Sensível)

Skin Whitening Complex	3 %
Helioxine	3 %
Drieline	1 %
Loção *Oil Free* qsp	30 ml

3. Despigmentante (Pele Morena com Manchas de Acne)

Azeloglicina	6 %
Extrato de *Willow Bark*	5 %
Cytobiol Íris	5 %
Gel Base qsp	30 g

4. Despigmentante Antirradicais Livres

Extrato de Alcaçuz	1 %
Lipossomas SOD	2 %
Alfa Bisabolol	0,5 %
Gel de Sepigel qsp	30 g

5. Gel com Ácido Kójico e Gluconolactona

Ácido Kójico	2 %
Gluconolactona	4 %
Alfa Bisabolol	1 %
Gel Excipiente qsp	20 g

6. Creme com *Skin Whitening Complex*

Skin Whitening Complex	3 %
Gluconolactona	4 %
Ácido Fítico	0,5 %
Creme Excipiente qsp	30 g

7. Gel com Alcaçuz e Furfuriladenina

Extrato de Alcaçuz	0,5 %
Furfuriladenina	0,1 %
Gel de Carbopol qsp	20 g

8. Loção com Alcaçuz e Fosfato de Ascorbil Mg

Extrato de Alcaçuz	1 %
Fosfato de Ascorbil Magnésio	3 %
Loção Cremosa qsp	30 ml

9. Formulações com Emblica

Extrato de *Phyllanthus emblica*	1 - 2 %
Ácido Ascórbico 2-Glicosado	0,5 %
Creme, Gel, Gel Cremoso ou Loção qsp	30 g

10. Emblica, Licorice e Belides

Extrato de *Phyllanthus emblica*	1 %
Extrato de Alcaçuz	1 %
Belides	2 %
Gel Cremoso qsp	30 g

Ref.: Costa A *et al*. Association of emblica, licorice and belides as an alternative to hydroquinone in the clinical treatment of melasma. *An Bras Dermatol*. 2010; 85(5):613-20.

11. Gel Clareador e Antioxidante

Idebenona	0,1 %
Belides	5 %
Extrato de Portulaca	3 %
Gel de Sepigel qsp	50 ml

12. Loção Hidratante e Antioxidante

Idebenona	0,1 %
Densiskin	3 %
Syn-Coll	1 %
Silk Lotion qsp	30 g

13. Clareador para o Dorso das Mãos

Belides	3 %
Extrato de Portulaca	3 %
Ureia	8 %
Loção não Iônica qsp	50 ml

14. Despigmentante (Pele Sensível)

Skin Whitening Complex	3 %
Radizen A	3 %
Drieline	1 %
Loção *Oil Free* qsp	30 ml

15. Clareador com Fatores de Crescimento

Fator de Crescimento TGF-β	1,5 %
Belides	5 %
Ácido Retinoico	0,01 %
Gel de Sepigel qsp	30 g

16. Clareador com Fatores de Crescimento

TGP2 Peptídeo	1,5 %
Skin Whitening Complex	5 %
Ácido Retinoico	0,01 %
Loção não Iônica qsp	30 ml

Modo de Usar: aplicar nas regiões afetadas à noite. Durante o dia, recomenda-se o uso de fotoprotetor.

13. Hidratantes Corporais

1. Loção com Colágeno e Gérmen de Trigo

Colágeno	5 %
Extrato de Gérmen de Trigo	1 %
Vitamina F	1 %
Óleo de Amêndoas	5 %
Loção Hidratante não Iônica qsp	100 ml

2. Loção com Pentaglycan e Hidroviton

Pentaglycan	3 %
Hidroviton (NMF)	1 %
Óleo de Sementes de Uva	5 %
Loção Hidratante não Iônica qsp	100 ml

3. Loção com Óleo de Calêndula

Óleo de Calêndula	2 %
Hidroviton (NMF)	3 %
Óleo de Sementes de Uva	5 %
Loção Hidratante não Iônica qsp	100 ml

4. Loção com Hydroxyprolisilane C

Hydroxyprolisilane C	3 %
Galactosan	2 %
Vitamina E	0,3 %
Loção Hidratante não Iônica qsp	100 ml

5. Creme ou Loção com Squalane

Squalane	8 %
Elastina	2 %
Hidroviton (NMF)	2 %
Creme ou Loção qsp	60 g

6. Loção com Sulfato de Condroitina

Sulfato de Condroitina	1 %
Óleo de Jojoba	1 %
Óleo de Amêndoas	2 %
Loção Hidratante não Iônica qsp	100 ml

7. Hidratante Corporal com Íris e Mimosa

Extrato de *Iris florentina*	2 %
Óleo de Macadâmia	2 %
Extrato de *Mimosa tenuiflora*	2 %
Loção Hidratante qsp	60 ml

8. Hidratante Corporal com Íris e Ginseng

Extrato de *Iris florentina*	3 %
Extrato de Ginseng	5 %
Vitamina E	0,5 %
Loção Hidratante qsp	60 ml

9. Loção Firmadora com Dermonectin

Dermonectin	0,5 %
Syn-Coll	1 %
Palmitato de Retinol Microencaps.	0,5 %
Loção Hidratante qsp	100 ml

10. Loção com Hydroxyprolisilane

Hydroxyprolisilane C	2 %
Extrato de *Padina pavonica*	2 %
Óleo de Cereja	2 %
Loção Hidratante qsp	100 ml

11. Loção com Caviar e Mimosa

Extrato de Caviar	3 %
Extrato de *Mimosa tenuiflora*	5 %
Nitreto de Boro	2 %
Gel de Sepigel qsp	50 g

12. Loção com Caviar e Chá Verde

Extrato de Caviar	1 %
Extrato de Chá Verde	5 %
Extrato de *Ginkgo biloba*	2 %
Loção Hidratante qsp	100 ml

13. Loção Hidratante Pós-Depilação

Extrato de Portulaca	4 %
Epilami	5 %
D-Pantenol	2 %
Loção Hidratante qsp	50 ml

14. Loção Anti-inflamatória Pós-*Laser*

Extrato de Portulaca	4 %
Biodynes	2 %
Extrato de *Mimosa tenuiflora*	2 %
Loção de Alta Absorção qsp	30 ml

Modo de Usar (formulações acima): aplicar no corpo com massagem suave, após o banho. Além de sua indicação como hidratante, estas formulações são usadas para a reposição da flexibilidade e maciez à pele, tornada seca pelo uso frequente de detergentes, bronzeadores e pela exposição à água clorada de piscinas, à água do mar e ao sol.

15. Creme Hidratante e Refrescante para os Pés

Ácido Salicílico	0,5 %
Ureia	5 %
Ext. Glicólico de *Arnica montana*	3 %
Mentol	0,5 %
Silicone DC 1401	2 %
Creme não Iônico qsp	100 g

16. Loção Hidratante e Refrescante para os Pés

Lactato de Amônio	5 %
Ureia	5 %
Ext. Glicólico de *Centella asiatica*	5 %
Óleo de Eucalipto	0,3 %
Óleo de Silicone	2 %
Loção não Iônica qsp	100 ml

Modo de Usar (formulações acima): aplicar nos pés 1 a 2 vezes ao dia, após o banho.

14. Formulações para Flacidez

1. Creme Nutritivo com Elastina

Elastina	2 %
Alantoína	0,5 %
Hidroviton (NMF)	1,5 %
Creme de Massagem qsp	100 g

2. Creme Nutritivo com Placenta

Extrato de Placenta	2 %
Vitamina A	50.000 UI %
Vitamina D	10.000 UI %
Vitamina E	0,5 %
Creme de Massagem qsp	100 g

3. Creme Nutritivo com Elastina e Placenta

Elastina	3 %
Extrato de Placenta	4 %
Óleo de Sementes de Uva	3 %
Creme de Massagem qsp	100 g

4. Loção Cremosa com Algas Marinhas

Elastina	3 %
Thiomucase	10.000 UTR %
Extrato de Algas Marinhas	4 %
Loção Cremosa qsp	100 ml

Modo de Usar (formulações acima): aplicar com massagem suave 1 a 2 vezes ao dia.

5. Creme de Massagem com Óleo de Uva

Óleo de Sementes de Uva	10 %
Colágeno	3 %
Vitamina E	0,3 %
Creme de Massagem qsp	100 g

Modo de Usar: aplicar com massagem suave 1 a 2 vezes ao dia.

6. Gel para Flacidez dos Seios

Elastina	5 %
Extrato de Algas Marinhas	4 %
Gel de Carbopol qsp	100 g

Modo de Usar: aplicar massageando com movimentos circulares até completa absorção, 1 a 2 vezes ao dia.

15. Formulações Coadjuvantes ao Tratamento da Celulite

1. Gel Redutor

Cânfora	2 %
Mentol	2 %
Azuleno	0,02 %
Gel de Carbopol qsp	100 g

Modo de Usar: aplicar em dias alternados, uma camada fina no abdômen e coxas, e esperar secar. Aplicar uma segunda camada, seguida de exercícios físicos. Retirar a camada excedente e banhar-se após um intervalo de meia hora. Nos outros dias, recomenda-se massagear as regiões afetadas com cremes contendo enzimas (hialuronidase ou thiomucase).

Obs.: não deve ser usado durante o período menstrual ou na presença de infecções gênito-urinárias, mesmo corrimentos. Não deve ser aplicado no tórax ou em articulações e devem-se tomar precauções em pessoas hipertensas, com problemas renais ou circulatórios. Não deve ser aplicado antes de deitar. O seu uso é contraindicado na gravidez.

Formulações com Hialuronidase

1. Creme com Hialuronidase e Calêndula

Hialuronidase	5.000 UTR %
Extrato de Calêndula	2 %
Cold Cream qsp	100 g

2. Creme com Hialuronidase e Asiaticosídeo

Hialuronidase	10.000 UTR %
Asiaticosídeo	0,2 %
Extrato de Algas Marinhas	2 %
Cold Cream qsp	100 g

3. Creme com Hialuronidase e Escina

Hialuronidase	10.000 UTR %
Escina	0,2 %
Alantoína	0,5 %
Azuleno	0,02 %
Creme de Massagem qsp	100 g

4. Creme com Hialuronidase e Vitaminas

Hialuronidase	10.000 UTR %
Vitamina A	500.000 UI %
Vitamina D	70.000 UI %
Vitamina E	0,4 %
Extrato de Algas Marinhas	4 %
Creme de Massagem qsp	100 g

5. Associação com Adipol e Cellulinol

Hialuronidase	10.000 UTR %
Adipol	5 %
Cellulinol	5 %
Asiaticosídeo	0,2 %
Extrato de Algas Marinhas	2 %
Creme de Massagem qsp	100 g

6. Creme com Hialuronidase e Theophyllisilane

Hialuronidase	10.000 UTR %
Theophyllisilane C	3 %
Extrato de Chá Verde	3 %
Extrato de Hera	3 %
Extrato de Arnica	2 %
Creme de Massagem qsp	100 g

Modo de Usar (formulações acima): aplicar com massagem e/ou fricção 1 a 2 vezes ao dia.

Formulações com Thiomucase

1. Creme com Thiomucase e *Centella*

Thiomucase	10.000 UTR %
Extrato de *Centella asiatica*	5 %
Extrato de Algas Marinhas	4 %
Cold Cream qsp	100 g

2. Creme com Thiomucase e Asiaticosídeo

Thiomucase	10.000 UTR %
Asiaticosídeo	0,5 %
Alantoína	1 %
Creme de Massagem qsp	100 g

3. Creme com Thiomucase, Cegaba e Escina

Thiomucase	10.000 UTR %
Cegaba	1 %
Escina	0,3 %
Creme de Massagem qsp	100 g

4. Creme com Thiomucase e Cellulinol

Thiomucase	10.000 UTR %
Cellulinol	5 %
Nicotinato de Metila	0,1 %
Creme de Massagem qsp	100 g

Modo de Usar (formulações anteriores): aplicar com massagem e/ou fricção 1 a 2 vezes ao dia.

Formulações com Nicotinato de Metila

1. Creme de Massagem com *Centella asiatica*

Extrato de *Centella asiatica*	2 %
Cellulinol	5 %
Nicotinato de Metila	0,1 %
Creme de Massagem qsp	100 g

2. Creme de Massagem com *Theophyllisilane*

Theophyllisilane C	2 %
Cellulinol	2 %
Nicotinato de Metila	0,1 %
Creme de Massagem qsp	100 g

3. Creme de Massagem com *Centella asiatica*

Adipol	5 %
Cellulinol	5 %
Extrato de *Centella asiatica*	2 %
Nicotinato de Metila	0,1 %
Creme de Massagem qsp	100 g

4. Creme de Massagem com *Theophyllisilane*

Theophyllisilane C	2 %
Cellulinol	2 %
Adipol	2 %
Nicotinato de Metila	0,1 %
Creme de Massagem qsp	100 g

Modo de Usar (formulações acima): aplicar pequena quantidade, com massagem suave após o banho, apenas nas regiões afetadas. O nicotinato de metila tem ação rubefaciente e pode produzir irritação quando aplicado em excesso.

5. Fluido Liporredutor

Coaxel	3 %
Extrato de *Ginkgo biloba*	5 %
Extrato de Hera	3 %
Nicotinato de Metila	0,05 %
Gel Fluido qsp	100 ml

6. Fluido Liporredutor

Coaxel	5 %
Extrato de Cavalinha	3 %
Extrato de *Centella asiatica*	3 %
Nicotinato de Metila	0,05 %
Gel Fluido qsp	100 ml

Modo de Usar (formulações acima): aplicar pequena quantidade, com massagem suave após o banho, apenas nas regiões afetadas. O nicotinato de metila tem ação rubefaciente e pode produzir irritação quando aplicado em excesso.

7. Fluido Liporredutor

Liporeductyl	5 %
Nicotinato de Metila	0,05 %
Coaxel	3 %
Extrato de *Ginkgo biloba*	5 %
Gel Fluido qsp	100 ml

8. Fluido Liporredutor

Liporeductyl	5 %
Nicotinato de Metila	0,05 %
Coaxel	5 %
Extrato de Cavalinha	3 %
Extrato de *Centella asiatica*	3 %
Gel Fluido qsp	100 ml

Modo de Usar (formulações acima): aplicar com massagem suave, após o banho.

Formulações com Silanóis

1. Emulsão com Cafeisilane C

Cafeisilane C	6 %
Emulsão Base qsp	100 ml

2. Creme com Cafeisilane C e *Ginkgo biloba*

Cafeisilane C	4 %
Extrato de *Ginkgo biloba*	2 %
Manteiga de Karité	2 %
Creme de Massagem qsp	100 g

3. Creme com Cafeisilane e Hera

Cafeisilane C	3 %
Extrato de Hera	2 %
Extrato de Algas Marinhas	3 %
Creme de Massagem qsp	100 g

4. Creme com Cafeisilane e Troxerrutina

Cafeisilane C	3 %
Troxerrutina	2 %
Alantoína	1 %
Creme de Massagem qsp	100 g

Modo de Usar (formulações acima): aplicar com massagem suave 1 a 2 vezes ao dia, até completa absorção, nas regiões afetadas.

Ref.: Velasco MVR *et al*. Effects of caffeine and siloxanetriol alginate caffeine, as anticellulite agents, on fatty tissue: histological evaluation. *J Cosmet Dermatol*. 2008 Mar; 7(1):23-9.

5. Creme com Theophyllisilane

Theophyllisilane C	3 %
Extrato de Hera	3 %
Alantoína	1 %
Creme de Massagem qsp	100 g

6. Gel com Theophyllisilane e Escina

Theophyllisilane C	3 %
Escina	1 %
Pentaglycan	3 %
Gel de Carbopol qsp	100 g

Modo de Usar (formulações acima): aplicar com massagem suave 1 a 2 vezes ao dia, até completa absorção, nas regiões afetadas.

Outras Formulações

1. Gel com Aminofilina

Aminofilina	2 %
Gel de Carbopol qsp	100 g

2. Gel com Ioimbina

Cloridrato de Ioimbina	2 %
Gel de Carbopol qsp	100 g

3. Gel com Aminofilina e Ioimbina

Aminofilina	2 %
Cloridrato de Ioimbina	2 %
Gel de Carbopol qsp	100 g

4. Gel com *Centella asiatica*

Extrato de *Centella asiatica*	5 %
Alantoína	0,5 %
Gel de Carbopol qsp	100 g

Modo de Usar (formulações acima): aplicar com massagem suave, 1 a 2 vezes ao dia, até completa absorção.

5. Creme com Aminofilina e Cafeína

Aminofilina	2 %
Cafeína	3 %
Creme de Massagem qsp	100 g

6. Creme com Aminofilina, Cafeína e Ioimbina

Aminofilina	2 %
Cafeína	3 %
Cloridrato de Ioimbina	2 %
Creme de Massagem qsp	100 g

Modo de Usar (formulações acima): aplicar com massagem suave, após o banho, até completa absorção.

Obs. (aminofilina): a mobilização de gorduras em mulheres com celulite (lipodistrofia ginoide) é difícil de ser feita devido ao aumento da atividade receptora alfa 2 adrenérgica induzida pelos estrógenos. A lipólise pode ser aumentada com a estimulação dos receptores beta adrenérgicos, inibição da adenosina, inibição de receptores alfa 2 adrenérgicos ou até por inibição da fosfodiesterase. A aminofilina atua por inibição dos receptores de adenosina e por inibição da fosfodiesterase.

Ref. (aminofilina): Greenway FL *et al*. Topical Fat Reduction. *Obes Res*. 1995 Nov; 3(suppl 4):561S-568S.

7. Creme com Adipol e Cellulinol

Adipol	5 %
Cellulinol	5 %
Asiaticosídeo	0,2 %
Thiomucase	20.000 UTR %
Creme de Massagem qsp	100 g

8. Creme com Adipol e Cellulinol

Adipol	5 %
Cellulinol	5 %
Centella asiatica, Extrato	5 %
Nicotinato de Metila	0,05 %
Creme de Massagem qsp	100 g

9. Gel Com Liporeductyl

Liporeductyl	5 %
Extrato de Hera	5 %
Centella asiatica, Extrato	5 %
Nicotinato de Metila	0,05 %
Gel de Alta Absorção qsp	100 g

10. Loção com Bioex Antilipêmico

Bioex Antilipêmico	4 %
Asiaticosídeo	0,2 %
Extrato de Chá Verde	2 %
Nicotinato de Metila	0,05 %
Loção Hidratante qsp	100 ml

Modo de Usar (formulações acima): aplicar pequena quantidade, com massagem suave após o banho, apenas nas regiões afetadas. O nicotinato de metila tem ação rubefaciente e pode produzir irritação quando aplicado em excesso.

16. Formulações para Prevenção de Estrias

1. Creme Hidratante de Óleo de Amêndoas

Óleo de Amêndoas	10 %
Cold Cream qsp	100 g

2. Creme com Óleo de Amêndoas e Pentavitin

Óleo de Amêndoas	10 %
Pentavitin	3 %
Creme Hidratante qsp	100 g

3. Creme Hidratante com Óleo de Amêndoas e Placenta

Óleo de Amêndoas	10 %
Extrato de Placenta	5 %
D-Pantenol	2 %
Creme Hidratante qsp	100 g

4. Creme Hidratante com Óleo de Amêndoas e Colágeno

Óleo de Amêndoas	10 %
Colágeno	5 %
Alantoína	1 %
Creme Hidratante qsp	100 g

5. Creme Hidratante com Óleo de Uva e Colágeno

Óleo de Sementes de Uva	10 %
Colágeno	3 %
Vitamina E	0,3 %
Creme Hidratante qsp	100 g

6. Creme Hidratante com Óleo de Uva e Asiaticosídeo

Óleo de Sementes de Uva	5 %
Asiaticosídeo	0,5 %
Creme Hidratante qsp	100 g

Modo de Usar (formulações anteriores): aplicar 1 a 2 vezes ao dia, com massagem.

7. Creme com Óleo de Uva, Colágeno e Alantoína

Óleo de Sementes de Uva	5 %
Colágeno	5 %
Alantoína	1 %
Hialuronidase	2.000 UTR %
Creme Hidratante qsp	100 g

8. Creme com Óleo de Uva e Óleo de Rosa Mosqueta

Óleo de Sementes de Uva	10 %
Óleo de Rosa Mosqueta	5 %
Alantoína	0,3 %
Vitamina E	0,2 %
Creme Hidratante qsp	100 g

9. Creme Hidratante com Silanóis

Algisium C	3 %
Hydroxyprolisilane C	4 %
Extrato de *Pfaffia paniculata*	3 %
Creme Hidratante qsp	100 g

10. Creme com Rosa Mosqueta

Óleo de Rosa Mosqueta	10 %
Creme qsp	100 g

11. Creme de Massagem Vitaminado

Vitamina A	50.000 UI %
Vitamina E	2 %
Extrato de Placenta	2 %
Óleo de Amêndoas	2 %
Manteiga de Karité	4 %
Creme de Massagem qsp	100 g

12. Loção Hidratante com Furfuriladenina

Furfuriladenina	0,05 %
Pentavitin	2 %
Manteiga de Karité	2 %
Vitamina A	50.000 UI %
Vitamina E	0,5 %
Loção Hidratante qsp	100 ml

Modo de Usar (formulações acima): aplicar 1 a 2 vezes ao dia, com massagem.

17. Formulações para as Mãos

1. Creme com Óleo de Silicone

Óleo de Silicone	10 %
Creme Base para as Mãos qsp	100 g

2. Creme com Silicone e Galactosan

Óleo de Silicone	5 %
Galactosan	2 %
Creme Base para as Mãos qsp	100 g

3. Creme com Óleo de Silicone e Pantenol

Óleo de Silicone	10 %
D-Pantenol	2 %
Creme Base para as Mãos qsp	100 g

4. Creme com Fomblin HC-R

Fomblin HC/R	4 %
Extrato de *Aloe vera* 200:1	5 %
Creme Base para as Mãos qsp	50 g

5. Creme Vitaminado com Silicone

Óleo de Silicone	5 %
Vitamina A	300.000 UI %
Vitamina D	40.000 UI %
Vitamina E	0,5 %
Creme Base para as Mãos qsp	100 g

6. Creme Hidratante com Silicone

Óleo de Silicone	5 %
Alantoína	0,5 %
D-Pantenol	2 %
Extrato de Gérmen de Trigo	1 %
Creme Base para as Mãos qsp	100 g

Modo de Usar (formulações acima): aplicar nas mãos 2 a 3 vezes ao dia e sempre que lavar as mãos com sabões ou detergentes.

Indicações: prevenção e tratamento das dermatites irritativas ou de contato e para proporcionar maciez e umectação à pele.

18. Formulações para os Lábios

1. Creme para os Lábios

Alantoína	2 %
Manteiga de Cacau	12 g
Creme Labial qsp	20 g

Indicações: fissuras ou ressecamento dos lábios.

Modo de Usar: aplicar nos lábios sempre que necessário.

2. Batom Fotoprotetor

Filtros UV-A e UV-B qsp	FPS 30
Massa Excipiente qsp	1 batom

Indicações: fotoprotetor labial.

Modo de Usar: aplicar nos lábios várias vezes ao dia.

3. Umectante para os Lábios com Manteiga de Manga

Manteiga de Manga	3 %
Vitamina A	50.000 UI %
Vitamina E	0,5 %
Cerato Labial qsp	15 g

4. Umectante para os Lábios com Manteiga de Karité

Manteiga de Karité	3 %
Alfa Bisabolol	0,5 %
Vitamina E	0,5 %
Cerato Labial qsp	15 g

Modo de Usar (formulações acima): aplicar nos lábios sempre que necessário.

Indicações: fissuras ou ressecamento dos lábios.

19. Formulações para os Cabelos

Formulações para Cabelos Secos

1. Xampu para Cabelos Secos

Galactosan	2 %
Extrato de *Aloe vera* 200:1	2 %
Proteína Hidrolisada	1 %
Xampu Base Cabelos Secos qsp	100 ml

2. Xampu para Cabelos Secos

D-Pantenol	0,5 %
Aminoácidos da Seda	1,5 %
Aminoácidos do Trigo	2 %
Xampu Base Cabelos Secos qsp	100 ml

3. Xampu para Cabelos Secos

Aminoácidos da Seda	2 %
Sensiva SC 50	3 %
Xampu para Cabelos Secos qsp	100 ml

4. Xampu para Cabelos Secos

Manteiga de Murumuru	1,5 %
Silicone Volátil	2 %
Xampu Base Cabelos Secos qsp	100 ml

5. Xampu para Cabelos Secos

Óleo de Gérmen de Trigo	1 %
Óleo de Jojoba	1 %
Extrato de Aloe	2 %
Xampu Base Cabelos Secos qsp	100 ml

6. Xampu Hidratante

Extrato Glicólico de *Avena sativa*	5 %
Silicone DC 193	1 %
Óleo de *Lemongrass*	0,2 %
Xampu para Cabelos Secos qsp	100 ml

Modo de Usar (formulações acima): aplicar em quantidade suficiente para produzir bastante espuma, friccionando bem. Esperar alguns minutos, enxaguar e aplicar o condicionador.

7. Condicionador Hidratante

Extrato Glicólico de *Aloe vera*	3 %
Extrato Glicólico de *Avena sativa*	3 %
D-Pantenol	2 %
Óleo de Argan	2 %
Creme Condicionador para Cabelos Secos qsp	100 ml

8. Condicionador com Lecitina

Extrato de *Aloe vera* 200:1	0,5 %
Lecitina de Soja	0,5 %
Vitamina E	0,5 %
Creme Condicionador para Cabelos Secos qsp	100 ml

Modo de Usar (formulações acima): aplicar nos cabelos molhados e massagear bem. Deixar por 5 minutos e enxaguar bem.

Formulações para Cabelos Oleosos

1. Xampu para Cabelos Oleosos

Extrato de Hamamelis	2 %
Extrato de Confrey	2 %
Extrato de Sálvia	2 %
Xampu Base Cabelos Oleosos qsp	100 ml

2. Xampu para Cabelos Oleosos

Extrato de Algas Marinhas	2 %
Cloridrato de Piridoxina	0,25 %
Queratina Hidrolisada	1 %
Xampu Base Cabelos Oleosos qsp	100 ml

3. Xampu para Cabelos Oleosos

Extrato de Alecrim	2 %
Methiosilane C	2 %
Xampu Base Cabelos Oleosos qsp	100 ml

4. Condicionador com Hamamelis

Extrato de Hamamelis	3 %
Extrato de Confrey	3 %
Condicionador Cabelos Oleosos qsp	100 ml

Modo de Usar (formulações anteriores): aplicar em quantidade suficiente para produzir bastante espuma, friccionando bem. Esperar alguns minutos, enxaguar e aplicar o condicionador.

5. Loção com Extrato de *Willow Bark*

Extrato de *Willow Bark*	6 %
Extrato de Hamamelis	4 %
Tintura de Jaborandi	10 %
Loção Hidroalcoólica qsp	100 ml

6. Mousse para Cabelos Oleosos

Extrato de Portulaca	3 %
Extrato de Alecrim	2 %
Alantoína	0,2 %
Mousse Capilar qsp	60 ml

Modo de Usar (formulações acima): aplicar no couro cabeludo após o banho.

Formulações para Cabelos Normais

1. Xampu para Cabelos Normais

Aminoácidos da Seda	2 %
Extrato de Aloe	2 %
Extrato de Camomila	2 %
Xampu Base Cabelos Normais qsp	100 ml

2. Xampu para Cabelos Normais

Aminoácidos da Seda	1,5 %
Silicone Volátil	2 %
Extrato de *Mimosa tenuiflora*	3 %
Xampu Base Cabelos Normais qsp	100 ml

Modo de Usar (formulações acima): aplicar em quantidade suficiente para produzir bastante espuma, friccionando bem. Esperar alguns minutos, enxaguar e aplicar o condicionador.

3. Condicionador Hidratante

Extrato Glicólico de *Aloe vera*	5 %
D-Pantenol	5 %
Silicone DC 245	3 %
Óleo Essencial de *Grapefruit*	0,5 %
Vitamina E	1 %
Condicionador qsp	100 ml

4. Condicionador Hidratante *Leave In*

Extrato Glicólico de *Aloe vera*	5 %
D-Pantenol	5 %
Silicone DC 245	2 %
Óleo Essencial de Rosa Damascena	0,5 %
Ceramidas	2 %
Condicionador *Leave In* qsp	100 ml

Modo de Usar: aplicar nos cabelos molhados massageando por 2 minutos, enxaguar bem.

Modo de Usar: aplicar nos cabelos úmidos, massageando por 2 minutos.

Formulações Antiqueda

1. Xampu Antiqueda

Extrato de Jaborandi	2 %
Tintura de Cápsicum	1 %
Methiosilane C	2 %
Xampu Base qsp	100 ml

2. Xampu Antiqueda

Cegaba	1 %
Bioex Capilar	5 %
Methiosilane C	2 %
Xampu qsp	100 ml

Modo de Usar (formulações acima): aplicar como xampu para higiene dos cabelos, com massagens leves e contato de 2 a 3 minutos, 3 vezes por semana.

Formulações Anticaspa

1. Xampu Anticaspa com Enxofre Líquido

Biosulfur	2 %
Xampu qsp	100 ml

2. Xampu Anticaspa (*Pellium*)

Sulfacetamida Sódica	10 %
Xampu qsp	100 ml

3. Xampu Anticaspa com Octopirox

Piroctona Olamina	1 %
Xampu qsp	100 ml

4. Xampu Anticaspa com Zincomadine

Piritionato de Zinco	1 %
Xampu Perolado qsp	100 ml

Modo de Usar (formulações acima): aplicar em quantidade suficiente para produzir bastante espuma, friccionando bem. Esperar 5 minutos e enxaguar. Deve ser usado até 2 vezes por semana.

Formulações para Tratamento dos Cabelos e do Couro Cabeludo

1. Xampu Pós-Tratamento Químico

EDTA	0,2 %
Queratina Hidrolisada	2 %
Aminoácidos do Trigo	2 %
Xampu para Cabelos Danificados qsp	100 ml

2. Condicionador Pós-Tratamento Químico

Silicone Volátil	2 %
Queratina Hidrolisada	2 %
Aminoácidos do Trigo	3 %
Cond. para Cabelos Danificados qsp	100 ml

Modo de Usar (formulações acima): aplicar em quantidade suficiente para produzir bastante espuma, friccionando bem. Esperar alguns minutos, enxaguar e aplicar o condicionador.

3. Xampu Pós-Tratamento Químico

Aminoácidos do Trigo	2 %
Xampu para Cabelos Danificados qsp	100 ml

4. Condicionador Pós-Tratamento Químico

Ciclometicone (Silicone Volátil)	2 %
Aminoácidos do Trigo	3 %
Cond. para Cabelos Danificados qsp	100 ml

Modo de Usar (formulações acima): aplicar em quantidade suficiente para produzir bastante espuma, friccionando bem. Esperar alguns minutos, enxaguar e aplicar o condicionador.

5. Xampu para Cabelos com Pontas Secas

Aminoácidos da Seda	1 %
Ciclometicone (Silicone Volátil)	1 %
Glicerina	5 %
Xampu para Cabelos Normais qsp	100 ml

6. Condicionador para Cabelos com Pontas Secas

Aminoácidos do Trigo	2 %
Ciclometicone (Silicone Volátil)	2 %
Ureia	3 %
Condicionador Cabelos Normais qsp	100 ml

7. Xampu Anticloro

Sulfito de Sódio	0,5 %
Ciclometicone (Silicone Volátil)	2 %
Galactosan	2 %
Xampu Base para Tratamento qsp	100 ml

8. Condicionador Pós-Piscina

Helioxine	1,5 %
Aminoácidos do Trigo	1,5 %
Ciclometicone (Silicone Volátil)	2 %
Condicionador sem Enxágue qsp	100 ml

Modo de Usar (formulações acima): aplicar em quantidade suficiente para produzir bastante espuma, friccionando bem. Esperar alguns minutos, enxaguar e aplicar o condicionador.

9. Condicionador Hidratante *Leave In* para Cabelos Danificados

Extrato Glicólico de *Aloe vera*	3 %
Óleo de Argan	2 %
Vitamina A	0,5 %
Vitamina E	0,5 %
Condicionador *Leave In* qsp	100 ml

10. Condicionador Hidratante *Leave In* para Cabelos Danificados

Ceramidas	1 %
Óleo de Oliva	0,5 %
D-Pantenol	1 %
Silicone DC 245	1 %
Condicionador *Leave In* qsp	100 ml

Modo de Usar (formulações acima): aplicar nos cabelos úmidos, massageando por 2 minutos.

11. Reparador de Pontas com Óleo de Argan

Óleo de Argan	3 %
Óleo Essencial de Patchouly	0,2 %
Óleo Essencial de *Grapefruit*	0,2 %
Silicone DC 344	30 %
Silicone DC 1401 qsp	30 ml

Fornecer em embalagem *pump*.

12. *Spray* para Maciez dos Cabelos

Extrato Glicólico de *Aloe vera*	10 %
Extrato Glicólico de Jaborandi	5 %
Propilenoglicol	1 %
Óleo Essencial de Alecrim	0,3 %
Água Purificada qsp	10 ml

Fornecer em embalagem *pump*.

Modo de Usar (formulações acima): borrifar sobre o cabelo e espalhar bem.

20. Produtos para Bebês

1. Emulsão para Bebês

Óleo de Silicone	5 %
Loção Hidratante qsp	100 ml

Características: emulsão hidrossolúvel com propriedades hidratante e emoliente. Forma uma película protetora sobre a pele, prevenindo as dermatites de contato.

2. Repelente de Insetos para Bebês

Óleo de Citronela	10 %
Loção Cremosa qsp	100 ml

Modo de Usar: aplicar nos locais expostos a picadas de insetos.

3. Loção de Limpeza Aquosa para Bebês

Lauril Sulfossuccinato de Sódio	0,3 %
Propilenoglicol	3 %
Irgasan	0,5 %
Extrato de Calêndula	2 %
Água Destilada qsp	100 ml

Características: loção aquosa que contém um tensoativo suave, indicada para limpeza do bebê, nas trocas de fraldas.

4. Xampu Infantil

Lauril Sulfossuccinato de Sódio	10 %
Imidazolina Anfoterizada	7 %
Dietanolamida Ác. Graxo de Coco	3 %
Ácido Láctico	0,3 %
Água Destilada qsp	100 ml

Características: xampu com tensoativos suaves e pouco irritantes para os olhos.

Dermatites e Assaduras em Bebês e Crianças

1. Emulsão Cremosa com Alfa-Bisabolol

Alfa Bisabolol	1 %
D-Pantenol	5 %
Emulsão Olivem qsp	100 ml

2. Pasta para Assaduras

Óxido de Zinco	40 %
Vitamina E	5 %
Emulsão Olivem qsp	100 g

3. Emulsão com Lanolina

Lanolina	2,5 %
D-Pantenol	5 %
Óleo de Amêndoas	5 %
Emulsão Olivem qsp	100 ml

5. Pasta com Amido

Amido	5 %
Vitamina E	3 %
Óleo de Amêndoas	5 %
Emulsão Olivem qsp	100 g

4. Emulsão com *Aloe vera*

Extrato Glicólico de *Aloe vera*	2 %
Vitamina E	3 %
Óxido de Zinco	13 %
Emulsão Olivem qsp	100 ml

6. Talco Líquido com Camomila

Extrato Glicólico de Camomila	3 %
Vitamina E	2 %
Manteiga de Karité	2 %
Talco Líquido qsp	100 ml

Modo de Usar (formulações anteriores): aplicar pequena quantidade sobre a região afetada, 2 a 3 vezes ao dia até a melhora, diminuindo as aplicações progressivamente.

21. Sabonetes

1. Sabonete Líquido Hipoalergênico com Plantaren

Lauril Poliglicosídeo (Plantaren 1200)	6 %
Irgasan	0,25 %
Glicerina	2 %
Lauril Éter Sulfato de Sódio	20 %
Genapol EGL*	2 %
Água Destilada qsp	100 ml

2. Sabonete Líquido Hipoalergênico com Pentavitin

Pentavitin	2 %
Genapol EGL*	3 %
Imidazolina Anfoterizada	5 %
Lauril Sulfossuccinato de Sódio	20 %
Glicerina	3 %
Água Destilada qsp	100 ml

* Mono/Diestearato de Etilenoglicol com surfactantes.

3. Sabonete para Pele Oleosa

Biosulfur	0,5 %
Sabonete Gel qsp	50 g

5. Sabonete Cremoso Abrasivo com Anidrido Silícico

Anidrido Silícico	5 %
Sabonete Cremoso qsp	100 ml

7. Sabonete Antisséptico

Irgasan	0,2 %
Extrato de Algas Marinhas	4 %
Sabonete Líquido Transparente qsp	100 ml

9. Espuma de Banho com *Lemongrass*

Óleo de *Lemongrass*	1 %
Espuma de Banho qsp	120 ml

4. Sabonete para Pele Seca

Óleo de Gérmen de Trigo	3 %
Sabonete Líquido Glicerinado qsp	100 ml

6. Sabonete Cremoso Abrasivo com Pó de Sementes de Apricot

Pó de Sementes de Apricot	2 %
Sabonete Cremoso qsp	100 ml

8. Sabonete Abrasivo com Caviar

Extrato de Caviar	1 %
Pó de Sementes de Apricot	3 %
Sabonete Cremoso qsp	100 ml

10. Espuma de Banho com Óleo de Oliva

Óleo de Oliva	2 %
Espuma de Banho qsp	120 ml

22. Produtos Após Barba

1. Loção Após Barba

Óleo de Menta	0,1 %
Sensiva SC 50	1,5 %
Loção Hidroalcoólica 50 % qsp	100 ml

2. Loção Após Barba

Alantoína	0,2 %
Extrato de *Willow Bark*	5 %
Loção Hidroalcoólica 50 % qsp	100 ml

3. Bálsamo *After Shave* (pele sensível)

Abyssine	0,5 %
Extrato de Gengibre	3 %
Extrato de *Mimosa tenuiflora*	4 %
Bálsamo *After Shave* qsp	50 g

4. Bálsamo *After Shave* (pele sensível)

Extrato de Portulaca	3 %
Aloe vera Extrato 200:1	2 %
Willow Bark, Extrato	0,5 %
Bálsamo *After Shave* qsp	30 g

5. Sérum Cicatrizante e Refrescante

Mentol	0,5 %
Ácido Glicirrhízico	1 %
Extrato Glicólico de *Arnica montana*	3 %
Extrato Glicólico de *Aloe vera*	3 %
Óleo Essencial de Alecrim	0,5 %
Sérum qsp	60 ml

6. Gel Hidratante Facial Masculino

Pidolato de Cobre	0,5 %
Pidolato de Zinco	0,5 %
Ácido Salicílico	0,5 %
Thalasferas com Vitamina C	5 %
Fucogel	3 %
Gel de Sepigel qsp	30 g

7. Sérum após Barba

Drieline	2 %
Epilami	2 %
Alantoína	0,2 %
Triglicerídeos Ac. Cáprico/Caprílico	1 %
Sérum após Barba qsp	60 ml

Modo de Usar (formulações acima): aplicar no rosto após a barba.

23. Desodorantes

1. Desodorante Líquido

Extrato de Hamamelis	3 %
Sensiva SC 50	0,3 %
Loção Hidroalcoólica 40 % qsp	100 ml

2. Desodorante Cremoso

Sesquicloridrato de Alumínio 50 %	40 %
Triclosan	0,3 %
Creme não Iônico qsp	100 g

3. Desodorante *Roll On*

Sesquicloridrato de Alumínio 50 %	40 %
Glicerina	1 %
Gel de Natrosol 2 %	40 %
Água Deionizada qsp	100 g

4. Desodorante *Spray*

Cloridróxido de Alumínio 50 %	30 %
Álcool Etílico	5 %
Propilenoglicol	5 %
Água Deionizada qsp	100 ml

Modo de Usar (formulações acima): aplicar nas axilas após o banho.

XVII. Bases e Veículos para Produtos Farmacêuticos e Cosméticos

1. Géis

1. Gel de Natrosol - 100 g

Componentes	Nome Comercial	Quantidade	Função
Metilparabeno	Nipagim®	0,2 g	preservante
Água Deionizada		qsp 100 g	veículo
Hidroxietilcelulose	Natrosol® 250 HHR	2,2 g	espessante
Imidazolidinil Ureia	Germall® 115	0,1 g	preservante

Preparação: dissolver o Nipagim em água aquecida a 70°C. Adicionar o Natrosol aos poucos, com agitação lenta e constante, até completa dissolução. Resfriar a 40°C, intercalando a agitação com períodos de repouso, e adicionar o Germall previamente solubilizado em pequena quantidade de água.

Características: gel transparente, incolor ou levemente amarelado, pH entre 5 e 6.

Obs.: veículo para princípios ativos estáveis na faixa de pH entre 2 e 12 e substâncias muito reativas ou facilmente oxidáveis.

2. Gel Fluido de Natrosol - 100 g

Componentes	Nome Comercial	Quantidade	Função
Diestearato de Metilglicose PEG 20	Glucam® E 20	2 g	emoliente
Metilparabeno	Nipagim®	0,2 g	preservante
Propilparabeno	Nipasol®	0,05 g	preservante
Propilenoglicol		3 g	umectante
Água Deionizada		qsp 100 g	veículo
Hidroxietilcelulose	Natrosol® 250 HHR	1 g	espessante
Imidazolidinil Ureia	Germall® 115	0,1 g	preservante

Preparação: dissolver os componentes da formulação na sequência até o propilenoglicol, a 70°C. Adicionar o Natrosol aos poucos, com agitação lenta e constante, até completa dissolução. Resfriar a 40°C, intercalando a agitação com períodos de repouso, e adicionar o Germall previamente solubilizado em pequena quantidade de água.

Características: gel fluido, transparente, incolor ou levemente amarelado, pH entre 5 e 6.

Obs.: veículo utilizado para incorporar princípios ativos estáveis na faixa de pH entre 2 e 12, usados para pele muito oleosa.

3. Gel de Natrosol com Metabissulfito - 100 g

Componentes	Nome Comercial	Quantidade	Função
Metabissulfito de Sódio		0,6 g	antioxidante
Água Deionizada		3 g	solubilizante
Gel de Hidroxietilcelulose 2,2%	Gel de Natrosol® 2,2%	qsp 100 g	veículo

Preparação: solubilizar o metabissulfito em água e adicionar o gel de Natrosol aos poucos, com agitação constante, até completa homogeneização.

Características: gel transparente, incolor ou levemente amarelado, pH entre 5 e 6.

Obs.: veículo utilizado em formulações contendo hidroquinona e/ou ácido kójico.

4. Gel de Natrosol (alta viscosidade) - 100 g

Componentes	Nome Comercial	Quantidade	Função
Propilenoglicol		3 g	umectante
Metilparabeno	Nipagim®	0,15 g	preservante
Propilparabeno	Nipasol®	0,05 g	preservante
EDTA Dissódico		0,05 g	quelante
Água Deionizada		qsp 100 g	veículo
Hidroxietilcelulose	Natrosol® 250 HHR	2,5 g	espessante
Goma Sclerotium	Amigel®	0,25 g	espessante
Imidazolidinil Ureia	Germall® 115	0,1 g	preservante

Preparação: dissolver os componentes da formulação na sequência até o EDTA, a 70°C. Adicionar o Natrosol e o Amigel aos poucos, com agitação lenta e constante. Agitar até a dispersão e a formação do gel. Reduzir a temperatura à 40°C, intercalando a agitação com períodos de repouso. Adicionar o Germall previamente solubilizado em pequena quantidade de água.

Características: gel turvo, altamente viscoso, incolor ou levemente amarelado, pH entre 5 e 6.

Obs.: é utilizado como veículo em preparações com 30 a 50% de princípios ativos em gel. Também podem ser incorporadas associações de ácidos com hidroquinona em concentrações mais altas.

5. Solução de Carbopol a 2% - 100 g

Componentes	Nome Comercial	Quantidade	Função
Metilparabeno	Nipagim®	0,2 g	preservante
Propilparabeno	Nipasol®	0,15 g	preservante
EDTA Dissódico		0,1 g	quelante
Diestearato de Metilglicose PEG 20	Glucam® E 20	2 g	emoliente
Água Deionizada		qsp 100 g	veículo
Carbômero	Carbopol® Ultrez 10	2 g	espessante
Imidazolidinil Ureia	Germall® 115	0,1 g	preservante
Trietanolamina		qs	alcalinizante

Preparação: aquecer a água a 70°C e solubilizar os componentes da formulação na sequência até o Glucam E. Acrescentar lentamente o Carbopol agitando com velocidade moderada, até a dispersão completa. Reduzir a temperatura a 40°C e adicionar o Germall previamente solubilizado em pequena quantidade de água. Ajustar o pH para 6,5 - 7, com a trietanolamina.

Características: gel incolor e transparente.

Obs.: é utilizado como base para o gel de carbopol e para emulsões.

6. Gel Fluido de Carbopol - 100 g

Componentes	Nome Comercial	Quantidade	Função
Parabenos e Fenoxietanol	Chemynol®	0,1 g	preservante
Propilenoglicol		3 g	umectante
Água Deionizada		qsp 100 g	veículo
Solução de Carbômero 2%	Solução de Carbopol® Ultrez 10 a 2%	12,5 g	espessante
Imidazolidinil Ureia	Germall® 115	0,1 g	preservante
Trietanolamina		qs	alcalinizante

Preparação: aquecer a água a 70°C e solubilizar os componentes da formulação na sequência até o propilenoglicol. Adicionar a solução de Carbopol aos poucos, com agitação lenta, até completa homogeneização. Reduzir a temperatura a 40°C e adicionar o Germall previamente solubilizado em pequena quantidade de água. Ajustar o pH para 6,5 - 7, com a trietanolamina.

Características: gel fluido, incolor e transparente.

Obs.: este veículo é incompatível com resorcina, fenol, ácidos fortes e eletrólitos em altas concentrações.

7. Gel de Carbopol (Formulário Nacional) - 100 g

Componentes	Nome Comercial	Quantidade	Função
Carbômero	Carbopol® 980	1 g	espessante
EDTA Dissódico		0,05 g	quelante
Propilenoglicol		5 %	umectante
Imidazolidinil Ureia	Germall® 115	0,1 g	preservante
Trietanolamina Solução Aquosa 50% qs		pH 6,5 - 7,0	alcalinizante
Água Purificada		qsp 100 g	veículo

Preparação: solubilizar o EDTA dissódico, o propilenoglicol e a solução conservante de imidazolidinil ureia na água purificada. Acrescentar o carbômero e manter em contato até que esteja totalmente úmido. Dispersar o carbômero com ajuda de agitador eletromecânico até que não apresente mais grumos. Iniciar a neutralização com a solução de trietanolamina, ajustando o pH entre 6,5 e 7.

Características: gel aquoso não iônico, incolor, estável em pH 5,5 - 7,3.

8. Gel de Carbopol Hidroalcoólico - 100 g

Componentes	Nome Comercial	Quantidade	Função
Álcool 70%	Álcool Etílico	30 g	veículo
Solução de Carbômero 2%	Solução de Carbopol® Ultrez 10 a 2%	70 g	espessante
Trietanolamina		qs	alcalinizante

Preparação: adicionar aos poucos o álcool à solução de Carbopol, com agitação lenta e constante, em temperatura ambiente, até completa homogeneização. Ajustar o pH para 6,5 - 7, com a trietanolamina.

Características: gel incolor e transparente, com odor característico.

Obs.: em formulações com eritromicina, peróxido de benzoíla ou LCD, ajustar o pH entre 6 e 7; com clindamicina, entre 5 e 5,5.

9. Gel de Sepigel - 100 g

Componentes	Nome Comercial	Quantidade	Função
Butil-hidroxitolueno (BHT)		0,05 g	antioxidante
Metilparabeno	Nipagim®	0,15 g	preservante
Propilparabeno	Nipasol®	0,18 g	preservante
EDTA Dissódico		0,1 g	quelante
Água Deionizada		qsp 100 g	veículo
Lauret 7; Isoparafina C13-14; Poliacrilamida	Sepigel® 305	7 g	espessante
Imidazolidinil Ureia	Germall® 115	0,1 g	preservante

Preparação: dissolver os componentes da formulação na sequência até o EDTA, a 70°C, agitando até a completa dissolução. Adicionar aos poucos o Sepigel, com agitação lenta e constante, até completa homogeneização. Resfriar a 40°C e adicionar o Germall previamente solubilizado em pequena quantidade de água.

Características: gel branco leitoso, pH entre 6 e 6,5 e consistência de creme-gel.

Obs.: é particularmente indicado para produtos cosméticos contendo óleos.

10. Gel Fluido de Sepigel - 100 g

Componentes	Nome Comercial	Quantidade	Função
Butil-hidroxitolueno (BHT)		0,05 g	antioxidante
Metilparabeno	Nipagim®	0,2 g	preservante
Propilparabeno	Nipasol®	0,18 g	preservante
EDTA Dissódico		0,1 g	quelante
Propilenoglicol		3 g	umectante
Água Deionizada		qsp 100 g	veículo
Isoparafina (C13-14), Óleo Mineral, Poliacrilamida Sódica, Poliacrilamida e Polissorbato 85	Sepigel® 501	2 g	espessante
Imidazolidinil Ureia	Germall® 115	0,1 g	preservante

Preparação: dissolver os componentes da formulação na sequência até o propilenoglicol, a 70°C, agitando até a completa dissolução. Adicionar aos poucos o Sepigel, com agitação lenta e constante, até completa homogeneização. Resfriar a 40°C e adicionar o Germall previamente solubilizado em pequena quantidade de água.

Características: gel fluido, branco leitoso, pH entre 6 e 6,5.

Obs.: utilizado para incorporar princípios ativos para pessoas com pele muito oleosa.

11. Gel de Pemulen (Metacrilato) - 100 g

Componentes	Nome Comercial	Quantidade	Função
Diestearato de Metilglicose PEG 20	Glucam® E 20	1,5 g	emoliente
EDTA Dissódico		0,05 g	quelante
Metilparabeno	Nipagim®	0,15 g	preservante
Propilparabeno	Nipasol®	0,1 g	preservante
Propilenoglicol		3 g	umectante
Água Deionizada		qsp 100 g	veículo
Imidazolidinil Ureia	Germall® 115	0,1 g	preservante
Polímeros Cruzados Alquil Acrilato C10-30	Pemulen® TR1	1 g	espessante
Trietanolamina		qs	alcalinizante

Preparação: dissolver os componentes da formulação na sequência até o propilenoglicol, a 70°C, agitando até a completa dissolução. Adicionar aos poucos o Pemulen, com agitação lenta e constante, até completa homogeneização. Resfriar a 40°C e adicionar o Germall previamente solubilizado em pequena quantidade de água. Ajustar o pH para 6,5 - 7, com a trietanolamina.

Características: gel branco e leitoso.

Obs.: veículo ideal para produtos que contenham filtros solares.

12. Gel Fluido de Pemulen (Metacrilato) - 100 g

Componentes	Nome Comercial	Quantidade	Função
Metilparabeno	Nipagim®	0,15 g	preservante
Propilparabeno	Nipasol®	0,1 g	preservante
Propilenoglicol		5 g	umectante
Água Deionizada		qsp 100 g	veículo
Polímeros Cruzados Alquil Acrilato C10-30	Pemulen® TR1	0,3 g	espessante
Imidazolidinil Ureia	Germall® 115	0,1 g	preservante
Trietanolamina		qs	alcalinizante

Preparação: dissolver os componentes da formulação na sequência até o propilenoglicol, a 70°C, agitando até a completa dissolução. Adicionar aos poucos o Pemulen, com agitação lenta e constante, até completa homogeneização. Resfriar a 40°C e adicionar o Germall previamente solubilizado em pequena quantidade de água. Ajustar o pH para 6,5 - 7, com a trietanolamina.

Características: gel branco e leitoso.

Obs.: é utilizado para produtos com filtros solares.

13. Gel de Lubrajel - 100 g

Componentes	Nome Comercial	Quantidade	Função
Solução de Carbômero 2%	Solução de Carbopol® Ultrez 10 a 2%	78 g	espessante
Poliglicerilmetacrilato e Propilenoglicol	Lubrajel® DV	20 g	espessante
Propilenoglicol		2 g	umectante
Trietanolamina		qs	alcalinizante

Preparação: adicionar o Lubrajel na solução de Carbopol com agitação lenta e constante, em temperatura ambiente. Em seguida, acrescentar o propilenoglicol e agitar até completa homogeneização. Adicionar a trietanolamina (se necessário) para ajustar o pH entre 5 e 5,5.

Características: gel incolor e transparente, com boa espalhabilidade, formador de película hidratante sobre a pele.

Obs.: é utilizado como veículo para princípios ativos cosméticos. Não é recomendado para filtros solares. A faixa de pH estável varia de 5 a 9. A presença de eletrólitos e sais metálicos altera as propriedades reológicas do sistema

14. Gel de Aristoflex - 100 g

Componentes	Nome Comercial	Quantidade	Função
Propilparabeno	Nipasol®	0,1 g	preservante
Metilparabeno	Nipagim®	0,15 g	preservante
Propilenoglicol		3 g	umectante
Água Deionizada		qsp 100 g	veículo
Copolímero Acriloildimetiltaurato, Vinilpirrolidona e Amônio	Aristoflex® AVC	5 g	espessante
Imidazolidinil Ureia	Germall® 115	0,1 g	preservante

Preparação: dissolver os componentes da formulação na sequência até o propilenoglicol, a 70°C, agitando até a completa dissolução. Retirar do aquecimento e levar a solução ao agitador e, com agitação moderada adicionar o Aristoflex lentamente até a formação do gel. Resfriar a 40°C e adicionar o Germall previamente solubilizado em pequena quantidade de água e homogeneizar.

Características: gel cristalino, com alta consistência e boa espalhabilidade.

Obs.: é usado em formulações com hidroquinona, alfa hidroxiácidos, ácido tricloroacético, ácido salicílico, neomicina e outros antibióticos. O pH de estabilidade é entre 4 e 9.

15. Gel de Aristoflex (alta viscosidade) - 100 g

Componentes	Nome Comercial	Quantidade	Função
Propilparabeno	Nipasol®	0,1 g	preservante
Metilparabeno	Nipagim®	0,15 g	preservante
Propilenoglicol		3 g	umectante
Água Deionizada		qsp 100 g	veículo
Copolímero Acriloildimetiltaurato, Vinilpirrolidona e Amônio	Aristoflex® AVC	10 g	espessante
Imidazolidinil Ureia	Germall® 115	0,1 g	preservante

Preparação: dissolver os componentes da formulação na sequência até o propilenoglicol, a 70°C, agitando até a completa dissolução. Retirar do aquecimento e levar a solução ao agitador e, com agitação moderada adicionar o Aristoflex lentamente até a formação do gel. Resfriar a 40°C e adicionar o Germall previamente solubilizado em pequena quantidade de água e homogeneizar.

Características: gel cristalino, com alta consistência e boa espalhabilidade.

Obs.: é usado em formulações com hidroquinona, alfa hidroxiácidos, ácido tricloroacético, ácido salicílico, arbutin, ácido kójico, eritromicina e neomicina. O pH de estabilidade é entre 4 e 9.

16. Gel Creme de Hostacerin - 100 g

Componentes	Nome Comercial	Quantidade	Função
Propilparabeno	Nipasol®	0,1 g	preservante
Metilparabeno	Nipagim®	0,15 g	preservante
Propilenoglicol		3 g	umectante
Água Deionizada		qsp 100 g	veículo
Fosfato de Trilauret-4	Hostacerin® SAF	3 g	espessante
Imidazolidinil Ureia	Germall® 115	0,1 g	preservante

Preparação: dissolver os componentes da formulação na sequência até o propilenoglicol, a 70°C, agitando até a completa dissolução. Retirar do aquecimento e levar a solução ao agitador e, com agitação moderada adicionar o Hostacerin SAF lentamente até a formação do gel. Resfriar a 40°C e adicionar o Germall previamente solubilizado em pequena quantidade de água e homogeneizar.

Características: gel creme leitoso, com alta consistência e boa espalhabilidade. Em pH menor que 4 ocorre rompimento do polímero, resultando em perda de viscosidade; em pH maior que 9 ocorre liberação de amônia.

Obs.: é usado em formulações com hidroquinona, alfa hidroxiácidos, ácido tricloroacético, ácido salicílico, neomicina e outros antibióticos. O pH de estabilidade é entre 4 e 9.

17. Gel Creme - 100 g

Componentes	Nome Comercial	Quantidade	Função
Metilparabeno	Nipagim®	0,15 g	preservante
Propilparabeno	Nipasol®	0,1 g	preservante
Propilenoglicol		3 g	umectante
Metildibromoglutaronitrila e Fenoxietanol	Merguard® 1200	0,15 g	preservante
Água Deionizada		qsp 100 g	veículo
Copolímero Acriloildimetiltaurato, Vinilpirrolidona e Amônio	Aristoflex® AVC	2 g	espessante
Microemulsão de Silicone	Net FS®	2 g	emoliente
Imidazolidinil Ureia	Germall® 115	0,1 g	preservante

Preparação: dissolver os componentes da formulação na sequência até o Merguard, a 70°C, agitando até a completa dissolução. Retirar do aquecimento e adicionar lentamente o Aristoflex, com agitação moderada, mantendo-a até obter um gel cristalino e de alta consistência. Adicionar vagarosamente a microemulsão de silicone ao gel obtido, agitando lentamente até completa homogeneização. Resfriar a

40°C e adicionar o Germall previamente solubilizado em pequena quantidade de água e homogeneizar.

Características: gel cremoso com excelente espalhabilidade e baixa oleosidade.

Obs.: veículo ideal para incorporar princípios ativos para pele oleosa e derivados da vitamina C como fosfato de ascorbil magnésio.

18. Gel Base para Anti-Inflamatórios - 100 g

Componentes	Nome Comercial	Quantidade	Função
Metil Isotiazolinona	Neolone®	0,4 g	preservante
Propilenoglicol		5 g	umectante
Estearato de Octila	Cetiol® 868	4 g	emoliente
Água Deionizada		qsp 100 g	veículo
Solução de Carbômero 2%	Solução de Carbopol® Ultrez 10 a 2%	12,5 g	espessante
Vaselina Líquida		5 g	umectante
Polissorbato 80	Tween® 80	0,5 g	emulsionante
Trietanolamina		qs	alcalinizante

Preparação: dissolver o Neolone, propilenoglicol e Cetiol, com agitação lenta e constante até completa solubilização. Adicionar a solução de carbopol e homogeneizar. Adicionar a vaselina líquida e em seguida o Tween, agitando até a formação de uma emulsão. Ajustar o pH para 6,5 - 7, com a trietanolamina.

Características: gel opaco.

Obs.: veículo com ação umectante e emoliente; melhora a hidratação da pele e facilita a absorção dos princípios ativos anti-inflamatórios.

19. Gel Oleoso - 100 g

Componentes	Nome Comercial	Quantidade	Função
Parafina		1,5 g	espessante
Triglicerídeos Caprílico/Cáprico	Lexol® GT 865	30 g	emoliente
Propilparabeno	Nipasol®	0,15 g	preservante
Copolímeros de Polivinil Pirrolidona Alquilada (PVP)	Antaron® V220	2 g	formador de filme insolúvel em água
Butil-hidroxitolueno (BHT)		0,05 g	antioxidante
Vaselina Sólida		qsp 100 g	veículo

Preparação: misturar todos os componentes e aquecer a 70°C ou até a fusão completa das matérias primas. Retirar do aquecimento e, com agitação lenta e constante, resfriar até a temperatura ambiente.

Características: gel turvo e oleoso.

Obs.: é um veículo utilizado para princípios ativos lipossolúveis, uma alternativa cosmeticamente mais aceitável que as pomadas.

20. Gel Oleoso para Massagem - 100 g

Componentes	Nome Comercial	Quantidade	Função
Fenoxietanol e Parabenos	Phenova®	0,5 g	preservante
Gel de Petrolato e Polietileno	Crodabase® SQ *	qsp 100 g	veículo

* Crodabase SQ - base autoemulsionante, combinação de tensoativos e álcoois graxos; se utiliza a frio como veículo em preparações farmacêuticas, como pomadas.

Preparação: misturar todos os componentes e homogeneizar completamente.

Características: gel turvo e oleoso.

Obs.: é um veículo utilizado para princípios ativos lipossolúveis, uma alternativa cosmeticamente mais aceitável que as pomadas.

21. Gel de Amigel - 100 g

Componentes	Nome Comercial	Quantidade	Função
EDTA Dissódico		0,05 g	quelante
Metilparabeno	Nipagim®	0,15 g	preservante
Propilparabeno	Nipasol®	0,05 g	preservante
Propilenoglicol		3 g	umectante
Diestearato de Metilglicose PEG20	Glucam® E 20	1 g	emoliente
Goma Sclerotium	Amigel®	2 g	espessante
Água Deionizada		qsp 100 g	veículo
Hidroxietilcelulose	Natrosol® 250 HHR	0,2 g	espessante
Imidazolidinil Ureia	Germall® 115	0,1 g	preservante

Preparação: aquecer o propilenoglicol a 50°C e solubilizar o Nipagim e o Nipasol. Em outro recipiente aquecer a água deionizada à temperatura de 60°C, solubilizar o EDTA e acrescentar aos poucos o Amigel. Agitar lentamente até completa dispersão, adicionar a solução de conservantes e homogeneizar. Resfriar a 40°C e adicionar o Germall previamente solubilizado em pequena quantidade de água e homogeneizar.

Características: gel turvo e com alta viscosidade, pH entre 2 e 11.

Obs.: é utilizado como veículo em preparações com inúmeros princípios ativos incluindo ácidos, hidroquinona e DMAE (dimetilaminoetanol).

22. Gel Creme Siliconado - 100 g

Componentes	Nome Comercial	Quantidade	Função
Água		qsp 100 g	veículo
Ciclopentasiloxano, PEG/PPG - 18/18 Dimeticone	Silicone DC® 5225C	12,5 g	emulsionante
Ciclometicone (Ciclopentasiloxano)	Silicone DC® 245	7,5 g	emoliente
Dimeticonol e Ciclometicone	Silicone DC® 2020	1,5 g	emoliente
Cloreto de Sódio		2 g	estabilizante
Metil Isotiazolinona	Neolone®	0,4 g	preservante

672 Formulário Médico-Farmacêutico

Preparação: adicionar os silicones na água seguindo a sequência da formulação. Adicionar o cloreto de sódio previamente solubilizado em qs de água agitando vigorosamente até obter o máximo de viscosidade.

Características: gel creme com alta espalhabilidade e rápida secagem, deixando na pele, sensação de maciez e frescor.

Obs.: é um excelente veículo para produtos cosméticos para pele oleosa e acneica.

23. Gel Creme Acetinado - 100 g

Componentes	Nome Comercial	Fase	Quantidade	Função
Ciclopentasiloxano, PEG/PPG - 18/18 Dimeticone	Silicone DC® 5225C	1	10 g	emulsionante
Ciclometicone	Silicone DC® 245	1	7 g	agente de deslizamento
Álcool Cetílico Etoxilado e Propoxilado	Procetyl® AWS	1	0,5 g	tensoativo
Elastômeros de Silicone	Silicone DC® 9040	2	3 g	sensorial sedoso
Imidazolidinil Ureia	Germall® 115	3	0,1 g	preservante
Metil Isotiazolinona	Neolone®	3	0,1 g	preservante
Água Deionizada		3	qsp 100 g	veículo

Preparação: misturar os componentes da fase 1. Dispersar a fase 2 na mistura anterior. Solubilizar os componentes da fase 3. Lentamente e com agitação vigorosa (agitador) adicionar a fase 3 na mistura 1 + 2 e homogeneizar.

Características: gel creme de coloração branca ou levemente amarelada.

Obs.: gel creme de toque seco e sedoso.

24. Gel Antitranspirante sem Álcool - 100 g

Componentes	Nome Comercial	Fase	Quantidade	Função
Ciclopentasiloxano	Silicone DC® 245	1	7 g	agente de deslizamento
Ciclopentasiloxano, PEG/PPG - 18/18 Dimeticone	Silicone DC® 5225C	1	10 g	emulsionante
Cloridróxido de Alumínio (sol 50%)		2	50 g	antitranspirante
Propilenoglicol		2	16 g	umectante
Metilparabeno	Nipagim®	2	0,2 g	preservante
Propilparabeno	Nipasol®	2	0,1 g	preservante
Água Deionizada		2	qsp 100 g	veículo

Preparação: misturar os componentes da fase 1 até completa homogeneização. Solubilizar o metilparabeno e o propilparabeno no propilenoglicol e adicionar os outros componentes da fase 2 e homogeneizar. Com agitação vigorosa, adicionar a fase 2 em 1 e permanecer agitando vigorosamente por cerca de 10 minutos.

Características: gel transparente ou levemente turvo.

25. Sérum de Goma Xantana - 100 g

Componentes	Nome Comercial	Fase	Quantidade	Função
EDTA Dissódico		1	0,1 g	quelante
Metil Cloro Isotiazolinona	Sharomix® MCI	1	0,07 g	preservante
Glicerina		1	3 g	umectante
Óleo de Oliva Hidrossolúvel	Olivem® 300	1	2,0 g	emoliente
Água Deionizada		1	100 g	veículo
Goma Xantana	Keltrol® CG SFT	2	0,5 g	formador de filme e espessante
Pectina	Genu pHresh® DF	2	0,5 g	formador de filme e umectante

Preparação: dissolver os componentes da fase 1 em temperatura ambiente. Dispersar a fase 2 na fase 1, com auxílio de um homogeneizador. Agitar em velocidade média até completa homogeneização. Acertar o pH entre 6,5 e 7.

Características: gel fluido, formador de filme com sensorial agradável.

2. Géis Transdérmicos

Introduzidas na última década nas farmácias magistrais brasileiras, as formulações transdérmicas têm sido muito discutidas quanto às suas aplicações terapêuticas. Como se trata de uma forma farmacêutica relativamente recente criou-se uma expectativa muito grande sobre o seu uso e diversas formulações começaram a ser prescritas, muitas vezes sem o embasamento teórico necessário e sem referências bibliográficas que justifiquem a sua manipulação.

Frequentemente o farmacêutico magistral é questionado sobre a possibilidade de manipular formulações transdérmicas com anorexígenos, anti-hipertensivos, antibacterianos, enzimas e até produtos cosméticos! A resposta para estas questões nem sempre é fácil e temos que conhecer mais profundamente os mecanismos envolvidos. Uma certeza pode ser considerada: podemos manipular formulações transdérmicas de substâncias que tiveram estudos científicos comprovando a sua eficácia e, desta forma, veremos que são poucas as substâncias já devidamente estudadas.

As formulações transdérmicas utilizam, indiscutivelmente, uma excelente via de administração. A pele é o maior órgão do organismo e tem a capacidade de absorver diversas substâncias, que penetram até as estruturas mais profundas podendo chegar inclusive até a corrente circulatória.

A via transdérmica para a administração de fármacos, como alternativa à via oral, tem a vantagem de não produzir irritação gástrica, evitar a influência da acidez do estômago, dos alimentos, da flora intestinal e evitar também o efeito da primeira passagem hepática. Permite ainda o controle da absorção de determinada quantidade de fármaco e, como existe a possibilidade de aplicação em diferentes locais do organismo, previne e reduz a irritação e a toxicidade local.

Algumas desvantagens, entretanto, devem ser levadas em consideração, como irritação localizada e possibilidade de reações alérgicas cutâneas e de hipersensibilidade ao fármaco. Outra desvantagem é a limitação nas dosagens dos fármacos. As formulações transdérmicas são boas para fármacos utilizados em baixas dosagens.

Diversos fatores devem ser levados em consideração na terapia com géis transdérmicos como:

1. fatores biológicos: idade, sexo, raça, região da pele, espessura da epiderme, irrigação sanguínea etc.;
2. fatores relacionados ao fármaco: peso molecular (quanto maior o peso molecular menor a absorção), solubilidade, estado de dissociação, afinidade por ambientes lipídicos e aquosos etc.;
3. fatores relacionados ao veículo: viscosidade, oclusividade, propriedade de penetração etc.;
4. uso de facilitadores da penetração cutânea: DMSO, surfactantes, ciclodextrinas, lipossomas etc.

Quanto ao veículo, muitos estudos têm sido feitos nos últimos anos. O desenvolvimento do gel de PLO *(Pluronic® Lecithin Organogel)* foi um grande passo para a aplicação terapêutica dos géis transdérmicos. Este gel é preparado por um processo simples de extrusão de duas fases: uma aquosa, poloxamer 407 (Pluronic® F 127) - copolímero não iônico polioxietilênico - polioxipropilênico e uma oleosa, contendo palmitato de isopropila e lecitina de soja.

Muitos fármacos podem ser administrados pela via transdérmica com grandes vantagens sobre outras formas de administração. Hormônios como o estriol, estradiol, estrona, progesterona e testosterona, usados na terapia de reposição hormonal (TRH), foram exaustivamente estudados e há uma farta documentação na literatura.

Outra classe de fármacos bem estudada é a dos anti-inflamatórios não hormonais, sendo as formulações estudadas no tratamento de processos inflamatórios dolorosos ligados à condições musculoesqueléticas, fibromialgia, artrite e artrose, isoladamente ou em associação à relaxantes musculares como a ciclobenzaprina.

Formulações muito estudadas, principalmente nos Estados Unidos, são aquelas destinadas ao controle da dor. Princípios ativos como clonidina e amitriptilina são utilizados em neuropatias crônicas e na neuropatia pós-herpética. Muito interessante também é o tratamento da neuropatia diabética e do pé diabético com a nifedipino transdérmico, capaz de melhorar a cicatrização das úlceras.

Outra classe de fármacos bastante utilizada é a dos antieméticos. Formulações transdérmicas são utilizadas desde a prevenção de enjoos de viagem, como as formulações com escopolamina, até a prevenção de enjoos em pacientes submetidos à quimioterapia, como as formulações com ondansetrona ou prometazina.

Outro fármaco bastante utilizado pela via transdérmica é a oxibutinina, usada para o tratamento da enurese noturna, incontinência urinária e bexiga neurogênica.

Muitos medicamentos transdérmicos têm sido usados também em Medicina Veterinária, onde a dificuldade de administração de medicamentos é um grande estímulo para a busca de formas farmacêuticas alternativas. Um artigo publicado no *International Journal of Pharmaceutical Compounding* (março/abril 2003), "Veterinary Transdermal Medications: A to Z", traz uma grande quantidade de princípios ativos usados particularmente em gatos.

Estes exemplos apenas já bastam para ilustrar a importância crescente das formulações transdérmicas no arsenal terapêutico. Não devemos, entretanto, ceder ao entusiasmo e propor formulações transdérmicas sem o devido respaldo de estudos e publicações científicas.

Farmacotécnica do Gel de PLO (*Pluronic® Lecithin Organogel*)

1. Fase Oleosa

Componentes	Quantidade
Palmitato de Isopropila	50 g (58,5 ml)
Lecitina de Soja Granular	50 g
Ácido Sórbico em Pó	1 g

Preparação: pesar ou medir, precisamente todos os componentes. Verter o ácido sórbico e a lecitina em um béquer com o palmitato de isopropila. Não misturar ou agitar. Cobrir o béquer com filme plástico e deixar em repouso de um dia para o outro (uma mistura de consistência líquida irá se formar). Estabilidade aproximada: 6 meses

Palmitato de Isopropila - é um emoliente oleaginoso com boas características de espalhamento (éster). É utilizado em preparações tópicas farmacêuticas e cosméticas, e em formulações transdérmicas onde forma um filme de liberação controlada percutânea.

Lecitina de Soja - é uma mistura complexa de fosfatídeos que contém principalmente fosfatidilcolina, fosfatidiletanolamina, fosfatidilserina e fosfatidilinositol, combinados com pequenas quantidades de outras substâncias (triglicérides, ácidos graxos e carboidratos). Tem propriedade emoliente, emulsificante e solubilizante. Tem aplicação em produtos farmacêuticos para uso oral, parenteral e tópico, onde é usado também para a formação de lipossomas. É susceptível à oxidação e incompatível com estearases, sofrendo hidrólise.

2. Fase Aquosa

Componentes	20 %	30 %	40 %
Poloxamer 407 (Pluronic® F 127)	20 g	30 g	40 g
Sorbato de Potássio	0,2 g	0,2 g	0,2 g
Água Destilada qsp	100 ml	100 ml	100 ml

Preparação: utilizando um béquer de 240 ml, calibrar o mesmo para 100 ml utilizando a técnica seguinte - medir 100 ml de água destilada gelada em uma proveta, verter para o béquer e marcar o nível de 100 ml. Verter então a água de volta para a proveta, deixando de 20 a 30 ml no béquer. Pesar os pós e transferir para o béquer. Completar com a água gelada da proveta até a marca de 100 ml do béquer. Agitar com um bastão de vidro. Cobrir o béquer com filme plástico e deixar de um dia para outro na geladeira, até completa dissolução. Estabilidade Aproximada: 6 meses

Poloxamer 407 (Pluronic® F 127) - é um copolímero não iônico polioxietilênico - polioxipropilênico, onde a porção etilênica é hidrofílica e a porção propilênica é lipofílica. Tem peso molecular entre 9.840 e 14.600 daltons. Tem propriedade solubilizante e emulsificante na concentração de 0,3% (HLB: 22), molhante (0,01 a 5%) e gelificante termorreversa (15 a 40%). Tem aplicação em produtos farmacêuticos para uso oral, parenteral e tópico, não é tóxico ou irritante e não é metabolizado pelo organismo. As soluções ou dispersões aquosas são estáveis na presença de ácidos, bases e íons metálicos, e são susceptíveis a contaminação por fungos.

3. Preparo do Gel de PLO com Aditivação de Fármacos

Componentes	Quantidade
Fase Oleosa	20 %
Agente Molhante	até o máximo de 10 %
Princípio Ativo	até o máximo de 20 %
Fase Aquosa (20 a 40 %) qsp	10 ml

Preparação: triturar o princípio ativo em um gral para reduzir as partículas. Adicionar o agente molhante e misturar bem até formar uma solução ou pasta. Adicionar a fase (oleosa ou aquosa) de melhor solubilidade do princípio ativo e homogeneizar bem. Transferir o conteúdo para uma seringa de 10 ml tipo "luer lock". Adicionar a outra fase em outra seringa de 10 ml tipo "luer lock". Conectar as duas seringas com um conectador e proceder à extrusão das duas fases, empurrando os êmbolos da direita para a esquerda e vice-versa pelo menos 5 vezes ou até que a mistura esteja visivelmente homogênea.

Obs.: o agente molhante tem a finalidade de incorporar o princípio ativo e deve ser escolhido em função das características do princípio ativo e incorporado na fase de melhor solubilidade. São exemplos de agentes molhantes o propilenoglicol, o etoxidiglicol (dietilenoglicol monometil éter) e a água. As formulações em gel de PLO devem ser armazenadas em temperatura ambiente, pois tem propriedade gelificante termorreversa e se liquefazem quando resfriadas em geladeira.

3. Cremes

1. *Cold Cream* (Farmacopeia Brasileira I) - 1.000 g

Componentes	Fase	Quantidade	Função
Cera Branca	1	100 g	espessante
Espermacete	1	120 g	espessante
Óleo de Amendoim	2	585 g	emoliente
Borato de Sódio	3	5 g	emulsionante
Água de Rosas	3	190 g	veículo
Essência de Rosas	4	qs	fragrância

Preparação: fundir a fase 1 em banho-maria. Adicionar a fase 2 ainda sob aquecimento. Dissolver o borato de sódio na água de rosas, também em banho-maria. Durante o resfriamento, incorporar a fase 3 já pronta, sob agitação mecânica, até formar um creme com consistência uniforme. Adicionar a essência de rosa.

Características: creme emoliente, bastante gorduroso, usado tradicionalmente como veículo em diversas formulações.

Obs.: é conveniente o uso de preservantes nesta formulação como propilparabeno 0,1 %, metilparabeno 0,15% e de antioxidante como o BHT 0,05%.

2. Cold Cream (fórmula clássica) - 100 g

Componentes	Nome Comercial	Fase	Quantidade	Função
Cera de Abelhas		1	12 g	espessante
Vaselina Líquida		1	30 g	umectante
Monoestearato de Glicerila	Cithrol® MEG	1	2,5 g	emulsionante
Vaselina Sólida		1	30 g	umectante
Lanolina Anidra		1	10 g	emoliente
Butil-hidroxitolueno (BHT)		2	0,05 g	antioxidante
Butil-hidroxianisol (BHA)		2	0,01 g	antioxidante
Borato de Sódio		2	1 g	emulsionante
Água Deionizada		2	qsp 100 g	veículo
Imidazolidinil Ureia	Germall® 115	3	0,1 g	preservante

Preparação: aquecer, separadamente, a fase 1 e a fase 2 a 75 - 80°C. Verter a fase 2 sobre a fase 1 e, mantendo a temperatura, agitar moderadamente por 8 a 10 minutos, até formação da emulsão, tomando cuidado para não formar muita espuma. Diminuir a velocidade de agitação para lenta, iniciar o resfriamento até a mistura alcançar a temperatura ambiente e adicionar o Germall previamente solubilizado em pequena quantidade de água.

Características: emulsão com alta viscosidade e coloração levemente amarelada.

Obs.: este creme pode ser usado como veículo ou mesmo puro em produtos para massagem corporal e facial. Quando associado ao ácido láctico, facilita a penetração deste.

3. Cold Cream Modificado - 100 g

Componentes	Nome Comercial	Fase	Quantidade	Função
Metil Isotiazolinona	Neolone®	1	0,4 g	preservante
Óleo Mineral e Álcool de Lanolina	Uniliquid®	1	3 g	emoliente
Lanolina Anidra		1	2 g	emoliente
Cera autoemulsionante	Uniox® C	1	14 g	emulsionante
Vaselina Líquida		1	12 g	umectante
Butil-hidroxitolueno (BHT)		1	0,05 g	antioxidante
EDTA Dissódico		2	0,05 g	quelante
Glicerina		2	4 g	umectante
Água Deionizada		2	qsp 100 g	veículo
Imidazolidinil Ureia	Germall® 115	3	0,1 g	preservante

Preparação: aquecer, separadamente, a fase 1 e fase 2 a 75 - 80°C. Verter a fase 2 sobre a fase 1 e, mantendo a temperatura, agitar vigorosamente por 8 a 10 minutos, até formação de emulsão. Diminuir a velocidade de agitação para lenta e iniciar o resfriamento até a mistura alcançar a temperatura ambiente e adicionar o Germall previamente solubilizado em pequena quantidade de água e homogeneizar.

Características: emulsão com alta viscosidade e coloração levemente amarelada.

Obs.: este creme é utilizado como veículo ou mesmo puro em produtos para massagem corporal e facial. Quando associado ao ácido láctico, facilita a penetração deste.

4. Creme Lipofílico - 100 g

Componentes	Fase	Quantidade	Função
Vaselina Sólida	1	54 g	espessante
Sesquioleato de Sorbitano	1	120 g	emulsionante
Ácido Sórbico	2	0,15 g	conservante
Água Purificada	2	qsp 100 g	veículo

Preparação: fundir a vaselina sólida em banho-maria a 60°C. Adicionar o sesquioleato de sorbitano e misturar bem. Á parte, aquecer a água a 75°C e dissolver o ácido sórbico, com agitação mecânica (tampe o recipiente para evitar perda de ácido sórbico junto com o vapor). Deixar esfriar a solução aquosa a 60°C e adicionar a fase 1 sob agitação constante, até a obtenção de uma massa cremosa. Compensar a parte da água evaporada, homogeneizando bem.

Características: creme emoliente, bastante gorduroso, usado como veículo em diversas formulações, particularmente de corticoides.

Ref.: Formulaire Therapeutique Magistral Belgique. 1re Edition - Pharmaciens, 2003.

5. Creme com Polietilenoglicol - 100 g

Componentes	Fase	Quantidade	Função
Álcool Cetoestearílico	1	7,2 g	espessante
Polietilenoglicol (PEG) 1.000	1	1,8 g	emulsionante
Vaselina Sólida	1	15 g	espessante
Vaselina Líquida	1	6 g	espessante
Sorbato de Potássio	2	0,27 g	conservante
Fosfato Monossódico Di-hidratado	2	0,30 g	tamponante
Água Purificada	2	qsp 100 g	veículo

Preparação: misturar os componentes da fase 1 e aquecer em banho-maria a 70°C até a fusão dos componentes. Dissolver o fosfato monossódico di-hidratado em água fervente. Deixar esfriar a solução aquosa a 70°C e adicionar a fase 1 sob agitação constante, até a obtenção de uma massa cremosa. Adicionar o sorbato de potássio previamente dissolvido em 5 g de água fervente ao creme resfriado e homogeneizar com agitação moderada. Acertar o pH entre 4,5 e 5,5, se necessário, com solução de ácido fosfórico diluído (8,5 %) ou de hidróxido de sódio 1 M. Compensar a parte da água evaporada, homogeneizando bem.

Características: creme emoliente, gorduroso, usado como veículo em diversas formulações, particularmente de corticoides, antimicóticos e ureia (concentrações queratolíticas).

Obs.: também podem ser usados, no lugar do álcool cetoestearílico e do polietilenoglicol 1.000, ceras autoemulsionantes de cetomacrogol.

Ref.: Formulaire Therapeutique Magistral Belgique. 1re Edition - Pharmaciens, 2003.

6. Creme Base para Filtro Solar - 100 g

Componentes	Nome Comercial	Fase	Quantidade	Função
Diestearato de Metilglicose PEG 20	Glucam® E 20	1	2 g	emoliente
Álcool Ceto Fosfato Dicetila Cetearila	Crodafos® CES	1	5 g	emulsionante
Cetil Fosfato de Dietanolamida	Amphisol®	1	4 g	emulsionante
Ésteres de Sacarose, Ácidos Graxos, Álcoois Graxos e derivados de Polióis	Uniox® Cristal	1	3 g	emulsionante, espessante
Propilenoglicol		2	3 g	umectante
Glicerina		2	3 g	umectante
Butil-hidroxitolueno (BHT)		2	0,05 g	antioxidante
EDTA Dissódico		2	0,05 g	quelante
Metil Isotiazolinona	Neolone®	2	0,4 g	preservante
Água Deionizada		2	qsp 100 g	veículo
Ciclometicone (Ciclopentasiloxano)	Silicone DC® 245	3	2 g	emoliente
Elastômero de Silicone 9040	Silicone DC® 9040	3	3 g	emoliente
Copolímero de Acrilato	Dermacryl® AQF	3	0,8 g	formador de filme resistente à água
Lauret 7; Isoparafina C13-14; Poliacrilamida	Sepigel® 305	4	3 g	espessante
Imidazolidinil Ureia	Germall® 115	5	0,2 g	preservante
Água Deionizada		5	4 g	solubilizante

Preparação: aquecer, separadamente, a fase 1 e a fase 2 a 70 - 75°C. Adicionar a fase 2 sobre a fase 1 e agitar vigorosamente por 8 a 10 minutos. Diminuir a velocidade de agitação e adicionar lentamente o silicone e, em seguida, o Sepigel. Continuar agitando até a mistura alcançar a temperatura ambiente. Adicionar o Germall previamente solubilizado e homogeneizar completamente.

Características: emulsão com alta viscosidade, coloração branca e pH entre 6 e 7.

Obs.: emulsão de excelente espalhabilidade, baixa oleosidade, toque agradável e não pegajoso. É utilizada para incorporação de filtros solares químicos e físicos, além de princípios ativos para regeneração e manutenção da integridade do epitélio. É estável em ampla faixa de pH.

7. Creme *Oil Free* - 100 g

Componentes	Nome Comercial	Fase	Quantidade	Função
EDTA Dissódico		1	0,1 g	quelante
Imidazolidinil Ureia	Germall® 115	1	0,1 g	preservante
Adipato de Di-isobutila	Dhaytan® AD204	1	3 g	emoliente
Água Deionizada		1	qsp 100 g	veículo
Solução de Polímeros Cruzados Alquil Acrilato C10-30 a 2%	Pemulen® TR1	2	20 g	espessante
Solução de Carbômero 940 a 2%	Sol. Carbopol® a 2%	3	10 g	espessante
Dimeticone	Silicone DC® 225	4	3 g	lubrificante
Trietanolamina		5	qs	alcalinizante

680 Formulário Médico-Farmacêutico

Preparação: solubilizar os componentes da fase 1, adicionar as fases 2 e 3, homogeneizando a cada adição. Adicionar a fase 4 e homogeneizar completamente. Neutralizar o pH com a trietanolamina.

Característica: emulsão *oil free* branca, com alta viscosidade. Os excipientes *oil free* recebem essa denominação por serem livres de óleos comedogênicos.

8. Creme Hidratante não Iônico - 100 g

Componentes	Nome Comercial	Fase	Quantidade	Função
Propilparabeno	Nipasol®	1	0,05 g	preservante
Metilparabeno	Nipagim®	1	0,15 g	preservante
Vaselina Líquida		1	0,5 g	umectante
Álcool Cetílico		1	2 g	espessante
Ésteres de Sacarose, Ácidos Graxos, Álcoois Graxos e Polióis	Uniox® Cristal	1	10 g	emulsionante
Óleo Mineral e Álcool de Lanolina	Uniliquid®	1	3,5 g	emoliente
Butil-hidroxitolueno (BHT)		1	0,05 g	antioxidante
Propilenoglicol		2	3 g	umectante
Hidroxietilcelulose (solução 2,5%)	Natrosol®	2	10 g	espessante
EDTA Dissódico		2	0,05 g	quelante
Água Deionizada		2	qsp 100 g	veículo
Imidazolidinil Ureia	Germall® 115	4	0,1 g	preservante
Ciclometicone	Silicone DC® 245	3	1 g	emoliente

Preparação: aquecer, separadamente, a fase 1 e a fase 2 a 75 - 80°C. Verter a fase 2 sobre a fase 1 e, mantendo a temperatura, agitar vigorosamente por 8 a 10 minutos, até a formação da emulsão. Diminuir a velocidade de agitação para lenta e iniciar o resfriamento até a mistura alcançar a temperatura ambiente e adicionar o Germall previamente solubilizado em pequena quantidade de água e homogeneizar. Acrescentar o silicone e homogeneizar completamente.

Características: emulsão branca a levemente amarelada, com alta viscosidade e faixa de pH entre 6 e 7. Este veículo contém uma cera autoemulsionante não iônica e possui boa espalhabilidade. É ideal para princípios ativos com pH de estabilidade entre 4 e 8, inclusive alfa hidroxiácidos e ácido retinoico, para aplicação em pele normal e seca.

9. Creme Hidratante não Iônico - 100 g

Componentes	Nome Comercial	Fase	Quantidade	Função
EDTA Dissódico		1	0,05 g	quelante
Metilparabeno	Nipagim®	1	0,15 g	preservante
Propilparabeno	Nipasol®	1	0,05 g	preservante
Óleo Mineral e Álcool de Lanolina	Uniliquid®	1	2,5 g	emoliente
Butil-hidroxitolueno (BHT)		1	0,05 g	antioxidante
Álcool Cetílico		1	5,5 g	espessante
Adipato de Di-isopropila	Ceraphyl® 230	1	4 g	emoliente
Cera autoemulsionante	Uniox® C	1	12 g	emulsionante
Parabenos e Fenoxietanol	Chemynol®	1	0,15 g	preservante
Metil Isotiazolinona	Neolone®	1	0,4 g	preservante
Propilenoglicol		2	3 g	umectante
Água Deionizada		2	qsp 100 g	veículo
Copolímero Acriloildimetiltaurato, Vinilpirrolidona e Amônio	Aristoflex® AVC	3	1,5 g	espessante

Preparação: aquecer, separadamente, a fase 1 e a fase 2 a 75 - 80°C. Verter a fase 2 sobre a fase 1 e agitar vigorosamente por 8 a 10 minutos, até a formação da emulsão. Diminuir a velocidade de agitação para lenta até a mistura alcançar a temperatura de 40 - 45°C. Adicionar o Aristoflex e homogeneizar completamente.

Características: emulsão branca, com alta viscosidade e faixa de pH entre 6 e 7.

Obs.: é um veículo com boa espalhabilidade, toque seco, suave e não pegajoso. É estável em ampla faixa de pH (4 a 9), podendo veicular diversos princípios ativos, incluindo ácidos (tricloroacético, retinoico, salicílico, glicólico etc.), filtros solares físicos e químicos, despigmentantes (ácido kójico, arbutin, hidroquinona), eritromicina, gentamicina, neomicina, entre outros. Seus agentes emolientes aumentam a capacidade de retenção de água na pele, facilitando a absorção dos princípios ativos. É incompatível com altas concentrações de eletrólitos e é compatível com baixas concentrações de alguns tensoativos.

10. Creme Base para Hidroquinona - 100 g

Componentes	Nome Comercial	Fase	Quantidade	Função
Ésteres de Sacarose, Ácidos Graxos, Álcoois Graxos e derivados de Polióis	Uniox® Cristal	1	10 g	emulsionante
Cetil Fosfato de Dietanolamida	Amphisol®	1	0,5 g	emulsionante
Álcool Cetílico		1	3,5 g	espessante
2 Octildodecanol	Eutanol® G	1	5 g	emoliente
Metilparabeno	Nipagim®	2	0,15 g	preservante
Propilparabeno	Nipasol®	2	0,05 g	preservante
Propilenoglicol		2	3 g	umectante
Butil-hidroxitolueno (BHT)		2	0,05 g	antioxidante
EDTA Dissódico		2	0,05 g	quelante
Metil Isotiazolinona	Neolone®	2	0,4 g	preservante
Água Deionizada		2	qsp 100 g	veículo
Copolímero Acriloildimetiltaurato, Vinilpirrolidona e Amônio	Aristoflex® AVC	3	2,5 g	espessante
Metabissulfito de Sódio		4	1 g	antioxidante
Água Deionizada		4	3 g	solubilizante

Preparação: aquecer separadamente a fase 1 e a fase 2 a 75 - 80°C. Verter a fase 2 sobre a fase 1 e agitar vigorosamente por 8 a 10 minutos, até a formação da emulsão. Diminuir a velocidade de agitação para lenta até a mistura alcançar a temperatura de 40 - 45°C. Adicionar o Aristoflex e homogeneizar. Adicionar em seguida o metabissulfito previamente solubilizado e homogeneizar completamente.

Características: emulsão branca com alta viscosidade e faixa de pH entre 6 e 6,5.

Obs.: é uma base apropriada para incorporar princípios ativos despigmentantes, como a hidroquinona. Possui boa espalhabilidade e toque não pegajoso.

11. Creme Lanette - 100 g

Componentes	Nome Comercial	Fase	Quantidade	Função
Álcool Cetoestearílico e Sulfato Cetoestearílico de Sódio (9:1)	Lanette® N	1	24 g	emulsionante
Álcool Cetílico		1	2,5 g	espessante
Glicerina		1	5 g	umectante
Propilparabeno	Nipasol®	1	0,15 g	preservante
Oleato de Decila	Cetiol® V	1	12 g	emoliente
EDTA Dissódico		2	0,15 g	quelante
Metilparabeno	Nipagim®	2	0,2 g	preservante
Água Deionizada		2	qsp 100 g	veículo
Imidazolidinil Ureia	Germall® 115	3	0,15 g	preservante
Água Deionizada		3	qs	solubilizante
Ácido Cítrico solução a 50 %		4	qs	acidificante

Preparação: aquecer separadamente as fases 1 e 2 a 75 - 80°C. Verter lentamente, com agitação vigorosa e constante, a fase 2 sobre a fase 1. Diminuir a velocidade de agitação para lenta e agitar até a mistura alcançar a temperatura ambiente. Adicionar o Germall previamente solubilizado e homogeneizar completamente. Ajustar o pH entre 4,5 e 5,5 com a solução de ácido cítrico.

Características: emulsão branca com alta viscosidade.

Obs.: devido à sua carga negativa é incompatível com ácidos orgânicos fortes. É uma boa opção para estabilizar formulações que contenham hidroquinona. Tem boa espalhabilidade e toque levemente oleoso.

12. Creme Lanette Modificado - 100 g

Componentes	Nome Comercial	Fase	Quantidade	Função
Álcool Estearílico		1	3,5 g	espessante
Álcool Cetílico		1	2,5 g	espessante
Mistura de Álcool Cetoestearílico e Alquil Sulfato de Sódio	Lanette® WB	1	11 g	emulsionante aniônico
Vaselina Líquida		1	3 g	umectante
Propilparabeno	Nipasol®	2	0,15 g	preservante
2 Octildodecanol	Eutanol® G	2	6 g	emoliente
EDTA Dissódico		2	0,15 g	quelante
Metilparabeno	Nipagim®	2	0,2 g	preservante
Propilenoglicol		2	4 g	umectante
Água Deionizada		2	qsp 100 g	veículo
Imidazolidinil Ureia	Germall® 115	3	0,15 g	preservante
Água Deionizada		3	3 g	solubilizante
Ácido Cítrico solução a 50 %		4	qs	acidificante

Preparação: aquecer separadamente a fase 1 e a fase 2 a 75 - 80°C. Verter a fase 2 sobre a fase 1 e agitar vigorosamente por 8 a 10 minutos, até a formação da emulsão. Diminuir a velocidade de agitação para lenta e manter esta agitação até a mistura alcançar a temperatura de 40 - 45°C. Adicionar em seguida o Germall previamente solubilizado e homogeneizar completamente. Ajustar o pH entre 4,5 e 5,5 com a solução de ácido cítrico.

Características: emulsão branca com alta viscosidade.

Obs.: devido à sua carga negativa é incompatível com ácidos orgânicos fortes, porque reduzem o pH do meio. É uma boa opção para estabilizar formulações que contenham hidroquinona. Possui excelente espalhabilidade e toque agradável, com baixa oleosidade.

13. Diadermina - 100 g

Componentes	Fase	Quantidade	Função
Ácido Esteárico	1	20 g	saponificante
Propilparabeno (Nipasol®)	1	0,05 g	preservante
Álcool Cetílico	1	0,5 g	espessante
Glicerina	2	8 g	umectante
Metilparabeno (Nipagim®)	2	0,15 g	preservante
Trietanolamina	2	1,2 g	saponificante
Água Deionizada	2	qsp 100 g	veículo
Hidróxido de Potássio	3	0,1 g	alcalinizante
Água Deionizada	3	qs	solubilizante

Preparação: aquecer separadamente a fase 1 e a fase 2 a 75 - 80°C. Verter a fase 2 sobre a fase 1 e, mantendo a temperatura, agitar vigorosamente por 8 a 10 minutos, até a formação da emulsão. Diminuir a velocidade de agitação para lenta e iniciar o resfriamento até a mistura alcançar a temperatura ambiente. Acrescentar o hidróxido de potássio previamente solubilizado e homogeneizar completamente.

Características: emulsão branca e pH entre 5,5 e 6,5.

Obs.: a diadermina é um bom veículo para formulações que necessitem de alta penetração, pois aumenta a absorção cutânea dos princípios ativos.

14. Creme Polawax - 100 g

Componentes	Nome Comercial	Fase	Quantidade	Função
Álcool de Lanolina e Óleo Mineral	Base Líquida	1	3 g	emoliente
Álcool Cetoestearílico / Monoestearato de Sorbitano Etoxilado (20 moles OE)	Polawax®	1	19,5 g	emulsionante / agente de consistência
Estearato de Octila	Cetiol® 868	2	4 g	emoliente
Metilparabeno	Nipagim®	2	0,15 g	preservante
Propilparabeno	Nipasol®	2	0,18 g	preservante
Propilenoglicol		2	5 g	umectante
Butil-hidroxitolueno (BHT)		2	0,05 g	antioxidante
Água Deionizada		2	qsp 100 g	veículo
Imidazolidinil Ureia	Germall® 115	3	0,1 g	preservante
Água Deionizada		3	1,72 g	solubilizante

Preparação: aquecer separadamente as fases 1 e 2 a 75 - 80°C. Verter lentamente e com agitação vigorosa e constante, a fase 2 sobre a fase 1. Diminuir a velocidade de agitação para lenta e agitar até a mistura alcançar temperatura ambiente. Adicionar o Germall previamente solubilizado e agitar até completa homogeneização.

Características: emulsão branca com alta viscosidade e pH entre 5 e 5,5.

Obs.: creme excipiente para uso geral em cosméticos e medicamentos.

15. Creme para Massagem Corporal - 100 g

Componentes	Nome Comercial	Fase	Quantidade	Função
Álcool de Lanolina e Óleo Mineral	Base Líquida	1	3 g	emoliente
Monoestearato de Dietilenoglicol	Cithrol® DGMS	1	11 g	co-emulsionante
Álcool Cetoestearílico Etoxilado (20 moles OE)	Eumulgin® B2	1	1,5 g	emulsionante não iônico
Lanolina Anidra		1	1,5 g	umectante
Vaselina Sólida		1	3 g	umectante
Monoestearato de Glicerila	Cithrol® MEG	1	8 g	co-emulsionante
Estearato de Octila	Cetiol® 868	2	10 g	emoliente
Butil-hidroxitolueno (BHT)		2	0,05 g	antioxidante
Sorbitol 70%		2	3,5 g	umectante
Propilparabeno	Nipasol®	2	0,1 g	preservante
Metilparabeno	Nipagim®	2	0,2 g	preservante
Glicerina		2	3,5 g	umectante
EDTA Dissódico		2	0,1 g	quelante
Água Deionizada		2	qsp 100 g	veículo
Imidazolidinil Ureia	Germall® 115	3	0,3 g	preservante
Água Deionizada		3	5 g	solubilizante

Preparação: aquecer separadamente a fase 1 e a fase 2 a 75 - 80°C. Verter a fase 2 sobre a fase 1 e agitar vigorosamente por 8 a 10 minutos, até a formação da emulsão. Diminuir a velocidade de agitação para lenta, manter esta agitação até a mistura alcançar a temperatura de 40 - 45°C. Adicionar o Germall previamente solubilizado e homogeneizar completamente.

Características: emulsão branca, com alta viscosidade e faixa de pH entre 5,5 e 6,5. É uma emulsão rica em emolientes, com excelente espalhabilidade, ideal para massagem corporal e incorporação de princípios ativos terapêuticos e cosméticos que necessitem de fricção para sua absorção.

16. Creme não Iônico com Óleo de Amêndoas - 100 g

Componentes	Nome Comercial	Fase	Quantidade	Função
Base autoemulsionante	Croda Base® CR2	1	29 g	emulsionante
Óleo de Amêndoas		1	2 g	emoliente
Adipato de Di-isobutila	Dhaytan® AD204	1	2,5 g	emoliente
Álcool de Lanolina Acetilado	Crodalan® LA	1	0,75 g	emoliente
Butil-hidroxitolueno (BHT)		1	0,05 g	antioxidante
Lanolina Etoxilada	Solan® 50	1	0,5 g	emoliente
Propilparabeno	Nipasol®	1	0,18 g	preservante
Metilparabeno	Nipagim®	2	0,2 g	preservante
Sorbitol 70%		2	12 g	umectante
Água Deionizada		2	qsp 100 g	veículo
Imidazolidinil Ureia	Germall® 115	3	2 g	preservante

Preparação: aquecer separadamente a fase 1 e 2 a 75 - 80°C. Verter a fase 1 sobre a fase 2, agitar vigorosamente por aproximadamente 5 minutos, tempo para a formação da emulsão. Reduzir a velocidade de agitação para lenta e resfriar o produto até 35°C. Adicionar o Germall previamente solubilizado e agitar até completa homogeneização.

Características: emulsão branca com alta viscosidade e pH entre 4,5 e 5,5. O óleo de amêndoas pode ser substituído por óleo de uva na mesma concentração.

17. Creme Base não Iônico com Óleo de Amêndoas e de Uva - 100 g

Componentes	Nome Comercial	Fase	Quantidade	Função
Álcool de Lanolina e Óleo Mineral	Base Líquida	1	3 g	emoliente
Monoestearato de Dietilenoglicol	Cithrol® DGMS	1	5 g	co-emulsionante
Álcool Cetoestearílico Etoxilado (20 moles OE)	Eumulgin® B2	1	2 g	emulsionante não iônico
Álcool Estearílico		1	2 g	espessante
Álcool Cetílico		1	2 g	espessante
Monoestearato de Glicerila	Cithrol® MEG	1	2 g	co-emulsionante
Óleo de Amêndoas		1	1,5 g	emoliente
Óleo de Sementes de Uva		1	1,5 g	emoliente
Vaselina Líquida		1	6 g	umectante
Glicerina		2	2 g	umectante
Metilparabeno	Nipagim®	2	0,2 g	preservante
Propilparabeno	Nipasol®	2	0,15 g	preservante
Sorbitol 70%		2	2 g	umectante
Butil-hidroxitolueno (BHT)		2	0,05 g	antioxidante
Butil-hidroxianisol (BHA)		2	0,008 g	antioxidante
Água Deionizada		2	qsp 100 g	veículo
Imidazolidinil Ureia	Germall® 115	3	0,1 g	preservante
Água Deionizada		3	3 g	solubilizante

Preparação: aquecer separadamente a fase 1 e a fase 2 a 75 - 80°C. Verter a fase 2 sobre a fase 1 e agitar vigorosamente por 8 a 10 minutos, até a formação da emulsão. Diminuir a velocidade de agitação para lenta e mantê-la até a mistura alcançar a temperatura de 40 - 45°C. Adicionar o Germall previamente solubilizado e homogeneizar completamente.

Características: emulsão branca, com alta viscosidade e faixa de pH entre 5,5 e 6,5. Creme base para formulações medicamentosas e cosméticas, indicado para veicular princípios ativos para pele seca.

18. Creme com Olivem - 100 g

Componentes	Nome Comercial	Fase	Quantidade	Função
Metil Cloro Isotiazolinona	Sharomix® MCI	1	0,07 g	preservante
EDTA Dissódico		1	0,1 g	quelante
Propilenoglicol		1	2 g	
Goma Xantana	Keltrol® CG SFT	1	0,5 g	espessante
Água Deionizada		1	100 g	veículo
Olivato Cetearílico, Olivato de Sorbitano	Olivem® 1.000	2	5 g	emulsionante
Palmitato de Cetila, Palmitato de Sorbitano, Olivato de Sorbitano	Oliwax®	2	0,5 g	espessante
Etilhexil Olivato	Sensolene®	2	3 g	emoliente
Squalane Vegetal	Dermolane®	2	2 g	emoliente
Acetato de Tocoferol		2	0,5 g	antioxidante
Elastômero de Silicone	Silicone DC® 9040	3	1,5 g	agente de espalhabilidade
Silicone Volátil	Silicone DC® 245	3	1,5 g	agente de espalhabilidade

Preparação: Dispersar a goma xantana na água, em temperatura ambiente. Adicionar o restante dos componentes da fase 1 e aquecer a 80°C. Aquecer os componentes da fase 2 a 80°C. Adicionar a fase 1 sobre a 2 e homogeneizar por aproximadamente 15 minutos, com auxílio de um homogeneizador. Agitar em velocidade média até completa homogeneização. Resfriar a emulsão a 40°C e adicionar a fase 3 previamente dispersada e homogeneizar. Acertar o pH entre 5,5 e 6,5.

Características: emulsão O/A formulada com emulsionante derivado do óleo de oliva, com textura sedosa e sensorial agradável.

19. Creme Base para as Mãos - 100 g

Componentes	Nome Comercial	Fase	Quantidade	Função
Álcool Cetearílico, Cetearet-20	Cosmowax® J	1	3 g	emulsionante
Óleo Mineral		1	5 g	umectante
Lanolina Etoxilada 50%	Solan® 50	1	1 g	emoliente
Propilparabeno	Nipasol®	1	0,05 g	preservante
Metilparabeno	Nipagim®	2	0,15 g	preservante
Propilenoglicol		2	2 g	umectante
Água Deionizada		2	qsp 100 g	veículo
Imidazolidinil Ureia	Germall® 115	3	0,1 g	preservante
Copolímero de Acrilato	Dermacryl® AQF	4	0,8 g	formador de filme
Óleo de Silicone		5	1,5 g	formador de filme

Preparação: aquecer separadamente as fases 1 e 2 a 75 - 80°C. Verter lentamente e com agitação vigorosa e constante, a fase 2 sobre a fase 1. Diminuir a velocidade de agitação para lenta e agitar até a mistura alcançar a temperatura ambiente e adicionar o Germall previamente solubilizado em pequena quantidade de água e homogeneizar. Adicionar a fase 4 à mistura obtida anteriormente e agitar até completa homogeneização. Adicionar a fase 5 à mistura obtida e agitar até completa homogeneização.

Características: emulsão com alta viscosidade, branca e pH entre 6 e 7.

Obs.: creme hidrofóbico, formador de camada protetora pela presença do silicone e do óleo mineral.

20. Creme de Limpeza (demaquiante) - 100 g

Componentes	Nome Comercial	Fase	Quantidade	Função
Lanolina Anidra		1	2 g	umectante
Álcool Cetoestearílico / Monoestearato de Sorbitano Etoxilado (20 moles OE)	Polawax®	1	7 g	emulsionante / agente de consistência
Vaselina Líquida		1	20 g	umectante
Butil-hidroxitolueno (BHT)		1	0,05 g	antioxidante
Propilparabeno	Nipasol®	1	0,15 g	preservante
Metilparabeno	Nipagim®	2	0,15 g	preservante
Glicerina		2	4 g	umectante
Água Deionizada		2	qsp 100 g	veículo
Imidazolidinil Ureia	Germall® 115	3	0,1 g	preservante

Preparação: aquecer separadamente as fases 1 e 2 a 70 - 75°C. Verter a fase 2 sobre a fase 1 e agitar vigorosamente por 8 a 10 minutos. Diminuir a velocidade de agitação para lenta e resfriar a temperatura ambiente. Adicionar o Germall previamente solubilizado em pequena quantidade de água e homogeneizar completamente.

Características: emulsão com alta viscosidade, branca e pH entre 6 e 6,5.

Obs.: emulsiona os resíduos da maquiagem e da poluição para remoção por arraste. É particularmente indicada para pele seca e/ou sensível e área dos olhos.

21. Creme Emoliente - 100 g

Componentes	Nome Comercial	Fase	Quantidade	Função
Propilenoglicol		1	4 g	umectante
Trietanolamina		1	0,3 g	alcalinizante
Água Deionizada		1	qsp 100 g	veículo
Butil-hidroxitolueno (BHT)		2	0,05 g	antioxidante
Álcool Cetoestearílico Etoxilado (20 Moles OE)	Eumulgin® B2	2	1,5 g	emulsionante não iônico
Álcool de Lanolina e Óleo Mineral	Base Líquida	2	1,5 g	umectante
Ácido Esteárico		2	1 g	espessante
Álcool Cetílico		2	6 g	espessante
Monoestearato de Glicerila	Cithrol® MEG	2	3,5 g	emulsionante
Polissorbato 80	Tween® 80	2	0,2 g	emulsionante
Vaselina Líquida		2	8 g	umectante
Água Deionizada		3	2 g	solubilizante
Imidazolidinil Ureia	Germall® 115	3	0,1 g	preservante

Preparação: aquecer separadamente as fases 1 e 2 a 75 - 80°C. Verter, lentamente e com agitação vigorosa e constante, a fase 1 sobre a fase 2. Diminuir a velocidade de agitação para lenta e agitar até a mistura alcançar a temperatura ambiente. Adicionar a fase 3 previamente solubilizada, agitando até a completa homogeneização.

Características: emulsão com alta viscosidade, branca e pH entre 5,5 e 6.

Obs.: creme excipiente para uso geral em cosméticos e medicamentos, para pessoas com pele seca.

22. Creme Base para Sulfadiazina de Prata - 100 g

Componentes	Nome Comercial	Fase	Quantidade	Função
EDTA Dissódico		1	0,1 g	quelante
Metilparabeno	Nipagim®	1	0,1 g	preservante
Propilparabeno	Nipasol®	1	0,05 g	preservante
Propilenoglicol		1	3 g	umectante
Água Deionizada		1	qsp 100 g	veículo
Álcool de Lanolina e Óleo Mineral	Base Líquida	2	1 g	emoliente
Butil-hidroxitolueno (BHT)		2	0,05 g	antioxidante
Miristato de Isopropila		2	1 g	emoliente
Álcool Cetoestearílico / Monoestearato de Sorbitano Etoxilado (20 moles OE)	Polawax®	2	18,5 g	cera auto emulsionante
Água Deionizada		3	2 g	solubilizante
Imidazolidinil Ureia	Germall® 115	3	0,1 g	preservante

Preparação: aquecer separadamente as fases 1 e 2 a 75 - 80°C. Verter, lentamente e com agitação vigorosa e constante, a fase 2 sobre a fase 1. Diminuir a velocidade de agitação para lenta e agitar até a mistura alcançar a temperatura ambiente. Solubilizar a fase 3 e adicionar à mistura obtida anteriormente, agitar até completa homogeneização.

Características: emulsão com alta viscosidade, branca e pH entre 6 e 6,5. A sulfadiazina de prata é um princípio ativo instável e deve ser protegido da luz.

23. Creme não Iônico (uso ginecológico) - 100 g

Componentes	Nome Comercial	Fase	Quantidade	Função
Glicerina		1	5 g	umectante
Trietanolamina		1	0,3 g	alcalinizante
Água Deionizada		1	qsp 100 g	veículo
EDTA Dissódico		1	0,05 g	quelante
Metilparabeno	Nipagim®	1	0,15 g	preservante
Propilparabeno	Nipasol®	1	0,08 g	preservante
Estearato de Octila	Cetiol® 868	2	5 g	emoliente
Butil-hidroxitolueno (BHT)		2	0,05 g	antioxidante
Cera Autoemulsionante não Iônica	Polawax® NF	2	12 g	emulsionante não iônico
Água Deionizada		3	2 g	solubilizante
Imidazolidinil Ureia	Germall® 115	3	0,1 g	preservante

Preparação: aquecer separadamente as fases 1 e 2 a 75 - 75°C. Verter, lentamente e com agitação vigorosa e constante, a fase 1 sobre a fase 2. Diminuir a velocidade de agitação para lenta e agitar até a mistura alcançar a temperatura ambiente. Adicionar a fase 3 previamente solubilizada, agitando até a completa homogeneização.

Características: emulsão com alta viscosidade, branca e pH entre 5 e 6.

Obs.: creme excipiente para incorporação de princípios ativos utilizados em ginecologia.

24. Creme VanPen - *Vanishing Penetrating Cream* - 100 g

Componentes	Fase	Quantidade	Função
Álcool Cetílico	1	1 g	espessante
Álcool Estearílico	1	0,5 g	espessante
Ácido Esteárico	1	5 g	emulsionante
Monoestearato de Glicerila (Cithrol® MEG)	1	5 g	emulsionante
Miristato de Isopropila	2	12,5 g	emoliente
Lecitina: Palmitato de Isopropila 1:1	2	6,6 ml	emoliente
Butil-hidroxitolueno (BHT) 10 % em Etanol 95 %	2	1 ml	antioxidante
Simeticone	2	2 g	antiespumante
Ureia	3	2 g	hidratante
Sorbato de Potássio	3	0,2 g	preservante
Estearato de Polietilenoglicol 40	3	5 g	solubilizante
Hidróxido de Sódio 30 %	4	0,25 ml	ajuste de pH
EDTA Dissódico 5 %	4	2 ml	quelante
Água Purificada	5	qsp 100 g	veículo

Preparação: aquecer a fase 1 a 60 - 70°C, com agitação. Adicionar a fase 2 à mistura fundida ainda sob agitação. Dissolver a fase 3 em 30 ml de água purificada previamente aquecida a 60 - 70°C. Aquecer o hidróxido de sódio e o EDTA a 60 - 70°C e adicionar à fase 3. Adicionar a solução obtida ao passo 2 sob agitação constante. Adicionar a quantidade suficiente de água purificada aquecida à mesma temperatura, para completar a formulação. Verificar o pH e ajustar, se necessário, para 6,5 a 6,8. Remover do calor mantendo a agitação até esfriar e formar um creme uniforme.

Características: é um creme desenvolvido para favorecer a penetração epidérmica de diversos princípios ativos.

Ref.: Formulations - Clonidine Hydrochloride 1 mg/g in VanPen Cream. *International Journal of Pharmaceutical Compounding*. 2001 Sep/Oct; 5(5):53.

4. Loções

1. Leite de Limpeza *Oil Free* - 100 g

Componentes	Nome Comercial	Fase	Quantidade	Função
Álcool Cetoestearílico Etoxilado (20 moles OE)	Eumulgin® B2	1	1,75 g	emulsionante não iônico
Álcool Cetílico		1	2 g	espessante
Propilparabeno	Nipasol®	1	0,05 g	preservante
Metilparabeno	Nipagim®	1	0,15 g	preservante
Propilenoglicol		1	3 g	umectante
Parabenos e Fenoxietanol	Phenova®	1	0,3 g	preservante
EDTA Dissódico		2	0,05 g	quelante
Água Deionizada		2	qsp 100 g	veículo
Trietanolamina		3	0,02 g	alcalinizante

Preparação: aquecer, separadamente, a fase 1 e a fase 2 a 70 - 75°C. Adicionar a fase 2 sobre a fase 1, agitar moderadamente por 8 a 10 minutos. Diminuir a velocidade de agitação para lenta e permanecer assim até a mistura alcançar a temperatura ambiente. Adicionar a trietanolamina e ajustar o pH entre 6 e 7.

Características: emulsão com baixa viscosidade, branca a levemente amarelada.

Obs.: esta emulsão é usada para limpeza de pele sensível e com tendência a oleosidade. Poderá ocorrer diminuição da viscosidade quando for acrescentado mais de 5% de princípios ativos nesta emulsão. Os excipientes *oil free* recebem essa denominação por serem livres de óleos comedogênicos.

2. Loção Lanette - 100 g

Componentes	Nome Comercial	Fase	Quantidade	Função
Álcool Cetoestearílico e Sulfato Cetoestearílico de Sódio (9:1)	Lanette® N	1	8 g	emulsionante aniônico
Vaselina Líquida		1	3 g	umectante
Éter Dicaprílico	Cetiol® OE	1	4 g	emoliente
Propilparabeno	Nipasol®	1	0,05 g	preservante
Metilparabeno	Nipagim®	2	0,15 g	preservante
Glicerina		2	5 g	umectante
Água Deionizada		2	qsp 100 g	veículo
Imidazolidinil Ureia	Germall® 115	3	0,1 g	preservante
Água Deionizada		3	2 g	solubilizante
Ácido Cítrico solução a 50 %		4	qs	acidificante

Preparação: aquecer separadamente as fases 1 e 2 a 75 - 80°C. Verter a fase 1 sobre a fase 2 lentamente e com agitação constante. Agitar até a mistura alcançar a temperatura ambiente. Adicionar o Germall previamente solubilizado e agitar com velocidade lenta até a completa homogeneização. Ajustar o pH entre 4,5 e 5,5 com a solução de ácido cítrico.

Características: emulsão branca com média viscosidade.

Obs.: devido à sua carga negativa, é incompatível com ácidos orgânicos fortes. É uma boa opção para estabilizar formulações que contenham hidroquinona e princípios ativos sensíveis à hidrólise.

3. Loção Gel *Oil Free* - 100 g

Componentes	Nome Comercial	Fase	Quantidade	Função
EDTA Dissódico		1	0,1 g	quelante
Imidazolidinil Ureia	Germall® 115	1	0,1 g	preservante
Propilenoglicol		1	2 g	umectante
Adipato de Di-isobutila	Dhaytan® AD204	1	3 g	emoliente
Água Deionizada		1	qsp 100 g	veículo
Solução de Polímeros Cruzados Alquil Acrilato C10-30 a 2 %	Pemulen® TR1	2	20 g	espessante
Trietanolamina		3	qs	alcalinizante

Preparação: solubilizar os componentes da fase 1, adicionar a fase 2 e homogeneizar. Neutralizar o pH com a trietanolamina.

Característica: emulsão *oil free* branca, com média viscosidade.

Obs.: os excipientes *oil free* recebem essa denominação por serem livres de óleos comedogênicos.

4. Loção Hidratante - 100 g

Componentes	Nome Comercial	Fase	Quantidade	Função
Mistura de Álcool Cetoestearílico e Alquil Sulfato de Sódio	Lanette® WB	1	5 g	emulsionante aniônico
Adipato de Di-isobutila	Dhaytan® AD204	1	3 g	emoliente
Óleo de Sementes de Uva		1	1 g	emoliente
Butil-hidroxitolueno (BHT)		1	0,05 g	antioxidante
EDTA Dissódico		2	0,2 g	quelante
Metilparabeno	Nipagim®	2	0,18 g	preservante
Propilparabeno	Nipasol®	2	0,12 g	preservante
Glicerina		2	5 g	umectante
Água Deionizada		2	qsp 100 g	solubilizante
Imidazolidinil Ureia	Germall® 115	3	0,1 g	preservante
Ácido Láctico		3	2 g	acidificante

Preparação: aquecer separadamente as fases 1 e 2 a 75 - 80°C. Verter lentamente e com agitação vigorosa e constante, a fase 2 sobre a fase 1. Diminuir a velocidade de agitação para lenta e esperar até a mistura alcançar a temperatura ambiente e adicionar o Germall previamente solubilizado em pequena quantidade de água e homogeneizar. Adicionar o ácido láctico e agitar até completa homogeneização.

Características: emulsão branca, com baixíssima viscosidade e pH entre 6 e 7.

Obs.: é uma loção hidratante para ser utilizada em formulações cosméticas com até 10% de princípios ativos. Embalar em frasco com válvula dosadora. Ideal para aplicação de produtos no corpo todo, pois possui boa espalhabilidade e rápida absorção.

5. Loção Hidratante não Iônica - 100 g

Componentes	Nome Comercial	Fase	Quantidade	Função
Base autoemulsionante	Croda Base® CR2	1	12,5 g	emulsionante
Álcool de Lanolina Acetilado	Crodalan® LA	1	0,7 g	emoliente
Lanolina Acetilada	Acylan®	1	0,7 g	emoliente
Lanolina Etoxilada	Solan® 50	1	0,4 g	emoliente
Vaselina Líquida		1	2 g	umectante
Propilparabeno	Nipasol®	1	0,15 g	preservante
Butil-hidroxitolueno (BHT)		1	0,08 g	antioxidante
EDTA Dissódico		2	0,08 g	quelante
Metilparabeno	Nipagim®	2	0,22 g	preservante
Sorbitol 70%		2	5 g	umectante
Água Deionizada		2	qsp 100 g	veículo
Imidazolidinil Ureia	Germall® 115	3	0,1 g	preservante

Preparação: aquecer separadamente a fase 1 e a fase 2 a 75 - 80°C. Verter a fase 2 sobre a fase 1 e agitar vigorosamente por 8 a 10 minutos, até a formação da emulsão. Diminuir a velocidade de agitação para lenta até a mistura alcançar a temperatura de 40 - 45°C. Adicionar o Germall previamente solubilizado em pequena quantidade de água e homogeneizar completamente.

Características: emulsão branca, com média viscosidade e pH entre 5,5 e 6,5. Loção cremosa excipiente para incorporar princípios ativos medicamentosos.

6. Loção Corporal Hidratante - 100 g

Componentes	Nome Comercial	Fase	Quantidade	Função
EDTA Dissódico		1	0,1 g	quelante
Propilenoglicol		1	4,5 g	umectante
Olivato Cetearílico, Olivato de Sorbitano	Olivem® 1.000	1	5 g	emulsionante
Água Deionizada		1	qsp 100 g	veículo
Álcool Cetearílico 30/70		2	1,5 g	espessante
Palmitato de Cetila, Palmitato de Sorbitano, Olivato de Sorbitano	Oliwax®	3	3,5 g	espessante
Butil-hidroxitolueno (BHT)		2	0,05 g	antioxidante
Polidimetilsiloxano	Belsil® DM 350	2	4,8 g	umectante e lubrificante
Óleo de Macadâmia		2	2,5 g	emoliente
Óleo de Girassol		2	3,5 g	emoliente
Ciclopentasiloxano	Belsil® CM 040	3	4,2 g	agente de espalhabilidade
PCA-Na, Aminoácidos, Betaína e Sorbitol	Prodew® 400	3	3 g	hidratante
Extrato Glicólico de Frutas Vermelhas		3	3 g	hidratante e remineralizante
Fenoxietanol e Parabenos	Phenochem®	3	0,65 g	preservante
Ácido Cítrico Solução a 10%		4	qs	acidificante

Preparação: misturar os componentes da fase 1, aquecer até 75°C e homogeneizar. Misturar os componentes da fase 2 e aquecer até 75°C. Adicionar a fase 2 sobre a fase 1 e homogeneizar. Resfriar a emulsão até 40°C, adicionar a fase 3 e homogeneizar. Adicionar a fase 4, se necessário, para ajuste do pH na faixa entre 5,5 e 6.

Características: emulsão O/A formulada com emulsionantes de origem natural, PEG-*Free*, com sensorial agradável.

7. Loção Hidratante com IMULSI-FI® - 100 g

Componentes	Nome Comercial	Fase	Quantidade	Função
Olivato Cetearílico, Olivato de Sorbitano	Olivem® 1.000	1	5 g	emulsionante
Adipato de Di-isobutila	Dhaytan® AD204	1	2 g	emoliente
Óleo de Oliva Hidrossolúvel	Olivem® 300	2	2 g	emoliente
Água Deionizada		2	qsp 100 g	veículo
Polpa de Laranja Seca (*Citrus aurantium sinensis*)	IMULSI-FI®	3	1 g	emulsionante
Goma Xantana	Keltrol® CG SFT	3	0,2 g	espessante
Metil Cloro Isotiazolinona	Sharomix® MCI	3	0,07 g	preservante
Água Deionizada		3	30 g	veículo
Silicone Volátil	Silicone DC® 245	4	2 g	modificador de sensorial

Preparação: misturar os componentes da fase 1 e aquecer até 75°C. Misturar os componentes da fase 2 e aquecer até 75°C. Verter a fase 2 sobre a fase 1 e manter sob agitação, até completa homogeneização. Resfriar a 60°C. Solubilizar a fase 3 e adicioná-la à mistura anterior. Homogeneizar até alcançar a temperatura de 40°C. Adicionar a Fase 4 e homogeneizar.

Características: Emulsão O/A com emulsionantes naturais derivados da laranja, com viscosidade média e sensorial agradável.

8. Emulsão de Cristais Líquidos - 100 g

Componentes	Nome Comercial	Fase	Quantidade	Função
Metilparabeno	Nipagim®	1	0,2 g	preservante
Propilparabeno	Nipasol®	2	0,1 g	preservante
Propilenoglicol		1	2 g	umectante
Água Deionizada		1	qsp 100 g	veículo
Álcool Cetoestearílico Etoxilado (20 moles OE)	Eumulgin® B2	2	1 g	emulsionante não iônico
Álcool Cetearílico, Cetearil Glicosídeo	Montanov® 68	2	3 g	emulsionante
Álcool Cetílico		2	1 g	espessante
Álcool Estearílico		2	2 g	espessante
Mistura de Álcool Cetoestearílico e Alquil Sulfato de Sódio	Lanette® WB	2	4 g	emulsionante
Imidazolidinil Ureia	Germall® 115	3	0,1 g	preservante

Preparação: aquecer separadamente as fases 1 e 2 a 75 - 80°C. Verter, lentamente e com agitação vigorosa e constante, a fase 2 sobre a fase 1. Diminuir a velocidade de agitação para lenta e resfriar à temperatura ambiente. Adicionar o Germall previamente solubilizado em pequena quantidade de água e homogeneizar completamente.

Características: emulsão branca, com média viscosidade e pH entre 5,5 e 6,5.

9. Emulsão com Olivem - 100 g

Componentes	Nome Comercial	Fase	Quantidade	Função
EDTA Dissódico		1	0,1 g	quelante
Metil Cloro Isotiazolinona	Sharomix® MCI	1	0,07 g	preservante
Propilenoglicol		1	2 g	emoliente
Glicerina		1	3 g	umectante
Goma Xantana	Keltrol® CG SFT	1	0,5 g	espessante
Água Deionizada		1	100 g	veículo
Olivato de Cetearet 6	Olivem® 800	2	3 g	emulsionante
Óleo de Oliva Hidrogenado	Oliwax®	2	1 g	espessante
Acetato de Tocoferol		2	0,5 g	antioxidante
Silicone Volátil	Silicone DC® 245	3	2 g	agente de espalhabilidade

Preparação: Dispersar a goma xantana na água, em temperatura ambiente. Adicionar o restante dos componentes da fase 1 e aquecer até 80°C. Aquecer os componentes da fase 2 até 80°C. Adicionar a fase 1 sobre a 2 e homogeneizar por aproximadamente 15 minutos, com auxílio de um homogeneizador.

Agitar em velocidade média até completa homogeneização. Resfriar a emulsão até 40°C, adicionar a fase 3 e homogeneizar. Acertar o pH entre 5,5 e 6,5.

Características: emulsão O/A formulada com emulsionante derivado do óleo de oliva, com textura sedosa e sensorial agradável.

10. Loção Demaquiante - 100 g

Componentes	Nome Comercial	Fase	Quantidade	Função
Álcool Cetoestearílico / Monoestearato de Sorbitano Etoxilado (20 moles OE)	Polawax®	1	6 g	emulsionante / agente de consistência
Propilparabeno	Nipasol®	1	0,05 g	preservante
Lanolina Etoxilada 50%	Solan® 50	1	3 g	emoliente
Metilparabeno	Nipagim®	2	0,15 g	preservante
Glicerina		2	3 g	umectante
Água Deionizada		2	qsp 100 g	veículo

Preparação: aquecer separadamente as fases 1 e 2 a 75 - 80°C. Verter, lentamente e com agitação vigorosa e constante, a fase 2 sobre a fase 1. Diminuir a velocidade de agitação para lenta e agitar até a mistura alcançar a temperatura ambiente.

Características: emulsão branca, com baixa viscosidade e pH entre 5,5 e 6.

Obs.: emulsiona os resíduos da maquiagem e da poluição para remoção por arraste. É particularmente indicada para a área dos olhos.

11. Loção Tônica - 100 g

Componentes	Nome Comercial	Fase	Quantidade	Função
Alantoína		1	0,5 g	hidratante
EDTA Dissódico		1	0,05 g	quelante
Metilparabeno	Nipagim®	1	0,15 g	preservante
Propilparabeno	Nipasol®	1	0,05 g	preservante
Propilenoglicol		2	3 g	umectante
Água Deionizada		2	qsp 100 g	veículo
Trietanolamina		2	0,05 g	alcalinizante
Diestearato de Metilglicose PEG 20	Glucam® E 20	2	2,5 g	emoliente

Preparação: aquecer 10% da quantidade da água a 80°C e solubilizar o Nipagim, o Nipasol, o EDTA e a alantoína, resfriando em seguida. Adicionar os demais componentes da fase 2 na sequência e homogeneizar completamente.

Características: loção fluida com pH entre 5,5 e 6,5.

Obs.: esta loção pode ser usada para incorporar diversos princípios ativos, extratos vegetais e lipossomas.

12. Loção Facial Hidroalcoólica - 100 ml

Componentes	Quantidade	Função
Propilenoglicol	30 ml	umectante
Álcool Etílico	20 ml	veículo
Água Deionizada	50 ml	veículo

Preparação: misturar os componentes em temperatura ambiente.

Obs.: este veículo pode ser utilizado em formulações para aplicação na face, colo e pescoço. Os princípios ativos incorporados poderão ser medicamentosos ou cosméticos.

13. Licor de Hoffmann, Éter Alcoolizado (Formulário Nacional)

Componentes	Quantidade
Éter Etílico	35 ml
Álcool Etílico 96 °GL	qsp 100 ml

Preparação: em capela de exaustão, adicionar o álcool ao éter etílico, homogeneizar e filtrar.

Obs.: é usado como veículo em formulações para acne, alopecia e micoses. Também é usado para desengordurar a pele e remover fitas adesivas.

5. Pomadas

1. Pomada Base - 100 g

Componentes	Fase	Quantidade	Função
Lanolina Anidra	1	30 g	veículo
Vaselina Sólida	1	qsp 100 g	veículo
Butil-hidroxitolueno (BHT)	2	0,02 g	antioxidante

Preparação: misturar a lanolina e a vaselina em temperatura ambiente. Adicionar o BHT previamente solubilizado em pequena quantidade de vaselina líquida. Homogeneizar completamente.

2. Pomada de Vaselina - 100 g

Componentes	Fase	Quantidade	Função
Vaselina Líquida	1	30 g	veículo
Vaselina Sólida	1	qsp 100 g	veículo
Butil-hidroxitolueno (BHT)	2	0,02 g	antioxidante

Preparação: misturar a vaselina sólida e a vaselina líquida em temperatura ambiente. Adicionar o BHT previamente solubilizado em pequena quantidade de vaselina líquida. Homogeneizar completamente.

3. Pomada PEG - 100 g

Componentes	Nome Comercial	Fase	Quantidade	Função
Polietilenoglicol 400	Carbowax® 400	1	49,99 g	veículo
Polietilenoglicol 4.000	Carbowax® 4.000	1	49,99 g	veículo
Butil-hidroxitolueno (BHT)		2	0,02 g	antioxidante

Preparação: fundir o Carbowax 400 e o Carbowax 4.000 em banho-maria. Adicionar o BHT previamente solubilizado em pequena quantidade de vaselina líquida. Resfriar com cuidado e agitando sempre para o produto não endurecer rapidamente.

4. Pomada PEG com Propilenoglicol (Formulário Nacional) - 100 g

Componentes	Nome Comercial	Fase	Quantidade	Função
Polietilenoglicol 400	Carbowax® 400	1	33,33 g	veículo
Polietilenoglicol 4.000	Carbowax® 4.000	1	33,33 g	veículo
Propilenoglicol		1	33,33 g	umectante
Butil-hidroxitolueno (BHT)		2	0,02 g	antioxidante

Preparação: fundir o Carbowax 400 e o Carbowax 4.000 em banho-maria. Adicionar o propilenoglicol e o BHT previamente solubilizado em pequena quantidade de vaselina líquida. Resfriar com cuidado e agitando sempre para o produto não endurecer rapidamente.

Características: pomada hidrossolúvel, não oclusiva, de fácil remoção das roupas e menos gordurosa que outras pomadas. Pode retirar água do estrato córneo e por isso não é indicada em pacientes com queimaduras extensas. Não é indicada a adição de grande quantidade de água, sendo mais frequentemente utilizada para incorporação de substâncias sólidas.

Obs.: pode-se acrescentar álcool cetílico a 1% para melhorar as características de espalhamento da pomada.

5. Petrolato Hidrofílico (Formulário Nacional) - 100 g

Componentes	Quantidade	Função
Colesterol	3 g	emulsionante
Álcool Esteraílico	3 g	espessante
Cera Branca de Abelha	8 g	espessante
Vaselina Sólida	qsp 100 g	veículo

Preparação: fundir o álcool estearílico, a cera branca e a vaselina sólida a 75°C. Adicionar o colesterol, retirar do aquecimento e agitar até solidificação.

Características: essa pomada é considerada uma base de absorção por possuir a capacidade de absorver água adicional. Sua característica é oleosa e é de difícil remoção das roupas. A capacidade emulsionante da formulação deve-se ao colesterol.

6. Pomada Anorretal - 100 g

Componentes	Nome Comercial	Fase	Quantidade	Função
Mistura de Álcool Cetoestearílico e Alquil Sulfato de Sódio	Lanette® WB	1	15 g	emulsionante
Lanolina Anidra		1	45 g	umectante
Vaselina Líquida		1	20 g	umectante
Propilparabeno	Nipasol®	1	0,15 g	preservante
Metilparabeno	Nipagim®	2	0,05 g	preservante
Água Deionizada		2	qsp 100 g	veículo
Imidazolidinil Ureia	Germall® 115	3	0,1 g	preservante

Preparação: aquecer separadamente a fase 1 e a fase 2 a 75 - 80°C. Verter a fase 2 sobre a fase 1 e agitar moderadamente até completa homogeneização. Diminuir a velocidade de agitação para lenta até a mistura alcançar a temperatura de 40 - 45°C. Adicionar o Germall previamente solubilizado em pequena quantidade de água e homogeneizar completamente.

7. Cerato Labial - 100 g

Componentes	Nome Comercial	Fase	Quantidade	Função
Manteiga de Murumuru		1	10 g	hidratante e emoliente
Manteiga de Cacau		1	20 g	emoliente
Manteiga de Karité		1	3 g	emoliente
Lanolina	Medilan®	1	5 g	umectante
Palmitato de Cetila, Palmitato de Sorbitano, Olivato de Sorbitano	Oliwax®	1	5 g	espessante
Álcool Cetoestearílico / Monoestearato de Sorbitano Etoxilado (20 moles OE)	Polawax®	1	4 g	emulsionante e espessante
Metilparabeno	Nipagim®	1	0,1 g	preservante
Propilparabeno	Nipasol®	1	0,05 g	preservante
Butil-hidroxitolueno (BHT)		1	0,05 g	antioxidante
Óleo de Girassol		1	qsp 100 g	veículo e umectante
Essência		2	qs	

Preparação: misturar os componentes da fase 1 e aquecer até 75°C, sob agitação lenta e constante. Manter a temperatura e a agitação por 10 minutos. Iniciar o resfriamento do produto sob agitação lenta até 40°C. Adicionar a fase 2 e agitar lentamente até completa homogeneização do produto.

Características: produto com aspecto ceroso e coloração levemente amarelada.

6. Pastas e Máscaras

1. Pasta Básica para Ácido Tricloroacético - 100 g

Componentes	Nome Comercial	Fase	Quantidade	Função
Glicerina		1	7 g	umectante
Metilparabeno	Nipagim®	1	0,3 g	preservante
Água Deionizada		1	qsp 100 g	veículo
Silicato de Alumínio e Magnésio	Veegum® Ultra	2	18 g	dispersante
Óxido de Zinco		3	3 g	protetora

Preparação: aquecer a fase 1 a 80°C e dispersar o Veegum Ultra, com agitação constante. Adicionar o óxido de zinco e homogeneizar.

2. Máscara Plástica Removível (*Peel Off*) - 100 g

Componentes	Nome Comercial	Fase	Quantidade	Função
Água Deionizada		1	30 g	veículo
Álcool Polivinílico	Mowiol® 40/88	1	12 g	espessante
Álcool Etílico		2	10 g	solubilizante
Glicerina		2	5 g	umectante
Água Deionizada		3	qsp 100 g	veículo
Parabenos e Fenoxietanol	Phenova®	4	1 g	preservante

Preparação: aquecer a fase 1 a 75°C. Levar a mistura ao agitador e adicionar as fases seguintes sempre agitando moderadamente. Permanecer agitando por 5 minutos.

Características: produto de média viscosidade, transparente, amarelado.

Obs.: aplicar na face e deixar por 20 minutos. Retirar puxando por uma das extremidades.

3. Base para Máscara Adstringente - 100 g

Componentes	Fase	Quantidade	Função
Talco Neutro	1	8 g	veículo
Caulim	1	8 g	veículo
Óxido de Zinco	1	6 g	veículo
Glicerina	2	22,5 g	umectante
Creme Polawax	3	qsp 100 g	veículo

Preparação: misturar os componentes da fase 1. Adicionar a fase 2 e homogeneizar completamente. Adicionar a fase 3 e homogeneizar completamente.

Características: máscara de alta viscosidade e coloração branca.

Obs.: esta máscara facial base é indicada para peles mistas, oleosas e acneicas, com ação secativa, adstringente e refrescante. Aplicar uma camada sobre a pele e remover, após 15 ou 20 minutos, com água fria.

7. Xampus

1. Xampu Base para Cabelos Normais - 100 g

Componentes	Nome Comercial	Fase	Quantidade	Função
Imidazolidinil Ureia	Germall® 115	1	0,3 g	preservante
Água Deionizada		1	50 g	veículo
Álcool Laurílico Etoxilado (2 moles OE)	Dehydol® CD2	2	0,75 g	tensoativo não iônico
Lauril Poliglicosídeo	Plantaren® 1200	2	3,6 g	tensoativo
Acetamida MEA	Incromectant® AMEA 75	2	0,75 g	suavizante
Dioleato de Metilglicose Etoxilada (120 moles OE)	Glucamate® DOE 120	2	2 g	espessante e suavizante
Cocoato de Glicerina Etoxilado (7 moles OE)	Polymol® HE	2	1 g	sobre-engordurante
Metilparabeno	Nipagim®	3	0,1 g	preservante
Propilparabeno	Nipasol®	3	0,05 g	preservante
Água Deionizada		3	5 g	solubilizante
EDTA Dissódico		3	0,05 g	quelante
Cocoamidopropilbetaína	Dehyton® KB	4	3 g	co-tensoativo
Associação de Lauril Sulfato de Amônio e Lauril Éter Sulfato de Amônio	Texapon® AM	4	15 g	tensoativo aniônico
Lauril Éter Sulfato de Sódio	Texapon® HBN, Alkopon® N	4	15 g	tensoativo
Solução de Ácido Cítrico a 10%		5	qs	acidulante
Água Deionizada		5	qsp 100 g	veículo

Preparação: solubilizar a fase 1 e reservar. Misturar, com agitação lenta e constante, os componentes da fase 2 na sequência indicada e aquecer a 60°C, até completa liquefação. Aquecer separadamente a fase 3 até completa solubilização e verter com agitação lenta e constante sobre a fase 4, previamente homogeneizada. Resfriar mantendo a agitação e adicionar a fase 2. Adicionar a fase 1 em temperatura ambiente. Ajustar o pH com ácido cítrico entre 6 e 6,5.

Características: xampu transparente com alto poder espumógeno e viscosidade média.

2. Xampu Base para Cabelos Secos - 100 g

Componentes	Nome Comercial	Fase	Quantidade	Função
EDTA Dissódico		1	0,05 g	quelante
Metilparabeno	Nipagim®	1	0,1 g	preservante
Propilparabeno	Nipasol®	1	0,05 g	preservante
Água Deionizada		1	25 g	veículo
Álcool Laurílico Etoxilado (2 moles OE)	Dehydol® CD2	2	0,75 g	tensoativo
Lauril Poliglicosídeo	Plantaren® 1200	2	3,6 g	tensoativo
Butil-hidroxitolueno (BHT)		2	0,05 g	antioxidante
Álcool de Lanolina Acetilado	Crodalan® LA	2	0,25 g	emoliente
Monoestearato de Etilenoglicol	Cithrol® EGMS	2	0,75 g	perolizante
Dioleato de Metilglicose Etoxilada (120 moles OE)	Glucamate® DOE 120	2	1 g	espessante e suavizante
Cocoato de Glicerina Etoxilado (7 moles OE)	Polymol® HE	2	1 g	sobre-engordurante
Lauril Éter Sulfato de Sódio	Texapon® HBN, Alkopon® N	2	13 g	tensoativo
Cocoamidopropilbetaína	Dehyton® KB	3	4 g	co-tensoativo
Associação de Lauril Sulfato de Amônio e Lauril Éter Sulfato de Amônio	Texapon® AM	3	12,8 g	tensoativo aniônico
Água Deionizada		4	35 g	veículo
Imidazolidinil Ureia	Germall® 115	4	0,2 g	preservante
Acetamida MEA	Incromectant® AMEA 75	5	1 g	suavizante
Solução de Ácido Cítrico a 10%		6	qs	acidulante
Água Deionizada		6	qsp 100 g	veículo

Preparação: aquecer a fase 1 a 60°C com agitação lenta e constante. Adicionar a fase 2 com agitação, na ordem indicada. Adicionar a fase 3 e iniciar o resfriamento. Quando a mistura atingir a temperatura de 40°C, adicionar a fase 4, homogeneizar e adicionar a fase 5. Ajustar o pH com ácido cítrico entre 6 e 6,5.

Características: xampu levemente perolizado, com alto poder espumógeno e viscosidade média.

3. Xampu Base para Cabelos Oleosos - 100 g

Componentes	Nome Comercial	Fase	Quantidade	Função
Imidazolidinil Ureia	Germall® 115	1	0,2 g	preservante
Água Deionizada		1	45 g	veículo
Acetamida MEA	Incromectant® AMEA 75	2	0,5 g	suavizante
Condensado de Hidrolisado de Proteína e Ácido Abiético, Sal de Trietanolamina.	Lamepon® PATR	2	3 g	tensoativo
Lauril Poliglicosídeo	Plantaren® 1200	2	6 g	tensoativo
Dioleato de Metilglicose Etoxilada (120 moles OE)	Glucamate® DOE 120	2	2,3 g	espessante e suavizante
Metilparabeno	Nipagim®	3	0,1 g	preservante
Propilparabeno	Nipasol®	3	0,05 g	preservante
Água Deionizada		3	8 g	solubilizante
EDTA Dissódico		3	0,05 g	quelante
Cocoamidopropilbetaína	Dehyton® KB	4	3 g	co-tensoativo
Associação de Lauril Sulfato de Amônio e Lauril Éter Sulfato de Amônio	Texapon® AM	4	14,4 g	tensoativo aniônico
Lauril Éter Sulfato de Sódio	Texapon® HBN, Alkopon® N	4	15 g	tensoativo
Solução de Ácido Cítrico a 10%		5	qs	acidulante
Água Deionizada		5	qsp 100 g	veículo

Preparação: solubilizar a fase 1 e reservar. Misturar com agitação lenta e constante os componentes da fase 2 na sequência indicada e aquecer a 60°C, até completa liquefação. Aquecer separadamente a fase 3 até completa solubilização e verter com agitação lenta e constante sobre a fase 4, previamente homogeneizada. Resfriar mantendo a agitação e adicionar a fase 2. Adicionar a fase 1 em temperatura ambiente. Ajustar o pH com ácido cítrico entre 6 e 6,5.

Características: xampu transparente com alto poder espumógeno e viscosidade média.

4. Xampu Base Perolado - 100 g

Componentes	Nome Comercial	Fase	Quantidade	Função
Dietanolamida de Ácido Graxo de Coco	Comperlan® KD, Alkolan® PK 2H	1	5 g	sobre-engordurante
Lauril Éter Sulfossuccinato Sódio		1	20 g	tensoativo
Mono/Diestearato de Etilenoglicol com surfactantes	Genapol® EGL	1	20 g	tensoativo perolizante
Parabenos e Fenoxietanol	Phenova®	2	0,3 g	preservante
Água Deionizada		2	qsp 100 g	veículo
Solução de Cloreto de Sódio a 10%		3	qs	ajuste da viscosidade

Preparação: misturar os componentes da fase 1 em temperatura ambiente. Homogeneizar a fase 2 e vertê-la sobre a fase 1 com agitação lenta e constante, homogeneizando completamente. Ajustar a viscosidade com o cloreto de sódio.

Características: xampu perolado, branco, pH entre 5,5 e 5,6.

5. Xampu Base para Cabelos Danificados - 100 g

Componentes	Nome Comercial	Fase	Quantidade	Função
EDTA Dissódico		1	0,05 g	quelante
Metilparabeno	Nipagim®	1	0,1 g	preservante
Propilparabeno	Nipasol®	1	0,05 g	preservante
Butil-hidroxitolueno (BHT)		1	0,05 g	antioxidante
Água Deionizada		1	20 g	veículo
Álcool Laurílico Etoxilado (2 moles OE)	Dehydol® CD2	2	0,75 g	tensoativo
Lauril Poliglicosídeo	Plantaren® 1200	2	4 g	tensoativo
Monoestearato de Etilenoglicol	Cithrol® EGMS	2	0,75 g	perolizante
Dioleato de Metilglicose Etoxilada (120 moles OE)	Glucamate® DOE 120	2	1 g	espessante e suavizante
Monolaurato de Sorbitano Etoxilado (80 moles OE)	Tween® 327	3	1 g	co-tensoativo não iônico
Lauril Éter Sulfato de Sódio	Texapon® HBN, Alkopon® N	3	13 g	tensoativo
Cocoamidopropilbetaína	Dehyton® KB	3	4 g	co-tensoativo
Associação de Lauril Sulfato de Amônio e Lauril Éter Sulfato de Amônio	Texapon® AM	3	12 g	tensoativo suave / pH ácido
Cocoato de Glicerina Etoxilado (7 moles de Óxido de Etileno)	Polymol® HE	3	1 g	sobre-engordurante
Água Deionizada		4	35 g	veículo
Imidazolidinil Ureia	Germall® 115	4	0,3 g	preservante
Lauril Diamônio Hidróxi Propil Hidrolisado de Colágeno	Lamequart® L	5	2 g	condicionador
Acetamida MEA	Incromectant® AMEA 75	5	1 g	suavizante
Amodimeticone Fluido	Silicone DC® Q2 8220	5	1 g	formador de filme
Solução de Ácido Cítrico a 10%		6	qs	acidulante
Água Deionizada		6	qsp 100 g	veículo

Preparação: aquecer a fase 1 até completa solubilização e reservar. Misturar, com agitação lenta e constante, os componentes da fase 2 na sequência indicada e aquecer a 60°C, até completa solubilização. Misturar os componentes da fase 3 e verter sobre a fase 2. Homogeneizar com agitação lenta e constante. Solubilizar o germall na água e adicionar à mistura quando esta atingir a temperatura de 40°C. Adicionar em seguida os componentes da fase 5 na sequência indicada, homogeneizando a cada adição. Ajustar o pH com ácido cítrico entre 4 e 4,5.

Características: xampu perolado e viscoso.

Obs.: veículo indicado para cabelos danificados por tratamentos químicos.

6. Xampu Base Infantil - 100 g

Componentes	Nome Comercial	Fase	Quantidade	Função
Dioleato de Metilglicose Etoxilada (120 moles OE)	Glucamate® DOE 120	1	1 g	espessante e suavizante
EDTA Dissódico		1	0,05 g	quelante
Metilparabeno	Nipagim®	1	0,15 g	preservante
Água Deionizada		1	60 g	veículo
Lauril Éter Sulfato de Amônio / Lauril Sulfato de Amônio	Genapol® NH	2	12 g	tensoativo
Lauril Éter Sulfato de Sódio 70%	Genapol® LRO	2	8 g	tensoativo
Cocoanfoacetato de Sódio	Dehyton® G	2	4 g	co-tensoativo suave
Lauril Poliglicosídeo	Plantaren® 1200	3	6 g	tensoativo
Álcool Laurílico Etoxilado (2 moles OE)	Dehydol® CD 2	3	0,75 g	tensoativo
Imidazolidinil Ureia	Germall® 115	4	0,1 g	preservante
Água Deionizada		4	5 g	solubilizante
Solução de Ácido Cítrico a 10%		5	qs	acidulante
Água Deionizada		5	qsp 100 g	veículo

Preparação: solubilizar a fase 1 a 70°C. Esfriar a 40°C, com agitação lenta e constante, acrescentar a fase 2 e homogeneizar. Solubilizar a fase 3 a 40°C com pequena quantidade de água e adicioná-la a mistura anterior. Adicionar o Germall previamente solubilizado em pequena quantidade de água e homogeneizar completamente. Ajustar o pH com ácido cítrico entre 5,5 e 6,5.

Características: xampu transparente e viscoso.

7. Xampu Base para Cabelos Seborreicos - 100 g

Componentes	Nome Comercial	Fase	Quantidade	Função
Lauril Éter Sulfato de Amônio / Lauril Sulfato de Amônio	Genapol® NH	1	10 g	tensoativo
Cocoamidopropilbetaína	Dehyton® KB	1	3 g	co-tensoativo
Lauril Sulfato de Trietanolamina	Texapon® TB	1	20 g	tensoativo
Lanolina Etoxilada 50%	Solan® 50	1	0,3 g	emoliente
Dietanolamida de Ácido Graxo de Coco	Comperlan® KD, Alkolan® PK 2H	2	3 g	sobre-engordurante
Parabenos e Fenoxietanol	Phenova®	3	0,3 g	preservante
Água Deionizada		3	qsp 100 g	veículo
Solução de Ácido Cítrico a 10%		4	qs	acidulante
Solução de Cloreto de Sódio a 10%		5	qs	ajuste de viscosidade

Preparação: misturar os componentes da fase 1 em temperatura ambiente, com agitação moderada, e adicionar o Comperlan KD. Homogeneizar a fase 3 e verter sobre a mistura anterior com agitação lenta e constante. Ajustar o pH com ácido cítrico entre 5,5 e 6,5. Ajustar a viscosidade com o cloreto de sódio.

Características: xampu transparente com viscosidade média e altamente espumógeno.

8. Xampu Base Antirresíduo - 100 g

Componentes	Nome Comercial	Fase	Quantidade	Função
PEG-12 Dimeticone	DC® fluido 193	1	1,5 g	antiestático
Lauril Éter Sulfato de Sódio	Genapol® LRO	1	33 g	tensoativo
Dietanolamida de Ácido Graxo de Coco	Comperlan® KD, Alkolan® PK 2H	1	3,5 g	sobre-engordurante
Cocoamidopropilbetaína	Dehyton® KB	1	3,5 g	co-tensoativo
Parabenos e Fenoxietanol	Phenova®	2	0,3 g	preservante
Água Deionizada		4	qsp 100 g	veículo
Solução de Ácido Cítrico a 10%		3	qs	acidulante
Solução de Cloreto de Sódio a 10%		4	qs	ajuste de viscosidade

Preparação: misturar os componentes da fase 1 em temperatura ambiente, com agitação moderada. Homogeneizar a fase 2 e adicionar à mistura anterior. Ajustar o pH com ácido cítrico entre 5,5 e 6,5. Ajustar a viscosidade com o cloreto de sódio.

Características: xampu levemente turvo.

Obs.: formulação suave para retirar os resíduos deixados por outros produtos nos cabelos, sem ressecá-los.

9. Xampu Base Amida *Free* - 100 g

Componentes	Nome Comercial	Fase	Quantidade	Função
EDTA Dissódico		1	0,05 g	quelante
Parabenos e Fenoxietanol	Phenova®	1	0,3 g	preservante
Água Deionizada		1	40 g	veículo
Lauril Éter Sulfato de Sódio	Texapon® HBN, Alkopon® N	2	18 g	tensoativo
Monolaurato de Sorbitano Etoxilado (80 moles OE)	Tween® 327	2	1 g	tensoativo
Cocoamidopropilbetaína	Dehyton® KB	2	4 g	co-tensoativo
Lauril Poliglicosídeo	Plantaren® 1200	3	3,6 g	tensoativo
Dioleato de Metilglicose Etoxilada (120 moles OE)	Glucamate® DOE 120	3	2 g	espessante e suavizante
Água Deionizada		3	5 g	solubilizante
Álcool Laurílico Etoxilado (2 moles OE)	Dehydol® CD 2	4	0,75 g	tensoativo
Água Deionizada		5	qsp 100 g	veículo
Solução de Ácido Cítrico a 10%		5	qs	acidulante

Preparação: homogeneizar a fase 1 em temperatura ambiente, adicionar a fase 2 à mistura anterior e homogeneizar. Solubilizar a fase 3 a 50°C e adicioná-la a mistura anterior. Adicionar o Dehydol e homogeneizar completamente. Adicionar os demais componente da fórmula e homogeneizar. Ajustar o pH com ácido cítrico entre 6 e 7.

Característica: xampu transparente com viscosidade média.

10. Xampu Base Condicionador (2 em 1) - 100 g

Componentes	Nome Comercial	Fase	Quantidade	Função
Poliquatérnio 10	Polymer JR® 30M	1	0,25 g	antiestático
Goma Guar Quaternizada	Cosmédia® Guar	1	0,25 g	condicionador
Água Deionizada		1	25 g	veículo
Solução de Hidróxido de Sódio a 25%		2	0,25 g	alcalinizante
Álcool Laurílico Etoxilado (2 moles OE)	Dehydol® CD2	3	0,75 g	hidratante
Lauril Poliglicosídeo	Plantaren® 1200	3	4 g	tensoativo
Cocoamidopropilbetaína	Dehyton® KB	3	4 g	co-tensoativo
Monoestearato de Etilenoglicol	Cithrol® EGMS	3	0,75 g	perolizante
Dioleato de Metilglicose Etoxilada (120 moles OE)	Glucamate® DOE 120	3	2 g	espessante e suavizante
Lauril Éter Sulfato de Sódio	Texapon® HBN, Alkopon® N	3	13 g	tensoativo
Imidazolidinil Ureia	Germall® 115	4	0,2 g	preservante
Água Deionizada		7	qsp 100 g	veículo
Associação de Lauril Sulfato de Amônio e Lauril Éter Sulfato de Amônio	Texapon® AM	5	12,8 g	tensoativo aniônico
Acetamida MEA	Incromectant® AMEA 75	5	1 g	suavizante
Cocoato de Glicerina Etoxilado (7 moles OE)	Polymol® HE	5	0,5 g	sobre-engordurante
PEG/PPG-18/18 Dimeticone	Silicone DC® 190	5	1 g	formador de filme
Metilparabeno	Nipagim®	6	0,1 g	preservante
Propilparabeno	Nipasol®	6	0,05 g	preservante
EDTA Dissódico		6	0,05 g	quelante
Solução de Ácido Cítrico a 10%		7	qs	acidulante

Preparação: misturar o poliquatérnio em água e adicionar em seguida a goma guar. Aquecer a mistura a 70 - 75°C, adicionar a fase 2 e homogeneizar. Adicionar os componentes da fase 3 e homogeneizar. Esfriar a 40°C e adicionar a fase 4, previamente solubilizada, à mistura anterior e, em seguida, a fase 5 e homogeneizar. Adicionar a fase 6 previamente solubilizada a 60°C e homogeneizar. Ajustar o pH com ácido cítrico entre 6 e 6,5.

Características: xampu turvo esbranquiçado.

11. Xampu Base Texapon - 100 g

Componentes	Nome Comercial	Fase	Quantidade	Função
Dioleato de Metilglicose Etoxilada (120 moles OE)	Glucamate® DOE 120	1	0,5 g	espessante e suavizante
Propilenoglicol		1	3 g	umectante
Água Deionizada		1	26 g	veículo
Dietanolamida de Ácido Graxo de Coco	Comperlan® KD, Alkolan® PK 2H	2	5 g	sobre-engordurante
Lauril Sulfato de Trietanolamina	Texapon® TB	2	10 g	tensoativo
Lauril Éter Sulfato de Sódio	Texapon® HBN, Alkopon® N	2	50 g	tensoativo
Mistura de Isotiazolinonas	Kathon® CG	2	0,05 g	preservante
Água Deionizada		4	qsp 100 g	veículo
Solução de Ácido Cítrico a 10%		3	qs	acidulante
Solução de Cloreto de Sódio a 10%		4	qs	ajuste de viscosidade

Preparação: solubilizar a fase 1 a 60°C e resfriar à temperatura ambiente. Verter a fase 2 sobre a fase 1 e agitar até completa homogeneização. Ajustar o pH com ácido cítrico entre 6 e 7. Ajustar a viscosidade com a solução de cloreto de sódio.

Características: xampu transparente de coloração amarelada.

12. Xampu Base com Sorbitol - 100 g

Componentes	Nome Comercial	Fase	Quantidade	Função
Parabenos e Fenoxietanol	Phenova®	1	0,3 g	preservante
Água Deionizada		1	15 g	veículo
Lauril Éter Sulfato de Sódio 70%	Genapol® LRO	2	60 g	tensoativo
Sorbitol 70%		2	20 g	umectante
Água Deionizada		3	qsp 100 g	veículo
Solução de Ácido Cítrico a 10%		3	qs	acidulante
Solução de Cloreto de Sódio a 10%		4	qs	ajuste de viscosidade

Preparação: homogeneizar, separadamente, as fases 1 e 2 em temperatura ambiente. Verter a fase 2 sobre a fase 1 e agitar até completa homogeneização. Com agitação lenta adicionar a fase 3 e homogeneizar completamente. Ajustar o pH com ácido cítrico entre 6 e 7. Ajustar a viscosidade com a solução de cloreto de sódio.

Características: xampu transparente de coloração amarelada.

13. Xampu Base para Princípios Ativos que Ressecam os Cabelos - 100 g

Componentes	Nome Comercial	Fase	Quantidade	Função
Dioleato de Metilglicose Etoxilada (120 moles OE)	Glucamate® DOE 120	1	0,5 g	espessante e suavizante
Água Deionizada		4	qsp 100 g	veículo
Dietanolamida de Ácido Graxo de Coco	Comperlan® KD, Alkolan® PK 2H	2	2,5 g	sobre-engordurante
Mono/Diestearato de Etilenoglicol com surfactantes	Genapol® EGL	2	3,3 g	tensoativo perolizante
Cocoanfoacetato de Sódio	Dehyton® G	2	5 g	co-tensoativo suave
Sulfossuccinatos e Álcoois Graxos Etoxilados e Sulfatados	Texapon® SBN	2	20 g	tensoativo compatível com a mucosa
Lanolina Etoxilada	Solan® 50	2	1 g	emoliente
Mistura de Isotiazolinonas	Kathon® CG	2	0,05 g	preservante
Ciclopentasiloxano	Silicone® DC 245	2	2 g	formador de filme
Solução de Ácido Cítrico a 10%		3	qs	acidulante
Solução de Cloreto de Sódio a 10%		4	qs	ajuste de viscosidade

Preparação: solubilizar a fase 1 a 60°C e resfriar à temperatura ambiente. Adicionar os 2 componentes da fase 2 na sequência e homogeneizar. Ajustar o pH com ácido cítrico entre 6 e 7. Ajustar a viscosidade com a solução de cloreto de sódio.

Características: xampu perolado de coloração amarelada.

14. Xampu Base para Piroctona Olamina - 100 g

Componentes	Nome Comercial	Fase	Quantidade	Função
Metilparabeno	Nipagim®	1	0,1 g	preservante
Propilparabeno	Nipasol®	1	0,05 g	preservante
Água Deionizada		1	qsp 100 g	veículo
Imidazolidinil Ureia	Germall® 115	2	0,15 g	preservante
Lauril Éter Sulfato de Sódio	Texapon® HBN, Alkopon® N	3	15 g	tensoativo
Cocoamidopropilbetaína	Dehyton® KB	3	4 g	co-tensoativo
Dietanolamida de Ácido Graxo de Coco	Comperlan® KD, Alkolan® PK 2H	3	2,5 g	sobre-engordurante
Trietanolamina		4	qs	alcalinizante
Solução de Cloreto de Sódio a 10%		5	qs	ajuste de viscosidade

Preparação: solubilizar a fase 1 a 60°C e resfriar a temperatura ambiente. Adicionar as fases 2 e 3 homogeneizando a cada adição. Ajustar o pH com trietanolamina entre 7 e 7,5. Ajustar a viscosidade com a solução de cloreto de sódio.

Características: xampu com média viscosidade e levemente amarelado. É um bom veículo para incorporação de princípios ativos de difícil estabilidade.

15. Xampu Base para Sulfeto de Selênio - 100 g

Componentes	Nome Comercial	Fase	Quantidade	Função
Metilparabeno	Nipagim®	1	0,15 g	preservante
Água Deionizada		1	50 g	veículo
Dietanolamida de Ácido Graxo de Coco	Comperlan® KD, Alkolan® PK 2H	2	3 g	sobre-engordurante
Lauril Éter Sulfato de Sódio	Texapon® HBN, Alkopon® N	2	35 g	tensoativo
Lauril Éter Sulfossuccinato Sódio		2	5 g	tensoativo
Água Deionizada		2	qsp 100 g	veículo
Ácido Cítrico		3	0,1 g	acidulante
Solução de Cloreto de Sódio a 10%		4	qs	ajuste de viscosidade

Preparação: aquecer a fase 1 até completa solubilização e resfriar a temperatura ambiente. Verter a fase 2 sobre a fase 1 e homogeneizar. Ajustar o pH com ácido cítrico entre 6 e 7. Ajustar a viscosidade com a solução de cloreto de sódio.

Características: xampu transparente de coloração amarelada.

Obs.: pessoas com cabelos grisalhos, claros ou descoloridos devem evitar o uso do sulfeto de selênio (altera a coloração dos cabelos).

16. Xampu Base para Cetoconazol - 100 g

Componentes	Nome Comercial	Fase	Quantidade	Função
Dioleato de Metilglicose Etoxilada (120 moles OE)	Glucamate® DOE 120	1	0,75 g	espessante e suavizante
Metilparabeno	Nipagim®	1	0,2 g	preservante
Água Deionizada		1	45 g	veículo
Dietanolamida de Ácido Graxo de Coco	Comperlan® KD, Alkolan® PK 2H	2	2 g	sobre-engordurante
Lauril Sulfato de Trietanolamina	Texapon® TB	2	5 g	tensoativo
Lauril Éter Sulfato de Sódio	Texapon® HBN, Alkopon® N	2	35 g	tensoativo
Glicerina		2	2 g	umectante
Lanolina Etoxilada	Solan® 50	2	1 g	emoliente
Água Deionizada		4	qsp 100 g	veículo
Solução de Ácido Cítrico a 10		3	qs	acidulante
Solução de Cloreto de Sódio a 10%		4	qs	espessante

Preparação: solubilizar a fase 1 a 70°C. Resfriar a temperatura ambiente e adicionar a fase 2 e homogeneizar. Ajustar o pH com ácido cítrico entre 7 e 7,5. Ajustar a viscosidade com a solução de cloreto de sódio.

Característica: xampu transparente, com viscosidade média e excelente poder espumógeno.

8. Condicionadores

1. Creme Capilar (cabelos danificados) - 100 g

Componentes	Nome Comercial	Fase	Quantidade	Função
Base autoemulsionante	Croda Base® CR-2	1	10 g	emulsionante
Vaselina Líquida		1	2 g	umectante
Cloreto de Cetrimônio	Dehyquart® A	1	1,5 g	tensoativo
Propilparabeno	Nipasol®	2	0,1 g	preservante
Metilparabeno	Nipagim®	2	0,2 g	preservante
Água Deionizada		2	79 g	veículo
Imidazolidinil Ureia	Germall® 115	3	0,1 g	preservante
Água Deionizada		3	qsp 100 g	veículo

Preparação: aquecer separadamente a fase 1 e a fase 2 a 75°C. Verter a fase 2 sobre a fase 1 e agitar em velocidade moderada até completa homogeneização. Resfriar a 40°C e adicionar o Germall previamente solubilizado, homogeneizando completamente.

Características: creme branco com alta viscosidade e pH entre 4 e 4,5.

Obs.: é usado em formulações para tratamento capilar com auxílio de aquecimento (touca térmica ou toalha quente).

2. Condicionador sem Enxágue (*Leave On*) para Cabelos Normais - 100 g

Componentes	Nome Comercial	Fase	Quantidade	Função
Metossulfato de Berrentrimônio e Álcool Cetearílico	Incroquat Behenyl® TMS	1	3 g	condicionador
Parabenos e Fenoxietanol	Phenova®	1	0,3 g	preservante
Álcool Cetoestearílico Etoxilado (20 moles OE)	Eumulgin® B2	1	0,3 g	emulsionante
Butil-hidroxitolueno (BHT)		1	0,05 g	antioxidante
Álcool Cetoestearílico	Lanette® O	1	3 g	espessante
Manteiga de Cupuaçu		1	1,5 g	condicionador
EDTA Dissódico		2	0,2 g	quelante
Metilparabeno	Nipagim®	2	0,15 g	preservante
Propilparabeno	Nipasol®	2	0,05 g	preservante
Propilenoglicol		2	3 g	umectante
Água Deionizada		2	qsp 100 g	veículo

Preparação: aquecer separadamente as fases 1 e 2 a 75 - 80°C. Verter lentamente e com agitação vigorosa e constante, a fase 2 sobre a fase 1. Diminuir a velocidade de agitação para lenta e agitar até a mistura alcançar a temperatura ambiente.

Características: emulsão branca, com baixa viscosidade e pH entre 5,5 e 6,5.

Obs.: é usado como base para incorporar extratos vegetais e princípios ativos.

3. Condicionador para Cabelos Secos - 100 g

Componentes	Nome Comercial	Fase	Quantidade	Função
EDTA Dissódico		1	0,05 g	quelante
Metilparabeno	Nipagim®	1	0,1 g	preservante
Propilparabeno	Nipasol®	1	0,05 g	preservante
Água Deionizada		1	45 g	veículo
Álcool de Lanolina Acetilado	Crodalan® LA	2	1 g	emoliente
Álcool Esteárilico		2	1,8 g	espessante
Álcool Cetílico		2	0,8 g	agente de viscosidade
Água Deionizada		3	5 g	solubilizante
Butil-hidroxitolueno (BHT)		3	0,05 g	antioxidante
Cloreto de Cetrimônio	Dehyquart® A	3	2 g	tensoativo
Água Deionizada		4	35 g	veículo
Ciclometicone	Silicone DC® 344	5	1 g	formador de filme
Acetamida MEA	Incromectant® AMEA 75	5	1 g	suavizante
Imidazolidinil Ureia	Germall® 115	6	0,2 g	preservante
Ácido Fosfórico		7	0,01 g	acidulante
Água Deionizada		7	qsp 100 g	veículo

Preparação: aquecer os componentes da fase 1 a 80 - 85°C com agitação constante. Adicionar a fase 2 e, em seguida, a fase 3. Resfriar a 40°C adicionando a fase 4. Homogeneizar completamente, manter a agitação e adicionar a fase 5. Acrescentar a fase 6 previamente solubilizada em pequena quantidade de água, homogeneizar e, se necessário, ajustar o pH com o ácido fosfórico entre 4 e 4,5.

Características: creme translúcido esbranquiçado e viscoso.

4. Condicionador *Oil Free* Transparente para Cabelos Oleosos - 100 g

Componentes	Nome Comercial	Fase	Quantidade	Função
Hidroxietilcelulose	Natrosol® 250 HHR	1	1 g	espessante
EDTA Dissódico		1	0,05 g	quelante
Metilparabeno	Nipagim®	1	0,15 g	preservante
Propilparabeno	Nipasol®	1	0,05 g	preservante
Propilenoglicol		1	3 g	umectante
Água Deionizada		1	90 g	veículo
PEG-12 Dimeticone	Silicone DC® 193	2	1,5 g	formador de filme
Cloreto de Cetrimônio, Álcool Cetílico e Emulsionantes	Genamin® CTAC	2	1,2 g	condicionador
Solução de Ácido Cítrico a 10%		3	qs	acidulante
Água Deionizada		3	qsp 100 g	veículo

Preparação: aquecer a água a 70°C e solubilizar o Nipagim e o EDTA. Dispersar o Natrosol a quente nesta solução. Após formação do gel, adicionar os demais componentes na sequência, em temperatura ambiente e homogeneizar. Ajustar o pH com ácido cítrico entre 5 e 6.

Características: condicionador transparente com viscosidade média. Os excipientes *oil free* recebem essa denominação por serem livres de óleos comedogênicos.

5. Condicionador para Cabelos Oleosos - 100 g

Componentes	Nome Comercial	Fase	Quantidade	Função
Água Deionizada		1	35 g	veículo
Hidroxietilcelulose	Natrosol®	1	0,5 g	espessante
Poliquatérnio 10	Polymer® JR 30M	1	0,5 g	antiestático
Solução de NaOH a 25%		2	0,05 g	alcalinizante
EDTA Dissódico		3	0,05 g	quelante
Poliquatérnio 7	Merquat® 550	4	5 g	antiestático
Imidazolidinil Ureia	Germall® 115	5	0,2 g	preservante
Acetamida MEA	Incromectant® AMEA 75	5	1 g	suavizante
PEG-12 Dimeticone	Silicone DC® 193	5	1 g	formador de filme
Butil-hidroxitolueno (BHT)		6	0,025 g	antioxidante
Álcool de Lanolina Acetilado	Crodalan® LA	6	0,1 g	emoliente
Dioleato de Metilglicose Etoxilada (120 moles OE)	Glucamate® DOE 120	6	0,25 g	espessante e suavizante
Monolaurato de Sorbitano Etoxilado (80 moles OE)	Tween® 327	6	1 g	co-tensoativo não iônico
Metilparabeno	Nipagim®	6	0,1 g	preservante
Propilparabeno	Nipasol®	6	0,05 g	preservante
Cloreto de Cetrimônio	Dehyquart® A	6	2 g	tensoativo
Água Deionizada		6	50 g	veículo
Ácido Fosfórico		7	0,01 g	acidulante
Água Deionizada		7	qsp 100 g	veículo

Preparação: misturar os componentes da fase 1 e deixar em contato até umectação completa. Adicionar na sequência as fases 2, 3, 4 e 5 em temperatura ambiente e homogeneizando a cada adição. Solubilizar os componentes da fase 6 a 60°C e resfriar a temperatura ambiente. Verter esta solução na mistura anterior. Ajustar o pH com o ácido fosfórico, se necessário, entre 4 e 4,5.

Características: condicionador transparente, incolor com média viscosidade.

6. Condicionador para Cabelos Danificados - 100 g

Componentes	Nome Comercial	Fase	Quantidade	Função
EDTA Dissódico		1	0,05 g	quelante
Água Deionizada		1	40 g	veículo
Propilenoglicol		2	3 g	umectante
Metilparabeno	Nipagim®	2	0,2 g	preservante
Propilparabeno	Nipasol®	2	0,1 g	preservante
Álcool Cetoestearílico 30/70		2	3 g	espessante
Fosfato de Dimeticone Copoliol	Pecosil® PS 100	2	1 g	agente de brilho e condicionamento
Butil-hidroxitolueno (BHT)		2	0,05 g	antioxidante
Água Deionizada		3	5 g	solubilizante
Cloreto de Cetrimônio	Dehyquart® A	3	2 g	antiestático
Água Deionizada		4	qsp 100 g	veículo
Solução de Ácido Cítrico a 10%		5	qs	acidulante

Preparação: aquecer os componentes da fase 1 a 65 - 70°. Aquecer a fase 2 a 65 - 70°. Adicionar a fase 1 sobre a fase 2 e homogeneizar. Misturar os componentes da fase 3, a temperatura ambiente e adicioná-la sobre a mistura 1 + 2 e homogeneizar com agitação lenta e constante até temperatura ambiente. Se necessário, ajustar o pH entre 5,5 e 6 com a solução de ácido cítrico.

Características: produto de média viscosidade, branco a levemente amarelado.

Obs.: produto doador de brilho e penteabilidade aos cabelos danificados.

7. Condicionador para Cabelos Danificados - 100 g

Componentes	Nome Comercial	Fase	Quantidade	Função
Água Deionizada		1	40 g	veículo
EDTA Dissódico		1	0,05 g	quelante
Metilparabeno	Nipagim®	1	0,1 g	preservante
Propilparabeno	Nipasol®	1	0,05 g	preservante
Butil-hidroxitolueno (BHT)		2	0,05 g	antioxidante
Álcool Cetoestearílico Etoxilado (20 moles OE)	Eumulgin® B2	2	0,8 g	emulsionante não iônico
Álcool Esteárilico		2	2,8 g	espessante
Álcool Cetílico		2	1,2 g	espessante
Monoestearato de Glicerila	Cithrol® MEG	2	1 g	co-emulsionante
Água Deionizada		3	5 g	solubilizante
PEG/PPG-18/18 Dimeticone	Silicone DC® 190	3	1 g	formador de filme
Poliquatérnio 7	Merquat® 550	3	2,5 g	antiestático
Cloreto de Cetrimônio	Dehyquart® A	3	2 g	tensoativo
Água Deionizada		4	30 g	veículo
Imidazolidinil Ureia	Germall® 115	4	0,1 g	preservante
Derivado de Proteína (Catiônico)	Lamequart® L	5	2 g	condicionador
Ciclometicone/Dimeticonol/Laureth 4 e 23	Emulsão DC® 1388	6	3 g	formador de filme
Ácido Fosfórico		7	0,01 g	acidulante
Água Deionizada		7	qsp 100 g	veículo

Preparação: aquecer os componentes da fase 1 com agitação constante a 80°C. Aquecer a fase 2, verter sobre a fase 1 e homogeneizar. Adicionar a fase 3, homogeneizar e resfriar a 40°C. Solubilizar a fase 4 e adicionar à mistura. Adicionar as fases 5 e 6, homogeneizar e ajustar o pH, se necessário, com o ácido fosfórico.

Características: creme viscoso, translúcido de coloração branca, pH na faixa de 4 - 4,5.

8. Condicionador Antiestático sem Enxágue (*Anti-Frizz, Leave-On*)

Componentes	Nome Comercial	Fase	Quantidade	Função
Água Deionizada		1	40 g	veículo
EDTA Dissódico		1	0,05 g	quelante
Metilparabeno	Nipagim®	1	0,1 g	preservante
Propilparabeno	Nipasol®	1	0,05 g	preservante
Copolímero de Acrilatos/ Metacrilato de Estearet 20	Aculyn® 22	2	4 g	espessante
Copolímero de Acrilatos	Aculyn® 33	2	1 g	espessante
Copolímero de Acrilatos/ Hidroxiésteres de Acrilatos	Acudyne® 180	3	3 g	resina de fixação
Trietanolamina		3	0,8 g	neutralizante
Glicerina Etoxilada (26 moles OE)	Liponic® EG-1	4	5 g	umectante
Ciclopentasiloxano, Dimeticonol e Dimeticone "*crosspolimer*"	Silicone® DC 9027	4	20 g	proteção térmica
Dimeticone, Lauret 4 e 23	Silicone® DC 1664	5	2 g	redução de volume

Preparação: aquecer a fase 1 até completa solubilização. Em 50% da Água da Fase 1, adicionar o Aculyn 22, Aculyn 33 e homogeneizar. No restante dos 50% da Água da Fase 1 adicionar o Acudyne 180 e a trietanolamina e homogeneizar completamente. Misturar as duas fases anteriores e homogeneizar. Sob forte agitação, incorporar o silicone DC 9027 na mistura anterior e homogeneizar. Diminuir a agitação e adicionar o silicone DC 1664, homogeneizar lentamente.

Características: gel fluido, translúcido e de coloração levemente âmbar; pH na faixa de 5 - 6.

9. Condicionador para Cabelos Frizados ou Étnicos - 100 g

Componentes	Nome Comercial	Fase	Quantidade	Função
Base Autoemulsionante	Paramul®	1	7 g	emulsionante
Óleo de Gérmen de Trigo		1	2 g	emoliente
Trimetilsilanodimeticone	Silicone SF® 1708	1	0,1 g	condicionador
Butil-hidroxitolueno (BHT)		1	0,1 g	antioxidante
Propilenoglicol		1	3 g	umectante
Água Deionizada		2	qsp 100 g	veículo
Cloreto de Cetrimônio	Dehyquart® A	2	4 g	antiestático, tensoativo
Metilparabeno	Nipagim®	2	0,2 g	preservante
Propilparabeno	Nipasol®	2	0,1 g	preservante
Poliquatérnio-22	Merquat® 280	3	3 g	condicionador
Solução de Ácido Cítrico a 10%		4	qs	acidulante

Preparação: aquecer separadamente os componentes da fase 1 e da fase 2 a 65 - 70°. Adicionar a fase 2 sobre a fase 1 e homogeneizar com agitação lenta e constante até a temperatura ambiente. Adicionar a fase 3 e homogeneizar. Se necessário, ajustar o pH entre 5,5 e 6 com a solução de ácido cítrico.

Características: produto de média viscosidade, branco a levemente amarelado.

Obs.: produto para cabelos que necessitam de condicionamento intenso.

10. Condicionador Iluminador para Cabelos Opacos - 100 g

Componentes	Nome Comercial	Fase	Quantidade	Função
EDTA Dissódico		1	0,1 g	quelante
Poliquatérnio 7	Merquat® 550	1	2 g	agente condicionador
Olivato de Cetearet 6	Olivem® 800	1	2 g	emulsionante
Cloreto de Cetrimônio	Sunquart® CT 50	1	2 g	antiestático
Água Deionizada		1	qsp 100 g	veículo
Álcool Cetoestearílico 30/70		2	5 g	espessante
Dimeticone	Belsil® DM 1000	2	1 g	doador de brilho
PCA-Na, Lactato de Sódio e Aminoácidos	Prodew® 500	3	1,5 g	condicionador, hidratante
Queratina Hidrolisada		3	1 g	condicionador, hidratante
Emulsão de Amodimeticone	Belsil® ADM 6057 E	3	3,5 g	condicionador
Metil Cloro Isotiazolinona	Sharomix® MCI	3	0,05 g	preservante
Solução de Ácido Cítrico a 10%		3	qs pH 4,5	acidulante

Preparação: misturar os componentes da fase 1 e aquecer até 75°C. Misturar os componentes da fase 2 e aquecer até 75°C. Adicionar a fase 2 sobre a fase 1 e homogeneizar. Resfriar a 40°C, adicionar a fase 3 e homogeneizar. Adicionar a fase 4 para ajuste do pH na faixa entre 4 e 4,5.

9. Mousse Capilar

1. Mousse Capilar para Incorporação de Princípios Ativos

Componentes	Nome Comercial	Fase	Quantidade	Função
Hidroxietilcelulose	Natrosol® 250 HHR	1	1 g	espessante
Água Deionizada		1	qsp 100 g	veículo
Cocoamidopropilbetaína	Dehyton® KB	2	4 g	co-tensoativo
Cloreto de Cetrimônio	Dehyquart® A	2	0,5 g	antiestático
PEG-12 Dimeticone	Silicone DC® 193	2	1 g	emulsificante
Parabenos e Fenoxietanol	Phenova®	2	0,15 g	

Preparação: aquecer a água a 60°C e adicionar o natrosol aos poucos, com agitação lenta e constante, até completa dissolução. Resfriar a 40°C, adicionar os itens da fase 2 e homogeneizar perfeitamente após cada adição. Envasar em embalagem com válvula Espumadora.

Bases e Veículos para Produtos Farmacêuticos e Cosméticos 715

10. Sabonetes, Espumas e Óleos para Banho

1. Sabonete Líquido Transparente - 100 g

Componentes	Nome Comercial	Fase	Quantidade	Função
Água Deionizada		1	50 g	veículo
Dioleato de Metilglicose Etoxilada (120 moles OE)	Glucamate® DOE 120	1	3 g	espessante e suavizante
EDTA Dissódico		1	0,1 g	quelante
Propilenoglicol		1	3 g	umectante
Metilparabeno	Nipagim®	1	0,15 g	preservante
Propilparabeno	Nipasol®	2	0,05 g	preservante
Monolaurato de Sorbitano Etoxilado (80 moles OE)	Tween® 327	2	2 g	tensoativo
Sulfossuccinatos e Álcoois Graxos Etoxilados e Sulfatados	Texapon® SBN	2	20 g	tensoativo suave
Cocoil Sarcosinato de Sódio	Hamphosyl® C-30	2	2 g	tensoativo e emoliente
Lauril Poliglicosídeo	Plantaren® 1200	2	6 g	tensoativo
Cocoanfoacetato de Sódio	Dehyton® G	2	5 g	co-tensoativo suave
Éster de Ácido Graxo com Poliol	Cetiol® HE	2	1 g	sobre-engordurante
PEG-12 Dimeticone	Silicone DC® 193	2	1 g	formador de filme
Água Deionizada		3	qsp 100 g	veículo
Solução de Ácido Cítrico a 10%		3	qs	acidulante

Preparação: aquecer a água e solubilizar o Glucamate DOE 120. Resfriar a mistura e adicionar os demais componentes da fase 1. Adicionar, com agitação lenta e constante, os componentes da fase 2, na sequência indicada e homogeneizar completamente. Ajustar o pH entre 6 e 6,5 com a solução de ácido cítrico.

Características: líquido transparente, coloração levemente amarelada e viscosidade média.

2. Sabonete Líquido Glicerinado - 100 g

Componentes	Nome Comercial	Fase	Quantidade	Função
Lauril Éter Sulfato de Sódio	Texapon® HBN, Alkopon® N	1	14 g	tensoativo
Dietanolamida de Ácido Graxo de Coco	Comperlan® KD, Alkolan® PK 2H	1	4 g	sobre-engordurante
Água Deionizada		1	60 g	veículo
Cocoamidopropilbetaína	Dehyton® KB	2	3 g	co-tensoativo
Glicerina		2	5 g	umectante
Água Deionizada		3	2 g	solubilizante
Metilparabeno	Nipagim®	3	0,15 g	preservante
Água Deionizada		4	qsp 100 g	veículo
Solução de Ácido Cítrico a 10%		5	qs	acidulante
Solução de Cloreto de Sódio a 10%		6	qs	ajuste de viscosidade

Preparação: Adicionar as fases 1 e 2 na ordem indicada. Aquecer a fase 3 até completa solubilização e acrescentá-la à mistura anterior. Adicionar a fase 4 e homogeneizar lentamente para não formar muita espuma. Ajustar o pH entre 6 e 6,5 com a solução de ácido cítrico e a viscosidade com a solução de cloreto de sódio.

Características: líquido transparente de coloração amarelada e viscosidade média.

Obs.: indicado para higiene de peles sensíveis e do bebê.

3. Sabonete Líquido para Pele Sensível - 100 g

Componentes	Nome Comercial	Fase	Quantidade	Função
EDTA Dissódico		1	0,1 g	quelante
Água Deionizada		1	20 g	veículo
Parabenos e Fenoxietanol	Phenova®	1	0,3 g	preservante
Propilenoglicol		1	3 g	umectante
Dioleato de Metilglicose Etoxilada (120 moles OE)	Glucamate® DOE 120	2	4 g	espessante e suavizante
Água Deionizada		2	30 g	veículo
Éster de Ácido Graxo com Poliol	Cetiol® HE	3	0,5 g	emoliente
Cocoanfoacetato de Sódio	Dehyton® G	3	15 g	co-tensoativo suave
Sulfossuccinatos e Álcoois Graxos Etoxilados e Sulfatados	Texapon® SBN	3	20 g	tensoativo suave
Água Deionizada		3	qsp 100 g	veículo
Solução de Ácido Cítrico a 10%		4	qs	acidulante

Preparação: homogeneizar a fase 1 em temperatura ambiente. Aquecer a fase 2 até completa solubilização, resfriar à temperatura ambiente e adicionar à mistura anterior. Adicionar os demais componente da fórmula e homogeneizar completamente. Ajustar o pH entre 6 e 6,5 com a solução de ácido cítrico.

Características: líquido transparente, de coloração levemente amarelada.

4. Sabonete Líquido para as Mãos - 100 g

Componentes	Nome Comercial	Fase	Quantidade	Função
EDTA Dissódico		1	0,1 g	quelante
Lauril Éter Sulfato de Sódio a 27%	Alkopon® N	1	22 g	tensoativo
Cocoilglutamato de Sódio	Amisoft® ECS 22 SB	1	2 g	tensoativo
Água Deionizada		1	20 g	veículo
Cocoamidopropilbetaína	Alkolan® CP 30 EG	2	2 g	co-tensoativo
Dietanolamida de Ácido Graxo de Coco 90%	Alkolan® PK 2H	2	3 g	espessante, sobre-engordurante
Metil Cloro Isotiazolinona	Sharomix® MCI	2	0,07 g	preservante
Solução de Ácido Cítrico a 10%		3	qs	acidulante
Solução de Cloreto de Sódio a 10%		4	qs	agente de viscosidade

Preparação: misturar os componentes da fase 1 e agitar até completa solubilização. Adicionar os itens da fase 2 sobre a fase 1 e homogeneizar, após cada adição. Adicionar a fase 3 para ajuste do pH entre 6,5 e 7. Adicionar a fase 4 para ajuste da viscosidade.

Características: sabonete líquido transparente e incolor, formulado com tensoativos suaves, com alto poder espumógeno e viscosidade média.

5. Sabonete Cremoso - 100 g

Componentes	Nome Comercial	Fase	Quantidade	Função
Água Deionizada		1	30 g	veículo
Solução de Hidróxido de Sódio 10%		1	0,8 g	alcalinizante
Dietanolamida de Ácido Graxo de Coco	Comperlan® KD, Alkolan® PK 2H	1	5 g	sobre-engordurante
Lauril Éter Sulfato de Sódio	Texapon® HBN, Alkopon® N	1	40 g	tensoativo
Metilparabeno	Nipagim®	1	0,2 g	preservante
Propilparabeno	Nipasol®	1	0,1 g	preservante
Ácido Esteárico		2	8 g	tensoativo
Monoestearato de Glicerila	Cithrol® MEG	2	12 g	co-emulsionante
Imidazolidinil Ureia	Germall® 115	3	0,1 g	preservante
Água Deionizada		3	qsp 100 g	veículo

Preparação: aquecer separadamente as fases 1 e 2 a 80°C. Verter a fase 2 sobre a fase 1 e agitar vigorosamente por 5 a 8 minutos. Diminuir a velocidade de agitação para lenta e resfriar a 40°C. Adicionar a fase 3 previamente solubilizada na água.

Características: emulsão branca de alta viscosidade.

6. Sabonete Gel - 100 g

Componentes	Nome Comercial	Quantidade	Função
Lauril Sulfato de Sódio (pó)		2 g	tensoativo
Propilenoglicol		3 g	umectante
Propilparabeno	Nipasol®	0,1 g	preservante
Glicerina		5 g	umectante
Parabenos e Fenoxietanol	Phenova®	0,3 g	preservante
Solução de Carbômero Ultrez 10 a 2%	Sol. Carbopol® a 2%	89,6 g	veículo
Trietanolamina		qs	alcalinizante

Preparação: solubilizar lentamente o lauril sulfato de sódio, propilenoglicol e propilparabeno, evitando a formação de espuma. Adicionar a glicerina e o Phenova e homogeneizar. Adicionar aos poucos a solução de Carbopol, agitando lentamente até completa homogeneização. Ajustar o pH para 6,5 - 7, com a trietanolamina. Deixar o produto em repouso por pelo menos 24 horas, para que fique totalmente transparente.

Características: gel incolor e praticamente transparente.

Obs.: sabonete ideal para incorporação de princípios ativos para pele acneica e sensível.

7. Sabonete Líquido pH Ácido - 100 g

Componentes	Nome Comercial	Fase	Quantidade	Função
Lauril Poliglicosídeo	Plantarem® 1200	1	5 g	tensoativo
Lauril Éter Sulfato de Sódio, Cocoamidopropilbetaína e Diestearato de Etilenoglicol	Genapol® 1007	2	15 g	tensoativo perolizante
Parabenos e Fenoxietanol	Phenova®	2	0,4 g	preservante
Água Deionizada		3	qsp 100 g	veículo
Solução de Ácido Cítrico a 10%		4	qs	acidulante
Solução de Cloreto de Sódio a 10%		5	qs	ajuste de viscosidade

Preparação: adicionar as fases 1 e 2 na ordem indicada. Adicionar a fase 3 e homogeneizar lentamente para não formar muita espuma. Ajustar o pH para 5,0 com a solução de ácido cítrico e a viscosidade com a solução de cloreto de sódio.

Características: líquido branco ou levemente amarelado, com aspecto perolado e viscosidade média.

Obs.: produto indicado para incorporar princípios ativos ácidos como o ácido glicólico.

8. *Shower Body and Hair* - 100 g

Componentes	Nome Comercial	Fase	Quantidade	Função
EDTA Dissódico		1	0,1 g	quelante
Poliquatérnio 10	Polymer JR® 30M	1	0,2 g	condicionador
Metilparabeno	Nipagim®	1	0,1 g	preservante
Propilparabeno	Nipasol®	1	0,05 g	preservante
Água Deionizada		1	20 g	veículo
Lauril Éter Sulfato de Sódio	Texapon® HBN, Alkopon® N	2	40 g	tensoativo
Cocoamidopropilbetaína	Dehyton® KB	2	10 g	co-tensoativo
Cocoil Glutamato Dissódico	Amisoft® ECS-22SB	2	7 g	tensoativo suave
Álcool Laurílico Etoxilado (2 moles OE)	Dehydol® CD 2	2	2 g	tensoativo perolizante
Cocoato de Glicerila PEG-7	Polymol® HE	2	2 g	emoliente
PCA-Na (50 %)	Ajidew® NL-50	2	2 g	hidratante
Água Deionizada		2	qsp 100 g	veículo
Imidazolidinil Ureia	Germall® 115	3	0,3 g	preservante
Água Deionizada		3	20 g	veículo
Solução de Ácido Cítrico a 10%		4	qs	acidulante

Preparação: misturar os componentes da fase 1 e aquecer a temperatura de 60°C até total solubilização. Resfriar a temperatura ambiente e adicionar os itens da fase 2, homogeneizando bem após cada adição. Solubilizar a fase 3 e adicioná-la a mistura anterior e homogeneizar. Ajustar o pH com a fase 4, entre 5,5 e 6.

Características: formulação para os cabelos e o corpo, com tensoativos suaves, alto poder espumógeno e média viscosidade.

9. Base para Gel de Ducha (*Shower* Gel) - 100 g

Componentes	Nome Comercial	Fase	Quantidade	Função
Diestearato de Metilglicose PEG 20	Glucam® E 20	1	3 g	emulsionante
Carbômero	Carbopol® 2020	1	1 g	espessante
EDTA Dissódico		1	0,05 g	quelante
Parabenos e Fenoxietanol	Phenova®	1	0,3 g	preservante
Propilenoglicol		1	4 g	umectante
Água Destilada		1	50 g	veículo
Lauril Éter Sulfato de Sódio	Texapon® HBN, Alkopon® N	2	15 g	tensoativo
Trietanolamina		3	1,2 g	alcalinizante
Éster de Ácido Graxo com Poliol	Cetiol® HE	4	0,4 g	emoliente
Cocoil Sarcosinato de Sódio	Hamphosyl® C 30	4	3 g	tensoativo e emoliente
Monolaurato de Sorbitano Etoxilado (80 moles OE)	Tween® 327	4	1 g	co-tensoativo
Lauril Poliglicosídeo	Plantaren® 1200	5	4 g	tensoativo
Decil Poliglicosídeo	Plantaren® 2000	5	2 g	tensoativo não iônico
Cocoanfoacetato de Sódio	Dehyton® G	5	2 g	co-tensoativo
Água Deionizada		5	qsp 100 g	veículo

Preparação: dissolver o Phenova em temperatura ambiente, adicionar o restante da fase 1 e homogeneizar. Adicionar as fases seguintes na ordem indicada e homogeneizar completamente.

Características: gel levemente turvo, incolor e com pH entre 6 e 6,5.

10. Espuma de Banho - 100 g

Componentes	Nome Comercial	Fase	Quantidade	Função
EDTA Dissódico		1	0,05 g	quelante
Parabenos e Fenoxietanol	Phenova®	1	0,3 g	preservante
Propilenoglicol		1	3 g	umectante
Água Deionizada		1	25 g	veículo
Dioleato de Metilglicose Etoxilada (120 moles OE)	Glucamate® DOE 120	2	1 g	espessante e suavizante
Água Deionizada		2	10 g	solubilizante
Éster de Ácido Graxo com Poliol	Cetiol® HE	3	2 g	emoliente
Lauril Poliglicosídeo	Plantaren® 1200	3	6 g	tensoativo
Cocoamidopropilbetaína	Dehyton® KB	3	3 g	co-tensoativo
Lauril Éter Sulfato de Sódio 70%	Genapol® LRO	3	25 g	tensoativo
Sulfossuccinatos e Álcoois Graxos Etoxilados e Sulfatados	Texapon® SBN	3	15 g	tensoativo
PEG-60 Glicerídeos de Amêndoas	Crovol® A 70	4	1,5 g	emoliente
Dietanolamida de Ácido Graxo de Babaçu	Comperlan® KDB	6	3 g	tensoativo suave
Água Deionizada		5	qsp 100 g	veículo
Solução de Ácido Cítrico a 10%		5	qs	acidulante

Preparação: homogeneizar a fase 1 a temperatura ambiente. Aquecer a fase 2 até completa solubilização, resfriar à temperatura ambiente e adicionar à mistura anterior. Adicionar os demais componente da fórmula e homogeneizar completamente. Ajustar o pH entre 6,5 e 7 com a solução de ácido cítrico.

Características: produto de baixa viscosidade e coloração amarela.

11. Óleo de Banho Trifásico - 100 g

Componentes	Nome Comercial	Fase	Quantidade	Função
Sorbitol		1	34 g	umectante
Metil Isotiazolinona	Neolone®	1	0,1 g	preservante
Água Deionizada		1	20 g	veículo
Corante Hidrossolúvel		1	qs	corante
Cocoato de Glicerila PEG 7	Glicerox® HE	2	30 g	condicionador
Fragrância		3	qs	essência
Corante Lipossolúvel		3	qs	corante
Óleo Mineral		3	qsp 100 g	veículo

Preparação: homogeneizar cada fase separadamente. Juntar as 3 fases e envasar em embalagem *spray* ou *pump*.

Características: líquido oleoso com 3 fases distintas. Agite antes de usar; pode ser enxaguado ou não.

12. Óleo Cremoso Pós-Banho - 100 g

Componentes	Nome Comercial	Fase	Quantidade	Função
EDTA Dissódico		1	0,1 g	quelante
Poliquatérnio 10	Polymer JR® 30M	1	2,5 g	condicionador
Lauril Éter Sulfato de Sódio	Texapon® HBN, Alkopon® N	1	28 g	tensoativo
Cocoamidopropilbetaína	Dehyton® KB	1	3,5 g	co-tensoativo
Água Deionizada		1	qsp 100 g	veículo
Cocoil Glutamato Dissódico	Amisoft® ECS-22SB	1	3,5 g	tensoativo suave
Propilenoglicol		1	5 g	umectante
Ácido Esteárico		2	2,5 g	perolizante
Óleo de Girassol		2	2 g	emoliente
Óleo de Amêndoas		2	1 g	emoliente
Óleo de Macadâmia		2	1,5 g	emoliente
Dióxido de Titânio		2	0,3	opacificante
Óleo Essencial de Ylang Ylang		3	0,6 g	fragrância
Fenoxietanol e Parabenos	Phenochem®	3	0,6 g	preservante
Hexametildisiloxane	Silicone DM® 0.65	3	2 g	condicionador
Acrilamida, Acrilato de Sódio Copolímero, Parafina Líquida, Tridecet-6	Ipigel® Soft HP	3	1 g	emulsionante e espessante
Acrilatos, Behenet-25 Metacrilato Copolímero	Tinovis® GTC	3	4 g	espessante e suspensor
Aminometilpropanol	AMP-Ultra® PC 2000	4	qs pH 7	alcalinizante

Preparação: misturar os componentes da fase 1 e aquecer a temperatura de 75°C até total solubilização. Separadamente, misturar os componentes da fase 2 e aquecer até 75°C. Verter a fase 1 sobre a fase 2 sob agitação e manter por 10 minutos a 75°C. Resfriar o produto sob agitação até 25°C. Adicionar a fase 3 com agitação lenta até a completa homogeneização. Ajustar o pH entre 6,5 e 7, com a fase 4.

Características: óleo emulsionado com aspecto perolizado, para ser aplicado após o banho com a pele ainda úmida. Enxaguar o corpo após o uso.

13. Solução Base para Lenços Umedecidos de Limpeza - 100 ml

Componentes	Nome Comercial	Fase	Quantidade	Função
EDTA Dissódico		1	0,1 g	quelante
Água Deionizada		1	qsp 100 ml	veículo
Metilcloroisotiazolina	Sharomix® MCI	2	0,05 g	preservante
Cocoilglutamato Dissódico	Amisoft® ECS 22 SB	2	3 g	tensoativo
Ésteres de Óleo de Oliva PEG 7	Olivem® 300	2	3 g	emoliente
Fragrância		2	qs	

Preparação: misturar os componentes da fase 1 até total solubilização. Adicionar os itens da fase 2 sobre a fase 1 e misturar bem após cada adição. Umedecer os lenços com quantidade suficiente de solução base. Acondicionar em sachês e lacrar.

11. Formulações Orabase

1. Gel Adesivo Oral I - 100 g

Componentes	Quantidade
Sorbitol 70 %	55 g
Glicerina	15 g
Cloreto de Sódio	1 g
Carboximetilcelulose Sódica (média viscosidade)	1 a 2 g
Ácido Ascórbico	0,05 g
Água Purificada	qsp 100 g

Preparação: dissolver a glicerina, o cloreto de sódio e o ácido ascórbico na água purificada. Dispersar a carboximetilcelulose sódica nessa solução e deixar em repouso por 6 a 12 horas, para ocorrer a geleificação. Adicionar o sorbitol sob agitação e envasar.

Obs.: caso necessário, adicionar um sistema conservante para aumentar a estabilidade da formulação.

2. Gel Adesivo Oral II - 100 g

Componentes	Quantidade
Glicerina	20 g
Cloreto de Sódio	1 g
Carboximetilcelulose Sódica (média viscosidade)	1 a 2 g
Ácido Ascórbico	0,05 g
Xarope Simples	50 g
Água Purificada	qsp 100 g

Preparação: dissolver a glicerina, o cloreto de sódio e o ácido ascórbico na água purificada. Dispersar a carboximetilcelulose sódica nessa solução e deixar em repouso por 6 a 12 horas, para ocorrer a geleificação. Adicionar o xarope simples sob agitação e envasar.

Obs.: caso necessário, adicionar um sistema conservante para aumentar a estabilidade da formulação.

3. Pomada Orabase - 100 g

Componentes	Nome Comercial	Quantidade	Função
Pectina		6 g	estabilizante
Carboximetilcelulose Sódica (média viscosidade)		0,3 g	gelificante, doador de viscosidade
Gelatina		0,3 g	gelificante
Metilparabeno	Nipagim®	0,15 g	preservante
Água Purificada		qsp 100 g	veículo
Gel de Petrolato e Polietileno	Crodabase® SQ *	40 g	veículo

* Crodabase SQ - base autoemulsionante, combinação de tensoativos e álcoois graxos; se utiliza a frio como veículo em preparações farmacêuticas, como pomadas.

Preparação: dissolver o metilparabeno em água purificada aquecida à fervura. Pulverizar a carboximetilcelulose nessa solução mantendo o aquecimento, adicionar a gelatina e por último a pectina, aos poucos e deixar esfriar. Adicionar a Crodabase e homogeneizar.

12. Formulações para Higiene Bucal

1. Pasta Dental sem Flúor (Formulário Nacional) - 100 g

Componentes	Nome Comercial	Fase	Quantidade	Função
Celulose Microcristalina	Avicel®	1	0,37 g	suspensor, espessante
Sorbitol		1	7,41 g	umectante
Sacarina Sódica		2	0,1 g	adoçante
Carmelose Sódica (alta viscosidade)		2	1,48 g	doador de viscosidade
Glicerol		2	20 g	umectante, lubrificante
Solução Conservante de Parabenos		2	3,3 g	preservante
Água Purificada		2	qsp 100 g	veículo
Dióxido de Silício Coloidal (malha 200)	Aerosil®	3	1,48 g	abrasivo
Carbonato de Cálcio (malha 50)		3	28 g	abrasivo
Flavorizante de Menta		4	1 g	flavorizante
Aroma de Menta Composta		4	0,75 g	aromatizante
Laurilsulfato de Sódio		5	2 g	tensoativo aniônico

Preparação: misturar os componentes da fase 1 em agitador mecânico empregando haste com hélice. Deixar em repouso. Aquecer parte da água separadamente e adicionar à mistura da fase 2 até total dispersão dos constituintes; em seguida, deixar resfriar em repouso para hidratação. Após resfriamento, verter a fase 1 na fase 2 e adicionar o restante da água. A parte, misturar a fase 3 em agitador mecânico. Verter a fase 3 sobre a mistura anterior, lentamente, sob agitação constante. Acrescentar a fase 4 e homogeneizar. Adicionar a fase 5, aos poucos e com agitação moderada, até completa homogeneização.

2. Gel Dental sem Flúor (Formulário Nacional) - 100 g

Componentes	Nome Comercial	Quantidade	Função
Celulose Microcristalina	Avicel®	0,5 g	suspensor, espessante
Carmelose Sódica (alta viscosidade)		2 g	doador de viscosidade
Glicerol		20 g	umectante, lubrificante
Sacarina Sódica		0,1 g	adoçante
Laurilsulfato de Sódio		2 g	tensoativo aniônico
Solução Conservante de Parabenos		3,3 g	preservante
Água Purificada		qsp 100 g	veículo

Preparação: dispersar a celulose microcristalina e a carmelose sódica em glicerol. A parte, solubilizar a sacarina sódica e a solução conservante de parabenos em parte da água e acrescentar, aos poucos, o laurilsulfato de sódio, sob agitação branda. Verter esta solução sobre a dispersar anterior e acrescentar o restante da água, sob agitação moderada. Deixar em repouso até a obtenção de gel homogêneo e estabilização de espuma.

13. Talco Líquido

1. Talco Líquido - 100 g

Componentes	Nome Comercial	Fase	Quantidade	Função
Água Deionizada		1	qsp 100 g	veículo
Carbômero	Carbopol® Ultrez 10	1	0,3 g	espessante
Propilenoglicol		2	2 g	umectante
Metilparabeno	Nipagim®	2	0,18 g	preservante
Propilparabeno	Nipasol®	2	0,08 g	preservante
Álcool Etílico		3	40 g	agente volátil
Óleo de Oliva PEG-7 Ésteres	Olivem® 300	3	5 g	emoliente
Tapioca em Pó		4	20 g	modificador do sensorial
Trietanolamina		5	qs	alcalinizante

Preparação: misturar os componentes da fase 1. Aquecer os componentes da fase 2 a 40°C. Adicionar a fase 2 na fase 1 e homogeneizar. Homogeneizar os componentes da fase 3 e adicioná-la sobre a mistura 1 +2. Homogeneizar. Adicionar a fase 4 sobre a mistura anterior e agitar vigorosamente até completa homogeneização. Ajustar o pH com a fase 5 entre 6 e 6,5.

Características: emulsão de média viscosidade.

Obs.: produto de toque acetinado que ao ser aplicado na pele deixa uma sensação de frescor.

14. Veículos para Uso Interno

1. Xarope Simples (Formulário Nacional) - 100 ml

Componentes	Quantidade
Sacarose	85 g
Água Purificada	qsp 100 ml

Preparação: dissolver a sacarose em 50 ml de água em banho-maria, com agitação constante. Esfriar, completar o volume com água purificada, homogeneizar e filtrar.

Obs.: a temperatura do banho-maria não deve ultrapassar 80°C. É um veículo para produtos líquidos contendo fármacos hidrossolúveis. Possibilita a correção de sabores desagradáveis de formulações. O xarope é uma forma farmacêutica preparada à base de açúcar e água, onde o açúcar está próximo da saturação, formando uma solução hipertônica.

2. Xarope Dietético, sem Açúcar (Formulário Nacional) - 100 ml

Componentes	Quantidade
Carboximetilcelulose	2 g
Solução Conservante de Parabenos	2,5 g
Sacarina Sódica	0,1 g
Ciclamato Sódico	50 mg
Água Purificada	qsp 100 ml

Preparação: adicionar, aos poucos, a carboximetilcelulose em parte da água até a dissolução. Adicionar a sacarina e o ciclamato e homogeneizar. Adicionar a quantidade especificada da solução conservante de parabenos e homogeneizar. Completar o volume desejado com o restante da água, homogeneizar e filtrar.

Obs.: é um veículo para produtos líquidos contendo fármacos hidrossolúveis. Possibilita a correção de sabores desagradáveis de formulações.

15. Bases para Supositórios

1. Base com PEG para Supositórios

Componentes	Quantidade
Polietilenoglicol 400	20 %
Polietilenoglicol 4.000	10 %
Polietilenoglicol 1.500	70 %

Preparação: por fusão dos componentes.

Obs.: para reduzir o risco de retenção retal dos supositórios a base de PEGs, os pacientes devem ser instruídos a umedecê-los com água morna antes da sua inserção.

2. Base com Manteiga de Cacau para Supositórios

Componentes	Quantidade
Cera de Abelhas	20 %
Manteiga de Cacau	80 %

Preparação: por fusão dos componentes.

16. Bases para Óvulos

1. Base com Gelatina para Óvulos

Componentes	Quantidade
Gelatina	20 g
Glicerina	70 g
Fenoxietanol e Parabenos (Phenova®)	0,3 g
Água Purificada qsp	100 g

Preparação: misturar a glicerina na gelatina até formar uma pasta. Aquecer a água com o conservante a 80°C e adicionar à pasta formada, em banho-maria, homogeneizando bem. Resfriar em geladeira.

2. Base com PEGs para Óvulos

Componentes	Quantidade
Polietilenoglicol 4.000	30 %
Polietilenoglicol 400	70 %

Preparação: verter o PEG 400 em um béquer, adicionar o PEG 4.000 e fundir em banho-maria homogeneizando bem. Resfriar em geladeira.

XVIII. Informações sobre Princípios Ativos de Uso Tópico

Abscents®

É um composto inorgânico que contém alumínio e silício (aluminosilicato de sódio e potássio), com estrutura cristalina capaz de absorver substâncias voláteis e retê-las em sua estrutura porosa, mesmo em condições de umidade. Esta ação permite a redução de uma ampla variedade de odores como os de compostos químicos, odores corporais e odores de alimentos. É usado como desodorante em produtos para hiperidrose, cremes e loções corporais, talcos para os pés e desodorantes para as axilas, nas concentrações de 2 a 5%.

Abyssine®

É um composto produzido por um microrganismo marinho abissal, *Alteromonas macleodii*, exopolissacarídeo em solução aquosa, rico em glicose, galactose, ramnose, fucose, manose, ácido glicurônico e ácido galacturônico. Tem ação anti-inflamatória, dessensibilizante, reduz o eritema, protege as células da radiação UV-B, estimula os fibroblastos e queratinócitos, melhorando a cicatrização. É usado em produtos cosméticos para pessoas com pele sensível e reativa nas concentrações de 0,5 a 5% em cremes, géis e loções.

Açafrão

É obtido dos estigmas de *Crocus sativus* (Iridaceae) e contém terpenos, carotenos e picrocrocina, entre outros princípios ativos. É usado como corante de alimentos e medicamentos. Também são atribuídos ao açafrão ação tópica sedativa e antipruriginosa.

Acetato de Alumínio

Tem ação antisséptica, adstringente e descongestionante. É usado em soluções a 5% (líquido de Bürow) em dermatites agudas e processos exsudativos cutâneos, em diluições com água entre 1/10 e 1/40. Também é usado em emulsões, cremes, pastas e loções (formulações de Bürow) nas concentrações de 0,5 a 1%.

Acetilmetionato de Metilsilanol, Methiosilane® C

Pertence à classe dos silanóis e é um carreador de metionina. Possui efeito citoestimulante para o crescimento de pelos e unhas, além de hidratar a pele. É usado na forma de loções capilares e xampus, nas concentrações de 2 a 6%.

Acetiltirosinato de Metilsilanol, Tyrosilane® C

É um silanol carreador de tirosina, com propriedade estimulante da produção de melanina. Tem também ação antirradicais livres. É usado em formulações de produtos pré-solares, como aceleradores do bronzeamento, nas concentrações de 3 a 6 %.

Ácido Acético Glacial

Tem ação antisséptica e antipruriginosa, a 1%, e ação revulsivante e rubefaciente, nas concentrações de 1 a 5%, daí o seu uso em alopecias. É usado também em soluções a 2% como antimicrobiano e adstringente para o conduto auditivo externo, no tratamento da otite externa difusa aguda e para prevenção de otite externa em nadadores. Em ginecologia é usado nas concentrações de 1 a 4% em antissépticos vaginais e em soluções acidificantes para colposcopia (2 - 3%). Em altas concentrações e mesmo puro, é usado como escarificante para calosidades e verrugas, devendo-se por precaução proteger a pele circunvizinha com vaselina sólida.

Ácido Ascórbico 2-Glicosado, AA2G®

É uma forma de vitamina C protegida e estabilizada com glicose. Sofre a ação de enzimas na pele, liberando, de forma gradativa, a vitamina C. É usado em produtos cosméticos clareadores nas concentrações de 0,5 a 2%, em cremes e loções.

Ácido Azelaico

O ácido azelaico é um inibidor competitivo da conversão da testosterona em 5-alfa testosterona, diminuindo, portanto, o efeito desse hormônio na exacerbação da acne. Tem também ação inibidora da tirosinase e outras oxirredutases, diminuindo a síntese de melanina, sendo por isso usado para atenuar manchas no cloasma e em outras hipercromias. É usado em cremes, nas concentrações de 10 a 20%.

Ácido Benzoico

É um componente do bálsamo do Peru e do benjoim. Tem ação antibacteriana e antifúngica e é usado em talcos, pomadas e loções antimicóticas nas concentrações de 2 a 10%. É usado também em colutórios, nas concentrações de 0,5 a 1% .

Ácido Bórico

Tem ação antisséptica e levemente adstringente, nas concentrações de 1 a 3%. É absorvido pela pele, não devendo por isso ser usado em áreas extensas, principalmente se houverem lesões abertas. O seu uso em crianças foi proibido no Brasil, através da RDC nº 277 de 2002, que determinou também as concentrações máximas para uso em adultos, de 3 % em produtos de uso tópico, 2% em preparações oftálmicas e 0,1% em produtos de aplicação bucal.

Ácido Cítrico

Tem ação antioxidante indireta, por formar complexos com metais pesados que catalisam as reações de oxidação. Sinergisa a ação de antioxidantes fenólicos como o butil-hidroxianisol (BHA), butil-hidroxitolueno (BHT) e o ácido nordi-hidroguaiarético (NDGA). Por ser um ácido fraco, também é usado para ajustes de pH.

Ácido Esteárico

É obtido dos glicerídeos do sebo e de outras gorduras e óleos animais, e também por hidrogenação do óleo de algodão e outros óleos vegetais. Quando parcialmente neutralizado por álcalis ou pela trietanolamina, forma uma base cremosa com 5 a 15 vezes o seu peso em água. O ácido esteárico livre, em cremes e loções, produz uma aparência "perolescente" e torna a pele suave ao tato.

Ácido Ferúlico

Tem ação antioxidante e é usado principalmente para estabilizar formulações tópicas que contém vitamina C e vitamina E, como fotoprotetores, antioxidantes, clareadores e em formulações antienvelhecimento, nas concentrações de 0,5 a 2%

Ácido Fítico, Hexafosfato de Inositol

É obtido do farelo de arroz, aveia ou gérmen de trigo. Tem ação inibidora sobre a tirosinase e por isso é usado como despigmentante. Tem também ação anti-inflamatória, antioxidante e hidratante. É usado para o clareamento de manchas hipercrômicas na faixa de 0,5 a 2%, eventualmente associado ao ácido glicólico, e no pós-*peeling* como anti-inflamatório, na mesma concentração. É bem tolerado por pacientes com pele sensível ou eritematosa.

Ácido Fusídico

É um antibiótico isolado a partir do fungo *Fusidium coccineum*, com ação bacteriostática e bactericida contra microrganismos Gram-positivos, particularmente do gênero *Staphylococcus*, em cremes na concentração de 2%, isoladamente ou em associação com outros princípios ativos.

Ácido Glicirrhízico

É obtido do alcaçuz, *Glycyrrhiza glabra* (Leguminosae), tem ação anti-inflamatória e antialérgica semelhante a dos corticoides, menos potente porém mais duradoura. Tem especial interesse para o tratamento de dermatites de contato e fotodermatites. É utilizado nas concentrações de 0,1 a 2%, em cremes, loções e géis, com a finalidade de diminuir o efeito irritativo de outros princípios ativos, como o ácido glicólico e o ácido retinoico.

Ácido Glicólico

Aplicado sobre a pele provoca vasodilatação, diminui a espessura e a compactação do extrato córneo, acelera o "turnover" da epiderme e estimula a síntese de colágeno. É usado nas concentrações de 2 a 10% para o tratamento da acne, queratose actínica, hipercromias e atenuação de rugas finas e linhas de expressão. Em concentrações maiores, de 30 a 70%, é usado em *peelings*.

Ácido Hialurônico, Hialuronato de Sódio, Hyasol®

O ácido hialurônico é um mucopolissacarídeo presente no cimento intercelular, formado por unidades de ácido glicurônico e n-acetilglicosamina, altamente hidrófilo, que forma soluções muito viscosas mesmo em baixas concentrações. Aplicado sobre a pele forma uma película viscoelástica, transparente e fina. Como é um excelente hidratante e um ótimo lubrificante, melhora sensivelmente as características da pele, proporcionando maciez, tonicidade e elasticidade.

Em condições críticas, como exposição à luz solar, distúrbios metabólicos, traumas ou processo de envelhecimento, ajuda preservar e restaurar os mecanismos naturais de proteção da pele. Durante o processo de regeneração tissular, o ácido hialurônico inicia a primeira fase do processo de cicatrização, antes do começo da síntese de colágeno. É usado em formulações hidratantes nas concentrações de 1 a 3% de ácido hialurônico ou de hialuronato de sódio.

Ácido Kójico

Obtido a partir da fermentação do arroz, é utilizado para o tratamento de hiperpigmentações. Tem efeito inibidor sobre a tirosinase, por quelação dos íons cobre, e consequente diminuição da síntese de melanina. Além disso, induz a redução da eumelanina em células hiperpigmentadas. Não provoca irritação e também não é citotóxico. É usado nas concentrações de 1 a 3%, em cremes e loções.

Ácido Láctico e Lactato de Amônio

O ácido láctico é usado como acidificante e antipruriginoso em baixas concentrações (0,5 a 2%) e em concentrações de 5 a 15% em cremes para dermatite atópica, hiperqueratose, ictiose e psoríase. Também é usado como cáustico para *peelings*, na solução de Jessner, e para calosidades e verrugas em concentrações de 10 a 20%, associado ao ácido salicílico no colódio lacto-salicilado. O lactato de amônio é usado em loções a 12% no tratamento da acne, seborreia, foliculite, hiperqueratose e ictiose. Tanto o ácido láctico como seu sal atuam diminuindo a coesão dos corneócitos.

Ácido Lipoico, Ácido Tióctico

É um potente antioxidante de ocorrência natural, usado como hepatoprotetor em envenenamentos e como coadjuvante no tratamento da cirrose hepática em alcoólatras. Por sua ação antioxidante é usado também em produtos para uso tópico contra o fotoenvelhecimento, para prevenção do dano oxidativo causado pela radiação solar. É usado nas concentrações de 1 a 5% em creme, géis e loções.

Ácido Mandélico

É o ácido 2-hidróxi-2-fenilacético, um alfa hidroxiácido que se usa em formulações dermatológicas para o tratamento da acne e de hiperpigmentações. Tem ação hidratante e esfoliante, razão pela qual é utilizado também em *peelings*. Sua molécula é maior que a do ácido glicólico, o que proporciona uma penetração mais lenta e uniforme na pele. É um princípio ativo mais seguro que outros para aplicação em peles negras, morenas ou asiáticas.

Ácido Nítrico Fumegante

É utilizado em verrugas vulgares, principalmente plantares e periungueais, por sua ação cáustica. As aplicações devem ser feitas em consultório, seguidas pelo desbaste cirúrgico das lesões.

Ácido Retinoico, Tretinoína

Tem ação queratolítica e esfoliante, nas concentrações de 0,01 a 0,1%. É tradicionalmente usado no tratamento da acne, para acelerar o "turnover" da epiderme e prevenir a formação de comedões. Também é usado no tratamento de hiperqueratoses. Em alopecias, é usado principalmente associado ao minoxidil, com a finalidade de aumentar a absorção deste. Como o ácido retinoico produz eritema, descamação e é fotossensibilizante, deve ser usado à noite. Durante o dia, recomenda-se o uso de fotoprotetores. O ajuste da concentração de ácido retinoico nas formulações vai depender da resposta terapêutica obtida. Desta forma, recomenda-se iniciar o tratamento com a menor concentração usual, aumentando gradativamente, se necessário.

Para o tratamento da acne, não se deve associar o ácido retinoico e o peróxido de benzoíla na mesma formulação, uma vez que o primeiro é oxidado pelo segundo. No caso de se optar por um tratamento com essas duas substâncias, pode ser feito alternando-se um creme com ácido retinoico à noite, com um gel de peróxido de benzoíla durante o dia.

O seu uso em cosmiatria vem da observação de pacientes em tratamento de acne com ácido retinoico, em que após certo tempo a pele se apresentava mais macia e menos enrugada, apesar da vermelhidão e irritação causadas pelo ácido retinoico. Desde então, numerosas observações vem sendo feitas com o uso do ácido retinoico a 0,05%, para a redução de rugas e linhas de expressão, para a prevenção do envelhecimento cutâneo e para o tratamento da pele danificada pelo sol. Nessas observações, verificou-se melhora nas características da pele, diminuição da queratose actínica, dispersão mais uniforme dos grânulos de melanina, formação de novas fibras de colágeno na derme, aumento do fluxo sanguíneo e aumento da permeabilidade da epiderme. No caso das rugas, o efeito mais evidente foi constatado em rugas finas e em linhas de expressão.

Ácido Salicílico

Tem ação queratoplástica, em concentrações até 2% e queratolítica, acima de 2%. É usado nas hiperqueratoses, em concentrações até 10%, e em verrugas e calosidades, em concentrações até 20%. Tem também ação bacteriostática e fungicida, nas concentrações de 1 a 5%. É usado na descamação epidérmica do conduto auditivo a 5%. Por suas ações, é usado em inúmeras formulações dermatológicas, em geral associado a outras substâncias.

Ácido Tânico

Tem ação adstringente, antisseborreica e vasoconstritora. É também empregado como anidrótico, principalmente na hiperidrose e bromidrose plantar em soluções aquosas ou alcoólicas, na faixa de 2 a 6%. Também é usado em talcos, pastas e pomadas, nas mesmas concentrações, no tratamento de eczemas e intertrigos.

Ácido Tricloroacético

Tem ação cáustica e é usado em concentrações variáveis, de 10 a 90%. Em concentrações até 30% é usado para o tratamento de cicatrizes da acne e do envelhecimento cutâneo. Em concentrações maiores é usado no condiloma acuminato, verrugas, xantelasma e em *peelings*.

Ácido Undecilênico

Tem ação antimicótica. É usado nas concentrações de 1 a 10% para a profilaxia e tratamento de dermatomicoses superficiais, em geral associado a outros antimicóticos como o ácido benzoico.

Acne Control®

É um produto que contém extrato de Salgueiro (*Salix nigra*), extrato de cogumelos (*Fomes officinalis*), aminoácidos e peptídeos sulfurados, vitaminas do complexo B, heterosídeos e zinco. Tem ação anti-inflamatória, redutora da oleosidade, adstringente e comedolítica. É usado em formulações antiacne nas concentrações de 2 a 8%.

Adapaleno

Corresponde ao ácido 6-[3-(adamantil)-4-metoxifenil]-2-naftoico, um análogo dos retinoides, com ações similares às do ácido retinoico. Tem ação queratolítica e é usado no tratamento tópico da acne leve a moderada, com predominância de comedões, pápulas e pústulas. Pode produzir irritação cutânea e não deve ser usado simultaneamente a outros retinoides. Se for necessário o uso de antibacterianos tópicos ou do peróxido de benzoíla, estes devem ser usados durante o dia e o adapaleno à noite. É usado na forma de géis, cremes e loções a 0,1 %.

Adipol

É um produto que contém extrato vegetal de Hera (*Hedera helix*), com ação cicatrizante e anti-inflamatória, extrato de bile, com ação tensoativa e lipolítica, e éster polioxi-etilenoglicol do ácido tartárico, que facilita a penetração dos outros constituintes. É usado nas concentrações de 2 a 5%, geralmente associado ao cellulinol, em formulações cosmiátricas para celulite e gordura localizada.

Água de Cal

É uma solução aquosa a 1% de hidróxido de cálcio, com ação antipruriginosa, adstringente e anti-inflamatória. É usada nas concentrações de 25 a 50% em formulações como Pasta D'água, Linimento Óleo Calcário e Linimento de Calamina.

Alantoína

Alantoína, 2,5 dioxi-4-imidazolinidil ureia, é um produto do metabolismo das purinas. É obtida por síntese e também encontrada nas raízes e rizomas do confrey, *Symphytum officinale* (Boraginaceae). Tem ação estimulante da proliferação celular e ativadora da cicatrização de feridas. É hidrolisada na pele formando ureia, que tem ação hidratante e queratolítica, sendo por esta razão usada também no tratamento da psoríase, ictiose e hiperqueratoses. É usada nas concentrações de 0,2 a 2%.

Álcoois de Lanolina

Se trata de uma mistura de esteróis livres, como o colesterol, agnosterol, lanosterol e 7-di-hidrocolesterol. Têm propriedade umectante e emoliente, e são usados como emulsionantes auxiliares e estabilizadores de emulsões do tipo O/A (óleo em água), como cremes e loções cremosas.

Álcool Cetílico e Álcool Estearílico

São álcoois graxos de peso molecular elevado (16 e 18 átomos de carbono respectivamente), usados em produtos cosméticos como base e como agentes sobre-engordurantes e espessantes, principalmente em sistemas do tipo O/A (óleo em água). São facilmente absorvidos pela pele e, por essa razão, aumentam a eficácia dos preparados para este fim. Possuem propriedade emoliente sem tornar o veículo gorduroso.

A mistura em partes iguais de álcool cetílico e álcool estearílico recebe o nome de álcool cetoestearílico, que é conhecido comercialmente com o nome Lanette (Lanette O - álcool cetoestearílico, Lanette E - sulfato cetoestearílico de sódio, Lanette N - mistura de 9 partes de Lanette O e 1 parte de Lanette E).

Alecrim (Óleo, Tintura e Extrato Glicólico)

O óleo de alecrim é obtido por destilação dos capítulos florais, folhas e pequenos galhos com folhas e flores de *Rosmarinus officinalis* (Labiateae). Contém acetato de bornila, borneol e linalol, com ação moderadamente irritante e tônica geral para a circulação sanguínea. É usado nas concentrações de 2 a 10% em cremes e loções analgésicas para massagem. A tintura de alecrim é obtida a partir do óleo de alecrim e é usada em loções capilares para alopecias, nas concentrações de 10 a 20%. O extrato glicólico (ou extrato vegetal) é usado nas concentrações de 2 a 6%, em xampus para prevenção da queda de cabelos.

O óleo essencial de alecrim também é usado nas concentrações de 0,1 a 0,5% em produtos cosméticos para pacientes com alergias a essências sintéticas. É tido na medicina Ayurvedica como relaxante corporal e tônico capilar, por suas ações tópicas anti-inflamatória e antinociceptiva.

Alfa Bisabolol

É um álcool sesquiterpênico monocíclico insaturado, obtido da camomila. Tem ação anti-inflamatória e descongestionante cutânea. É usado em produtos cosméticos e cosmiátricos para pessoas com pele sensível. Mesmo em baixas concentrações, inibe o crescimento de bactérias Gram-positivas. É usado em cremes, géis e loções nas concentrações de 0,1 a 1%.

Algas Marinhas

Obtido do talo de *Fucus vesiculosus* (Fucaceae), uma alga parda, o extrato é rico em alginato de sódio, aminoácidos e sais minerais. Atua estimulando a pele e removendo o excesso gorduroso, e é usado nas concentrações de 2 a 4% principalmente em produtos para pele oleosa, e no tratamento da celulite e flacidez. Tem também ação levemente adstringente.

Allium cepa **(cebola) Extrato Glicólico**

O extrato glicólico é obtido dos bulbos da cebola, *Allium cepa* (Liliaceae), rico em flavonoides (antocianinas e quercetina) e compostos organossulfurados como os sulfóxidos de cisteína. Os flavonoides têm ação anti-inflamatória, por inibição das enzimas proteinoquinase, fosfolipase, ciclooxigenase e lipoxigenase. Inibe também a liberação de mediadores inflamatórios leucocitários como a histamina.

Os sulfóxidos de cisteína dão origem a diversas substâncias voláteis como tiosulfinatos, tiosulfonatos, monossulfetos, dissulfetos e trissulfetos. As funções atribuídas aos sulfóxidos de cisteína e seus derivados incluem ação antiplaquetária, antitrombótica, antibacteriana, antiasmática e supostamente anticarcinogênica. É usado em formulações tópicas a 10 % para o tratamento de cicatrizes hipertróficas e queloides.

Aloe sp

Os extratos são obtidos das folhas de várias espécies de áloe (Lilliaceae) como *Aloe vera*, *Aloe barbadensis*, *Aloe ferox* e outras, popularmente conhecidas como babosa. Contêm aloína (barbaloína), um derivado antraquinônico presente em maior quantidade, áloe-emodina, crisofanol e mucilagens.

Em produtos dermatológicos e cosméticos, os extratos são usados nas concentrações de 2 a 6% em produtos para pele sensível e actínica, pela ação fotoprotetora dos compostos antracênicos. A tintura é usada por seu sabor amargo para o controle da onicofagia. Também se utiliza o gel de áloe, um preparado obtido das células mucilaginosas do parênquima central das folhas, com ação emoliente.

Aloe vera **Extrato 200:1**

Esse extrato contém compostos antracênicos com ação fotoprotetora e mucilagens com ação emoliente e hidratante. Tem também ação antioxidante e regeneradora do epitélio. Trabalhos divulgados recentemente apresentam o Extrato de *Aloe vera* 200:1 como potencializador da absorção da Vitamina C pela pele, melhorando assim sua biodisponibilidade e concentração nas camadas mais profundas, com melhores resultados terapêuticos.

É utilizado em formulações para prevenção de rugas e flacidez, em filtros solares e produtos pós-sol, loções após barba, sabonetes, formulações para psoríase, eczemas e picadas de insetos, nas concentrações de 0,5 a 3% em cremes, géis e loções.

Alúmen de Potássio

Tem ação antitranspirante, adstringente e hemostática, por causar desnaturação das proteínas epidérmicas. Por ser irritante e levemente corrosivo, não deve ser usado em tratamentos prolongados, sendo o seu uso reservado às loções antitranspirantes para os pés, nas concentrações de 2 a 5%.

Alumínio Metálico

É usado na forma de pó secativo, isoladamente ou associado ao óxido de zinco, ou em forma de pasta, na concentração de 50% em vaselina sólida, para o tratamento de escaras e úlceras.

Amido

Tem ação antipruriginosa e antiexudativa, por sua característica absorvente e emoliente. Como é fermentável, não deve ser aplicado em áreas intertriginosas. É usado nas concentrações de 10 a 25%, em formulações como a pasta de Lassar, gliceróleo de amido e talcos para miliária. O amido pode ser obtido de várias fontes como o milho, arroz, batata, trigo e mandioca, e é conveniente especificar a fonte no rótulo das formulações.

Aminoácidos da Seda, Crosilk®

É um produto obtido por hidrólise de fibras puras da seda, que contém principalmente glicina, alanina, serina e tirosina. É utilizado em produtos capilares nas concentrações de 1 a 2%, para proporcionar hidratação, brilho e flexibilidade aos cabelos.

Aminoácidos do Trigo, Cropeptide® W

É um composto obtido do trigo que contém hidrolisado de proteínas e oligossacarídeos. Atua no controle do equilíbrio hídrico dos cabelos, principalmente naqueles tratados quimicamente, hidratando e proporcionando maior resistência aos fios de cabelo. É usado nas concentrações de 2 a 5% em xampus e condicionadores.

Anidrido Silícico, Dióxido de Silício, Sílica

Tem ação esfoliante e abrasiva. É usado nas concentrações de 5 a 10% em formulações para acne e hipercromias.

Antipirina, Fenazona

É um analgésico e antipirético para uso oral, com ação tópica anestésica suave e adstringente. É usada em formulações de antiotálgicos, na concentração de 5%. Também é usado em fotoprotetores por sua ação antiactínica, nas concentrações de 5 a 10%.

Antralina, Ditranol, Cignolina

É um agente queratolítico, derivado sintético do antraceno, que atua diminuindo a oxigenação celular e reduzindo o índice de proliferação das células atingidas. A antralina liga-se aos nucleotídeos inibindo a síntese de ácidos nucleicos e, consequentemente, a mitose e a síntese de proteínas. Essas ações são potencializadas pela radiação UV-B.

É usada nas concentrações de 0,1 a 2% para o tratamento da psoríase, principalmente quando houver acúmulo excessivo de escamas, isoladamente ou em associação com exposições à luz ultravioleta (método de Ingram). Também é usada no tratamento da alopecia areata, com o objetivo de produzir uma pequena dermatite de contato e consequentemente o crescimento capilar (pela irritação produzida pelo composto). Tem sido preconizada também associada ao minoxidil.

Aqua Licorice® PT-40, Alcaçuz, Licorice

É um despigmentante natural, extraído das raízes do alcaçuz (*Glycyrrhiza glabra*). Atua sobre a tirosinase, inibindo a síntese de melanina. Também possui ação antioxidante, inibindo a produção de lipoperóxidos, diretamente relacionados ao processo de envelhecimento cutâneo, queimaduras solares e câncer de pele.

O seu uso é indicado na prevenção e despigmentação de manchas induzidas pela exposição solar, e também no tratamento da pele envelhecida e cansada, atuando como *anti-aging* e obtendo um efeito clareador e rejuvenescedor. É usado na concentração de 0,5 a 1% em gel, loção ou creme *soft* e o seu pH de maior estabilidade está entre 5 e 7.

Aqua Licorice® PU

É um extrato obtido das raízes de *Glycyrrhiza inflata* var. *Batalin*. Contém licochalcona A que possui ação antiacne e sebo moduladora. Controla a secreção sebácea, por inibição da 5 alfa redutase, que catalisa a conversão de testosterona em di-hidrotestosterona (DHT). Possui também atividade antilipase e antioxidante, diminuindo a produção de ácidos graxos e lipoperóxidos, evitando assim o desenvolvimento da acne.

Possui ainda ação antimicrobiana, eficaz contra *S. aureus, S. epidermidis, P. acnes, P. ovale*, fungos e leveduras, evitando a decomposição do sebo e do suor que irritam a pele, minimizando o odor e o prurido. É usado na prevenção e tratamento da acne, na concentração de 0,5 a 1%, em gel, loção ou creme soft.

Arbutin (Hidroquinona Beta-D-Glucopiranosídeo)

É um derivado da hidroquinona, também com ação inibidora sobre a tirosinase, porém com menos citotoxicidade, o que torna o arbutin uma alternativa segura para o tratamento das hipercromias. É usado nas concentrações de 1 a 5%, isoladamente, ou em associação a outros agentes despigmentantes, em cremes, loções e géis clareadores. Não deve ser associado com ácido glicólico na mesma formulação, pela baixa estabilidade (devido ao pH) e consequente perda de atividade. Também está presente no extrato de uva ursi, *Arctostaphylos officinalis* (Ericaceae).

Argireline®

É um peptídeo de baixo peso molecular (acetil hexapeptídeo-3) composto por ácido glutâmico, metionina e arginina, utilizado como modulador da tensão facial para redução de rugas e linhas de expressão. Seu mecanismo de ação é similar ao da toxina botulínica (*Botox-like*), sem alterar, entretanto, a função dos músculos responsáveis pela expressão facial. Atua inibindo a liberação de neurotransmissores na junção neuromuscular e produz relaxamento dos músculos faciais. É utilizado em formulações cosméticas antirrugas, nas concentrações de 3 a 10%.

Argirol

É um composto proteinado de prata com ação antisséptica, usado nas concentrações de 3 a 5% em formulações para mucosas nasais, eventualmente associado a um descongestionante como a efedrina. Também é usado na forma de colírio para infecções oculares e no pré-operatório de cirurgias oftálmicas, nas concentrações de 2 a 10%, por sua propriedade de colorir e precipitar os filamentos de muco, facilitando a sua remoção.

Arnica

Obtido dos capítulos florais de *Arnica montana* (Compositae), o extrato contém ácidos orgânicos, carotenoides, flavonoides, óleo essencial, saponinas e taninos, entre outras substâncias. Tem ação adstringente, anti-inflamatória, antisséptica, descongestionante e estimulante celular. É usado em formulações para prevenção e tratamento de microvarizes e em produtos cosmiátricos, nas concentrações de 2 a 10%. A tintura de arnica é usada como excipiente em formulações para traumatismos musculares.

Asafétida

Os extratos são obtidos da resina das raízes de *Ferula foetida* (Umbelliferae) e contêm altos teores de ácido ferúlico e seus ésteres. Estudos *in vitro* mostraram que atua inibindo a tirosinase, que é a enzima responsável pela conversão de tirosina em dopa e dopaquinona, que é o passo inicial para a produção de melanina. Com a inibição da tirosinase ocorre a redução da melanogênese, a uniformização da tonalidade da pele e a promoção do clareamento.

Comparando o extrato de asafétida com outros princípios ativos inibidores da tirosinase como o extrato de bearberry, hidroquinona, ácido kójico, arbutin, ácido ascórbico e ácido ferúlico, constatou-se que o extrato de asafétida tem uma inibição maior que o ácido ascórbico, arbutin, ácido kójico, ácido ferúlico e uma inibição comparável a do extrato de bearberry e da hidroquinona. É utilizado em cremes clareadores na concentração de 2 %. Tem boa estabilidade em pH 3,5 a 5,5.

Asiaticosídeo, *Centella asiatica* (Extrato), Erva do Tigre

São obtidos da planta inteira de *Centella asiatica* (Apiaceae), que contém saponinas triterpênicas (asiaticosídeo, ácido asiático e ácido madecássico), flavonoides (quercetina, campferol), taninos e alcaloides, entre outras substâncias. Os extratos são padronizados para conter de 10 a 30% de asiaticosídeo. Tem ação anti-inflamatória, cicatrizante, eutrófica para o tecido conjuntivo e normalizadora da circulação venosa de retorno. São usados em produtos dermatológicos para celulite e como cicatrizante em úlceras crônicas, queimaduras, lesões dermatológicas de cicatrização difícil, telangiectasias, fragilidade capilar e varizes. O asiaticosídeo é usado na faixa de 0,2 a 2% e o extrato de *Centella asiatica*, na faixa de 2 a 5%.

Aspartato de Metilsilanol Hidroxiprolina, Hydroxyprolisilane® C

É um silanol carreador da hidroxiprolina, com ação regeneradora celular. Restaura a elasticidade cutânea e regulariza a permeabilidade capilar. É utilizado nas concentrações de 2 a 6% em produtos cosmiátricos para prevenção de estrias, antirrugas e prevenção do envelhecimento precoce.

Astaxantina

Astaxantina é um carotenoide encontrado em algumas algas marinhas, como *Haematococus pluvialis* (Chlorophyceae), em alguns crustáceos, como camarões e lagostas, e em peixes como o salmão e a truta. Tem ação antioxidante como outros carotenoides, particularmente das membranas celulares. Também tem ação inibidora sobre a síntese de melanina. É usada como suplemento nutricional antioxidante no tratamento de hiperpigmentações, na atenuação de rugas e na prevenção do fotoenvelhecimento, em doses de 4 a 100 mg ao dia, e na concentração de 5% em formulações tópicas.

Auxina Tricógena®

É um extrato hidroalcoólico que contém tussilagem (*Tussilago farfara*), milefólio (*Achillea millefolium*) e quina (*Cinchona officinalis*), com ação tônica e nutriente para o bulbo capilar. É usada no tratamento da alopecia, prevenção da queda dos cabelos e em alterações do crescimento da barba, nas concentrações de 8 a 10%, em xampus e loções capilares. Também é usada como estimulante do crescimento dos cílios, nas concentrações de 8 a 15%.

Aveia

Os extratos são obtidos de *Avena sativa* (Poaceae) e contêm peptídeos, lecitina, oligoelementos, açúcares, pectina, sais minerais (Ca, Mn, Cu, Co e Fe), alcaloides, vitaminas, lipídios, enzimas e ácido silícico. Tem ação nutritiva, emoliente, hidratante e restauradora dos tecidos. Pode ser incorporada em diversos produtos de uso tópico como cremes, loções cremosas, hidroalcoólicas ou tônicas, géis, produtos para banho, sabonetes, loção de limpeza, máscaras faciais, preparações capilares e cosméticos em geral, em concentrações de até 10%.

Azuleno

Quimicamente corresponde ao ciclopentaciclohepteno, mas é comum empregar-se o termo "azuleno" para identificar outros sesquiterpenos derivados deste, como por exemplo o guaiazuleno (1,4-dimetil-7 isopropil-azuleno), obtido da camomila (*Matricaria chamomilla*) e do guaco (*Mikania glomerata*), e o chamazuleno (1,4-dimetil-7-etilazuleno), obtido também da camomila e da camomila romana (*Anthemis nobilis*).

Tanto o azuleno como os seus derivados têm ação antialérgica e anti-inflamatória, sendo por isso usado, geralmente associado a outros princípios ativos, em formulações para estética facial e corporal, celulite e microvarizes, nas concentrações de 0,01 - 0,03%.

Bacitracina Zíncica

Tem ação predominante sobre microrganismos Gram-positivos, como a penicilina, sendo preferível a esta para uso tópico pelo fato de raramente induzir resistência e reações alérgicas. Também é ativa contra *Treponema pallidum* e alguns cocos Gram-negativos. É usada em formulações cicatrizantes, nas concentrações de 25.000 a 50.000 UI%. As soluções com bacitracina são pouco estáveis; devem ser usadas dentro de 3 semanas e mantidas sob refrigeração.

Bálsamo de Fioravanti, Espírito de Terebentina Composto

É uma solução alcoólica que contém essências de terebentina (5%), alecrim (0,5%), galbano (0,5%), mirra (0,2%), noz moscada (0,1%), estoraque (0,05%), canela do Ceilão (0,02%), gengibre (0,02%) e cravo da Índia (0,01%), usado como veículo em diversas formulações como loções para alopecias. Também é usado puro ou associado a outros princípios ativos, em fricções locais, nas dores reumáticas e nevrálgicas.

Bálsamo de Tolu

É um bálsamo exsudado do tronco de *Myroxylon balsamum* (*Myroxylon toluiferum*) (Leguminosae), rico em ácido cinâmico. Tem ação antisséptica e é usado em formulações de inalantes, na forma de tintura, a 15%. Tem também ação expectorante e é usado na forma de extrato fluido, na faixa de 0,5 a 2 ml ao dia, em formulações para tosse e em xaropes expectorantes, associado a outros princípios ativos.

Bálsamo do Peru

É um bálsamo exsudado do tronco de *Myroxylon balsamum* var. *pereirae* (Leguminosae), que contém resinas e diversos princípios ativos como o ácido cinâmico, ácido benzoico, álcool benzílico, benzoato de benzila etc. É usado nas concentrações de 10 a 20% como escabicida, devido ao benzoato de benzila que contém em sua composição (cerca de 50%). É menos irritante, no entanto, que o benzoato de benzila puro, daí a sua indicação para uso em crianças ou pessoas com pele muito sensível. Tem também ação cicatrizante e queratoplástica, e é usado em formulações para fissuras dos mamilos, hemorroidas, fissuras anais e do períneo, nas concentrações de 1 a 2%.

Beladona, *Atropa belladonna*

Os extratos são obtidos das raízes de *Atropa belladonna* (Solanaceae) e contêm hiosciamina, isômero da atropina, com as mesmas ações. A tintura de beladona é empregada como revulsivante em linimentos e emplastros para alívio de dores musculares, contusões, entorses, manifestações artríticas e reumáticas, nas concentrações de 2 a 10%.

***Bellis perennis* Extrato, Belides®**

É um despigmentante obtido das flores de margarida, *Bellis perennis* (Asteraceae), que contém saponinas, polifenóis, glicosídeos flavônicos, polissacarídeos e inulina, que atuam modulando os diferentes estágios da melanogênese. É usado nas concentrações de 2 a 5% em cremes, loções e géis, e estável na faixa de pH 4,5 a 6,5.

Benjoim (Tintura)

A tintura é obtida da resina de *Styrax benzoin* (Styracaceae) e contém ésteres dos ácidos benzoico e cinâmico, além de seus respectivos ácidos livres. É usada em inalações como balsâmico e em produtos dermatológicos por sua ação antisséptica, nas concentrações de 5 a 20%.

Bentonita

Se trata de uma argila natural composta por grãos muito finos de silicato de alumínio hidratado (coloidal). É usada como excipiente, adsorvente, estabilizante, espessante, suspensor e modificador da viscosidade em preparados tópicos e cosméticos, como cremes, pomadas, géis soluções e suspensões. Normalmente as concentrações variam de 0,5 a 5%.

Benzoato de Benzila

É um líquido oleoso, aromático, com ação acaricida, usado no tratamento da escabiose e pediculose, em loções a 25% para uso em adultos e a 10 % para uso em crianças. É irritante e deve ser evitado o contato com as mucosas.

Benzocaína, Anestesina

É um anestésico local, usado frequentemente em associação a outras drogas como analgésicos, antissépticos, antipruriginosos, antibacterianos e antifúngicos. Para o alívio temporário da dor é usada nas concentrações de 5 a 10%. Possui também ação ovicida contra o *Sarcoptes scabiei*, na concentração de 2%, daí o seu uso em formulações para escabiose, associado a um agente escabicida como o benzoato de benzila.

Bergamota (Essência)

É obtida da casca dos frutos de *Citrus bergamia* (Rutaceae) e contém um bergapteno, o 5-metoxipsoraleno, com propriedade fotossensibilizante. É utilizada em solução alcoólica de 10 a 20% para induzir a repigmentação de pequenas manchas vitiliginosas, com exposição à luz solar ou ultravioleta A.

Betametasona, Dipropionato e Valerato

A betametasona é um corticosteroide potente, com boa penetração na pele e absorção percutânea raramente observada, mesmo sob oclusão. O uso prolongado, entretanto, pode provocar o aparecimento de estrias, atrofia cutânea, telangiectasias e, mais raramente, foliculite.

O valerato é usado em cremes, pomadas, loções cremosas e loções alcoólicas, em concentrações equivalentes à base, de 0,01 a 0,1%. Eventualmente é usada em concentrações até 0,2%, como no tratamento conservador da fimose. O dipropionato é usado em concentrações equivalentes à base, em cremes e pomadas a 0,05%.

Bicarbonato de Sódio

É usado em formulações para hiperidroses por sua ação antisséptica. Alcalinizando o meio, o bicarbonato de sódio limita a proliferação bacteriana, diminuindo o processo de degradação do suor e impedindo a formação de substâncias voláteis de odor desagradável. É usado em concentrações de 1 a 10%, em talcos e soluções aquosas. Devem ser tomadas precauções pois pode descolorir as roupas.

Biodynes® TRF

É um produto obtido de leveduras, composto de glicopeptídeos com baixo peso molecular. Apresenta em sua composição vários aminoácidos (ácido aspártico, ácido glutâmico, histidina, serina e glicina, entre outros), vitaminas (A, C, D, E, ácido fólico e ácido pantotênico) e minerais (cobre, ferro, magnésio e zinco). Seu conteúdo em vitaminas e minerais encontra-se conjugado com os aminoácidos, permitindo que o produto permeie as camadas da epiderme atingindo as mais profundas.

É um estimulante celular e aumenta a síntese de colágeno e elastina. Sua propriedade regeneradora de células permite o seu uso em vários tratamentos como pós-radioterapia, pós-cirurgia, pós-*peeling* ou outras em que o tecido cutâneo seja agredido e as células necessitem nutrientes facilmente disponíveis na pele. O seu uso também é indicado em formulações oxigenadoras da pele, para a área dos olhos, em conjunto com alfa hidroxiácidos (protegendo a pele dos efeitos irritantes destes) e em formulações para pele sensível. É suado na forma de cremes, loções e géis nas concentrações usuais de 3 a 10%.

Bioex® Antilipêmico

É um complexo de extratos vegetais que contém arnica, castanha da Índia, *Centella asiatica*, cavalinha, *Fucus vesiculosus* e *Hedera helix*. Tem ação estimulante metabólica, ativadora da microcirculação, anti-inflamatória e descongestionante. É usado principalmente em formulações cosmiátricas para celulite, nas concentrações de 2 a 10%.

Bioex® Capilar

É um complexo de extratos vegetais - Quina (*Cinchona calisaya*), Cápsicum (*Capsicum annuum*), Arnica (*Arnica montana*), Urtiga (*Urtica dioica*), Pfaffia (*Pfaffia paniculata*) e Gérmen de Trigo (*Triticum vulgare*), enriquecido com aminoácidos e mucopolissacarídeos, entre outras substâncias. O seu uso é indicado principalmente em xampus e loções para tratamento capilar, como auxiliar na prevenção da queda excessiva e na restauração do bulbo piloso. Pode ser usado em loções capilares e tônicos nas concentrações de 3 a 10%, e em xampus e condicionadores nas concentrações de 1 a 5%.

Biorusol®

É um derivado oligomérico produzido por esterificação da rutina, obtida de *Amsonia taherna* e *Amsonia montana* (Apocynaceae). Como a rutina, tem ação anti-inflamatória, antiedematosa e vasoprotetora, diminuindo a permeabilidade capilar. É usado no tratamento de varizes, microvarizes e da celulite, em cremes, géis e loções, nas concentrações de 0,5 a 1%.

Biowhite®

É um produto de origem vegetal, com propriedade despigmentante, que contém em sua composição:

- Extrato de *Morus nigra* - contém triterpenoides (alfa amyrin e beta amyrin) e fenilflavonas (kuwanonas e morusin), com ação anti-inflamatória e inibidora da tirosinase;
- Extrato de *Saxifraga stolonifera* - contém proantocianidinas com peso molecular variável (polímeros de epigallocatequina), com ação antirradicais livres, arbutin, com ação despigmentante, e terpenos (canfeno, linalol e borneol). Tem também ação anti-inflamatória;
- Extrato de *Scutellaria baicalensis* - contém flavonoides (woogonin, baicalin e baicalcin), com ação anti-inflamatória e inibidora da tirosinase; e
- Extrato de *Vitis vinifera* - contém alfa hidroxiácidos, que aumentam a penetração e potencializam a ação dos inibidores da tirosinase.

Contém ainda EDTA, usado como quelante de íons cobre, que é um cofator da tirosinase. É usado em formulações despigmentantes e reguladoras dos distúrbios da pigmentação, em cremes, loções e géis, nas concentrações de 1 a 4%.

Borato de Sódio, Bórax

Tem ação antisséptica suave, similar à do ácido bórico, e levemente adstringente. É usado em gargarejos e em antissépticos bucais, para o tratamento de estomatites e úlceras aftosas. Em produtos cosméticos é usado como agente emulsificante para ceras, nos "cold creams".

Café, *Coffea arabica*, Coffeeberry® Extract

Os extratos são obtidos do fruto do café, *Coffea arabica* (Rubiaceae) e contêm polifenóis antioxidantes como ácido clorogênico, proantocianidinas, ácido quínico e ácido ferúlico. É usado em formulações contra o fotoenvelhecimento por sua ação antioxidante, nas concentrações de 0,1 a 1% em cremes e loções.

Cafeisilane® C

É um produto composto por cafeinato de silanol e alginato de silanol, saturado com cafeína. É usado no tratamento da celulite, nas concentrações de 3 a 6%.

Calamina

É uma mistura de óxido de zinco com uma pequena porção de óxidos de ferro, com ação exsudativa, adstringente, antieczematosa e antipruriginosa. É usada em concentrações de 4 a 20%, na forma de pasta e linimentos.

Calêndula (Extrato e Óleo)

São obtidos das flores de *Calendula officinalis* (Asteraceae) e ricos em flavonoides, triterpenos, saponosídeos, carotenoides, esteróis e óleos essenciais, entre outros compostos. Têm ação anti-inflamatória, antisséptica, adstringente, cicatrizante, emoliente e ativadora da circulação. Em cosmiatria, o seu uso é indicado em formulações antirrugas, em formulações para atenuação de cicatrizes e em produtos para pele sensível. O extrato é usado nas concentrações de 2 a 6% e o óleo (*Marigold Oil*) nas concentrações de 1 a 5%.

Camomila, *Matricaria chamomilla*

Os extratos são obtidos dos capítulos florais de *Matricaria chamomilla* (Compositae) e contêm azuleno, alfa-bisabolol, cumarinas (umbeliferona e metilumbeliferona) e flavonoides (apigenol, luteolina e quercetina), entre outras substâncias. São usados em produtos dermatológicos e cosméticos, por sua ação tópica anti-inflamatória, antialérgica, descongestionante e refrescante nas concentrações de 2 a 4%.

Cânfora, Água Canforada, Álcool Canforado

A cânfora é obtida por destilação a vapor da madeira, galhos e folhas de *Cinnamomum camphora* (Lauraceae), purificada por sublimação ou obtida por síntese a partir do alfa-pineno. Tem ação rubefaciente, antipruriginosa, antisséptica e analgésica suave.

É empregada nas concentrações de 0,1 a 3% em linimentos para entorses, articulações inflamadas e outras condições inflamatórias e reumáticas, e também em pastas e pomadas balsâmicas. Em cosmiatria tem particular interesse, associada ao mentol, no gel redutor ou crioscópico, usado como coadjuvante no tratamento da obesidade e da celulite. A água canforada contém 0,2% de cânfora e é usada nas concentrações de 10 a 20%; o álcool canforado contém 10% de cânfora e é usado nas concentrações de 1 a 10%.

Cantáridas (Tintura)

É obtida por extração de insetos coleópteros secos (*Cantharis vesicatoria*) e seu princípio ativo, a cantaridina, tem ação revulsivante e vesicante. É usada em loções capilares para alopecias, nas concentrações de 5 a 15%. Não deve ser ingerida e nem aplicada em áreas extensas.

Capsaicina, Cápsicum (Tintura)

São obtidos por extração de frutos maduros e secos de *Capsicum sp* (Solanaceae), como a páprica, *Cayene pepper* e pimentão. A tintura tem ação carminativa e seu principal alcaloide, a capsaicina, tem ação revulsivante e rubefaciente. A tintura de cápsicum é usada em loções para alopecias nas concentrações de 5 a 10%. A capsaicina é usada nas concentrações de 0,001 a 0,003%, em formulações para alopecias, e nas concentrações de 0,025 a 0,075% em formulações para neuralgia pós-herpética (ação da capsaicina nos neurônios sensoriais periféricos interrompe a transmissão dos impulsos dolorosos).

Uma vez que o principal efeito colateral observado com as concentrações mais altas de capsaicina é uma forte queimação, recomenda-se o uso prévio de lidocaína a 5%, bem como de analgésicos orais durante os primeiros dias de tratamento. É importante salientar que este efeito colateral tende a desaparecer com o decorrer das aplicações.

Carbômeros, Carbopol®

São polímeros do ácido acrílico e alil éter de pentaeritritol, de peso molecular elevado, utilizados para a produção de géis, como estabilizante de emulsões e como agente de viscosidade. São produzidos em diversos graus, caracterizados pela viscosidade de uma solução definida.

Castanha da Índia

Os extratos são obtidos das sementes de *Aesculus hippocastanum* (Hippocastanaceae). Contêm saponinas triterpênicas (escina), taninos, flavonoides (quercetina e canferol) e heterosídeos cumarínicos (2 a 3%).

Tem ação antivaricosa, aumentando a resistência e o tônus das veias e diminuindo a permeabilidade e a fragilidade capilar. Também tem ação anti-inflamatória, antiexudativa e antiedematosa. É empregada no tratamento de varizes, microvarizes, hemorroidas e edema de estase venosa. Em formulações tópicas é usada na forma de extrato, nas concentrações de 2 a 6%.

Cavalinha

Os extratos são obtidos das partes aéreas de *Equisetum arvense* (Equisetaceae). Contêm compostos solúveis de silício, taninos, saponinas, flavonoides e alcaloides, entre outras substâncias. Os extratos são usados em produtos dermatológicos e cosméticos, por sua ação cicatrizante, nas concentrações de 2 a 5%.

Caviar, Caviar HS®

É obtido das ovas do esturjão e contém proteínas com afinidade pela pele e cabelos (ação condicionante, protetora e hidratante), sais minerais e vitaminas A, D, E, B1, B2 e B6. É usado em produtos cosméticos com ação nutritiva, hidratante, remineralizante e regeneradora para pele seca ou envelhecida, nas concentrações de 1 a 5%.

Cegaba, Ácido Carboxietil Gama-Aminobutírico

É um composto derivado do GABA com ação antirrugas e anticelulite, usado nas concentrações de 1 a 2%. Também usado em produtos capilares pelo estímulo produzido no crescimento dos cabelos, nas concentrações de 0,5 a 4%, em xampus e tônicos capilares.

Celulose Microcristalina, Avicel®

É um derivado da celulose amplamente utilizado em produtos farmacêuticos como diluente de comprimidos (20-90%) e cápsulas (20-90%), é utilizado como agente adsorvente (20-90%), agente antiaderente ou lubrificante (5-20%) e desintegrante de comprimidos (5-15%). Também é usado em formulações para uso tópico, como agente suspensor e espessante.

Cera Autoemulsionante não Iônica, Polawax®

É um produto da reação do álcool cetoestearílico com 20 moles de óxido de etileno. É um sólido não iônico, cremoso, semelhante à cera e uma das mais eficientes bases autoemulsionáveis para sistemas do tipo O/A (óleo em água). Não é afetado pelo calor ou pela presença elevada de eletrólitos. Produz emulsões espessas e sólidas sem adição de agentes enrijecedores, em concentrações de 5 a 10%. Para a obtenção de emulsões liquidas, pode ser usada nas concentrações de 2 a 3%, junto com outros emulsionantes, para dar maior estabilidade.

Cera de Abelhas, Cera Branca

É obtida dos favos das colmeias e contém cerca de 72% de ésteres, 13,5% de ácidos graxos livres e 12,5% de hidrocarbonetos. Torna-se emulsificante quando é adicionada a uma substância alcalina como o hidróxido de sódio ou o borato de sódio. Tem ação emoliente, que suaviza e lubrifica a pele.

Ceramidas

São compostos que contêm esfingolipídios, que são componentes da camada epidérmica humana. São utilizadas em formulações cosméticas como regeneradoras da função barreira da epiderme e protetoras dos fios de cabelos, nas concentrações de 0,5 a 2 %.

Cetoconazol

É um agente antimicótico de amplo espectro, ativo contra *Candida, Cryptococcus, Mallassezia, Epidermophyton, Microsporum* e *Trichophyton,* entre outros. Tem ação contra o *Pityrosporum ovale,* daí seu interesse para o tratamento da caspa e seborreia do couro cabeludo. Também tem ação antisseborreica intrínseca. É usado nas concentrações de 1 a 2%.

Cetrimida

É um tensoativo catiônico (brometo de cetiltrimetilamônio) com ação antisseborreica e bactericida, usado para remover a caspa na seborreia do couro cabeludo. É usada em xampus anticaspa, nas concentrações de 1 a 3% e também como antisséptico nas concentrações de 0,5 a 1%.

Chá Verde, *Camellia sinensis*

Os extratos são obtidos das folhas de *Camellia sinensis* (Theaceae) e contêm cafeína, taninos e polifenóis (flavonoides e triterpenos). Tem ação antioxidante e são usados em produtos para prevenção contra os danos causados pela radiação ultravioleta, nas concentrações de 5 a 10%.

Ciclodextrinas com Ácido Salicílico, Glycosan® Salicílico

As ciclodextrinas são oligossacarídeos cíclicos obtidos de fonte vegetal como o amido. São substâncias cristalinas, com superfície externa hidrofílica polar e superfície interna (cavidade) relativamente hidrofóbica e não polar. Com essas características as ciclodextrinas comportam-se como molécula "hospedeira", sendo que a molécula "hóspede" deve ter a mesma característica da superfície interna das ciclodextrinas (ser relativamente hidrofóbica e não polar), para ser encapsulada em seu interior.

A encapsulação em ciclodextrinas possibilita a liberação gradual e controlada do ácido salicílico, sua biodisponibilidade, otimizando o efeito queratolítico e diminuindo os riscos de irritação da pele. É usado em formulações antiacne, antienvelhecimento e antisseborreicas, na forma de géis, loções e cremes nas concentrações de 1 a 5%.

Ciclodextrinas com Hidroquinona, Glycosan® Hidroquinona

É um produto obtido por encapsulação molecular de hidroquinona em ciclodextrinas. A liberação de hidroquinona é gradual e controlada, otimizando o efeito despigmentante e diminuindo o efeito irritante. A encapsulação protege a hidroquinona da decomposição e oxidação natural, prolongando seu efeito. A concentração de hidroquinona nas ciclodextrinas é de 10%. As formulações com Glycosan Hidroquinona são mais estáveis e tem prazo de validade maior do que as formulações com hidroquinona livre. É usado em formulações de despigmentantes nas concentrações de 5 a 10%.

Ciclometicone, Silicone Volátil

É um siloxano cíclico completamente metilado, volátil, utilizado em condicionadores capilares. Ao evaporar após sua aplicação nos cabelos, deixa como resíduo os princípios ativos.

Ciclopirox Olamina

É um antifúngico de amplo espectro, ativo contra dermatófitos, leveduras e também bactérias. Atua na membrana celular dos fungos inibindo a síntese de proteínas, diferentemente dos imidazólicos, que atuam no metabolismo do ergosterol. Alguns estudos têm demonstrado uma penetração maior na lâmina ungueal do que outros antifúngicos, possibilitando melhores resultados nas onicomicoses. É usado em cremes e soluções a 1%.

Climbazol

É um antifúngico imidazólico com ação especifica sobre as diferentes cepas da *Mallassezia furfur*, o que o diferencia dos agentes anticaspa comuns e que atuam sobre a flora bacteriana do couro cabeludo, indistintamente. Atua inibindo a 14 alfa-demetilase, enzima dependente do citocromo P-450. Essa inibição resulta na síntese do lanosterol, que tem a capacidade de alterar a estrutura da membrana celular, destruindo o fungo; mecanismo este semelhante ao do cetoconazol e itraconazol. É usado em formulações de xampus, condicionadores, cremes, loções e tônicos, nas concentrações de 0,1 a 2%.

Clindamicina

É um antibiótico derivado da lincomicina, mais potente, com ação bacteriostática ou bactericida, dependendo da concentração. É ativa principalmente contra microrganismos Gram-positivos como estafilococos, estreptococos, *Bacillus anthracis* e *Corynebacterium diphtheriae*. Outro microrganismo sensível é o *Propionibacterium acnes*, encontrado nas zonas sebáceas da pele, razão pela qual é utilizado no tratamento da acne graus II e III e da rosácea. É usada nas concentrações de 1 a 2%, em géis e loções alcoólicas. Promove uma acentuada redução no número de pápulas e de pústulas, mesmo quando usada isoladamente, durante um período de 3 a 4 meses.

Clioquinol, Iodoclorohidroxiquinoleína, Viofórmio

É uma hidroxiquinolina halogenada com atividade antimicrobiana e antimicótica. É usado em cremes e pomadas nas concentrações de 1 a 3%, geralmente associado a outros princípios ativos, para o tratamento de infecções da pele como o impetigo, feridas infectadas, ulcerações, queimaduras, dermatite eczematosa infectada, eczemas e psoríase complicada por infecção bacteriana.

Clobetasol Propionato

É um corticosteroide muito potente, usado no tratamento de dermatoses graves. A ocorrência de efeitos secundários locais é frequente e consiste de estrias, foliculite, telangiectasias e atrofia cutânea. A absorção percutânea pode levar a comprometimento adrenal serio e ocorre, principalmente, quando usado sob oclusão. É usado em cremes, pomadas, loções cremosas e loções alcoólicas, a 0,05%.

Cloreto de Alumínio

Tem ação adstringente e antiperspirante e é usado em soluções alcoólicas no tratamento das hiperidroses, nas concentrações de 5 a 20%. Deve ser aplicado na pele seca ao deitar e removido no banho, pela manhã.

Cloreto de Benzalcônio

É um composto de amônio quaternário com amplo espectro de ação, ativo contra bactérias Gram-positivas e Gram-negativas, modificando a permeabilidade da membrana celular. É usado como antisséptico nas concentrações de 0,01 a 0,1% e como antisseborreico nas concentrações de 0,2 a 0,5%. Também é usado para esterilização de instrumentos e limpeza da pele e membranas mucosas.

Cloreto de Cetrimônio, Cloreto de Cetil Trimetil Amônio, Dehyquart® A, Sinoquart® P 50

É um tensoativo catiônico com propriedade antisséptica e antiestática. Tem aplicação em condicionadores para os cabelos e em bálsamos capilares, nas concentrações de 1,5 a 3%. Tem aplicação também como antisséptico, na concentração de 0,5%.

Clorexidina Digliconato

É um antisséptico catiônico derivado da guanidina, com amplo espectro de ação. É efetiva contra microrganismos Gram-positivos e Gram-negativos, e também contra fungos dermatófitos e leveduras. É usada em loções antissépticas, nas concentrações de 0,05 a 1%.

Cloridrato de Alumínio, Cloridróxido de Alumínio

Tem ação adstringente e antiperspirante. É usado em soluções aquosas ou hidroalcoólicas para hiperidroses, nas concentrações de 5 a 20%. É altamente eficaz e tem grau de irritação cutânea menor que o cloreto de alumínio.

Clostebol Acetato

É um esteroide anabolizante (4-clortestosterona) com ação tópica cicatrizante e epitelizante. O seu uso é indicado em associação com a neomicina, no tratamento de diversas dermatoses erosivas da pele, como úlceras varicosas, escaras, queimaduras, fissuras, dermatite amoniacal, feridas infectadas, retardo da cicatrização etc. É usado na forma de cremes, nas concentrações de 0,5 a 1%.

Clotrimazol

É um antimicótico de amplo espectro, ativo contra dermatófitos, saprófitas e leveduras, atuando ainda sobre tricomonas e bactérias. Altera o metabolismo proteico e a síntese de RNA do microrganismo e determina a perda de fósforo e potássio intracelulares. É empregado em cremes, talcos e loções a 1%.

Coal Tar

É obtido a partir do alcatrão de hulha e contém diversas substâncias como o benzeno, naftaleno, fenóis, piridina e quinolina. Tem ação antipruriginosa e queratoplástica e é usado em afecções da pele como eczemas e psoríase, em cremes e pomadas, nas concentrações de 1 a 5%. Também tem ação antibacteriana, antifúngica e antiparasitária.

Coaxel®

É um composto que contém carnitina, cafeína e coenzima A, usado em formulações cosméticas para o tratamento da celulite. A cafeína estimula a lipólise, por inibição da fosfodiesterase, e a carnitina e a coenzima A o metabolismo lipídico. É usado nas concentrações de 3 a 8% em géis, cremes e loções.

Codiavelane®

É um extrato obtido de uma alga verde, *Codium tomentosum*, que contém ácido glicurônico, heteropolissacarídeos sulfatados e oligoelementos que auxiliam no processo de troca osmótica das células da derme. Tem efeito de hidratação profunda e prolongada, diminuindo as rugas da pele. É usado em concentrações de 2 a 5% em cremes, loções e géis hidratantes.

CoffeeSkin®

É um produto que contém extrato de café (*Coffea arabica*), rico em taninos, compostos fenólicos e cafeína. A cafeína tem ação descongestionante, os compostos fenólicos ação antirradicais livres e os taninos ação adstringente. É usado nas concentrações de 3 a 8%.

Colágeno e Elastina

São os principais constituintes das fibras do tecido conjuntivo e os responsáveis pela sua elasticidade, propriedade que confere sustentação e firmeza à pele. São sintetizados pelos fibroblastos e secretados no espaço intercelular, na forma de colágeno e elastina solúveis.

O emprego cosmiátrico destes precursores baseia-se no fato de que o envelhecimento da pele é acompanhado, além de seus sinais macroscópicos exteriores, de uma diminuição nas concentrações de colágeno e elastina solúveis, e na suposição de que a sua aplicação tópica seria capaz de estimular a biossíntese de novas fibrilas de colágeno e elastina. São também hidratantes e nutrientes, proporcionando bons resultados estéticos, sem causar efeito oclusivo na epiderme. São usados na forma de cremes e loções cremosas e géis, nas concentrações de 2 a 10% (colágeno) e 1 a 3% (elastina).

Colhibin®

É um produto obtido das sementes do arroz, *Oryza sativa* (Gramineae), com ação inibidora sobre a colagenase, uma enzima que, como a elastase, participa dos processos irritativos e de envelhecimento precoce da pele. A ação conjunta dos inibidores da elastase e da colagenase propicia uma eficiência maior na prevenção do envelhecimento precoce. É utilizado nas concentrações de 2 a 5% em formulações para prevenção do envelhecimento cutâneo e em produtos para proteção solar.

Colódio Elástico

Piroxilina	5 g
Óleo de Rícino	5 g
Álcool 90 %	20 ml
Éter qsp	100 ml

É uma solução etéreo-alcoólica de piroxilina (nitrocelulose, algodão pólvora) e óleo de rícino. Colocado sobre a pele evapora-se o álcool e o éter, ficando uma fina película aderente de piroxilina ricínica. Possui ação tópica protetora e serve de veículo para incorporação de diversas substâncias, como por exemplo o ácido salicílico, ácido láctico e ácido acético no colódio láctico-salicilado.

Confrey

Os extratos são obtidos das folhas e rizomas de *Symphytum officinale* (Boraginaceae) e contêm alantoína e mucilagens, com ação hidratante e emoliente. É usado em formulações de produtos cosméticos e cosmiátricos, nas concentrações de 2 a 5%.

Coup D'Eclat®

É um complexo que contém Lasilium® C (elastinato de lactoil metilsilanol) com ação hidratante, regeneradora e anti-inflamatória, Exsyproteinas® a 2% (proteínas com ação tensora) e destilado de hamamelis, com ação adstringente, usado para proporcionar efeito tensor e hidratante para a pele. Esta ação restaura a luminosidade, maciez, firmeza e aparência jovial da pele. Com o uso regular, ajuda a minimizar a aparência de rugas finas e linhas de expressão. É usado em produtos cosméticos nas concentrações de 10 a 25%.

Cromoglicato Dissódico

É um agente antialérgico que atua inibindo a liberação de mediadores inflamatórios. É usado por inalação, para o controle da asma, e por instilação nasal na profilaxia e tratamento da rinite alérgica, nas concentrações de 2 a 4%, isoladamente ou em associação com dexametasona. É usado em concentrações variáveis no tratamento de eczemas e da dermatite atópica. Também é usado na forma de colírio, no tratamento de distúrbios alérgicos oculares.

Cytobiol® Íris

É um composto que contém extrato de *Iris germanica* (Iridaceae), zinco e vitamina A hidrossolúvel (200 UI/ml). Tem ação descongestionante, antisséptica, adstringente e reguladora da oleosidade da pele. É usado em géis e loções para acne e seborreia, na concentração de 5%, ou puro, em tratamentos intensivos.

Deanol, DMAE, Dimetilaminoetanol

É um precursor da colina e da acetilcolina usado para a prevenção e tratamento de rugas e flacidez da pele do rosto, particularmente na região ao redor dos olhos e do pescoço, em cremes, géis e loções, nas concentrações de 1 a 5%. Além dos sais e ésteres são disponíveis o DMAE base e a base líquida (DMAE LB®).

Deferoxamina Mesilato

É um agente quelante usado para o tratamento de envenenamentos agudos por íons ferro e depósitos anormais de ferro e alumínio. Também é usado em cremes para tratamento de púrpuras traumáticas pós-cirúrgicas e hematomas, nas concentrações de 2,5 a 5%.

Deltametrina

É um piretroide derivado do ácido crisantêmico, com acentuada ação escabicida e pediculicida, tanto sobre os parasitas adultos como para as larvas e ovos. Tem a vantagem de ser menos irritante e menos tóxico que o lindano e outros agentes. E usado na forma de loções e xampus a 0,02%.

Densiskin®

É um composto que contém oligossacarídeos de frutose, obtidos da cevada, trigo e plantas com bulbo (lírio e dália), e polissacarídeos de uma microalga vermelha do fitoplâncton (*Porphyridium cruentum*), ligados a silanotriol. Estimula a síntese de colágeno e aumenta a densidade da pele, deixando-a mais firme e elástica. Tem ação hidratante, cicatrizante, anti-inflamatória e antirradicais livres. É usado em produtos cosméticos nas concentrações de 2 a 6% em cremes, géis e loções.

Dermacryl® AQF

É um polímero acrílico de alto peso molecular, formador de filme resistente à água e à remoção. É utilizado em protetores solares resistentes à água e em cremes barreira para as mãos. É usado nas concentrações de 2 a 4%.

Dermatan Sulfato

É um glicosaminoglicano usado como anticoagulante na profilaxia do tromboembolismo venoso. Também é usado por via tópica por sua ação fibrinolítica, antiedema e vasodilatadora, no tratamento de olheiras, remoção de pequenos hematomas, varizes e celulite. É usado em concentrações de 0,2 a 2% em cremes, loções cremosas, séruns e géis.

Dermonectin®

É um produto obtido por hidrólise da fibronectina, que contém oligopeptídeos capazes de atravessar a pele e estimular a síntese de maior quantidade de fibronectina, importante para a elasticidade da pele e diminuição de rugas finas. É usado nas concentrações de 6 a 12% em cremes, géis e loções.

Desonida, Acetonido de Desfluortriancinolona

É um corticosteroide não fluorado, potente, que praticamente não apresenta absorção percutânea e, por esta razão, não produz efeitos sistêmicos. Por outro lado, pode provocar os efeitos indesejáveis da corticoterapia tópica, principalmente em casos de uso prolongado. É formulado usualmente em cremes e pomadas, nas concentrações de 0,05 a 0,1%.

Dexametasona

É um corticoide moderadamente potente, utilizado no tratamento de dermatoses de menor gravidade ou em casos em que o uso prolongado de corticosteroides se faça necessário. Exibe caracteristicamente um mínimo efeito mineralocorticoide e as manifestações de uma rara absorção percutânea seriam dependentes do seu efeito glicocorticoide. É formulada usualmente em cremes e pomadas na concentração de 0,01 a 0,1%.

Dietanolamida de Ácido Graxo de Coco, Comperlan® KD, Synotol® CN 80

É empregada em formulações de xampus, sabonetes e espumas de banho, associada a agentes tensoativos aniônicos ou não iônicos, por sua ação estabilizadora da espuma formada, espessante, sobre-engordurante e estabilizadora das emulsões do tipo O/A (óleo em água), além de possuir um pequeno efeito detergente próprio.

Diflorasone Diacetato

É um corticosteroide potente usado em formulações tópicas para o tratamento de diversos distúrbios epidérmicos. Quando aplicado em áreas extensas, sob curativo oclusivo ou se a pele estiver lesada, pode ser absorvido em quantidades suficientes para produzir efeitos sistêmicos. É usado em cremes e pomadas, nas concentrações de 0,02 a 0,05%.

Digitoxina

É um glicosídeo extraído das folhas de *Digitalis purpurea* (Scrophulariaceae). Tem ação tópica tonificante para a parede vascular, restituindo às veias flácidas a sua tensão original. O seu uso tópico é indicado para os casos de afecções resultantes da insuficiência vascular venosa, como microvarizes, dores e sensação de peso nas pernas, hematomas e após o esclerosamento de varizes. E usada na forma de cremes e loções cremosas nas concentrações de 0,01 a 0,03%.

Diglicinato de Azeloil Potássio, Azeloglicina®

É um produto formado a partir do ácido azelaico com duas moléculas de glicina, com melhor solubilidade. O ácido azelaico é um inibidor competitivo sobre a conversão da testosterona em 5-alfa testosterona, diminuindo, portanto, o efeito desse hormônio na exacerbação da acne. Possui também ação inibitória sobre a tirosinase e outras oxirredutases, diminuindo a síntese de melanina, sendo por isso usado para atenuar hipercromias. Possui faixa de pH de estabilidade próximo ao da pele humana. É usada em géis, cremes e loções, nas concentrações de 5 - 10%.

Di-hidroxiacetona

A di-hidroxiacetona provoca gradualmente o desenvolvimento de uma coloração marrom na pele, similar àquela causada pela exposição ao sol, somente que por reação entre ela e a queratina do extrato córneo, e não por ação no mecanismo de produção da melanina. É usada no vitiligo, para aproximar a tonalidade das manchas à da pele circunvizinha e também nos "bronzeadores sem sol", nas concentrações de 1 a 10%.

Dimetilsulfóxido, DMSO

É um solvente orgânico utilizado como veículo em diversas formulações dermatológicas. Suas ações referidas incluem penetração em membranas, analgesia local, vasodilatação, dissolução do colágeno, além de ação anti-inflamatória e antisséptica. É usado também como veículo para princípios ativos, como o IDU e o minoxidil, pois facilita a penetração epidérmica dessas substâncias e aumentando, portanto, o seu efeito. É usado na faixa de 2 a 20%.

Dióxido de Titânio

É um pó branco, com alta reflectância à luz ultravioleta e visível, razão pela qual é usado com o intuito de proteger a pele dos efeitos solares. Tem também ação anti-inflamatória, similar à do óxido de zinco e é empregado no tratamento de dermatoses exsudativas e para o alívio de pruridos. É usualmente formulado em cremes, nas concentrações de 2 a 10%. Também é usado na forma de dióxido de titânio micronizado (transparente), nas mesmas concentrações.

Dióxido de Titânio com Melanina

É uma mistura que contém 35% de dióxido de titânio e 4% de melanina. A melanina aumenta a dispersão do dióxido de titânio, conferindo um aumento no fator de proteção solar (FPS) dos filtros solares. Esta associação também é capaz de neutralizar radicais livres e prevenir as reações de oxidação. É usado nas concentrações de 3 a 10%.

Doxepina

É um antidepressivo tricíclico, usado por via tópica para o alívio do prurido em pacientes com dermatite atópica, na forma de creme a 5%, em 2 a 4 aplicações diárias, por até 7 dias. O pH ideal para a formulação é de 3,5 a 5,5.

D-Pantenol

É obtido por redução do ácido pantotênico e usado para o tratamento de diversas afecções da pele, como queimaduras, úlceras e ferimentos. Além de sua ação cicatrizante, tem ação antisseborreica e eutrófica para o folículo piloso, razão do seu uso em loções para alopecia seborreica, e ação umectante e estimulante do metabolismo epitelial, razão pela qual é usado em formulações cosmiátricas. É usado nas formas de cremes, pomadas e loções, nas concentrações de 0,5 a 2%.

Econazol

É um antifúngico imidazólico, com ação similar ao cetoconazol. É usado em formulações tópicas a 1% (cremes, loções, talcos e soluções) no tratamento de infecções fúngicas como candidíase, tinhas e ptiríase versicolor. Também é usado no tratamento da candidíase vaginal, na forma de óvulos com 150 mg (1 óvulo ao deitar por 3 noites consecutivas) ou creme vaginal a 1%.

Elastinato de Metilsilanol, Proteosilane® C

É um silanol carreador de elastina que favorece a regeneração do tecido conjuntivo, estimulando a multiplicação dos fibroblastos. Tem também ação hidratante e previne o ressecamento da pele. É usado em produtos cosmiátricos para a prevenção do envelhecimento precoce, nas concentrações de 2 a 6%.

Emblica®

O extrato é obtido dos frutos de *Phyllanthus emblica* (=*Emblica officinalis*, Euphorbiaceae), árvore nativa do sudeste tropical da Ásia, e rico em taninos e rutina. Tem ação cicatrizante e despigmentante suave, não citotóxica, inibidora da tirosinase, nas concentrações de 1 a 2%, e ação antirradicais livres, sendo por isso usado em produtos *anti-aging* nas concentrações de 0,5 a 1%.

Emulzome®

É uma microdispersão de ácidos graxos, sem tensoativos ou emulsionantes, composto por hidrocarbonetos saturados, ésteres de ácidos graxos, óleo mineral e água. Aumenta a difusão e absorção cutânea de princípios ativos. O seu uso é indicado em formulações para a área dos olhos, para pessoas com pele sensível, nas concentrações de 6 a 30%.

Enxofre Líquido, Biosulfur

É um produto que contém enxofre associado a um derivado hidrófilo de ácidos graxos insaturados, e equivale a aproximadamente 90% de enxofre precipitado. É usado nas concentrações de 0,5 a 10% em cremes, loções e géis, com a vantagem sobre o enxofre precipitado de ser solúvel em água e em loções alcoólicas. O seu uso no tratamento da acne é o mesmo do enxofre precipitado, por sua ação antisséptica, antisseborreica e queratolítica. É usado nas concentrações de 1 a 2% em loções e xampus para seborreia do couro cabeludo.

Enxofre Precipitado

Tem ação antisséptica, antisseborreica e queratolítica. É usado em formulações clássicas para a acne, rosácea e dermatite seborreica. Sua ação antisséptica é devida à oxidação que o enxofre sofre na pele, transformando-se em ácido pentatiônico. É usado nas concentrações de 2 a 10%, preferencialmente em cremes não iônicos ou em gel de carbopol, pelo fato de ser insolúvel. Por esta razão também, as formulações em loções capilares e xampus devem ser evitadas.

Tem também ação escabicida e é indicado principalmente quando há infecção secundária. Por ser menos irritante e tóxico que outros agentes escabicidas, é particularmente indicado para crianças e gestantes, em pastas ou pomadas nas concentrações de 5 a 20%.

Epilami®

É um complexo de origem vegetal composto de extratos de carvalho, ratânia, grindélia e grapefruit com ação anti-inflamatória, adstringente, antisséptica e levemente esfoliante. Por suas ações, ajuda manter a suavidade da pele na região depilada e diminuir o crescimento dos pelos, por vasoconstrição. É usado em formulações de produtos pós-depilatórios, nas concentrações de 2 a 10%.

Eritromicina

É um antibiótico com amplo espectro de ação, bacteriostático ou bactericida, dependendo da concentração. O seu uso no tratamento da acne vem da sua ação contra o *Propionibacterium acnes*. É usada nas concentrações de 1 a 3%, em cremes, géis e loções alcoólicas para o tratamento da acne graus II e III e Rosácea.

Eritrulose

A eritrulose é um monossacarídeo do tipo tetrose ($C_4H_8O_4$). Aplicada sobre a pele, reage com os grupos amina primários e secundários das proteínas da epiderme, produzindo a melanoidina, substância que confere coloração marrom característica da pele bronzeada. É usada na faixa de 1 a 5%, isoladamente ou em associação com a di-hidroxiacetona em formulações para o vitiligo e nos autobronzeadores.

Escina

É uma saponina extraída da castanha da Índia, *Aesculus hippocastanum* (Hippocastanaceae). Tem ação tópica detumescente, anti-inflamatória, adstringente e descongestionante. É usada nas concentrações de 0,2 a 2% na forma de cremes, géis e loções cremosas, para prevenção e tratamento de vários distúrbios vasculares periféricos, inclusive inchaços traumáticos, onde induz rápida absorção dos edemas. É usada como coadjuvante no tratamento da celulite, associada à hialuronidase ou thiomucase.

Espermacete, Cera de Ésteres Cetílicos

É a parte solidificável do óleo contido nas cavidades cartilaginosas do crânio dos cachalotes. Também é conhecido por esperma de baleia, pela grande semelhança dessa substância com o líquido espermático e pela convicção popular de que se tratava de esperma de cachalote. Contém ésteres, principalmente o palmitato de cetila, álcool cetílico e álcool estearílico. Tem propriedade emoliente e confere maciez e untuosidade aos cremes. Atualmente se prefere empregar a forma sintética, a cera de ésteres cetílicos.

Espironolactona

A espironolactona é um diurético antagonista da aldosterona, usado em formulações tópicas por sua ação antiandrogênica, no tratamento da acne vulgar feminina, alopecia seborreica feminina e hirsutismo. É usada em loções hidroalcoólicas nas concentrações de 1 a 2%, isoladamente ou em associação com outros princípios ativos.

Esqualano, Squalane

O esqualano é um hidrocarboneto saturado de origem animal, obtido por hidrogenação completa do esqualeno, um triterpenoide obtido do fígado de tubarões. Forma prontamente emulsões com a secreção sebácea humana e auxilia na prevenção da perda de água pela superfície da pele. Desta forma, aumenta a hidratação e a absorção percutânea de princípios ativos incorporados à formulação, e auxilia na restauração da suavidade, maciez e flexibilidade da pele, sem deixar sensação gordurosa desagradável. É usado em concentrações de 3 a 10%.

Estearato de Butila

É um éster utilizado como solvente e agente de espalhamento em cremes e loções cremosas, substituindo parcialmente o óleo mineral. Tem propriedade emoliente com a vantagem de não deixar sensação gordurosa na pele

Estradiol, 17-α

O 17-α estradiol é 25 vezes menos potente que seu epímero 17-β estradiol. É um inibidor da enzima 5-α redutase, que catalisa a conversão de testosterona em di-hidrotestosterona. Uma produção aumentada de di-hidrotestosterona aumenta o ciclo telógeno, provocando atrofia dos folículos pilosos e a queda dos cabelos. É empregado topicamente no tratamento da alopecia androgenética e do hirsutismo, em soluções hidroalcoólicas nas concentrações de 0,02 a 0,1 %, isoladamente ou em associação com outros princípios ativos. Devido a sua baixa potência quando comparado com o 17-β estradiol, os efeitos adversos do 17-α estradiol são menores quando há absorção através da pele.

Estrógenos: Benzoato de Estradiol, Estrógenos Conjugados

O emprego de estrógenos em produtos dermatológicos, baseia-se nas propriedades desses hormônios, mesmo quando usados topicamente, de aumentar a proliferação das células do epitélio cutâneo, o número de fibrilas elásticas e a vascularização dérmica, favorecendo dessa maneira a turgescência e a elasticidade da pele. São usados também no tratamento da alopecia seborreica feminina, nas concentrações de 0,01 - 0,06% (estrógenos conjugados) e 0,001 - 0,005% (benzoato de estradiol).

Nas concentrações usuais, não se tem evidências de que atravessem a parede dos vasos e ganhem a corrente circulatória, mesmo porque a sua concentração estaria dentro dos limites fisiológicos. Entretanto, o seu uso não deve ser recomendado durante a gravidez e nem mesmo a mulheres com menos de 40 anos.

Eucaliptol, Cineol

É obtido de óleo extraído das folhas de várias espécies de *Eucalyptus* (Myrtaceae). É usado na concentração de 5 a 8% em formulações de inalantes, em combinação com outros óleos voláteis e, em concentrações menores, como aromatizante em colutórios.

Eye Contour Complex®

É um composto que contém silício orgânico, hialuronato de dimetilsilanol, ascorbato de metilsilanol, aspartato de metilsilanol hidroxiprolina, fitoesteróis do alcaçuz (*Glycyrrhiza glabra*) e fitoesteróis da cavalinha (*Equisetum arvense*), entre outras substâncias, com ação regeneradora tissular. É usado em formulações para o contorno dos olhos, nas concentrações de 4 a 10%.

Fator Antirradicais Livres, FARL

É um complexo de substâncias antioxidantes que contém acetato de tocoferol (antioxidante), palmitato de ascorbila (antioxidante para substâncias graxas e substâncias lipossolúveis), bioflavonoides (derivados hidrossolúveis da rutina, usados para diminuir a fragilidade capilar) e extrato vegetal de Hera (*Hedera helix*, ação cicatrizante). Este complexo atua neutralizando quimicamente o processo degenerativo desencadeado pela ação dos radicais livres, principalmente quando os sistemas enzimáticos protetores estão debilitados. É usado em produtos cosmiátricos, na faixa de 3 a 6%.

Fatores de Crescimento

Fatores de crescimento são proteínas ou pedaços de proteínas (oligopeptídeos) que atuam como mediadores químicos fisiológicos. Atuam na comunicação química entre as células e desempenham um importante papel nos processos de regeneração tissular.

São obtidos por engenharia genética, em culturas de microrganismos transfectados com o gene que codifica um determinado fator, em seus plasmídeos, que após expressos são isolados, purificados e nanoencapsulados.

1. Fator de Crescimento Insulínico (IGF-1, *Human Oligopeptide-2*)

Sua carência acelera o processo de envelhecimento intrínseco da pele, sendo, por isso, usado na prevenção desse processo. Aumenta a produção de colágeno e elastina na pele e melhora a aparência de rugas e linhas de expressão. Também estimula folículos capilares a produzirem cabelos mais densos e fortes. É usado em produtos dermatológicos e cosméticos nas concentrações de 1 a 3%.

2. Fator de Crescimento Fibroblástico Básico (bFGF, *Human Oligopeptide-3*)

Tem ação quimiotática, angiogênica e mitogênica. Atua nos fibroblastos e nas células endoteliais, facilitando a cicatrização e melhorando a elasticidade da pele. Melhora a circulação periférica nos folículos pilosos e estimula a fase anágena do ciclo capilar. É usado em produtos dermatológicos e cosméticos nas concentrações de 1 a 3%.

3. Fator de Crescimento Endotelial Vascular (VEGF, *Human Oligopeptide-11*)

Tem ação estimulante sobre a angiogênese, melhora a circulação periférica nos folículos pilosos e estimula a fase anágena do ciclo capilar. É usado em produtos dermatológicos e cosméticos nas concentrações de 1 a 3%.

4. Fator de Crescimento Transformador (TGF-β, *Human Oligopeptide-7*)

Estimula a produção de colágeno e elastina pelos fibroblastos, induzindo a sua proliferação, crescimento e diferenciação. É usado em produtos dermatológicos e cosméticos nas concentrações de 1 a 3%.

5. TGP2 Peptídeo (*Transforming Growth Peptide-2*)

É um oligopeptídeo derivado do fator de crescimento transformador (TGF), com ação clareadora sobre manchas de melanina, por reduzir a liberação do fator de transcrição da tirosinase e reduzir a liberação de citocinas pró-inflamatórias. É usado particularmente no clareamento de manchas decorrentes de processos inflamatórios. É usado em produtos dermatológicos e cosméticos nas concentrações de 1 a 3%.

6. Tripeptídeo de Cobre (*Cooper Peptide - glycyl-L-histidyl-L-lysine-copper II complex*)

Estimula o ciclo celular e a cicatrização de tecidos. Também tem ação nos folículos capilares. É utilizado em formulações cosméticas rejuvenescedoras como cremes e géis para preenchimento de rugas e em xampus, mousses e loções capilares, nas concentrações de 1 a 3%.

7. Bibliografia

Alguns estudos recentes podem ser encontrados na literatura dando suporte para o seu uso de fatores de crescimento em produtos dermatológicos e cosméticos:

1. Beckert S *et al*. Stimulation of steroid-suppressed cutaneous healing by repeated topical application of IGF-I: different mechanisms of action based upon the mode of IGF-I delivery. *J Surg Res*. 2007 May; 139(2):217-21.
2. Ben Amitai D *et al*. I-GF-1 signalling controls the hair growth cycle and the differentiation of hair shafts. *J Invest Dermatol*. 2006 Sep; 126(9):2135; author reply 2135-6.
3. Fitzpatrick RE. Endogenous growth factors as cosmeceuticals. *Dermatol Surg*. 2005 Jul; 31(7 Pt 2):827-31.

4. Fu X et al. Healing of chronic cutaneous wounds by topical treatment with basic fibroblast growth factor. *Chin Med J* (Engl). 2002 Mar; 115(3):331-5.
5. Gorouhi F, Maibach HI. Role of topical peptides in preventing or treating aged skin. *Int J Cosmet Sci.* 2009 Oct; 31(5):327-45.
6. Mehta RC, Fitzpatrick RE. Endogenous growth factors as cosmeceuticals. *Dermatol Ther.* 2007 Sep/Oct; 20(5):350-9.
7. Pickart L. The human tri-peptide GHK and tissue remodeling. *J Biomater Sci Polym Ed.* 2008; 19(8):969-88.
8. Sundaram H et al. Topically applied physiologically balanced growth factors: a new paradigm of skin rejuvenation. *J Drugs Dermatol.* 2009 May; 8(5 Suppl Skin Rejuvenation):4-13.
9. Weger N, Schlake T. Igf-I signalling controls the hair growth cycle and the differentiation of hair shafts. *J Invest Dermatol.* 2005 Nov; 125(5):873-82.
10. Yamanaka K et al. Basic fibroblast growth factor treatment for skin ulcerations in scleroderma. *Cutis.* 2005 Dec; 76(6):373-6.

Fenol

É um antisséptico pouco utilizado atualmente, por ser tóxico nas concentrações eficientes. É usado como antipruriginoso nas concentrações de 0,1 a 1% em formulações dermatológicas e em concentrações até 4% em gotas auriculares.

Fluocinolona Acetonido

É um corticosteroide classificado como extremamente potente a 0,2%, potente a 0,025% e de potência intermediária a 0,01%. É utilizado no tratamento de dermatoses eczematosas em geral e, em particular, no tratamento da psoríase. Sua principal característica é não ser absorvido por via percutânea, mas o seu uso prolongado favorece o aparecimento de estrias, foliculite e telangiectasias. Pode ser formulado em cremes, pomadas, loções cremosas e alcoólicas a 0,01 - 0,2%.

Fluoruracila, 5-Fluoruracila

É um análogo da pirimidina utilizado no tratamento antineoplásico, que atua por inibição da síntese de DNA. É utilizado por sua ação cáustica, na forma de cremes entre 1 e 5%, no tratamento de verrugas e do condiloma acuminato.

Fomblin® (HC-25 e HC-R)

São produtos da classe perfluoro polimetil isopropil éter, formadores de filme hidrofóbico e lipofóbico. Aplicados sobre a pele, formam um filme protetor resistente à água, solventes, detergentes e produtos químicos em geral. Não têm efeito oclusivo, são de fácil espalhamento e proporcionam toque agradável, não oleoso. Não tem ação comedogênica. O fomblin HC-25 (peso molecular de aproximadamente 3.200) é usado nas concentrações de 0,1 a 2%, e o fomblin HC-R (peso molecular aproximadamente 6.250) é usado nas concentrações de 0,2 a 4%.

Formol, Formalina, Formaldeído

É uma solução aquosa de aldeído fórmico a 37%, com 10 a 15% de metanol para retardar a polimerização. Tem ação antisséptica, antiperspirante e desodorizante nas concentrações de 1 a 5%. Tem também a propriedade de endurecer as unhas, sendo por isto usado em esmaltes ou loções para onicólise, em concentrações acima de 10% ou mesmo puro.

Fosfato de Ascorbil Magnésio, VC-PMG®

É um composto a base de vitamina C, hidrossolúvel, estável e com excelente penetração epidérmica. Sua ação despigmentante vem da capacidade de retardar a formação de melanina, por inibição da tirosinase. Tem também ação estimulante da síntese de colágeno e atividade antirradicais livres, daí a sua aplicação em produtos regeneradores e para prevenção do envelhecimento cutâneo. É empregado em formulações cosmiátricas clareadoras, isoladamente ou associado a produtos como arbutin e antipollon e também em cicatrizantes e formulações antienvelhecimento, nas concentrações de 1 a 3%. Não deve ser associado com ácido glicólico na mesma formulação, em virtude do pH.

Fucogel®

É um polissacarídeo composto por três açúcares (d-galactose, l-fucose e ácido galacturônico), obtido biotecnologicamente. Tem ação hidratante e suavizante, por formação de um filme que evita a perda de água transepidérmica. Esta ação hidratante é de longa duração, pela degradação do polissacarídeo.

É usado na faixa de 2 a 10% em produtos cosméticos para pessoas com pele ressecada, ou para regiões do rosto mais expostas à desidratação. Também pode ser utilizado no envelhecimento precoce da pele e em pessoas com pele sensível, nas quais a perda de umidade é sempre maior do que a capacidade de hidratação. Pode ser associado aos alfa hidroxiácidos, diminuindo a ação irritante desses compostos.

Fucsina

É uma mistura de para-rosanilina e rosanilina, corantes com ação contra bactérias Gram-positivas e alguns fungos. É usada em formulações de colutórios como corante e antisséptico.

Furfuriladenina, Kinetin®, Adenin®

A N6-furfuriladenina é um hormônio vegetal, obtido por síntese, cujas propriedades estimulam o crescimento celular e retardam a senescência das plantas. Tem ação queratolítica e antiacneica, é usado para redução de rugas finas e profundas, bem como na reversão do processo do fotoenvelhecimento e no incremento da retenção de água na pele, deixando-a sempre macia e flexível. Não apresenta ação irritante ou queimação durante o uso e não sensibiliza a pele à exposição solar, como acontece com o ácido retinoico. É usado na concentração de 0,005 a 0,1%, em cremes, emulsões ou géis. O pH de maior estabilidade é entre 7 e 7,5. Pode ser associado a filtros solares.

Galactosan®

É um complexo de biopolímeros e oligoelementos, obtidos de algas pardas (Phaeofhyceae) e de algas vermelhas (Rodophyceae), que contém derivados de ácidos urônicos, polímeros da fucose, poligalactosídeos sulfatados, sais minerais e oligoelementos. Tem ação protetora e hidratante, proporcionando maciez à pele, principalmente nas áreas mais fortemente queratinizadas como os pés, joelhos e cotovelos. É usado nas concentrações de 1 a 10%, em produtos cosmiátricos para peles secas e sensíveis, ou expostas a agentes externos como sol, água do mar, frio excessivo etc.

Gentamicina

É um antibiótico aminoglicosídeo com amplo espectro de ação, especialmente contra germes Gram-negativos, particularmente *Pseudomonas aeruginosa*. É empregada na forma de sulfato de gentamicina, para uso tópico, principalmente pelo baixo índice de sensibilização, em cremes e pomadas nas concentrações de 0,1 a 0,3% de gentamicina base.

Gérmen de Trigo (Extrato, Óleo)

Os extratos e o óleo são obtidos dos embriões de *Triticum aestivum* (Gramineae) e ricos em Vitamina E e outros tocoferóis, óleos insaturados (ésteres dos ácidos oleico, linoleico, linolênico e palmítico) e fosfolipídios. Têm ação hidratante, melhoram a elasticidade da pele e são usados em produtos cosméticos e cosmiátricos para pessoas com pele seca. São usados nas concentrações de 0,5 a 1,5%.

Ginkgo biloba (Extrato Aquoso)

O extrato é obtido das folhas de *Ginkgo biloba* (Ginkgoaceae) e contém diversos princípios ativos como terpenos (ginkgólidos e bilobálidos), pró-antocianidinas e glicosídeos flavonídicos. É usado em produtos cosmiátricos para a prevenção do envelhecimento precoce, proteção contra a radiação ultravioleta, tratamento de microvarizes e para regularizar a secreção sebácea em peles secas e desidratadas. As concentrações usuais são de 2 a 5%, em cremes, loções e géis.

Ginseng do Brasil

É obtido das raízes de *Pfaffia paniculata* (Amarantaceae) e contém saponinas de núcleo triterpenoide, ácido pfáfico, pfafásidos e alantoína. Em produtos dermatológicos e cosméticos é usado por sua ação estimulante e regeneradora tissular, nas concentrações de 2 a 5%.

Glicerina, Glicerol

É um álcool trivalente, límpido e denso, de reação neutra e muito higroscópico. É usada como solvente para diversas substâncias e também por sua ação umectante e protetora para a pele, nas concentrações de 2 a 10%.

Glicossomas

É uma suspensão aquosa de lipossomas de uma fração lipídica extraída do cérebro de bovinos. São partículas de forma esférica, formadas por lâminas duplas ou múltiplas pela justaposição de fosfolipídios, glicoceramidas e colesterol, que contém uma solução aquosa encapsulada em seu interior.

Por suas dimensões e características químicas, os lipossomas possuem efeito restaurador sobre a barreira lipídica protetora da epiderme, atuam como potentes hidratantes e podem ser carreadores de princípios ativos que estejam encapsulados em seu interior. Devido à sensibilidade dos lipossomas aos tensoativos, recomenda-se a sua veiculação em gel. São usados nas concentrações de 1 a 5%.

Gluconolactona

É um poli-hidroxiácido com alto poder hidratante, mais suave que os alfa hidroxiácidos (AHA). Tem efeito renovador celular tão potente quanto estes, com a vantagem de não causar sensação de queimação e ardência da pele. A gluconolactona pode ser usada inclusive em regiões sensíveis como a área ao redor dos olhos e dos lábios.

É usada no tratamento da acne, reduzindo o número de lesões e a formação de comedões; na prevenção e tratamento do fotoenvelhecimento da pele, especialmente em pessoas com pele sensível e acneica; no tratamento da dermatite seborreica e da dermatite atópica; em formulações despigmentantes; em formulações pré e pós-laser; e em produtos cosméticos *anti-aging*, revitalizante e hidratantes para uso diário. É usada nas concentrações de 2 a 10 %.

Glutaraldeído

Tem ação antibacteriana e antifúngica. Como o formaldeído, tem também ação antiperspirante sendo indicado na hiperidrose palmar e plantar. Tem a desvantagem de amarelar a pele e, ocasionalmente, promover reações alérgicas. É usado nas concentrações de 2 a 10%. Mais recentemente, tem sido usado em concentrações de 1 a 2% como antiviral.

Glutation L

É utilizado como antioxidante e captador de radicais livres, em formulações tópicas faciais *anti-aging*, especialmente para o contorno dos olhos, nas concentrações de 0,3 a 0,5%.

Glycine max, Elhibin®

É um produto obtido das sementes da soja, *Glycine max* (Leguminosae), com ação inibidora sobre a elastase, uma enzima que participa dos processos irritativos e de envelhecimento precoce da pele, produzida pelos leucócitos e fibroblastos. A inibição desta enzima previne a degradação da elastina e contribui para manter a elasticidade, maciez, suavidade e hidratação da pele. É utilizado nas concentrações de 3 a 7% em formulações para prevenção do envelhecimento cutâneo e em produtos para proteção solar.

Goma Adragante, Goma Tragacanto

É um exsudato gomoso seco do tronco e ramos de *Astragalus gummifer* (Leguminosae). Forma soluções viscosas ou géis com água, dependendo da concentração. É utilizado como agente suspensor e emulsionante, para emulsionar medicamentos insolúveis em água e para dar coesão e consistência a várias formas farmacêuticas como cremes, géis e pastas.

Gomenol, Niaouli

É um óleo essencial volátil, obtido por destilação das folhas de *Melaleuca quinquenervia* (=*Melaleuca viridiflora*, Myrtaceae), rico em cineol. É usado na concentração de 3%, em combinação com outros óleos voláteis, em formulações de inalantes.

Griseofulvina

É um antifúngico ativo "in vitro" contra os fungos dermatófitos mais comuns como *Epidermophyton floccosum*, *Microsporum* sp e *Trichophyton* sp. É usada em formulações tópicas nas concentrações de 1 a 2%.

Halcinonida

É um corticoide de alta potência, usado no tratamento de eczemas graves e da psoríase. Não é absorvida por via percutânea a não ser em crianças, e os efeitos adversos locais são geralmente mais graves que os provocados por outros corticoides de potência semelhante. É usada em cremes, pomadas e loções, nas concentrações de 0,025 a 0,1%.

Hamamelis

O extrato é obtido da casca e das folhas de *Hamamelis virginiana* (Hamamelidaceae). Contém taninos, saponinas, flavonoides (quercetol, canferol, glicosídeos flavonídicos do canferol), mucilagens e resinas, entre outras substâncias. Tem ação adstringente, hemostática, vasoconstritora, tônica vascular e anti-hemorrágica. É usado em produtos cosméticos e cosmiátricos para pessoas com pele mista e oleosa, nas concentrações de 2 a 4%. Também é usada a água de hamamelis nas concentrações de 6 a 20%, em loções adstringentes e loções tônicas.

Helioxine®

É um extrato obtido das sementes do girassol, *Helianthus annuus* (Compositae), que contém pigmentos fotorreceptores e polifenóis (ácidos gálico, clorogênico e cumárico), que protegem a pele e os cabelos dos efeitos danosos da radiação ultravioleta e dos radicais livres formados por fotoindução. É utilizado em cremes, loções, géis, produtos para proteção solar e em produtos para os cabelos, nas concentrações de 1 a 3%.

Heparina

É um anticoagulante natural, que tem a função fisiológica de manter a fluidez do sangue. Aplicada topicamente tem ação trombolítica, anti-inflamatória e melhora a circulação local. É usada no tratamento local das flebites e tromboflebites superficiais, dos hematomas, contusões e outros processos inflamatórios localizados, das microvarizes, varizes e para a prevenção da úlcera varicosa. Pode ser formulada em cremes, loções cremosas e géis, nas concentrações de 10.000 a 50.000 UI%.

Hera

Os extratos são obtidos das folhas de *Hedera helix* (Araliaceae) e contêm saponinas triterpênicas (alfa-hederina e hederacosídeo), rutina, emetina, carotenoides e alfa-tocoferol, entre outras substâncias. Tem ação anti-inflamatória, cicatrizante, antivaricosa e anticelulítica. É usada em formulações de antivaricosos tópicos e de produtos cosméticos e cosmiátricos para celulite, nas concentrações de 2 a 6%.

Hialuronato de Dimetilsilanol, DSH® C

É um silanol carreador do hialuronato de sódio, com ação hidratante, citoestimulante e regeneradora. É usado em formulações cosmiátricas na faixa de 4 a 6%.

Hialuronidase

A hialuronidase é uma enzima obtida a partir do sêmen e dos testículos de bovinos, que tem ação sobre um mucopolissacarídeo que faz parte do cimento intercelular, o ácido hialurônico, despolimerizando-o. Na realidade, o termo hialuronidase é utilizado para caracterizar 3 enzimas diferentes, que atuam em pontos diferentes da molécula de ácido hialurônico, que são a hialuronoglicosidase, hialuronoglicuronosidase e a hialuronato liase.

Despolimerizando temporariamente o ácido hialurônico, a hialuronidase reduz a viscosidade do meio intercelular, torna o tecido mais permeável à dispersão de outras substâncias e promove a reabsorção do excesso de fluidos, mobilizando os edemas e infiltrações.

É usada na faixa de 10.000 a 20.000 UTR%, associada a outros princípios ativos como escina e azuleno, no tratamento coadjuvante da celulite, e à heparina, escina e digitoxina, no tratamento das microvarizes, hematomas, contusões, flebites, tromboflebites superficiais e outros processos inflamatórios localizados.

Hidrato de Cloral

Tem ação tópica rubefaciente, revulsivante e antisséptica. É usado no tratamento da alopecia areata em loções a 2 - 6%.

Hidrocortisona e Acetato de Hidrocortisona

São corticosteroides pouco potentes, usados para inúmeras afecções epidérmicas. O acetato tem penetração epidérmica inferior à hidrocortisona base. Estão indicadas nas dermatoses leves ou moderadas, devido a sua baixa potência. Devem-se tomar precauções quando em uso prolongado, devido à possibilidade de absorção percutânea. Podem ser formuladas em cremes, pomadas e loções cremosas, nas concentrações de 0,1 a 2,5%.

Hidroquinona

É um agente despigmentante usado topicamente para o tratamento das hipermelanoses como o cloasma (melasma), dermatite de berloque (fotodermatite causada por determinados perfumes), hiperpigmentação pós-inflamatória etc. A despigmentação não é imediata, pois a hidroquinona interfere principalmente na produção de melanina nova, inibindo a atividade da tirosinase. Em segundo lugar, mais lentamente, a hidroquinona provoca mudanças estruturais nas membranas das organelas dos melanócitos, acelerando a degradação dos melanossomas.

O efeito clareador da hidroquinona aparece geralmente após um mês de uso e o tratamento não deve ultrapassar três meses. A despigmentação obtida é reversível, bastando para isto a sua interrupção. Por esta razão, deve-se fazer o uso de bloqueadores solares durante e após o tratamento. Ocasionalmente a hidroquinona pode provocar irritação da pele, com eritema ou até erupções, ocasião em que deve ser interrompido o tratamento. Não deve ser usada próxima aos olhos, em lesões cutâneas, queimaduras solares e em crianças com menos de 12 anos.

É usada na forma de cremes, loções cremosas e loções alcoólicas, nas concentrações de 2 a 10%. Para pessoas que não apresentarem resultados satisfatórios com o uso isolado da hidroquinona, esta pode ser usada associada ao ácido retinoico a 0,05% ou ao ácido glicólico a 4 - 6%.

Hidroviton®, NMF (*Natural Moisturizing Factor*, Fator de Hidratação Natural)

É um complexo hidratante com atividade altamente nutritiva, que contém aminoácidos, lactato de sódio, ureia, alantoína e álcoois polivalentes. É usado em diversas formulações cosmiátricas, em geral associado ao colágeno e à elastina, bem como ao extrato de placenta, onde aumenta a capacidade nutritiva destes compostos. É usado na faixa de 1 a 5% em cremes e loções cremosas.

Hipoclorito de Cálcio

É um componente do líquido de Dakin, usado como antisséptico local para limpeza de feridas e úlceras. Em solução aquosa, o hipoclorito libera cloro nascente que tem acentuada ação antisséptica. Como estas soluções são instáveis, devem ser usadas logo após a sua preparação.

Hipossulfito de Sódio, Tiossulfato de Sódio

Tem ação antifúngica devido ao enxofre nascente que se forma na presença da solução acidificante de ácido tartárico. É usado no tratamento da ptiríase versicolor, em soluções aquosas, nas concentrações de 20 a 40%.

Hydrasil®

É uma associação de hialuronato de dimetilsilanol (DSHC), aspartato hidroxiprolina de metilsilanol, extrato de *marshmallow* e oligoelementos marinhos e vegetais. Tem ação citoestimulante, antirradicais livres, hidratante e regeneradora celular. Restaura a elasticidade cutânea e regulariza a permeabilidade capilar. É usado em produtos cosméticos nas concentrações de 3 a 6% em cremes, géis e loções.

Ictiol

É um produto que se obtém mediante destilação fracionada do xisto betuminoso, que contém cerca de 10% de enxofre na forma de sulfoictiolato de amônio. Tem ação redutora, antipruriginosa e antisséptica. É usado em pomadas e pastas nas concentrações de 2 a 5%, para o tratamento de eczemas.

Idebenona

É um antioxidante com estrutura similar à coenzima Q-10, porém com peso molecular menor e maior facilidade de penetração dérmica. É usada como agente clareador, nas concentrações de 0,1 a 1%. O pH de estabilidade é entre 6 e 7 e não deve ser associada com ácidos.

Idoxuridina, IDU

É um agente antiviral que atua por inibição da síntese de DNA. Tem sido usado em solução ou creme nas concentrações de 0,1 a 0,5% para o tratamento do herpes simples e genital. A associação com dimetil-sulfóxido é feita para aumentar sua penetração.

Imidazolina Anfoterizada

Tem uma estrutura química do tipo hidroxietil carboximetil alquil imidazolina. É um tensoativo anfotérico (possui grupos polares positivos e negativos na mesma molécula) com bom poder espumógeno e baixíssima irritabilidade aos olhos e agressividade aos cabelos, sendo por isso usado em xampus para crianças. Devido ao seu baixo poder de detergência, geralmente é associado a pequenas quantidades de outros tensoativos aniônicos, como o lauril éter sulfato de sódio, que melhora a detergência final do produto. As imidazolinas anfoterizadas quando associadas a outros tensoativos aniônicos, diminuem ou até eliminam a irritabilidade destes aos olhos e à pele.

Imiquimode

É uma substância que pertence à classe dos medicamentos chamados modificadores da resposta imunológica. É usado na forma de cremes a 5% no tratamento da queratose actínica (manchas planas e escamosas causadas por excesso de exposição ao sol) no rosto e no couro cabeludo. Também é usado no tratamento do carcinoma de células basais superficiais e de verrugas na pele da região genital e anal.

Iodo, Iodo Metaloide

É um antisséptico e desinfetante, com ação bactericida, fungicida, esporicida e virucida. É usado em formulações antissépticas e antimicóticas nas concentrações de 1 a 2,5%, em soluções alcoólicas.

Iodopovidona, PVPI, Polivinil Pirrolidona Iodo

A iodopovidona é um iodóforo usado como desinfetante e antisséptico, com ação contra fungos, bactérias, vírus, protozoários, cistos e esporos. É usada para assepsia pré e pós-cirúrgica, curativos, micoses superficiais, candidíase e infecções bacterianas, nas concentrações de 4 a 10%.

Irgasan, Triclosan

É um derivado fenólico com ação bacteriostática contra microrganismos Gram-positivos e Gram-negativos. Tem menor atividade contra *Pseudomonas*, leveduras e fungos. É usado como antisséptico em diversas formulações, nas concentrações de 0,1 a 1%.

Iris florentina, Orris Root Extract, Íris Iso®

É um extrato obtido dos rizomas de *Iris florentina* (Iridaceae), que contém isoflavonas (genisteína), ácido oleico e taninos. Tem ação pró-estrogênica e inibidora da colagenase e da elastase, melhorando a função barreira da pele e aumentando a hidratação cutânea. É usada no tratamento de rugas, flacidez e ressecamento da pele, em cremes, loções cremosas e géis, nas concentrações de 3 a 5%, isoladamente ou em associação a outros princípios ativos *anti-aging*, *anti-stress* e hidratantes para a pele. O pH de estabilidade em formulações é de 5 a 10.

Isoconazol, Nitrato

É um agente antifúngico imidazólico de amplo espectro, incluindo *Candida sp* e dermatófitos. Possui também ação *in vitro* contra algumas bactérias Gram-positivas. O seu uso é indicado no tratamento da candidíase vaginal, pela aplicação de óvulos vaginais com 600 mg, em dose única, sendo frequentemente usado em conjunto com creme a 1% para aplicação local externa. Nas dermatofitoses é usado em concentrações de 1 a 2%.

Isopropildibenzoilmetano (4), Eusolex® 8020

É um filtro solar com alto grau de absorção da radiação ultravioleta A, com pico de absorção em 350 nm. É usado nos bloqueadores solares, mas por não absorver a radiação ultravioleta B deve ser associado a outro filtro para essa faixa. É empregado nos produtos destinados à prevenção do envelhecimento cutâneo precoce (elastose actínica). É formulado em cremes e loções cremosas a 1 - 3%.

Itraconazol

É um antifúngico triazólico com ação inibitória sobre o citocromo P-450, ativo contra *Aspergillus*, *Candida*, *Coccidioides*, *Cryptococcus*, *Histoplasma*, *Paracoccidioides* e *Sporothrix*, entre outros. É usado na faixa de 100 a 400 mg ao dia, por via oral. Mais recentemente tem sido experimentado o seu uso tópico, em formulações a 2%.

Lactato de Etila, Etil Lactato

É um solvente orgânico com propriedade antisseborreica, usado em formulações para o tratamento da acne, na concentração de 10%.

Lanablue®

É um composto biotecnológico obtido de algas cianofíceas, rico em vitaminas (A, B, C e E), sais minerais (ferro, manganês, cobre e cromo), aminoácidos (lisina, prolina, metionina, cisteína e serina) e betacaroteno, entre outras substâncias. Atua de forma semelhante aos retinoides na diferenciação dos queratinócitos e na densificação da epiderme, com a vantagem de não ser fotossensibilizante. Promove aumento da síntese de colágeno e elastina, reestruturação dos tecidos da camada epidérmica. É usado nas concentrações de 1 a 5% em cremes, géis e loções.

Lanolina

É uma substância oleosa obtida da gordura natural da lã do carneiro. Apresenta características semelhantes ao sebum humano e é usada para restituir a secreção sebácea da pele. É composta de ésteres de álcoois esteroidais e alifáticos com ácidos graxos superiores. Tem ação emoliente, hidratante e lubrificante, tornando a pele suave, macia e flexível, e é usada nas concentrações de 10 a 100 %. É autoemulsionável e produz emulsões do tipo A/O (água em óleo), muito estáveis. A lanolina anidra purificada é praticamente destituída dos contaminantes usualmente encontrados, como os inseticidas.

Lanolina Etoxilada, Solan® 50

É obtida por reação da lanolina com óxido de etileno. Possui as propriedades emolientes e sobre-engordurantes da lanolina, com a vantagem de ser hidrossolúvel. É um tensoativo não iônico, emulsionante para sistemas do tipo O/A (óleo em água), não irritante e atóxico. Associada a outros tensoativos, aniônicos ou catiônicos, tem propriedade estabilizadora da espuma formada e ajuda a combater o efeito ressecante dos tensoativos aniônicos.

Lauril Éter Sulfato de Sódio

É um tensoativo aniônico com alto poder espumógeno, boa detergência, média irritabilidade aos olhos e baixa agressividade aos cabelos. Geralmente é associado a outros tensoativos aniônicos com melhor detergência, como o lauril sulfato de sódio e o lauril sulfato de monoetanolamina, aos quais confere melhor solubilidade em água e melhor viscosidade.

Lauril Sulfato de Amônio

É um tensoativo aniônico com alto poder espumógeno, ótima detergência, média irritabilidade aos olhos e baixa agressividade aos cabelos. Tem boa estabilidade em pH neutro ou levemente ácido, o que permite o seu emprego em xampus para cabelos tingidos ou danificados.

Lauril Sulfato de Monoetanolamina

É um tensoativo aniônico com alto poder espumógeno, ótima detergência, média irritabilidade aos olhos e baixa agressividade aos cabelos. É frequentemente associado ao lauril éter sulfato de sódio, pois melhora a detergência deste.

Lauril Sulfato de Sódio

É o mais conhecido e o mais potente dos tensoativos aniônicos. Tem excelente poder espumógeno e ótima detergência. No entanto, devido a sua alta irritabilidade aos olhos, alta agressividade aos cabelos e hidrólise bastante alcalina, não é usado em formulações de xampu a não ser para cabelos muito oleosos ou em xampus anticaspa. Tem largo emprego em espumas de banho e sabonetes e, por ser um tensoativo muito potente mesmo em pequenas quantidades, é usado como emulsificante em diversas formulações. É empregado também em loções para limpeza da pele, em concentrações até 1%.

Lauril Sulfossuccinato de Sódio

É um tensoativo aniônico com baixa irritabilidade aos olhos e agressividade aos cabelos, razão pela qual é empregado em formulações de xampus para crianças. Pelo fato de produzir pouca espuma e ter baixo poder detergente, é previamente adicionado de pequenas quantidades de lauril éter sulfato de sódio, que melhora essas características.

Licor de Hoffmann

É uma mistura de álcool e éter, usada para desengordurar a pele e como veículo em formulações para acne, alopecia e alguns antimicóticos tópicos. Há varias proporções de álcool e éter relatadas como Licor de Hoffmann na literatura, sendo que a Farmacopeia Brasileira e o Formulário Nacional referem a proporção de 35% de éter em álcool qsp 100 ml.

Lidocaína, Lignocaína

É um anestésico com rápido início de ação e duração intermediária do efeito, duas vezes mais potente que a procaína, usado nas concentrações de 1 a 5%. A associação de lidocaína base 2,5% e prilocaína base 2,5% forma uma mistura eutética (EMLA - *eutetic mixture of local anaesthetics*), usada na forma de cremes para curativos oclusivos, para produzir anestesia local da pele antes de procedimentos que requeiram punções com agulhas e tratamentos cirúrgicos de lesões localizadas.

Liporeductyl®

É um produto lipossomado que contém cafeína, extrato de *Ruscus aculeatus*, rico em rutina, extrato de *Hedera helix*, carnitina, escina e um tripeptídeo, glicil histidil lisina. Tem ação ativadora da microcirculação e anticelulítica. É usado nas concentrações de 5 a 10 % em cremes, géis e loções.

Lipossomas

São vesículas minúsculas formadas por fosfolipídios dispersos em meio aquoso, que comportam um volume aquoso em seu interior, que pode ser usado para transportar princípios ativos. Os fosfolipídios se organizam em camadas e podem ser constituídos por uma ou múltiplas camadas. Possuem grande afinidade com a pele e possuem efeito hidratante e restaurador sobre a barreira lipídica protetora da epiderme. Os lipossomas são sensíveis aos tensoativos e, por isso, se recomenda que sejam veiculados em géis. São usados em concentrações de 1 a 5%.

Lipossomas com Coenzima Q-10 (Coenzima Q-10 Lipossomada)

É uma solução aquosa de lipossomas que contém coenzima Q-10 (Ubidecarenona). Os lipossomas protegem a coenzima Q-10 da decomposição e oxidação natural, prolongando seu efeito liberando-a nas diferentes camadas da epiderme. A Coenzima Q-10 atua inibindo a peroxidação lipídica e estimulando o sistema imunológico da epiderme, deixando a pele com aparência mais jovem e mais saudável. A ação antioxidante é potencializada associando na formulação outros lipossomas contendo vitaminas antioxidantes ou renovadoras da epiderme. É usada em concentrações de 5 a 10% em cremes, loções hidratantes e géis.

Lipossomas com Extrato de *Panax japonicus*, Aquasome® HG (Hair Growth)

É uma solução aquosa com lipossomas que contém extrato de *Panax japonicus* (efeito estimulante sobre o crescimento capilar e regularizador da microcirculação), extrato de poligonáceas (inibe a secreção de gorduras pelo couro cabeludo), extrato de camomila (anti-inflamatório e inibidor da secreção sebácea) e extrato de baço bovino (ativa a regeneração tecidual e estimula a respiração celular). É usado nas concentrações de 5 a 20%, em loções capilares.

Lipossomas com Vitaminas A e E, Aquasome® AE

É uma solução aquosa de lipossomas que contém vitaminas A e E encapsuladas em seu interior. Tem ação estimulante da epitelização e do metabolismo celular. Tem também ação captadora de radicais livres, sendo por isso usado em formulações antienvelhecimento. É usado nas concentrações de 2 a 10%.

Lipossomas com Vitaminas C e E, Aquasome® EC

É uma solução aquosa de lipossomas que contém vitaminas C e E encapsuladas em seu interior. Tem ação antirradicais livres, sendo usado em formulações antienvelhecimento. Tem também ação clareadora proporcionada pela vitamina C, sendo por isso usado em formulações para hipercromias. É usado nas concentrações de 2 a 10%.

Lipossomas SOD

Contém superóxido dismutase (SOD), uma enzima presente nas células, que protege as membranas celulares da ação deletéria dos radicais livres. A sua aplicação na forma lipossomada permite melhor absorção e proteção em situações com maior produção de radicais livres, como ocorre na exposição ao sol. É usado em produtos antirradicais livres e antienvelhecimento, nas concentrações de 2 a 5%.

Lipossome Mixture®

É um produto a base de glicossomas, contendo uma solução aquosa de Revitalin® e peptídeos do timo encapsulados em seu interior, favorecendo desta forma a sua absorção. Além disso, tem a ação reconstituinte das membranas lipídicas da camada córnea, característica dos glicossomas. É usado em produtos cosmiátricos, nas concentrações de 3 a 6%.

***Liquor Carbonis Detergens*, LCD**

É um preparado feito à base de extratos estandardizados de coal tar (alcatrão de hulha) em tintura de quilaia, que contém benzeno, naftaleno, fenóis e pequenas quantidades de piridina e quinolina. Tem ação redutora e antipruriginosa. É usado no tratamento de eczemas e dermatites, nas concentrações de 1 a 5%, e no tratamento da psoríase, nas concentrações de 5 a 20%.

Lisozima Cloridrato

É uma enzima (muramidase) com ação antivirótica, anti-infecciosa e anti-inflamatória, que atua lisando a cápsula viral e interagindo com o componente nucleico. É usado em cremes a 2% para o tratamento do herpes simples, genital e zoster.

Manteiga de Karité

É obtida das nozes da árvore do karité, *Butyrospermum parkii* (=*Vitellaria paradoxa*, Sapotaceae), e contém ésteres triterpênicos do ácido cinâmico e fitoesteróis. É um agente emoliente natural que protege a pele e os cabelos da radiação solar, conferindo sensação aveludada e suavizante sobre a pele e brilho e maciez aos cabelos. É usado nas concentrações de 1 a 5%, em produtos para pele seca e sensível, produtos solares, produtos labiais, xampus e condicionadores para cabelos secos e sem brilho.

Manteiga de Manga

É obtida da semente da manga, *Mangifera sp* (Anacardiaceae), e possui ação emoliente e nutritiva. Restaura a função barreira da pele, impedindo a perda de água transepidérmica, e melhora a elasticidade, tornando a pele mais macia e suave. É usada nas concentrações de 1 a 10%.

Manteiga de Murumuru

É obtida das sementes da palmeira murumuru, *Astrocaryum murumuru* (Arecaceae) e contém fitoesteróis e ácidos graxos saturados, com baixo ponto de fusão (35°C), que regulam as atividades hídricas e lipídicas da camada superficial da pele. Proporciona emoliência, hidratação prolongada e sensorial agradável à pele e aos cabelos. O seu uso é indicado em formulações para peles secas, nas concentrações de 5 a 10% em cremes, loções e base para pomadas, e também para cabelos danificados e afro-étnicos, nas concentrações de 2 a 4% em xampus e condicionadores.

Manuronato de Metilsilanotriol, Algisium® C

É um silanol com alto poder de penetração cutânea e fixação dérmica. Tem ação hidratante, lipolítica por estimulação do AMP cíclico intracelular, regeneradora epidérmica por citoestimulação, anti-inflamatória e antiedematosa. É usado na faixa de 2 a 6%, como hidratante, em produtos cosmiátricos para a prevenção do envelhecimento precoce, prevenção de estrias e na celulite.

Melfade®

É um extrato obtido das folhas da Uva Ursi (*bearberry*), *Arctostaphylos officinalis* (Ericaceae), que contém glicosídeos (arbutin e metilarbutin), triterpenoides, taninos e flavonoides, associado ao fosfato de ascorbil magnésio. Tem ação despigmentante devido a hidroquinona formada pela degradação do arbutin. É usado no tratamento de hipercromias em cremes, loções cremosas e géis nas concentrações de 3 a 8%.

Mentol

O mentol natural é extraído de várias espécies de menta e usado para atenuar os sintomas da gripe, bronquite, sinusites e condições similares, na forma de aerossol, pomadas e pastas balsâmicas, nas concentrações de 0,01 a 1%. Também é usado na forma de pastilhas, nas mesmas concentrações, para o tratamento de faringites, laringites e afecções bucais, associado ao timol, eucaliptol e terpineol.

Aplicado sobre a pele, dilata os vasos sanguíneos causando sensação de frio seguida de analgesia, razão pela qual é usado associado à cânfora no gel redutor ou gel crioscópico. Tem também efeito antipruriginoso e é usado em talcos, loções e cremes para o alívio de pruridos e reações urticariformes, nas concentrações de 0,25 a 2%.

Deve-se tomar precauções com o uso do mentol e da cânfora em crianças com menos de 7 anos, como nas pomadas balsâmicas, pois podem causar graves reações alérgicas, eventualmente com espasmo de glote, quando aplicadas indevidamente nas narinas.

Metenamina, Urotropina

É um composto usado na forma de mandelato, como antisséptico urinário. Atua pela liberação de formol após sua hidrólise em meio ácido (a acidez do meio é conferida pelo ácido mandélico). Também é usado por via tópica em soluções a 5%, no tratamento da hiperidrose. A hidrólise ocorre no suor ácido, liberando formol, que precipita as proteínas e forma uma camada de queratina com ação oclusiva, diminuindo, assim, a produção de suor.

Metilbenzilideno Cânfora, Eusolex® 6300

É um filtro solar com alto grau de absorção da radiação ultravioleta B, com pico de absorção em 300 nm. Seu fator de proteção solar (FPS) está bem determinado e varia com a concentração e com o veículo utilizado. Pode ser formulado em cremes, loções cremosas, loções alcoólicas e em óleos bronzeadores, nas concentrações de 1 a 6%.

Metoxicinamato de Octila, Escalol® 557, Eusolex® 2292, Neo Heliopan® AV, Parsol® MCX

É um filtro solar com alto poder de absorção da radiação ultravioleta B, na faixa de 300 a 310 nm, com pico em 306 nm, que são os comprimentos de onda mais eritematógenos. Por esta razão é usado em protetores solares, bronzeadores e bloqueadores solares, neste caso associado a filtros de UV-A. É usado em concentrações de 2 a 7,5%.

Metronidazol

Tem ação antibacteriana e é usado no tratamento de infecções por anaeróbios. Tem também ação antiprotozoários, particularmente contra *Trichomonas sp.* O seu uso tópico é indicado para o tratamento da rosácea, onde se observa acentuada redução no número de pápulas e diminuição do eritema. É usado nas concentrações de 0,5 a 2% em cremes, géis e loções.

MFA Complex® (Multi Fruit Acid Complex), Alfa Hidroxiácidos de Frutas

É um complexo natural de alfa hidroxiácidos, obtido da cana de açúcar, frutas cítricas, maçã e chá verde. Tem ação hidratante, queratolítica e estimulante da renovação celular, de forma menos irritante que o ácido glicólico. É utilizado para redução de rugas e linhas de expressão, redução do ressecamento da pele e para melhorar a textura e suavidade da pele. É usado nas concentrações de 4 a 10% em géis, cremes e loções não iônicas.

Miconazol Nitrato

É um antimicótico de amplo espectro, ativo contra dermatófitos, saprófitas e leveduras, atuando ainda sobre bactérias como estreptococos e estafilococos. Seu mecanismo de ação está relacionado com a inibição da síntese da membrana e com mudanças na permeabilidade da membrana celular dos fungos. É utilizado em cremes, talcos, loções cremosas ou alcoólicas, na concentração de 2%.

Microesferas de Polietileno

Possuem diâmetros entre 250 e 500 micra e proporcionam capacidade de esfoliação suave em formulações cosméticas. Foram usadas em cremes e géis para limpeza da pele e em sabonetes cremosos, nas concentrações de 0,5 a 1%, mas atualmente esse uso deve ser evitado em produtos farmacêuticos e cosméticos, por ser um poluente orgânico persistente, com longo período necessário para sua degradação no ambiente.

Mimosa

Mimosa tenuiflora (Mimosaceae) ou tepescohuite, é uma planta originária da província de Chiapas, no México. O extrato é obtido da casca e contém ácidos fenólicos, flavonoides, terpenos e aminoácidos, entre outras substâncias. Tem ação estimulante, regeneradora celular e antirradicais livres. É usada em formulações de fotoprotetores e de produtos cosméticos e cosmiátricos, nas concentrações de 1 a 5%.

Minoxidil

É um agente anti-hipertensivo oral que atua promovendo vasodilatação periférica. Apresenta como efeito secundário uma alta incidência de hipertricose. Usado topicamente, estimula a microcirculação em torno do folículo piloso e promove o crescimento capilar.

O seu uso tópico é indicado para o tratamento da alopecia areata, em cremes e loções a 2 ou 3%, e da calvície, em loções alcoólicas a 1 ou 2%, isoladamente ou em associação a outros princípios ativos. O uso concentrações maiores, até 5 %, tem sido possível usando-se o sulfato de minoxidil, por sua solubilidade, sendo as concentrações expressas na forma da base. Como o pico de atividade do minoxidil mantém-se por cerca de 1 hora, recomenda-se fazer várias aplicações ao dia, com a finalidade de melhorar a resposta terapêutica. O uso de curativos em alopecia areata pode aumentar a sua absorção e, consequentemente, a sua eficácia.

Miristato de Isopropila

É uma mistura de ésteres do álcool isopropílico com ácidos graxos saturados, principalmente o ácido mirístico. É resistente à oxidação e à hidrólise, não é sensibilizante ou irritante e é completamente absorvido pela pele. Serve de solvente para diversas substâncias, em substituição aos óleos vegetais, principalmente quando se deseja maior absorção dos princípios ativos. É usado em cremes e pomadas emolientes, e para dar emoliência aos óleos bronzeadores.

Monoestearato de Dietilenoglicol

É um agente emulsionante não iônico auxiliar, usado em formulações de cremes e loções cremosas, que atua como estabilizador da viscosidade e como opacificante destas preparações. Como tem um EHL (equilíbrio hidrófilo-lipófilo) baixo, é normalmente empregado em conjunto com outros emulsionantes, com EHL um pouco mais alto, como o monoestearato de polietilenoglicol 400 ou 600, lauril sulfato de sódio ou estearato de trietanolamina.

Monoestearato de Glicerila

É o mais simples dos compostos não iônicos utilizados como emulsionantes auxiliares e o mais largamente empregado tanto em emulsões do tipo O/A (óleo em água) como A/O (água em óleo), para uso interno ou externo. Usado externamente tem propriedade emoliente e, quando associado a um tensoativo aniônico - como o estearato de potássio ou o oleato de sódio em pequenas quantidades, tem o efeito de produzir autoemulsões (monoestearato de glicerila autoemulsionável), sendo usado com bons resultados em sistemas do tipo O/A (óleo em água).

Monoestearato de Polietilenoglicol 400

É um emulsionante não iônico, com EHL (equilíbrio hidrófilo-lipófilo) mais alto que os outros monoestearatos, razão pela qual é frequentemente associado a estes para aumentar o seu poder emulsionante. Atua como emulsionante primário em emulsões do tipo O/A (óleo em água), como cremes e loções, e como emulsionante auxiliar em emulsões do tipo A/O (água em óleo), como batons e maquilagens.

Monossulfiram

É um pesticida e acaricida, usado no tratamento da escabiose e da pediculose. É formulado em solução alcoólica a 25%, para ser diluída em 2 a 3 partes de água imediatamente antes do uso. Da mesma forma que o dissulfiram, droga usada no tratamento do alcoolismo, interfere na metabolização do álcool etílico e, mesmo que pouco absorvido pela pele, deve ser evitado o consumo de bebidas alcoólicas durante o tratamento com monossulfiram.

Nafazolina Cloridrato

É um agente simpatomimético com marcada ação alfa adrenérgica, com ação vasoconstritora de início rápido e duração prolongada. É usado nas concentrações de 0,025 - 0,1%

Nanosferas

São pequenas partículas constituídas por um polímero poroso, que possui uma estrutura molecular que lhe confere um alto poder de adsorção. São capazes de armazenar diversos tipos de princípios ativos em seu interior ou fixá-los em sua superfície. As nanosferas liberam os princípios ativos de forma gradativa e proporcionam uma dispersão mais uniforme. As nanosferas são estáveis e compatíveis com tensoativos e/ou agentes emulsionantes.

Neomicina

É um antibiótico aminoglicosídeo que atua por interferência com a síntese proteica dos microrganismos. Tem amplo espectro de ação, com exceção para os estreptococos hemolíticos e *Pseudomonas*. É amplamente utilizada por via tópica, isolada ou associada a outras substâncias ativas, na concentração de 0,5% em cremes e pomadas, para o tratamento de infecções primárias da pele e dermatoses infectadas.

NET-FS®, NET-SG®

São microemulsões de silicone com ação emoliente, protetora, suavizante e amaciante. São usados como formadores de filme, sendo o NET-FS em produtos "skin care" e o NET-SG em produtos "hair care", ambos nas concentrações de 1 a 10%.

Nicotinamida

A nicotinamida tem sido usada em formulações tópicas para o tratamento da acne, na concentração de 4%, por sua ação anti-inflamatória.

Nicotinato de Metila

É usado topicamente por sua ação rubefaciente, para o alívio da dor muscular no reumatismo, lumbago e fibrosites. Em cosmiatria, tem indicação em formulações para celulite, para produzir hiperemia e facilitar a absorção de outros princípios ativos, na faixa de 0,05 - 0,1%.

Nikkomulese®

É uma mistura de poligliceril 8 penta estearato, álcool behenílico e estearoil lactilato de sódio, capaz de formar um filme hidrofóbico sobre a pele. Tem boa resistência à água, proporciona emoliência às formulações em que é incorporado e aumenta o tempo de permanência de princípios ativos com a pele. Atua como potencializador do FPS em formulações de fotoprotetores e proporciona uma sensação não gordurosa na pele. É usado nas concentrações de 1 a 3% em cremes, loções, leites, fotoprotetores e produtos "hair care".

Nistatina

É um antibiótico poliênico com ação fungistática e fungicida, principalmente contra *Candida albicans*. Não é absorvida por via oral a não ser em doses extremamente altas, sendo usada mais frequentemente por via tópica na forma de cremes, pomadas e soluções, na concentração de 100.000 UI/g ou ml.

Informações sobre Princípios Ativos   769

Nitrato de Prata

Tem ação antisséptica e adstringente em baixas concentrações. Sua ação germicida decorre da desnaturação das proteínas bacterianas pelos íons de prata. É usado nas concentrações de 0,1 a 0,5% em úlceras e queimaduras, em solução aquosa a 1% para o tratamento do herpes simples e genital. Em concentrações maiores, de 5 a 10%, tem ação cáustica e é usado para tratamento de verrugas.

Nitreto de Boro

É um pó fino semelhante ao talco, que proporciona melhor espalhamento dos cosméticos em que é incorporado e confere sensação sedosa à pele. Como o dióxido de titânio, reflete a luz solar inclusive na faixa do infravermelho. É usado em fotoprotetores na concentração de 5%.

Nitrofurazona, Nitrofural

É um derivado do nitrofurano com ação antibacteriana, sobre diferentes bactérias Gram-positivas e Gram-negativas, mas com pouca atividade contra *Pseudomonas sp*. O seu uso é indicado em queimaduras, ferimentos, úlceras e infecções da pele. Também é usada na profilaxia de infecções cutâneas em regiões susceptíveis, como nos transplantes de pele. É usado na forma de géis, creme, pomadas e soluções tópicas a 0,2%.

Nodema®

É um tetrapeptídeo que age inibindo a degradação do colágeno e da elastina, responsáveis pela manutenção da firmeza e elasticidade cutâneas. Tem ação descongestionante e antiedematosa e é usada em produtos cosméticos para a redução de "bolsas" na região periocular, decorrentes do acúmulo de líquidos, nas concentrações de 3 a 10% em cremes, géis e loções.

Nonoxinol 9

Pertence a uma classe de substâncias, nonoxinóis ou macrogol nonilfenil éteres, com ação espermicida, antimicrobiana e antiviral. É usado na concentração de 5%, em cremes.

Octil Dimetil PABA, Padimate® O, Escalol® 507, Eusolex® 6007

É um dos filtros UV-B mais conhecidos em todo o mundo. Seu pico de absorção é em torno de 310 nm. É insolúvel em água, não mancha os tecidos, não é sensibilizante, irritante e nem fototóxico. É usado na faixa de 1 a 8%.

Octocrileno, Escalol® 597, Eusolex® OCR

É um fotoprotetor UVA e UVB, usado para complementar a ação de outros filtros UV-B, para aumentar sua eficiência. Aumenta também a resistência do produto final à água. É usado na faixa de 7 a 10%.

Oleato de Decila, Cetiol® V

Assemelha-se aos lipídios naturais da pele. Tem boa fluidez e capacidade de penetração, e é um solvente muito bom para princípios ativos lipossolúveis. É usado puro ou associado a outros óleos como componente engordurante para emulsões cosméticas.

Óleo de Abacate

O óleo de abacate é extraído da polpa dos frutos de *Persea gratissima* e *Persea americana* (Lauraceae) e contêm ácidos graxos insaturados, principalmente ácido oleico. É usado em produtos cosméticos pela emoliência que confere, nas concentrações de 2 a 10%.

Óleo de Amêndoas

É obtido das sementes de *Prunus dulcis* (Rosaceae) e tem propriedade nutritiva, hidratante e emoliente. Há muito tempo empregado em cosméticos, tem especial aplicação em cosmiatria nos cremes e loções para prevenção de estrias gravídicas, na faixa de 2 a 10%.

Óleo de Andiroba

É extraído das sementes de andiroba, *Carapa guianensis* (Meliaceae), uma árvore da bacia amazônica, e contém ácido mirístico (17,9%), ácido palmítico (12,4%), ácido oleico (58,4%), ácido linoleico (4,9%) e ácidos voláteis (0,8%). Atua como repelente de insetos, emoliente, antisséptico, anti-inflamatório e cicatrizante. Forma uma película protetora quando aplicado sobre a pele. Pode ser usado puro como repelente de insetos ou em cremes e loções cremosas, nas concentrações de 1 a 10 %, e em xampus, condicionadores e sabonetes, nas concentrações de 3 a 7 %.

Óleo de Apricot, Óleo de Damasco

É extraído da semente do apricot ou damasco, *Prunus armeniaca* (Rosaceae), e rico em ácido oleico e linoleico. Tem ação emoliente e regenerativa do tecido cutâneo, proporcionando maciez a pele. É usado na concentração de 2 a 5%, em géis, loções e cremes.

Óleo de Argan

É obtido dos frutos secos da Argan, *Argania spinosa* (Sapotaceae), também conhecido como óleo do Marrocos, composto principalmente por ácidos graxos monoinsaturados. É utilizado para proporcionar maciez e brilho aos fios de cabelos. A concentração usual em produtos capilares é de 1 a 2%.

Óleo de Borage

É obtido das sementes de *Borago officinalis* (Boraginaceae) e contém ácido gama-linoleico e ácido linoleico, constituintes das membranas dos tecidos. É usado em formulações tópicas, como estimulante e regenerador tissular, nas concentrações de 1 a 10%.

Óleo de Cade

É obtido por trituração e destilação de ramos e galhos de *Juniperus oxycedrus* (Cupressaceae) e contém guaiacol, etilguaiacol, creosol e cadineno. Tem ação antisséptica, antipruriginosa, anti-inflamatória e antisseborreica. É usado para o tratamento da psoríase, eczemas em geral e dermatite seborreica, nas concentrações de 5 a 10%.

Óleo de Cenoura

É um extrato oleoso rico em betacaroteno, que se obtém mediante arraste de um óleo vegetal sobre a polpa da cenoura, *Daucus carota* (Umbelliferae). Sua ação se deve principalmente à atividade pró-vitamina A. É rapidamente absorvido pela pele e tem ação tópica emoliente, calmante e antioxidante. É usado em bronzeadores e fotoprotetores, nas concentrações de 1 a 5%.

Óleo de Cereja

É obtido das sementes da cereja, *Prunus avium* (Rosaceae), e rico em ácido oleico e linoleico. Tem ação hidratante e nutriente, e é usado nas concentrações de 2 a 5% em óleos para banho e em produtos cosméticos e cosmiátricos.

Óleo de Citronela

É obtido de duas espécies de gramíneas, *Cymbopogon nardus* (citronela do Ceilão) e *Cymbopogon winterianus*, (citronela de Java). Contém óleos essenciais (geraniol e citronelal) com ação repelente de insetos e é usado em loções cremosas ou em óleos repelentes, nas concentrações de 3 a 10%

Óleo de Cravo

É obtido do botão seco da flor de cravo da Índia, *Eugenia caryophillata* ou *Syzygium aromaticum* (Myrtaceae) e contém eugenol, substância com odor característico que lhe confere poder antisséptico, bactericida e antimicótico.

Óleo de Girassol (*Sunflower Oil*)

É obtido das sementes de girassol, *Helianthus annuus* (Compositae), e rico em ácido oleico, linoleico e linolênico. Tem ação nutritiva, emoliente e reepitelizante. É usado nas concentrações de 1 a 3% em cremes, loções cremosas, géis cremosos, xampus e condicionadores.

Óleo de Jojoba

É obtido das semente de *Simondsia chinensis* e *Simondsia californica* (Buxaceae), uma planta originária dos desertos de Sonora e Mojave. Diferentemente dos outros óleos vegetais e animais, não é composto de triglicérides e sim de ésteres de ácidos graxos com álcoois graxos, razão pela qual é conhecido como "cera líquida".

Tem aplicação em produtos cosméticos e cosmiátricos nas concentrações de 1 a 5%, como emoliente, principalmente para pessoas com pele seca e sensível. Também tem aplicação em cosméticos como matéria prima substituta do espermacete; como emoliente e sobre-engordurante para pele seca e sensível; como agente condicionador para cabelos secos; e outros usos, como agente antiespumante no processo fermentativo de produção de alguns antibióticos e como lubrificante para motores de alta pressão.

Óleo de Lavanda

É obtido da lavanda ou alfazema, *Lavandula angustifolia* (Lamiaceae) entre outras espécies de lavanda. Alguns estudos indicam seu potencial anti-inflamatório, antioxidante e cicatrizante. Na aromaterapia é utilizado como relaxante pós-*stress*. É usado em produtos cosméticos nas concentrações de 0,1 a 0,5%.

Óleo de *Lemongrass*

É obtido do capim-limão ou capim-cidreira, *Cymbopogon citratus* (Poaceae), e contém citral, citronelal, metil-heptenona, linalol, geraniol, ácido valérico e caprílico na forma de ésteres, β-mirceno e azuleno. Tem ação regeneradora cutânea, fungicida, cicatrizante, estimulante, bactericida e antisséptica. É usado nas concentrações de 0,5 a 2% em xampus, condicionadores, espumas de banho, sabonetes líquidos, loções tônicas e loções de limpeza.

Óleo de Macadâmia

É obtido das nozes de *Macadamia ternifolia* (Proteaceae), e contém ácido palmitoleico (25%) e ácido oleico (40%). Tem ação emoliente e hidratante. É usado na faixa de 0,5 a 5% em produtos cosméticos e cosmiátricos para massagem e antienvelhecimento.

Óleo de Melaleuca, *Tea Tree Oil*

É obtido das folhas e dos ramos terminais de uma árvore australiana, *Melaleuca alternifolia* (Myrtaceae), conhecida por *"tea tree"*. Contém alfa-pineno, terpineol, terpinenos, limoneno e cineol, entre outros constituintes. Tem ação antifúngica, antisséptica e cicatrizante. Não é tóxico, irritante ou corrosivo para os tecidos. O início de seu uso data da década de 20, na Austrália, como antisséptico. Este uso foi difundido durante a 2ª guerra mundial e, nos anos 70 e 80, várias pesquisas mostraram sua ação antifúngica.

É utilizado em concentrações de 2 a 5% em géis para acne, de 2 a 10% em xampus e condicionadores para caspa e seborreia do couro cabeludo e a 10% em cremes para micoses. Também é usado em produtos cosméticos e cosmiátricos, nas concentrações de 0,5 a 2%. Em soluções emulsificadas a 40%, o óleo de melaleuca tem sido experimentado para o tratamento de vaginites por *Candida albicans* e *Trichomonas vaginalis*.

Óleo de Melaleuca Microencapsulado, Epicutin® TT

É um produto obtido por encapsulação do óleo de melaleuca em beta-ciclodextrinas. As ciclodextrinas são oligossacarídeos cíclicos, obtidos de fonte vegetal como o amido. São moléculas tridimensionais que apresentam um exterior hidrófilo e uma cavidade interior essencialmente hidrófoba, onde podem se alojar moléculas orgânicas apolares, como os óleos essenciais. A liberação do óleo de melaleuca ocorre de forma gradual, favorecendo a biodisponibilidade e otimizando o efeito anti-inflamatório e antimicrobiano. É usado em concentrações de 3 a 5% em emulsões e géis. A encapsulação do óleo de melaleuca em ciclodextrinas resulta em um produto praticamente inodoro.

Óleo de Menta

É obtido da hortelã pimenta, *Mentha piperita* (Lamiaceae) e contém mentol, mentona, ácido rosmarínico e flavonoides como a hesperidina. Tem ação vasoconstritora, antioxidante, analgésica e bactericida. É usado como estimulante do sistema nervoso central e como coadjuvante no tratamento do herpes simples. Também é usado em produtos cosméticos nas concentrações de 0,1 a 0,5%.

Óleo de Papoula

É obtido das sementes da papoula, *Papaveris somniferum* (Papaveraceae). Tem ação emoliente e é usado em formulações cosméticas e cosmiátricas nas concentrações de 3 a 5%. Também é usado em formulações para dores musculares e como dispersante em produtos cosméticos como bases faciais.

Óleo de Prímula, *Evening Primrose Oil*

É obtido das sementes de *Oenothera biennis* (Onagraceae) e contém ácido gama-linoleico, ácido linoleico, ácido oleico e vitamina E. É usado em formulações tópicas, como anti-inflamatório, nas concentrações de 2 a 5%.

Óleo de Rosa Mosqueta

É obtido das sementes de *Rosa aff. rubiginosa* e rico em ácidos graxos insaturados como o ácido oleico (16%), linoleico (41%) e linolênico (39%). Contém ainda em sua composição os ácidos palmítico, esteárico, láurico, mirístico e palmitoleico, entre outras substâncias. Tem acentuado poder regenerador de tecidos, de grande utilidade para o tratamento de queimaduras, cicatrização de suturas, redução de cicatrizes antigas (hipertróficas, hipercrômicas e retráteis), queloides, ulcerações, assaduras, ictiose e psoríase.

Em cosmiatria é utilizado para atenuar rugas e linhas de expressão, hidratar a pele, prevenir o envelhecimento precoce e o desenvolvimento de estrias da gravidez. Não deve ser usado em pessoas com pele oleosa ou afetada por qualquer tipo de acne, pois pode ocorrer exacerbação. O seu uso é feito com o óleo puro, aplicando-se poucas gotas sobre a região a ser tratada, com massagem circular até a sua total absorção (2 a 3 minutos), e em cosméticos como cremes e loções cremosas, nas concentrações de 2 a 10%.

Óleo de Sementes de Maracujá, *Passion Flower Oil*

É obtido das sementes de *Passiflora incarnata* (Passifloraceae) e é rico em ácido linoleico, oleico e palmítico. Tem ação hidratante, sem conferir sensação de oleosidade à pele. É usado em formulações para pele mista e acneica, por não ter ação comedogênica, nas concentrações de 1 a 5%.

Óleo de Silicone, Simeticone, Dimeticone, Dimetilpolisiloxane

São silicones fluidos, um grupo de compostos orgânicos à base de silício, quimicamente inertes, com baixa tensão superficial e alta aderência. Aplicados sobre a pele, formam uma película protetora que repele a água, sabões comuns e substâncias irritantes hidrossolúveis. Embora esta película proteja a pele por várias horas, sua efetividade diminui contra os detergentes sintéticos e os solventes orgânicos.

O seu uso é indicado na forma de cremes barreira para o tratamento preventivo das dermatites de contato, produzidas ou agravadas por substâncias possíveis de serem repelidas pelos silicones, e para a prevenção de escaras e dermatite amoniacal. As preparações contendo óleos de silicone não devem ser usadas em feridas ou áreas inflamadas, e podem ser irritantes para os olhos. São usados em cremes e loções nas concentrações de 3 a 10%.

Óleo de Urucum, Extrato Glicólico de Urucum

O urucum é um pó obtido do revestimento das sementes de *Bixa orellana* (Bixaceae), usado como corante de alimentos (manteiga, margarina, queijos e massas). Com esta finalidade, é encontrado também no comércio com o nome "colorau", que é um condimento feito à base de urucum e pimentão vermelho. Usado pelos indígenas brasileiros para tingir o corpo de vermelho, dissolvido em óleos, é atualmente usado em formulações de bronzeadores, uma vez que o principal pigmento carotenoide que ele contém, a bixina, serve como filtro solar para a porção ultravioleta mais deletéria ao tegumento humano, em exposições demoradas ao sol. Também tem ação anti-inflamatória, hidratante e antioxidante. São usados em bronzeadores e fotoprotetores, nas concentrações de 1 a 5%.

Óleo de Uva

É obtido das sementes de uva e rico em tocoferóis e ácidos graxos insaturados, principalmente o ácido linoleico. É usado em produtos cosméticos, com as mesmas aplicações do óleo de amêndoas, e em formulações cosmiátricas para flacidez e prevenção de estrias da gravidez, nas concentrações de 2 a 10%.

Óleo Mineral, Vaselina Líquida

Constitui basicamente a fase oleosa de diversas emulsões. É uma mistura de hidrocarbonetos líquidos obtidos do petróleo, oleosa, incolor e transparente. É insípido e inodoro a frio, com leve odor de petróleo quando aquecido. Tem ação emoliente e é usado em diversas condições irritativas da pele e para a remoção de crostas.

Olivem®

É a marca registrada de uma família de emulsionantes derivados do óleo de oliva, não etoxilados, que proporcionam uma sensação sedosa e suave na pele, devido à fração oleica do óleo de oliva.

Onymyrrhe®

É um produto comercial que contém 20% de extrato de mirra, veiculado em uma mistura de solventes, composta por polissorbatos (20 e 80), álcool de lanolina acetilado e acetato de cetila. A mirra é uma resina oleosa, endurecida em contato com o ar, obtida do caule de *Commiphora sp* (Burseraceae). É usada por sua ação antisséptica e adstringente em formulações de colutórios e enxaguatórios bucais, na forma de tintura. Tem também ação estimulante para o crescimento das unhas, por produzir vasodilatação e estimular a circulação local.

É usado no tratamento da fragilidade ungueal, para restaurar a firmeza e flexibilidade das unhas. Também é usado para o tratamento da onicofagia, devido ao seu forte sabor amargo. O seu uso deve ser feito após a retirada de esmaltes e completa limpeza das mãos e das unhas. Onymyrrhe deve ser aplicado com massagem sobre as unhas, em seu leito quando for o caso, e principalmente sobre a matriz das unhas. Pode ser aplicado puro ou diluído em propilenoglicol ou soluções alcoólicas, nas concentrações de 3 a 5%, uma vez ao dia ou a critério médico.

Deve-se lavar as mãos após 3 a 5 minutos da aplicação, para remover o excesso do produto. O tempo de 5 minutos não deverá ser excedido, para evitar que as unhas fiquem manchadas. No caso de se optar por um tratamento conjunto com endurecedores das unhas, como os esmaltes contendo formol ou queratina, o onymyrrhe deverá ser aplicado antes, retirado após 3 a 5 minutos, e a seguir poderá ser aplicado o esmalte endurecedor (nunca simultaneamente).

Oxibenzona, Benzofenona-3, 2 hidróxi 4 metóxi benzofenona, Escalol® 567, Eusolex® 4360

É um filtro solar UV-A, com pico de absorção em 320 nm, e UV-B, com pico de absorção em 290 nm, usado em associação a outros filtros UV-B em bloqueadores solares com FPS elevado. É usada na faixa de 2 a 6%.

Óxido de Zinco, Óxido de Zinco micronizado (transparente)

Tem ação antisséptica, adstringente, secativa e anti-inflamatória. É usado em cremes e loções cremosas, nas concentrações de 2 a 10%, pastas aquosas até 25% e em talcos, de 20 a 50%. O óxido de zinco transparente é micronizado em partículas com 0,1 mícron de tamanho e também utilizado para aumentar o fator de proteção solar (FPS) de fotoprotetores, nas concentrações de 0,5 a 5%.

PABA, Ácido Para-Aminobenzoico

Absorve a radiação ultravioleta na faixa de 280 a 320 nm, com pico de absorção em 290 nm. Oferece alto grau de proteção sendo por isto usado tanto em fotoprotetores como em bloqueadores solares, associado a filtros de UV-A. É usado em cremes e loções alcoólicas nas concentrações de 2 a 10%. Possui o inconveniente de manchar as roupas.

Padina pavonica, HPS® 3

É um extrato obtido da alga *Padina pavonica* (Dictyotaceae), com ação antirradicais livres, anti-inflamatória e hidratante. É usado em cremes, loções cremosas e géis nas concentrações de 2 a 5%. Pode ser usado em associação aos alfa hidroxiácidos, para diminuir a irritação provocada por esses. A faixa de pH de maior estabilidade é entre 4 e 8. Não deve ser associado ao ácido retinoico ou aos silicones.

Palmitato de Ascorbila, Vitamina C Palmitato

É um antioxidante que se emprega isoladamente ou em combinação com alfa-tocoferol, para estabilizar óleos e proteger fármacos sensíveis à oxidação. Pode ser empregado em formulações aquosas, não aquosas e em emulsões.

Palmitato de Retinol Microencapsulado, Vitaline® A

Contém 25 a 30% de palmitato de retinol protegido por membranas na forma de microcápsulas. Estas membranas isolam e protegem a vitamina A dos efeitos nocivos da radiação UV, da umidade e do contato com oxigênio. Promove a liberação prolongada da vitamina A, otimizando os resultados. É usado nas concentrações de 0,5 a 5% em cremes, géis e loções

Palmitoil Pentapeptídeo, Matrixyl®

É um produto que contém um peptídeo com a sequência de aminoácidos Lis-Tre-Tre-Lis-Ser, capaz de estimular os fibroblastos da pele, induzindo a síntese de colágeno, glicosaminoglicanos e fibronectinas. Atua na diminuição de rugas e deixa a pele com aparência mais jovem e macia. É usado em formulações anti-aging, antirrugas, hidratantes e para o contorno dos olhos, nas concentrações de 3 a 8% em cremes, géis e loções.

Palmitoil Tripeptídeo, Syn-Coll®

É uma substância que atua estimulando a produção de colágeno através do fator de crescimento tissular (TGF-ß). É usado em produtos cosméticos para rugas e marcas de expressão, proporcionando uma pele mais firme e hidratada. É usado nas concentrações de 1 a 3% em cremes, géis e loções.

Papaína

É uma enzima obtida do mamão, *Carica papaya* (Caricaceae), com ação proteolítica e anti-inflamatória. É usada como agente debridante tópico nas concentrações de 2 a 10 % em cremes, géis e loções cremosas. É usada no tratamento da doença de Peyronie por sua ação proteolítica nas bordas das placas fibróticas. Também é usada por via oral em formulações auxiliares da digestão e em anti-inflamatórios, nas doses de 100 a 300 mg ao dia.

Pectinato de Ascorbil Metilsilanol, Ascorbosilane® C

É um silanol que atua nas reações de oxirredução intracelulares e evita a formação de radicais livres e peróxidos citotóxicos. Tem também ação hidratante e regeneradora. É carreador da vitamina C, responsável por sua ação antioxidante. É usado nas concentrações de 3 a 4% em produtos cosmiátricos para prevenção do envelhecimento precoce.

Pentacare® HP

É um produto composto de polissacarídeos provenientes de plantas e de hidrolisado de proteínas. Quando aplicado na pele forma uma fina película que rapidamente induz um aumento de turgor e proporciona uma sensação duradoura de pele macia. É usado em produtos antirrugas, hidratantes e em bases para maquilagem, nas concentrações de 3 a 8%, nas formas de cremes, géis e loções.

Pentaglycan®

É uma mistura de glicosaminoglicanos, isolada de tecido conjuntivo animal e de humor vítreo, que contém ácido hialurônico, ácido condroitin sulfúrico e seus respectivos sais. Estas substâncias participam ativamente na manutenção do turgor, tensão e elasticidade da pele. É utilizado como hidratante nas concentrações de 2 a 5%, formando soluções altamente viscosas e de ótimas características umectantes. Não deve ser associado ao colágeno ou elastina, pois forma complexos precipitantes.

Pentavitin®

É um complexo de carboidratos naturais análogos aos da capa córnea da pele, que possui propriedades especiais de retenção hídrica, mesmo à baixa umidade relativa. Esta vantagem em relação aos umectantes comuns, somada à capacidade de fixar-se na queratina da capa córnea, de onde não é eliminado senão pelo processo natural de esfoliação, torna o pentavitin um componente de grande utilidade em produtos cosmiátricos. É utilizado nas concentrações de 2 a 6%.

Pepha-Tight®, Algae Extract Pullulan

É um extrato biotecnológico obtido da alga *Nannochloropsis oculata*, composto por polissacarídeos, aminoácidos, antioxidantes e vitamina B12. Promove efeito tensor imediato e firmador em longo prazo, além de proteger as células do stress oxidativo e estimular a formação de colágeno. É usado nas concentrações de 1 a 5 % em cremes, géis, séruns e loções.

Peptídeos do Timo

É uma fração aquosa extraída do timo de vitelos, que contém peptídeos naturais não hidrolisados, com pesos moleculares inferiores a 10.000. Estimula a síntese de colágeno, a proliferação celular, a reposição de fibroblastos, confere proteção e auxilia a regeneração da pele submetida à radiação ultravioleta. É usado para a prevenção e correção dos efeitos do envelhecimento cutâneo, em produtos cosmiátricos, nas concentrações de 2 a 4%.

Permetrina

É um piretroide sintético com ação parasiticida, usado no tratamento da escabiose e pediculose, e mais recentemente na acne rosácea com infestação com *Demodex folliculorum*. É utilizada em cremes, géis, loções ou xampus, nas concentrações de 1 a 5%. Não deve ser usada em crianças até 2 anos, durante a gravidez ou amamentação. O contato com os olhos e as mucosas deve ser evitado. Se for aplicada em escoriações leves, a concentração de permetrina deverá ser reduzida para 0,1%.

Peróxido de Benzoíla

Tem ação bactericida, por liberar oxigênio gradualmente, principalmente contra bactérias anaeróbias ou microaerófilas. Supõe-se que atue também reduzindo as enzimas bacterianas, do tipo lipase, que são responsáveis pela formação de ácidos graxos livres, irritantes. Tem também ação queratolítica e antisseborreica. É usado principalmente na forma de géis, nas concentrações de 2 a 10%, para o tratamento da acne. Pode ocorrer descamação após uma ou duas semanas de uso e, eventualmente, dermatite de contato.

Não deve ser associado ao ácido retinoico, uma vez que o oxigênio liberado reage com as duplas ligações dos retinoides, inativando-os. O uso dessas duas substâncias pode ser feito de forma alternada, como por exemplo, creme com ácido retinoico à noite e gel com peróxido de benzoíla pela manhã.

Physiogenyl®

É um complexo hidratante formado pelos sais de sódio, magnésio, zinco e manganês, do ácido pirrolidona carboxílico (PCA). É usado em produtos cosméticos nas concentrações de 0,5 a 3% em cremes, géis, loções e séruns.

Pidolato de Cobre, Cuivridone®, *Cooper PCA*

É um composto que contém íons cobre, estabilizado pelo PCA (ácido pirrolidona carboxílico). Tem ação antisseborreica, bacteriostática e antifúngica. É usado nas concentrações de 0,1 a 1%, geralmente associado ao Zincidone. A presença do PCA neste produto, estabiliza os íons Cu^{++} e minimiza a sua toxicidade.

Pidolato de Sódio, Piroglutamato de Sódio, Nalidone®, PCA-Na®

É um composto hidratante que contém o sal sódico do ácido pirrolidona carboxílico, aminoácidos e sais inorgânicos. Aumenta a suavidade, maciez e elasticidade da pele e cabelos, quando usado em associação nos produtos cosméticos e cosmiátricos, nas concentrações de 1 a 5%.

Pidolato de Zinco, Zinco PCA, Zincidone®

É um composto que contém íons zinco, estabilizado pelo PCA (ácido pirrolidona carboxílico). Tem ação bacteriostática, antifúngica e antisseborreica. Apresenta ainda atividade sobre a síntese do colágeno e da queratina. É utilizado no tratamento da acne e seborreia do couro cabeludo, nas concentrações de 0,1 a 1%, geralmente associado ao cuivridone, para se obter uma ação antisseborreica mais eficaz.

Pilocarpina Cloridrato, Jaborandi (Extrato e Tintura)

A pilocarpina é um alcaloide extraído das folhas do jaborandi, *Pilocarpus jaborandi* (Rutaceae). Tem ação colinérgica e é usada em loções capilares, assim como a tintura de jaborandi, por seu suposto efeito estimulante para o crescimento dos cabelos. O cloridrato de pilocarpina é usado nas concentrações de 0,1 a 1%, o extrato de jaborandi nas concentrações de 2 a 10% e a tintura de jaborandi nas concentrações de 10 a 20%.

Piritionato de Zinco, Zincomadine®

Tem ação bacteriostática e fungistática, e é usado para o controle da dermatite seborreica e da caspa. É usado na forma de xampus, nas concentrações de 1 a 2%.

Piroctona Olamina, Octopirox®

É um agente anticaspa com ação antibacteriana e antifúngica, que inibe a formação de substâncias irritantes (ácidos graxos livres) no couro cabeludo. É usado em loções capilares e em xampus anticaspa, nas concentrações de 0,5 a 1%.

Placenta (Extrato)

É um nutriente epidérmico à base de placenta bovina, muito usado e com bons resultados. Contém diversos hormônios, peptídeos de baixo peso molecular, vitaminas, ácidos nucleicos e outras substâncias. É usada em produtos cosmiátricos para restabelecer o metabolismo da pele e proporcionar maior fixação de água no tecido cutâneo, na forma de cremes (tratamento noturno) e loções cremosas (tratamento diurno), nas concentrações de 2 a 5%.

Pó de Pérolas, *Pearl Extract*®

É um produto obtido de ostras do mar do Japão, extraído antes da calcificação das pérolas. Contém diversos princípios ativos como glutation (ação antioxidante), sais minerais (cálcio, cobre, selênio, zinco e germânio orgânico) e aminoácidos. Evita a perda de água na epiderme, protege a pele e estimula o *turnover* celular. É usado nas concentrações de 1 a 5% em cremes, géis e loções.

Podofilina (Resina), Podofilotoxina

A podofilina é extraída dos rizomas de *Podophyllum peltatum* (Berberidaceae) e contém podofilotoxina e peltatinas. Tem ação antimitótica e cáustica. É usada nas concentrações de 5 a 30% em solução alcoólica, para o tratamento da língua nigra vilosa, em tintura de benjoim para eliminação de verrugas e em óleo mineral (podofilina oleosa) para o condiloma acuminato. A podofilotoxina a 0,5% corresponde, em ação, a podofilina 20%.

Por serem altamente irritantes e lesivas para a pele, devem ser aplicadas pelo médico, em consultório, protegendo a pele em torno da lesão com vaselina sólida. O paciente deve retirar o produto após 4 horas da aplicação, com água e sabão. Como tem ação teratogênica, o seu uso está contraindicado na gravidez. O seu uso tem sido associado a casos de abortamento, partos prematuros e morte fetal.

Polietilenoglicóis (PEG, Carbowax®, Macrogol®)

São polímeros do óxido de etileno com diferentes pesos moleculares e diferentes propriedades físicas, de acordo com o grau de polimerização. Dissolvem-se facilmente em água e são incompatíveis com diversos princípios ativos, como fenol, resorcina, taninos, ácido salicílico, ácido undecilênico, sulfatiazol, iodo, crisarobina, penicilina, bacitracina etc.

Os polietilenoglicóis com peso molecular entre 200 e 1.000 são líquidos viscosos e muito higroscópicos. Os de peso molecular em torno de 1.500 têm o aspecto da vaselina; os de 4.000 assemelham-se à parafina mole e os de 6.000 à parafina dura. São estáveis, não irritantes para a pele e emolientes. Podem ser usados como base hidrossolúvel para pomadas.

Polyolprepolymer® 2, PP® 2

É um sistema de liberação gradual de princípios ativos, formado de complexos com oligômeros de vários pesos moleculares, com caráter lipofílico. Quando aplicado sobre a pele, forma um gradiente de concentração no estrato córneo, que propicia uma absorção uniforme e gradativa dos princípios ativos veiculados neste sistema. Desta forma, o polyolprepolymer 2 favorece a formação de um reservatório ou depósito na pele que, dependendo das características físico-químicas do princípio ativo carreado, libera esse princípio ativo em camadas mais ou menos profundas da pele.

Além dessa propriedade, o polyolprepolymer 2 forma uma barreira resistente à água, sobre o estrato córneo, que mantém os princípios ativos na pele por períodos mais prolongados. Esta película protetora prolonga também a ação dos filtros solares, nas preparações "waterproof". É usado na faixa de 1 a 10% em produtos dermatológicos, cosmiátricos e cosméticos.

Polytrap®

É um copolímero de polimetacrilato com estrutura microporosa, capaz de adsorver produtos oleosos. A estrutura microporosa é preenchida através do processo de capilaridade. Polytrap adsorve a oleosidade da pele sem causar ressecamento, controla o brilho da mesma e permite a adição de líquidos em formulações em pó, como os talcos. É utilizado em loções, géis, pós faciais, sombras, batons, delineadores e bases para maquilagem, nas concentrações de 1 a 4%.

Portulaca

Os extratos são obtidos do caule e das partes aéreas da beldroega, *Portulaca oleracea* (Portulacaceae) e contêm bioflavonoides, responsáveis por sua ação anti-inflamatória, antioxidantes como L-glutation e ácido ascórbico, ômega 3, vitaminas, aminoácidos e minerais, entre outras substâncias. É usada por sua ação anti-inflamatória em produtos pós-*peeling*, pós-Laser, pós-depilação, pós-barba e também no tratamento da dermatite atópica e da acne rosácea, nas concentrações de 3 a 5% em cremes, géis e loções.

Prilocaína

É um anestésico local com rápido início de ação, duração intermediária do efeito e duas vezes mais potente que a procaína. É usada nas concentrações de 2,5 a 4%. A associação de lidocaína base 2,5% e prilocaína base 2,5% forma uma mistura eutética (EMLA - *eutetic mixture of local anaesthetics*), usada na forma de cremes para curativos oclusivos, para produzir anestesia local da pele antes de procedimentos que requeiram punções com agulhas e tratamentos cirúrgicos de lesões localizadas.

Propilenoglicol

É usado como solvente para diversas substâncias. As formulações com propilenoglicol são menos viscosas do que aquelas com glicerol. Seu poder de inibição da fermentação e do emboloramento é igual ao do álcool etílico, razão pela qual é muitas vezes preferido em lugar do glicerol. Em concentrações elevadas, por volta de 60%, promove alterações na queratina, hidratando e amaciando a pele. Aumenta a ação do ácido salicílico, sendo esta associação muito eficaz na ictiose.

Própolis

É uma substância resinosa coletada por abelhas, com ação antibacteriana, anti-inflamatória e secativa. É usado nas concentrações de 1 a 4%, em formulações para acne e em cicatrizantes.

Proteína Hidrolisada

É obtida do colágeno natural e usada em preparações capilares como xampus, por sua ação protetora, evitando ou diminuindo os ataques químicos sobre as cadeias peptídicas dos fios de cabelo, nas concentrações de 2 a 5%.

Psodermax®

É composto por fragmentos de interleucina-4 (IL-4) e de interleucina-10 (IL-10), usados topicamente para o tratamento da psoríase, onde há desequilíbrio entre a resposta dos linfócitos T-helper 1 (Th1) e linfócitos T-helper 2 (Th2). Os fragmentos de IL-4 e IL-10 modulam a resposta imune para o padrão Th2, aumentando o número de células regulatórias e resposta humoral e diminuindo o padrão Th1, que envolve respostas imunes celulares granulomatosas. É usado em cremes, géis e loções nas concentrações de 3 a 5%.

Psoralenos: Metoxisaleno (Methoxsalen, 8-metoxipsoraleno) e Trioxisaleno (4,5,8-trimetilpsoraleno, Trioxsalen, Trisoralen®)

São furocumarinas usadas para induzir a repigmentação no vitiligo idiopático e para o tratamento da psoríase, juntamente com exposições à luz ultravioleta A (método PUVA). Sua ação no vitiligo depende da presença de melanócitos funcionais nas áreas vitiliginosas.

Seus prováveis mecanismos de ação envolvem o aumento de atividade da tirosinase, enzima que catalisa a conversão de tirosina em di-hidroxifenilanina (precursor metabólico da melanina); aumento do melanossomo por síntese; hipertrofia dos melanócitos e aumento da arborização de seus dendritos; aumento do número de melanócitos funcionais e possivelmente por ativação dos melanócitos dormentes. Essas mesmas razões são usadas para explicar a ineficácia dessas drogas quando o vitiligo é extenso e associado à destruição de melanócitos.

Sua ação na psoríase é devida à redução na síntese de DNA, que se encontra anormalmente aumentada. Os psoralenos devem ser empregados somente sob supervisão médica e nunca entregues ao paciente, para uso em casa.

O metoxisaleno é usado nas doses de 10 a 20 mg e o trioxisaleno de 5 a 10 mg, 2 horas antes da exposição à luz ultravioleta A (320 - 400 nm). As exposições devem ser progressivas, começando nos primeiros dias com 1 a 2 minutos (1 a 2 joules/cm^2) até o máximo de 30 minutos (15 a 20 joules/cm^2), ao final de 14 dias (duração do tratamento). No caso de não se dispor de fontes artificiais de ultravioleta A, poderá ser usada a luz solar desde que observadas as exposições progressivas, recobrindo em seguida as áreas vitiliginosas com fotoprotetores UVA+UVB.

Quina (Tintura)

É obtida a partir da casca de *Cinchona officinalis* (Rubiaceae) e seu principal alcaloide, a quinina, tem ação tópica adstringente e rubefaciente. É usada em loções para alopecias nas concentrações de 10 a 15%.

Radizen® A

É um complexo antirradicais livres composto por vitamina A, vitamina E, palmitato de ascorbila e extrato seco de *Ginkgo biloba*. É usado em produtos cosmiátricos antienvelhecimento, na forma de cremes não iônicos, na concentração de 2 a 10%.

Raffermine®

É um produto derivado de frações da soja, *Glycine max* (Leguminosae) que contém glicoproteínas e polissacarídeos com ação tópica firmadora da pele. É usado em produtos para prevenção de estrias nas concentrações de 2 a 5%. Também é usado em formulações de séruns para o contorno dos olhos e em géis firmadores faciais, nas mesmas concentrações. O pH de estabilidade está entre 4,5 e 7, e é incompatível com soluções hidroalcoólicas.

Regu-Age®

É um produto constituído de peptídeos de soja, arroz e proteína derivada de leveduras, produzido por biotecnologia. Melhora a microcirculação local, reduz a ação proteolítica sobre matriz de colágeno e elastina, tem ação antirradicais livres e anti-inflamatória. É usado em produtos cosméticos para redução de olheiras e "bolsas" ao redor dos olhos nas concentrações de 2 a 5% em cremes, géis e loções.

Resorcina

Tem ação queratolítica, antipruriginosa, antisseborreica e antisséptica. É usada em cremes, pomadas e loções alcoólicas, nas concentrações de 2 a 5%, geralmente associada a outros princípios ativos, para o tratamento da acne, eczema, hiperqueratose, psoríase e seborreia do couro cabeludo. É usada também em concentrações maiores, de 30 a 60%, nos *peelings*. Para uso capilar, entretanto, tem a desvantagem de manchar os cabelos, não devendo ser usada em pessoas com cabelos claros ou descoloridos.

Rutina, Rutosídeo

É um bioflavonoide obtido de diversas plantas como a castanha da Índia, *Aesculus hippocastanum* e outras como *Fagopyrum esculentum, Sophora japonica, Hedera helix* e várias espécies de *Eucalyptus*. Tem ação protetora sobre o endotélio vascular, anti-inflamatória, antiedematosa, antivaricosa e anticelulítica. É usada em cremes, géis e loções cremosas para insuficiência vascular venosa, dores e edema dos membros inferiores, nas concentrações de 2 a 5 %, e no tratamento de olheiras na forma de sérum revitalizante, nas mesmas concentrações.

Saccharomyces cerevisiae, **Drieline®**

É um extrato biotecnológico, purificado, composto de unidades repetitivas de beta-1-3 glucopiranose, obtido da parede celular de *Saccharomyces cerevisiae*, na forma de uma solução a 0,1%. Utiliza o conceito da "bio sinergia", ou seja, atua melhorando a atividade natural da pele. Este polímero da glicose é conhecido por ativar e ser reconhecido pelos receptores de membrana de certas células, e em particular as imunocompetentes. Atua portanto protegendo e estimulando o sistema imune, na epiderme.

Pela sua capacidade de estimular a síntese de colágeno nos fibroblastos e de aumentar a receptividade das células imunocompetentes, é usado em produtos cosméticos e cosmiátricos para prevenção do envelhecimento precoce e em produtos para peles sensíveis, nas concentrações de 1 a 2%.

Também tem efeito anti-inflamatório, podendo reduzir em até 65% a irritação provocada por produtos contendo AHA (alfa hidroxiácidos), quando associado a essas formulações, na concentração de 2%. Nessa concentração, sua atividade anti-inflamatória é equivalente a de 0,1% de hidrocortisona. Pode ser utilizado em veículos como géis, cremes e loções.

Salicilato de Metila, Óleo de Gaultheria, Óleo de Wintergreen, Óleo de Bétula

É obtido por síntese ou das folhas de *Gaultheria procumbens* (Ericaceae) e da casca de *Betula lenta* (Betulaceae). Tem ação analgésica, anti-inflamatória e rubefaciente, úteis no tratamento de traumatismos musculares e das articulações. É usado em cremes, loções e linimentos nas concentrações de 3 a 25%. Também é usado em formulações de colutórios, na concentração de 0,05%.

Salicilato de Octila, Salicilato de Etil Hexila, Escalol® 587

É um filtro solar lipossolúvel que absorve a radiação ultravioleta na faixa de 300 nm, usado nas concentrações de 3 a 5%. Tem a vantagem de ser pouco sensibilizante. É um bom solubilizante da oxibenzona (outro filtro solar) e muito utilizado nos produtos "Paba Free".

Salicilato Misto de Polioxietilenoglicol e Amina, Cellulinol®

Tem ação anti-inflamatória, característica dos salicilatos, e alto poder de penetração cutânea. É usado nas concentrações de 2 a 5%, geralmente associado ao adipol, em formulações cosmiátricas para celulite e gordura localizada.

Sálvia

Os extratos são obtidos das folhas e sumidades floridas de *Salvia officinalis* (Labiaceae) e contêm borneol, cineol, cânfora, tuiona, triterpenos, flavonoides e taninos, entre outras substâncias. Tem ação antisséptica, adstringente, estimulante e tônica capilar. É usada em xampus e condicionadores para cabelos oleosos, nas concentrações de 2 a 10%.

Sebonormine®

É um produto que contém extrato hidroalcoólico de Ulmária (*Spiraea ulmaria*, Rosaceae), que contém ácido gálico e taninos. O ácido gálico é um inibidor da enzima 5 alfa-redutase, responsável pela formação da di-hidrotestosterona, que estimula a produção de sebo nas glândulas. Os taninos atuam como adstringentes e elementos de constrição da estrutura cutânea. Essa constrição mecânica dos poros dilatados da pele é importante por diminuir a passagem do sebo secretado para a superfície cutânea. Por sua ação adstringente, antisseborreica e antisséptica é usado como moderador da secreção oleosa da pele em produtos cosmiátricos antisseborreicos e antiacne, nas concentrações de 2 a 5%.

Sementes de Apricot em Pó, Sementes de Damasco em Pó

É obtido das sementes de *Prunus armeniaca* (Rosaceae) e tem ação esfoliante e abrasiva. É usado com esta finalidade em formulações para acne, hipercromias e *peelings*, nas concentrações de 1 a 5% para o rosto e 5 a 10% em produtos corporais.

Sensiva® SC 50

É um produto que contém octoxiglicerina, um álcool-éter com ação hidratante, emoliente e antisséptica. É usado em formulações de produtos cosméticos e cosmiátricos, nas concentrações de 0,3 a 3 %, em produtos como desodorantes, hidratantes faciais e corporais, loções após barba e produtos capilares, para pessoas com pele sensível.

Sesaflash®

É um composto que contém glicerina, copolímero de acrililatos, éster policarbamil poliglicólico e proteína hidrolisada do sésamo, ligada ao propilmetilsilanodiol. Tem ação tensora e é usado para diminuição de rugas e de linhas de expressão, nas concentrações de 5 a 10%, em emulsões e géis para o contorno dos olhos, rosto, pescoço, busto e produtos anticelulite.

Sesquicloridrato de Alumínio, Aloxicoll® - ASL

Tem ação adstringente, antiperspirante e antibacteriana. É utilizado em formulações para hiperidroses e em desodorantes, na concentração de 15%.

Silanóis

São compostos que contêm silício e caracterizam-se pelas ligações Si-C-OH e Si-OH. Em compostos orgânicos, o silício faz parte da estrutura do colágeno, elastina e das glicoproteínas, sendo um elemento essencial para o desenvolvimento normal do organismo. Há também evidências de que haja um paralelismo entre o tecido conjuntivo desestruturado e a falta de silício, uma vez que a quantidade de silício no tecido conjuntivo decresce com a idade.

Os silanóis ajudam a regular o metabolismo celular e têm três classes de atividades principais: hidratante, estimulante do AMP cíclico (adipócitos, melanócitos e queratinócitos) e antissenescência, por citoestimulação dos fibroblastos e ação antirradicais livres.

Silicato de Alumínio, Antipollon® HT

O silicato de alumínio sintético, finamente granulado, ao contrário de outros agentes clareadores não inibe a formação de melanina, e sim adsorve a melanina já formada. Sua atividade despigmentante é gradual e não provoca irritação ou sensibilização epidérmica.

O seu uso está indicado para ajudar a despigmentação de efélides, cloasma (melasma) e outras hiperpigmentações. É usado em cremes e loções não iônicas nas concentrações de 1 a 4%, isoladamente, ou em concentrações de 0,5 a 1%, associado a outros agentes clareadores.

Skin Whitening Complex®

É um complexo vegetal clareador que contém extrato de uva ursi, rico em arbutin; biofermentado de *Aspergillus*, um quelante de íons cobre, essencial para a atividade da tirosina; extrato de grapefruit, rico em ácido cítrico e málico, que promovem uma esfoliação suave e auxiliam a remoção de células pigmentadas; extrato de arroz, rico em oligossacarídeos com propriedade hidratante; e ácido fítico, também com ação clareadora. É usado em formulações para hipercromias nas concentrações de 2 a 5%. Seu pH de maior estabilidade é em torno de 4 podendo, portanto, ser associado a outros princípios ativos como o ácido kójico, ácido glicólico, ácido retinoico e Antipollon HT.

Slimming Factor® T (Dimetilxantinas Nanoencapsuladas)

É um composto que contém dimetilxantinas nanoencapsuladas, obtidas do chá (*Theaceae*). Promove a lipólise nas células lipídicas da pele e do tecido subcutâneo. É usado nas concentrações de 0,5 a 5% em cremes, loções cremosas e géis.

Sorbitol

É um produto francamente solúvel em água e suas soluções tem consistência de xarope, de aspecto viscoso, superior ao da glicerina. Tem ação umectante e estabilizante e é utilizado como veículo em diversas formulações e para diferentes princípios ativos.

Sucralfato

É um composto formado pelo octossulfato de sacarose e hidróxido de polialumínio, utilizado como antiulceroso oral. Quando aplicado em queimaduras e ferimentos, atua formando uma barreira física com o meio ambiente e se ligando aos fatores de crescimento dos fibroblastos, impedindo a sua degradação e, deste modo, promovendo a cicatrização. Tem também atividade antibacteriana. O sucralfato também previne a liberação de citocinas (especificamente a interleucina 2 e o interferon gama) nas células danificadas, prevenindo assim a inflamação e proporcionando um efeito calmante.

Sulfacetamida Sódica

Tem efeito bacteriostático contra uma grande variedade de microrganismos Gram-positivos, como estafilococos, estreptococos e clostrídios, e Gram-negativos como as enterobactérias, hemófilos e neissérias. O seu uso tópico é indicado para o tratamento da acne e dermatite seborreica, nas concentrações de 5 a 10%, na forma de loção cremosa ou xampu. É usada também em soluções alcoólicas a 12%, no tratamento da ptiríase versicolor.

Sulfadiazina de Prata

É uma sulfonamida com ampla ação bactericida contra bactérias Gram-positivas, Gram-negativas e também alguma ação antifúngica. É usada para prevenção e tratamento de lesões sépticas em queimaduras de 2º e 3º graus, recuperação de tecido cutâneo em úlceras varicosas infectadas, escaras e piodermites.

Também tem sido usada no tratamento das lesões do herpes zoster, onde se verifica o completo secamento das vesículas após 24 a 72 horas de uso, visível redução do eritema e do edema, diminuição da dor e da sensação de queimação. A ocorrência de neuralgia pós-herpética é leve ou inexistente. É usada em cremes na concentração de 1%.

Sulfato de Alumínio

Tem ação antitranspirante e adstringente, como os demais compostos de alumínio, porém mais irritante, não devendo ser usado por períodos prolongados. É usado em formulações para hiperidrose palmar e plantar, nas concentrações de 1 a 10%. Também é usado a 20 % em solução aquosa para picadas de insetos e de organismos marinhos, com a finalidade de precipitar as proteínas contidas no veneno e diminuir, assim, sua toxicidade local.

Sulfato de Cobre

Apresenta-se na forma de pó ou cristais branco-esverdeados, higroscópicos, solúveis em água e praticamente insolúveis em álcool. É utilizado como antisséptico em solução aquosa, associado ao sulfato de zinco, na água d'Alibour.

Sulfato de Condroitina

É um mucopolissacarídeo existente naturalmente no tecido conectivo, como a pele, ossos e cartilagens, que forma juntamente com as proteínas não globulares a matriz intercelular. É usado por via oral como auxiliar nos processos de regeneração das cartilagens e ligamentos, nas artralgias e periartrites.

Tem a propriedade de formar soluções viscosas, com alto poder hidratante. Além de sua indicação como hidratante, as formulações contendo sulfato de condroitin são usadas para a reposição da flexibilidade e maciez à pele seca, causadas pelo uso frequente de detergentes ou bronzeadores, e pela exposição à água clorada de piscinas, à água do mar e ao sol. O sulfato de condroitina é usado em formulações hidratantes para estética corporal e em formulações rejuvenescedoras, nas concentrações de 1 a 5%.

Sulfato de Zinco

Tem ação adstringente e antisséptica, e é usado nas concentrações de 0,5 a 1% em loções antiacne. É usado associado ao sulfato de cobre, na água d'Alibour, e ao sulfeto de potássio na Lotio Alba, usada para o tratamento da acne. Também é usado no tratamento do herpes simples, em soluções a 0,25%.

Sulfeto de Selênio

Tem ação antisséptica, antifúngica e antisseborreica. É usado nas concentrações de 1 a 2,5% em xampus para o tratamento da caspa, seborreia do couro cabeludo e ptiríase versicolor. Não deve ser aplicado em áreas inflamadas ou exsudativas da pele e deve-se evitar o contato com os olhos. O uso contínuo do sulfeto de selênio durante meses, pode determinar uma discreta alopecia e mesmo exacerbar a seborreia. Não deve ser usado quando houver inflamação ou prurido no couro cabeludo.

Syn®-Ake

É um produto que contém um tripeptídeo sintético, diacetato de diaminobutiroil benzilamida, cuja estrutura química foi baseada no veneno da serpente *Tropidolaemus wagleri*, a "Víbora do Templo", do sudeste asiático, que contém um peptídeo com 22 aminoácidos, a waglerina-1.

É usado por sua ação inibidora da contração muscular, em produtos *anti-aging*, suavizando rugas e linhas de expressão pré-existentes. O produto também tem efeito cosmético tensor, tornando a pele mais lisa, elástica e firme, aumenta a luminosidade da pele e uniformiza a sua tonalidade. Seu mecanismo de ação seria por bloqueio de receptores colinérgicos nicotínicos pós-sinápticos musculares (nmAChR). É usado nas concentrações de 1 a 4 %

Takallophane®

É um silicato de alumínio sintético que tem a capacidade de adsorver ácidos graxos livres e oxidados, na pele, diminuindo dessa forma a comedogenicidade desses ácidos. É usado em loções não iônicas e soluções aquosas para acne, e em loções fotoprotetoras para pele acneica, nas concentrações de 3 a 8%.

Talco Líquido

É uma emulsão com média viscosidade, que contém ésteres de óleo de oliva (Olivem® 300), que conferem um toque acetinado à formulação, que ao ser aplicado na pele deixa uma sensação de frescor.

Tamoxifeno

É um agente não esteroide, com propriedades antiestrogênicas, usado no tratamento do câncer de mama. Por via tópica é utilizado para o tratamento de queloides, em cremes a 0,1%. A formação de queloides ocorre pela ação exagerada, em alguns pacientes, do fator transformador de crescimento beta (TGF-β) que aumenta a atividade dos fibroblastos e a produção de colágeno, durante o processo de cicatrização. O citrato de tamoxifeno inibe a atividade do fator TGF-β, sendo por isso usado na prevenção e tratamento de queloides.

Tensine®

É um agente tensor obtido de proteínas das semente do trigo, *Triticum aestivum* (Gramineae), rico em ácido glutâmico e prolina. Forma um filme altamente coesivo sobre a pele, elástico, resistente e contínuo, capaz de diminuir o número e a profundidade das rugas por algumas horas, tornando a pele lisa e suave, além de aumentar a durabilidade da maquiagem. É usado em produtos com efeito *lifting*, em cremes, loções hidratantes, séruns e géis, nas concentrações de 3 a 10%.

Teofilinato de Monometilsilanotriol, Theophyllisilane® C

É um silanol com ação ativadora da lipólise e regeneradora celular. Impede a formação de radicais livres e peróxidos citotóxicos. É carreador da teofilina, que sinergisa a ação do composto de silício. É utilizado em produtos cosmiátricos para rejuvenescimento, celulite e lipodistrofias localizadas, nas concentrações de 2 a 6%.

Terbinafina Cloridrato

Pertence ao grupo das alilaminas, uma nova classe de antifúngicos com amplo espectro de ação contra dermatófitos, leveduras e fungos dimórficos. Atua como inibidor da biossíntese do ergosterol da membrana celular dos fungos. É usado em cremes a 1%.

Terebentina

É um óleo volátil obtido por destilação e retificação da resina de terebentina ou colofônia, obtida de várias espécies de *Pinus* (Pinaceae). É usado como solvente orgânico e rubefaciente nas concentrações de 3 a 6%.

Tetracaína, Ametocaína, Neotutocaína

É um anestésico local potente (8 a 10 vezes mais potente que a procaína). Tem início de ação lenta e duração prolongada do efeito anestésico. É usada nas concentrações de 0,25 a 1%, na forma de cloridrato em soluções e em cremes, e na forma da base em géis e pomadas.

Tetraciclina Cloridrato

É um antibiótico bacteriostático com amplo espectro e ação contra microrganismos Gram-positivos e Gram-negativos, rickettsias, borrélias, clamídias, micoplasmas e outros. Também é usada para a profilaxia da oftalmia neonatal por *Neisseria gonorrhoeae* e *Chlamydia trachomatis*. Várias cepas de estafilococos, *Pseudomonas* e *Proteus* são, entretanto, resistentes. É usada em concentrações de 1 a 3% em cremes e pomadas. Devem ser tomadas precauções em virtude do risco de fotossensibilização.

Thalasferas com Vitamina C

São estruturas carreadoras de fosfato de ascorbil magnésio que disponibilizam a Vitamina C na forma de ácido ascórbico, após reação com as fosfatases cutâneas. O seu uso é indicado nas concentrações de 5 a 15 % em cremes, géis e loções cremosas.

Thiomucase

É uma mucopolissacaridase, isolada dos mesmos tecidos que contém a hialuronidase. Tem ação mais eletiva sobre o ácido condroitin sulfúrico, outro componente do cimento intercelular, juntamente com o ácido hialurônico. É usada nas concentrações de 10.000 a 20.000 UTR%.

Thuya (Tintura)

É obtida das folhas e brotos de *Thuya occidentalis* (Cupressaceae) e contém óleo essencial, monoterpenoides (tuiona, fenchona, limoneno e cânfora), sesquiterpenos e flavonoides (quercetina e campferol), entre outros princípios ativos. É usada em formulações antissépticas e para verrugas e condilomas, nas concentrações de 2 a 10%.

Tiabendazol

É um anti-helmíntico polivalente, especialmente ativo contra estrongiloides (uso oral) e contra a larva migrans (uso tópico). É usado em cremes, pomadas ou loções cremosas nas concentrações de 5 a 15 %.

Timol

É obtido do óleo essencial do tomilho, *Thymus vulgaris* (Labiatae) ou produzido sinteticamente. Tem ação antisséptica, antifúngica e antipruriginosa. É usado em formulações de colutórios nas concentrações de 0,15 a 0,25%, em formulações para aftas a 3%, e no tratamento de onicomicoses e paroníquias por fungos, na concentração de 2%.

Tinidazol

É um derivado imidazólico usado no tratamento de infecções por protozoários e também para a profilaxia de infecções por bactérias anaeróbias. Também é utilizado em formulações tópicas para uso vaginal, geralmente associado a antimicóticos como o nitrato de miconazol ou a nistatina, para o tratamento de vulvovaginites mistas por *Trichomonas vaginalis* e *Candida albicans*.

Tioconazol

É um antifúngico imidazólico com amplo espectro de ação, incluído dermatófitos, *Mallassezia furfur* e *Candida albicans*. É usado em cremes, talcos e loções a 1 a 2% para o tratamento de tinhas, ptiríase versicolor e candidíase. É usado também no tratamento da candidíase vaginal, na forma de óvulos com 300 mg ou cremes a 6%, e no tratamento de onicomicoses em soluções a 28%.

TRIAC, Tiratricol, TA3

Corresponde ao ácido 3,5,3' tri-iodotiroacético, um derivado metabólico da tri-iodotironina. Ao contrário dos hormônios tireoidianos, segundo diversos pesquisadores, o TRIAC tem uma ação seletiva no metabolismo lipídico, inibindo a atividade das fosfodiesterases presentes nos adipócitos e permitindo, portanto, a manutenção de uma taxa suficiente de AMP cíclico, indispensável para assegurar a atividade das fosfolipases que degradam os triglicerídeos em ácidos graxos livres e glicerol. Outras correntes, entretanto, consideram o TRIAC um hormônio tireoidiano como o T3 e o T4, e reservam o seu uso para as mesmas indicações que estes.

Usado topicamente, favorece a eliminação do excesso gorduroso das células adiposas e, por esta razão, é indicado para o tratamento das infiltrações do tecido celular subcutâneo, do tipo celulite. Deve-se pesquisar a sensibilidade do paciente ao iodo, pois o TRIAC pode produzir reações alérgicas em pacientes sensíveis. É usado na forma de cremes, nas concentrações de 0,05 a 0,2%. No Brasil, teve o seu uso proibido pela Resolução da Anvisa - RE n° 128, de 11 de janeiro de 2013.

Triancinolona Acetonido

É um corticosteroide potente com ótima penetração e distribuição na epiderme. Nas concentrações de 0,025 a 0,1% está indicado no tratamento de dermatoses extensas, fotodermatites, pruridos e urticária. Nas concentrações de 0,1 a 0,5% é utilizada nas dermatoses de maior gravidade como psoríase, neurodermites etc. Dependendo da duração do tratamento, pode provocar manifestações adversas locais como estrias, telangiectasias e atrofia cutânea. A absorção percutânea é mínima mas, sob certas circunstâncias, pode provocar disfunção da adrenal. É formulada em cremes, pomadas, loções cremosas e alcoólicas.

Trietanolamina

É um composto orgânico com hidrólise alcalina, usado para saponificar ácidos graxos superiores, como o ácido esteárico e o ácido oleico, e como agente emulsificante para a produção de emulsões estáveis do tipo O/A (óleo em água), em pH levemente alcalino.

Troxerrutina, Tri-hidroxietilrutina

É um bioflavonoide obtido da castanha da Índia, *Aesculus hippocastanum* (Hippocastanaceae), ou por síntese, com ação venotônica e protetora vascular. É usada nas concentrações de 1 a 3% em formulações tópicas antivaricosas e para o tratamento da celulite, para aplicação local 2 a 4 vezes ao dia, com massagem suave, nas regiões afetadas.

Unipertan®

É uma associação de princípios ativos que contém tirosina, adenosina e hidrolisado de proteínas, usado como acelerador do bronzeamento por aumentar a disponibilidade de tirosina para a síntese de melanina. É usado nas concentrações de 2 a 5%, geralmente associado a um filtro UV-B.

Unitan®

É uma associação de princípios ativos que contém acetiltirosina, riboflavina e hidrolisado de colágeno. Tem ação aceleradora do bronzeamento, por aumentar a disponibilidade de tirosina para a síntese de melanina. É utilizado na faixa de 1 a 7%, geralmente associado a um filtro UV-B.

Unitrienol® T 272

É um composto bioativo que contém acetato de farnesila, farnesol e triacetato de pantenila, com propriedade umectante e regeneradora epidérmica. Por se tratar de um precursor da vitamina F, tem ação reguladora das glândulas sebáceas. É usado em produtos cosmiátricos nas concentrações de 2 a 8%.

Ureia, Carbamida

Tem ação hidratante, queratolítica e antibacteriana. Atua solubilizando ou desnaturando as proteínas. Em baixas concentrações (até 2%) é usada em compressas para limpeza de ferimentos e para estimular a cicatrização. Em concentrações até 10% é usada como hidratante, de 10 a 20% para hiperqueratoses, de 10 a 40% para psoríase e de 20 a 40% para língua nigra vilosa. É usada nas formas de cremes, pomadas e loções.

Vaselina Sólida, Parafina Mole, Petrolato Branco

É uma mistura purificada e semissólida de hidrocarbonetos obtidos do petróleo e quase ou totalmente descorada. Tem propriedade emoliente, suaviza e lubrifica a pele, exercendo assim ação protetora. É usada como veículo para inúmeros princípios ativos e como componente de pomadas.

Verde Brilhante, Verde Malaquita

É um corante também conhecido como verde de anilina, 4-[(4-dimetilaminofenil)-fenil-metil]-N,N-dimetil-anilina), com ação antisséptica. É usado nas concentrações de 0,05 a 1%.

Vermelho Neutro

É um corante (cloridrato de 3 amino 7 dimetilamino 2 metilfenazina) que induz a fotoinativação de diversos vírus. É usado no tratamento do herpes simples e genital, na concentração de 0,1%, em solução aquosa.

Vialox ®

É composto por um pentapeptídeo que atua de forma similar a tubocurarina, um alcaloide que é o principal componente ativo do curare. É um antagonista competitivo dos receptores de acetilcolina, bloqueia a liberação de sódio na membrana pós-sináptica e inibe a contração muscular, sendo uma alternativa para uso tópico às injeções de Botox®. Suaviza as marcas de expressão e é usado nas concentrações de 0,05 a 0,3% em cremes, loções, géis e séruns.

Violeta de Genciana

É um corante com ação tópica antisséptica, particularmente efetiva contra leveduras como *Candida albicans*. É usada em soluções aquosas nas concentrações de 0,5 a 2%. Deve ser usado em períodos curtos, de 3 a 4 dias, pois produz irritação local e dificulta a regeneração tissular, provavelmente por interferir na formação de colágeno.

Vitamina A, Retinol

É uma vitamina lipossolúvel, bem absorvida pela pele, onde tem uma ação moderadora da produção de queratina e estimulante para o desenvolvimento e maturação das células epiteliais. É utilizada para o tratamento da queratinização excessiva e, como inibe também a formação de comedões, melhora os casos de acne.

Em cosmiatria é empregada geralmente associada às vitaminas D e E, para pessoas com pele seca, ou sujeita às intempéries, ou ainda exposta ao uso constante de detergentes. Seu efeito cosmético é muito bom e torna a pele mais lisa e mais macia. É usada em cremes e loções cremosas nas concentrações de 50.000 a 1.000.000 UI%.

Vitamina B12, Cianocobalamina

O seu uso tem sido experimentado em formulações tópicas para o tratamento da dermatite atópica e da psoríase, como alternativa às formulações com calcipotriol, na concentração de 0,07 % em cremes emolientes.

Vitamina B6, Piridoxina

A vitamina B6 é usada em formulações para uso tópico, por sua ação antisseborreica, nas concentrações de 0,2 a 2%, em tratamentos capilares para caspa, alopecia seborreica e acne. Associada ao zinco, potencializa a ação deste sobre a 5 alfa redutase.

Vitamina C, Ácido Ascórbico

É usada por via tópica por sua ação antirradicais livres e estimulante da síntese de colágeno e glicosaminoglicanos, além de hidratar e tonificar a pele. Acelera a cicatrização de feridas, reduzindo o grau e a duração do eritema pós-*peeling*. É usada nas concentrações de 5 a 20% em géis, cremes e loções cremosas.

Vitamina D2 (ergocalciferol), Vitamina D3 (colecalciferol)

A vitamina D é bem absorvida pela pele, onde possui a propriedade de promover a cicatrização e pigmentação cutâneas, em queimaduras e escoriações. Embora não se conheçam bem as ações da vitamina D sobre a pele normal, ela é usada em cosmiatria associada à vitamina A, pelo fato de que na natureza essas duas vitaminas encontram-se quase sempre associadas. É usada em cremes e loções cremosas nas concentrações de 5.000 a 100.000 UI% (1 mg de colecalciferol ou ergocalciferol é equivalente a 40.000 UI de Vitamina D).

Vitamina E, Alfa Tocoferol

Como as vitaminas A e D, a vitamina E também é bem absorvida pela pele. Tem ação antioxidante e retarda tanto a formação de peróxidos como a oxidação de lipídios, protegendo portanto as lipoproteínas da parede celular e retardando o envelhecimento da pele. Possui ainda ação umectante e é usada em cosmiatria, geralmente associada às vitaminas A e D, nas concentrações de 0,1 a 0,5%.

Vitamina F

A vitamina F é um complexo de ácidos graxos insaturados, como o ácido linoleico, linolênico e araquidônico. Atua como hidratante e preventivo do envelhecimento cutâneo, pois sua composição semelhante às secreções naturais da pele contribui para a manutenção do filme lipídico da mesma. É usada em produtos cosmiátricos, nas concentrações de 0,5 a 1%.

Vitamina K1, Fitomenadiona

A Vitamina K1 tem sido usada por via tópica, no tratamento da púrpura actínica e da púrpura traumática em cirurgias, e os resultados obtidos mostram uma influência positiva sobre o desaparecimento do sangue extravascular, bem como na diminuição da incidência de equimoses. Em função desses resultados, tem sido experimentado o seu uso também para a redução de "olheiras", formulada em cremes a 1% para aplicação 2 vezes ao dia.

Willow Bark Extrato

É obtido da casca de *Salix nigra* (Salicaceae) e rico em taninos e salicinas. Tem ação analgésica, antisséptica, adstringente e anti-inflamatória, devido a presença de salicinas. Tem também ação queratolítica, estimulando a renovação celular, reduzindo linhas finas de expressão e rugas, diminuindo o ressecamento e promovendo melhora da pele. Os taninos presentes conferem ao extrato de *Willow Bark* propriedade antioxidante, minimizando a peroxidação lipídica das membranas celulares. É usado na faixa de 5 a 10%.

Bibliografia

1. Abib FC. *Terapêutica Farmacológica em Oftalmologia.* 3ª Ed. Rio de Janeiro: Cultura Médica, 2003.
2. Alía E. *Manual de Formulación Magistral Dermatológica.* Madrid: Ed. E. Alía, 1998.
3. Allen Jr., LV. *Allen's Compounded Formulations.* 1st ed. Washington: American Pharmaceutical Association, 2003.
4. Alonso Herreros JM. *Preparación de Medicamentos y Formulación Magistral para Oftalmología.* Madrid: Ed. Díaz de Santos, 2003.
5. Alonso JR. *Tratado de Fitomedicina.* Buenos Aires: ISIS Ediciones, 1998.
6. Andreoli and Carpenter's. *Cecil Essentials of Medicine.* 9th, Philadelphia: Elsevier Saunders, 2016.
7. Ansel HC, Popovich NG, Allen Jr LV. *Formas Farmacêuticas & Sistemas de Liberação de Fármacos.* 6ª Ed. São Paulo: Editorial Premier, 2000.
8. Atienza M, Martínez J, Álvarez C. *Formulación en Farmacia Pediátrica.* 4ª ed., Madrid: AMV ediciones, 2011.
9. Benzie IFF, Wachtell-Galor S. *Herbal Medicine - biomolecular and Clinical Aspects.* 2th Ed. Taylor & Francis Group, LLC, 2011.
10. Borellini U. Cosmetologia - *Il cosmetico nel terzo millennio.* 6ª Ed. Milano: Ala Editrice - Les Nouvelles Esthétiques, 2003.
11. Brandão L. *Index ABC.* Ingredientes para Indústria de Produtos de Higiene Pessoal, Cosméticos e Perfumes. 2ª Ed. São Paulo: Editora SRC, 2000.
12. Braun L, Cohen M. *Herbs & Natural Supplements, An Evidence-based Guide.* 2th Ed. Sydney: Elsevier, 2007.
13. *British National Formulary.* 78th Ed. London: BMJ Group, 2019 - 2020.
14. Callabed J. *Fórmulas Magistrales em Pediatría.* Barcelona: Acofarma, 2011.
15. Castaño MT, Ruiz RL, Vidal JLA. *Monografías Farmacéuticas.* Colegio Oficial de Farmacéuticos de la Provincia de Alicante, 1998.
16. *Dictionnaire Vidal.* Paris: Editions du Vidal, diversas ediciones.
17. *Farmacopeia Brasileira* - todas edições.
18. *Farmacopeia Portuguesa.* VI Edição Oficial 1997.
19. Ferreira AO et al. *Preparações Orais Líquidas.* 2ª Ed. Juiz de Fora: Editar Editora Associada, 2019.
20. Ferreira AO, Brandão M. *Guia Prático da Farmácia Magistral.* 4ª Ed., São Paulo: Pharmabooks, 2010.
21. *Fitoterapia Magistral.* ANFARMAG - Associação Nacional de Farmacêuticos Magistrais, 2005.
22. Fonseca A, Prista LN. *Manual de Terapêutica Dermatológica e Cosmetologia.* São Paulo: Editora Roca, 1993.
23. Fonseca SC, Ferreira AO. *Novidades Magistrais.* São Paulo: Pharmabooks, 2004.
24. *Formulaire Therapeutique Magistral Belgique.* 3ª Edition - Agence Fédérale des Médicaments et des Produits de Santé, 2011.
25. *Formulário Galénico Português*, Associação Nacional das Farmácias, Cetmed - Centro Tecnológico do Medicamento, 2001.
26. *Formulário Médico* - Hospital das Clínicas da Faculdade de Medicina da Universidade de São Paulo, 1947.
27. *Formulário Nacional - Farmacopeia Brasileira* 1ª edição. Brasília: Editora Anvisa, 2005.
28. *Formulário Nacional - Farmacopeia Brasileira* 2ª edição. Brasília: Editora Anvisa, 2012.
29. *Formulario Nacional.* Ministerio de Sanidad y Consumo. Agencia Española de Medicamentos y Productos Sanitarios. 2007.
30. Fraunfelder FT, Roy FH. *Current Ocular Therapy.* 5Th Ed. Philadelphia: W.B. Daunders, 2000.
31. Garcia AA. *Fitoterapia* - Vademecum de Prescripción. 3ª Ed. Barcelona: Masson, 2000.
32. Gil ES, Brandão ALA. *Excipientes: Suas Aplicações e Controle Físico-Químico.* 2ª Ed, São Paulo: Pharmabooks, 2007.

33. Gontijo GT, Pugliesi MCC, Araújo FM. Fotoproteção. *Surgical & Cosmetic Dermatology* 2009; 1(4):186-192.
34. Goodman & Gilman's - *The Pharmacological Basis of Therapeutics*. 13th Ed. New York: MacGraw-Hill, 2018.
35. Grimalt F. *Formulario OTC Ibérica*. 2ª ed. Barcelona: Laboratorios OTC Ibérica SA, 2005.
36. *Guia de Utilização de Anti-infecciosos e Recomendações para Prevenção de Infecções Hospitalares*. Hospital das Clínicas da Faculdade de Medicina da Universidade de São Paulo, 2007 - 2008.
37. *Guia Farmacoterapêutico HC*. Hospital das Clínicas da Faculdade de Medicina da USP. 4ª Ed, 2008 - 2010.
38. Guiton & Hall. *Medical Physiology*. 11ª Ed. Philadelphia: Elsevier Saunders, 2006.
39. *Handbook of Pharmaceutical Excipients*. 6th Ed. London: Pharmaceutical Press, 2009.
40. Hospital Israelita Albert Einstein. *Manual Farmacêutico*. 14ª edição, São Paulo, 2011-2012.
41. Korolkovas A. *Dicionário Terapêutico Guanabara*. Rio de Janeiro: Guanabara Koogan, várias edições.
42. Lachén EA, García AS, González FR. *Formulario Acofarma de Otorrinolaringología*, 1ª Ed. 2014.
43. Lalwani AK. *Current Diagnosis & Treatment in Otolaryngology*. Head & Neck Surgery, 2nd Edition. The McGraw-Hill Companies, 2007.
44. Lima Filho AAS, Batistuzzo JAO. *Formulações Magistrais em Oftalmologia*. Rio de Janeiro: Cultura Médica, 2006.
45. Llopis MJ, Baixauli V. *Formulario Básico de Medicamentos Magistrales*. Valencia: Distribuciones El Cid, 2001.
46. Lucas V. *Formulário Médico-Farmacêutico Brasileiro*. 1ª Ed., Rio de Janeiro: 1954.
47. Lucas V. *Formulário Médico-Farmacêutico Brasileiro*. 2ª Ed., Rio de Janeiro: Editora Científica, 1959.
48. *Manual de Equivalência e Correção Anfarmag*. Conselho Federal de Farmácia, 2017.
49. Matta VOC, Batistuzzo JAO. *Farmacotécnica de Helou, Cimino e Daffré*. 2ª Ed. São Paulo: Atheneu, 2020.
50. McPhee SJ, Papadakis MA, Eds. *Current Medical Diagnosis & Treatment*. The McGraw-Hill Companies, 2009.
51. *Medidina Interna de Harrison*. 20ª Ed. Porto Alegre: AMGH Editora, 2020.
52. *Memento Terapêutico da Farmácia Universitária da UFRJ*. 2ª Ed. Rio de Janeiro: UFRJ / FF, 2016.
53. Mitra AK. *Ophthalmic Drug Delivery Systems*. 2^Th Ed. New York: Marcel Dekker, 2003.
54. Molina EV. *Farmacia Pediátrica Hospitalaria*. Madrid: Elsevier, 2011.
55. Nascimento LF, Santos EP, Aguiar AP. Fotoprotetores Orgânicos: Pesquisa, Inovação e a Importância da Síntese Orgânica. *Rev. Virtual Quim.*, 2014, 6(2):190-223.
56. Natividade M. *Saúde Ortomolecular*. São Paulo: Editora Ateniense, 1998.
57. Niazi SK. *Handbook of Pharmaceutical Manufacturing Formulations: Liquid Products. Part II. Manufacturing Formulations*. Boca Ration: CRC Press, 2004.
58. Oga S, Basile A, Carvalho MF. *Guia Zanini-Oga de Interações Medicamenosas*. São Paulo: Atheneu Editora, 2002.
59. Oga S, Camargo MMA, Batistuzzo JAO. *Fundamentos de Toxicologia*. 4ª Ed. São Paulo: Atheneu, 2014.
60. Oliveira JM. *Terapia Ortomolecular, Antioxidantes e Radicais Livres*. Brumar Artes Gráficas e Editora, 1994.
61. Olszewer E. *Tratado de Medicina Ortomolecular*. 2ª Ed., São Paulo: Nova Linha Editorial, 1997.
62. *Ophthalmic Drugs Facts*. St. Louis: Facts and Comparisons Division, várias edições.
63. *P.R. Vade Mécum*. Brasil, várias edições.
64. Paschoal V, Marques N, Brimberg P, Diniz S. *Suplementação Funcional Magistral*. São Paulo: VP Editora, 2008.
65. PDR - *Physician's Desk Reference* - Montvale: várias edições.

66. PDR - *Physician's Desk Reference For Ophthalmology*. várias edições.
67. PDR *for Herbal Medicines* - Montvale: Medical Economics Company, 1998.
68. Peyrefitte G, Martini MC, Chivot M. *Cosmetologia, Biologia Geral, Biologia da Pele* - São Paulo, Editora Andrei, 1998.
69. Pinheiro FI, Lima Filho AAS. *Farmacologia Ocular*. Rio de Janeiro: Cultura Médica, 2016.
70. Prado FC, Ramos JA, Valle JR. *Atualização Terapêutica: Manual Prático de Diagnóstico e Terapêutica* - 25ª Ed. São Paulo: Artes Médicas, 2014.
71. Prista LN, Alves AC, Morgado RMR. *Técnica Farmacêutica e Farmácia Galênica*. 4ª Ed. Porto: Fundação Calouste Gulbenkian, 1992.
72. Prista LN, Alves AC, Morgado RMR. *Tecnologia Farmacêutica*. 5ª Ed. Lisboa: Fundação Calouste Gulbenkian, 1995.
73. Prista LN, Bahia MFG, Vilar E. *Dermofarmácia e Cosmética*. Porto: Edição da Associação Nacional de Farmácias de Portugal, 1995.
74. Quiroga M, Guillot C. *Cosmética Dermatológica Práctica*. 5ª Ed. Buenos Aires: Edit. El Ateneo, 1986.
75. *Remington: The Science and Practice of Pharmacy* - 20Th Ed. Philadelphia: Lippincot Williams & Wilkins, 2000.
76. Reynolds JE, ed. Martindale - *The Extra Pharmacopoeiae*. London: The Pharmaceutical Press, várias edições.
77. Reynolds LA, Closson RG. *Extemporaneous Ophthalmic Preparations*. Vancouver: Applied Therapeutics, 1993.
78. Rhee DJ, Pyfer ME. *Manual das Doenças Oculares "Wills Eye Hospital"*. 3ª Ed. Rio de Janeiro: Editora Cultura Médica, 2002.
79. Rivitti EA. *Dermatologia de Sampaio e Rivitti*. 4ª Ed. São Paulo: Artes Médicas. 2018.
80. Rubin MG. *Manual de Peeling Químico Superficial e de Média Profundidade*. Rio de Janeiro: Affonso & Reichmann Editores Associados, 1998.
81. Souza GB. *Formulação Magistral para Oftalmologia*. São Paulo: Pharmabooks, 2008.
82. Souza GB. *Manipulação Magistral de Medicamentos em Pediatria*. São Paulo: Pharmabooks, 2003.
83. Souza VM, Antunes Jr D. *Ativos Dermatológicos*. São Paulo: Pharmabooks, vária edições.
84. Stockley - *Interacciones Farmacológicas*. 2ª Ed. Barcelona: Pharma Editores, 2006.
85. Taketomo CK, Hodding JH, Kraus DM. *Pediatric Dosage Handbook*. 17th Ed. 2010-2011.
86. Talbott SM, Hughes K. *Suplementos Dietéticos para Profissionais de Saúde*. Rio de Janeiro: Guanabara Koogan, 2008.
87. Teske M, Trentini AMM. *Herbarium - Compêndio de Fitoterapia*. Herbarium Laboratório Botânico.
88. *The Merck Index*. New Jersey: Merck & Co. Inc., várias edições.
89. *The Merck Manual of Diagnosis and Therapy*. New Jersey: Merck & Co., Inc., várias edições.
90. *The United States Pharmacopeia*. U.S. Pharmacopeial Convention - várias edições.
91. Thompson JE. *A Prática Farmacêutica na Manipulação de Medicamentos*. Porto Alegre: Artmed, 2006.
92. Tintinalli JE, Kelen GD, Stapczynski JS. *Emergency Medicine*. 5TH Int. Ed. McGraw-Hill, 2000.
93. Tosti A, Grimes PE, Padova MP. *Color Atlas of Chemical Peels*. Springer, 2006.
94. Trissel LA. *Stability of Compounded Formulations*. 2 Ed. Washington: American Pharmaceutical Association, 2000.
95. *USP Compounding*. The United States Pharmacopeial Convention, 2012.
96. Vigliola P, Rubin J. *Cosmiatria - Fundamentos Científicos y Técnicos*. Buenos Aires: Ediciones de Cosmiatria, 1979.
97. Vita Sº JB. *Farmacologia & Terapêutica Ocular*. Rio de Janeiro: Editora Cultura Médica, 1998.
98. Walters KA. *Dermatological and Transdermal Formulations*. New York: Marcel Dekker, 2002.
99. Wolverton SE. *Terapêutica Dermatológica*. 3ª Ed Rio de Janeiro: Elsevier, 2015.
100. Zanini AC, Oga S, Batistuzzo JAO. *Farmacologia Aplicada*. 6ª Ed. São Paulo: Atheneu, 2018.

Índice Remissivo

AA2G 728
    despigmentantes, cosmiatria 632
    hipercromias 558
Abacate, Óleo 770
    anti-inflamatórios e descongestionantes cutâneos
    512
    dermatite atópica 555
    emolientes, cosmiatria 630
    psoríase 620
Abacateiro
    cálculos renais 245
    coleréticos 133
    diuréticos fitoterápicos 328, 330
Abrasivos, Cosmiatria 630
Abscents 727
    hidroses 587, 590
Abyssine 727
    anti-inflamatórios, cosmiatria 629
    hidratantes faciais, cosmiatria 636
    produtos após-barba, cosmiatria 662
    rosto, colo e pescoço, cosmiatria 646
Acácia, Goma
    laxantes 136
Açafrão 727
    antissépticos e antiexsudativos 527
Acarbose
    antidiabéticos 222, 225
Aceclofenaco
    anti-inflamatórios não hormonais 264, 266
    anti-inflamatórios não hormonais tópicos 270
Acerola 195
    alopecias, uso oral 496
    hipocolesterinêmicos 98
    suplementos nutricionais 195
Acessulfame
    adoçantes 228
Acetaminofeno
    analgésicos 255, 256, 257
    antienxaquecas 40, 41
    miorrelaxantes 263
    neuropatias 276
Acetato de Alumínio 727
    antissépticos e antiexsudativos 527, 531
Acetato de Cálcio
    alcalinizantes urinários 229
Acetato de Ciproterona
    acne, uso oral 477, 478
    antiandrógenos, ginecologia 357
    hirsutismo 594, 595
    terapêutica prostática 249
Acetato de Clostebol

cicatrizantes vaginais 366, 367
cicatrizantes, escaras e úlceras 541, 542
formulações pós-*peelings* 607
uso tópico anorretal 405, 407
Acetato de Cortisona
    mineralocorticoides 339
Acetato de Dexametasona
    anti-inflamatórios hormonais tópicos 509, 511
Acetato de Etila
    onicopatias 598
Acetato de Fludrocortisona
    mineralocorticoides 338, 339
Acetato de Hidrocortisona
    alopecias, uso tópico 498
    anti-inflamatórios hormonais tópicos 509, 511, 512
    dermatite atópica 553
    fissuras do períneo 375
    queloides e atenuação de cicatrizes 624
    uso tópico anorretal 405, 406, 407, 409
Acetato de Medroxiprogesterona
    hirsutismo 595
    hormônios femininos (uso oral) 345, 346, 347
    oftalmologia 469, 472
Acetato de Noretindrona
    hormônios femininos (uso oral) 345, 346, 347
Acetato de Prednisolona
    oftalmologia, corticoides 441, 443
Acetato de Tocoferol 752
Acetato de Zinco
    estimulantes do crescimento 178
    suplementos nutricionais 173
Acetazolamida
    oftalmologia 473
Acetil Hexapeptídeo-3
    tensores, cosmiatria 631
Acetilcarnitina
    antifibróticos 231
    medicina esportiva 213
    neuropatias 274
    suplementos nutricionais 195, 196
    suplementos nutricionais, SNC 64
    urologia 247
Acetilcisteína
    antirradicais livres 202, 203
    hiperqueratose, ictiose 593
    mucolíticos 111
    olho seco 466, 467
    queimaduras oculares 466
Acetilmetionato de Metilsilanol 727
    alopecias, uso tópico 498

tratamentos capilares, cosmiatria 633
Acetiltirosinato de Metilsilanol............................ 727
    bronzeadores e aceleradores do bronzeamento
    582
Acetonido de Desfluortriancinolona
    alopecias, uso tópico 498
Acetonido de Fluocinolona 754
    alopecias, uso tópico 498
    anti-inflamatórios hormonais tópicos 509, 510, 511
    antisseborreicos 524
    oftalmologia, corticoides 441
    psoríase 614, 616
Acetonido de Triancinolona 787
    afecções orofaríngeas..................... 388, 389, 391
    alopecias, uso tópico 498, 499
    anti-inflamatórios hormonais tópicos 509, 511
    dermatite atópica 554
    gotas auriculares 383
    gotas nasais 397, 398
    psoríase 616
Achillea millefolium 736
    acne, cosmiatria 632
Aciclovir
    antivirais 292, 531
    antivirais tópicos 532, 533
    oftalmologia, antivirais........................... 449, 450
Acidificantes Vaginais.. 370
Ácido 5-Aminosalicílico
    afecções orofaríngeas.............................. 388, 390
    aparelho digestivo 146
Ácido Acético 727
    alopecias, uso tópico 498, 499
    antissépticos e acidificantes vaginais 371
    ginecologia 379
    gotas auriculares 383, 384
    onicopatias 600
Ácido Acetilsalicílico
    analgésicos 255, 256, 257
    antiagregantes plaquetários............................... 73
    antienxaquecas... 40, 41
Ácido Ascórbico 789
    oftalmologia, vitaminas tópicas....................... 465
    profilaxia da asma 112, 113
    queimaduras oculares 465
Ácido Ascórbico 2-Glicosado 728
    antienvelhecimento, cosmiatria 640
    despigmentantes, cosmiatria 632
    hidratantes faciais, cosmiatria 635, 636
    hipercromias................................... 558, 560, 561
    hipercromias, cosmiatria 647, 648
Ácido Aspártico 187
    medicina esportiva 211
    suplementos nutricionais 172
Ácido Azelaico 728, 748

acne, uso tópico 482, 487
hipercromias 558, 560
Ácido Benzoico 728
    afecções orofaríngeas 388, 391
    antimicóticos tópicos 513, 515, 516
    fissuras dos mamilos 374
    onicopatias 596, 597
Ácido Bórico 728
    antimicóticos tópicos 515, 516
    antipruriginosos 523
    antissépticos e acidificantes vaginais 370, 371
    antissépticos e antiexsudativos................. 527, 528
    cervicites 372
    gotas auriculares 383, 384
    hidroses 587, 588, 589, 590
    oftalmologia, antissépticos 447, 448
    oftalmologia, formulações para banho ocular . 451
Ácido Carboxietil Gama-Aminobutírico 742
    celulite, cosmiatria 633
Ácido Cítrico 728
    alcalinizantes urinários............................. 229, 230
Ácido Clavulânico
    antibacterianos 283
Ácido Clorídrico Oficinal
    substitutos da secreção gástrica 144
Ácido Desidrocólico
    coleréticos 130, 132
Ácido Dimercaptosuccínico
    quelantes 340
Ácido Épsilon Aminocaproico
    anti-hemorrágicos 306
    oftalmologia 469, 470, 473
Ácido Esteárico 728
Ácido Ferúlico 728
    antioxidantes tópicos 582
    hipercromias 563
Ácido Fítico 729
    área dos olhos, cosmiatria................................ 644
    despigmentantes, cosmiatria 632
    formulações pós-*peelings*................................. 607
    hipercromias 558, 561
    hipercromias, cosmiatria 648
Ácido Fólico
    antianêmicos 164, 165, 166
    antirreumáticos e antiartrósicos 313
    ginecologia 358, 360
    imunossupressores e citostáticos.................... 336
    suplementos nutricionais 172, 181, 182
    suplementos nutricionais, SNC............64, 65, 66
    suplementos para imunoestimulação 183
Ácido Folínico 341
    antídotos 341
    suplementos nutricionais, SNC................. 64, 68
Ácido Fusídico... 729
    antibacterianos tópicos 507

Ácido Gama Amino Butírico
  estimulantes do SNC e nootrópicos.................... 50
Ácido Glicirrhízico 729
  acne, uso tópico 487
  anti-inflamatórios e descongestionantes cutâneos
    512
  anti-inflamatórios, cosmiatria 629
  antivaricosos, antiflebíticos e antitrombóticos
    tópicos.. 327
  formulações pós-*peelings*........................ 608, 609
  formulações pré-*peelings* 606, 607
  máscaras faciais e tensores, cosmiatria........... 637
  produtos após-barba, cosmiatria 662
Ácido Glicólico.. 729
  acne, cosmiatria 646
  acne, uso tópico 482, 487
  área dos olhos, cosmiatria............................... 643
  formulações pós-*peelings*................................. 609
  formulações pré-*peelings* 607
  hipercromias........................... 558, 559, 560, 561
  hiperqueratose, ictiose 591, 592
  peelings 602
  rosto, colo e pescoço, cosmiatria 645
Ácido Glutâmico 187
  medicina esportiva 211
  orexígenos e anabolizantes 168
  suplementos nutricionais 172
  tônicos e estimulantes 170, 172
Ácido Hialurônico 729
  antienvelhecimento, cosmiatria 640
  antioxidantes tópicos 581
  antirrugas, cosmiatria 641
  área dos olhos, cosmiatria......................... 643, 644
  cicatrizantes, escaras e úlceras 545
  formulações pós-*peelings*........................ 608, 609
  hidratantes faciais, cosmiatria 635
  hidratantes, cosmiatria 631
  lágrimas artificiais.. 454
  máscaras faciais e tensores, cosmiatria.... 637, 638
  queratose actínica 625
  rosto, colo e pescoço, cosmiatria 645
Ácido Kójico.. 729
  área dos olhos, cosmiatria............................... 644
  despigmentantes, cosmiatria 632
  formulações pré-*peelings* 607
  hipercromias.................................. 558, 559, 560
  hipercromias, cosmiatria 648
Ácido Láctico... 730
  acne, uso tópico 482, 484, 492
  antissépticos e acidificantes vaginais 370
  cáusticos.. 536, 537, 538
  dermatite atópica 552, 555
  hiperqueratose, ictiose 591, 592
  otorrinolaringologia 401

  peelings 602, 603, 606
  produtos para bebês, cosmiatria..................... 660
  produtos para uso pós-solar............................ 585
  psoríase 613
Ácido Linoleico Conjugado
  hipocolesterinêmicos 97, 100
  suplementos nutricionais 195, 201
Ácido Lipoico 730
  antioxidantes tópicos 581, 582
  antirradicais livres 202, 203
  antirrugas, cosmiatria 642
  área dos olhos, cosmiatria............................... 644
  hepatoprotetores 133
  neuropatias 274
  nutrição facial, cosmiatria 639
  obesidade.. 157
  otorrinolaringologia 402
  rosto, colo e pescoço, cosmiatria 645
Ácido Mandélico 730
  acne, uso tópico 482, 487
  antirrugas, cosmiatria 641
  hipercromias 558, 561
  peelings 602, 603
Ácido Mefenâmico
  analgésicos 255, 258
  anti-inflamatórios não hormonais........... 264, 269
Ácido Nalidíxico
  antibacterianos 288
Ácido Nicotínico 184
  hipocolesterinêmicos 90, 94
  medicina esportiva 212
  suplementos nutricionais 172
  vasodilatadores cerebrais e periféricos........... 101
Ácido Nítrico 730
  cáusticos.. 536
Ácido Nordi-hidroguaiarético 728
Ácido Pangâmico 184
  otorrinolaringologia 403
  suplementos nutricionais 172
Ácido Pantotênico.. 184
  suplementos nutricionais 172
  suplementos nutricionais, SNC....................... 72
  suplementos para imunoestimulação 183
Ácido Para-Aminobenzoico................................... 774
  filtros solares 576
Ácido Pirúvico
  cáusticos.. 536
Ácido Retinoico.. 730
  acne, uso tópico 482, 485
  alopecias, uso tópico....................... 498, 500, 501
  antienvelhecimento, cosmiatria 640
  antirrugas, cosmiatria 641
  formulações pós-*peelings*................................. 609
  formulações pré-*peelings* 606, 607

hipercromias 558, 559, 560
hipercromias, cosmiatria 648
hiperqueratose, ictiose 591
língua nigra vilosa 596
nutrição facial, cosmiatria 639
onicopatias 596, 599
peelings 602, 604
queloides e atenuação de cicatrizes 623
Ácido Salicílico 731
  acne, cosmiatria 646
  acne, uso tópico 482, 483, 484, 489, 491
  alopecias, uso tópico 499, 505
  anti-inflamatórios hormonais tópicos 510, 511
  antimicóticos tópicos 515, 516, 517
  antipruriginosos 523
  antisseborreicos 524, 525, 526
  antissépticos e acidificantes vaginais 370
  antissépticos e antiexsudativos 528
  cáusticos 536, 537, 538
  eczemas 571
  foliculite da barba 586
  gotas auriculares 383, 384
  hidratantes corporais, cosmiatria 650
  hidroses 589, 590
  hiperqueratose, ictiose 591, 592, 593
  limpeza da pele, cosmiatria 634
  língua nigra vilosa 596
  onicopatias 596, 597, 600
  peelings 602, 604, 606
  pele acneica, uso tópico 492
  produtos após-barba, cosmiatria 662
  psoríase 613, 614, 615, 616, 617, 619, 620
Ácido Sórbico
  géis transdérmicos 675
Ácido Tânico 731
  antimicóticos tópicos 516
  hidroses 587
  otorrinolaringologia 402
Ácido Tartárico
  hidroses 590
Ácido Tióctico 730
  antirradicais livres 202, 203
  hepatoprotetores 133, 134
  neuropatias 274
  obesidade 157
  otorrinolaringologia 402
Ácido Tioglicólico
  área dos olhos, cosmiatria 644
  hipercromias 558, 564
Ácido Tranexâmico
  anti-hemorrágicos 306, 307
  hipercromias 558, 562, 563
Ácido Tricloroacético 731
  cáusticos 536

ginecologia 380
pastas e máscaras 698
peelings 602, 604, 605
Ácido Undecilênico 731
  antimicóticos tópicos 513, 516
Ácido Ursodesoxicólico
  coleréticos 130
Acne 477
Acne Control 731
  acne, cosmiatria 632, 647
Acne, Cosmiatria 632, 646
Açúcar Mascavo
  suplementos de fibras e grãos 215
Adapaleno 731
  acne, uso tópico 482, 485, 486
Addison, doença de
  mineralocorticoides 339
Adenin 755
  acne, cosmiatria 632
  acne, uso tópico 483
  rosácea, uso tópico 491
Adenosilmetionina
  suplementos nutricionais, SNC 64, 70
Adenosina
  alopecias, uso tópico 498, 503
Adipol 731
  celulite, cosmiatria 633, 651, 652, 654
Adoçantes 228
Adstringentes, Cosmiatria 629
AEP
  cálculos renais 245
  hipocolesterinêmicos 97
  suplementos nutricionais 195, 201
Aesculus hippocastanum 741, 751, 781, 788
  antivaricosos 322, 323, 324, 325
  antivaricosos, antiflebíticos e antitrombóticos
    tópicos 325
Afecções Orofaríngeas 388
Agar Agar 140
  diabetes 225
  fibras e mucilagens 139, 140
  laxantes 135
  suplementos de fibras e grãos 215
Agentes Hiperosmóticos
  redução do edema de córnea 425
Agnus Castus
  fito-hormônios 351
Água Bicarbonatada
  afecções orofaríngeas 392
Água Boricada
  antissépticos e antiexsudativos 527
  oftalmologia, antissépticos 448
Água Canforada 741
  alopecias, uso tópico 498, 500, 502
  antivirais tópicos 535

Índice Remissivo

Água D'Alibour
    antissépticos e antiexsudativos 527
Água de Cal 732
    antipruriginosos 521, 522
Água de Hamamelis
    tonificação facial, cosmiatria 635
Água de Louro Cereja
    inalantes 401
Água de Melissa
    ansiolíticos 27
Água Fenicada
    afecções orofaríngeas 392
    higienização de ambientes 627
Água Oxigenada 10 Volumes
    antissépticos e antiexsudativos 528
Água Timolada
    afecções orofaríngeas 392
Alanina 187
    medicina esportiva 211
    suplementos nutricionais 172
Alantoína 732
    acne, cosmiatria 646
    acne, uso tópico 484, 489, 492
    anti-inflamatórios e descongestionantes cutâneos
    512
    anti-inflamatórios hormonais tópicos 510, 512
    antisseborreicos 525, 526
    antissépticos e antiexsudativos 530
    celulite, cosmiatria 651, 653
    cervicites 372
    cicatrizantes, cosmiatria 629
    cicatrizantes, escaras e úlceras 541, 548
    eczemas 571
    estrias, cosmiatria 655
    fissuras dos mamilos 374
    fissuras dos mamilos, prevenção 375
    flacidez, cosmiatria 650
    foliculite da barba 586
    formulações para as mãos, cosmiatria 656
    formulações para os lábios, cosmiatria 656
    formulações pós-*peelings* 607, 608
    hidratantes faciais, cosmiatria 635, 636
    hidratantes, cosmiatria 631
    hidroses 588, 589
    hiperqueratose, ictiose 592
    máscaras faciais e tensores, cosmiatria 638
    nutrição facial, cosmiatria 638
    pele acneica, uso tópico 493
    produtos após-barba, cosmiatria 662
    produtos para uso pós-solar 585
    psoríase 613, 615, 616
    púrpuras 622
    queloides e atenuação de cicatrizes 623, 624
    tonificação facial, cosmiatria 635

    tratamentos capilares, cosmiatria 658
Albendazol
    anti-helmínticos 299
Alcachofra
    coleréticos 130, 131, 132, 133
    diuréticos fitoterápicos 328
    hipocolesterinêmicos 97, 98
Alcaçuz 729, 735
    acne, cosmiatria 646
    antitussígenos 107
    antiulcerosos 126, 127
    despigmentantes, cosmiatria 632
    hipercromias, cosmiatria 647, 648
    mucolíticos 111
Alcalinizantes Urinários 229
Alcatrão de Hulha 745, 764
    eczemas 570
    psoríase 613
    ptiríase alba 621
Álcoois de Lanolina 732
Álcool Canforado 741
    acne, uso tópico 483, 484
    analgésicos tópicos 260
    antissépticos e antiexsudativos 527
    hidroses 589
    pele acneica, uso tópico 492
Álcool Cetílico 732
Álcool Estearílico 732
Álcool Etílico
    antissépticos 527, 530
Álcool Gel
    antissépticos 530
Álcool Iodado
    antissépticos 530
Álcool Isopropílico
    antissépticos 527, 530
Álcool Polivinílico
    lágrimas artificiais 454
    oftalmologia, descongestionantes 452
    olho seco 467
Alcoolato de Alfazema
    inalantes 401
Alcoolato de Melissa
    alopecias, uso tópico 499
Alecrim 732
    acne, cosmiatria 632
    alopecias, uso tópico 498, 499, 500, 502
    produtos após-barba, cosmiatria 662
    rosto, colo e pescoço, cosmiatria 645
    tratamentos capilares, cosmiatria 633, 658
Alecrim, Óleo
    analgésicos tópicos 261
    área dos olhos, cosmiatria 644
    rosto, colo e pescoço, cosmiatria 645
    tratamentos capilares, cosmiatria 660

800 Formulário Médico-Farmacêutico

Alendronato Sódico
   metabolismo do cálcio 336, 337
Alfa Bisabolol 732
   acne, cosmiatria 647
   acne, uso tópico 485, 487, 489, 492
   anti-inflamatórios e descongestionantes cutâneos
      512
   anti-inflamatórios não hormonais tópicos 270
   anti-inflamatórios, cosmiatria 629
   antipruriginosos 521, 523
   antirrugas, cosmiatria 641
   cicatrizantes, escaras e úlceras 548
   foliculite da barba 586
   formulações para os lábios, cosmiatria 656
   formulações pós-*peelings* 607, 608, 609
   formulações pré-*peelings* 606
   hidratantes faciais, cosmiatria 636
   hidroses 589
   hipercromias 559, 563
   hipercromias, cosmiatria 647, 648
   hiperqueratose, ictiose 592, 593
   produtos para bebes, cosmiatria 660
   produtos para uso pós-solar 585
   púrpuras 622
Alfa Hidróxiácidos de Frutas 766
Alfa Tocoferol 186, 790
   antirradicais livres 203
   suplementos nutricionais 172
Alfafa 196
   suplementos nutricionais 195, 196
   tônicos e estimulantes 171
Alfazema, Essência
   inalantes 401
Algae Extract Pullulan 776
Algas Calcárias
   suplementos nutricionais 195
Algas Marinhas 733
   acne, cosmiatria 632
   adstringentes, cosmiatria 629
   celulite, cosmiatria 633, 651, 653
   flacidez, cosmiatria 650
   formulações pós-*peelings* 608
   hidratantes faciais, cosmiatria 635
   limpeza da pele, cosmiatria 634
   sabonetes, cosmiatria 661
   tratamentos capilares, cosmiatria 657
Algas Pardas 755
Algas Vermelhas 755
Algisium 765
   área dos olhos, cosmiatria 642, 644
   celulite, cosmiatria 633
   estimulantes e regeneradores tissulares,
      cosmiatria 630
   estrias, cosmiatria 655

   rosto, colo e pescoço, cosmiatria 645
Algodão Pólvora 746
   colódio elástico 537
Alilestrenol
   hormônios femininos (uso oral) 345, 346
Allium cepa 733
   queloides e atenuação de cicatrizes 623, 624
Aloe 733
   acne, uso tópico 491
   antisseborreicos 525
   emolientes, cosmiatria 630
   estimulantes e regeneradores tissulares,
      cosmiatria 630
   formulações pós-*peelings* 608
   fotoprotetores 580
   hidratantes faciais, cosmiatria 635
   limpeza da pele, cosmiatria 634
   onicopatias 600
   tratamentos capilares, cosmiatria 657, 658
Aloe barbadensis 138, 733
   laxantes 134
Aloe vera 138, 733
   cicatrizantes, escaras e úlceras 541, 547
   formulações pós-*peelings* 608, 609
   laxantes 134
   máscaras faciais e tensores, cosmiatria 638
   produtos após-barba, cosmiatria 662
   produtos para bebes, cosmiatria 661
   psoríase 613, 617
   repelentes de insetos 626
   tratamentos capilares, cosmiatria 657, 660
Aloe vera Extrato 200:1
   antienvelhecimento, cosmiatria 640
   hidratantes faciais, cosmiatria 635
   produtos após-barba, cosmiatria 662
Aloína 733
   laxantes 134, 136
Alopecias 494
Alopurinol
   antigotosos 305
Aloxicoll 782
   hidroses 587
Alprazolam
   ansiolíticos 21, 22
Alteromonas macleodii 727
Alúmen Amoniacal
   antissépticos e acidificantes vaginais 370
Alúmen de Potássio 733
   hidroses 587, 590
Alumínio Metálico 734
   cicatrizantes, escaras e úlceras 541, 546, 547
Alumínio, Sesquicloridrato 782
Alumínio, Silicato 783
Alumínio, Sulfato 784
Aluminosilicato de Sódio e Potássio 727

Amanita phalloides 204
Amantadina
    antiparkinsonianos 45, 46
    antivirais 292
    neuropatias 274
Ambroxol
    mucolíticos 111
Amêndoas, Óleo 770
    antipruriginosos... 522, 523
    antirradicais livres, cosmiatria 646
    área dos olhos, cosmiatria 642
    cicatrizantes, escaras e úlceras 547
    eczemas 571
    emolientes, cosmiatria 630
    estrias, cosmiatria 654, 655
    fissuras dos mamilos 373
    fissuras dos mamilos, prevenção 375
    hidratantes corporais, cosmiatria 649
    hiperqueratose, ictiose 592, 593
    limpeza da pele, cosmiatria 634
    óleo de banho 720
    produtos para bebes, cosmiatria 661
Ametocaína 786
    anestésicos locais 426, 506
    fissuras dos mamilos 373
    uso tópico anorretal 405
Amicacina
    oftalmologia, antibacterianos 433, 434
    oftalmologia, corticoides 442
Amido 734
    antipruriginosos 521, 522, 523
    hidroses 589
    produtos para bebes, cosmiatria 661
Amieiro Preto 138
    laxantes 134
Amigel
    gel de 671
Amilase
    enzimas digestivas 144, 145
Amilorida
    diuréticos 85, 86, 87, 88
Aminoácidos 172, 187
Aminoácidos da Seda 734
    tratamentos capilares, cosmiatria ... 633, 657, 658, 659
Aminoácidos do Trigo 734
    tratamentos capilares, cosmiatria 633, 657, 659
Aminoácidos Essenciais
    oftalmologia, antibacterianos 440
Aminofilina
    broncodilatadores e antiasmáticos 108
    celulite, cosmiatria 633, 653, 654
    expectorantes 110
    psoríase 613, 617
Amiodarona

antiarrítmicos 74, 75
Amitriptilina
    ansiolíticos 24
    antidepressivos 32, 34
    antienxaquecas 42, 43
    neuropatias, uso tópico 277, 278, 279, 281
Ammi visnaga
    hipocromias, uso oral 568
    psoríase, uso oral 613
Amorphophalus konjac 141
    diabetes 225
    fibras e mucilagens 139, 142
    hipocolesterinêmicos 97, 99
Amoxicilina
    antibacterianos 283
    antiulcerosos (*Helicobacter pylori*) 126, 129
Ampicilina
    antibacterianos 283
    oftalmologia, antibacterianos 436, 437
Amsonia montana 739
Anabolizantes 167
Analgésicos 255
Analgésicos Tópicos 260
Ananas comosus 144
Anastrozol
    inibidor da aromatase 363
Andiroba, Óleo 770
    repelentes de insetos 626
Andrógenos
    ginecologia 355
Androstenediona
    urologia 235
Anemopaegma mirandum
    disfunção erétil 238, 239
    tônicos e estimulantes 169, 171
Anestésicos Locais 426, 506
Anestesina 738
    anestésicos locais 506
    fissuras dos mamilos 373
    uso tópico anorretal 405
Anfepramona
    anorexígenos 151, 152
Anfotericina B
    irrigação nasal 400
    oftalmologia, antifúngicos 426, 427
    vulvovaginites 377, 378, 379
Angelica sinensis
    fito-hormônios 351, 352
Anidrido Silícico 734
    esfoliantes e abrasivos, cosmiatria 630
    onicopatias 598
    pele acneica, uso tópico 493
    sabonetes, cosmiatria 661
Anis Estrelado
    antiespasmódicos 123

antiflatulentos 125
Anis, Essência
   afecções orofaríngeas 391
Anlodipino
   anti-hipertensivos 76, 79, 80
   beta-bloqueadores 83
   vasodilatadores coronarianos 105
Anorexígenos 151
Ansiolíticos 21
Antazolina
   oftalmologia, antialérgicos 452, 453
Anthemis nobilis 737
Antiácidos 115
Antiagregantes Plaquetários 73
Antialérgicos 301
Antialérgicos Oculares 451, 452
Antiandrógenos
   acne, uso oral 477
   acne, uso tópico 482
   alopecias, uso tópico 497
   ginecologia 357
Antianêmicos 164
Antiarrítmicos 74
Antiartrósicos 310
Antiasmáticos 108
Antibacterianos 283
   acne, uso oral 477, 479
   acne, uso tópico 482
Antibacterianos Tópicos 507
Anticonvulsivantes 28
Antidepressivos 32
Antidiabéticos 222
Antidiarreicos 115
Antieméticos 119
Antienvelhecimento, Cosmiatria 639
Antienxaquecas 38
Antiespasmódicos 122
Antifibróticos 231, 252, 305
Antiflatulentos 125
Antiflebíticos 325
Antiglaucomatosos 430
Antigotosos 305
Anti-Helmínticos 299
Anti-Hemorrágicos 306
Anti-Hipertensivos 76
Anti-Infecciosos 283
Anti-Inflamatórios e Descongestionantes Cutâneos
   512
Anti-Inflamatórios Hormonais 307
   oftalmologia 441
Anti-Inflamatórios Hormonais Tópicos
   dermatologia 509
Anti-Inflamatórios não Hormonais 264
   oftalmologia 443
Anti-Inflamatórios não Hormonais Tópicos 270
Anti-Inflamatórios, Cosmiatria 629

Antimaláricos 296
Antimicobacterianos 291
Antimicóticos 283, 293
Antimicóticos Tópicos
   dermatologia 513
Antioxidantes Tópicos 581
Antiparasitários 283
   acne, uso oral 478, 481
   acne, uso tópico 482
   dermatologia 517
   oftalmologia 444
Antiparkinsonianos 45
Antipirina 734
   antissépticos e antiexsudativos 528
   gotas auriculares 383, 385
   oftalmologia, descongestionantes 452
Antipollon HT 783
   hipercromias 558, 560
Antiprotozoários 296
   oftalmologia 446
Antipruriginosos 301, 521
Antirradicais Livres 202
Antirradicais Livres, Cosmiatria 629, 646
Antirreumáticos 310
Antirreumáticos Tópicos 320
Antirrugas, Cosmiatria 641
Antisseborreicos 524
   acne, uso tópico 482
Antissépticos
   acne, uso tópico 482
   oftalmologia 447
Antissépticos e Antiexsudativos 527
Antissépticos Urinários 233
Antissépticos Vaginais 370
Antitireoidianos 220
Antitrombóticos 325
Antitussígenos 107
Antiulcerosos 126
Antivaricosos 322, 325
Antivertiginosos e Anticinetóticos 48
Antivirais 292, 531
   oftalmologia 449
Antralina 734
   cáusticos 536, 537
   psoríase 613, 614, 616, 617
Apitoxina
   antirreumáticos tópicos 320, 321
Apricot, Óleo 770
   área dos olhos, cosmiatria 642
   emolientes, cosmiatria 630
   queloides e atenuação de cicatrizes 624
Apricot, Pó de Sementes 782
   esfoliantes e abrasivos, cosmiatria 630
   pele acneica, uso tópico 493
   sabonetes, cosmiatria 661
Aqua Licorice 735

despigmentantes, cosmiatria 632
Aquasome AE 763
   antirradicais livres, cosmiatria 629, 646
   área dos olhos, cosmiatria 642
Aquasome EC 764
   antirradicais livres, cosmiatria 629
   hidratantes faciais, cosmiatria 636
Aquasome HG 763
   alopecias, uso tópico 499, 505
   tratamentos capilares, cosmiatria 633
Aquiléia
   acne, cosmiatria 632, 646
   antipruriginosos 523
Arbutin 735
   hipercromias 558, 560, 563
Arctostaphylos officinalis 735, 765
   despigmentantes, cosmiatria 633
   diuréticos fitoterápicos 330
Área dos Olhos, Cosmiatria 632, 642
Argan, Óleo 770
   tratamentos capilares, cosmiatria 657, 660
Argania spinosa 770
Arginina 187
   dermatite atópica 552, 555
   disfunção erétil 238, 240
   estimulantes do crescimento 176, 177
   máscaras faciais e tensores, cosmiatria 638
   medicina esportiva 211, 212
   neuropatias, uso tópico 282
   obesidade 160
   suplementos nutricionais 172
   suplementos para imunoestimulação 183
   tônicos e estimulantes 169, 170
   urologia 248
Argireline 735
   antirrugas, cosmiatria 642
   área dos olhos, cosmiatria 643, 644
   máscaras faciais e tensores, cosmiatria 637
   tensores, cosmiatria 631
Argirol 735
   gotas nasais 397, 398
   oftalmologia, antissépticos 447, 448
Aripiprazol
   neurolépticos 60, 61
Aristoflex
   gel de 668
Arnica 736, 739
   analgésicos tópicos 260, 261
   anti-inflamatórios, cosmiatria 629
   antivaricosos, antiflebíticos e antitrombóticos
      tópicos 326, 327
   área dos olhos, cosmiatria 632, 643, 644
   celulite, cosmiatria 651
   estimulantes e regeneradores tissulares,
      cosmiatria 630

   máscaras faciais e tensores, cosmiatria 637
Arnica montana 736, 739
   anti-inflamatórios, cosmiatria 629
   antivaricosos, antiflebíticos e antitrombóticos
      tópicos 325
   área dos olhos, cosmiatria 632
   estimulantes e regeneradores tissulares,
      cosmiatria 630
   hidratantes corporais, cosmiatria 650
   produtos após-barba, cosmiatria 662
Arroz, Extrato
   área dos olhos, cosmiatria 632
Asafétida 736
   hipercromias 558, 561
Ascophyllum nodosum
   diabetes 225, 226
   fibras e mucilagens 139, 141
Ascorbato de Sódio
   catarata 460
Ascorbosilane 775
   antienvelhecimento, cosmiatria 640
   antirradicais livres, cosmiatria 629
   área dos olhos, cosmiatria 642
   estimulantes e regeneradores tissulares,
      cosmiatria 630
Asiaticosídeo 736
   celulite, cosmiatria 633, 651, 654
   cicatrizantes, escaras e úlceras 540
   estrias, cosmiatria 655
   eutróficos do tecido conjuntivo 330, 331
Aspartame
   adoçantes 228
Aspartato de Arginina
   medicina esportiva 212
   tônicos e estimulantes 169, 172
Aspartato de Magnésio
   disfunção erétil 239
   estimulantes do crescimento 177
   medicina esportiva 212
   tônicos e estimulantes 169, 170
Aspartato de Metilsilanol Hidroxiprolina 736
   estimulantes e regeneradores tissulares,
      cosmiatria 630
Aspartato de Potássio
   medicina esportiva 212
   tônicos e estimulantes 169, 170
Associações para Banho Ocular 451
Astaxantina 736
   antioxiodantes tópicos 581, 582
   fotoprotetores orais 584
Astragalus
   imunoestimuladores 331, 332
Astragalus gummifer 757
Astragalus membranaceus
   imunoestimuladores 332

Astrocaryum Murumuru.. 765
Atenolol
   antienxaquecas.. 42, 43
   beta-bloqueadores... 82, 83
Atenuação de Cicatrizes... 623
Atorvastatina
   hipocolesterinêmicos 90, 91, 95
Atropa belladonna 738
   antiespasmódicos...................................... 123, 124
Atropina
   midriáticos e cicloplégicos................. 455, 456, 458
   sialorreia... 396
Auxina Tricógena 736
   alopecias, uso tópico 499, 506
   área dos olhos, cosmiatria............................... 644
   tratamentos capilares, cosmiatria 633
Aveia... 737
   suplementos de fibras e grãos......................... 215
Avena sativa... 737
   tratamentos capilares, cosmiatria 657
Avicel 742
Avobenzona
   filtros solares 575
Azatioprina
   imunossupressores e citostáticos............ 333, 334
Azeloglicina 748
   acne, cosmiatria 632, 646, 647
   acne, uso tópico 482
   despigmentantes, cosmiatria 632
   hipercromias... 558, 561
   hipercromias, cosmiatria 647
Azitromicina
   antibacterianos... 285, 286
Azul de Metileno
   afecções orofaríngeas..................................... 389
   antissépticos urinários..................................... 233
   cálculos renais 245
   gastroenterologia 149
   oftalmologia, produtos para diagnóstico . 460, 461
Azul de Toluidina
   gastroenterologia 149
   ginecologia 379
   oftalmologia, produtos para diagnóstico . 460, 461
Azuleno... 737
   acne, uso tópico 492
   analgésicos tópicos.. 261
   anti-inflamatórios e descongestionantes cutâneos
      512
   anti-inflamatórios não hormonais tópicos 272
   anti-inflamatórios, cosmiatria 629
   antivaricosos, antiflebíticos e antitrombóticos
      tópicos.. 325, 326
   celulite, cosmiatria 650, 651
   foliculite da barba 586
   formulações pós-*peelings*................................ 608

hidratantes faciais, cosmiatria........................... 635
limpeza da pele, cosmiatria.............................. 634
máscaras faciais e tensores, cosmiatria 637
nutrição facial, cosmiatria 638
pele acneica, uso tópico................................... 492
tonificação facial, cosmiatria 635
Babosa 733
Baccharis genistelloides
   diuréticos fitoterápicos 328
Baccharis triptera
   diuréticos fitoterápicos 328, 330
Bacitracina 737
   antibacterianos tópicos.................................... 507
   oftalmologia, antibacterianos 436, 437, 440
   oftalmologia, antiparasitários 446
   oftalmologia, antiprotozoários........................ 447
   oftalmologia, corticoides................................. 442
Baclofeno
   miorrelaxantes 261, 262
   neuropatias, uso tópico........................... 277, 280
Badiana
   antiespasmódicos...................................... 123, 124
   antiflatulentos 125
   laxantes 135
Baker-Gordon, Fórmula de
   peelings 605
Bálsamo de Fioravanti 737
   alopecias, uso tópico 499
   analgésicos tópicos.. 261
Bálsamo de Tolu 737
   antitussígenos 107
   expectorantes.. 109, 110
   inalantes 400, 401
   mucolíticos 111
Bálsamo do Peru...728, 737
   antiparasitários tópicos........................... 517, 518
   cicatrizantes, escaras e úlceras 541, 546, 547
   fissuras dos mamilos 373, 374
   uso tópico anorretal 405, 406
Bamifilina
   broncodilatadores e antiasmáticos 108, 109
Banho Ocular... 451
Barbaloína.. 733
   laxantes 134
Base com Gelatina para Óvulos............................. 725
Base com Manteiga de Cacau para Supositórios .. 725
Base com PEG para Supositórios 724
Base com PEGs para Óvulos 725
Base para Máscara Adstringente........................... 698
Base para *Shower Gel*.. 719
Bases para Supositórios 724
Bastão de Nitrato de Prata 539
Batata, Proteínas
   obesidade... 159
Beclometasona

aparelho digestivo 146, 147
Beladona 738
   analgésicos tópicos 260, 261
   ansiolíticos 27
   antiespasmódicos 123, 124
   laxantes 136
Beladona, Tintura
   antiácidos 115
Beldroega 779
Belides 738
   despigmentantes, cosmiatria 632
   hipercromias, cosmiatria 648
Bellis perennis 738
   despigmentantes, cosmiatria 632
Benazepril
   anti-hipertensivos 76, 77
Benciclan
   vasodilatadores cerebrais e periféricos 101, 102
Bendroflumetiazida
   diuréticos 85, 86
   tensão pré-menstrual 364
Benfotiamina
   neuropatias 274
Benjoim 728, 738
   analgésicos tópicos 260, 261
   antimicóticos tópicos 515
   cáusticos 539
   cicatrizantes, escaras e úlceras 542, 547
   inalantes 400, 401
Benserazida
   ambliopia 474
   antiparkinsonianos 45, 47
Bentiamina
   neuropatias 274
Bentonita 738
   acne, uso tópico 484
Benzalcônio, Cloreto
   antisseborreicos 526
   antissépticos e antiexsudativos 527
Benziodarona
   antigotosos 305, 306
Benzoato de Amônio
   expectorantes 110
Benzoato de Benzila 738
   antiparasitários tópicos 517, 518
   higienização de ambientes 627
Benzoato de Estradiol 752
   alopecias, uso tópico 498, 502
   nutrição facial, cosmiatria 638
Benzoato de Sódio
   expectorantes 110
Benzobromarona
   antigotosos 305, 306
Benzocaína 738
   afecções orofaríngeas 391

   anestésicos locais 506
   antiparasitários tópicos 517, 518
   fissuras dos mamilos 373, 374
   gotas auriculares 383, 385
   onicopatias 600
   uso tópico anorretal 405, 406
Benzofenona 774
   filtros solares 575
Benzopirona 341
   antivaricosos, antiflebíticos e antitrombóticos
      tópicos 325, 327
Bergamota 738
   hipocromias 568
Berinjela
   hipocolesterinêmicos 97, 98
Bertholletia excelsa
   suplementos de fibras e grãos 216
Beta Bloqueadores 82
Beta Bloqueadores, Antiglaucomatosos 430
Betacaroteno 184
   antirradicais livres 210
   fotoprotetores orais 584
   hipercromias 556
   oftalmologia 476
   profilaxia da asma 114
   suplementos nutricionais 172, 174
Betaína
   substitutos da secreção gástrica 144
Betametasona 739
   alopecias, uso tópico 498, 501
   antialérgicos e antipruriginosos 303
   antibacterianos tópicos 507
   anti-inflamatórios hormonais 307, 308
   anti-inflamatórios hormonais tópicos 509, 510, 511
   gotas auriculares 383, 385, 386, 387
   oftalmologia, corticoides 441
   psoríase 614
Betametasona, Valerato
   fimose 254
   hiperqueratose, ictiose 593
Betanecol
   aparelho digestivo 146, 246
   retenção urinária 246
   uso tópico anorretal 405, 408
Betaxolol
   antiglaucomatosos 430, 432
   beta-bloqueadores 82, 83
Betula lenta 781
Bétula, Óleo 781
Bezafibrato
   hipocolesterinêmicos 90, 93
bFGF 753
   fatores de crescimento, cosmiatria 631
Bicalutamida

terapêutica prostática 249, 250
Bicarbonato de Sódio 739
   afecções orofaríngeas 388, 392
   alcalinizantes urinários 229
   hidroses 587, 590
   peelings 603
Bicromato de Potássio
   afecções orofaríngeas 388, 390
Bifidobacterium bifidum
   antirreumáticos e antiartrósicos 310, 320
Bifonazol
   onicopatias 596, 598
Bifosfonatos 336
Biguanida
   oftalmologia, antiprotozoários 446, 447
Biguanidas
   hipoglicemiantes orais 222
Bile em Pó
   coleréticos 130
Bio-Arct
   suplementos nutricionais 195, 202
Biodynes 739
   área dos olhos, cosmiatria 643
   estimulantes e regeneradores tissulares,
      cosmiatria 630
   formulações pós-*peelings* 608, 609
   hidratantes corporais, cosmiatria 649
   nutrição facial, cosmiatria 639
Bioex Antilipêmico 739
   celulite, cosmiatria 633, 654
Bioex Capilar 739
   alopecias, uso tópico 498, 502, 506
   tratamentos capilares, cosmiatria 633, 658
Biorusol 739
   anti-inflamatórios, cosmiatria 629
   área dos olhos, cosmiatria 632
Biosulfur 750
   acne, cosmiatria 632, 646
   acne, uso tópico 482, 483, 484, 486, 489
   antisseborreicos 524, 526
   limpeza da pele, cosmiatria 634
   máscaras faciais e tensores, cosmiatria 636
   pele acneica, uso tópico 493
   sabonetes, cosmiatria 661
   tratamentos capilares, cosmiatria 659
Biotina 184
   alopecias, uso oral 495, 496
   antirrugas, cosmiatria 642
   diabetes 227
   medicina esportiva 211
   onicopatias 601
   suplementos nutricionais 172, 175, 181, 182
Biowhite 740
   despigmentantes, cosmiatria 632
   hipercromias 558, 560

Biperideno
   antiparkinsonianos 45, 46
Bisacodil 138
   laxantes 134, 136
   supositório 412
Bismuto, Galato Básico
   hidroses 589
Bismuto, Salicilato
   antidiarreicos 115, 116
Bismuto, Subcitrato
   antiulcerosos 126, 129
Bismuto, Subgalato
   hidroses 589
Bismuto, Subnitrato
   hidroses 589
Bisoprolol
   beta-bloqueadores 82, 83
Bitartarato de Colina
   coleréticos 130
   hepatoprotetores 133
   medicina esportiva 213
   suplementos nutricionais 182, 195
   suplementos nutricionais, SNC 64, 66, 71
Bixa orellana 773
Black Cohosh
   fito-hormônios 351
Blefarites 458
Blue Passion Flower
   inibidores da aromatase 237
Boldo
   antiespasmódicos 124
   auxiliar da digestão 145
   coleréticos 131, 132, 133
   hepatoprotetores 134
   laxantes 136
Borage, Óleo 770
   anti-inflamatórios e descongestionantes cutâneos
      512
   anti-inflamatórios hormonais tópicos 511
   anti-inflamatórios, cosmiatria 629
   dermatite atópica, uso oral 549, 551
   eczemas 570
   ginecologia 358, 360
   suplementos nutricionais 195, 200
Borago officinalis 360, 770
   dermatite atópica, uso oral 551
   suplementos nutricionais 200
Borato de Sódio 740
   acne, uso tópico 484
   afecções orofaríngeas 388, 389
   antissépticos e acidificantes vaginais 370, 371
Bórax 740
   prurido vulvar essencial 376
Boro 190
   medicina esportiva 212

suplementos nutricionais 173, 179, 180
Boswellia serrata
    antirreumáticos e antiartrósicos 310, 317
Bowdichia virgilioides
    antirreumáticos e antiartrósicos 310, 319
Brimonidina
    acne, uso tópico 483
    rosácea, uso tópico 490
Brolene
    oftalmologia, antiprotozoários 447
Bromazepam
    ansiolíticos 21, 22, 24
Bromelina 144
    enzimas digestivas 144, 145
Brometo de Pinavério
    antiespasmódicos 122, 124
Brometo de Propantelina
    antiespasmódicos 122, 125
    antiulcerosos 127
Bromexina
    mucolíticos 111, 112
Bromidrato de Escopolamina
    antieméticos 119, 121, 122
Bromidrato de Hioscina
    antieméticos 119
Bromocriptina
    antiparkinsonianos 45, 46
    hiperprolactinemia 366, 367
Bromoprida
    antieméticos 119, 120
    auxiliares da digestão 145
    hepatoprotetores 134
Broncodilatadores 108
Buclizina
    antialérgicos e antipruriginosos 301, 302
    antienxaquecas 42, 44
    antivertiginosos e anticinetóticos................. 48, 49
    orexígenos e anabolizantes 167, 168
Budesonida
    aparelho digestivo 146, 147
    enemas 410
    irrigação nasal 400
Buflomedil
    vasodilatadores cerebrais e periféricos.... 101, 102
Bumetanida
    diuréticos 85, 86
Bupropiona
    antidepressivos 32, 36
    obesidade 153, 155
Bürow, Líquido de
    antissépticos e antiexsudativos 527
Buspirona
    ansiolíticos 21, 23
Butilbrometo de Escopolamina
    antiespasmódicos 122

Butilbrometo de Hioscina
    analgésicos 256
    antiespasmódicos 122, 124
Butil-hidroxianisol 728
Butil-hidroxitolueno 728
Butilresorcinol
    hipercromias 558, 563
Butyrospermum parkii 764
Cacau, Manteiga
    cerato labial 697
    formulações para os lábios, cosmiatria 656
Cade, Óleo 770
    eczemas 570, 571
    psoríase 613, 614, 616
Café 740
    antioxidantes tópicos 581
Cafeína
    analgésicos 256
    antienxaquecas 40, 41
    celulite, cosmiatria 633, 654
    dermatite atópica 552, 553
    disfunção erétil 239
    eczemas 570
    estimulantes do SNC e nootrópicos 50, 51, 57
    miorrelaxantes 263
    neuropatias 276
    obesidade 160, 161
    psoríase 613, 617
    tônicos e estimulantes 169
Cafeinato de Silanol
    celulite, cosmiatria 633
Cafeisilane 740
    celulite, cosmiatria 633, 653
    hipercromias 565
Calamina 740
    anti-inflamatórios hormonais tópicos 511
    antipruriginosos 521, 522, 523
    hidroses 589
    produtos para uso pós-solar 585
Cálcio 190
    suplementos nutricionais 180
Cálcio (CMG)
    suplementos nutricionais, SNC 71, 72
Cálcio (Lactato)
    suplementos nutricionais 182
Cálcio de Ostras 190
    suplementos nutricionais 173, 180, 181
Cálcio Quelato 190
    suplementos nutricionais 173, 180, 181, 182
    suplementos para imunoestimulação 183
Cálcio *Taste Free* 190
    suplementos nutricionais 173
Cálcio, Carbonato
    suplementos nutricionais 173
Cálcio, Gluconato

medicina esportiva 212
suplementos nutricionais 173
Calcipotriol
   psoríase 613, 618
Cálculos Renais 245
Calêndula 740
   acne, cosmiatria 632
   acne, uso tópico 485
   anti-inflamatórios e descongestionantes cutâneos
   512
   anti-inflamatórios não hormonais tópicos 272
   anti-inflamatórios, cosmiatria 629
   bronzeadores e aceleradores do bronzeamento
   583
   celulite, cosmiatria 651
   cicatrizantes, escaras e úlceras 542, 548
   fissuras dos mamilos 373, 374
   fissuras dos mamilos, prevenção 375
   formulações pós-*peelings* 608, 609
   limpeza da pele, cosmiatria 634
   máscaras faciais e tensores, cosmiatria 637
   produtos para bebês, cosmiatria 660
   queloides e atenuação de cicatrizes ... 624
   tonificação facial, cosmiatria 635
Calendula officinalis 740
   acne, cosmiatria 632
   anti-inflamatórios, cosmiatria 629
   oftalmologia, formulações para banho ocular . 451
Calêndula, Óleo
   anti-inflamatórios e descongestionantes cutâneos
   512
   anti-inflamatórios, cosmiatria 629
   cicatrizantes, cosmiatria 630
   cicatrizantes, escaras e úlceras 542, 548
   eczemas 570, 571
   emolientes, cosmiatria 630
   formulações pós-*peelings* 608, 609
   hidratantes corporais, cosmiatria 649
   produtos para uso pós-solar 585
Camellia sinensis 743
   ansiolíticos 26
   estimulantes do SNC e nootrópicos .. 57
   medicina esportiva 214
   obesidade 159, 161
Camomila 737, 741
   acne, cosmiatria 632, 646
   ansiolíticos 24, 27
   anti-inflamatórios e descongestionantes cutâneos
   512
   anti-inflamatórios, cosmiatria 629
   antipruriginosos 523
   bronzeadores e aceleradores do bronzeamento
   583
   fissuras dos mamilos 374

formulações pós-*peelings* 607, 609
hidratantes faciais, cosmiatria 635
hipercromias 565
limpeza da pele, cosmiatria 634
máscaras faciais e tensores, cosmiatria 637
oftalmologia, formulações para banho ocular . 451
pele acneica, uso tópico 493
produtos para bebes, cosmiatria 661
tonificação facial, cosmiatria 635
tratamentos capilares, cosmiatria 658
Canela, Essência
   afecções orofaríngeas 391
Cânfora 741
   acne, uso tópico 484
   analgésicos tópicos 260, 261
   antipruriginosos 521, 523
   antirreumáticos tópicos 321, 322
   celulite, cosmiatria 633, 650
   eczemas 571
   inalantes 401
   máscaras faciais e tensores, cosmiatria 636
   picadas de insetos 627
   produtos para uso pós-solar 585
   uso tópico anorretal 406
Cantáridas 741
   alopecias, uso tópico 498, 499
Cantaridina
   cáusticos 537
Cantharis vesicatoria 741
Capim-limão 771
Capsaicina 741
   afecções orofaríngeas 393
   alopecias, uso tópico 498, 500, 504
   antirreumáticos tópicos 320, 321
   neuropatias, uso tópico 277, 280, 281
   psoríase 613, 618
   uso tópico anorretal 405, 408
Cápsicum 739
   alopecias, uso tópico 498, 499, 500
Capsicum annuum
   obesidade 159, 160
Capsicum sp. 741
Cápsicum, Tintura
   tratamentos capilares, cosmiatria ... 658
Capsinoides
   obesidade 159, 160
Captopril
   anti-hipertensivos 76, 78
Caracol
   cicatrizantes, escaras e úlceras 542, 543
Caralluma fimbriata 160
   obesidade 159, 160
Carapa guianensis 770
Carbacol
   antiglaucomatosos 430

Carbamazepina
    anticonvulsivantes 28
    neuropatias, uso tópico 277, 278
Carbamida.. 788
    hiperqueratose, ictiose................................... 591
    língua nigra vilosa... 596
    psoríase 613
Carbidopa
    antiparkinsonianos 45, 47
Carbocisteína
    mucolíticos 111
Carbômero 741
Carbonato de Cálcio
    alcalinizantes urinários 229
    antidiarreicos... 115, 116
    gotas auriculares 384
    hidroses 589
    onicopatias 599, 600
Carbonato de Lítio
    antidepressivos 32, 37
Carbonato de Potássio
    gotas auriculares 384
Carbopol 741
    gel de 664
Carbowax... 778
Carboxietil Ácido Gama Aminobutírico
    alopecias, uso tópico 498
    tratamentos capilares, cosmiatria 633
Carboximetilcelulose
    fibras e mucilagens 139, 140
Carboximetilcisteína
    mucolíticos 111, 112
Cardiotônicos.. 84
Carica papaya 145, 775
Carisoprodol
    miorrelaxantes 261, 263
    neuropatias 276
Carmim de Cochonilha
    gastroenterologia 149
Carnitina
    medicina esportiva 213
    orexígenos e anabolizantes 167, 168
    suplementos nutricionais 195, 196, 197
    urologia 247
Carnosina
    suplementos nutricionais 195, 197
    suplementos nutricionais, SNC 64, 65
Carqueja
    diuréticos fitoterápicos 328, 330
Carvão Ativado 341
    antídotos 341
Carvedilol
    beta-bloqueadores 82, 83
Cáscara Sagrada 138
    coleréticos 132, 133
    laxantes 134, 135, 136
Cassia angustifolia 139
    laxantes 134
Cassia nomame 160
Cassia senna 139
    laxantes 134, 135
Cassialamina.. 160
    obesidade 159, 160
Castanha da Índia................................ 739, 741, 751, 781
    antivaricosos 322, 323, 324, 325
    antivaricosos, antiflebíticos e antitrombóticos
        tópicos 325, 327
    área dos olhos, cosmiatria...................... 632, 644
    uso tópico anorretal 405, 406
Castanha do Pará
    suplementos de fibras e grãos 215, 216
Castellani, Tintura
    antimicóticos tópicos 515
Cat's Claw
    imunoestimuladores 331
Catarata.. 460
Catuaba
    disfunção erétil.. 238
    tônicos e estimulantes 169, 171
Caulim
    antidiarreicos... 115, 116
Cáusticos 536
Cavalinha... 739, 742
    alopecias, uso oral 496, 497
    antivaricosos, antiflebíticos e antitrombóticos
        tópicos 325, 327
    área dos olhos, cosmiatria...................... 632, 643
    celulite, cosmiatria 633, 652
    cicatrizantes, cosmiatria 629
    diuréticos fitoterápicos 329, 330
    onicopatias 601
Caviar 742
    antirrugas, cosmiatria..................................... 642
    hidratantes corporais, cosmiatria.................... 649
    hidratantes faciais, cosmiatria........................ 636
    nutrição facial, cosmiatria 639
    nutrientes, cosmiatria 632
    rosto, colo e pescoço, cosmiatria 646
    sabonetes, cosmiatria 661
Cebola... 733
    queloides e atenuação de cicatrizes................ 623
Cefaclor
    antibacterianos 283, 284
Cefadroxila
    antibacterianos 283, 284
Cefalexina
    antibacterianos 283, 284
Cefalotina
    oftalmologia, antibacterianos 434, 435
Cefazolina

oftalmologia, antibacterianos 434, 435
Cegaba 742
   alopecias, uso tópico 498, 505
   celulite, cosmiatria 633, 652
   tratamentos capilares, cosmiatria 633, 658
Cellulinol 782
   celulite, cosmiatria 633, 651, 652, 654
Celulite, Cosmiatria 633, 650
Celulose Microcristalina 742
Cenoura, Óleo 770
   bronzeadores e aceleradores do bronzeamento
       .... 582, 583
Centella asiatica 736, 739
   antivaricosos, antiflebíticos e antitrombóticos
      tópicos.. 327
   celulite, cosmiatria 633, 651, 652, 653, 654
   cicatrizantes, escaras e úlceras 540
   diuréticos fitoterápicos 330
   eutróficos do tecido conjuntivo............. 330, 331
   hidratantes corporais, cosmiatria.................. 650
   produtos para uso pós-solar........................... 585
   psoríase 615
Cephaelis ipecacuanha
   aparelho digestivo 148
   expectorantes.. 109
Cera Branca 742
Cera de Abelhas 742
Ceramidas 742
   onicopatias 599
   tratamentos capilares, cosmiatria 658, 660
Cerato Labial 697
Cereja, Óleo 771
   antirrugas, cosmiatria.................................... 641
   emolientes, cosmiatria 630
   formulações pós-*peelings*.............................. 608
   hidratantes corporais, cosmiatria.................. 649
Cério, Nitrato
   antibacterianos tópicos 507
   cicatrizantes, escaras e úlceras 545
Cervicites 372
Cetamina
   neuropatias, uso tópico 277, 278, 279
Cetil Trimetil Amônio, Cloreto......................... 744
Cetilpiridínio
   afecções orofaríngeas............................. 388, 392
Cetiol V... 769
Cetirizina
   antialérgicos e antipruriginosos 301, 302
   profilaxia da asma 113
Cetoconazol 743
   anti-inflamatórios hormonais tópicos 511
   antimicóticos 293, 294
   antimicóticos tópicos............................ 513, 515
   antisseborreicos 524, 526
   blefarites 458, 459

   dermatite atópica...................................... 552, 555
   gotas auriculares 383, 387, 388
   oftalmologia, antifúngicos........................ 426, 427
Cetoprofeno
   antienxaquecas 41
   anti-inflamatórios não hormonais 264, 268
   anti-inflamatórios não hormonais tópicos 270, 271
   cicatrizantes, escaras e úlceras 544
   neuropatias, uso tópico....................277, 280, 281
   otorrinolaringologia 403
Cetorolaco Trometamol
   analgésicos 255, 258
   anti-inflamatórios não hormonais tópicos 273
   oftalmologia, anti-inflamatórios não hormonais
       .... 443, 444
Cetotifeno
   oftalmologia, antialérgicos 452, 453
   profilaxia da asma 112
Cetrimida 743
   antisseborreicos 524, 526
   antissépticos e antiexsudativos............... 527, 530
Chá de Bugre
   obesidade.. 164
Chá Verde 743
   acne, uso tópico 487
   ansiolíticos 26
   antioxidantes tópicos 581, 582
   antirradicais livres, cosmiatria....................... 629
   celulite, cosmiatria 651, 654
   hidratantes corporais, cosmiatria.................. 649
   obesidade..159, 160, 161
Chapéu de Couro
   diuréticos fitoterápicos 329
Chibro-Iodo-Calcique
   catarata 460
Chinese Parsley.. 341
Chiro-Inositol
   ginecologia 358, 360
Chitosan 156
   hipocolesterinêmicos 90, 94
   obesidade... 155, 156
Chlorella pyrenoidosa
   suplementos nutricionais 195, 198
Chondrus crispus
   suplementos nutricionais 202
Chrysanthemum parthenium
   antienxaquecas 45
   antirreumáticos e antiartrósicos 318
Cianocobalamina 166, 186, 789
   antianêmicos 166
   neuropatias 274
   suplementos nutricionais 172, 182
Cicatrizantes 540
Cicatrizantes, Cosmiatria 629
Cicatrizes 623

Ciclamato de Sódio
    adoçantes 228
Ciclobenzaprina
    anti-inflamatórios não hormonais tópicos 271
    géis transdérmicos 674
    miorrelaxantes 261, 262
    otorrinolaringologia 403
Ciclodextrinas com Ácido Salicílico 743
Ciclodextrinas com Hidroquinona 743
Ciclofosfamida
    imunossupressores e citostáticos 333, 334
Ciclometicone 743
    acne, uso tópico 486
    géis 671
    tratamentos capilares, cosmiatria 633, 659
Ciclopentolato
    midriáticos e cicloplégicos 455, 456, 458
Ciclopirox Olamina 743
    antimicóticos tópicos 513, 514
    antisseborreicos 524, 526
    gotas auriculares 383, 387
    onicopatias 596, 598
Cicloplégicos 455
Ciclosporina
    oftalmologia 467
    olho seco 466, 467
Cidofovir
    antivirais tópicos 532, 533
Cignolina 734
    cáusticos 536
    psoríase 613
Cilantro 341
    antídotos 342
Cilastatina
    oftalmologia, antibacterianos 436, 438
Cilostazol
    antiagregantes plaquetários 73
    vasodilatadores cerebrais e periféricos 101, 102
Cimetidina
    acne, uso oral 477, 479
    acne, uso tópico 482, 488
    alopecias, uso oral 494, 495
    antialérgicos e antipruriginosos 302
    antiandrógenos, ginecologia 357, 358
    anti-inflamatórios não hormonais 266, 268
    antiulcerosos 126, 127
    dermatite atópica, uso oral 549, 550
    hirsutismo 594
Cimicifuga racemosa
    fito-hormônios 351
Cinarizina
    antivertiginosos e anticinetóticos 48
    vasodilatadores cerebrais e periféricos 101, 102
Cinchona calisaya 739
Cinchona officinalis 736, 780

Cineol 752
Cinnamomum camphora 741
Cipó Cabeludo
    diuréticos fitoterápicos 329
Ciproeptadina
    antialérgicos e antipruriginosos 301, 302
    antienxaquecas 42, 44
    orexígenos e anabolizantes 167, 168
Ciprofibrato
    hipocolesterinêmicos 90, 93
Ciprofloxacino
    antibacterianos 287, 288
    gotas auriculares 383, 386, 388
    oftalmologia, antibacterianos 435
    oftalmologia, corticoides 442
Ciproterona
    acne, uso oral 477, 478
    antiandrógenos, ginecologia 357
    hirsutismo 594, 595
    terapêutica prostática 249
Cisteamina
    hipercromias 558, 561
    oftalmologia 469, 470
Cisteína 187
    alopecias, uso oral 495, 496
    medicina esportiva 211
    onicopatias 601
    suplementos nutricionais 172
    suplementos para imunoestimulação 183
Cistina 188
    alopecias, uso oral 496
    medicina esportiva 211, 214
    onicopatias 601
    suplementos nutricionais 172
Citalopram
    antidepressivos 32, 35
Citostáticos 333
    oftalmologia 468
Citrato de Clomifeno
    indutor da ovulação 363
Citrato de Colina
    coleréticos 130
    hepatoprotetores 133
    suplementos nutricionais 195
    suplementos nutricionais, SNC 64
Citrato de Potássio
    alcalinizantes urinários 229, 230
    cálculos renais 245
Citrato de Sódio
    alcalinizantes urinários 230
    queimaduras oculares 465, 466
Citronela, Essência
    hidroses 589
Citronela, Óleo 771
    produtos para bebês, cosmiatria 660

812 Formulário Médico-Farmacêutico

repelentes de insetos 626
Citrulina 188
    disfunção erétil 238, 240
    suplementos nutricionais 173
Citrus aurantium
    obesidade 159, 161
Citrus bergamia 738
Claritromicina
    antibacterianos 285, 286
    antiulcerosos (*Helicobacter pylori*) 126, 129
    oftalmologia, antibacterianos 436, 437
Clembuterol
    broncodilatadores e antiasmáticos 108, 109
Climbazol 744
    antisseborreicos 524, 525
Clindamicina 744
    acne, uso oral 477
    acne, uso tópico 482, 484, 486
    antibacterianos 286, 287
    foliculite da barba 586
    oftalmologia, antibacterianos 436, 437
    vulvovaginites 376, 377
Clioquinol 744
    antibacterianos tópicos 507, 508
    anti-inflamatórios hormonais tópicos 511, 512
    psoríase 616
Clobazam
    ansiolíticos 21, 22
Clobetasol 614, 744
    anti-inflamatórios hormonais tópicos 510
    onicopatias 597, 598
    psoríase 617
Clofazimina
    antimicobacterianos 291
    psoríase, uso oral 610, 612
Clofibrato
    hipocolesterinêmicos 90
Clomifeno
    indutor da ovulação 363
    verrugas venéreas 366, 367
Clomipramina
    antidepressivos 32, 34
Clonazepam
    afecções orofaríngeas 388, 393
    anticonvulsivantes 28
Clonidina
    anti-hipertensivos 77, 81
    neuropatias, uso tópico 277, 279
Clopidogrel
    antiagregantes plaquetários 73, 74
Cloral Hidratado 758
    alopecias, uso tópico 498, 499
    hipnóticos 58, 59
Cloranfenicol
    antibacterianos 288, 289

blefarites 459
    oftalmologia, antibacterianos ... 436, 438, 440, 441
    oftalmologia, corticoides 442, 443
Clorazepato Dipotássico
    ansiolíticos 21, 22
Clordiazepóxido
    ansiolíticos 21, 22, 24
Clorela
    suplementos nutricionais 195, 197
Cloreto de Alumínio 744
    hidroses 587
Cloreto de Benzalcônio 744
    antisseborreicos 524, 525, 526
    antissépticos e antiexsudativos 527
    gotas nasais 397
    oftalmologia, formulações para banho ocular . 451
    oftalmologia, preservantes 423
    produtos para próteses oculares 464
Cloreto de Betanecol
    aparelho digestivo 146, 246
    retenção urinária 246
    uso tópico anorretal 405, 408
Cloreto de Cálcio
    catarata 460
Cloreto de Cetil Trimetil Amônio 744
Cloreto de Cetilpiridínio
    afecções orofaríngeas 388, 392
    gotas nasais 399
Cloreto de Cetrimônio 744
Cloreto de Manganês
    hipocromias 569
Cloreto de Metacolina
    oftalmologia, produtos para diagnóstico . 460, 461
Cloreto de Potássio
    diuréticos 88
    oftalmologia 473
    repositor de potássio 85, 89
Cloreto de Sódio
    gotas nasais 397, 398
    oftalmologia, agentes hiperosmóticos 425
    suplementos nutricionais 173, 177
Cloreto Férrico
    ginecologia 380
Clorexidina 745
    acne, uso tópico 482, 485
    afecções orofaríngeas 388, 389, 392
    antissépticos e acidificantes vaginais 372
    antissépticos e antiexsudativos 527, 528
    ginecologia 380
    hidroses 589
    oftalmologia, antiprotozoários 446, 447
    oftalmologia, antissépticos 447, 448
    oftalmologia, formulações para banho ocular . 451
    oftalmologia, preservantes 424
    pele acneica, uso tópico 492

Índice Remissivo

Clorfeniramina
   antialérgicos e antipruriginosos 301, 302
   oftalmologia, antialérgicos 452, 453
Cloridrato de Alumínio 745
   hidroses 587, 588
Cloridrato de Colina
   coleréticos 130
   hepatoprotetores 133
   suplementos nucricionais 195
   suplementos nutricionais, SNC 64
Cloridróxido de Alumínio 745
   desodorantes, cosmiatria 662
   hidroses 587, 588
Clorimipramina
   antidepressivos 32
Clorobutanol
   oftalmologia, preservantes 423
Cloroquina
   antimaláricos 296
   antirreumáticos e antiartrósicos 310, 311
Clorpromazina
   neurolépticos 60, 61
Clorpropamida
   hipoglicemiantes orais 222, 223
Clortalidona
   anti-hipertensivos 82
   beta-bloqueadores 83
   diuréticos 85, 86
Clostebol 745
   cicatrizantes vaginais 366, 367
   cicatrizantes, escaras e úlceras 541, 542
   formulações pós-*peelings* 607
   uso tópico anorretal 405, 407
Clotrimazol 745
   afecções orofaríngeas 391
   antibacterianos tópicos 508
   anti-inflamatórios hormonais tópicos 512
   antimicóticos tópicos 513, 514
   gotas auriculares 383, 387, 388
   oftalmologia, antifúngicos 426, 427
   oftalmologia, antiprotozoários 446, 447
   vulvovaginites 377, 379
Cloxazolam
   ansiolíticos 21, 22
Clozapina
   neurolépticos 60, 61
CMC
   fibras e mucilagens 139, 140
   laxantes 135
Coal Tar 745, 764
   eczemas 570, 571
   psoríase 613, 614, 615
   ptiríase alba 621
Coaxel 745
   celulite, cosmiatria 633, 652

Cobamamida
   orexígenos e anabolizantes 167, 168
Cobre 190
   oftalmologia 476
Cobre (Glicina)
   suplementos nutricionais, SNC 72
Cobre Quelato 190
   antianêmicos 164, 166
   antirradicais livres 210
   oftalmologia 475
   profilaxia da asma 114
   suplementos nutricionais .. 173, 179, 180, 181, 182
   suplementos para imunoestimulação 183
Cobre, Sulfato 784
   antianêmicos 164
   suplementos nutricionais 173
Cochonilha, Carmim
   gastroenterologia 149
Codeína
   analgésicos 255, 256
   antitussígenos 107
Codiavelane 745
   hidratantes faciais, cosmiatria 635
   hidratantes, cosmiatria 631
Codium tomentosum 745
   hidratantes, cosmiatria 631
Coentro 341
Coenzima Q-10 763
   antifibróticos 231, 232
   antirradicais livres 202, 203, 204
   hidratantes faciais, cosmiatria 636
   hipocolesterinêmicos 91, 92, 96, 97, 98
   máscaras faciais e tensores, cosmiatria 637
   medicina esportiva 213
   oftalmologia 475
   rosto, colo e pescoço, cosmiatria 645
   suplementos nutricionais 198
Coenzima Q-10 Lipossomada 763
Coffea arabica 740, 745
Coffeeberry 740
   antioxidantes tópicos 581, 582
CoffeeSkin 745
   antirradicais livres, cosmiatria 629
   hipercromias 565
Colágeno 746
   área dos olhos, cosmiatria 642
   estrias, cosmiatria 655
   flacidez, cosmiatria 650
   hidratantes corporais, cosmiatria 649
   nutrição facial, cosmiatria 638
   nutrientes, cosmiatria 631
Colágeno Hidrolisado
   antirreumáticos e antiartrósicos 310, 316
   cicatrizantes, escaras e úlceras 540, 541
Colágeno Tipo II

814 Formulário Médico-Farmacêutico

antirreumáticos e antiartrósicos 310, 316
Colchicina
    antigotosos 305, 306
    psoríase 613, 618
    psoríase, uso oral 610, 612
    queratose actínica 624, 625
Cold Cream 676, 677
Colecalciferol 186, 789
    dermatite atópica, uso oral 549
    suplementos nutricionais 172
Coleréticos 130
Colestiramina
    eczemas 570, 572
    hipocolesterinêmicos 90, 95
    lesões cutâneas peristomais 412
Colhibin 746
    área dos olhos, cosmiatria 632
Colin Resol
    catarata 460
Colina
    catarata 460
    coleréticos 130, 133
    hepatoprotetores 133
    medicina esportiva 213
    suplementos nutricionais 182, 195
    suplementos nutricionais, SNC 64, 66, 71
Collins, Teste
    ginecologia 379
Colódio Elástico 746
    cáusticos 537, 538
Colódio Láctico-Salicilado
    cáusticos 537
Commiphora mukul
    acne, uso oral 478, 480
    hipocolesterinêmicos 97, 99
Commiphora sp 774
Comperlan KD 748
Complexo B 175
Complexo B + C 175
Complexo B Concentrado 175
Concentrado Mineral Marinho
    suplementos nutricionais 195, 198
Condicionador Iluminador para Cabelos Opacos.. 714
Condicionador *Oil Free* para Cabelos Oleosos 710
Condicionador para Cabelos Danificados 711, 712
Condicionador para Cabelos Étnicos 713
Condicionador para Cabelos Normais 709
Condicionador para Cabelos Oleosos 711
Condicionador para Cabelos Secos 710
Condicionador sem Enxágue 713
Condiloma Acuminato 253
Condroitina 784
    antirreumáticos e antiartrósicos 310, 315, 316
    antirreumáticos tópicos 320, 322
    formulações pós-*peelings* 608

gotas nasais 397, 399
hidratantes corporais, cosmiatria 649
hidratantes, cosmiatria 631
Confrey 732, 746
    acne, cosmiatria 647
    cicatrizantes, escaras e úlceras 547
    fissuras dos mamilos 374
    formulações pós-*peelings* 608
    hidratantes, cosmiatria 631
    máscaras faciais e tensores, cosmiatria 637
    queloides e atenuação de cicatrizes 624
    tratamentos capilares, cosmiatria 657, 658
Contraceptivo 373
Cooper PCA 777
    acne, uso tópico 483
    adstringentes, cosmiatria 629
    antisseborreicos 524
Cooper Peptídeo
    área dos olhos, cosmiatria 644
Copolímero de Polimetacrilato
    acne, cosmiatria 632
Cordia ecalyculata
    obesidade 164
Cordia salicifolia
    obesidade 164
Cordia sp
    obesidade 159
Coriander 341
Coriandrum sativum 341
    antídotos 342
Corticosteroides
    alopecias, uso tópico 498
Cortisona
    mineralocorticoides 339
Corynanthe yohimbe
    disfunção erétil 238
Coup D'Eclat 746
    máscaras faciais e tensores, cosmiatria 637
    tensores, cosmiatria 631
Cranberry
    probióticos 119
    profilaxia de infecções urinárias 246
Crataegus
    ansiolíticos 24, 26, 27
Crataegus oxycantha
    ansiolíticos 24
Cravo, Óleo 771
    onicopatias 596, 599, 600
Creatina
    medicina esportiva 212, 213
    suplementos nutricionais 195
Creme Base não Iônico com Óleo de Amêndoas e de
    Uva 685
Creme Base para as Mãos 686
Creme Base para Filtro Solar 679

Creme Base para Hidroquinona 681
Creme Base para Sulfadiazina de Prata 687
Creme Capilar (cabelos danificados) 709
Creme com Olivem 685
Creme com Polietilenoglicol 678
Creme de Limpeza (demaquiante) 686
Creme Emoliente 687
Creme Hidratante não Iônico 680
Creme Lanette 682
Creme Lanette Modificado 682
Creme Lipofílico 678
Creme não Iônico (uso ginecológico) 688
Creme não Iônico com Óleo de Amêndoas 684
Creme *Oil Free* 679
Creme para Massagem Corporal 684
Creme Polawax 683
Creme VanPen 688
Crisina 237
    inibidores da aromatase 237
Cristais Líquidos, Emulsão 693
Crocus sativus 727
Crodabase SQ
    cicatrizantes, escaras e úlceras 543
Cromo Picolinato 191
    diabetes 226, 227
    obesidade 157, 158
    suplementos nutricionais 173, 182
Cromo Quelato 191
    antirradicais livres 204
    diabetes 226, 227
    medicina esportiva 212
    suplementos nutricionais 173, 179, 180, 181
    suplementos nutricionais, SNC 72
    suplementos para imunoestimulação 183
Cromoglicato 746
    antialérgicos e antipruriginosos 301, 304
    dermatite atópica 552, 553
    gotas nasais 397, 398
    hipersensibilidade ao líquido seminal 366, 368
    oftalmologia, antialérgicos 452, 453
Cropeptide 734
    tratamentos capilares, cosmiatria 633
Crosilk 734
    tratamentos capilares, cosmiatria 633
Cuivridone 777
    acne, uso tópico 483
    adstringentes, cosmiatria 629
    antisseborreicos 524
Cumarina 341, 342
    antivaricosos, antiflebíticos e antitrombóticos
        tópicos 325, 327
Cupuaçu, Manteiga
    condicionadores 709
Curcuma longa
    antirreumáticos e antiartrósicos 310, 317

Curcuma zedoaria 130, 132
    antiulcerosos 126
    coleréticos 131
Cyamopsis psoraloides 142
    diabetes 225
    fibras e mucilagens 139
Cyamopsis tetragonolobus 142
    diabetes 225
    fibras e mucilagens 139, 142
Cymbopogon citratus 771
Cymbopogon nardus 771
Cymbopogon winterianus 771
Cynara scolymus
    coleréticos 130
    diuréticos fitoterápicos 328, 330
    hipocolesterinêmicos 97
Cytobiol Íris 747
    acne, cosmiatria 632, 647
    acne, uso tópico 483, 492
Dakin, Líquido de
    antissépticos e antiexsudativos 527
Damasco, Óleo 770
Damasco, Pó de sementes 782
    esfoliantes e abrasivos, cosmiatria 630
Danazol
    endometriose 366, 368
    supressor do eixo hipófise-ovário 363, 364
Dantron 138
    laxantes 134, 135
Dapagliflozina
    antidiabéticos 222, 225
Dapoxetina
    ejaculação precoce 240, 241
Dapsona
    acne, uso oral 477, 480
    acne, uso tópico 482, 485
    sulfonamidas 290
Daucus carota 770
D-Chiro-Inositol
    ginecologia 358, 360
DDS
    acne, uso oral 477, 480
    acne, uso tópico 482
    sulfonamidas 290
Deanol 747
    estimulantes do SNC e nootrópicos 50, 51
    tensores, cosmiatria 631
Deferoxamina 747
    hipercromias 558, 564
    oftalmologia 469, 470
    púrpuras 622
Deflazacorte
    anti-inflamatórios hormonais 307, 308
Dehidroepiandrosterona
    ginecologia 353, 355

urologia 235
Dehyquart 744
   hidroses 588
Dehyton
   blefarites 458
Deltametrina 747
   antiparasitários tópicos 517, 519
Demodex folliculorum
   acne rosácea 478
   oftalmologia, antiparasitários 444
Densiskin 747
   área dos olhos, cosmiatria 643, 644
   estimulantes e regeneradores tissulares,
      cosmiatria 630
   hipercromias, cosmiatria 648
   máscaras faciais e tensores, cosmiatria 637
Deprenyl
   antidepressivos 32, 37
   antiparkinsonianos 45
Dermacryl 747
Dermatan Sulfato 747
   antivaricosos, antiflebíticos e antitrombóticos
      tópicos 325, 326
   área dos olhos, cosmiatria 632, 643
Dermatite Atópica 549
Dermonectin 748
   área dos olhos, cosmiatria 644
   hidratantes corporais, cosmiatria 649
   hidratantes faciais, cosmiatria 636
   nutrientes, cosmiatria 631
Descongestionantes Cutâneos 512
Descongestionantes Cutâneos, Cosmiatria 629
Descongestionantes Oculares 451
Desfluortriancinolona
   alopecias, uso tópico 498
Desfluortriancinolona Acetonido 748
Desidrocólico, Ácido
   coleréticos 130
Desipramina
   antidepressivos 32, 34
Desloratadina
   antialérgicos e antipruriginosos 301, 304
   profilaxia da asma 113
Desodorantes, Cosmiatria 662
Desonida 748
   alopecias, uso tópico 498, 501
   anti-inflamatórios hormonais tópicos 509, 510,
      511
   formulações pós-*peelings* 608
Despigmentantes, Cosmiatria 632
Desvenlafaxina
   antidepressivos 32, 36
Dexametasona 748
   alopecias, uso tópico 498, 502, 503, 505
   antialérgicos e antipruriginosos 302

   antibacterianos tópicos 508
   anti-inflamatórios hormonais 307, 309
   anti-inflamatórios hormonais tópicos 509, 511
   formulações pré-*peelings* 607
   gotas nasais 397, 398
   hipercromias 559
   neuropatias 276
   oftalmologia, agentes hiperosmóticos 425
   oftalmologia, antialérgicos 453
   oftalmologia, corticoides 441, 442
   olho seco 467
   queloides e atenuação de cicatrizes 624
Dextran 70
   lágrimas artificiais 454
Dextroclorfeniramina
   antialérgicos e antipruriginosos 301, 303
   expectorantes 110
Dextrometorfano
   analgésicos 255, 257, 258
   antiparkinsonianos 45, 48
   antitussígenos 107
Dextropropoxifeno
   analgésicos 255, 257
   anti-inflamatórios não hormonais 268
Dextrotiroxina
   hipocolesterinêmicos 90
DHEA
   ginecologia 353, 355
   urologia 235, 236
Diacereína
   antirreumáticos e antiartrósicos 310, 312
Diadermina 683
Diaminodifenilsulfona
   acne, uso oral 477
   acne, uso tópico 482
   sulfonamidas 290
Diazepam
   ansiolíticos 21, 23
   miorrelaxantes 263
   TPM 346
Diclofenaco
   anti-inflamatórios não hormonais 264, 266
   anti-inflamatórios não hormonais tópicos 270, 271
   miorrelaxantes 263
   neuropatias 276
   oftalmologia, anti-inflamatórios não hormonais
      443
   queratose actínica 624, 625
Diclorfenamida
   oftalmologia 473
Diestearato de Polietilenoglicol
   lubrificantes oculares 455
   oftalmologia, agentes hiperosmóticos 425
   produtos para próteses oculares 464
Dietanolamida de Ácido Graxo de Coco 748

produtos para bebês, cosmiatria 660
Dietilenoglicol Monometil Éter
   géis transdérmicos 676
Dietilpropiona
   anorexígenos 151
Difenciprona
   alopecias, uso tópico 498, 504
Difenidol
   antivertiginosos e anticinetóticos................ 48, 49
Difenidramina
   afecções orofaríngeas.. 390
   antialérgicos e antipruriginosos 301, 303
   antipruriginosos... 523
   expectorantes.. 110
   queloides e atenuação de cicatrizes................. 623
Difenidramina, Teoclato
   antieméticos.. 119
   antivertiginosos e anticinetóticos....................... 48
Difenil-hidantoína
   anticonvulsivantes... 28
   cicatrizantes, escaras e úlceras........................ 542
Diflorasone, Diacetato 748
Digitalis purpurea.. 748
Digitoxina 748
   antivaricosos, antiflebíticos e antitrombóticos
      tópicos................................... 325, 326, 327
   cardiotônicos... 84
   púrpuras 622, 623
Diglicinato de Azeloil Potássio............................... 748
   acne, cosmiatria 632
   acne, uso tópico 482
   despigmentantes, cosmiatria 632
   hipercromias 558
Digoxina
   cardiotônicos.. 84, 85
Di-hidroergocristina
   estimulantes do SNC e nootrópicos................... 53
   vasodilatadores cerebrais e periféricos.... 101, 103
Di-hidroergotamina
   antienxaquecas.. 38, 40
Di-hidroergotoxina
   vasodilatadores cerebrais e periféricos.... 101, 103
Di-hidroxiacetona 749
   bronzeadores e aceleradores do bronzeamento
      .... 582, 583
   hipocromias 568, 570
Di-hidroxibenzofenona
   filtros solares 575
Di-iodohidroxiquinoleína
   ptiríase alba 621
Diltiazem
   antiarrítmicos 74, 76
   anti-hipertensivos.. 76, 80
   neuropatias, uso tópico............................ 277, 281
   uso tópico anorretal 405, 408

vasodilatadores coronarianos 105
Dimenidrinato
   antieméticos.. 119, 120
   antivertiginosos e anticinetóticos 48, 49
Dimeticona
   formadores de filme, cosmiatria 631
Dimetilaminoetanol 747
   estimulantes do SNC e nootrópicos 50
   tensores, cosmiatria 631
Dimetilglicina
   suplementos nutricionais 195, 198
   suplementos nutricionais, SNC..................... 64, 66
Dimetilpolisiloxane 773
   antiflatulentos.. 125
   lubrificantes oculares 454, 455
   oftalmologia, agentes hiperosmóticos............. 425
   produtos para próteses oculares............. 463, 464
Dimetilsulfóxido... 749
   anti-inflamatórios não hormonais tópicos 270
   antivirais tópicos 532
   onicopatias.. 597
Dimetilxantinas Nanoencapsuladas 783
Dinitrato de Isossorbida
   uso tópico anorretal 405, 408
   vasodilatadores coronarianos 105
Dioctilsulfossuccinato de Sódio............................. 138
   gotas auriculares 383, 384
   laxantes... 134, 135
Dioscorea villosa
   antirreumáticos e antiartrósicos 310, 319
   fito-hormônios 351, 353
Diosmina
   antivaricosos 322, 323
Dióxido de Silício 734
   esfoliantes e abrasivos, cosmiatria.................. 630
Dióxido de Titânio 749
   acne, cosmiatria 647
   filtros solares 575
   fotoprotetores... 580
Dióxido de Titânio com Melanina 749
Dipiridamol
   antiagregantes plaquetários.............................. 73
Dipirona
   analgésicos 255, 256, 257
   antienxaquecas.. 40, 41
   antiespasmódicos 124
   miorrelaxantes 263
   neuropatias.. 276
Dipivalil Epinefrina
   antiglaucomatosos 430
Dipivefrina
   antiglaucomatosos 430, 432
Dipropionato de Beclometasona
   aparelho digestivo 146, 147
Dipropionato de Betametasona

anti-inflamatórios hormonais tópicos 509, 510
psoríase 614
Discromias 556
Disfunção Erétil 238, 254
Disopiramida
    antiarrítmicos 74, 75
Ditranol 734
    cáusticos 536
    psoríase 613
Diuréticos 85
Diuréticos Fitoterápicos 328
DMAE 747
    área dos olhos, cosmiatria 643, 644
    estimulantes do SNC e nootrópicos 50, 51
    máscaras faciais e tensores, cosmiatria 637
    rosto, colo e pescoço, cosmiatria 645, 646
    tensores, cosmiatria 631
DMSA
    quelantes 340
DMSO 749
    alopecias, uso tópico 500, 503
    anti-inflamatórios não hormonais tópicos 270, 271, 272
    antivaricosos, antiflebíticos e antitrombóticos
        tópicos 327
    antivirais tópicos 532, 534
    gotas auriculares 387
    onicopatias 597, 599
    queloides e atenuação de cicatrizes 624
Docosanol
    antivirais tópicos 532, 534
Docusato Sódico 138
    gotas auriculares 383, 384
    laxantes 134
Doença de Addison
    mineralocorticoides 339
Domperidona
    antieméticos 119, 120
Donepezila
    estimulantes do SNC e nootrópicos 50, 52
Dong Quai
    fito-hormônios 351, 352
Doxazosina
    anti-hipertensivos 77, 81
    terapêutica prostática 249, 250
Doxepina 749
    antialérgicos e antipruriginosos 301, 303
    antidepressivos 32, 34
    antipruriginosos 521, 522
    dermatite atópica 552
    dermatite atópica, uso oral 549, 550
Doxiciclina
    acne, uso oral 477, 479
    antibacterianos 284, 285
D-Pantenol 749

acne, uso tópico 485, 491
alopecias, uso tópico 498, 500, 502, 503, 505
anti-inflamatórios e descongestionantes cutâneos
     512
anti-inflamatórios não hormonais tópicos 272
antioxidantes tópicos 581
antivaricosos, antiflebíticos e antitrombóticos
    tópicos 327
cicatrizantes, cosmiatria 629
cicatrizantes, escaras e úlceras 541, 548
eczemas 570, 571, 572
estrias, cosmiatria 655
fissuras dos mamilos, prevenção 375
formulações para as mãos, cosmiatria 656
formulações pós-*peelings* 607, 608
fotoprotetores 580
gotas nasais 397, 398, 399
hidratantes corporais, cosmiatria 649
produtos para bebes, cosmiatria 660, 661
produtos para uso pós-solar 585
tratamentos capilares, cosmiatria 633, 657, 658, 660
D-Penicilamina
    antirreumáticos e antiartrósicos 310, 313
    psoríase, uso oral 610, 611
    quelantes 340
Drieline 781
    acne, uso tópico 485, 487
    anti-inflamatórios e descongestionantes cutâneos
         512
    anti-inflamatórios, cosmiatria 629
    formulações pós-*peelings* 608, 609
    formulações pré-*peelings* 607
    hidratantes faciais, cosmiatria 636
    hipercromias 559
    hipercromias, cosmiatria 647, 648
    produtos após-barba, cosmiatria 662
DSH-C 758
    hidratantes faciais, cosmiatria 636
    hidratantes, cosmiatria 631
Duloxetina
    antidepressivos 32, 36
Dutasterida
    alopecias, uso oral 494, 495
    terapêutica prostática 249
Ebastina
    antialérgicos e antipruriginosos 301, 303
Echinacea angustifolia
    imunoestimuladores 333
Echinodorus macrophyllus
    diuréticos fitoterápicos 329
Econazol 749
    antimicóticos tópicos 513, 514
    vulvovaginites 377

Eczemas 570
EDTA
   acne, uso tópico 485, 486
   queimaduras oculares 465, 466
Efedrina
   broncodilatadores e antiasmáticos 108
   expectorantes 110
   gotas nasais 397, 398
   inalantes 400, 401
   incontinência urinária 242, 243
   uso tópico anorretal 405, 406
Eisemberg, Solução
   alcalinizantes urinários 230
Ejaculação Precoce 240
Elastina 746
   antirrugas, cosmiatria 642
   área dos olhos, cosmiatria 642, 643
   flacidez, cosmiatria 650
   hidratantes corporais, cosmiatria 649
   nutrição facial, cosmiatria 638
   nutrientes, cosmiatria 632
Elastinato de Lactoil Metilsilanol 746
Elastinato de Metilsilanol 750
Eleutherococcus senticosus
   estimulantes do SNC e nootrópicos 56
Elhibin 757
   área dos olhos, cosmiatria 632
Emblica 750
   antirradicais livres, cosmiatria 629, 646
   cicatrizantes, escaras e úlceras 542
   despigmentantes, cosmiatria 633
   hipercromias, cosmiatria 648
Emblica officinalis 750
EMLA 763, 779
   anestésicos locais 506
Emolientes, Cosmiatria 630
Emulsão com Olivem 693
Emulsão de Cristais Líquidos 693
Emulzome 750
Enalapril
   anti-hipertensivos 76, 78, 80
Enema com Budesonida 410
Enema com Hidrocortisona 409
Enema com Mesalazina 409
Enema com Sucralfato 410
Enema de Fosfatos 409
Enemas 409
Ensulizol
   filtros solares 575
Enuclene
   produtos para próteses oculares 464
Enxofre Líquido 750
   acne, cosmiatria 632
   acne, uso tópico 482, 483, 484, 486, 489
   antisseborreicos 524

   pele acneica, uso tópico 493
Enxofre Precipitado 750
   acne, uso tópico 482, 483, 484, 486
   antimicóticos tópicos 517
   antiparasitários tópicos 517, 518
   antisseborreicos 524, 525
   psoríase 614, 615
Enzimas Digestivas 144
Eosina
   antissépticos e antiexsudativos 527, 528
   psoríase 621
Ephedra sinensis
   obesidade 159, 161
Ephedra sinica 163
   obesidade 163
Epicutin 772
   acne, cosmiatria 632, 647
   acne, uso tópico 482, 489
Epilami 750
   anti-inflamatórios, cosmiatria 629
   hidratantes corporais, cosmiatria 649
   produtos após-barba, cosmiatria 662
Epimedium sagittatum
   disfunção erétil 238, 239
Epinefrina
   antiglaucomatosos 430, 431, 433
Equinácea
   imunoestimuladores 331
Equisetum arvense 742
   alopecias, uso oral 497
   antivaricosos, antiflebíticos e antitrombóticos
     tópicos 325
   área dos olhos, cosmiatria 632
   celulite, cosmiatria 633
   cicatrizantes, cosmiatria 629
   diuréticos fitoterápicos 329, 330
   onicopatias 601
Ergocalciferol 186, 789
   suplementos nutricionais 172
Ergotamina
   antienxaquecas 38, 40, 41
Erithrina mulungu
   ansiolíticos 24, 27
Eritromicina 750
   acne, uso tópico 482, 485, 487
   afecções orofaríngeas 390
   antibacterianos 285, 286
   foliculite da barba 586
   hidroses 588
   oftalmologia, antibacterianos 436, 438
Eritrulose 751
   bronzeadores e aceleradores do bronzeamento
     .... 582, 583
   hipocromias 568, 570
Erva Cidreira

ansiolíticos 24, 25
Erva de São João
   antidepressivos 32, 37
Erva do Tigre 736
   eutróficos do tecido conjuntivo 330
Erva Mate 162
   obesidade 159, 162
Erva Pombinha
   diuréticos fitoterápicos 329
Escabiose
   antiparasitários tópicos 518
Escalol
   filtros solares 575
Escalol 507 769
Escalol 557 766
Escalol 567 774
Escalol 587 781
Escalol 597 769
Escaras 540
Escina 751
   antivaricosos 322, 323
   antivaricosos, antiflebíticos e antitrombóticos
      tópicos 325, 326, 327
   celulite, cosmiatria 633, 651, 652, 653
Escitalopram
   antidepressivos 32, 35
Escopolamina
   antieméticos 119, 121, 122
   antiespasmódicos 122
   antivertiginosos e anticinetóticos 48, 50
   géis transdérmicos 674
   midriáticos e cicloplégicos 455, 456
   sialorreia 397
Eserina
   antiglaucomatosos 430, 431, 433
Esfoliantes, Cosmiatria 630
Esomeprazol
   antiulcerosos 126
Espermacete 751
Espinheira Santa
   antiulcerosos 126, 130
Espinheiro Alvar
   ansiolíticos 24, 27
Espironolactona 594, 751
   acne, uso oral 477, 479
   acne, uso tópico 482, 488
   alopecias, uso oral 494, 495
   alopecias, uso tópico 497, 501, 502
   antiandrógenos, ginecologia 357, 358
   diuréticos 85, 89
   ginecologia 362
   hirsutismo 594, 595, 596
Espirulina 142
   obesidade 157
   suplementos nutricionais 195, 199

Espuma de Banho 719
Esqualano 751
   hipercromias 560
Essência de Alfazema
   inalantes 401
Essência de Anis
   afecções orofaríngeas 391
Essência de Bergamota 738
   hipocromias 568
Essência de Canela
   afecções orofaríngeas 391
Essência de Citronela
   hidroses 589
Essência de Eucalipto
   antissépticos e acidificantes vaginais 370
Essência de Hortelã
   afecções orofaríngeas 391
   antiácidos 115
Essência de Niaouli
   inalantes 400, 401
Essência de Terebentina
   inalantes 401
Estanozolol
   orexígenos e anabolizantes 167
Estearato de Butila 751
Esteviosídeo
   adoçantes 228
Estimulantes do SNC 50
Estimulantes Gerais 169
Estimulantes Tissulares 630
Estradiol
   alopecias, uso tópico 498, 502
   géis transdérmicos 674
   hormônios femininos (uso oral) 345, 347
   hormônios femininos (uso tópico) 348, 349
   nutrição facial, cosmiatria 638, 639
Estradiol, 17 alfa 751
   alopecias, uso tópico 498, 503
Estradiol, Benzoato 752
Estrias, Cosmiatria 654
Estriol
   géis transdérmicos 674
   hormônios femininos (uso oral) 345, 347
   hormônios femininos (uso tópico) 348, 349
   nutrição facial, cosmiatria 639
Estrógenos
   hormônios femininos (uso oral) 345
Estrógenos Conjugados 752
   alopecias, uso tópico 498, 502
   hormônios femininos (uso oral) 345, 347
   hormônios femininos (uso tópico) 348
   nutrição facial, cosmiatria 638
Estrona
   géis transdérmicos 674
   hormônios femininos (uso tópico) 349

Éter Alcoolizado
  loções 695
Éter Gliceril Guaiacólico
  broncodilatadores e antiasmáticos 108, 109
  dismenorreia primária 363
  expectorantes 109, 110
  inalantes 400
Etidronato Dissódico
  metabolismo do cálcio 336, 337
Etil Lactato 761
  acne, uso tópico 482, 492
Etiladrianol
  hipertensores 89
Etilefrina
  hipertensores 89
Etinilestradiol
  acne, uso oral 478
  hirsutismo 595
  hormônios femininos (uso oral) 345
Etoxidiglicol
  géis transdérmicos 676
Eucalipto
  analgésicos tópicos 260
  broncodilatadores e antiasmáticos 108
  expectorantes 109, 110
  inalantes 401
  mucolíticos 111
Eucalipto, Essência
  antissépticos e acidificantes vaginais 370
Eucalipto, Óleo
  hidratantes corporais, cosmiatria 650
  inalantes 401
Eucaliptol 752
  afecções orofaríngeas 388, 391
  inalantes 400, 401
Eucalyptus 781
Eucalyptus globulus
  expectorantes 109
Eucalyptus sp 752
Eugenia caryophillata 771
Eusolex
  filtros solares 575
Eusolex 2292 766
Eusolex 4360 774
Eusolex 6007 769
Eusolex 6300 765
Eusolex 8020 761
Eusolex OCR 769
Eutróficos do Tecido Conjuntivo 330
Evening Primrose Oil 772
  anti-inflamatórios, cosmiatria 629
  dermatite atópica, uso oral 551
  suplementos nutricionais 200
  suplementos nutricionais, ginecologia 361
Expectorantes 109

Índice Remissivo 821

Exsynutriment
  alopecias, uso oral 497
  onicopatias 602
  suplementos nutricionais 195, 202
Exsyproteínas 746
Extrato de Abacateiro
  coleréticos 133
  diuréticos fitoterápicos 328
Extrato de Acerola
  alopecias, uso oral 496
Extrato de *Aesculus hippocastanum*
  antivaricosos 322, 324
Extrato de Agnus Castus
  fito-hormônios 351
Extrato de Alcachofra
  coleréticos 130, 131, 132, 133
  diuréticos fitoterápicos 328
Extrato de Alcaçuz
  acne, cosmiatria 646
  antiulcerosos 126
  despigmentantes, cosmiatria 632
  hipercromias, cosmiatria 647, 648
Extrato de Alecrim 732
  acne, cosmiatria 632
  tratamentos capilares, cosmiatria 633, 658
Extrato de Algas Marinhas
  acne, cosmiatria 632
  adstringentes, cosmiatria 629
  celulite, cosmiatria 633, 651, 653
  flacidez, cosmiatria 650
  formulações pós-*peelings* 608
  hidratantes faciais, cosmiatria 635
  limpeza da pele, cosmiatria 634
  sabonetes, cosmiatria 661
  tratamentos capilares, cosmiatria 657
Extrato de *Allium cepa* 733
  queloides e atenuação de cicatrizes 623, 624
Extrato de Aloe 733
  acne, uso tópico 491
  antisseborreicos 525
  cicatrizantes, escaras e úlceras 541, 547
  emolientes, cosmiatria 630
  estimulantes e regeneradores tissulares,
    cosmiatria 630
  formulações pós-*peelings* 608, 609
  fotoprotetores 580
  hidratantes faciais, cosmiatria 635
  laxantes 134
  limpeza da pele, cosmiatria 634
  máscaras faciais e tensores, cosmiatria 638
  produtos após-barba, cosmiatria 662
  produtos para bebes, cosmiatria 661
  repelentes de insetos 626
  tratamentos capilares, cosmiatria 657, 658, 660

822 Formulário Médico-Farmacêutico

Extrato de *Aloe vera* 200:1
    formulações para as mãos, cosmiatria 656
    hidratantes faciais, cosmiatria.......................... 635
    tratamentos capilares, cosmiatria 657
Extrato de *Anemopaegma mirandum*
    disfunção erétil.. 238
    tônicos e estimulantes..................................... 169
Extrato de *Angelica sinensis*
    fito-hormônios... 351
Extrato de Aquiléia
    acne, cosmiatria 632, 646
    antipruriginosos... 523
Extrato de Arnica
    anti-inflamatórios, cosmiatria 629
    antivaricosos, antiflebíticos e antitrombóticos
        tópicos................................ 325, 326, 327
    área dos olhos, cosmiatria............... 632, 643, 644
    celulite, cosmiatria 651
    estimulantes e regeneradores tissulares,
        cosmiatria 630
    hidratantes corporais, cosmiatria..................... 650
    máscaras faciais e tensores, cosmiatria............ 637
    produtos após-barba, cosmiatria 662
Extrato de Asafétida
    hipercromias... 558, 561
Extrato de Astragalus
    imunoestimuladores.. 331
Extrato de *Avena sativa*
    tratamentos capilares, cosmiatria 657
Extrato de Beladona
    analgésicos tópicos... 260
    antiespasmódicos.. 123
Extrato de *Bellis perennis*
    despigmentantes, cosmiatria 632
Extrato de Boldo
    auxiliares da digestão 145
    coleréticos 131, 132, 133
    hepatoprotetores 134
    laxantes 136
Extrato de *Boswellia serrata*
    antirreumáticos e antiartrósicos 310
Extrato de *Bowdichia virgilioides*
    antirreumáticos e antiartrósicos 310
Extrato de Café
    antioxidantes tópicos....................................... 581
Extrato de Calêndula... 740
    acne, cosmiatria 632
    acne, uso tópico 485
    anti-inflamatórios e descongestionantes cutâneos
        512
    anti-inflamatórios não hormonais tópicos 272
    anti-inflamatórios, cosmiatria 629
    bronzeadores e aceleradores do bronzeamento
        583
    celulite, cosmiatria 651

    cicatrizantes, escaras e úlceras 542, 548
    fissuras dos mamilos 373, 374
    fissuras dos mamilos, prevenção..................... 375
    formulações pós-*peelings*....................... 608, 609
    limpeza da pele, cosmiatria............................. 634
    máscaras faciais e tensores, cosmiatria 637
    produtos para bebês, cosmiatria...................... 660
    queloides e atenuação de cicatrizes................. 624
    tonificação facial, cosmiatria.......................... 635
Extrato de *Camellia sinensis*
    obesidade.. 159
Extrato de Camomila
    acne, cosmiatria 632, 646
    ansiolíticos... 24, 27
    anti-inflamatórios e descongestionantes cutâneos
        512
    anti-inflamatórios, cosmiatria 629
    antipruriginosos... 523
    bronzeadores e aceleradores do bronzeamento
        583
    fissuras dos mamilos 374
    formulações pós-*peelings*....................... 607, 609
    hidratantes faciais, cosmiatria.......................... 635
    limpeza da pele, cosmiatria............................. 634
    máscaras faciais e tensores, cosmiatria 637
    oftalmologia, formulações para banho ocular . 451
    pele acneica, uso tópico 493
    produtos para bebes, cosmiatria...................... 661
    tonificação facial, cosmiatria.......................... 635
    tratamentos capilares, cosmiatria 658
Extrato de Caracol
    cicatrizantes, escaras e úlceras 542, 543
Extrato de *Caralluma fimbriata*
    obesidade.. 159
Extrato de Carqueja
    diuréticos fitoterápicos 328
Extrato de Cáscara Sagrada
    coleréticos 132, 133
    laxantes 134, 135, 136
Extrato de Castanha da Índia
    antivaricosos, antiflebíticos e antitrombóticos
        tópicos 325, 327
    área dos olhos, cosmiatria....................... 632, 644
    uso tópico anorretal 405, 406
Extrato de Catuaba
    disfunção erétil.. 238
    tônicos e estimulantes..................................... 169
Extrato de Cavalinha
    alopecias, uso oral... 496
    antivaricosos, antiflebíticos e antitrombóticos
        tópicos 325, 327
    área dos olhos, cosmiatria....................... 632, 643
    celulite, cosmiatria 633, 652
    cicatrizantes, cosmiatria.................................. 629

diuréticos fitoterápicos 329
Extrato de Caviar 742
   antirrugas, cosmiatria 642
   hidratantes corporais, cosmiatria 649
   hidratantes faciais, cosmiatria 636
   nutrição facial, cosmiatria 639
   nutrientes, cosmiatria 632
   rosto, colo e pescoço, cosmiatria 646
   sabonetes, cosmiatria 661
Extrato de Cebola 733
   queloides e atenuação de cicatrizes 623
Extrato de *Centella asiatica*
   antivaricosos, antiflebíticos e antitrombóticos
      tópicos 327
   celulite, cosmiatria 633, 651, 652, 653, 654
   hidratantes corporais, cosmiatria 650
   produtos para uso pós-solar 585
Extrato de Chá Verde
   acne, uso tópico 487
   antioxidantes tópicos 581, 582
   antirradicais livres, cosmiatria 629
   celulite, cosmiatria 651, 654
   hidratantes corporais, cosmiatria 649
   obesidade 159
Extrato de Chapéu de Couro
   diuréticos fitoterápicos 329
Extrato de *Cimicifuga racemosa*
   fito-hormônios 351
Extrato de Cipó Cabeludo
   diuréticos fitoterápicos 329
Extrato de *Citrus aurantium*
   obesidade 159
Extrato de *Codium tomentosum*
   hidratantes, cosmiatria 631
Extrato de Confrey
   acne, cosmiatria 647
   cicatrizantes, escaras e úlceras 542, 547
   fissuras dos mamilos 374
   formulações pós-*peelings* 608
   hidratantes, cosmiatria 631
   máscaras faciais e tensores, cosmiatria 637
   queloides e atenuação de cicatrizes 624
   tratamentos capilares, cosmiatria 657, 658
Extrato de *Cranberry*
   probióticos 119
   profilaxia de infecções urinárias 246
Extrato de *Crataegus*
   ansiolíticos 24
Extrato de *Dioscorea villosa*
   antirreumáticos e antiartrósicos 310
   fito-hormônios 351
Extrato de *Ephedra sinensis*
   obesidade 159
Extrato de Equinácea
   imunoestimuladores 331

Extrato de Erva Cidreira
   ansiolíticos 24
Extrato de Erva Mate
   obesidade 159
Extrato de Espinheira Santa
   antiulcerosos 126, 130
Extrato de Eucalipto
   expectorantes 109
Extrato de Frângula
   laxantes 134
Extrato de Fumária
   coleréticos 131, 132
Extrato de Garcínia
   obesidade 159
Extrato de Gengibre
   produtos após-barba, cosmiatria 662
Extrato de Gérmen de Trigo 756
   formulações para as mãos, cosmiatria 656
   hidratantes corporais, cosmiatria 649
   hidratantes, cosmiatria 631
   limpeza da pele, cosmiatria 634
   nutrição facial, cosmiatria 638
Extrato de Gimnema
   obesidade 159
Extrato de *Ginkgo biloba*
   antirradicais livres, cosmiatria 629
   antirrugas, cosmiatria 641
   antivaricosos, antiflebíticos e antitrombóticos
      tópicos 327
   área dos olhos, cosmiatria 642
   celulite, cosmiatria 652, 653
   estimulantes do SNC e nootrópicos 51
   hidratantes corporais, cosmiatria 649
   hidratantes faciais, cosmiatria 635, 636
   hipocromias, uso oral 565
Extrato de Ginseng
   formulações pós-*peelings* 608
   hidratantes corporais, cosmiatria 649
   tônicos e estimulantes 169
Extrato de Ginseng Coreano
   estimulantes do SNC e nootrópicos 51
Extrato de Ginseng do Brasil
   estimulantes e regeneradores tissulares,
      cosmiatria 630
   tônicos e estimulantes 169
   tonificação facial, cosmiatria 635
Extrato de Green Tea
   obesidade 159
Extrato de Grindélia
   broncodilatadores e antiasmáticos 109
   expectorantes 109
Extrato de Guaco
   expectorantes 109
Extrato de Guaraná
   estimulantes do SNC e nootrópicos 51

tônicos e estimulantes........................ 169
Extrato de Guggul
   acne, uso oral 478, 480
Extrato de *Gymnema sylvestre*
   diabetes.................................. 226, 227
Extrato de Hamamelis
   acne, cosmiatria 632, 646, 647
   adstringentes, cosmiatria 629
   alopecias, uso tópico 506
   antivaricosos...................................... 322
   antivaricosos, antiflebíticos e antitrombóticos
      tópicos.. 325
   área dos olhos, cosmiatria................. 632
   desodorantes, cosmiatria 662
   formulações pós-*peelings*.................. 607
   limpeza da pele, cosmiatria............... 634
   máscaras faciais e tensores, cosmiatria..... 638
   nutrição facial, cosmiatria 638
   pele acneica, uso tópico 492, 493
   rosto, colo e pescoço, cosmiatria 645
   tonificação facial, cosmiatria 635
   tratamentos capilares, cosmiatria 657, 658
   uso tópico anorretal 405, 406
Extrato de *Harpagophytum procumbens*
   antirreumáticos e antiartrósicos 310
Extrato de *Helianthus annuus*
   antirradicais livres, cosmiatria........... 629
Extrato de Hera
   anti-inflamatórios, cosmiatria 629
   antivaricosos, antiflebíticos e antitrombóticos
      tópicos........................ 325, 326, 327
   área dos olhos, cosmiatria................. 632
   celulite, cosmiatria 633, 651, 652, 653, 654
   cicatrizantes, cosmiatria.................... 629
   estimulantes e regeneradores tissulares,
      cosmiatria 630
Extrato de *Huperzia serrata*
   estimulantes do SNC e nootrópicos..... 51
Extrato de *Hypericum*
   antidepressivos.................................... 32
Extrato de *Ilex paraguariensis*
   obesidade 159
Extrato de Ipecacuanha
   aparelho digestivo 148
   expectorantes............................ 109, 110
Extrato de *Iris asiatica*
   acne, cosmiatria 632
Extrato de *Iris florentina*
   antienvelhecimento, cosmiatria 639, 640
   área dos olhos, cosmiatria.......... 632, 643
   estimulantes e regeneradores tissulares,
      cosmiatria 630
   hidratantes corporais, cosmiatria 649
   hidratantes faciais, cosmiatria........... 636

máscaras faciais e tensores, cosmiatria 637
nutrição facial, cosmiatria 639
rosto, colo e pescoço, cosmiatria 645
Extrato de *Iris germanica*
   acne, cosmiatria 647
   acne, uso tópico 483
Extrato de *Irvingia gabonensis*
   obesidade 159
Extrato de Jaborandi
   tratamentos capilares, cosmiatria........... 658, 660
Extrato de Jurubeba
   coleréticos 133
   tônicos e estimulantes 169
Extrato de Kava-Kava
   ansiolíticos... 24
Extrato de Licorice
   despigmentantes, cosmiatria 632
Extrato de Ma-Huang
   obesidade 159
Extrato de Maracujá
   ansiolíticos..................................... 24, 27
Extrato de Marapuama
   tônicos e estimulantes 169
Extrato de Meimendro
   antiespasmódicos.............................. 123
Extrato de *Mimosa tenuiflora*
   antienvelhecimento, cosmiatria 639
   antirradicais livres, cosmiatria........... 629
   área dos olhos, cosmiatria................. 643
   formulações pós-*peelings*........... 607, 609
   hidratantes corporais, cosmiatria 649
   hidratantes faciais, cosmiatria........... 636
   máscaras faciais e tensores, cosmiatria 637
   produtos após-barba, cosmiatria 662
   rosto, colo e pescoço, cosmiatria 645
   tonificação facial, cosmiatria 635
   tratamentos capilares, cosmiatria 658
Extrato de Muirapuama
   tônicos e estimulantes 169
Extrato de Mulungu
   ansiolíticos..................................... 24, 27
Extrato de *Opuntia ficus-indica*
   obesidade 159
Extrato de *Padina pavonica*................. 775
   antienvelhecimento, cosmiatria 639, 640
   área dos olhos, cosmiatria................. 643
   hidratantes corporais, cosmiatria 649
   hidratantes faciais, cosmiatria........... 635
   hidratantes, cosmiatria 631
   máscaras faciais e tensores, cosmiatria 637
Extrato de Painço
   alopecias, uso oral............................ 496
Extrato de *Panax ginseng*
   estimulantes do SNC e nootrópicos 51
   tônicos e estimulantes 169

Extrato de *Panax japonicus*
   alopecias, uso tópico 499, 505
   tratamentos capilares, cosmiatria 633
Extrato de Passiflora
   ansiolíticos... 27
Extrato de *Paullinia cupana*
   estimulantes do SNC e nootrópicos.................... 51
   tônicos e estimulantes... 169
Extrato de *Pfaffia paniculata*
   estrias, cosmiatria 655
   tônicos e estimulantes... 169
Extrato de *Phyllanthus emblica*
   antirradicais livres, cosmiatria................. 629, 646
   cicatrizantes, escaras e úlceras.......................... 542
   despigmentantes, cosmiatria 633
   hipercromias, cosmiatria 648
Extrato de *Phyllanthus niruri*
   cálculos renais 245
Extrato de *Pinus maritima*
   antivaricosos.. 324
Extrato de Placenta 778
   área dos olhos, cosmiatria................................... 632
   estrias, cosmiatria 655
   flacidez, cosmiatria 650
   hidratantes faciais, cosmiatria 636
   máscaras faciais e tensores, cosmiatria............ 637
   nutrição facial, cosmiatria 638
   nutrientes, cosmiatria 632
Extrato de *Polypodium leucotomos*
   estimulantes do SNC e nootrópicos.................... 51
Extrato de Portulaca
   antienvelhecimento, cosmiatria 640
   anti-inflamatórios, cosmiatria 629
   hidratantes corporais, cosmiatria 649
   hipercromias, cosmiatria 648
   produtos após-barba, cosmiatria 662
   tratamentos capilares, cosmiatria 658
Extrato de Própolis
   foliculite da barba... 586
Extrato de *Prunus africanum*
   terapêutica prostática 249
Extrato de *Pterodon emarginatus*
   antirreumáticos e antiartrósicos 310
Extrato de *Ptychopetalum olacoides*
   tônicos e estimulantes... 169
Extrato de *Pygeum africanum*
   terapêutica prostática 249
Extrato de Quebra Pedra
   cálculos renais 245
   diuréticos fitoterápicos 329
Extrato de Romã
   hipercromias... 556, 558
Extrato de Ruibarbo
   laxantes 134, 136
Extrato de *Sabal serrulata*
   terapêutica prostática 249
Extrato de *Saccharomyces cerevisiae*
   anti-inflamatórios e descongestionantes cutâneos
   512
   anti-inflamatórios, cosmiatria 629
Extrato de Salgueiro 731
Extrato de *Salix nigra*
   acne, cosmiatria 632
   esfoliantes e abrasivos, cosmiatria.................... 630
Extrato de Salsaparrilha
   diuréticos fitoterápicos 329
Extrato de Sálvia
   tratamentos capilares, cosmiatria 657
Extrato de Saw Palmetto.. 594
   alopecias, uso oral.. 494
   hirsutismo 595
   terapêutica prostática 249
Extrato de Sementes de Arroz
   área dos olhos, cosmiatria................................... 632
Extrato de Sementes de Soja
   área dos olhos, cosmiatria................................... 632
Extrato de Sene
   laxantes 134, 135
Extrato de *Serenoa repens*
   terapêutica prostática 249
Extrato de *Solanum paniculatum*
   tônicos e estimulantes... 169
Extrato de *Tanacetum parthenium*
   antirreumáticos e antiartrósicos 310
Extrato de Tília
   oftalmologia, formulações para banho ocular . 451
Extrato de *Tribulus terrestris*
   disfunção erétil.. 238
Extrato de *Trifolium pratense*
   fito-hormônios 351
Extrato de Tussilagem, Milefólio e Quina
   alopecias, uso tópico... 499
   tratamentos capilares, cosmiatria 633
Extrato de Unha de Gato
   imunoestimuladores 331
Extrato de *Urtica dioica*
   terapêutica prostática 249
Extrato de Urtiga
   terapêutica prostática 249
Extrato de Urucum... 773
Extrato de Uva Ursi
   despigmentantes, cosmiatria 633
   diuréticos fitoterápicos 330
Extrato de Valeriana
   ansiolíticos... 24
Extrato de Willow Bark..662, 790
   acne, uso tópico 483
   alopecias, uso tópico... 506
   antienvelhecimento, cosmiatria 639
   hipercromias, cosmiatria 647

máscaras faciais e tensores, cosmiatria............ 637
pele acneica, uso tópico 493
produtos após-barba, cosmiatria 662
tratamentos capilares, cosmiatria 658
Extrato de Zedoária
coleréticos 131
Extrato Fluido de Eucalipto
broncodilatadores e antiasmáticos 108
Extratos de Tireoide Purificados
hormônios tireoidianos 219
Eye Contour Complex 752
área dos olhos, cosmiatria................ 632, 643, 644
Ezetimiba
hipocolesterinêmicos 90, 95, 96
Fagopyrum esculentum 781
antivaricosos... 324
Famotidina
anti-inflamatórios não hormonais.................... 269
antiulcerosos 126, 127
miorrelaxantes 263
Fanconi, Síndrome... 231
Farelo de Aveia
suplementos de fibras e grãos.................. 215, 216
Farelo de Trigo
suplementos de fibras e grãos.................. 215, 216
Farinha de Amêndoas
suplementos de fibras e grãos.................. 215, 216
Farinha de Semente de Linhaça
suplementos de fibras e grãos.................. 215, 216
Faseolamina... 160
obesidade... 159, 160, 163
Fator Antirradicais Livres..................................... 752
antirradicais livres, cosmiatria......................... 629
Fator de Crescimento bFGF
antienvelhecimento, cosmiatria....................... 640
área dos olhos, cosmiatria................................ 644
Fator de Crescimento de Fibroblastos IGF-1
alopecias, uso tópico 503
Fator de Crescimento Endotelial Vascular
alopecias, uso tópico 503
Fator de Crescimento Fibroblástico Básico 753
cosmiatria 631
Fator de Crescimento IGF-1
antienvelhecimento, cosmiatria....................... 640
área dos olhos, cosmiatria................................ 644
Fator de Crescimento Insulínico 753
alopecias, uso tópico 503
cosmiatria 631
Fator de Crescimento TGF-β
antienvelhecimento, cosmiatria....................... 640
hipercromias, cosmiatria 648
Fator de Crescimento Transformador 753
cosmiatria 631
Fator de Crescimento Vascular............................. 753
cosmiatria 631

Fator de Crescimento VEGF
antienvelhecimento, cosmiatria....................... 640
área dos olhos, cosmiatria................................ 644
Fator de Proteção Solar (FPS e FPUVA).............. 577
Fator de Hidratação Natural................................. 759
hidratantes, cosmiatria 631
Fatores de Crescimento... 752
Fatores de Crescimento, Cosmiatria 631
Felodipino
anti-hipertensivos 76, 80
vasodilatadores coronarianos 105
Femproporex
anorexígenos.. 151, 152
Fenazona... 734
gotas auriculares 383
Fenazopiridina
antissépticos urinários...................................... 233
Fenformina
hipoglicemiantes orais 222
Fenilalanina 188
antidepressivos 37
estimulantes do crescimento 176, 177
hipocromias.. 568
hipocromias, uso oral 565, 566
medicina esportiva 211
pool de aminoácidos essenciais 176
suplementos nutricionais.................................. 173
suplementos nutricionais, SNC.......................... 72
Fenilbutazona
anti-inflamatórios não hormonais............ 264, 266
anti-inflamatórios não hormonais tópicos 270, 272
miorrelaxantes 263
Fenilefrina
gotas nasais 397, 398
midriáticos e ciclopégicos.................455, 457, 458
oftalmologia, antialérgicos 453
oftalmologia, antibacterianos 440, 441
oftalmologia, corticoides.................................. 442
oftalmologia, descongestionantes 451, 452
Fenilmercúrio
oftalmologia, preservantes 424
Feniramina
oftalmologia, antialérgicos 452, 453
Fenitoína
anticonvulsivantes... 28, 29
cicatrizantes, escaras e úlceras 542, 543, 544
neuropatias, uso tópico............................. 277, 278
Feno Grego
fibras e mucilagens................................... 139, 140
Fenobarbital
anticonvulsivantes... 28, 29
antienxaquecas 40
Fenofibrato
hipocolesterinêmicos 90, 93, 95
Fenol... 754

acne, uso tópico 484
afecções orofaríngeas 392
antimicóticos tópicos 515
antissépticos e acidificantes vaginais 370
antissépticos e antiexsudativos 527, 528
gotas auriculares 383, 385
higienização de ambientes 627
onicopatias 600
peelings 605
picadas de insetos 627

Fenoterol
broncodilatadores e antiasmáticos 108, 109

Fentiazaco
anti-inflamatórios não hormonais 264, 267
anti-inflamatórios não hormonais tópicos 270, 272

Ferro (Glicina)
suplementos nutricionais, SNC 72

Ferro elementar
antianêmicos 164

Ferro Glicina
suplementos nutricionais 182

Ferro Quelato
alopecias, uso oral 496
antianêmicos 164, 166
suplementos nutricionais 179, 180, 181, 182

Ferro *Taste Free*
antianêmicos 164

Ferula foetida 736

Feverfew
antienxaquecas 42, 44
antirreumáticos e antiartrósicos 310, 318

Fexofenadina
antialérgicos e antipruriginosos 301, 304

Fibras 139
Filtros Solares 574
Fimose 254

Finasterida
alopecias, uso oral 494, 495
alopecias, uso tópico 497, 501, 502
hirsutismo 594, 595
terapêutica prostática 249, 250

Fioravanti, Bálsamo 737
alopecias, uso tópico 499
analgésicos tópicos 261

Fisostigmina
antiglaucomatosos 430

Fissuras do Períneo 375
Fissuras dos Mamilos 373

Fitina
estimulantes do SNC e nootrópicos 51, 55
medicina esportiva 212
suplementos nutricionais, SNC 70
tônicos e estimulantes 169

Fitomenadiona 187, 790
púrpuras 622

suplementos nutricionais 172, 175
Fitoterápicos com ação Hormonal 351
Flacidez, Cosmiatria 650
Flores de Laranjeira, Xarope
ansiolíticos 27

Flucitosina
oftalmologia, antifúngicos 426, 428
vulvovaginites 377, 378

Fluconazol
antimicóticos 293, 294
antimicóticos tópicos 513, 514
oftalmologia, antifúngicos 427, 428
onicopatias 596, 597

Fludrocortisona
mineralocorticoides 338, 339

Flufenazina
neurolépticos 60, 62
tensão pré-menstrual 364

Flunarizina
antienxaquecas 42, 44
antivertiginosos e anticinetóticos 48, 49
vasodilatadores cerebrais e periféricos.... 101, 103

Flunitrazepam
hipnóticos 58, 59

Fluocinolona 754
alopecias, uso tópico 498
anti-inflamatórios hormonais tópicos 509, 510, 511
antisseborreicos 524
oftalmologia, corticoides 441
psoríase 616

Fluoresceína
oftalmologia, produtos para diagnóstico 460, 461, 462

Fluoreto de Sódio 192
afecções orofaríngeas 392
suplementos nutricionais 173, 181

Fluorexon
oftalmologia, produtos para diagnóstico . 460, 462

Fluormetolona
oftalmologia, corticoides 441

Fluoruracila 754
cáusticos 536, 537
condiloma acuminato 253
ginecologia 380
oftalmologia 468, 469
queratose actínica 624, 625

Fluoxetina
antidepressivos 32, 35
ejaculação precoce 240
obesidade 153

Flurazepam
hipnóticos 58, 59

Flutamida
acne, uso oral 477

acne, uso tópico 482, 488
alopecias, uso oral 494
alopecias, uso tópico 497, 501
antiandrógenos, ginecologia 357
hirsutismo................................... 594, 595
terapêutica prostática 249
Fluvoxamina
antidepressivos................................. 32, 35
Foliculite da Barba................................. 586
Fomblin
eczemas.................................... 570, 572
formadores de filme, cosmiatria 631
formulações para as mãos, cosmiatria 656
Fomblin HC-25 754
Fomblin HC-R 754
Fomes officinalis..................................... 731
Formadores de Filme, Cosmiatria................. 631
Formaldeído.. 754
hidroses................................... 587, 588
Formiato de Cálcio
catarata 460
Formol 754
cáusticos... 539
ginecologia 380
hidroses................................... 587, 589
onicopatias 596, 597, 599, 600
Formulações para as Mãos, Cosmiatria........ 656
Formulações para os Cabelos..................... 657
Formulações para os Lábios....................... 656
Formulações Pós-*Peelings* 607
Formulações Pré-*Peelings* 606
FOS
dermatite atópica, uso oral 551
obesidade 156
prebióticos................................. 116, 119
Foscarnet
antivirais tópicos 533, 534
Fosfatidilcolina
antivaricosos, antiflebíticos e antitrombóticos
tópicos... 328
coleréticos 130, 132
géis transdérmicos 675
suplementos nutricionais, SNC 64, 67
Fosfatidiletanolamina
géis transdérmicos 675
Fosfatidilinositol
géis transdérmicos 675
Fosfatidilserina
géis transdérmicos 675
suplementos nutricionais, SNC 64, 67, 69
Fosfato de Ascorbil Magnésio 755
área dos olhos, cosmiatria.................... 643
despigmentantes, cosmiatria 633
hipercromias..................................... 558
hipercromias, cosmiatria..................... 648

Fosfato de Sódio Dibásico
preparo intestinal............................... 411
Fosfato de Sódio Monobásico
preparo intestinal............................... 411
Fotoprotetores.. 573
Fotoprotetores Labiais 584
Fotoprotetores Orais 584
Frângula
laxantes..................................... 134, 135
Frângula.. 138
Fruto-oligossacarídeos
antirreumáticos e antiartrósicos 320
obesidade 156
prebióticos................................. 116, 118
Frutose
adoçantes... 228
Fucogel... 755
acne, uso tópico 487
antisseborreicos................................. 526
formulações pós-*peelings*.................... 608
formulações pré-*peelings*.................... 607
hidratantes faciais, cosmiatria............... 636
hidratantes, cosmiatria 631
produtos após-barba, cosmiatria 662
produtos para uso pós-solar................. 585
rosto, colo e pescoço, cosmiatria 645
Fucsina.. 755
afecções orofaríngeas 388
Fucsina Ácida
prurido vulvar essencial 376
Fucsina Básica
antimicóticos tópicos 515
Fucus vesiculosus 141, 733, 739
acne, cosmiatria 632
celulite, cosmiatria 633
diabetes 225, 226
diuréticos fitoterápicos 330
fibras e mucilagens 139, 141
laxantes.. 135
Fumarato Ferroso
antianêmicos..................................... 166
Fumaria officinalis 132
coleréticos 131, 132
Furazolidona
antiprotozoários........................ 297, 298
Furfuriladenina 755
acne, cosmiatria 632
acne, uso tópico 483
antienvelhecimento, cosmiatria............. 639
área dos olhos, cosmiatria.................... 643
estrias, cosmiatria 655
hipercromias, cosmiatria..................... 648
rosácea, uso tópico 491
Furosemida
diuréticos.................................... 85, 87

gotas nasais 397, 399
FYAT
    otorrinolaringologia 402
FYAT-K
    otorrinolaringologia 402
GABA
    estimulantes do SNC e nootrópicos 50, 52
Gabapentina
    anticonvulsivantes 28, 30
    antienxaquecas 42, 43
    neuropatias 274, 275
    neuropatias, uso tópico 277, 279, 280
Gaditsu
    antiulcerosos 126
    coleréticos 131
Galactosan 755
    formulações para as mãos, cosmiatria 656
    hidratantes corporais, cosmiatria 649
    hidratantes faciais, cosmiatria 635
    hidratantes, cosmiatria 631
    tratamentos capilares, cosmiatria 657, 659
Galato Básico de Bismuto
    hidroses 589
Gamma-Oryzanol
    hipocolesterinêmicos 97, 98
Ganciclovir
    oftalmologia, antivirais 449, 450
Gantrez
    onicopatias 598
Garcínia
    obesidade 162
Garcinia cambogia
    obesidade 162
Garcinia indica
    obesidade 162
Garra do Diabo
    antirreumáticos e antiartrósicos 310, 318
Gaultheria procumbens 781
Gaultheria, Óleo 781
Géis Transdérmicos 673
Gel Adesivo Oral 721
Gel Antitranspirante 672
Gel Base para Anti-Inflamatórios 670
Gel Creme 669
Gel Creme Acetinado 672
Gel Creme de Hostacerin 669
Gel Creme Siliconado 671
Gel de Amigel 671
Gel de Aristoflex 668
Gel de Aristoflex (alta viscosidade) 668
Gel de Carbopol (Formulário Nacional) 665
Gel de Carbopol Hidroalcoólico 665
Gel de Lubrajel 668
Gel de Natrosol 663
Gel de Natrosol (alta viscosidade) 664
Gel de Natrosol com Metabissulfito 663

Gel de Pemulen 667
Gel de PLO 675
Gel de Sepigel 666
Gel Dental sem Flúor 723
Gel Fluido de Carbopol 665
Gel Fluido de Natrosol 663
Gel Fluido de Pemulen 667
Gel Fluido de Sepigel 666
Gel Oleoso 670
Gel Oleoso para Massagem 671
Gel para Ultrassonografia
    ginecologia 380
Gel Redutor
    celulite, cosmiatria 650
Gelatina
    cicatrizantes, escaras e úlceras 545, 546
Gelidium cartilagineum 140
    diabetes 225
    fibras e mucilagens 139, 142
    suplementos de fibras e grãos 215
Gelose 140
    diabetes 225
    fibras e mucilagens 139
    suplementos de fibras e grãos 215
Genapol EGL
    sabonetes, cosmiatria 661
Genfibrozila
    hipocolesterinêmicos 90, 94
Gengibre
    produtos após-barba, cosmiatria 662
Gentamicina 755
    antibacterianos tópicos 507, 508
    anti-inflamatórios hormonais tópicos 511, 512
    blefarites 459
    cicatrizantes, escaras e úlceras 544
    gotas auriculares 383, 386, 388
    oftalmologia, antibacterianos 433, 434
    oftalmologia, corticoides 442, 443
    vulvovaginites 376
Gergelim
    suplementos de fibras e grãos 215
Gérmen de Trigo 739, 756
    formulações para as mãos, cosmiatria 656
    hidratantes corporais, cosmiatria 649
    hidratantes, cosmiatria 631
    nutrição facial, cosmiatria 638
    suplementos de fibras e grãos 215, 216
    tratamentos capilares, cosmiatria 657
Gérmen de Trigo, Óleo
    emolientes, cosmiatria 630
    fissuras dos mamilos 373
    fissuras dos mamilos, prevenção 374
    limpeza da pele, cosmiatria 634
    sabonetes, cosmiatria 661
Gimnema

diabetes 226, 227
obesidade 159, 162
Ginkgo biloba 756, 780
antienxaquecas 44
antirradicais livres 202, 204, 205
antirradicais livres, cosmiatria 629
antirrugas, cosmiatria 641
antivaricosos, antiflebíticos e antitrombóticos
tópicos 327
área dos olhos, cosmiatria 642
celulite, cosmiatria 652, 653
disfunção erétil 239
estimulantes do SNC e nootrópicos 51, 55, 58
hidratantes corporais, cosmiatria 649
hidratantes faciais, cosmiatria 635, 636
hipercromias 565
hipocromias, uso oral 565, 566, 567
medicina esportiva 214
vasodilatadores cerebrais e periféricos 101, 103
Ginseng
formulações pós-*peelings* 608
hidratantes corporais, cosmiatria 649
tônicos e estimulantes 169
Ginseng Coreano
estimulantes do SNC e nootrópicos 51, 55
Ginseng do Brasil 756
estimulantes do SNC e nootrópicos 51, 55
estimulantes e regeneradores tissulares,
cosmiatria 630
tônicos e estimulantes 169, 170
tonificação facial, cosmiatria 635
Ginseng Siberiano
estimulantes do SNC e nootrópicos 51, 56
Girassol, Óleo 771
cicatrizantes, escaras e úlceras 543
fissuras dos mamilos 373
óleo de banho 720
Glibenclamida
hipoglicemiantes orais 222, 223
Glicazida
hipoglicemiantes orais 224
Glicerina 756
cremes 683
formulações orabase 721
sabonetes, cosmiatria 661
supositório 412
Glicerofosfato de Cálcio
orexígenos e anabolizantes 168
Glicerofosfato de Sódio
otorrinolaringologia 402
Glicerol 756
dermatite atópica 552, 556
lubrificantes oculares 454, 455
oftalmologia, agentes hiperosmóticos 425, 426

Gliceróleo de Amido
antipruriginosos 522
Glicina 188
medicina esportiva 211
suplementos nutricionais 173
Gliclazida
hipoglicemiantes orais 222
Glicocorticoides 307
Glicopirrolato
hidroses 587, 589
sialorreia 396
Glicose
oftalmologia, agentes hiperosmóticos 425, 426
Glicossomas 756
Glimepirida
hipoglicemiantes orais 222, 224
Glipizida
hipoglicemiantes orais 222, 224
Glucomannan 141
diabetes 225
fibras e mucilagens 139, 141, 142
hipocolesterinêmicos 97, 99
Gluconato de Cálcio
cicatrizantes, escaras e úlceras 549
queimaduras oculares 465, 466
Gluconato de Magnésio
ginecologia 362
Gluconato de Zinco
gotas nasais 397, 399
suplementos nutricionais 178
Gluconolactona 756
acne, uso tópico 482, 487
esfoliantes e abrasivos, cosmiatria 630
hipercromias, cosmiatria 648
hiperqueratose, ictiose 591, 593
nutrição facial, cosmiatria 639
rosto, colo e pescoço, cosmiatria 646
Glucosamina
antirreumáticos e antiartrósicos 310, 315, 316
antirreumáticos tópicos 320, 322
Glucose-40 Ophthalmic 426
Glutamina 188
medicina esportiva 211
suplementos nutricionais 173, 195, 199
Glutaraldeído 757
antivirais tópicos 533, 535
cáusticos 536, 538
hidroses 587, 590
onicopatias 596, 597
Glutation 757
antienvelhecimento, cosmiatria 640
antirradicais livres 202, 205
antirradicais livres, cosmiatria 629, 646
área dos olhos, cosmiatria 643
Glycine max 757, 780

área dos olhos, cosmiatria 632
Glycosan Hidroquinona 743
Glycosan Salicílico 743
Glycyrrhiza glabra 729, 735
   antitussígenos 107
   antiulcerosos 126
   mucolíticos 111
Glycyrrhiza inflata 735
Goeckerman, Método de
   psoríase 614
Goji Berry
   antirradicais livres 202, 205
Goma Acácia
   laxantes 136
Goma Adragante 757
   acne, uso tópico 483
   antipruriginosos 522
Goma Arábica
   laxantes 137
Goma Guar
   diabetes 225, 226
   fibras e mucilagens 139, 142
Goma Tragacanto 757
Goma Xantana
   sérum de 673
Gomenol 757
   inalantes 400
Gotas Auriculares 383
Gotas Nasais 397
Gracilaria confervoides 140
   diabetes 225
   fibras e mucilagens 139
   suplementos de fibras e grãos 215
Gramicidina
   oftalmologia, antiprotozoários 447
Grapefruit, Óleo
   tratamentos capilares, cosmiatria 658, 660
Green Tea
   antirradicais livres, cosmiatria 629
   obesidade 159
Griffonia simplicifolia
   obesidade 157, 158
   suplementos nutricionais, SNC 64, 67
Grindélia
   broncodilatadores e antiasmáticos 109
   expectorantes 109, 110
Grindelia robusta
   expectorantes 109
Griseofulvina 757
   antimicóticos 293, 294
   antimicóticos tópicos 513, 515
   onicopatias 596, 598
Guaco
   expectorantes 109, 110
Guaiafenesina

dismenorreia primária 363
expectorantes 109, 110
inalantes 400
neuropatias, uso tópico 281
Guanetidina
   oftalmologia 469, 470
Guaraná
   estimulantes do SNC e nootrópicos 51, 56
   obesidade 163
   suplementos de fibras e grãos 215, 216
   tônicos e estimulantes 169, 171
Guggul
   acne, uso oral 478, 480
   hipocolesterinêmicos 97, 99
Gymnema sylvestre
   diabetes 227
   obesidade 159, 162, 163
Halcinonida 757
   alopecias, uso tópico 498
   anti-inflamatórios hormonais tópicos 509, 510, 511
Halitose 393
Haloperidol
   neurolépticos 60, 62
Haloxyl
   hipercromias 558, 565
Hamamelis 757
   acne, cosmiatria 632, 646, 647
   alopecias, uso tópico 506
   antivaricosos 325
   antivaricosos, antiflebíticos e antitrombóticos
      tópicos 325
   área dos olhos, cosmiatria 632
   desodorantes, cosmiatria 662
   formulações pós-*peelings* 607
   hipercromias 565
   limpeza da pele, cosmiatria 634
   máscaras faciais e tensores, cosmiatria 638
   nutrição facial, cosmiatria 638
   pele acneica, uso tópico 492, 493
   tonificação facial, cosmiatria 635
   tratamentos capilares, cosmiatria 657, 658
   uso tópico anorretal 405, 406
Hamamelis virginiana 757
   acne, cosmiatria 632
   adstringentes, cosmiatria 629
   antivaricosos 322, 325
   antivaricosos, antiflebíticos e antitrombóticos
      tópicos 325
   área dos olhos, cosmiatria 632
Harpagophytum procumbens
   antirreumáticos e antiartrósicos 310, 318
Hedera helix 731, 739, 752, 758, 781
   anti-inflamatórios, cosmiatria 629

antivaricosos 324
antivaricosos, antiflebíticos e antitrombóticos
    tópicos 325
área dos olhos, cosmiatria 632
celulite, cosmiatria 633
cicatrizantes, cosmiatria 629
estimulantes e regeneradores tissulares,
    cosmiatria 630
Hees, Loção
    acne, uso tópico 484
Helianthus annuus 758, 771
    antirradicais livres, cosmiatria 629
Helioxine 758
    antirradicais livres, cosmiatria 629
    hipercromias, cosmiatria 647
    tratamentos capilares, cosmiatria 659
Hemangiomas 586
Heparina 758
    analgésicos tópicos 261
    anti-inflamatórios não hormonais tópicos 272
    antivaricosos, antiflebíticos e antitrombóticos
        tópicos 325, 326, 327, 328
    oftalmologia 469, 471
    queloides e atenuação de cicatrizes 623, 624
Hepatoprotetores 133
Hera 731, 752, 758
    anti-inflamatórios, cosmiatria 629
    antivaricosos, antiflebíticos e antitrombóticos
        tópicos 325, 326, 327
    área dos olhos, cosmiatria 632
    celulite, cosmiatria 633, 651, 652, 653
    cicatrizantes, cosmiatria 629
    estimulantes e regeneradores tissulares,
        cosmiatria 630
Hesperidina
    antivaricosos 322, 323
Hexafosfato de Inositol 729
Hialuronato de Dimetilsilanol 758
    hidratantes faciais, cosmiatria 636
    hidratantes, cosmiatria 631
Hialuronato de Sódio 729
Hialuronidase 758
    antifibróticos 252
    celulite, cosmiatria 633, 651
    estrias, cosmiatria 655
Hibisco
    antiespasmódicos 123, 125
Hibiscus sabdariffa
    antiespasmódicos 123, 125
Hidratantes Corporais, Cosmiatria 648
Hidratantes Faciais, Cosmiatria 635
Hidratantes, Cosmiatria 631
Hidrato de Cloral 758
    alopecias, uso tópico 498, 499
    hipnóticos 58, 59

Hidroclorotiazida
    anti-hipertensivos 78, 79, 80, 81
    beta-bloqueadores 83, 84
    diuréticos 85, 88, 89
    TPM 346
Hidrocortisona 759
    afecções orofaríngeas 390
    alopecias, uso tópico 498
    antibacterianos tópicos 508
    anti-inflamatórios hormonais tópicos 509, 511,
        512
    blefarites 459
    dermatite atópica 553
    eczemas 570
    enemas 409
    fissuras do períneo 375
    fissuras dos mamilos 374
    formulações pós-*peelings* 608
    formulações pré-*peelings* 607
    gotas auriculares 383, 385, 386, 387, 388
    hipercromias 560
    mineralocorticoides 339
    oftalmologia, antiparasitários 446
    oftalmologia, corticoides 441, 442, 443
    prurido vulvar essencial 376
    ptiríase alba 621
    queloides e atenuação de cicatrizes 624
    uso tópico anorretal 405, 406, 407, 409
Hidrolato de Hamamelis
    oftalmologia, formulações para banho ocular . 451
Hidrolato de Rosa
    oftalmologia, formulações para banho ocular . 451
Hidroquinona 759
    cremes 681
    formulações pré-*peelings* 607
    hipercromias 558, 559, 560
    queloides e atenuação de cicatrizes 623
Hidroquinona Beta D-Glucopiranosídeo 735
    hipercromias 558
Hidroses 587
Hidroviton 759
    flacidez, cosmiatria 650
    hidratantes corporais, cosmiatria 649
    hidratantes faciais, cosmiatria 635, 636
    hidratantes, cosmiatria 631
    nutrição facial, cosmiatria 638
Hidróxi Triptofano
    obesidade 157, 158, 160
    suplementos nutricionais, SNC 64, 71
Hidroxialanina 189
    suplementos nutricionais 173
Hidroxicarbamida
    imunossupressores e citostáticos 335
Hidroxicloroquina

antimaláricos 296
antirreumáticos e antiartrósicos 310, 312
Hidróxido de Alumínio
    antiácidos 115
    anti-inflamatórios não hormonais 267
    cicatrizantes, escaras e úlceras 544
Hidróxido de Magnésio
    antiácidos 115
    laxantes 134, 136
Hidróxido de Potássio
    cáusticos 536, 538
    ginecologia 381
Hidroxipropilmetilcelulose
    lágrimas artificiais 454
    lubrificantes oculares 454
    oftalmologia, produtos para diagnóstico . 460, 463
Hidroxiquinolina
    antissépticos e acidificantes vaginais 370
Hidroxiureia
    imunossupressores e citostáticos 333, 335
Hidroxizina
    antialérgicos e antipruriginosos 301, 302
    expectorantes 110
    hipnóticos 59
Higienização de Ambientes 627
Hioscina
    analgésicos 256
    antieméticos 119
    antiespasmódicos 122, 124
    midriáticos e cicloplégicos 455
Hipercromias 556
Hipercromias, Cosmiatria 647
Hiperol
    gotas auriculares 383, 384
Hiperqueratose 591
Hipertensores 89
Hipnóticos 58
Hipoclorito de Cálcio 759
    antissépticos e antiexsudativos 527
Hipocolesterinêmicos 90
Hipocromias 565
Hipoglicemiantes Orais 222
Hipossulfito de Sódio 759
    antimicóticos tópicos 513, 516
    ginecologia 379
Hirsutismo 594
Histidina 188
    medicina esportiva 211
    suplementos nutricionais 173
Hoffmann
    licor de 695, 763
Homatropina
    analgésicos 256
    antienxaquecas 40
    antiespasmódicos 122, 124

antitussígenos 107
    midriáticos e cicloplégicos 455, 457
Homosalato
    filtros solares 576
Hormônios Femininos
    alopecias, uso tópico 498
Hormônios Femininos (uso oral) 345
Hormônios Femininos (uso tópico) 348
Hormônios Masculinos 234
Hormônios Tireoidianos 219
Hortelã, Essência
    afecções orofaríngeas 391
Hostacerin
    gel de 669
HPS 3 775
    hidratantes, cosmiatria 631
Human Oligopeptide-11 753
    fatores de crescimento, cosmiatria 631
Human Oligopeptide-2 753
    fatores de crescimento, cosmiatria 631
Human Oligopeptide-3 753
    fatores de crescimento, cosmiatria 631
Human Oligopeptide-7 753
    fatores de crescimento, cosmiatria 631
Huperzia serrata
    estimulantes do SNC e nootrópicos 51, 56
Hyasol 729
    hidratantes, cosmiatria 631
Hydrasil 759
    área dos olhos, cosmiatria 632, 643
    máscaras faciais e tensores, cosmiatria 637
Hydroxyprolisilane 736
    antienvelhecimento, cosmiatria 640
    área dos olhos, cosmiatria 642, 643
    estimulantes e regeneradores tissulares,
        cosmiatria 630
    estrias, cosmiatria 655
    formulações pós-*peelings* 608
    hidratantes corporais, cosmiatria 649
    hidratantes faciais, cosmiatria 636
    nutrição facial, cosmiatria 639
    onicopatias 596, 599
Hyoscyamus niger
    antiespasmódicos 123, 124
Hypericum
    ansiolíticos 25
    antidepressivos 32, 37
    obesidade 161
Ibandronato Sódico
    metabolismo do cálcio 336, 338
Ibopamina
    oftalmologia 469, 471
Ibuprofeno
    analgésicos 255, 258
    anti-inflamatórios não hormonais 264, 268

834 Formulário Médico-Farmacêutico

anti-inflamatórios não hormonais tópicos 270, 272
Icaridina
    repelentes de insetos 626
Ictiol 760
    eczemas 570, 571
    gotas auriculares 383, 388
Ictiose 591
Idebenona 760
    antienvelhecimento, cosmiatria 640
    antioxidantes tópicos 582
    antirradicais livres 202, 206
    despigmentantes, cosmiatria 633
    hipercromias, cosmiatria 648
Idoxuridina 760
    antivirais tópicos 533, 534
    oftalmologia, antivirais 449, 450
IDU 760
    antivirais tópicos 533
    oftalmologia, antivirais 449
IGF-1 753
    fatores de crescimento, cosmiatria 631
Ilex paraguariensis
    obesidade 159, 162, 164
Illicium verum
    antiespasmódicos 123, 124
    antiflatulentos 125
Imidazolina Anfoterizada 760
    produtos para bebês, cosmiatria 660
    sabonetes, cosmiatria 661
Imipeném
    oftalmologia, antibacterianos 436, 438
Imipramina
    antidepressivos 32, 34
    incontinência urinária 242
Imiquimode 760
    queratose actínica 624, 625
Imunoestimuladores 331
Imunossupressores 333
Inalante de Kauffmann
    inalantes 401
Inalantes 400
Incontinência Urinária 242
Indapamida
    diuréticos 85, 88
Indol-3-Carbinol
    ginecologia 358, 359
Indometacina
    anti-inflamatórios não hormonais 264, 267
    anti-inflamatórios não hormonais tópicos 270, 273
    oftalmologia, anti-inflamatórios não hormonais
    .... 443, 444
Ingram, Método de
    psoríase 614
Inibidores da Aromatase 237
Inosinato Dissódico

oftalmologia 471
Inosine Pranobex
    antivirais 292, 531
    imunoestimuladores 331
Inosiplex
    antivirais 292, 531
    imunoestimuladores 331
Inositohexafosfato de Ca e Mg
    estimulantes do SNC e nootrópicos 51
    suplementos nutricionais, SNC 70
    tônicos e estimulantes 169, 170, 172
Inositol 184
    diabetes 226, 227
    medicina esportiva 213
    suplementos nutricionais 172, 182
    suplementos nutricionais, SNC 64, 66, 72
Inositol Nicotinato
    hipocolesterinêmicos 90, 96
    vasodilatadores cerebrais e periféricos 101, 104
InSea2
    diabetes 225, 226
    fibras e mucilagens 139, 141
Inulina
    dermatite atópica, uso oral 551
    prebióticos 116, 117, 118, 119
Iodeto de Potássio
    afecções orofaríngeas 388, 389
    antimicóticos 293, 295
    antimicóticos tópicos 515
    antissépticos 530
    catarata 460
    expectorantes 109, 110
    hidroses 589
    otorrinolaringologia 402
Iodeto de Rubídio
    catarata 460
Iodeto de Sódio
    catarata 460
Iodo 760
    afecções orofaríngeas 388, 389
    antissépticos 530
    antissépticos e antiexsudativos 527
Iodo Kelp
    suplementos nutricionais 182
Iodo Metaloide 760
    antimicóticos tópicos 513, 515
    onicopatias 596, 597
Iodo Ressublimado
    otorrinolaringologia 402
Iodoclorohidroxiquinoleína 744
    antibacterianos tópicos 507
Iodofórmio
    afecções orofaríngeas 388, 389
    antissépticos e antiexsudativos 528
Iodopovidona 760

Índice Remissivo

antissépticos e acidificantes vaginais 372
antissépticos e antiexsudativos 527, 529
oftalmologia, antissépticos............................. 448
Ioimbina
    celulite, cosmiatria 633, 653, 654
    disfunção erétil... 238
Ipecacuanha
    aparelho digestivo 148
    expectorantes....................................... 109, 110
Ipriflavona
    ginecologia 353, 354
Irgasan 761
    acne, uso tópico 484, 492
    antissépticos e antiexsudativos 527, 530, 531
    fissuras dos mamilos 374
    ginecologia 381
    hidroses 588, 589, 590
    limpeza da pele, cosmiatria 634
    máscaras faciais e tensores, cosmiatria........... 636
    pele acneica, uso tópico 492, 493
    produtos para bebês, cosmiatria 660
    psoríase 616
    sabonetes, cosmiatria..................................... 661
    tonificação facial, cosmiatria 635
Iris asiatica
    acne, cosmiatria 632
Iris florentina 761
    antienvelhecimento, cosmiatria 639, 640
    área dos olhos, cosmiatria....................... 632, 643
    estimulantes e regeneradores tissulares,
        cosmiatria 630
    hidratantes corporais, cosmiatria................... 649
    hidratantes faciais, cosmiatria........................ 636
    máscaras faciais e tensores, cosmiatria........... 637
    nutrição facial, cosmiatria 639
    rosto, colo e pescoço, cosmiatria 645
Iris germanica.. 747
    acne, cosmiatria 647
    acne, uso tópico 483
Íris Iso 761
    antienvelhecimento, cosmiatria 640
    área dos olhos, cosmiatria.............................. 632
    estimulantes e regeneradores tissulares,
        cosmiatria 630
    rosto, colo e pescoço, cosmiatria 646
Irvingia gabonensis
    obesidade 159, 163
Isetionato de Propamidina
    oftalmologia, antiprotozoários....................... 447
Isoconazol... 761
    antimicóticos tópicos 513, 514
    vulvovaginites 377, 378
Isoflavonas
    antirradicais livres 206

ginecologia 353, 359
hipocolesterinêmicos 97, 99
urologia 235, 236
Isoleucina... 188
    medicina esportiva 211, 213
    pool de aminoácidos essenciais 176
    suplementos nutricionais 173
Isoniazida
    atimicobacterianos... 291
Isoprinosine
    antivirais..292, 293, 531, 532
    imunoestimuladores 331, 332
Isopropildibenzoilmetano 761
Isossorbida
    uso tópico anorretal 405, 408
    vasodilatadores coronarianos 105
Isotretinoína
    acne 477
Isoxsuprina
    antiabortivos 363, 365
Itraconazol 761
    antimicóticos 293, 295
    oftalmologia, antifúngicos 427, 428
Ivermectina
    acne, uso oral 478, 481
    anti-helmínticos 299, 300
    antiparasitários orais...................................... 517
    antiparasitários tópicos 517, 519, 520, 521
    oftalmologia, antiparasitários 444, 445
    rosácea, uso tópico 490
Jaborandi 777
    alopecias, uso tópico 498, 499, 505, 506
    tratamentos capilares, cosmiatria 658, 660
Jarsin
    antidepressivos 32
Jessner, Solução... 592
    peelings 606
Jojoba, Óleo 771
    emolientes, cosmiatria 630
    hidratantes corporais, cosmiatria................... 649
    hipercromias 560
    tratamentos capilares, cosmiatria 657
Joulie, Solução... 231
Juniperus oxycedrus 770
Jurubeba
    coleréticos 133
    tônicos e estimulantes 169, 170
Karité, Manteiga 764
    antirrugas, cosmiatria.................................... 641
    celulite, cosmiatria 653
    cerato labial 697
    emolientes, cosmiatria 630
    estrias, cosmiatria.. 655
    formulações para os lábios, cosmiatria 656
    produtos para bebes, cosmiatria..................... 661

queloides e atenuação de cicatrizes 623
Kauffmann, Inalante
   inalantes 401
Kava-Kava
   ansiolíticos 24, 25
Kinetin 755
   acne, uso tópico 483
   rosácea, uso tópico 491
Kombu
   obesidade 157
Konjacmannan 141
   diabetes 225
   fibras e mucilagens 139
   hipocolesterinêmicos 97
Kummerfeld, loção
   acne, uso tópico 483
L-Acetilcarnitina
   suplementos nutricionais 195
Lactase 146
   enzimas digestivas 144, 145
Lactato de Amônio 730
   acne, uso tópico 482, 492
   foliculite da barba 586
   hidratantes corporais, cosmiatria 650
   hiperqueratose, ictiose 591, 592
Lactato de Etila 761
   acne, uso tópico 482
Lactobacillus acidophilus
   antirreumáticos e antiartrósicos 310, 320
   antissépticos e acidificantes vaginais 372
   dermatite atópica, uso oral 549, 551
   probióticos 117, 119
Lactobacillus bifidum
   dermatite atópica, uso oral 549, 551
   probióticos 117
Lactobacillus bulgaricus
   dermatite atópica, uso oral 549, 551
   probióticos 117
Lactobacillus casei
   antirreumáticos e antiartrósicos 310, 320
   dermatite atópica, uso oral 549, 551
   probióticos 117, 119
Lactobacillus rhamnosus
   dermatite atópica, uso oral 549, 551
   probióticos 117, 119
Lactulose 139
   laxantes 134, 136
Lágrimas Artificiais 454
Laminaria japonica
   obesidade 157
Lamotrigina
   anticonvulsivantes 28, 30
Lanablue 761
   antirrugas, cosmiatria 642
   área dos olhos, cosmiatria 643, 644

estimulantes e regeneradores tissulares,
   cosmiatria 630
   máscaras faciais e tensores, cosmiatria 637
   nutrição facial, cosmiatria 639
Lanette 732
   creme 682
   loção 690
Lanolina 762
   fissuras dos mamilos 373, 374
   fissuras dos mamilos, prevenção 375
   produtos para bebes, cosmiatria 661
Lanolina Etoxilada 762
Lanolina não Iônica
   lubrificantes oculares 455
Lanolina, Álcoois 732
Lansoprazol
   antiulcerosos 126, 128
Larva Migrans
   antiparasitários tópicos 520
Lasilium 746
Latanoprosta
   alopecias, uso tópico 498, 504
Lauril Éter Sulfato de Sódio 762
   sabonetes, cosmiatria 661
Lauril Poliglicosídeo
   sabonetes, cosmiatria 661
Lauril Sulfato de Amônio 762
Lauril Sulfato de Monoetanolamina 762
Lauril Sulfato de Sódio 762
   acne, uso tópico 491, 492
   limpeza da pele, cosmiatria 634
Lauril Sulfossuccinato de Sódio 762
   limpeza da pele, cosmiatria 634
   produtos para bebês, cosmiatria 660
   sabonetes, cosmiatria 661
Lavanda, Óleo
   onicopatias 600
Lavandula angustifolia 771
Laxantes 134
LCD 764
   alopecias, uso tópico 498, 505
   anti-inflamatórios hormonais tópicos 510
   antisseborreicos 525
   onicopatias 596, 599
   psoríase 613, 615, 616, 617
Lecitina de Soja
   géis transdérmicos 675
   suplementos nutricionais 195, 199
   tratamentos capilares, cosmiatria 657
Leflunomida
   antirreumáticos e antiartrósicos 310, 312
Leite de Limpeza *Oil Free* 689
Leite de Soja
   suplementos de fibras e grãos 215, 216
Lemongrass, Óleo 771

acne, cosmiatria 647
antisseborreicos 525
sabonetes, cosmiatria 661
tratamentos capilares, cosmiatria 657
Lepidium meyenii
urologia 247
Leucina 188
medicina esportiva 211, 213
pool de aminoácidos essenciais 176
suplementos nutricionais 173
Leucoantocianinas
antirradicais livres 202, 206
Levamisol
acne, uso oral 479
anti-helmínticos 299, 300
imunoestimuladores 331, 332
Levedo de Cerveja
suplementos de fibras e grãos 215, 217
suplementos nutricionais 195, 200
Levobunolol
antiglaucomatosos 430, 432
Levodopa
ambliopia 474
antiparkinsonianos 45, 46, 47
Levofloxacino
antibacterianos 287, 288
Levomepromazina
neurolépticos 60, 62
Levotiroxina
hormônios tireoidianos 219
L-Glutation
antirradicais livres 202
antirradicais livres, cosmiatria 629
Licopeno
antirradicais livres 202, 206, 207
fotoprotetores orais 584
hipercromias 556
Licor de Hoffmann 695, 763
acne, uso tópico 491
alopecias, uso tópico 499
antimicóticos tópicos 515
Licorice 735
Lidocaína 763
afecções orofaríngeas 388, 389, 390, 391
anestésicos locais 506
antissépticos e antiexsudativos 529
cicatrizantes, escaras e úlceras 544, 545, 549
fissuras do períneo 375
gotas auriculares 383, 385, 386, 388
neuropatias, uso tópico 280, 281
oftalmologia, anestésicos 426
uso tópico anorretal 405, 406, 407, 409
Lignocaína 763
afecções orofaríngeas 388
anestésicos locais 506

fissuras do períneo 375
gotas auriculares 383
uso tópico anorretal 405
Limonada Purgativa
laxantes 137
Limpeza da Pele, Cosmiatria 634
Lincomicina
antibacterianos 286, 287
Língua Nigra Vilosa 596
Linhaça
suplementos de fibras e grãos 215
Linhaça, Óleo
antipruriginosos 522
oftalmologia 473
suplementos nutricionais 195, 200
Linimento Óleo Calcário
antipruriginosos 522
Linum usitatissimum
suplementos de fibras e grãos 216
suplementos nutricionais 200
Liotironina
hormônios tireoidianos 219
Lipase
enzimas digestivas 144
Liporeductyl 763
celulite, cosmiatria 633, 652, 654
Lipossomas 763
Lipossomas com Coenzima Q-10 763
antienvelhecimento, cosmiatria 639, 640
antirradicais livres, cosmiatria 629, 646
hidratantes faciais, cosmiatria 636
máscaras faciais e tensores, cosmiatria 637
Lipossomas com Extrato de *Panax japonicus* 763
tratamentos capilares, cosmiatria 633
Lipossomas com Vitaminas A e E 763
antienvelhecimento, cosmiatria 639
antirradicais livres, cosmiatria 629
Lipossomas com Vitaminas C e E 764
antienvelhecimento, cosmiatria 639
antirradicais livres, cosmiatria 629
Lipossomas SOD 764
antirradicais livres, cosmiatria 629, 646
antirrugas, cosmiatria 641
área dos olhos, cosmiatria 643
hipercromias, cosmiatria 647
Liposssome Mixture 764
nutrientes, cosmiatria 632
Líquido de Bürow
antissépticos e antiexsudativos 527
Líquido de Dakin
antissépticos e antiexsudativos 527
Liquor Carbonis Detergens 764
alopecias, uso tópico 498, 505
anti-inflamatórios hormonais tópicos 510
antisseborreicos 525

onicopatias 596, 599
psoríase 613, 615, 616, 617
Lisina 189
   antivirais 292, 293, 531, 532
   antivirais tópicos 535
   estimulantes do crescimento 176, 177
   medicina esportiva 211
   orexígenos e anabolizantes 168
   pool de aminoácidos essenciais 176
   suplementos nutricionais 173
   suplementos para imunoestimulação 183
Lisinopril
   anti-hipertensivos 76, 78
Lisozima 764
   antivirais tópicos 532, 535
   oftalmologia, antibacterianos 439, 440
Lithotamnium calcareum
   suplementos nutricionais 195, 198
Lítio
   antidepressivos 32, 37
Lobélia
   expectorantes 110
Lobelia inflata
   expectorantes 110
Loção Antiácaros 627
Loção Corporal Hidratante 692
Loção de Hees
   acne, uso tópico 484
Loção de Kummerfeld
   acne, uso tópico 483
Loção Demaquiante 694
Loção Facial Hidroalcoólica 695
Loção Gel *Oil Free* 690
Loção Hidratante 691
Loção Hidratante com IMULSI-FI 692
Loção Hidratante não Iônica 691
Loção Lanette 690
Loção Rosada
   acne, uso tópico 484
Loção Tônica 694
Lomefloxacino
   oftalmologia, antibacterianos 435
Loperamida
   antidiarreicos 115, 116
Loratadina
   antialérgicos e antipruriginosos 301, 304
Lorazepam
   ansiolíticos 21, 23
Lorcasserina
   anorexígenos 151, 152
Losartana
   anti-hipertensivos 76, 79, 80
Lotio Alba
   acne, uso tópico 483
Lovastatina

hipocolesterinêmicos 90, 91
L-Tetraiodotironina
   hormônios tireoidianos 219, 220
L-Tri-iodotironina
   hormônios tireoidianos 219, 220
Lubrajel
   gel de 668
Lubrificantes Oculares 454
Lugol
   antitireoidianos 222
   gastroenterologia 149
   ginecologia 379
Luteína
   antirradicais livres 202, 207
   oftalmologia 474, 475
Lycium barbarum
   antirradicais livres 205
Lycopodium serratum
   estimulantes do SNC e nootrópicos 56
Maca
   suplementos nutricionais, urologia 247
   urologia 247
Macadâmia
   hidratantes faciais, cosmiatria 635
Macadamia ternifolia 772
Macadâmia, Óleo
   antienvelhecimento, cosmiatria 640
   emolientes, cosmiatria 630
   formulações pós-*peelings* 609
   hidratantes corporais, cosmiatria 649
   óleo de banho 720
Macrogol 778
Magnésio 192
   coleréticos 133
Magnésio *Buffered*
   suplementos nutricionais 173
Magnésio Elementar
   suplementos nutricionais 173
Magnésio Quelato 192
   ginecologia 361
   medicina esportiva 212
   profilaxia da asma 112, 113, 114
   suplementos nutricionais .. 173, 175, 180, 181, 182
   suplementos nutricionais, SNC 71, 72
   suplementos para imunoestimulação 183
Magnésio *Taste Free*
   suplementos nutricionais 173
Magnésio, Gluconato
   ginecologia 362
Ma-Huang 163
   obesidade 159, 161, 163
Malation
   antiparasitários tópicos 517, 520
Maleato de Trimebutina
   antiespasmódicos 122, 125

Malpighia glabra
   suplementos nutricionais 195
Maltodextrina
   medicina esportiva 214
   suplementos nutricionais 195
Maltose
   xerostomia... 395
Mandelamine
   antissépticos urinários................................... 233
Mandelato de Metenamina
   antissépticos urinários................................... 233
Manga, Manteiga 764
   antioxidantes tópicos 581
   área dos olhos, cosmiatria 643
   emolientes, cosmiatria 630
   formulações para os lábios, cosmiatria 656
Manganês.. 192
Manganês Quelato 192
   antirreumáticos e antiartrósicos 315
   profilaxia da asma 114
   suplementos nutricionais ..173, 179, 180, 181, 182
   suplementos nutricionais, SNC........................ 71
Manganês, Sulfato
   medicina esportiva 212
Mangifera sp.. 764
Manitol
   preparo intestinal 411
Manteiga de Cacau
   cerato labial 697
   formulações para os lábios, cosmiatria 656
Manteiga de Cupuaçu
   condicionadores 709
Manteiga de Karité... 764
   antirrugas, cosmiatria 641
   celulite, cosmiatria 653
   cerato labial 697
   emolientes, cosmiatria 630
   estrias, cosmiatria 655
   formulações para os lábios, cosmiatria 656
   produtos para bebes, cosmiatria..................... 661
   queloides e atenuação de cicatrizes................ 623
Manteiga de Manga 764
   antioxidantes tópicos 581
   área dos olhos, cosmiatria 643
   emolientes, cosmiatria 630
   formulações para os lábios, cosmiatria 656
Manteiga de Murumuru 765
   cerato labial 697
   tratamentos capilares, cosmiatria 657
Manuronato de Metilsilanotriol 765
   celulite, cosmiatria 633
   estimulantes e regeneradores tissulares,
      cosmiatria 630
Maprotilina
   antidepressivos... 32, 35

Maracujá
   ansiolíticos..24, 26, 27
Maracujá, Óleo de Sementes 773
   emolientes, cosmiatria 630
   hiperqueratose, ictiose................................... 593
Marapuama
   tônicos e estimulantes 169, 171
Marigold Oil.. 741
   anti-inflamatórios e descongestionantes cutâneos
   512
   anti-inflamatórios, cosmiatria 629
   cicatrizantes, cosmiatria 630
   cicatrizantes, escaras e úlceras 542
   emolientes, cosmiatria 630
Máscara Adstringente, Base 698
Máscara Plástica *Peel Off*.................................. 698
Máscaras Faciais, Cosmiatria 636
Matricaria chamomilla................................737, 741
   acne, cosmiatria 632
   ansiolíticos... 24, 27
   anti-inflamatórios, cosmiatria 629
Matrixyl 775
   área dos olhos, cosmiatria 632
   nutrição facial, cosmiatria 639
Maythenus ilicifolia... 130
   antiulcerosos 126
Mazindol
   anorexígenos 151, 153
Mebendazol
   anti-helmínticos 299, 300
Medazepam
   ansiolíticos.. 21, 23
Medicago sativa
   suplementos nutricionais 195, 196
   tônicos e estimulantes 171
Medroxiprogesterona
   hirsutismo 595
   hormônios femininos (uso oral) 345, 346, 347
   oftalmologia 469, 472
Meimendro
   antiespasmódicos................................... 123, 124
Melaleuca
   acne, cosmiatria 646
   acne, uso tópico 482, 489
   hidroses 588
   onicopatias 597
   pele acneica, uso tópico 493
Melaleuca alternifolia 772
Melaleuca quinquenervia 757
Melaleuca viridiflora... 757
Melaleuca, Óleo 772
   acne, cosmiatria 632, 646
   antimicóticos tópicos 513, 516
   antisseborreicos 524, 526
   onicopatias 599, 600

840 Formulário Médico-Farmacêutico

repelentes de insetos 626
Melatonina
   suplementos nutricionais, SNC 64, 68
Melfade 765
   despigmentantes, cosmiatria 633
   hipercromias, cosmiatria 647
Melissa officinalis
   ansiolíticos 24, 25
Meloxicam
   anti-inflamatórios não hormonais 264, 269
Memantina
   estimulantes do SNC e nootrópicos 50, 52
Menadiol
   anti-hemorrágicos 306
Menaquinona
   suplementos nutricionais 172, 175
Menta, Óleo 772
   antirreumáticos tópicos 322
   produtos após-barba, cosmiatria 662
Mentha piperita 772
Mentol 765
   afecções orofaríngeas 388, 389, 391
   analgésicos tópicos 260, 261
   antipruriginosos 521, 522, 523
   antissépticos e acidificantes vaginais 370
   antissépticos e antiexsudativos 528
   antivaricosos, antiflebíticos e antitrombóticos
      tópicos 327
   celulite, cosmiatria 633, 650
   eczemas 571
   hidratantes corporais, cosmiatria 650
   hidroses 589
   inalantes 400, 401
   máscaras faciais e tensores, cosmiatria 636, 637
   pele acneica, uso tópico 493
   picadas de insetos 627
   produtos após-barba, cosmiatria 662
   produtos para uso pós-solar 585
   tonificação facial, cosmiatria 635
Mepacrina
   antiprotozoários 297, 299
   antirreumáticos e antiartrósicos 311
Mercaptoetanosulfonato de Sódio
   imunossupressores e citostáticos 335
Mercaptopurina
   imunossupressores e citostáticos 333, 335
Mesalazina
   afecções orofaríngeas 388, 390
   aparelho digestivo 146, 147
   enemas 409
MESNA
   imunossupressores e citostáticos 335
Metabolismo do Cálcio 336
Metabolismo e Nutrição 151
Metacolina
   oftalmologia, produtos para diagnóstico . 460, 461
Metacrilato
   géis 667
Metamizol
   analgésicos 255
Metenamina 765
   antissépticos urinários 233
   hidroses 587, 588
Metformina
   hipoglicemiantes orais 222, 224
   síndrome do ovário policístico 363, 365
Methiosilane 727
   alopecias, uso tópico 498, 506
   onicopatias 596, 599, 600
   tratamentos capilares, cosmiatria 633, 658
Methoxsalen 780
   hipocromias 568
   hipocromias, uso oral 565
   psoríase 613
   psoríase, uso oral 610
Metilbenzilideno Cânfora 765
   filtros solares 575
Metilbrometo de Homatropina
   analgésicos 256
   antienxaquecas 40
   antiespasmódicos 122, 124
   antitussígenos 107
Metilcelulose
   lágrimas artificiais 454
   lubrificantes oculares 454, 455
   oftalmologia, descongestionantes 452
   oftalmologia, produtos para diagnóstico . 460, 463
   olho seco 467, 468
Metilcobalamina
   neuropatias 274, 276
   suplementos nutricionais, SNC 68
Metildibromoglutaronitrila
   géis 669
Metildopa
   anti-hipertensivos 77, 81
Metilfolato
   ginecologia 358, 359
   suplementos nutricionais 172
   suplementos nutricionais, SNC 64, 65
Metilsilanol Teofilinato 785
Metilsulfonilmetano
   acne, uso tópico 482
   antirreumáticos e antiartrósicos 310, 315, 316, 322
   rosácea, uso tópico 490
Metiltestosterona
   andrógenos, ginecologia 355
   disfunção erétil 239
   hormônios masculinos, urologia 234
Metimazol
   antitireoidianos 220, 221

Índice Remissivo

hipercromias 558, 561
Metionina 189
   alopecias, uso oral 496
   coleréticos 132
   hepatoprotetores 133, 134
   medicina esportiva 211
   oftalmologia, antibacterianos 440
   onicopatias 601
   pool de aminoácidos essenciais 176
   suplementos nutricionais 173
   suplementos para imunoestimulação ... 183
Metisergida
   antienxaquecas 42, 44
Metoclopramida
   antieméticos 119, 120
   antienxaquecas 39, 40, 41
   auxiliares da digestão 145
Método de Goeckerman
   psoríase 614
Método de Ingram
   psoríase 614
Metoprolol
   antienxaquecas 42, 43
   beta-bloqueadores 82, 83
Metotrexato
   antirreumáticos e antiartrósicos ... 310, 313
   imunossupressores e citostáticos ... 333, 336
   psoríase 613, 620
   psoríase, uso oral 610, 611
Metoxicinamato de Isoamila
   filtros solares 575
Metoxicinamato de Octila 766
   filtros solares 575
Metoxisaleno 780
   hipocromias 568
   hipocromias, uso oral 565
   psoríase 613, 618
   psoríase, uso oral 610
Metronidazol 766
   acne, uso tópico 482
   antibacterianos 288, 289
   antiprotozoários 297
   antiulcerosos (*Helicobacter pylori*) ... 126, 130
   cicatrizantes, escaras e úlceras ... 542, 544, 545
   oftalmologia, antibacterianos ... 436, 438
   oftalmologia, antiparasitários ... 444, 446
   rosácea, uso tópico 489
   vulvovaginites 378, 379
MFA Complex 766
Mianserina
   antidepressivos 32, 35
Miconazol 766
   afecções orofaríngeas 388, 391
   antibacterianos tópicos 508
   anti-inflamatórios hormonais tópicos ... 512

antimicóticos tópicos 513, 516
   gotas auriculares 383, 387
   oftalmologia, antifúngicos 427, 428
   oftalmologia, antiprotozoários ... 446, 447
   vulvovaginites 377, 379
Microesferas de Polietileno 766
Midazolam
   hipnóticos 58, 59
Midriáticos 455
Miíase
   antiparasitários tópicos 521
Mikania glomerata 737
   expectorantes 109
Mikania guaco
   expectorantes 109
Mikania hirsutissima
   diuréticos fitoterápicos 329, 330
Milefólio 736
   tratamentos capilares, cosmiatria ... 633
Millet Extract
   alopecias, uso oral 496
Millian, Pomada
   antiparasitários tópicos 518
Mimosa tenuiflora 766
   antienvelhecimento, cosmiatria 639
   antirradicais livres, cosmiatria 629
   área dos olhos, cosmiatria 643
   estimulantes e regeneradores tissulares,
      cosmiatria 630
   formulações pós-*peelings* 607, 609
   hidratantes corporais, cosmiatria ... 649
   hidratantes faciais, cosmiatria 636
   máscaras faciais e tensores, cosmiatria ... 637
   rosto, colo e pescoço, cosmiatria ... 645
   tonificação facial, cosmiatria 635
   tratamentos capilares, cosmiatria ... 658
Minerais 173, 190
Mineralocorticoides 338
Minims Castor Oil
   lubrificantes oculares 455
Minociclina
   acne, uso oral 477, 480
   antibacterianos 284, 285
Minoxidil 766
   alopecias, uso tópico ... 498, 500, 501, 503, 504
   anti-hipertensivos 77, 82
   área dos olhos, cosmiatria 644
   disfunção erétil 254
Mio-Inositol
   ginecologia 358, 360
Miorrelaxantes 261
Mióticos (Colinérgicos) 430
Mióticos (Inibidores da Colinesterase) ... 430, 431
Miranol
   blefarites 458

Miristato de Isopropila 767
Mirtazapina
   analgésicos 255, 259
   antidepressivos 32, 36
Mitomicina C
   oftalmologia 468, 469
Moclobemida
   antidepressivos 32, 37
Molibdênio Quelato 193
   suplementos nutricionais 173, 180
   suplementos nutricionais (minerais) 179
Monoestearato de Dietilenoglicol 767
Monoestearato de Glicerila 767
Monoestearato de Polietilenoglicol 400 767
Monossulfiram 767
Monsel, Solução
   ginecologia 380
Montelucaste
   dermatite atópica, uso oral 549, 550
   profilaxia da asma 112, 113
Morfina
   analgésicos 255, 257
Morus nigra 740
   despigmentantes, cosmiatria 632
   hipercromias 558
Mousse Capilar 714
MSM
   acne, uso tópico 482
   antirreumáticos e antiartrósicos 310, 315, 316
   rosácea, uso tópico 490
Mucilagens 139
Mucilagens (Diabetes) 225
Mucuna pruriens
   urologia 247, 248
Muirapuama
   tônicos e estimulantes 169
Multi Fruit Acid Complex 766
Mulungu
   ansiolíticos 24, 26, 27
Murumuru, Manteiga 765
   cerato labial 697
   tratamentos capilares, cosmiatria 657
MygraFew
   antienxaquecas 45
Myroxylon sp. 737
N-Acetil Hidroxiprolina
   antirreumáticos e antiartrósicos 310, 314
   cicatrizantes, escaras e úlceras 540, 541
   eutróficos do tecido conjuntivo 330, 331
N-Acetilcisteína
   analgésicos 256
   antirradicais livres 202, 203
   gastroenterologia 149
   hiperqueratose, ictiose 591, 593
NADH
   suplementos nutricionais, SNC 64, 68
Nadolol
   beta-bloqueadores 82, 84
Nafazolina 768
   formulações pós-*peelings* 607
   gotas nasais 397, 398
   oftalmologia, antialérgicos 453
   oftalmologia, corticoides 442
   oftalmologia, descongestionantes 451, 452
Nalidone 777
   hidratantes, cosmiatria 631
Naltrexona
   analgésicos 255, 259
   dermatite atópica 552, 554
   obesidade 155
Nandrolona
   oftalmologia 469, 472
Nannochloropsis oculata 776
Nanosferas 768
Naproxeno
   antienxaquecas 39, 41
   anti-inflamatório não hormonal, ginecologia.. 366, 370
   anti-inflamatórios não hormonais 264, 268
Naratriptana
   antienxaquecas 38, 39
Natamicina
   oftalmologia, antifúngicos 427
Natrosol
   gel de 663
Nefazodona
   antidepressivos 32, 36
Neo Heliopan
   filtros solares 575
Neo Heliopan AV 766
Neomicina 768
   afecções orofaríngeas 391
   antibacterianos 288, 290
   antibacterianos tópicos 507, 508
   anti-inflamatórios hormonais tópicos 511, 512
   antimicóticos tópicos 513
   antiparasitários tópicos 520
   blefarites 459
   cervicites 372
   cicatrizantes, escaras e úlceras 542
   formulações pós-*peelings* 607
   gotas auriculares 383, 386
   gotas nasais 397, 398
   oftalmologia, antibacterianos ... 433, 434, 439, 440
   oftalmologia, antiparasitários 446
   oftalmologia, antiprotozoários 447
   oftalmologia, corticoides 442, 443
   uso tópico anorretal 407
   vulvovaginites 376, 379
Neotutocaína 786

N

anestésicos locais 506
fissuras dos mamilos 373
uso tópico anorretal 405
NET-FS 768
   antienvelhecimento, cosmiatria 640
NET-SG 768
Neurolépticos 60
Neuropatias 274
Neuropatias, uso tópico 277
Niacina 184
   alopecias, uso oral 496
   medicina esportiva 211
Niaouli, Essência 757
   inalantes 400, 401
Nicotinamida 184, 768
   acne, uso tópico 482, 491
   alopecias, uso oral 495
   hipercromias 558, 562
   máscaras faciais e tensores, cosmiatria 638
   oftalmologia, vitaminas tópicas 465
   orexígenos e anabolizantes 168
   psoríase 618
   suplementos nutricionais 172, 175, 181, 182
   suplementos nutricionais, SNC 71, 72
   suplementos para imunoestimulação 183
   tônicos e estimulantes 170
Nicotinamida Adenina Dinucleotídeo
   suplementos nutricionais, SNC 64, 68
Nicotinato de Inositol
   hipocolesterinêmicos 90, 96
   vasodilatadores cerebrais e periféricos 101, 104
Nicotinato de Metila 768
   analgésicos tópicos 260, 261
   antivaricosos, antiflebíticos e antitrombóticos
      tópicos 327
   celulite, cosmiatria 633, 652, 654
Nifedipino
   anti-hipertensivos 76, 80
   neuropatias, uso tópico 277, 281
   uso tópico anorretal 405, 408
   vasodilatadores coronarianos 105
Nikkomulese 768
Nimesulida
   anti-inflamatórios não hormonais 264, 269
   anti-inflamatórios não hormonais tópicos 270, 273
Nimodipino
   vasodilatadores cerebrais e periféricos 101, 104
Nimorazol
   antiprotozoários 297, 298
Nipagim
   oftalmologia, preservantes 424
Nipasol
   oftalmologia, preservantes 424
Nistatina 768
   afecções orofaríngeas 390, 391
   antimicóticos 293, 295
   antimicóticos tópicos 513, 514
   gotas auriculares 383, 387
   oftalmologia, antifúngicos 427, 429
   vulvovaginites 377, 379
Nitrato de Cério
   antibacterianos tópicos 507
   cicatrizantes, escaras e úlceras 545
Nitrato de Prata 769
   afecções orofaríngeas 388, 389
   antivirais tópicos 533, 535
   bastão 539
   cáusticos 536, 539
   fissuras dos mamilos 373, 374
   oftalmologia, antissépticos 448, 449
Nitrazepam
   hipnóticos 58, 59
Nitrendipino
   anti-hipertensivos 76, 80
Nitreto de Boro 769
   acne, cosmiatria 647
   fotoprotetores 577, 580
   hidratantes corporais, cosmiatria 649
Nitrocelulose 746
   colódio elástico 537
Nitrofurantoína
   antibacterianos 288, 289
Nitrofurazona 769
   antibacterianos tópicos 507, 508
NMF 759
   flacidez, cosmiatria 650
   hidratantes corporais, cosmiatria 649
   hidratantes faciais, cosmiatria 635, 636
   hidratantes, cosmiatria 631
   nutrição facial, cosmiatria 638
Nodema 769
   área dos olhos, cosmiatria 632, 643, 644
   hidratantes faciais, cosmiatria 636
   hipercromias 565
Nonoxinol 769
   antivirais tópicos 533, 535
   contraceptivo 373
Nootrópicos 50
Noretindrona
   hormônios femininos (uso oral) 345, 346, 347
Noretisterona
   hormônios femininos (uso oral) 345
Norfloxacino
   antibacterianos 287, 288
   oftalmologia, antibacterianos 435
Nortriptilina
   antidepressivos 32, 34
Nutrição Facial, Cosmiatria 638
Nutricolin
   alopecias, uso oral 497

onicopatias 602
  suplementos nutricionais 195, 202
Nutrientes, Cosmiatria 631
Octil Dimetil PABA 769
  filtros solares 576
Octilfenol Polioxietileno
  lubrificantes oculares 455
  oftalmologia, agentes hiperosmóticos 425
  produtos para próteses oculares 464
Octocrileno 769
  filtros solares 576
Octopirox 777
  antisseborreicos 524, 526
  tratamentos capilares, cosmiatria 633
Oenothera biennis 361, 772
  dermatite atópica, uso oral 551
  suplementos nutricionais 200
Ofloxacino
  oftalmologia, antibacterianos 435, 436
Olanzapina
  neurolépticos 60, 62
Oleato de Decila 769
Óleo Cremoso Pós-Banho 720
Óleo de Abacate 770
  anti-inflamatórios e descongestionantes cutâneos
    512
  dermatite atópica 555
  emolientes, cosmiatria 630
  psoríase 620
Óleo de Alecrim 732
  analgésicos tópicos 261
  área dos olhos, cosmiatria 644
  produtos após-barba, cosmiatria 662
  rosto, colo e pescoço, cosmiatria 645
  tratamentos capilares, cosmiatria 660
Óleo de Amêndoas 770
  antipruriginosos 522, 523
  antirradicais livres, cosmiatria 646
  área dos olhos, cosmiatria 642
  cicatrizantes, escaras e úlceras 547
  eczemas 571
  emolientes, cosmiatria 630
  estrias, cosmiatria 654, 655
  fissuras dos mamilos 373
  fissuras dos mamilos, prevenção 375
  hidratantes corporais, cosmiatria 649
  hiperqueratose, ictiose 592, 593
  limpeza da pele, cosmiatria 634
  óleo de banho 720
  produtos para bebes, cosmiatria 661
Óleo de Andiroba 770
  repelentes de insetos 626
Óleo de Apricot 770
  área dos olhos, cosmiatria 642
  emolientes, cosmiatria 630

queloides e atenuação de cicatrizes 624
Óleo de Argan 770
  tratamentos capilares, cosmiatria 657, 660
Óleo de Banho Trifásico 720
Óleo de Bétula 781
Óleo de Borage 770
  anti-inflamatórios e descongestionantes cutâneos
    512
  anti-inflamatórios hormonais tópicos 511
  anti-inflamatórios, cosmiatria 629
  dermatite atópica, uso oral 549, 551
  eczemas 570
  ginecologia 358, 360
  suplementos nutricionais 195, 200
Óleo de Cade 770
  eczemas 570, 571
  psoríase 613, 614, 616
Óleo de Calêndula 740
  anti-inflamatórios e descongestionantes cutâneos
    512
  anti-inflamatórios, cosmiatria 629
  cicatrizantes, cosmiatria 630
  cicatrizantes, escaras e úlceras 542, 548
  eczemas 570, 571
  emolientes, cosmiatria 630
  fissuras dos mamilos 373
  formulações pós-*peelings* 608, 609
  hidratantes corporais, cosmiatria 649
  produtos para uso pós-solar 585
Óleo de Cenoura 770
  bronzeadores e aceleradores do bronzeamento
    .... 582, 583
Óleo de Cereja 771
  antirrugas, cosmiatria 641
  emolientes, cosmiatria 630
  formulações pós-*peelings* 608
  hidratantes corporais, cosmiatria 649
Óleo de Citronela 771
  produtos para bebês, cosmiatria 660
  repelentes de insetos 626
Óleo de Cravo 771
  onicopatias 596, 599, 600
Óleo de Cróton
  peelings 605
Óleo de Damasco 770
Óleo de Eucalipto
  analgésicos tópicos 260
  hidratantes corporais, cosmiatria 650
  inalantes 401
Óleo de Gaultheria 781
Óleo de Gérmen de Trigo 756
  emolientes, cosmiatria 630
  fissuras dos mamilos 373
  fissuras dos mamilos, prevenção 374
  limpeza da pele, cosmiatria 634

nutrição facial, cosmiatria 638
sabonetes, cosmiatria... 661
tratamentos capilares, cosmiatria 657
Óleo de Girassol 771
   cicatrizantes, escaras e úlceras........................ 543
   fissuras dos mamilos 373
   óleo de banho.. 720
Óleo de *Grapefruit*
   tratamentos capilares, cosmiatria 658, 660
Óleo de Jojoba 771
   emolientes, cosmiatria 630
   hidratantes corporais, cosmiatria..................... 649
   hipercromias... 560
   limpeza da pele, cosmiatria 634
   tratamentos capilares, cosmiatria 657
Óleo de Lavanda 771
   onicopatias 600
Óleo de Lemongrass 771
   acne, cosmiatria 647
   antisseborreicos 525
   sabonetes, cosmiatria... 661
   tratamentos capilares, cosmiatria 657
Óleo de Linhaça
   antipruriginosos 522
   oftalmologia 473
   suplementos nutricionais 195, 200
Óleo de Macadâmia 772
   antienvelhecimento, cosmiatria 640
   emolientes, cosmiatria 630
   formulações pós-*peelings*................................... 609
   hidratantes corporais, cosmiatria..................... 649
   hidratantes faciais, cosmiatria.......................... 635
   óleo de banho.. 720
Óleo de Melaleuca 772
   acne, cosmiatria 632, 646
   acne, uso tópico 482, 489
   antimicóticos tópicos 513, 516
   antisseborreicos 524, 526
   hidroses 588
   onicopatias 597, 599, 600
   pele acneica, uso tópico 493
   repelentes de insetos 626
Óleo de Melaleuca Microencapsulado 772
Óleo de Menta... 772
   antirreumáticos tópicos..................................... 322
   produtos após-barba, cosmiatria 662
Óleo de Oliva... 774
   eczemas... 571
   psoríase.. 619
   sabonetes, cosmiatria... 661
   tratamentos capilares, cosmiatria 660
Óleo de Papoula 772
Óleo de Patchouly
   tratamentos capilares, cosmiatria 660
Óleo de Prímula 772

antienvelhecimento, cosmiatria...................... 640
anti-inflamatórios e descongestionantes cutâneos
   512
anti-inflamatórios não hormonais tópicos 270
anti-inflamatórios, cosmiatria 629
antirrugas, cosmiatria.. 641
cicatrizantes, escaras e úlceras 543
dermatite atópica, uso oral 549, 551
fissuras dos mamilos 373
fissuras dos mamilos, prevenção 375
formulações pós-*peelings*................................... 608
ginecologia 358, 361
limpeza da pele, cosmiatria 634
suplementos nutricionais 195, 200
Óleo de Rícino... 746
   colódio elástico 537
   laxantes 134, 136
   lubrificantes oculares 454, 455
   repelentes de insetos 626
Óleo de Rosa Damascena
   tratamentos capilares, cosmiatria 658
Óleo de Rosa Mosqueta.. 773
   antienvelhecimento, cosmiatria 640
   antirrugas, cosmiatria.. 641
   cicatrizantes, cosmiatria.................................... 630
   eczemas.. 570, 571
   estimulantes e regeneradores tissulares,
      cosmiatria 630
   estrias, cosmiatria 655
   fissuras dos mamilos 373, 374
   fissuras dos mamilos, prevenção...................... 374
   hiperqueratose, ictiose........................591, 592, 593
   psoríase.. 615
   queloides e atenuação de cicatrizes......... 623, 624
Óleo de Sementes de Maracujá.............................. 773
   emolientes, cosmiatria 630
   hiperqueratose, ictiose...................................... 593
Óleo de Sementes de Uva...................................... 773
   antioxidantes tópicos 581
   emolientes, cosmiatria 630
   estrias, cosmiatria 655
   fissuras dos mamilos 373
   fissuras dos mamilos, prevenção...................... 375
   flacidez, cosmiatria 650
   hidratantes corporais, cosmiatria..................... 649
   limpeza da pele, cosmiatria 634
   queloides e atenuação de cicatrizes................. 624
Óleo de Silicone... 773
   bronzeadores e aceleradores do bronzeamento
      583
   eczemas...570, 571, 572
   formadores de filme, cosmiatria 631
   formulações para as mãos, cosmiatria 656
   fotoprotetores... 581

hidratantes corporais, cosmiatria 650
produtos para bebês, cosmiatria 660
Óleo de Soja
cicatrizantes, escaras e úlceras 543
Óleo de Urucum 773
bronzeadores e aceleradores do bronzeamento
.... 582, 583
Óleo de Wintergreen 781
Óleo Essencial de Ylang Ylang
óleo de banho 720
Óleo Mineral 774
laxantes 134, 137
Olho Seco 466
Oliva, Óleo 774
eczemas 571
psoríase 619
sabonetes, cosmiatria 661
tratamentos capilares, cosmiatria 660
Olivem 774
creme 685
emulsão 693
Olmesartana
anti-hipertensivos 76, 79
Ômega 3
cálculos renais 245
cicatrizantes, escaras e úlceras 543
ginecologia 358, 361
hipocolesterinêmicos 97, 100
suplementos nutricionais 195, 201
Ômega 6 201
hipocolesterinêmicos 97, 100
suplementos nutricionais 195, 201
Omeprazol
antiulcerosos 126, 127, 129
Ondansetrona
antieméticos 119, 121
géis transdérmicos 674
Onicopatias 596
Onymyrrhe 774
onicopatias 597, 600
Ophthasiloxane 425
lubrificantes oculares 455
Opuntia ficus-indica
obesidade 159, 163
Orexígenos 167
Orfenadrina
miorrelaxantes 261, 263
Orlistate
obesidade 155, 156
Ornitina 189
estimulantes do crescimento 176, 177
suplementos nutricionais 173
Orris Root Extract
área dos olhos, cosmiatria 632

estimulantes e regeneradores tissulares,
cosmiatria 630
Orto Toluidina
ginecologia 379
Oryza sativa 746
área dos olhos, cosmiatria 632
Oxaceprol
antirreumáticos e antiartrósicos 310
cicatrizantes, escaras e úlceras 540
Oxacilina
antibacterianos 283
Oxandrolona
orexígenos e anabolizantes 168
Oxazepam
ansiolíticos 21, 23
Oxcarbazepina
anticonvulsivantes 28, 30
Oxibenzona 774
filtros solares 575
Oxibutinina
géis transdérmicos 674
hidroses 590
incontinência urinária 242, 243, 244
Oxicodona
analgésicos 255, 257
Óxido de Bismuto
uso tópico anorretal 405, 406
Óxido de Cálcio
acne, uso tópico 484
Óxido de Magnésio
cálculos renais 245
Óxido de Zinco 774
acne, uso tópico 484, 485, 489
antibacterianos tópicos 507
anti-inflamatórios e descongestionantes cutâneos
.... 512
antimicóticos tópicos 514
antipruriginosos 521, 522, 523
cicatrizantes, escaras e úlceras 542, 543, 544, 546, 547
eczemas 570, 571, 572
filtros solares 576
fissuras do períneo 375
fotoprotetores 581
hidroses 589, 590
peelings 605
produtos para bebes, cosmiatria 660, 661
uso tópico anorretal 405, 406, 407
Óxido de Zinco Micronizado
acne, uso tópico 483
Oxifembutazona
analgésicos 256
anti-inflamatórios não hormonais 264, 266
Oximetazolina
gotas nasais 397, 398

oftalmologia, descongestionantes 451
Oximetolona 167
Oxiquinolina
   antissépticos e acidificantes vaginais 370, 371
Oxitetraciclina
   acne, uso oral 478, 480
   antibacterianos 284, 285
   oftalmologia, antibacterianos 436, 439
Oxitriptan
   obesidade 157
   suplementos nutricionais, SNC 64
PABA 774
   alopecias, uso oral 496
   filtros solares 576
Padimate 769
   filtros solares 576
Padina pavonica 775
   antienvelhecimento, cosmiatria 639, 640
   área dos olhos, cosmiatria 643
   hidratantes corporais, cosmiatria 649
   hidratantes faciais, cosmiatria 635
   hidratantes, cosmiatria 631
   máscaras faciais e tensores, cosmiatria 637
Painço
   alopecias, uso oral 496
Palmitato de Ascorbila 752, 775
   antirrugas, cosmiatria 642
   despigmentantes, cosmiatria 633
   hipercromias 558, 560
   nutrição facial, cosmiatria 639
Palmitato de Isopropila
   géis transdérmicos 675
Palmitato de Retinol
   antirrugas, cosmiatria 641
   hidratantes corporais, cosmiatria 649
   máscaras faciais e tensores, cosmiatria 637
Palmitato de Retinol Microencapsulado 775
   estimulantes e regeneradores tissulares,
      cosmiatria 630
Palmitoil Pentapeptídeo 775
   área dos olhos, cosmiatria 632
Palmitoil Tripeptídeo 775
   estimulantes e regeneradores tissulares,
      cosmiatria 630
Pamoato de Pirvínio
   anti-helmínticos 299, 300
Panax ginseng
   estimulantes do SNC e nootrópicos 51, 55
   tônicos e estimulantes 169, 171
Panax japonicus 763
   alopecias, uso tópico 499, 505
   tratamentos capilares, cosmiatria 633
Pancreatina 145
   enzimas digestivas 144, 145
Pantogar

alopecias, uso oral 496
Pantoprazol
   antiulcerosos 126, 128
Pantotenato de Cálcio 184
   alopecias, uso oral 496
   antiespasmódicos 124
   estimulantes do crescimento 176
   medicina esportiva 211
   oftalmologia, antibacterianos 440
   orexígenos e anabolizantes 168
   suplementos nutricionais 172, 175, 181, 182
Papaína 775
   antifibróticos 252
   anti-inflamatórios enzimáticos 264, 270
   cicatrizantes, escaras e úlceras 542, 548
   enzimas digestivas 144, 145
Papaverina
   antiespasmódicos 122, 125
   antivertiginosos e anticinetóticos 50
   dermatite atópica, uso oral 549, 550
   disfunção erétil 254
   vasodilatadores cerebrais e periféricos 101
Papaveris somniferum 772
Papoula, Óleo 772
Para Aminobenzoato de Potássio
   antifibróticos 231, 305, 232
   pênfigo 610
Paracetamol
   analgésicos 255, 258
   anti-inflamatórios não hormonais 267
   miorrelaxantes 263
Parafina 788
Paroxetina
   antidepressivos 32, 35
   ejaculação precoce 240
Parsol
   filtros solares 575
Parsol MCX 766
Partenelle
   antienxaquecas 45
Passiflora
   ansiolíticos 26, 27
Passiflora caerulea
   inibidores da aromatase 237
Passiflora incarnata 773
   ansiolíticos 24
Passion Flower Oil 773
   emolientes, cosmiatria 630
   formulações pós-*peelings* 608
   hidratantes faciais, cosmiatria 635
Pasta Básica para Ácido Tricloroacético 698
Pasta D'Água
   antipruriginosos 521
   eczemas 571
Pasta D'Água com Acetato de Alumínio

antissépticos e antiexsudativos 531
Pasta D'Água com Calamina
   antipruriginosos 521
Pasta D'Água com Enxofre
   antiparasitários tópicos 518
Pasta D'Água Mentolada
   antipruriginosos 522
Pasta de Lassar
   eczemas 571
Pasta de Unna
   cicatrizantes, escaras e úlceras 546
Pasta Dental sem Flúor 722
Pastas e Máscaras (Bases e Veículos) 698
Patchouly, Óleo
   tratamentos capilares, cosmiatria 660
Paullinia cupana
   disfunção erétil 238, 239
   estimulantes do SNC e nootrópicos 51, 56
   obesidade 163
   tônicos e estimulantes 169
PCA-Na 777
   acne, uso tópico 492
   antienvelhecimento, cosmiatria 640
   área dos olhos, cosmiatria 643
   foliculite da barba 586
   formulações pós-*peelings* 609
   hidratantes faciais, cosmiatria 635
   hidratantes, cosmiatria 631
   hiperqueratose, ictiose 592
   rosácea, uso tópico 491
Pearl Extract 778
   estimulantes e regeneradores tissulares,
      cosmiatria 630
Pectina
   antidiarreicos 115, 116
   cicatrizantes, escaras e úlceras 545
   fibras e mucilagens 142, 143
Pectinato de Ascorbil Metilsilanol 775
   antirradicais livres, cosmiatria 629
   estimulantes e regeneradores tissulares,
      cosmiatria 630
Pediculose
   antiparasitários tópicos 519
Peelings Químicos 602
Pemulen
   gel de 667
Pênfigo 610
Penicilamina
   antirreumáticos e antiartrósicos 310, 313
   psoríase, uso oral 610, 611
   quelantes 340
Pentacare 776
   antirrugas, cosmiatria 641, 642
   tensores, cosmiatria 631
Pentaglycan 776

   antirrugas, cosmiatria 641
   celulite, cosmiatria 653
   hidratantes corporais, cosmiatria 649
   hidratantes faciais, cosmiatria 636
   hidratantes, cosmiatria 631
Pentavitin 776
   estrias, cosmiatria 654, 655
   hidratantes faciais, cosmiatria 636
   hidratantes, cosmiatria 631
   sabonetes, cosmiatria 661
Pentoxifilina
   antifibróticos 231, 232
   cicatrizantes, escaras e úlceras 542, 546, 547
   vasodilatadores cerebrais e periféricos 101, 104
Pepha-Thigt
   área dos olhos, cosmiatria 643, 644
   antienvelhecimento, cosmiatria 640
   máscaras faciais e tensores, cosmiatria 637
   tensores, cosmiatria 631
Pepsina
   enzimas digestivas 144, 145
Peptídeo com Cobre
   fatores de crescimento, cosmiatria 631
Peptídeos do Timo 776
Perclorato de Potássio
   antitireoidianos 220, 221
Permanganato de Potássio
   antissépticos e antiexsudativos 527, 531
   uso tópico anal 405, 407
Permetrina 776
   acne, uso tópico 482
   antiparasitários tópicos 517, 519, 520
   oftalmologia, antiparasitários 444, 445
   repelentes de insetos 626, 627
   rosácea, uso tópico 489
Peróxido de Benzoíla 776
   acne, uso tópico 482, 486
   hidroses 590
   pele acneica, uso tópico 493
Peróxido de Carbamida
   gotas auriculares 383, 384
Peróxido de Hidrogênio
   antissépticos e antiexsudativos 527, 528
Peróxido de Hidrogênio e Ureia
   gotas auriculares 383
Persea americana 770
   diuréticos fitoterápicos 328
Persea gratissima 770
   diuréticos fitoterápicos 328
Petrolato Branco 788
Petrolato Hidrofílico 696
Peumus boldus
   antiespasmódicos 124
   coleréticos 131
Pfaffia paniculata 170, 739, 756

estimulantes do SNC e nootrópicos............. 51, 55
estimulantes e regeneradores tissulares,
   cosmiatria 630
estrias, cosmiatria 655
tônicos e estimulantes................... 169, 170, 171
Phaseolus vulgaris... 160
Phyllanthus emblica.. 750
   antirradicais livres, cosmiatria................. 629, 646
   cicatrizantes, escaras e úlceras....................... 542
   despigmentantes, cosmiatria 633
   hipercromias, cosmiatria 648
Phyllanthus niruri
   cálculos renais 245
   diuréticos fitoterápicos 329
Physiogenyl 777
   hidratantes, cosmiatria................................... 631
Picnogenol
   antirradicais livres 202, 208
   antivaricosos.. 322, 324
   hipercromias 556, 557
   oftalmologia 475
   psoríase, uso oral................................... 610, 613
   urologia 247, 248
Picolinato de Cromo
   diabetes 227
   obesidade 157, 158
Picossulfol 139
   laxantes 134, 135
Pidolato de Cobre 777
   acne, uso tópico 483, 491
   adstringentes, cosmiatria 629
   antisseborreicos 524, 526
   produtos após-barba, cosmiatria 662
Pidolato de Sódio 777
   hidratantes, cosmiatria................................... 631
Pidolato de Zinco 777
   acne, uso tópico 483, 491
   adstringentes, cosmiatria 629
   antisseborreicos 524, 526
   produtos após-barba, cosmiatria 662
Pill-Food
   alopecias... 496
Pilocarpina 777
   alopecias, uso tópico 498, 499, 502
   antiglaucomatosos 430, 431, 433
   oftalmologia, antiparasitários 444, 446
   oftalmologia, produtos para diagnóstico . 460, 461
   pênfigo 610
   xerostomia.. 395
Pilocarpus jaborandi 777
Pimaricina
   oftalmologia, antifúngicos........................ 427, 429
Pimecrolimo
   dermatite atópica 552, 554
Pinavério

   antiespasmódicos................................... 122, 124
Pindolol
   beta-bloqueadores 82, 84
Pinus maritima
   antirradicais livres 208
   antivaricosos 324
   oftalmologia 475
   psoríase, uso oral 613
   urologia 248
Piper methysticum
   ansiolíticos... 24
Piracetam
   estimulantes do SNC e nootrópicos 50, 53
Piridoxal Fosfato.. 184
   suplementos nutricionais 172
Piridoxina 185, 789
   acne, uso tópico 482
   alopecias, uso oral............................... 495, 496
   alopecias, uso tópico 498, 505
   antisseborreicos 524
   blefarites 458
   cálculos renais 245
   ginecologia 362
   medicina esportiva 211
   neuropatias 274
   orexígenos e anabolizantes 168
   otorrinolaringologia 403
   pele acneica, uso tópico 493
   suplementos nutricionais 172, 182
   tratamentos capilares, cosmiatria............ 633, 657
Pirilamina
   oftalmologia, antialérgicos 452, 453
Pirimetamina
   antimaláricos 296, 297
Piritionato de Zinco 777
   antisseborreicos 524, 526
   psoríase 613, 617, 619
   tratamentos capilares, cosmiatria............ 633, 659
Piroctona Olamina 777
   antisseborreicos 524, 526
   tratamentos capilares, cosmiatria............ 633, 659
Piroglutamato de Sódio................................... 777
   hidratantes, cosmiatria................................. 631
Piroxicam
   anti-inflamatórios não hormonais......264, 268, 269
   anti-inflamatórios não hormonais tópicos 270, 273
Piroxilina 746
   colódio elástico 537
Pirvínio
   anti-helmínticos 299, 300
Pizotifeno
   antienxaquecas 42, 44
Placenta 778
   área dos olhos, cosmiatria............................ 632
   estrias, cosmiatria 655

flacidez, cosmiatria 650
hidratantes faciais, cosmiatria 636
máscaras faciais e tensores, cosmiatria 637
nutrição facial, cosmiatria 638
nutrientes, cosmiatria 632
Plantago arenaria 142
fibras e mucilagens 139
Plantago psyllium 142
fibras e mucilagens 139, 142, 143
Plantaren 1200
sabonetes, cosmiatria 661
Pluronic F 127
géis transdérmicos 674, 675
Pluronic Lecithin Organogel 675
géis transdérmicos 674
Pó de Pérolas 778
estimulantes e regeneradores tissulares,
cosmiatria 630
hidratantes faciais, cosmiatria 636
máscaras faciais e tensores, cosmiatria 637
Podofilina 778
cáusticos 536, 537, 539
condiloma acuminato 253
ginecologia 381
língua nigra vilosa 596
Podofilotoxina 778
cáusticos 536, 540
Podophyllum peltatum 381, 778
condiloma acuminato 253
Polawax 742
creme 683
Policarbofila
fibras e mucilagens 139, 143
Policosanol
hipocolesterinêmicos 90, 96
Polidextrose 143
fibras e mucilagens 139, 143
Polietilenoglicóis 778
Polietilenoglicol 4.000
laxantes 134, 137
preparo intestinal 410
Polígala
expectorantes 110
Polihexametileno Biguanida
oftalmologia, antiprotozoários 446
Polijodurato
catarata 460
Polimetacrilato
acne, uso tópico 483
Polimixina B
gotas auriculares 383, 386
oftalmologia, antibacterianos 439, 440
oftalmologia, antiparasitários 446
oftalmologia, antiprotozoários 447
oftalmologia, corticoides 442, 443

oftalmologia, preservantes 424
Polissulfureto de Potássio
antiparasitários tópicos 518
Polivinil Pirrolidona Iodo 760
antissépticos e antiexsudativos 527
Poloxamer 407
géis transdérmicos 674, 675
Polygonum cuspidatum
antirradicais livres 209
suplementos nutricionais, SNC 69
Polyolprepolymer 2 778
acne, uso tópico 483, 485
Polypodium leucotomos
estimulantes do SNC e nootrópicos 51, 57
fotoprotetores orais 584, 585
hipercromias 556, 557
hipocromias, uso oral 565, 567
Polytrap 779
acne, cosmiatria 632, 647
acne, uso tópico 483, 491, 492
pele acneica, uso tópico 493
Pomada Anorretal 697
Pomada Base 695
Pomada de Millian
antiparasitários tópicos 518
Pomada de Reclus 528
Pomada de Vaselina 695
Pomada Orabase 722
Pomada PEG 696
Pomegranate
antirradicais livres 203
hipercromias 556
Pool de Aminoácidos Essenciais 176
Porangaba
obesidade 159, 164
Portulaca 779
antienvelhecimento, cosmiatria 640
anti-inflamatórios, cosmiatria 629
hidratantes corporais, cosmiatria 649
hipercromias, cosmiatria 648
produtos após-barba, cosmiatria 662
tratamentos capilares, cosmiatria 658
Portulaca oleracea 779
Potaba
antifibróticos 231, 232, 305
pênfigo 610
Potássio Aminoácido Complexo
suplementos nutricionais 180, 182
Povidona
lágrimas artificiais 454
PP 2 778
acne, uso tópico 483, 485
Prasterona
ginecologia 353, 355
urologia 235

Índice Remissivo

Pravastatina
    hipocolesterinêmicos 90, 92
Prazosina
    anti-hipertensivos.. 77, 81
Prebióticos 116
Precursores Hormonais 235
    ginecologia 353
Prednisolona
    anti-inflamatórios hormonais 307, 309
    antirreumáticos e antiartrósicos 311
    blefarites 459
    oftalmologia, antibacterianos 440, 441
    oftalmologia, corticoides......................... 441, 443
    olho seco 467
Prednisona
    anti-inflamatórios hormonais 307, 309
    anti-inflamatórios não hormonais 269
Pregabalina
    anticonvulsivantes... 28, 31
    neuropatias 274, 275
Pregnenolona
    ginecologia 353, 354
    urologia 235, 236
Preparo Intestinal 410
Prilocaína 779
    anestésicos locais 506
Primidona
    anticonvulsivantes... 28, 31
Prímula, Óleo 772
    antienvelhecimento, cosmiatria 640
    anti-inflamatórios e descongestionantes cutâneos
    512
    anti-inflamatórios não hormonais tópicos 270
    anti-inflamatórios, cosmiatria 629
    antirrugas, cosmiatria....................................... 641
    cicatrizantes, escaras e úlceras 543
    dermatite atópica, uso oral 549, 551
    fissuras dos mamilos 373
    fissuras dos mamilos, prevenção...................... 375
    formulações pós-*peelings*................................. 608
    ginecologia 358, 361
    limpeza da pele, cosmiatria 634
    suplementos nutricionais 195, 200
Proantocianidinas
    antirradicais livres 202
Probióticos 117
Procainamida
    antiarrítmicos 74
Produtos Após-Barba, Cosmiatria...................... 662
Produtos para Bebês.. 660
Produtos para Blefarites 458
Produtos para Catarata 460
Produtos para Diagnóstico
    oftalmologia 460
Produtos para Próteses Oculares 463

Produtos para Uso Pós-Solar 585
Profilaxia da Asma 112
Profilaxia de Infecções Urinárias........................ 246
Progestágenos
    hormônios femininos (uso oral) 345
Progesterona
    alopecias, uso tópico 498, 502
    géis transdérmicos 674
    hirsutismo 595, 596
    hormônios femininos (uso oral) 345, 346, 347
    hormônios femininos (uso tópico) 348, 350
Prolina 189
    medicina esportiva 211
    suplementos nutricionais 173
Prometazina
    antialérgicos e antipruriginosos 301, 304
    antieméticos.. 119, 121
    géis transdérmicos 674
Propamidina
    oftalmologia, antiprotozoários......................... 447
Propantelina
    antiespasmódicos 122, 125
    antiulcerosos 127
    incontinência urinária 242
    sialorreia... 396
Proparacaína
    anestésicos locais 426
    oftalmologia, produtos para diagnóstico 462
Propericiazina
    neurolépticos 60, 62
Propilenoglicol... 779
    géis transdérmicos 676
Propiltiouracila
    antitireoidianos 220
Propionato de Clobetasol
    anti-inflamatórios hormonais tópicos...... 509, 510
    onicopatias 597, 598
    psoríase 614, 617
Propionato de Sódio
    oftalmologia, antifúngicos...................... 427, 429
Propionato de Testosterona
    andrógenos, ginecologia 356
    fissuras do períneo 375
    hormônios masculinos, urologia 234
    uso tópico anorretal 407
Própolis.. 779
    acne, cosmiatria 632
    acne, uso tópico 484
    cicatrizantes, cosmiatria 630
    expectorantes... 110
    fissuras dos mamilos 373, 374
    foliculite da barba 586
    pele acneica, uso tópico 493
    tonificação facial, cosmiatria........................... 635
Propranolol

antienxaquecas.. 42, 43
beta-bloqueadores 82, 84
hemangiomas 586
Protease
enzimas digestivas 144, 145
Proteína Hidrolisada 779
alopecias, uso oral 496
tratamentos capilares, cosmiatria 633, 657
Proteínas da Batata
obesidade 159, 164
Proteosilane 750
Proximetacaína
anestésicos locais 426
Prunus africanum
terapêutica prostática 249, 251
Prunus armeniaca 770, 782
Prunus avium 771
Prunus dulcis 770
Prurido Vulvar Essencial 376
Pseudocatalase
hipocromias 569
Psodermax 779
onicopatias 597, 599
Psoralenos 780
Psoríase 610
Psyllium
fibras e mucilagens 139, 142, 143
Pterodon emarginatus
antirreumáticos e antiartrósicos 310, 319
Ptiríase Alba 621
Ptychopetalum olacoides
tônicos e estimulantes 169, 171
Punica granatum
antirradicais livres 209
Púrpuras 622
PVPI 760
antissépticos e acidificantes vaginais 372
antissépticos e antiexsudativos 527, 529
oftalmologia, antissépticos 448
Pygeum africanum
terapêutica prostática 249, 251, 252
Quebra Pedra
cálculos renais 245
diuréticos fitoterápicos 329, 330
Queimaduras Oculares 465
Quelantes 340
Quelina
hipocromias 568, 569
hipocromias, uso oral 565, 567
psoríase 613, 621
psoríase, uso oral 610, 612
Queloides 623
Queratina Hidrolisada
alopecias, uso oral 496
tratamentos capilares, cosmiatria 633, 657, 659

Queratolíticos
acne, uso tópico 482
Queratose Actínica 624
Quercetina
antirradicais livres 202, 208
Quércia Marina 141
fibras e mucilagens 139
Quetiapina
neurolépticos 60, 62
Quilaia 764
Quina 736, 739, 780
alopecias, uso tópico 498, 499, 500, 505
tratamentos capilares, cosmiatria 633
Quinacrina
antiprotozoários 297, 299
antirreumáticos e antiartrósicos 311
Quinidina
antiarrítmicos 74, 75
Quinina 341
antimaláricos 296, 297
antivertiginosos e anticinetóticos 48, 50
cãimbras 342
Quinua Real
suplementos de fibras e grãos 215, 217
Rabeprazol
antiulcerosos 126, 129
Radicais Livres 203
Radizen A 780
antirradicais livres, cosmiatria 629, 646
hipercromias, cosmiatria 648
Raffermine 780
antienvelhecimento, cosmiatria 640
máscaras faciais e tensores, cosmiatria 637
tensores, cosmiatria 631
Raloxifeno
modulador seletivo dos receptores estrogênicos
.... 363, 365
Ramipril
anti-hipertensivos 76, 78, 80
Ranitidina
antiulcerosos 126
Reboxetina
antidepressivos 32, 36
Red Clover
fito-hormônios 351, 352
Regeneradores Tissulares 630
Regu-Age 780
área dos olhos, cosmiatria 632, 643, 644
Reidratação Oral 340
Repelente Merck 3535
repelentes de insetos 626
Repelentes de Insetos 626
Repositores Eletrolíticos 229
Reserpina
anti-hipertensivos 77, 82

Resina de Colestiramina
  lesões cutâneas peristomais............................ 412
Resina de Podofilina 778
  condiloma acuminato 253
  ginecologia 381
Resorcina 781
  acne, uso tópico 482, 484, 491
  alopecias, uso tópico 499
  antimicóticos tópicos....................................... 515
  antisseborreicos 524
  eczemas 570, 571
  hiperqueratose, ictiose 591, 592
  onicopatias 600
  peelings 602, 606
  psoríase 613, 614, 616
  uso tópico anorretal 405
Resveratrol
  antirradicais livres 202, 207, 209
  suplementos nutricionais, SNC 64, 69
Retenção Urinária 246
Retinol 789
  antirrugas, cosmiatria 641
  púrpuras 622
Revulsivantes
  alopecias, uso tópico 498
Rhamnus frangula 138
  laxantes 134
Rhamnus purshiana 138
  laxantes 134, 135
Rheum officinale 139
  laxantes 134
Rheum palmatum 139
  laxantes 134
Rhodiola rosea
  estimulantes do SNC e nootrópicos 51, 58
  medicina esportiva 214
Riboflavina 185
  antienxaquecas 41, 42, 45
  suplementos nutricionais 172, 182
  suplementos nutricionais, SNC 64, 69
Rícino, Óleo 746
  laxantes 134
  lubrificantes oculares 454, 455
  repelentes de insetos 626
Rifamicina
  oftalmologia, antibacterianos 436, 438
Rifampicina
  gotas auriculares 383, 386
Risedronato Sódico
  metabolismo do cálcio 336, 338
Risperidona
  neurolépticos 60, 63
Rivastigmina
  estimulantes do SNC e nootrópicos 50, 53
Rizatriptana

  antienxaquecas 38, 39
Romã
  antirradicais livres 203, 209
  hipercromias 556, 558
Rosa aff. rubiginosa 773
Rosa Bengala
  oftalmologia, produtos para diagnóstico 460, 462, 463
Rosa Damascena, Óleo
  tratamentos capilares, cosmiatria 658
Rosa Mosqueta, Óleo 773
  antienvelhecimento, cosmiatria 640
  antirrugas, cosmiatria 641
  cicatrizantes, cosmiatria 630
  eczemas 570, 571
  estimulantes e regeneradores tissulares,
    cosmiatria 630
  estrias, cosmiatria 655
  fissuras dos mamilos 373, 374
  fissuras dos mamilos, prevenção 374
  hiperqueratose, ictiose 591, 592, 593
  psoríase 615
  queloides e atenuação de cicatrizes 623, 624
Rosácea.. 477, 489
Rosmarinus officinalis 732
  acne, cosmiatria 632
  tratamentos capilares, cosmiatria 633
Rosuvastatina
  hipocolesterinêmicos 90, 92, 96
Roxitromicina
  antibacterianos 285, 286
Rubjovit
  catarata 460
Ruibarbo 139
  coleréticos 133
  laxantes 134, 135, 136
Rutina 739, 781
  anti-hemorrágicos 307
  antivaricosos 322, 324
  antivaricosos, antiflebíticos e antitrombóticos
    tópicos 325, 326
  púrpuras 623
  suplementos nutricionais 175
Rutosídeo 781
  antivaricosos 322
Sabal serrulata
  alopecias, uso oral 494
  hirsutismo 594
  terapêutica prostática 249, 251, 252
Sabonete Cremoso 717
Sabonete Gel.. 717
Sabonete Líquido Glicerinado 715
Sabonete Líquido para as Mãos 716
Sabonete Líquido para Peles Sensíveis 716
Sabonete Líquido pH ácido 718

854 Formulário Médico-Farmacêutico

Sabonete Líquido Transparente 715
Sabonetes, Cosmiatria.. 661
Sacarina
   adoçantes 228
   oftalmologia, produtos para diagnóstico . 460, 463
Saccharomyces cerevisiae 781
   anti-inflamatórios e descongestionantes cutâneos
   512
   anti-inflamatórios, cosmiatria 629
S-Adenosilmetionina
   suplementos nucricionais, SNC.................... 64, 70
Salbutamol
   broncodilatadores e antiasmáticos 108
Salgueiro... 731
Salicilato de Bismuto
   antidiarreicos.. 115, 116
Salicilato de Etil Hexila 781
   filtros solares 576
Salicilato de Fenila
   antissépticos e antiexsudativos 528
Salicilato de Homomentila
   filtros solares 576
Salicilato de Metila... 781
   afecções orofaríngeas............................... 388, 391
   analgésicos tópicos.................................. 260, 261
   anti-inflamatórios não hormonais tópicos 270, 272
   antirreumáticos tópicos................................... 321
   antissépticos e acidificantes vaginais 370
Salicilato de Octila... 781
   antivirais tópicos 533
   filtros solares 576
Salicilato de Sódio
   antissépticos e acidificantes vaginais 370
Salicilato Misto de Polioxi-Etilenoglicol e Amina
   celulite, cosmiatria 633
Saliva Artificial.. 394
Salix nigra.. 731, 790
   acne, cosmiatria 632
   acne, uso tópico 483
   esfoliantes e abrasivos, cosmiatria.................. 630
Salsaparrilha
   diuréticos fitoterápicos 329
Sálvia... 782
Salvia officinalis 782
SAMe
   suplementos nutricionais, SNC.................... 64, 70
Saw Palmetto
   alopecias, uso oral................................... 494, 495
   hirsutismo.. 595
   hirsutismo, uso oral 594
   terapêutica prostática 249, 251
Saxífraga
   diuréticos fitoterápicos 329
Saxifraga stolonifera.. 740
   despigmentantes, cosmiatria 632

   hipercromias 558
Schiller, Teste de
   ginecologia 379
Scutellaria baicalensis.. 740
   despigmentantes, cosmiatria 632
   hipercromias 558
Sebonormine.. 782
   acne, cosmiatria 632, 647
Secnidazol
   antiprotozoários...................................... 297, 298
Selegilina
   antidepressivos 32, 37
   antiparkinsonianos 45, 47
Selênio 193
   antirradicais livres 204, 207, 208, 210
   oftalmologia 475, 476
   profilaxia da asma 114
   suplementos nutricionais .. 173, 179, 180, 182, 197
   suplementos nutricionais, SNC.................... 69, 72
   suplementos para imunoestimulação 183
Sementes de Damasco em Pó
   esfoliantes e abrasivos, cosmiatria.................. 630
Sementes de Gergelim
   suplementos de fibras e grãos 215, 217
Sementes de Maracujá, Óleo 773
   emolientes, cosmiatria 630
Sementes de Soja, Extrato
   área dos olhos, cosmiatria............................... 632
Sementes de Uva, Óleo
   emolientes, cosmiatria 630
   estrias, cosmiatria 655
   flacidez, cosmiatria 650
   hidratantes corporais, cosmiatria 649
   limpeza da pele, cosmiatria 634
Sene 139
   laxantes 134, 135
Sensiva.. 782
   desodorantes, cosmiatria 662
   hidratantes faciais, cosmiatria 636
   hidratantes, cosmiatria 631
   produtos após-barba, cosmiatria 662
   tratamentos capilares, cosmiatria 657
Sepigel
   gel de 666
Serenoa repens
   alopecias, uso oral.. 494
   hirsutismo.. 594
   terapêutica prostática 249, 251
Serina... 189
   medicina esportiva 211
   suplementos nutricionais 173
Serrapeptidase
   anti-inflamatórios enzimáticos............... 264, 270
Sertralina
   antidepressivos 32, 35

obesidade 153, 154
Sérum de Goma Xantana 673
Sesaflash 782
   máscaras faciais e tensores, cosmiatria............ 637
Sesquicloridrato de Alumínio 782
   desodorantes, cosmiatria 662
   hidroses 587
Shower Body and Hair 718
Shower Gel 719
Sialorreia.. 396
Sibutramina
   obesidade 153, 154
Silanóis 782
Sildenafila 341
   disfunção erétil.................................. 238
   ejaculação precoce 241
   fertilização *in vitro* 366, 369
   gotas auriculares 383, 385
   hipertensão pulmonar 343
   uso tópico anorretal 405, 408
Sílica 734
Silicato de Alumínio 783
   peelings 605
Silicato de Alumínio Hidratado
   antidiarreicos 115
Silicato de Alumínio Sintético
   acne, uso tópico 483
   hipercromias 558, 560
Silício
   alopecias, uso oral 497
   onicopatias 601
Silício Orgânico
   suplementos nutricionais 195
Silício Quelato 193
   suplementos nutricionais 173
SiliciuMax
   alopecias, uso oral 497
   onicopatias 602
   suplementos nutricionais 195, 202
Silicone DC 1401
   hidratantes corporais, cosmiatria.......... 650
   tratamentos capilares, cosmiatria 660
Silicone DC 193
   tratamentos capilares, cosmiatria 657
Silicone DC 245
   tratamentos capilares, cosmiatria ... 658, 660
Silicone DC 344
   tratamentos capilares, cosmiatria 660
Silicone Volátil 743
   tratamentos capilares, cosmiatria ... 633, 657, 658, 659
Silicone, Óleo 773
   eczemas 570, 571, 572
   formulações para as mãos, cosmiatria ... 656
   produtos para bebês, cosmiatria 660

Silimarina
   acne, uso tópico 483
   hepatoprotetores 133
   rosácea, uso tópico 490
Simeticone
   antiácidos 115
   antieméticos 120
   antiespasmódicos 124
   antiflatulentos 125
   auxiliares da digestão 145
   eczemas 570
   hepatoprotetores 134
   laxantes 135
Simondsia californica 771
Simondsia chinensis 771
Simpatomiméticos, Antiglaucomatosos ... 430, 431
Síndrome de Fanconi 231
Sinoquart P 50 744
Sinvastatina
   hipocolesterinêmicos 90, 92
Skin Whitening Complex 783
   despigmentantes, cosmiatria 633
   hipercromias 558, 562, 563
   hipercromias, cosmiatria 647, 648
Slendesta
   obesidade 159, 164
Slimming Factor T 783
Smilax officinalis
   diuréticos fitoterápicos 329
Smilax salsaparrilha
   diuréticos fitoterápicos 329
Sódio (Cloreto)
   suplementos nutricionais 173
Soja, Extrato
   área dos olhos, cosmiatria................... 632
Soja, Óleo
   cicatrizantes, escaras e úlceras 543
Solan 50... 762
Solanum lycopersicum
   antirradicais livres 207
   fotoprotetores orais 584
Solanum paniculatum 170
   tônicos e estimulantes 169, 170
Solanun melongena
   hipocolesterinêmicos 97
Solução Base para Lenços Umedecidos de Limpeza
.... 721
Solução de Albright
   alcalinizantes urinários 230
Solução de Carbopol a 2%...................... 664
Solução de Eisemberg
   alcalinizantes urinários 230
Solução de Jessner 592
   peelings 606
Solução de Joulie.................................... 231

856 Formulário Médico-Farmacêutico

Solução de Lugol
   antitireoidianos 222
   gastroenterologia 149
   ginecologia 379
Solução de Monsel
   ginecologia 380
Solução de Shohl
   alcalinizantes urinários 230
Solução de Tierch
   antissépticos e antiexsudativos 528
Solução de Vleminckx
   acne, uso tópico 484
Solução Salina Balanceada
   oftalmologia 451
Sophora japonica 781
   antivaricosos 324
Sorbato de Potássio
   géis transdérmicos 675
Sorbitol 783
   adoçantes 228
Soro Autólogo
   olho seco 466, 468
Spiraea ulmaria 782
Spirulina maxima 142
   fibras e mucilagens 142
   suplementos nutricionais 199
Spirulina platensis 142
   suplementos nutricionais 199
Squalane 751
   hidratantes corporais, cosmiatria 649
   hidratantes, cosmiatria 631
Styrax benzoin 738
Subcitrato de Bismuto
   antiulcerosos 126, 129
Subgalato de Bismuto
   afecções orofaríngeas 394
   fissuras do períneo 375
   hidroses 589
   uso tópico anorretal 405, 406, 407
Subnitrato de Bismuto
   fissuras dos mamilos 373, 374
   hidroses 589
   uso tópico anorretal 405
Substitutos da Secreção Gástrica 144
Subsulfato Férrico
   ginecologia 380
Succímero
   quelantes 340
Sucralfato 783
   afecções orofaríngeas 388, 389
   antiulcerosos 126, 129
   cicatrizantes, escaras e úlceras 542, 544, 545
   enemas 410
   lesões cutâneas peristomais 411
   uso tópico anorretal 405

Sucralose
   adoçantes 228
Sucupira Branca
   antirreumáticos e antiartrósicos 310, 319
Sucupira Preta
   antirreumáticos e antiartrósicos 310, 319
Sulbutiamina
   suplementos nutricionais, SNC 64, 70
   tônicos e estimulantes 169, 172
Sulfacetamida 783
   acne, uso tópico 482, 492
   antisseborreicos 524, 525, 526
   blefarites 458, 459
   oftalmologia, antibacterianos 440, 441
   oftalmologia, antiparasitários 444, 446
   tratamentos capilares, cosmiatria 659
Sulfadiazina
   sulfonamidas 290, 291
Sulfadiazina de Prata 784
   antibacterianos tópicos 507
   antissépticos e antiexsudativos 527, 529
   antivirais tópicos 533, 535
   cicatrizantes, escaras e úlceras 542, 545
Sulfametoxazol
   sulfonamidas 290
Sulfametoxipiridazina
   acne, uso oral 478, 480
   sulfonamidas 290, 291
Sulfassalazina
   antirreumáticos e antiartrósicos 310, 314
   aparelho digestivo 146, 148
   psoríase, uso oral 612
Sulfato de Alumínio 784
   hidroses 587, 588
   picadas de insetos 627
Sulfato de Cobre 784
   antissépticos e antiexsudativos 527
Sulfato de Condroitina 784
Sulfato de Hidroxiquinolina
   antissépticos e acidificantes vaginais 370
Sulfato de Magnésio
   coleréticos 133
   suplementos nutricionais 173
Sulfato de Manganês
   suplementos nutricionais 173
Sulfato de Oxiquinolina
   antissépticos e acidificantes vaginais .. 370, 371
Sulfato de Sódio
   laxantes 134, 137
Sulfato de Zinco 784
   acne, uso oral 478, 481
   acne, uso tópico 483, 484, 485
   alopecias, uso tópico 505
   antisseborreicos 524, 525
   antissépticos e acidificantes vaginais .. 370, 371

antissépticos e antiexsudativos 527
antivirais 531, 532
antivirais tópicos 533, 535
blefarites 458
hipercromias 558, 563
oftalmologia, antibacterianos 440
oftalmologia, antissépticos 448, 449
oftalmologia, corticoides 442
oftalmologia, descongestionantes 452
oftalmologia, formulações para banho ocular . 451
otorrinolaringologia 403
pele acneica, uso tópico 492, 493
suplementos nutricionais 173, 178
Sulfato Ferroso
   antianêmicos 166
   orexígenos e anabolizantes 168
Sulfeto de Potássio
   acne, uso tópico 483
Sulfeto de Selênio 784
   antimicóticos tópicos 513, 516
   antisseborreicos 524, 526
   blefarites 458, 459
   oftalmologia, antiparasitários 444, 446
Sulfito de Sódio
   tratamentos capilares, cosmiatria 659
Sulfofenato de Zinco
   oftalmologia, descongestionantes 452
Sulfoictiolato de Amônia 760
Sulfonamidas 290
Sulindaco
   anti-inflamatórios não hormonais 264, 267
Sulizobenzona
   filtros solares 575
Sulpirida
   ansiolíticos 24
   neurolépticos 60, 63
Sumatriptana
   antienxaquecas 38, 39
Sunflower Oil 771
Suplemento de Potássio 85
Suplementos de Fibras e Grãos 215
Suplementos Nutricionais (Diabetes) 226
Suplementos Nutricionais Antiobesidade 157
Suplementos Nutricionais com ação no SNC 64
Suplementos Nutricionais, Ginecologia 358
Suplementos Nutricionais, Urologia 247
Supositório de Glicerina 412
Symphytum officinale 732, 746
   hidratantes, cosmiatria 631
Syn-Ake 785
   máscaras faciais e tensores, cosmiatria 638
   tensores, coemiatria 631
Syn-Coll 775
   estimulantes e regeneradores tissulares,
      cosmiatria 630

hidratantes corporais, cosmiatria 649
hidratantes faciais, cosmiatria 636
hipercromias, cosmiatria 648
máscaras faciais e tensores, cosmiatria 637
Synotol CN 80 748
Syzygium aromaticum 771
T3
   hormônios tireoidianos 219, 220
T4
   hormônios tireoidianos 219, 220
TA3 787
   hormônios tireoidianos 219
   obesidade 155
Tacrolimo
   dermatite atópica 552, 554
   hipocromias 568, 569
   oftalmologia 467
   olho seco 466, 467
   psoríase 613, 619
   ptiríase alba 621, 622
   uso tópico anorretal 412
Tadalafila
   disfunção erétil 238
Takallophane 785
   acne, uso tópico 483, 491
Talco Líquido 723, 785
Talco Mentolado
   antipruriginosos 523
Tamoxifeno 785
   antiestrogênico, antineoplásico 363, 366
   queloides e atenuação de cicatrizes 623
Tanacet
   antienxaquecas 45
Tanacetum parthenium
   antienxaquecas 42, 45
   antirreumáticos e antiartrósicos 310, 318
Tanino
   afecções orofaríngeas 388, 389
   fissuras dos mamilos 374
   otorrinolaringologia 402
Tansulosina
   terapêutica prostática 249, 250
Taurina 189
   hipocolesterinêmicos 97, 100
   suplementos nutricionais 173, 195, 201
Tea Tree Oil 772
Tenoxicam
   anti-inflamatórios não hormonais 264, 269
   antirreumáticos e antiartrósicos 311
Tensine 785
   antienvelhecimento, cosmiatria 640
   antirrugas, cosmiatria 642
   máscaras faciais e tensores, cosmiatria 637
   tensores, cosmiatria 631
Tensores, Cosmiatria 631, 636

Teoclato de Difenidramina
    antieméticos 119
    antivertiginosos e anticinetóticos 48
Teofilina
    broncodilatadores e antiasmáticos 108, 109
    expectorantes 110
Teofilinato de Metilsilanol
    celulite, cosmiatria 633
Teofilinato de Monometilsilanotriol 785
Tepescohuite
    antirradicais livres, cosmiatria 629
Terapêutica Prostática 249
Terbinafina 786
    antimicóticos 293, 295
    antimicóticos tópicos 513, 514
Terbutalina
    broncodilatadores e antiasmáticos 108, 109
Terebentina 737, 786
    analgésicos tópicos 261
Terebentina, Essência
    inalantes 401
Terpinol
    inalantes 401
Teste de Collins
    ginecologia 379
Teste de Schiller
    ginecologia 379
Testosterona
    andrógenos, ginecologia 356
    fissuras do períneo 375
    géis transdérmicos 674
    hormônios masculinos, urologia 234
    inibidores da aromatase 237
    uso tópico anorretal 407
Testosterona, Undecanoato
    hormônios masculinos, urologia 235
Tetracaína 786
    anestésicos locais 426, 506
    fissuras dos mamilos 373, 374
    neuropatias, uso tópico 280
    uso tópico anorretal 405
Tetraciclina 786
    acne, uso oral 478, 480
    antibacterianos 284, 285
    antibacterianos tópicos 507, 508
    gotas auriculares 383, 386
    oftalmologia, antibacterianos ...436, 439, 440, 441
    oftalmologia, corticoides 443
    vulvovaginites 376, 379
Tetrahidrozolina
    oftalmologia, corticoides 442, 443
    oftalmologia, descongestionantes 451, 452
Tetraiodotironina
    hormônios tireoidianos 219, 220
Tetramisol

anti-helmínticos 299
imunoestimuladores 331
TGF-β 753
    fatores de crescimento, cosmiatria 631
TGP2 Peptídeo 753
    fatores de crescimento, cosmiatria 631
    hipercromias, cosmiatria 648
Thalasferas com Vitamina C 786
    antienvelhecimento, cosmiatria 640
    antioxidantes tópicos 581
    antirradicais livres, cosmiatria 629
    área dos olhos, cosmiatria 644
    despigmentantes, cosmiatria 633
    hipercromias 560, 563, 565
    máscaras faciais e tensores, cosmiatria 637
    produtos após-barba, cosmiatria 662
    rosto, colo e pescoço, cosmiatria 645
Theanina
    ansiolíticos 24, 26
    estimulantes do SNC e nootrópicos 51, 57
    medicina esportiva 214
    obesidade 160
    suplementos nutricionais 195
Theophyllisilane 785
    celulite, cosmiatria 633, 651, 652, 653
Thiomucase 786
    celulite, cosmiatria 633, 651, 652, 654
    flacidez, cosmiatria 650
Thuya
    cáusticos 536, 540
Thuya occidentalis 786
Thuya, Tintura 786
    condiloma acuminato 366, 369
Thymus vulgaris 787
Tiabendazol 786
    anti-helmínticos 299, 300
    antiparasitários tópicos 517, 520
    oftalmologia, antifúngicos 427, 429
Tiamina 185
    neuropatias 274
    suplementos nutricionais 172, 182
Tibolona
    hormônios femininos (uso oral) 345, 347
Ticlopidina
    antiagregantes plaquetários 73, 74
Tierch, Solução de
    antissépticos e antiexsudativos 528
Tília
    oftalmologia, formulações para banho ocular . 451
Timerosal
    oftalmologia, preservantes 424
Timo, Peptídeos 776
Timol 787
    afecções orofaríngeas 388, 389, 391, 392
    analgésicos tópicos 260, 261

Índice Remissivo

hidroses 589
inalantes 401
onicopatias 597
Timolol
    antiglaucomatosos 430, 432
    hemangiomas 586
Timomodulina
    imunoestimuladores 331, 332
Tinidazol 787
    antiprotozoários 297, 298
    vulvovaginites 378, 379
Tinosorb
    filtros solares 575
Tintura de Abacateiro
    diuréticos fitoterápicos 328
Tintura de Açafrão
    antissépticos e antiexsudativos 527
Tintura de Alcachofra
    coleréticos 130
    diuréticos fitoterápicos 328
Tintura de Alcaçuz
    antiulcerosos 126
Tintura de Alecrim 732
    alopecias, uso tópico 498, 499, 500, 502
Tintura de Aloe
    laxantes 134
    onicopatias 600
Tintura de Anis Estrelado
    antiespasmódicos 123
Tintura de Arnica
    analgésicos tópicos 260, 261
    antivaricosos, antiflebíticos e antitrombóticos
        tópicos 326, 327
    área dos olhos, cosmiatria 644
Tintura de Badiana
    antiespasmódicos 124
Tintura de Bálsamo de Tolu
    inalantes 400, 401
Tintura de Beladona
    analgésicos tópicos 260, 261
    ansiolíticos 27
    antiácidos 115
    antiespasmódicos 123, 124
Tintura de Benjoim 738
    analgésicos tópicos 260, 261
    antimicóticos tópicos 515
    cáusticos 539
    cicatrizantes, escaras e úlceras 542, 547
    inalantes 400, 401
Tintura de Boldo
    antiespasmódicos 124
    coleréticos 131
Tintura de Camomila
    ansiolíticos 24
Tintura de Cantáridas 741

alopecias, uso tópico 498, 499
Tintura de Cápsicum 741
    alopecias, uso tópico 498, 499, 500
    tratamentos capilares, cosmiatria 658
Tintura de Carqueja
    diuréticos fitoterápicos 328
Tintura de Cáscara Sagrada
    laxantes 134
Tintura de Castanha da Índia
    antivaricosos 322
Tintura de Castellani
    antimicóticos tópicos 515
Tintura de Catuaba
    tônicos e estimulantes 169
Tintura de Cavalinha
    diuréticos fitoterápicos 329
Tintura de Chapéu de Couro
    diuréticos fitoterápicos 329
Tintura de Cipó Cabeludo
    diuréticos fitoterápicos 329
Tintura de Crataegus
    ansiolíticos 24, 27
Tintura de Espinheira Santa
    antiulcerosos 126
Tintura de Eucalipto
    inalantes 401
Tintura de Frângula
    laxantes 134
Tintura de Fumária
    coleréticos 131
Tintura de Guaraná
    tônicos e estimulantes 169
Tintura de Hamamelis
    antivaricosos 322
Tintura de *Hyoscyamus niger*
    antiespasmódicos 124
Tintura de *Illicium verum*
    antiespasmódicos 124
Tintura de Jaborandi 777
    alopecias, uso tópico 498, 499, 505, 506
    tratamentos capilares, cosmiatria 658
Tintura de Jurubeba
    tônicos e estimulantes 169
Tintura de Maracujá
    ansiolíticos 24, 27
Tintura de Marapuama
    tônicos e estimulantes 169
Tintura de Meimendro
    antiespasmódicos 123, 124
Tintura de Mulungu
    ansiolíticos 24
Tintura de Passiflora
    ansiolíticos 24, 27
Tintura de *Peumus boldus*
    antiespasmódicos 124

Tintura de Podofilina
    língua nigra vilosa 596
Tintura de Quebra Pedra
    diuréticos fitoterápicos 329
Tintura de Quilaia 764
Tintura de Quina 780
    alopecias, uso tópico 498, 499, 500, 505
Tintura de Ruibarbo
    laxantes 134
Tintura de Salsaparrilha
    diuréticos fitoterápicos 329
Tintura de Sene
    laxantes 134
Tintura de Thuya 786
    cáusticos 536, 540
    condiloma acuminato 366, 369
Tintura de Uva Ursi
    diuréticos fitoterápicos 330
Tintura de Valeriana
    ansiolíticos 24, 27
Tiocolquicósido
    miorrelaxantes 261, 263
Tioconazol 787
    antimicóticos tópicos 513, 514
    onicopatias 597
    vulvovaginites 377, 378
Tioridazina
    neurolépticos 60, 63
Tiossulfato de Sódio 759
    antimicóticos tópicos 513
Tiotepa
    oftalmologia 468, 469
Tiratricol 787
    hormônios tireoidianos 219
    obesidade 155
Tireoglobulina
    hormônios tireoidianos 219
Tireoide em Pó
    hormônios tireoidianos 219
Tirosina 189
    estimulantes do crescimento 176, 177
    medicina esportiva 211
    suplementos nutricionais 173
Tirotricina
    antissépticos e acidificantes vaginais 370
Tiroxina
    hormônios tireoidianos 219
Tizanidina
    miorrelaxantes 261, 263
Tobramicina
    oftalmologia, antibacterianos 433, 434
    oftalmologia, corticoides 442
Tolterodina
    incontinência urinária 242, 244
Tolu, Bálsamo

antitussígenos 107
expectorantes 109
mucolíticos 111
Tomilho 787
Tônicos 169
Tonificação Facial, Cosmiatria 635
Topiramato
    anticonvulsivantes 28, 31
    antienxaquecas 42, 43
    obesidade 155, 157
Tramadol
    analgésicos 255, 257, 258
Tranilcipromina
    antidepressivos 32, 37
Transcutol
    onicopatias 599
Transforming Growth Peptide-2 753
    fatores de crescimento, cosmiatria 631
Tratamentos Capilares, Cosmiatria 633
Trazodona
    antidepressivos 32, 36
Treonina 189
    medicina esportiva 211
    pool de aminoácidos essenciais 176
    suplementos nutricionais 173
Tretinoína 730
    acne, uso tópico 482
TRIAC 787
    hormônios tireoidianos 219
    obesidade 155
Triancinolona 787
    afecções orofaríngeas 388, 389, 391
    alopecias, uso tópico 498, 499
    anti-inflamatórios hormonais 307, 310
    anti-inflamatórios hormonais tópicos ... 509, 511
    dermatite atópica 554
    gotas auriculares 383, 385
    gotas nasais 397, 398
    psoríase 616
Triantereno
    diuréticos 85, 87
Tribulus terrestris
    disfunção erétil 238, 239
    inibidores da aromatase 237
Triclosan 761
    antissépticos e antiexsudativos 527
    desodorantes, cosmiatria 662
Trietanolamina 787
    gotas auriculares 383, 384
Trifluoperazina
    antidepressivos 37
    neurolépticos 60, 63
Trifluridina
    oftalmologia, antivirais 449, 450
Trifolium pratense

fito-hormônios 351
Trigonella foenum graecum
   fibras e mucilagens 139, 140
Tri-hidroxietilrutina 788
   antivaricosos 322
   antivaricosos, antiflebíticos e antitrombóticos
      tópicos 325
   celulite, cosmiatria 633
Tri-iodotironina
   hormônios tireoidianos 219, 220
Trimebutina
   antiespasmódicos 122, 125
Trimetoprima
   antibacterianos 288
   sulfonamidas 290
Trioxisaleno 780
   hipocromias 568
   hipocromias, uso oral 565
   psoríase, uso oral 610
Tripeptídeo de Cobre 753
Triptofano 190
   ginecologia 362
   medicina esportiva 211
   obesidade 157, 158
   orexígenos e anabolizantes 168
   pool de aminoácidos essenciais 176
   suplementos nutricionais 173
   suplementos nutricionais, SNC 64, 70, 71, 72
   suplementos para imunoestimulação 183
Trisoralen 780
   hipocromias 568
   hipocromias, uso oral 565
   psoríase, uso oral 610
Triticum aestivum 756, 785
Triticum vulgare 739
Tropicamida
   midriáticos e cicloplégicos 455, 457
Troxerrutina 788
   antivaricosos 322, 324
   antivaricosos, antiflebíticos e antitrombóticos
      tópicos 325, 326
   área dos olhos, cosmiatria 643, 644
   celulite, cosmiatria 633, 653
   rosto, colo e pescoço, cosmiatria 645
Tussilagem 736
   tratamentos capilares, cosmiatria 633
Tussilago farfara 736
Tyloxapol
   produtos para próteses oculares 463, 464
Tyrosilane 727
   bronzeadores e aceleradores do bronzeamento
      .... 582, 583
Ubidecarenona 763
   antifibróticos 231
   antirradicais livres 202, 204

hipocolesterinêmicos 97, 98
oftalmologia 475
Ubiquinona
   antifibróticos 231
   antirradicais livres 202, 204
   hipocolesterinêmicos 97, 98
   oftalmologia 475
Úlceras 540
Ulmária 782
Uncaria tomentosa
   imunoestimuladores 333
Undecanoato de Testosterona
   hormônios masculinos, urologia 234, 235
Unha de Gato
   imunoestimuladores 331, 333
Unipertan 788
   bronzeadores e aceleradores do bronzeamento
      .... 582, 583
Unirep
   repelentes de insetos 626
Unitan 788
   bronzeadores e aceleradores do bronzeamento
      .... 582, 583
Unitrienol 788
   estimulantes e regeneradores tissulares,
      cosmiatria 630
   hidratantes faciais, cosmiatria 635
Unna, Pasta
   cicatrizantes, escaras e úlceras 546
Ureia 788
   anti-inflamatórios hormonais tópicos 510
   antimicóticos tópicos 515
   cervicites 372
   dermatite atópica 555
   eczemas 572
   gastroenterologia 149
   hidratantes corporais, cosmiatria 650
   hidratantes, cosmiatria 631
   hidroses 588
   hipercromias, cosmiatria 648
   hiperqueratose, ictiose 591, 592, 593
   língua nigra vilosa 596
   onicopatias 597, 598, 599, 600
   produtos para uso pós-solar 585
   psoríase 613, 614, 615, 616
   vulvovaginites 379
Urotropina 765
   antissépticos urinários 233
   cálculos renais 245
Ursodesoxicólico, Ácido
   coleréticos 130, 133
Ursodiol
   coleréticos 130, 133
Urtica dioica 739
   terapêutica prostática 249, 252

862 Formulário Médico-Farmacêutico

Urtiga
  terapêutica prostática 249
Urucum, Óleo 773
  bronzeadores e aceleradores do bronzeamento
  .... 582, 583
Uva Ursi... 765
  cálculos renais 245
  despigmentantes, cosmiatria 633
  diuréticos fitoterápicos 330
Uva, Óleo de Sementes 773
  antioxidantes tópicos 581
  emolientes, cosmiatria 630
  estrias, cosmiatria 655
  fissuras dos mamilos, prevenção 375
  flacidez, cosmiatria 650
  hidratantes corporais, cosmiatria 649
  queloides e atenuação de cicatrizes 624
Uvinul
  filtros solares 575
Vaccinium macrocarpon
  prebióticos e probióticos 119
  profilaxia de infecções urinárias 246
Valerato de Betametasona
  alopecias, uso tópico 498, 501
  anti-inflamatórios hormonais tópicos 509, 510, 511
  fimose 254
  gotas auriculares 383
  hiperqueratose, ictiose..................................... 593
Valerato de Estradiol
  nutrição facial, cosmiatria 639
Valeriana
  ansiolíticos 24, 27
Valeriana officinalis
  ansiolíticos 24, 26
Valina 190
  medicina esportiva 211, 213
  pool de aminoácidos essenciais....................... 176
  suplementos nutricionais 173
Valproato de Sódio
  alopecias, uso tópico 498, 505
  anticonvulsivantes 28, 31
Valsartana
  anti-hipertensivos 76, 79, 80
Vanádio 194
  diabetes 226, 227
  suplementos nutricionais 173, 182
Vancomicina
  antibacterianos tópicos 507, 509
  oftalmologia, antibacterianos 436, 439
Vanishing Penetrating Cream 688
Vardenafila
  disfunção erétil 238
Vaselina Líquida... 774
  lubrificantes oculares 455

Vaselina Salicilada 591
Vaselina Sólida... 788
  lubrificantes oculares 455
Vasodilatadores Cerebrais e Periféricos 101
Vasodilatadores Coronarianos 105
VC-PMG 755
  despigmentantes, cosmiatria 633
  hipercromias 558, 560
VEGF.. 753
  alopecias, uso tópico 503
  fatores de crescimento, cosmiatria 631
Venlafaxina
  antidepressivos 32, 36
Veraliprida
  menopausa 363, 366
Verapamil
  antiarrítmicos 74, 76
  antifibróticos 252, 253
  vasodilatadores coronarianos 105, 106
Verde Brilhante.. 788
  cáusticos 539
Verde de Lissamina
  oftalmologia, produtos para diagnóstico . 460, 463
Verde Malaquita 788
Vermelho Congo
  gastroenterologia 149
Vermelho Fenol
  gastroenterologia 149
Vermelho Neutro 788
  antivirais tópicos 533, 536
Vialox 789
  antirrugas, cosmiatria...................................... 642
  área dos olhos, cosmiatria 643
  tensores, cosmiatria 631
Vimpocetina
  estimulantes do SNC e nootrópicos 50, 54
Vinca minor
  estimulantes do SNC e nootrópicos 54
Vincamina
  estimulantes do SNC e nootrópicos 50, 54
Viofórmio 744
  antibacterianos tópicos 507
Violeta de Genciana... 789
  afecções orofaríngeas 388, 391
  antimicóticos tópicos 513
  ginecologia 380
Vitaline 775
  estimulantes e regeneradores tissulares,
    cosmiatria 630
Vitamina A 185, 789
  acne, uso oral 480, 481
  antienvelhecimento, cosmiatria 640
  antirradicais livres 210
  celulite, cosmiatria 651
  cicatrizantes, escaras e úlceras 542, 548

eczemas 572
estimulantes e regeneradores tissulares,
    cosmiatria 630
estrias, cosmiatria 655
fissuras do períneo 375
fissuras dos mamilos 373, 374
flacidez, cosmiatria 650
formulações para as mãos, cosmiatria 656
formulações para os lábios, cosmiatria 656
nutrição facial, cosmiatria 638
oftalmologia 475, 476
oftalmologia, antibacterianos 440
oftalmologia, corticoides 442, 443
oftalmologia, vitaminas tópicas 464, 465
onicopatias 597, 599
produtos para uso pós-solar 585
prurido vulvar essencial 376
púrpuras 623
queloides e atenuação de cicatrizes 624
rosácea, uso tópico 490
suplementos nutricionais 172, 174, 181, 182
suplementos para imunoestimulação 183
tratamentos capilares, cosmiatria 660
uso tópico anorretal 407
Vitamina B1 185
    antianêmicos 166
    catarata 460
    diabetes 227
    neuropatias 274, 276
    oftalmologia, vitaminas tópicas 465
    orexígenos e anabolizantes 168
    suplementos nutricionais 172, 175, 181, 182
    suplementos nutricionais, SNC 72
    suplementos para imunoestimulação 183
    tônicos e estimulantes 170
Vitamina B12 .... 166, 186, 789
    antianêmicos 164, 166
    dermatite atópica 552, 555
    ginecologia 359
    neuropatias 274, 276
    oftalmologia, vitaminas tópicas 465
    orexígenos e anabolizantes 168
    profilaxia da asma 114
    psoríase 613, 620
    suplementos nutricionais 172, 175, 181, 182
    suplementos nutricionais, SNC 64, 65
    suplementos para imunoestimulação 183
Vitamina B15 184
    suplementos nutricionais 172
Vitamina B2 185
    alopecias, uso oral 496
    antianêmicos 166
    antienxaquecas 42
    oftalmologia, vitaminas tópicas 465

orexígenos e anabolizantes 168
suplementos nutricionais 172, 175, 181, 182
suplementos nutricionais, SNC 64
suplementos para imunoestimulação 183
tônicos e estimulantes 170
Vitamina B3 184
    suplementos nutricionais 182
Vitamina B5 184
    suplementos nutricionais 182
Vitamina B6 .... 185, 789
    acne, uso oral 480
    acne, uso tópico 482
    alopecias, uso oral 496
    alopecias, uso tópico 498
    antianêmicos 166
    antieméticos 120
    antisseborreicos 525
    antivertiginosos e anticinetóticos 49, 50
    diabetes 227
    estimulantes do crescimento 176, 177
    ginecologia 358, 361, 362
    medicina esportiva 212
    neuropatias 274, 276
    orexígenos e anabolizantes 168
    pele acneica, uso tópico 493
    profilaxia da asma 114
    suplementos nutricionais 172, 175, 181, 182
    suplementos nutricionais, SNC 71, 72
    suplementos para imunoestimulação 183
    tônicos e estimulantes 170
    vasodilatadores cerebrais e periféricos 101
Vitamina C 186, 789
    antianêmicos 165, 166
    anti-hemorrágicos 307
    antioxidantes tópicos 581, 582
    antirradicais livres 204, 206, 207, 210
    antirreumáticos e antiartrósicos 315
    antivaricosos 323, 324, 325
    oftalmologia 475, 476
    oftalmologia, vitaminas tópicas 465
    otorrinolaringologia 403
    profilaxia da asma 112, 114
    púrpuras 622
    queimaduras oculares 465
    suplementos nutricionais 172, 175, 181, 182
Vitamina D
    acne, uso oral 480
    celulite, cosmiatria 651
    cicatrizantes, cosmiatria 630
    cicatrizantes, escaras e úlceras 542, 548
    eczemas 572
    fissuras do períneo 375
    fissuras dos mamilos 373, 374
    flacidez, cosmiatria 650

formulações para as mãos, cosmiatria 656
nutrição facial, cosmiatria 638
oftalmologia, corticoides 442
oftalmologia, vitaminas tópicas 464, 465
produtos para uso pós-solar 585
queloides e atenuação de cicatrizes 624
uso tópico anorretal 407
Vitamina D2 .... 186, 789
   dermatite atópica, uso oral 549
   suplementos nutricionais 172
Vitamina D3 .... 186, 789
   dermatite atópica, uso oral 549, 551
   medicina esportiva 212
   suplementos nutricionais ..172, 174, 180, 181, 182
Vitamina E 186, 790
   acne, uso oral 480
   alopecias, uso oral 496
   antienvelhecimento, cosmiatria 640
   antifibróticos 231, 233
   antioxidantes tópicos 581, 582
   antirradicais livres 203, 204, 207, 210
   antirradicais livres, cosmiatria 629
   área dos olhos, cosmiatria 642, 643
   bronzeadores e aceleradores do bronzeamento
   583
   celulite, cosmiatria 651
   cicatrizantes, escaras e úlceras 547
   eczemas 572
   estrias, cosmiatria 655
   fissuras dos mamilos 374
   fissuras dos mamilos, prevenção 375
   flacidez, cosmiatria 650
   formulações para as mãos, cosmiatria 656
   formulações para os lábios, cosmiatria 656
   ginecologia 358, 362
   hidratantes corporais, cosmiatria 649
   hidratantes, cosmiatria 631
   hipercromias 560, 563
   máscaras faciais e tensores, cosmiatria 638
   nutrição facial, cosmiatria 638, 639
   oftalmologia 475, 476
   otorrinolaringologia 403
   prevenção da aterosclerose 101
   produtos para bebes, cosmiatria 660, 661
   profilaxia da asma 114
   prurido vulvar essencial 376
   púrpuras 623
   queloides e atenuação de cicatrizes 624
   rosácea, uso tópico 490
   rosto, colo e pescoço, cosmiatria 645
   suplementos nutricionais 172, 181, 182, 198
   suplementos nutricionais, SNC 72
   suplementos para imunoestimulação 183
   tônicos e estimulantes 170

tratamentos capilares, cosmiatria 657, 658, 660
Vitamina F 790
   área dos olhos, cosmiatria 643
   hidratantes corporais, cosmiatria 649
   hidratantes faciais, cosmiatria 635, 636
   hidratantes, cosmiatria 631
   limpeza da pele, cosmiatria 634
Vitamina H 184
   suplementos nutricionais 172, 182
Vitamina K 187, 790
   anti-hemorrágicos 306, 307
   área dos olhos, cosmiatria 644
Vitamina K1
   púrpuras 622, 623
   suplementos nutricionais 172, 175
Vitamina K2
   suplementos nutricionais 172, 175
Vitamina PP 184, 768
   suplementos nutricionais 172
Vitaminas 172, 184
Vitellaria paradoxa 764
Vitex agnus-castus
   fito-hormônios 351
Vitis vinifera 740
   antirradicais livres 206
   hipercromias 558
Viviscal
   alopecias, uso oral 496
Vleminckx, Solução de
   acne, uso tópico 484
Vulvovaginites 376
Willow Bark 790
   acne, cosmiatria 647
   acne, uso tópico 483
   alopecias, uso tópico 506
   antienvelhecimento, cosmiatria 639
   esfoliantes e abrasivos, cosmiatria 630
   hipercromias, cosmiatria 647
   máscaras faciais e tensores, cosmiatria 637
   pele acneica, uso tópico 493
   produtos após-barba, cosmiatria 662
   tratamentos capilares, cosmiatria 658
Wintergreen, Óleo 781
Xampu Base Amida *Free* 704
Xampu Base Antirresíduo 704
Xampu Base com Sorbitol 706
Xampu Base Condicionador 705
Xampu Base Infantil 703
Xampu Base para Cabelos Danificados 702
Xampu Base para Cabelos Normais 699
Xampu Base para Cabelos Oleosos 701
Xampu Base para Cabelos Seborreicos 703
Xampu Base para Cabelos Secos 700
Xampu Base para Cetoconazol 708
Xampu Base para Piroctona Olamina 707

Xampu Base para Princípios Ativos que Ressecam os
   Cabelos 707
Xampu Base para Sulfeto de Selênio 708
Xampu Base Perolado 701
Xampu Base Texapon 706
Xarope de Casca de Laranja
   expectorantes 110
Xarope de Eucalipto
   expectorantes 110
   mucolíticos 111
Xarope de Flores de Laranjeira
   ansiolíticos 27
Xarope de Grindélia
   expectorantes 110
Xarope de Guaco
   expectorantes 110
Xarope de Lobélia
   expectorantes 110
Xarope Dietético 724
Xarope Simples 724
Xerostomia 394
Xilitol
   otorrinolaringologia 402
Xipamida
   diuréticos 85, 89
Xisto Betuminoso 760
Yam Mexicano
   antirreumáticos e antiartrósicos 310, 319
   fito-hormônios 351, 353
Ylang Ylang, Óleo Essencial
   óleo de banho 720
Zeaxantina
   antirradicais livres 203, 207
   oftalmologia 474, 475
Zedoária
   antiulcerosos 126, 130
   coleréticos 131, 132
Zinc PCA (Zincidone)

acne, uso tópico 483
adstringentes, cosmiatria 629
antisseborreicos 524
Zinco 194
   acne, uso oral 478, 479, 480, 481
   acne, uso tópico 483
   alopecias, uso oral 495
   cicatrizantes, escaras e úlceras 540, 541
   estimulantes do crescimento 178
   formulações para halitose 393
   oftalmologia 476
   suplementos nutricionais 173
Zinco PCA 777
Zinco Quelato 194
   alopecias, uso oral 496
   antirradicais livres 207, 210
   diabetes 226, 227
   medicina esportiva 212
   oftalmologia 475
   profilaxia da asma 114
   suplementos nutricionais .. 173, 179, 180, 181, 182
   suplementos nutricionais, SNC 71, 72
   suplementos para imunoestimulação 183
Zinco *Taste Free*
   suplementos nutricionais 173
Zinco, Gluconato
   gotas nasais 397
Zinco, Sulfato 784
   diabetes 226
Zincomadine 777
   antisseborreicos 524, 526
   tratamentos capilares, cosmiatria 633
Zolmitriptana
   antienxaquecas 38, 40
Zolpidem
   hipnóticos 58, 59